Ecocardiografia Intraoperatória e Intervencionista

Thieme Revinter

Assista a 722 vídeos on-line em MediaCenter.Thieme.com!

Simplesmente visite a página MediaCenter.Thieme.com e, quando solicitado durante o processo de registro, digite o código abaixo para começar hoje.

H4X4-8AHR-CW58-THQ6

	WINDOWS & MAC	**TABLET**
Navegador(es) Recomendado(s)	Versões mais recentes de navegador nas principais plataformas e qualquer sistema operacional móvel que suporte reprodução de vídeo HTML5. *Todos os navegadores devem estar habilitados para JavaScript*	
Plug-in Flash Player	Flash Player 9 ou Superior *Para usuários de Mac: ATI Rage 128 GPU não suporta o modo de tela cheia com escalonamento do equipamento.*	Tablet, PCs com Android e OS suportam Flash 10.1.
Recomendado para melhor aproveitamento	Resoluções do monitor: - Normal (4:3) 1024 × 768 ou superior - Panorâmico (16:9) 1280 × 720 ou superior - Panorâmico (16:10) 1440 × 900 ou superior Conexão à internet de alta velocidade (mínima 384 kbps) é sugerida.	Conexão Wi-Fi ou dados móveis é necessário.

Conecte-se conosco nas redes sociais

Ecocardiografia Intraoperatória e Intervencionista

Atlas de Imagens Transesofágicas

SEGUNDA EDIÇÃO

Donald C. Oxorn, MD
Professor of Anesthesiology
Adjunct Professor of Medicine
School of Medicine
University of Washington
Seattle, Washington

Catherine M. Otto, MD
Professor of Medicine
J. Ward Kennedy-Hamilton Endowed Chair in Cardiology
Associate Director, Echocardiography
Department of Medicine
School of Medicine
University of Washington
Seattle, Washington

Thieme
Rio de Janeiro • Stuttgart • New York • Delhi

Dados Internacionais de Catalogação na Publicação (CIP)

OX98e

Oxorn, Donald C.
  Ecocardiografia intraoperatória e intervencionista: atlas de imagens transesofágicas/Donald C. Oxorn & Catherine M. Otto; tradução de Mônica Regina Brito & Edianez Chimello. – 2. Ed. – Rio de Janeiro – RJ: Thieme Revinter Publicações, 2018.
  560 p.: il; 21 x 28 cm.

  Título Original: *Intraoperative and interventional echocardiography: atlas of transesophageal imaging*
  Inclui Índice Remissivo & Leitura Sugerida
  ISBN 978-85-5465-102-2

  1. Ecocardiografia. 2. Métodos transesofágicos. 3. Cardiopatias – diagnóstico por imagem. 4. Imagem de diagnóstico cardíaco. 5. Cuidados intraoperatórios – métodos. 6. Relatos de casos. I. Otto, Catherine M. II. Título.

  CDD: 616.1207543
  CDU: 616.12-07

Tradução:
Edianez Chimello (Caps. 1 a 7)
Tradutora Especializada na Área da Saúde, SP

Mônica Regina Brito (Caps. 8 a 14)
Médica Veterinária, Tradutora Especializada na Área da Saúde, SP

Revisão Técnica:
Luciana Paez Rocha
Graduação em Medicina pela Faculdade de Medicina de Petrópolis
Pós-Graduação em Terapia Intensiva pelo Instituto de Pós-Graduação Médica do Rio de Janeiro
Pós-Graduação em Cardiologia pelo Instituto de Pós-Graduação Médica do Rio de Janeiro
Médica do Serviço de Cardiologia Intensiva do Hospital Barra D'or
Coordenadora do Serviço de Emergência do Hospital Rio Mar

Título original:
Intraoperative and interventional echocardiography: atlas of transesophageal imaging
Copyright © 2018 by Elsevier, Inc.
ISBN 978-0-323-35825-5

© 2018 Thieme Revinter Publicações Ltda.
Rua do Matoso, 170, Tijuca
20270-135, Rio de Janeiro – RJ, Brasil
http://www.ThiemeRevinter.com.br

Thieme Medical Publishers
http://www.thieme.com

Impresso no Brasil por Zit Editora e Gráfica Ltda.
5 4 3 2 1
ISBN 978-85-5465-102-2

Nota: O conhecimento médico está em constante evolução. À medida que a pesquisa e a experiência clínica ampliam o nosso saber, pode ser necessário alterar os métodos de tratamento e medicação. Os autores e editores deste material consultaram fontes tidas como confiáveis, a fim de fornecer informações completas e de acordo com os padrões aceitos no momento da publicação. No entanto, em vista da possibilidade de erro humano por parte dos autores, dos editores ou da casa editorial que traz à luz este trabalho, ou ainda de alterações no conhecimento médico, nem os autores, nem os editores, nem a casa editorial, nem qualquer outra parte que se tenha envolvido na elaboração deste material garantem que as informações aqui contidas sejam totalmente precisas ou completas; tampouco se responsabilizam por quaisquer erros ou omissões ou pelos resultados obtidos em consequência do uso de tais informações. É aconselhável que os leitores confirmem em outras fontes as informações aqui contidas. Sugere-se, por exemplo, que verifiquem a bula de cada medicamento que pretendam administrar, a fim de certificar-se de que as informações contidas nesta publicação são precisas e de que não houve mudanças na dose recomendada ou nas contraindicações. Esta recomendação é especialmente importante no caso de medicamentos novos ou pouco utilizados. Alguns dos nomes de produtos, patentes e design a que nos referimos neste livro são, na verdade, marcas registradas ou nomes protegidos pela legislação referente à propriedade intelectual, ainda que nem sempre o texto faça menção específica a esse fato. Portanto, a ocorrência de um nome sem a designação de sua propriedade não deve ser interpretada como uma indicação, por parte da editora, de que ele se encontra em domínio público.

Todos os direitos reservados. Nenhuma parte desta publicação poderá ser reproduzida ou transmitida por nenhum meio, impresso, eletrônico ou mecânico, incluindo fotocópia, gravação ou qualquer outro tipo de sistema de armazenamento e transmissão de informação, sem prévia autorização por escrito.

INTRODUÇÃO

Durante os últimos 25 anos, avanços na tecnologia tornaram a TEE intraoperatória indispensável para a monitorização da função cardíaca, bem como para ajudar a guiar todas as formas de cirurgia cardíaca – cirurgia de revascularização miocárdica, substituição e reparo valvar, doença congênita, doença pericárdica, cardiomiopatia, suporte circulatório mecânico e transplante. Não existe melhor forma de aprender sobre esta técnica do que pela ilustração de casos.

Dr. Donald Oxorn foi um membro do Departamento de Anestesia em Sunnybrook Health Sciences Centre em Toronto de 1990 a 1998. Sou cardiologista e tenho atuado como Diretor Médico do Laboratório de Ecocardiografia em Sunnybrook desde 1984. Adquirimos nossa primeira sonda TEE monoplanar em 1989. Naquela época, os cardiologistas realizavam os exames por TEE em nossas Salas de Cirurgia (ORs) cardíacas. Havia um grande interesse de nossa equipe de anestesia em aprender a técnica. Dr. Oxorn recebeu treinamento em ecocardiografia transtorácica e TEE em nosso laboratório, em 1991, e a realização deste procedimento se tornou uma grande parte de sua carreira profissional. Sua curiosidade e seu entusiasmo para a tecnologia eram notáveis, e ele rapidamente se tornou especialista em obter ótimas imagens da TEE. Em poucos anos, nossos colegas anestesiologistas, incluindo o Dr. Oxorn, assumiram a prática de TEE intraoperatória em nossa instituição. Dr. Oxorn gostava de revisar conosco as imagens de casos desafiadores, e a relação colaborativa com nossos colegas anestesiologistas se manteve.

A segunda edição do *Atlas de Ecocardiografia Transesofágica Intraoperatória* (agora *Ecocardiografia Intraoperatória e Intervencionista: Atlas de Imagens Transesofágicas*, segunda edição) é oportuna. Desde que a primeira edição foi publicada, em 2007, a tecnologia da TEE avançou, e houve muitas mudanças nos procedimentos cardíacos. Imagens de TEE 3D, mostrando a "visão do cirurgião" da valva mitral, têm causado um grande impacto sobre a avaliação pré-operatória e intraoperatória do prolapso de valva mitral e no reparo deste distúrbio. A avaliação em cores por TEE 3D da regurgitação mitral ainda está evoluindo, mas fornece um avanço significativo sobre a imagem em cores 2D em muitos casos. Vários novos procedimentos cardíacos se tornaram procedimentos-padrão, e outros estão evoluindo. Trocas valvares percutâneas (TAVR e MitraClip) são bem estabelecidas. Procedimentos percutâneos de substituição da valva mitral estão evoluindo. Procedimentos da valva tricúspide estão à vista. Fechamentos percutâneos por cateter com dispositivo agora incluem apêndice atrial esquerdo, bem como defeitos septais e paravalvares. Muitos avanços na CT e MRI são complementares à ecocardiografia. Dr. Oxorn tem realizado um excelente trabalho incorporando estas imagens em seu novo atlas. Muitos de nossos pacientes complexos são tratados por uma "Equipe Cardíaca", e os membros da equipe mais do que nunca dependem de exames de imagem avançados para tomar decisões sobre a seleção e manejo de pacientes. Um cirurgião cardíaco, um cardiologista intervencionista e um anestesiologista agora trabalham juntos na mesma sala intervencionista ou OR, com um procedimento guiado em grande parte pela TEE, uma situação inédita comparado há 10 anos.

Dr. Donald Oxorn e Dra. Catherine Otto encontram-se em uma posição única, visto que trabalham juntos na mesma instituição, e ambos são autores de livros de ponta sobre ecocardiografia. *The Practice of Clinical Echocardiography* da Dra. Otto acredito que seja o livro de referência definitivo em ecocardiografia, e seu livro mais curto, *The Textbook of Clinical Echocardiography*, é o favorito entre os residentes e bolsistas fazendo treinamento em ecocardiografias transtorácica e transesofágica. *Ecocardiografia Intraoperatória e Intervencionista: Atlas de Imagens Transesofágicas*, segunda edição, com suas excelentes imagens ecocardiográficas, bem como modalidades de imagem adicionais, levará uma experiência de aprendizado fascinante para anestesiologistas, especialistas em cuidados intensivos, cardiologistas, residentes e indivíduos se preparando para realizar exames ecocardiográficos. As imagens e vídeos cirúrgicos devem atrair especialmente indivíduos que não veem o que realmente acontece na OR.

Foi um prazer ter conhecido o Dr. Oxorn, em 1990, e de ser um de seus professores nesta tecnologia incrível que tem evoluído muito ao longo dos últimos 25 anos.

Campbell D. Joyner, MD, FRCPC, FACC, FASE
Medical Director, Echocardiography Laboratory
Sunnybrook Health Sciences Centre
Professor of Medicine, University of Toronto
Toronto, Ontario, Canada

PREFÁCIO

A complexidade dos procedimentos cirúrgicos cardíacos aumentou dramaticamente nas últimas décadas. Além da cirurgia para doença arterial coronariana, um típico centro cardíaco agora fornece todos os tipos de cirurgia valvar, incluindo reparos complexos da valva mitral, tipos mais novos de substituição de valva aórtica e procedimentos da raiz aórtica. Atualmente, há um número crescente de adultos, que sobreviveram a uma cardiopatia congênita, apresentando-se para reoperação, pacientes necessitando de suporte circulatório mecânico para insuficiência cardíaca terminal, e aqueles necessitando de transplante cardíaco. Todos esses procedimentos requerem ecocardiografia transesofágica (TEE) para orientação do procedimento, que é tipicamente realizada com a interpretação simultânea de um anestesiologista ou cardiologista qualificado. O médico que realiza orientação do procedimento com TEE é geralmente chamado para confirmar ou refutar o diagnóstico pré-procedimento, ou para avaliar uma anormalidade previamente não suspeitada. Além disso, a TEE é usada para avaliar o sucesso do procedimento e para detectar quaisquer complicações agudas. A orientação do procedimento por TEE não é confinada à sala de cirurgia (OR), muitos procedimentos agora são realizados na sala de intervenção cardíaca, com uma Equipe Cardíaca que inclui anestesiologistas cardíacos, cardiologistas intervencionistas, cirurgiões cardíacos, cardiologistas não invasivos e outros especialistas em técnicas de imagem.

Este atlas será do interesse de todos os médicos da Equipe Cardíaca, envolvidos nos cuidados pré-operatório, intraoperatório e pós-operatório de pacientes submetidos a intervenções e procedimentos cirúrgicos cardíacos. O público-alvo primário para este livro são os anestesiologistas cardíacos, mas este livro também será útil para cirurgiões cardíacos que buscam compreender a ecocardiografia, cardiologistas e colegas da cardiologia interessados em expandir seus conhecimentos de cirurgia cardíaca, radiologistas com um interesse particular em doença cardiovascular, e ao resto da Equipe Cardíaca, incluindo ultrassonografistas cardíacos, perfusionistas cardíacos, enfermeiros especializados e médicos assistentes, especialmente aqueles que não estão familiarizados com o que realmente ocorre na OR. Clínicos gerais com interesse em cardiologia também acharão este atlas útil.

Na OR e sala intervencionista, o ecocardiografista transesofágico não apenas obtém imagens ecocardiográficas, ele está ativamente envolvido na tomada de decisão clínica. Portanto, o ecocardiografista transesofágico precisa ter conhecimento sobre a apresentação clínica das condições cardíacas, indicações para intervenções e resultados esperados. Informações suplementares, obtidas de outras modalidades de imagem se diagnósticas, revisadas antes da cirurgia, ajudam o ecocardiografista na interpretação da TEE intraoperatória.

O impulso de escrever este livro surgiu de nossas experiências pessoais na prática de TEE no cenário da cirurgia e anestesia cardíaca, e da medicina de cuidados intensivos. Constatamos que estava faltando um método de transmitir aos alunos e colegas a correlação entre os achados na TEE, os resultados de outras modalidades diagnósticas, e o que era realmente observado na OR. Este livro fornece uma integração única da apresentação clínica, imagens ecocardiográficas transesofágicas intraoperatórias, outras modalidades diagnósticas, procedimento cirúrgico e patologia cardíaca.

Este livro é formatado como um atlas baseado em casos, cada um contendo um diferente foco clínico. Os casos são agrupados em capítulos definidos pelo diagnóstico clínico, incluindo doença arterial coronariana, doença valvar mitral, doença valvar aórtica, endocardite, valvas protéticas, doença valvar do lado direito, cardiopatia congênita do adulto, cardiomiopatia hipertrófica, doença pericárdica, doenças dos grandes vasos e massas. Nesta segunda edição, todos estes capítulos passaram por uma revisão extensa, com novas imagens ecocardiográficas e cirúrgicas, modalidades de imagem 3D avançadas, atualização do texto e novo material de leitura sugerida. Capítulos inteiramente novos foram adicionados sobre intervenções percutâneas por cateter e suporte circulatório mecânico, refletindo a ampliação do âmbito da prática para o médico, fornecendo orientação ao procedimento por TEE. Além disso, a maioria das imagens imóveis vem agora acompanhada por imagens em vídeo, que podem ser visualizadas *on-line*, em qualquer dispositivo móvel simplesmente clicando na imagem, garantindo uma experiência de visualização ininterrupta aos leitores.

Em cada capítulo, aproximadamente 15 casos – alguns comuns, alguns esotéricos – são apresentados. Cada caso inclui: apresentação clínica; múltiplas imagens da TEE (imóvel e em vídeo); e imagens de outras modalidades diagnósticas, como ECG, radiografias-padrão, cateterismo cardíaco, estudo de perfusão por radionuclídeos, imagem por ressonância magnética cardíaca e tomografia computadorizada quando aplicável, imagens do próprio procedimento cirúrgico, junto com patologias macroscópica e microscópica. Cada caso é acompanhado por texto explicativo, que discute a aquisição, interpretação e significância clínica dos achados de TEE, junto com sugestões para leitura adicional.

Este atlas não é um substituto do treinamento na realização e interpretação da TEE para orientação dos procedimentos; em vez, é dedicado para servir como um complemento para aprofundar ou testar o conhecimento individual. O formato com base em casos permite a integração de múltiplos tipos de dados, mas não fornece uma cobertura abrangente de todos os tópicos na ecocardiografia. Esperamos que os leitores tenham estudado livros didáticos padrão de ecocardiografia clínica e tenham alguma experiência clínica com a ecocardiografia. Os ecocardiografistas transesofágicos clínicos devem cumprir as diretrizes da educação, como detalhadas nas normas de acreditação para cada especialidade médica, níveis de treinamento supervisionado, como estabelecidos pelas sociedades médicas profissionais, certificação fornecida por provas de aptidão para cada especialidade médica com qualificação adicional em ecocardiografia, e os padrões credenciais definidos por cada instituição médica. Este atlas irá acelerar a educação e o treinamento para aqueles no início de suas carreiras, e irá melhorar a experiência clínica e as habilidades para o ecocardiografista transesofágico ativo.

Donald C. Oxorn, MD
Professor of Anesthesiology
Adjunct Professor of Medicine
School of Medicine
University of Washington
Seattle, Washington

Catherine M. Otto, MD
Professor of Medicine
J. Ward Kennedy-Hamilton Endowed
Chair in Cardiology
Associate Director, Echocardiography
Department of Medicine
School of Medicine
University of Washington
Seattle, Washington

AGRADECIMENTOS

Pelas suas contribuições e ajuda, gostaríamos de agradecer a nossos colegas em:

Anestesiologia Cardiotorácica (Corpo Docente)

T. Andrew Bowdle
Jorg Dziersk
Renata Ferreira
Michael Hall
Srdjan Jelacic
Denise Joffe
Stefan Lombaard
G. Burkhard Mackensen
Kris Natrajan
Carly Peterson
Richard Sheu
Kei Togashi
Peter Von Homeyer

Anestesiologia Cardiotorácica (Membros)

Winston Choi
Paul Jacobs
Stephanie Jones
Sean McLean
Heather Reed
Tatyana Shkolnikova

Cirurgia Cardíaca

Gabriel Aldea
Joshua Hermsen
Nahush Mokadam
Jay Pal
Jason Smith
Edward Verrier

Cardiologia Intervencionista

Larry Dean
Creighton Don
Thomas Jones
James McCabe
Mark Reisman
Douglas Stewart

Patologia Cardíaca

Dennis Reichenbach

Gostaríamos de agradecer, também, a Valerie Oxorn e Starr Kaplan pelas ilustrações, e Dolores Meloni e Lisa Barnes da Elsevier pela ajuda constante e apoio.

A paciência e apoio de nossas famílias, incluindo (DCO) minha esposa, Susan Murdoch, e meus filhos, Jonathan Oxorn, Sean Murdoch-Oxorn e Alexandra Murdoch-Oxorn e (CMO) meu marido, filha e neta, que estiveram sempre presentes e são muito valorizados.

Eu (DCO) gostaria de agradecer a duas pessoas da University of Toronto: meu amigo e mentor Gerald Edelist, e Cam Joyner, meu primeiro e principal professor em ecocardiografia.

ABREVIAÇÕES

2D	bidimensional
3D	tridimensional
A1, A2, A3	áreas do folheto mitral anterior
A-COM	comissura anterior
AHA	American Heart Association
AICD	cardioversor-desfibrilador automático implantável
AML	folheto anterior da valva mitral
Ao	aorta
AP	anteroposterior
AR	regurgitação aórtica
ARDS	síndrome da angústia respiratória do adulto
AS	estenose aórtica
ASA	aneurisma de septo atrial
ASD	defeito septal atrial
ATL	folheto tricúspide anterior
AV	válvula aórtica
AVA	área da válvula aórtica
AVE	acidente vascular encefálico
AVR	substituição da válvula aórtica
AVS	septo atrioventricular
BMC	comissurotomia mitral por balão
CABG	cirurgia de ponte por enxerto coronariano
CE	Carpentier Edwards
CPB	*bypass* cardiopulmonar
CS	seio coronário
CT	tomografia computadorizada
CTA	angiografia por tomografia computadorizada
CVA	acidente cerebrovascular
CVP	pressão venosa central
CW	onda contínua
Cx	artéria coronariana circunflexa
DA	aorta descendente
ECG	eletrocardiograma
ECMO	oxigenação por membrana extracorpórea
ED	pronto-socorro
EF	fração de ejeção
FAC	mudança da área fracional
FL	lúmen falso
FO	forame oval
IABP	balão de contrapulsação intra-aórtica
IAS	septo interatrial
ICD	cardioversor-desfibrilador implantável
ICE	ecocardiograma intracardíaco
ILB	feixes límbicos inferiores
IVC	veia cava inferior
IVS	septo interventricular
LA	átrio esquerdo
LAA	apêndice atrial esquerdo
LAD	artéria coronária descendente anterior esquerda
LCA	artéria coronária esquerda
LCC	cúspide coronariana esquerda
LCX	artéria circunflexa esquerda
LIMA	artéria mamária interna esquerda
LLPV	veia pulmonar inferior esquerda
LMCA	artéria coronária principal esquerda
LPA	artéria pulmonar esquerda
LUPV	veia pulmonar superior esquerda
LV	ventrículo esquerdo
LVAD	dispositivo de assistência ventricular esquerda
LVOT	trato de saída do ventrículo esquerdo
MAIVF	fibrosa intervalvular mitro-aórtica
MI	infarto do miocárdio
MPR	reconstrução multiplanar
MR	regurgitação mitral
MRI	imagem por ressonância magnética
MS	estenose mitral
MV	valva mitral
MVA	área da válvula mitral
MVR	troca valvar mitral
NCC	cúspide não coronariana
NYHA	New York Heart Association
OR	sala de cirurgia
P1, P2, P3	áreas do folheto mitral posterior
PA	artéria pulmonar
PA	posteroanterior
PA	artéria pulmonar
PCI	intervenção coronariana percutânea
P-COM	comissura posterior
PDA	ducto arterioso patente

PE	efusão pericárdica	SLB	feixes límbicos superiores
PFO	forame oval patente	SP	*septo primum*
PG	gradiente de pico	STJ	junção sinotubular
PG	gradiente de pressão	STL	folheto tricúspide septal
PISA	área da superfície de isovelocidade proximal	STS PROM	risco previsto de mortalidade em 30 dias da sociedade de cirurgiões torácicos
PLSVC	veia cava superior esquerda persistente	SV	volume sistólico
PM	músculo papilar	SVA	aneurisma do seio Valsalva
PML	folheto posterior da valva mitral	SVC	veia cava superior
PMN	leucócitos polimorfonucleares	TAH	coração totalmente artificial
PR	regurgitação pulmonar	TAPSE	excursão sistólica do plano anular tricúspide
PTL	folheto tricúspide posterior		
PV	valva pulmonar	TAVR	substituição percutânea por cateter da válvula aórtica
PVL	paravalvular		
PVR	troca valvar pulmonar	TAVR (TAVI)	troca valvar aórtica percutânea
PW	onda pulsada (Doppler)		
Qp	fluxo pulmonar	TEE	ecocardiograma transesofágico
Qs	fluxo sistêmico	THV	valva cardíaca percutânea
RA	átrio direito	TL	lúmen verdadeiro
RAA	apêndice atrial direito	TMR	revascularização transmiocárdica
RBC	células sanguíneas vermelhas	TR	regurgitação tricúspide
RCA	artéria coronária direita	TTE	ecocardiograma transtorácico
RLPV	veia pulmonar inferior direita	TV	valva tricúspide
ROA	área do orifício regurgitante	TVR	troca valvar tricúspide
RPA	artéria pulmonar direita	V-A ECMO	membrana de oxigenação extracorpórea venoarterial
RSVP	pressão sistólica ventricular direita		
RUPV	veia pulmonar superior direita	VC	*vena contracta*
RV	ventrículo direito	VIV	valva na valva
RVH	hipertrofia ventricular direita	VSD	defeito septal ventricular
RVOT	trato de saída do ventrículo direito	VTI	integral velocidade-tempo
RVSP	pressão sistólica ventricular direita	V-V ECMO	membrana de oxigenação extracorpórea venovenosa
SAM	movimento sistólico anterior		

Sumário

Capítulo 1	Doença Arterial Coronariana	1
Capítulo 2	Doença da Valva Mitral	35
Capítulo 3	Doença da Valva Aórtica	81
Capítulo 4	Endocardite	121
Capítulo 5	Valvas Protéticas Cirúrgicas	149
Capítulo 6	Doença Valvar Direita	205
Capítulo 7	Cardiopatia Congênita em Adultos	241
Capítulo 8	Cardiomiopatia Hipertrófica	299
Capítulo 9	Doença Pericárdica	311
Capítulo 10	Doenças dos Grandes Vasos	323
Capítulo 11	Massas	385
Capítulo 12	Assistência Circulatória Mecânica	415
Capítulo 13	Terapias Percutâneas das Válvulas Cardíacas	443
Capítulo 14	Dispositivos Percutâneos de Fechamento	493
	Índice Remissivo	

Ecocardiografia Intraoperatória e Intervencionista

Thieme Revinter

1 Doença Arterial Coronariana

Visualização das Artérias Coronárias e Movimento Regional da Parede
- Caso 1-1 Artérias Coronárias Normais
- Caso 1-2 Dissecção da Artéria Coronária Direita
- Caso 1-3 Ar na Artéria Coronária Direita

Infarto do Miocárdio
- Caso 1-4 Infarto do Miocárdio Anterior
- Caso 1-5 Infarto do Miocárdio de Parede Inferior com Discinesia (Aneurisma Verdadeiro)
- Caso 1-6 Infarto do Miocárdio de Parede Lateral
- Caso 1-7 Infarto do Miocárdio Seguido por Transplante Cardíaco

Complicações do Infarto do Miocárdio
- Caso 1-8 Defeito do Septo Ventricular (Anterior) Pós-Infarto do Miocárdio
- Caso 1-9 Defeito do Septo Ventricular (Posterior) Pós-Infarto do Miocárdio
- Caso 1-10 Cirurgia de Reconstrução do Ventrículo Esquerdo (Procedimento Dor)
- Caso 1-11 Pseudoaneurisma Pós-Infarto do Miocárdio

Visualização das Artérias Coronárias e Movimento Regional da Parede

CASO 1-1
Artérias Coronárias Normais

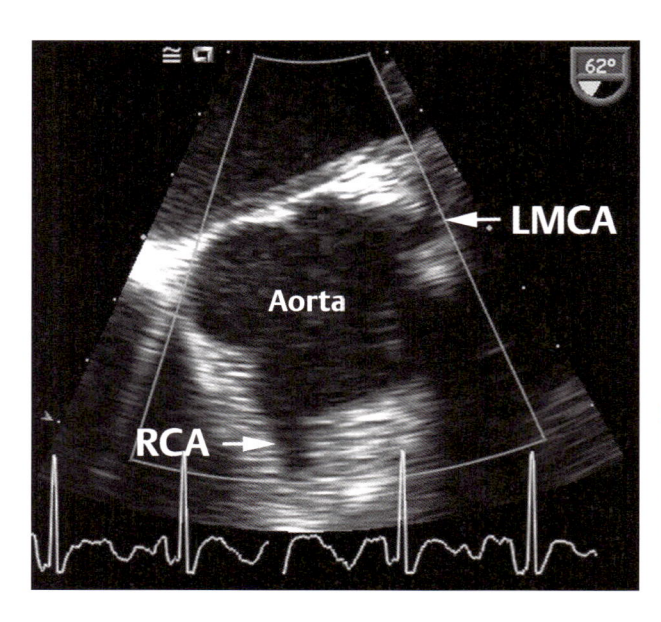

Fig. 1.1 Em uma imagem ampliada de eixo curto da aorta ligeiramente proximal ao plano valvar, os óstios da artéria coronária direita (RCA) e da artéria coronária esquerda (LCA) são vistos se originando a partir dos seios de Valsalva direito e esquerdo, respectivamente. O tronco da artéria coronária esquerda é facilmente visualizado em quase todos os pacientes. A artéria coronária direita é visualizada com menor frequência.

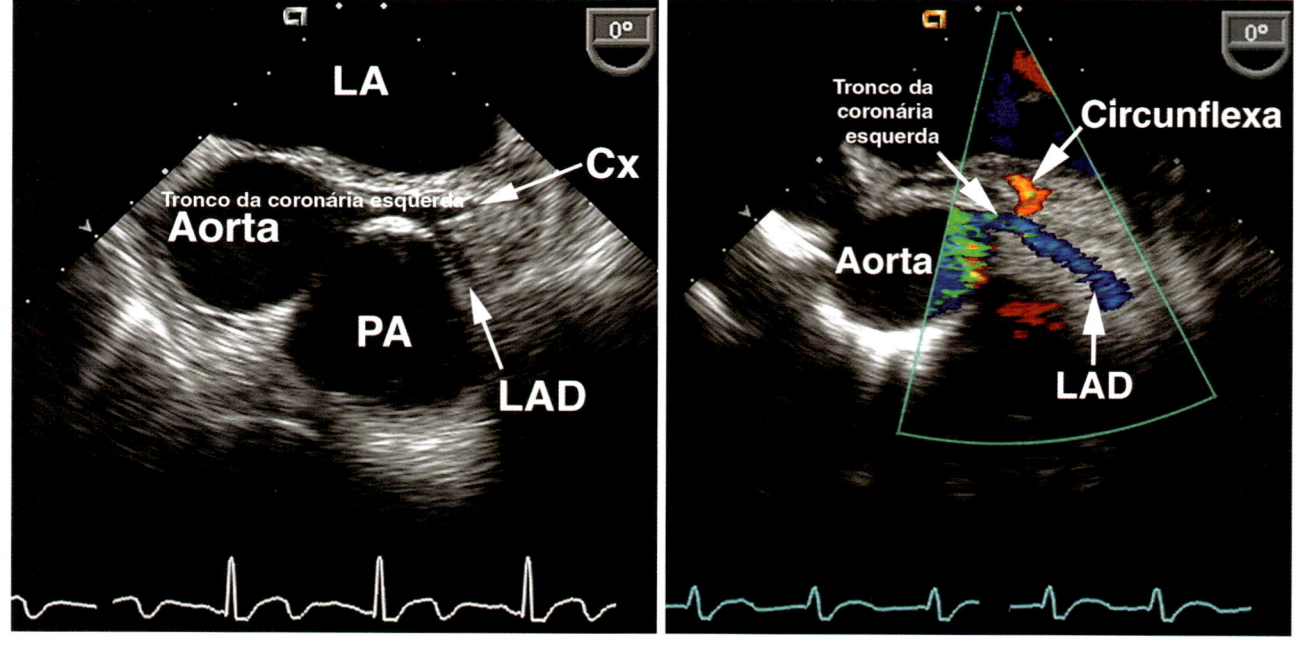

Fig. 1.2 Imagens de uma ecocardiografia transesofágica (TEE) em um paciente diferente demonstram o trajeto do tronco da artéria coronária esquerda à medida que esta passa atrás do tronco da artéria pulmonar e bifurca em circunflexa (Cx) posterior e, mais anteriormente, na artéria coronária descendente anterior esquerda (LAD). Esta incidência foi obtida começando em um corte de eixo curto da aorta para visualizar o óstio do tronco da artéria coronária esquerda e, então, girando o plano de imagem até que a bifurcação fosse observada. À direita, a ultrassonografia Doppler em cores demonstra o fluxo predominantemente diastólico no tronco da artéria coronária esquerda, e nas artérias coronárias circunflexa e descendente anterior esquerda (LAD).

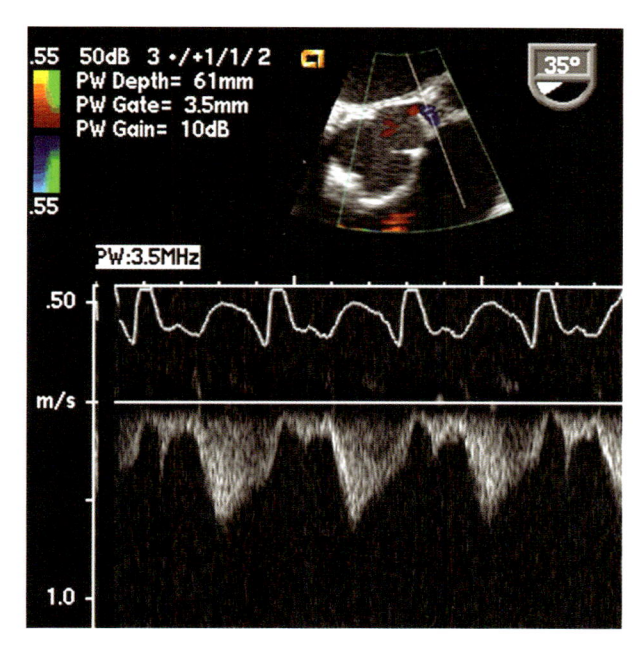

Fig. 1.3 Um volume de amostragem do Doppler pulsado é posicionado na artéria coronária descendente anterior esquerda. O traçado espectral mostra um fluxo diastólico de baixa velocidade, com componente sistólico pequeno, típico do fluxo sanguíneo coronariano normal.

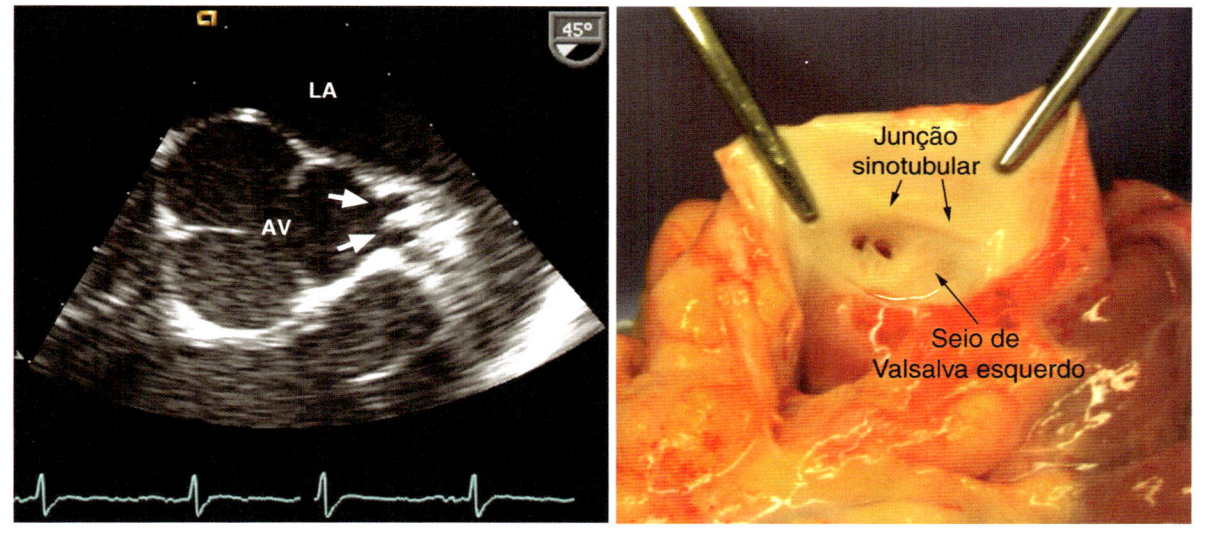

Fig. 1.4 Neste paciente com uma cardiomiopatia dilatada idiopática submetido a um transplante cardíaco, o tronco da artéria coronária esquerda está ausente, e ambas as artérias circunflexa e descendente anterior esquerda se originam do seio de Valsalva esquerdo, como observado na TEE *(à esquerda)* e no coração explantado *(à direita)*.

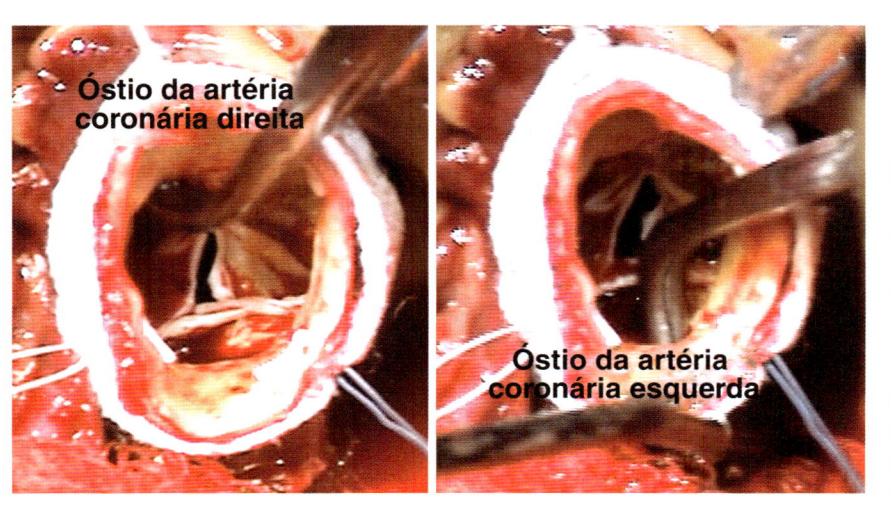

Fig. 1.5 Nesta fotografia intraoperatória da valva aórtica do lado da raiz aórtica, a ponta da pinça está posicionada no óstio da artéria coronária direita *(à esquerda)*. O óstio da artéria coronária direita está anterior e ligeiramente mais proximal do que o tronco da artéria coronária esquerda *(à direita)*. A fotografia foi tirada da cabeceira da mesa de cirurgia e está, portanto, girada 180 graus do que é vista na imagem da TEE.

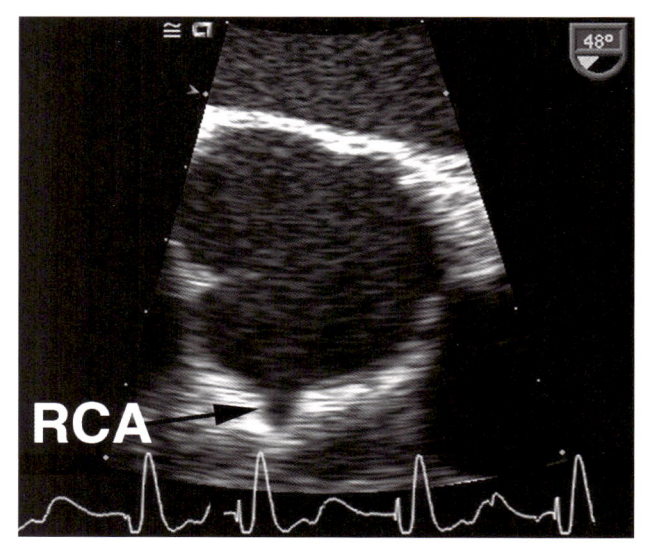

Fig. 1.6 Em uma imagem TEE amplificada de eixo curto, o óstio da artéria coronária direita (RCA) é observado.

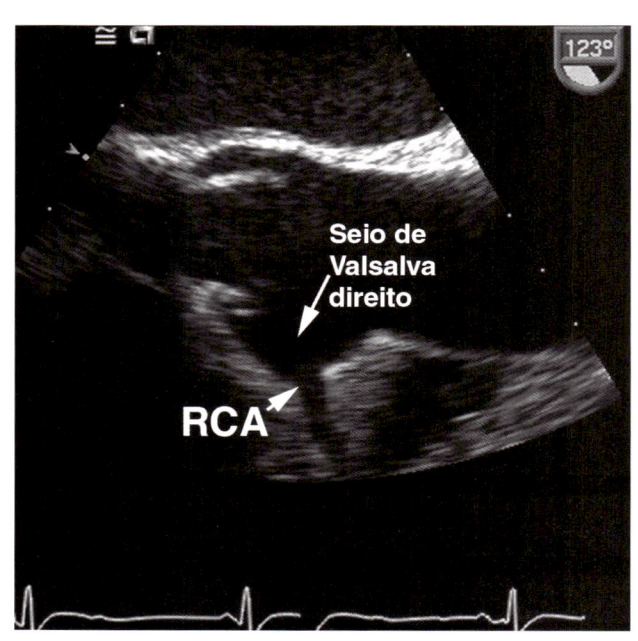

Fig. 1.7 A RCA é frequentemente mais facilmente visualizada em um corte de eixo longo da raiz aórtica, como demonstrado nesse exemplo.

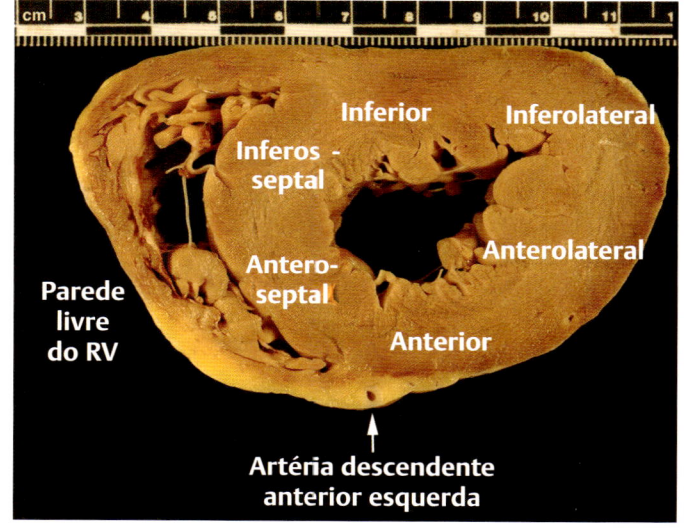

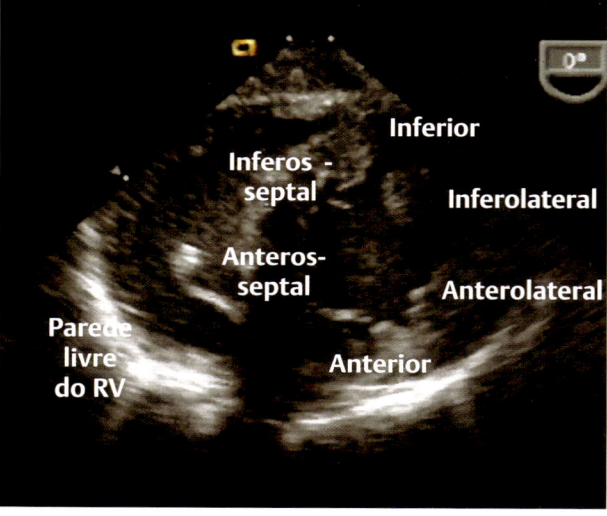

Fig. 1.8 ⊙ Os segmentos da parede ventricular esquerda são exibidos para um exemplar anatômico na mesma orientação que uma incidência transgástrica de eixo curto do ventrículo. O ventrículo é dividido em seis segmentos nos níveis basal e ventricular médio, como demonstrado. A parede posterior também é chamada de parede inferolateral, usando a nomenclatura padrão para a análise do movimento regional da parede.

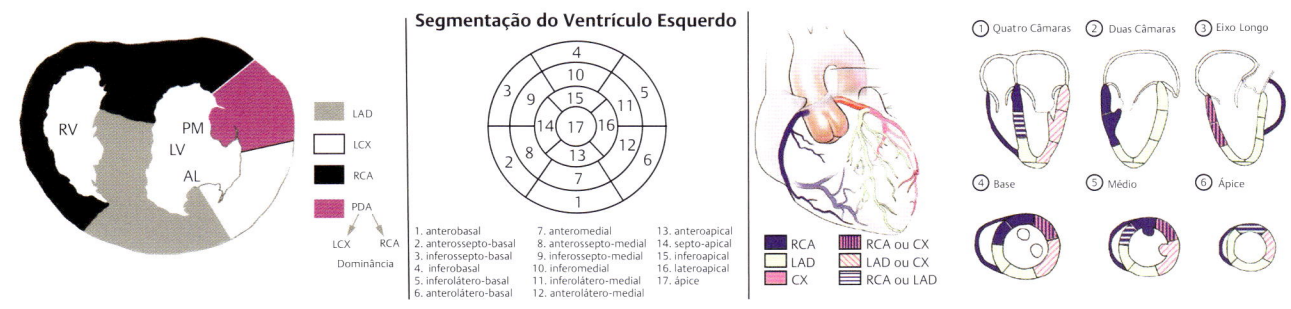

Fig. 1.9 Este diagrama esquemático de um corte de eixo curto do ventrículo esquerdo (LV) e direito (RV), na mesma orientação que as incidências transgástricas de eixo curto (*figura à esquerda*), ilustra a correlação entre a anatomia coronariana e a função regional do miocárdio. Na figura do meio, o modelo de 17 segmentos do LV é observado, e na figura à direita, a perfusão coronária desses segmentos é exibida. Há alguma variabilidade na região irrigada pela artéria circunflexa esquerda (LCX), mesmo nos níveis basal e ventricular médio. A região apical do ventrículo pode ser irrigada pela artéria descendente anterior esquerda (LAD) ou artéria coronária direita (RCA), de modo que a identificação do vaso responsável se torna problemática quando apenas uma anormalidade apical está presente. (Reproduzida com permissão de Oxorn D, Edelist G, Smith MS. An introduction to transesophageal echocardiography: II clinical applications. Can J Anaesth 1996; 43:278-294 [imagem à esquerda], e de Lang R, Badano L, Victor Mor-Avi V et al. Recommendations for cardiac chamber quantification by echocardiography in adults: An update from the American Society of Echocardiography and the European Association of Cardiovascular Imaging. J Am Soc Echocardiogr 2015; 28:1-39 [imagem do meio e da direita]).

Comentários

Como demonstrado nesses exemplos, as artérias coronárias proximais podem geralmente ser visualizadas por TEE. O tronco da artéria coronária esquerda se origina no seio de Valsalva esquerdo, e é facilmente visualizado em mais de 85% dos pacientes e tem um diâmetro normal de 4,2 ± 0,7 mm, com um diâmetro médio ligeiramente menor em mulheres (3,5 mm), comparado aos homens (4,3 mm). O tronco da artéria coronária esquerda se bifurca em artéria coronária descendente anterior esquerda, com um diâmetro proximal normal de 3,5 ± 1,0 mm, que irriga a parede anterior e o septo anterior, e a artéria coronária circunflexa, com um diâmetro normal de 3,0 ± 0,6 mm, que irriga a parede ventricular esquerda lateral. A artéria coronária direita se origina do seio de Valsalva direito, com um diâmetro médio de 3,6 ± 0,8 mm. A artéria coronária direita origina a artéria coronária descendente posterior, suprindo as paredes inferior e posterior, em aproximadamente 80% dos pacientes (p. ex., circulação coronária com dominância direita). A artéria coronária direita nem sempre é visualizada na TEE, sendo vista em aproximadamente 50% dos casos em uma série.

Os segmentos apicais do ventrículo são geralmente irrigados pela artéria descendente anterior esquerda, embora a artéria coronária descendente posterior possa se estender até o ápice inferior em alguns casos. A parede ventricular esquerda posterior (ou inferolateral) é variavelmente suprida pela artéria coronária circunflexa ou descendente posterior. O fluxo sanguíneo coronário pode ser registrado com o uso de Doppler pulsado em muitos pacientes, com o padrão típico mostrando um fluxo diastólico proeminente, com uma velocidade de aproximadamente 0,6 cm/s, com pouco fluxo na sístole. Embora uma velocidade aumentada (> 1 m/s) sugira estenose e avaliação por Doppler da reserva do fluxo coronário seja possível, esses dados são raramente usados clinicamente. Avaliação por TEE das artérias coronárias é mais útil para detecção de aneurismas de artéria coronária, fístulas coronárias e origens anômalas de um seio de Valsalva diferente ou da artéria pulmonar. Embora alguns estudos tenham demonstrado que a avaliação por TEE é sensível e específica para detecção de estenose significativa do tronco da artéria coronária esquerda ou da artéria coronária proximal, a TEE não ganhou aceitação clínica como uma abordagem para avaliação de doença coronária aterosclerótica. Além da qualidade variável da imagem, a incapacidade de visualizar a anatomia dos vasos distais é uma grande limitação. Análise ecocardiográfica da doença coronariana atualmente depende da avaliação da função regional do miocárdio em repouso e durante o esforço.

Leitura Sugerida

1. Lenter C, editor: Geigy Scientific Tables, Vol. 5: Heart and Circulation, Basel, Switzerland, 1990, CIBA-GEIGY Limited, pp 173–181.
2. Oxorn D, Edelist G, Smith MS: An introduction to transoesophageal echocardiography: II Clinical applications, Can J Anaesth 43:278–294, 1996.
3. Lang R, Badano L, Victor Mor-Avi V, et al: Recommendations for cardiac chamber quantification by echocardiography in adults: An update from the American Society of Echocardiography and the European Association of Cardiovascular Imaging, J Am Soc Echocardiogr 28:1–39, 2015.

CASO 1-2
Dissecção da Artéria Coronária Direita

Este homem de 71 anos de idade tinha uma estenose aórtica calcificada sintomática grave. Quando submetido à angiografia coronária diagnóstica, ele sofreu uma dissecção espiral da artéria coronária direita, que foi inicialmente tratada com múltiplos *stents*. Apesar dos esforços para a reperfusão da distribuição coronária direita, ele sofreu uma fibrilação ventricular. A TEE mostrou uma dissecção aórtica ascendente proximal. Ele foi transportado por via aérea para o nosso centro médico e levado diretamente à sala de cirurgia.

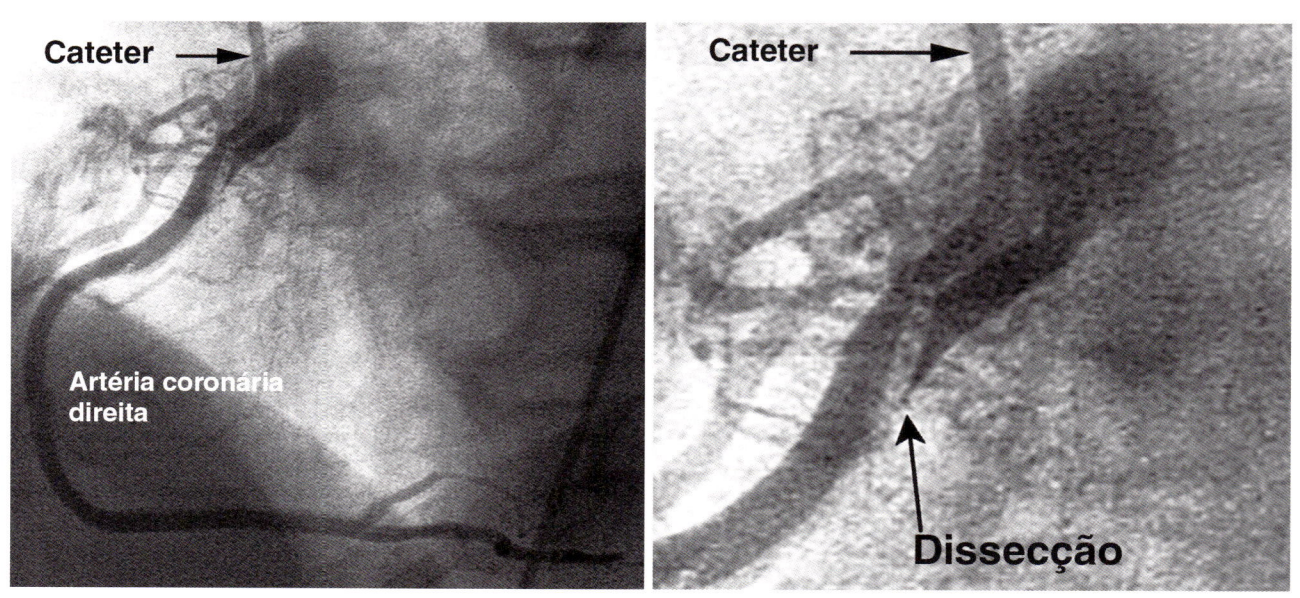

Fig. 1.10 ⊙ Angiografia coronária direita demonstra extravasamento do meio de contraste próximo da origem do vaso na aorta proximal. O close da imagem *(à direita)* mostra a translucência em espiral na artéria coronária direita, compatível com uma dissecção.

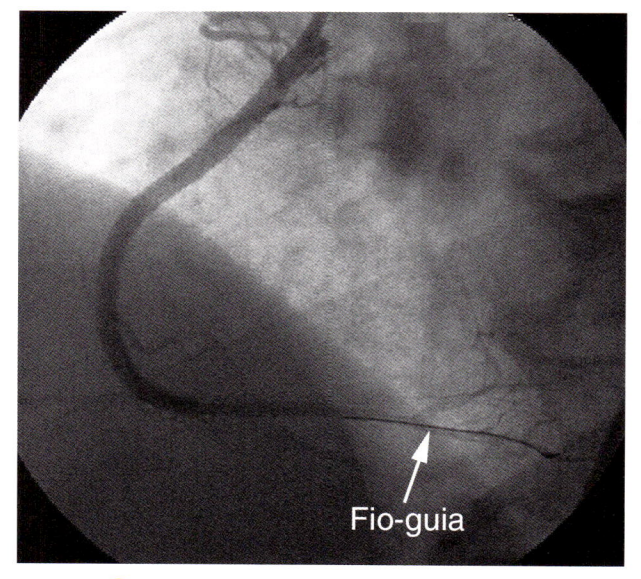

Fig. 1.11 ⊙ Após conclusão da angioplastia, a artéria coronária direita aparece amplamente patente, com a extremidade distal do fio-guia vista no ramo coronário descendente posterior.

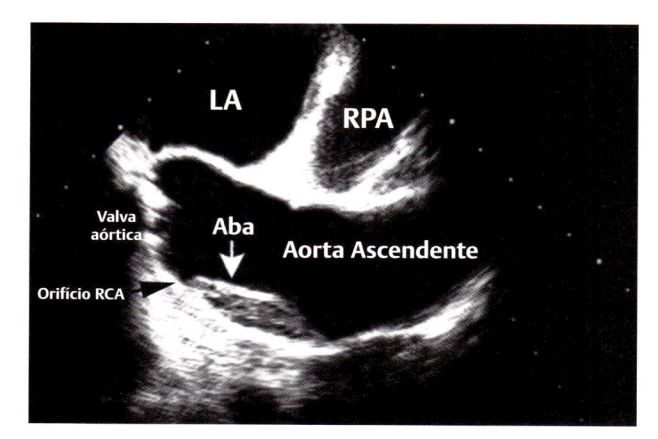

Fig. 1.12 Na TEE intraoperatória, o corte de eixo longo da aorta ascendente demonstra uma aba luminal, originada próximo ao óstio da artéria coronária direita. A densidade ecogênica no lúmen falso sugere formação de trombo. Note que a valva aórtica está fortemente calcificada.

CASO 1-2 Dissecção da Artéria Coronária Direita   7

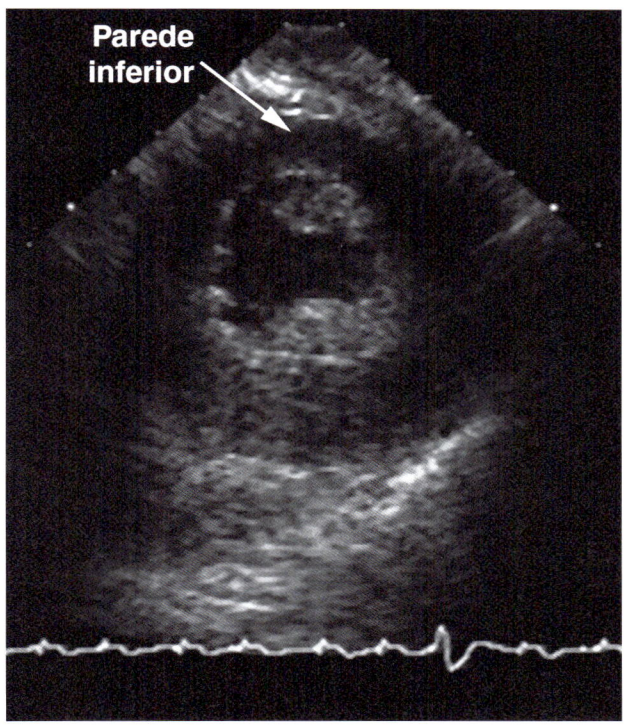

Fig. 1.13 A incidência transgástrica de eixo curto do ventrículo esquerdo mostra hipocinesia severa da parede inferior, compatível com isquemia na distribuição da artéria coronária direita.

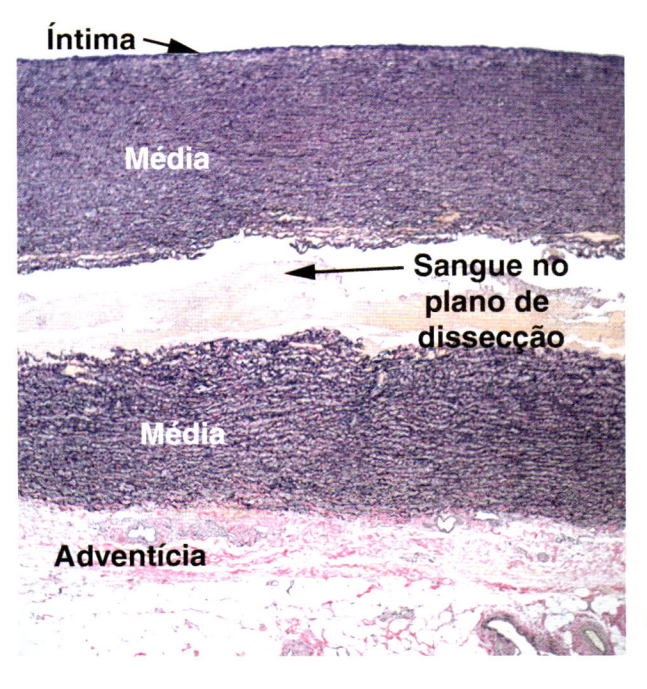

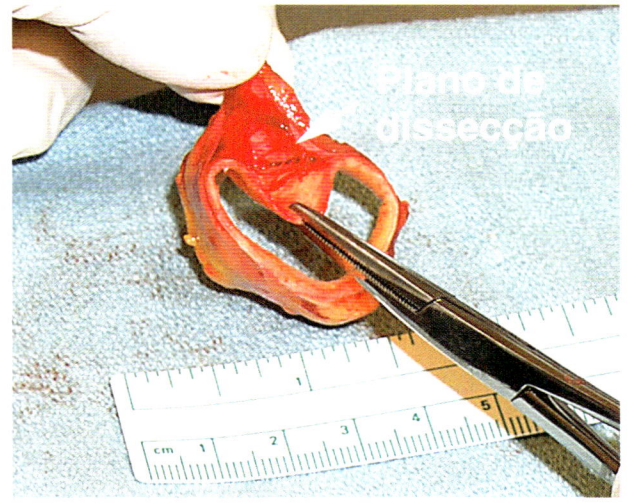

Fig. 1.14 O paciente foi submetido a uma substituição de valva aórtica e aorta ascendente com uma combinação de valva e conduto. O tronco da artéria coronária esquerda foi implantado no enxerto, e uma derivação coronária foi colocada na artéria coronária direita distal, com a artéria coronária direita proximal suturada por cima. Um pequeno segmento da aorta retirada mostra o plano de dissecção entre o endotélio e a túnica média do vaso. O paciente teve uma evolução hospitalar tranquila e recebeu alta no sexto dia de pós-operatório.

Fig. 1.15 Exame microscópico do espécime da aorta mostra o plano de dissecção pela túnica média, preenchido por sangue.

Comentários

Dissecção da artéria coronária pode ocorrer espontaneamente ou como uma complicação do cateterismo cardíaco. Dissecção coronária é uma causa rara de infarto agudo do miocárdio em pacientes mais jovens. Embora não existam indicadores clínicos específicos de dissecção coronária espontânea, é mais comum em mulheres do que em homens, e o risco aumenta durante a gravidez.

Dissecção coronária provocada por um cateterismo cardíaco diagnóstico é rara, mas pode resultar em uma grave isquemia aguda do miocárdio, como neste caso. A incidência geral de infarto do miocárdio com angiografia coronária diagnóstica é de 0,06%, com infarto geralmente ocorrendo secundário à trombose ou embolização do vaso, e não à dissecção coronária. Quando a dissecção coronária complica um procedimento coronário percutâneo diagnóstico ou terapêutico, a lâmina de dissecção pode-se propagar de forma retrógrada pela aorta, como neste caso.

Leitura Sugerida

1. Saw J: Spontaneous coronary artery dissection, Can J Cardiol 29(9):1027–1033, 2013.
2. Crea F, Battipaglia I, Andreotti F: Sex differences in mechanisms, presentation and management of ischaemic heart disease, Atherosclerosis 241(1):157–168, 2015.
3. Alfonso F, Bastante T, Cuesta J, et al: Spontaneous coronary artery dissection: Novel insights on diagnosis and management, Cardiovasc Diagn Ther 5(2):133–140, 2015.
4. Lou X, Mitter SS, Blair JE, et al: Intraoperative coronary artery dissection in fibromuscular dysplasia, Ann Thorac Surg 99(4):1442–1444, 2015.

CASO 1-3
Ar na Artéria Coronária Direita

Após uma cirurgia cardíaca (especialmente quando as câmaras cardíacas são abertas), e na preparação para separação da derivação cardiopulmonar, imagens são obtidas das câmaras cardíacas para determinar a presença de ar intracardíaco. Se uma quantidade considerável de ar estiver presente, há o risco de interrupção do fluxo sanguíneo coronário se o ar entrar nos óstios coronários, resultando em isquemia do miocárdio. O cirurgião irá, portanto, fazer tentativas para "remover o ar" do coração, aplicando aspiração na aorta ascendente, a fim de evacuar o ar à medida que ele atravessa a valva aórtica, e antes que entre nos óstios coronários. Em casos extremos, uma punção aspirativa por agulha da cavidade ventricular esquerda pode ser realizada.

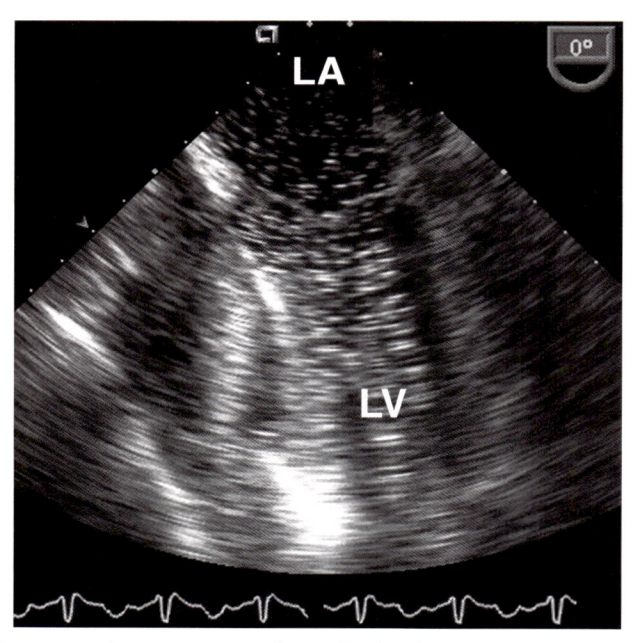

Fig. 1.16 ● Na TEE com corte de quatro câmaras a 0 grau, há múltiplas densidades ecogênicas móveis brilhantes (chamadas de contraste ecocardiográfico) nas quatro câmaras do coração, sugerindo a presença de microbolhas nas circulações esquerda e direita. Uma bolsa de ar *(hiperdensidade no ápice do LV)* é frequentemente enredada no ápice ventricular esquerdo.

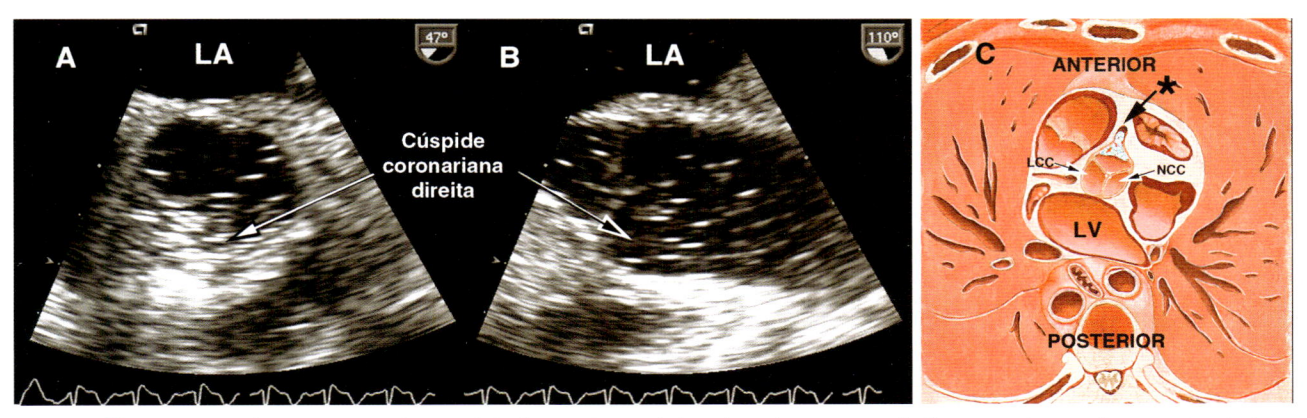

Fig. 1.17 ▶ Nos cortes de eixos curto *(esquerda)* e longo *(centro)* da valva aórtica, microbolhas são observadas na raiz aórtica. Microbolhas tendem a se acumular no seio de Valsalva adjacente à cúspide coronária direita (RCC), com fluxo preferencial para a artéria coronária direita; isto ocorre, pois quando o paciente está na posição supina, a artéria coronária direita é a mais superior *(à direita)*.

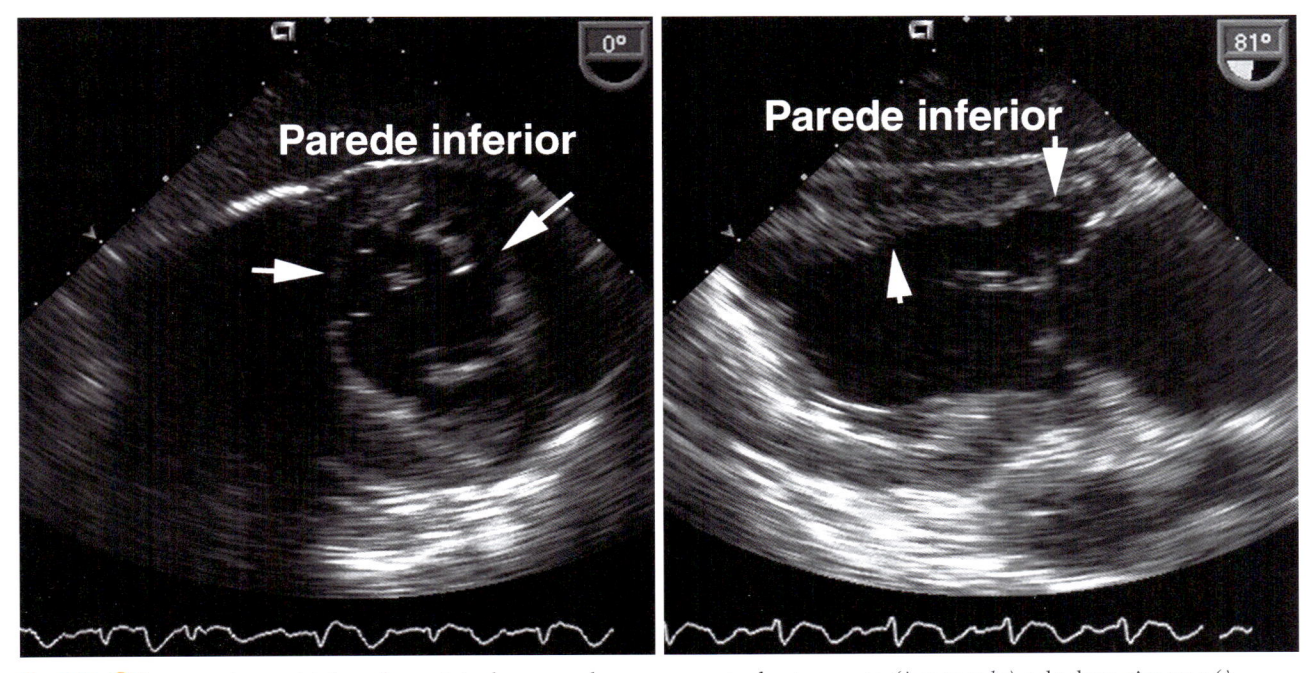

Fig. 1.18 ▶ Imagens transgástricas do ventrículo esquerdo em um corte de eixo curto *(à esquerda)* e de duas câmaras *(à direita)* mostram que os segmentos da parede inferior entre as setas estão acinéticas, porém não adelgaçadas.

Comentários

Na ecocardiografia, ar nas câmaras cardíacas aparece na forma de densidades ecogênicas móveis, p. ex., contraste ecocardiográfico. O ecocardiografista pode ser solicitado para avaliar a presença de ar residual, visto que o paciente está fora da derivação cardiopulmonar. Ar detectado pela TEE está associado à elevação transitória do segmento ST no eletrocardiograma (ECG) e anormalidades de movimento da parede na imagem bidimensional (2D). A associação entre ar intracardíaco e eventos neurológicos após a cirurgia cardíaca é menos clara, com alguns estudos sugerindo que as microbolhas do lado esquerdo não são indicativas de recuperação neurológica, mas outros estudos mostrando melhor função cognitiva pós-operatória em pacientes com um menor número de microbolhas após a cirurgia.

Leitura Sugerida

1. Jha AK, Malik V, Hote M: Minimally invasive cardiac surgery and transesophageal echocardiography, Ann Card Anaesth 17(2):125–132, 2014.
2. Akiyama K, Arisawa S, Ide M, et al: Intraoperative cardiac assessment with transesophageal echocardiography for decisionmaking in cardiac anesthesia, Gen Thorac Cardiovasc Surg 61(6):320–329, 2013.

Infarto do Miocárdio

CASO 1-4
Infarto do Miocárdio Anterior

Este homem de 56 anos de idade, sem histórico cardíaco anterior, apresentou um histórico de 3 horas de dor torácica intermitente e elevação do segmento ST na parede anterior no ECG. Ele foi levado diretamente para o laboratório de cateterismo cardíaco, onde foi constatado que o paciente tinha uma oclusão da artéria coronária direita proximal, com enchimento distal do vaso por colaterais da esquerda para a direita, e uma oclusão aguda da artéria coronária descendente anterior esquerda. A oclusão da artéria descendente anterior esquerda não podia ser atravessada. Um balão de contrapulsação intra-aórtico foi colocado e ele foi encaminhado para a cirurgia de derivação coronária de emergência. A ecocardiografia pré-operatória demonstrou uma fração de ejeção do ventrículo esquerdo de 29%, com hipocinesia severa da parede inferior e acinesia dos segmentos médio e apical da parede anterior.

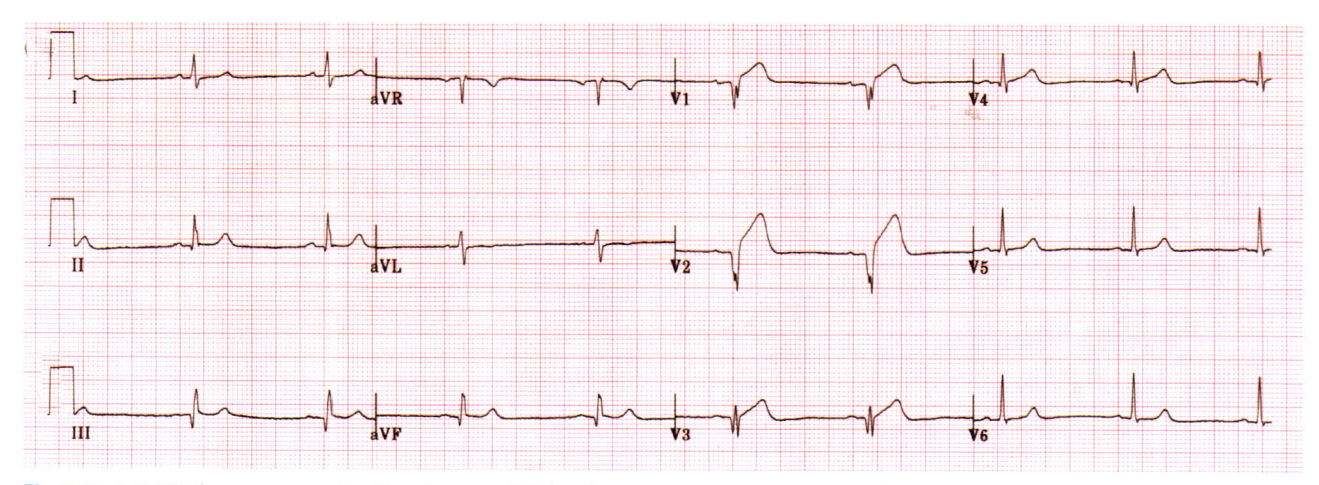

Fig. 1.19 A ECG demonstra ondas Q e elevação ST das derivações V1-V3, compatível com um infarto agudo do miocárdio anterosseptal. Também há ondas Q pequenas em III, e AVR sem alterações associadas no ST.

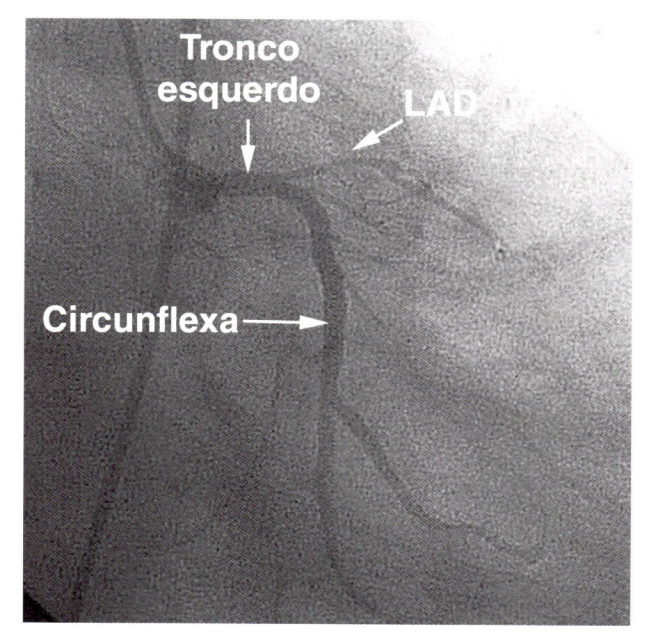

Fig. 1.20 Na angiografia coronária há uma oclusão antiga da artéria coronária direita. O tronco da artéria coronária esquerda e a artéria circunflexa esquerda mostraram doença difusa leve, mas havia uma completa oclusão proximal da coronária descendente anterior esquerda (LAD) com enchimento de contraste em apenas um pequeno ramo diagonal da parede anterior basal.

CASO 1-4 Infarto do Miocárdio Anterior

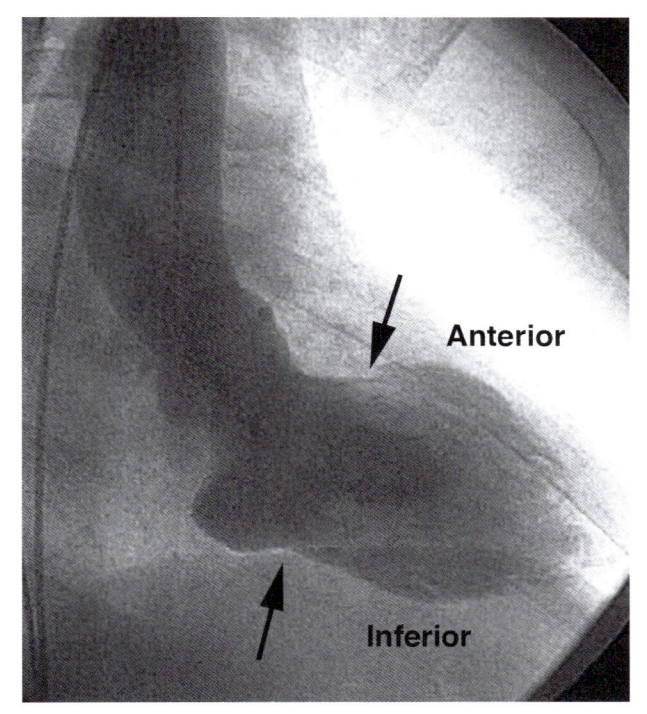

Fig. 1.21 ◐ A ventriculografia esquerda, em uma incidência oblíqua anterior direita, demonstra movimento endocárdico normal na base ventricular *(setas)* com acinesia da parede anterior, compatível com o evento agudo, e acinesia da parede inferior, compatível, por sua vez, com o antigo infarto do miocárdio.

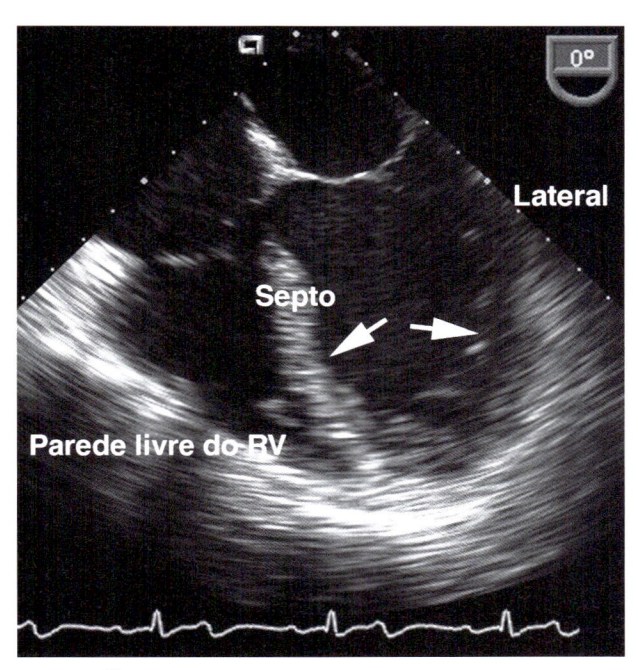

Fig. 1.22 ◐ Na TEE com corte de quatro câmaras a 0 grau, os segmentos apicais da parede lateral e septo abaixo das setas são acinéticos.

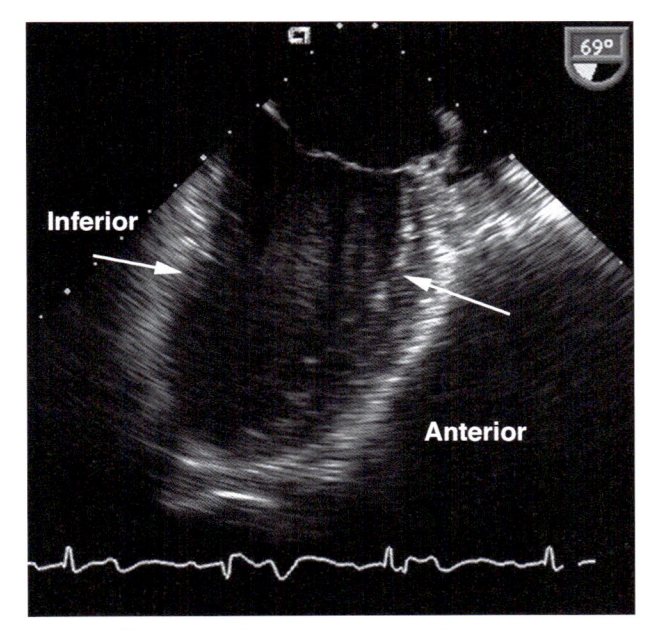

Fig. 1.23 ◐ O plano de imagem está girado a 69 graus para obter um corte de duas câmaras. As setas indicam "pontos de dobradiça" nas paredes inferior e anterior; o miocárdio abaixo destes pontos é acinético.

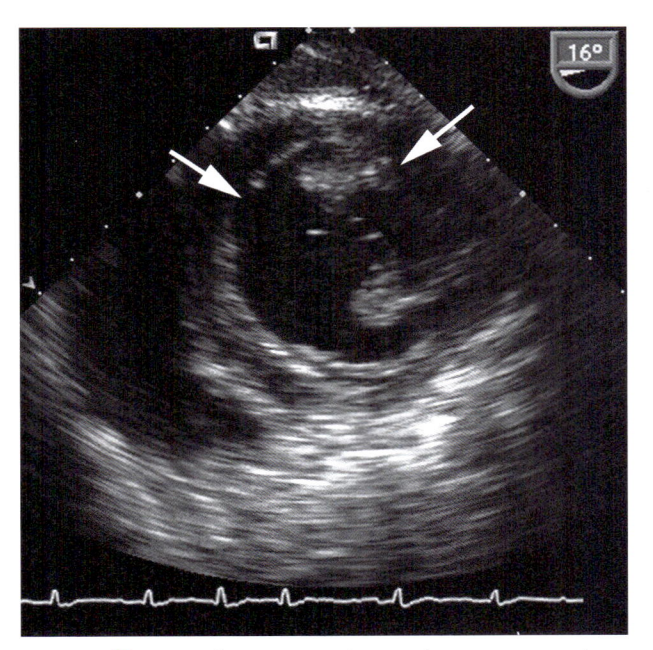

Fig. 1.24 ◐ Na incidência transgástrica de eixo curto, a área de hipocinesia basal da parede inferior *(entre as setas)* é observada.

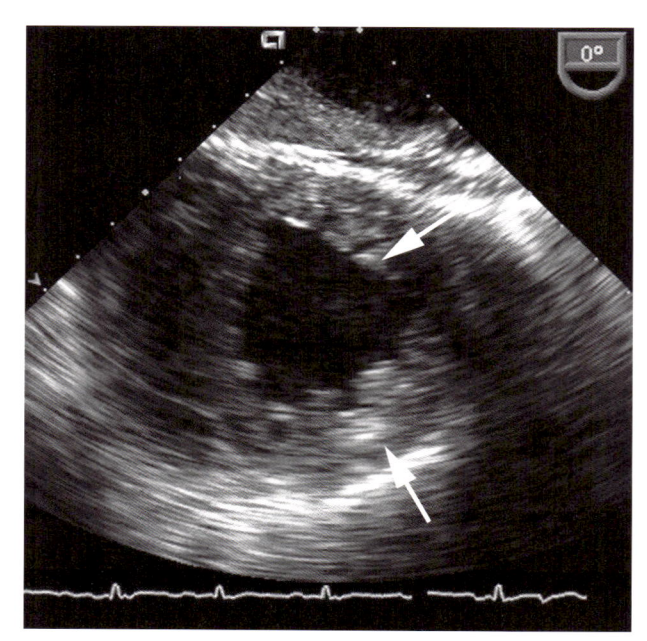

Fig. 1.25 ● Em um corte de eixo curto mais apical do que na Fig. 1.24, a parede lateral é o único segmento funcional *(entre as setas).*

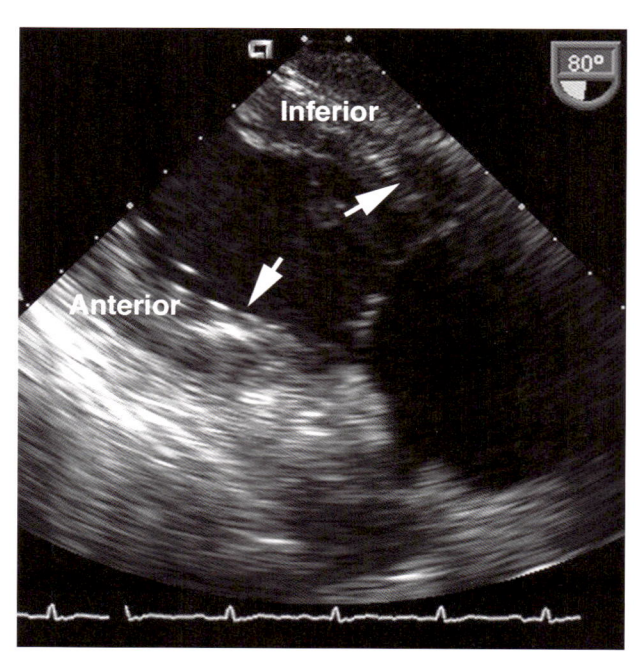

Fig. 1.26 ● A partir da incidência transgástrica de eixo curto, o plano de imagem foi girado para 80 graus para obter um corte de duas câmaras do ventrículo. Como na TEE na projeção esôfago-média com corte de duas câmaras, este plano de imagem mostra as paredes anterior e inferior e "pontos de dobradiça" *(setas).*

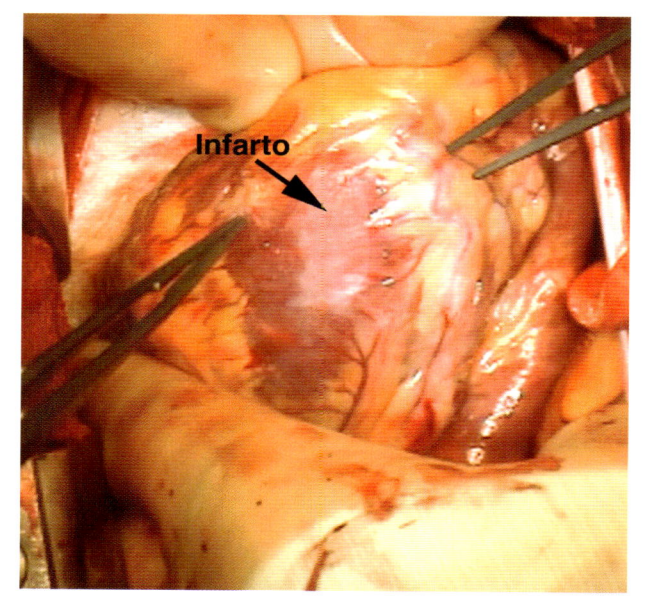

Fig. 1.27 ● Na inspeção cirúrgica, o infarto da parede anterior é observado como uma área de palidez, ou "olho de boi". O paciente foi submetido a uma derivação coronária de três vasos. Sua evolução pós-operatória foi complicada por fibrilação atrial e uma necessidade prolongada de suporte inotrópico. Entretanto, no décimo dia do pós-operatório, ele apresentou uma fração de ejeção de 45% com medicamentos orais e recebeu alta hospitalar.

Comentários

A avaliação de doença coronária por ecocardiografia é geralmente fundamentada no padrão das anormalidades de movimento da parede, em vez da visualização direta dos vasos coronários. A fim de avaliar totalmente todos os segmentos do miocárdio ventricular, múltiplos planos de imagem são usados, com os cortes padrões sendo o de quatro câmaras, duas câmaras e eixo longo a partir de uma posição transesofágica alta, e a incidência ventricular média e de eixo curto a partir de uma posição transgástrica, com cada parede dividida em terços – basal, ventricular médio e apical. A parede lateral e o septo inferior são observados no corte de quatro câmaras, as paredes inferior e anterior no corte de duas câmaras, e o septo anterior e parede posterior (ou inferolateral) no corte de eixo longo. A imagem de eixo curto fornece uma visão ortogonal destes mesmos segmentos. Um corte transgástrico de duas câmaras também pode ser obtido por meio de uma rotação de 90 graus a partir da incidência de eixo curto. Em alguns pacientes, os cortes transgástricos apicais também podem ser obtidos. No entanto, tanto na TEE como nas incidências transgástricas, o ápice ventricular verdadeiro pode ser encurtado de modo que as anormalidades de movimento da parede apical podem não ser detectadas.

Uma aquisição 3D do volume total, a partir de uma posição TEE alta, possibilita a medida precisa dos volumes do LV e da fração de ejeção. Além disso, múltiplas imagens de eixo curto, ou imagens apicais simultâneas de quatro câmaras, duas câmaras e eixo longo, podem ser reconstruídas a partir do conjunto de dados 3D. Esta abordagem 3D irá provavelmente se tornar mais útil nos cenários de assistência intraoperatória ao paciente, à medida que a aquisição e a exibição das imagens se tornam cada vez mais automatizadas.

Em pacientes sendo submetidos à derivação cardiopulmonar, o movimento regional da parede é avaliado antes e depois da derivação. Em pacientes sendo submetidos à cirurgia de derivação coronária sem o uso de balão de contrapulsação intra-aórtico, a maioria dos segmentos da parede pode ser avaliada durante o procedimento, embora o deslocamento cardíaco possa limitar a visualização de alguns segmentos.

Leitura Sugerida

1. De Mey N, Couture P, Laflamme M, et al: Intraoperative changes in regional wall motion: Can postoperative coronary artery bypass graft failure be predicted? J Cardiothorac Vasc Anesth 26(3):371–375, 2012.
2. Swaminathan M, Morris RW, De Meyts DD, et al: Deterioration of regional wall motion immediately after coronary artery bypass graft surgery is associated with long-term major adverse cardiac events, Anesthesiology 107:739–745, 2007.
3. American Society of Anesthesiologists and Society of Cardiovascular Anesthesiologists, Task Force on Transesophageal Echocardiography: Practice guidelines for perioperative transesophageal echocardiography: An updated report by the American Society of Anesthesiologists and the Society of Cardiovascular Anesthesiologists Task Force on Transesophageal Echocardiography, Anesthesiology 112:1084–1096, 2010.

CASO 1-5
Infarto do Miocárdio de Parede Inferior com Discinesia (Aneurisma Verdadeiro)

Este homem de 68 anos de idade se apresentou para seu clínico geral com dor torácica intermitente induzida pelo esforço físico ao longo do mês anterior. O exame físico foi normal. ECG de 12 derivações exibiu evidência de um infarto do miocárdio de parede inferior. Angiografia coronária mostrou doença de três vasos e ele foi encaminhado para cirurgia de revascularização miocárdica.

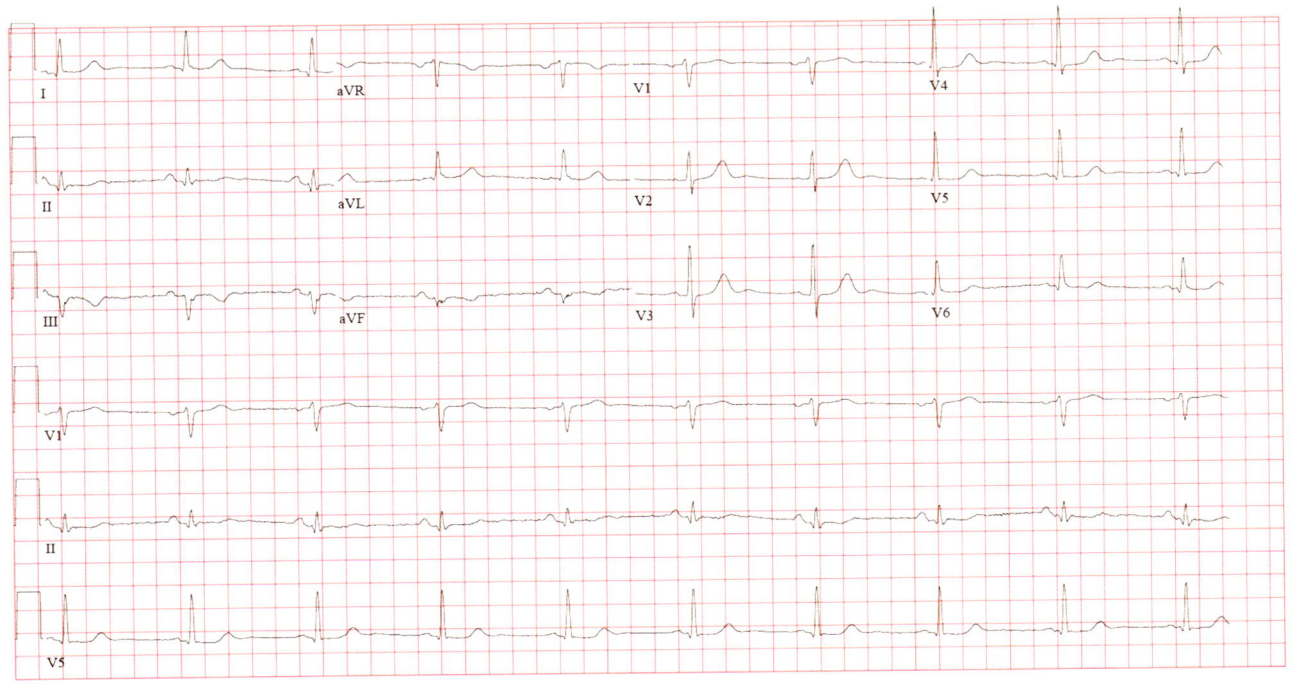

Fig. 1.28 Neste ECG de 12 derivações, obtido durante a angiografia coronária, notam-se evidências de um infarto do miocárdio inferior remoto.

14 Doença Arterial Coronariana

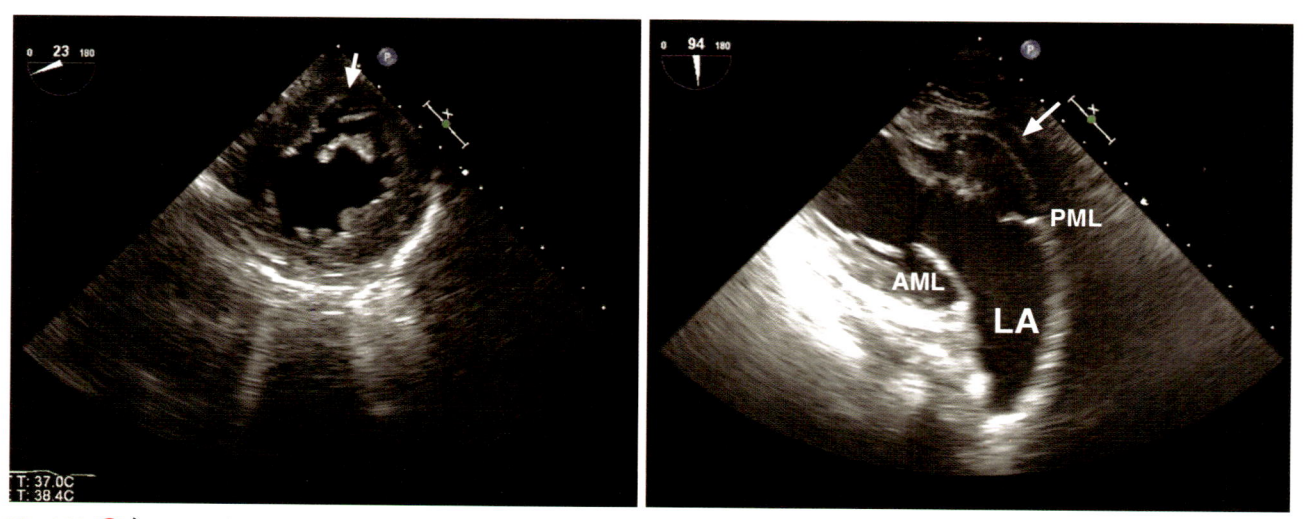

Fig. 1.29 ⊙ À esquerda está um corte transgástrico de eixo curto na extremidade basal dos músculos papilares. A seta branca indica a parede inferobasal, que em tempo real é vista se movimentando de forma discinética. À direita está um corte transgástrico de eixo longo, que novamente mostra o septo inferobasal anormal.

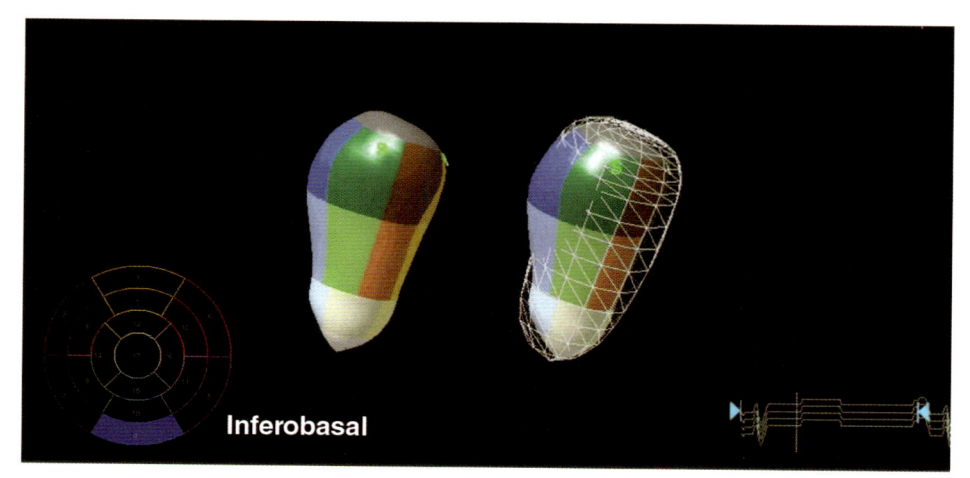

Fig. 1.30 ⊙ Aquisições volumétricas são adquiridas por meio da definição manual das bordas endocárdicas septal, lateral, anterior, inferior e apical dos volumes diastólico e sistólico final, seguido por um algoritmo rastreador de borda automatizado (Philips, Bothell, Washington, EUA). Pode-se observar que o segmento inferobasal é discinético. A cápsula na imagem da direita define o volume diastólico final.

CASO 1-6
Infarto do Miocárdio de Parede Lateral

Este homem de 56 anos de idade chegou ao hospital com múltiplos episódios de dor torácica, que se tornaram constantes aproximadamente 2 horas antes de sua internação.

Evidência ao ECG de um MI induziu a realização de um cateterismo cardíaco, que mostrou uma oclusão da artéria circunflexa proximal e estenose grave da artéria descendente posterior que se originou da RCA. Tentativas na PCI foram malsucedidas. Um parecer cirúrgico foi obtido.

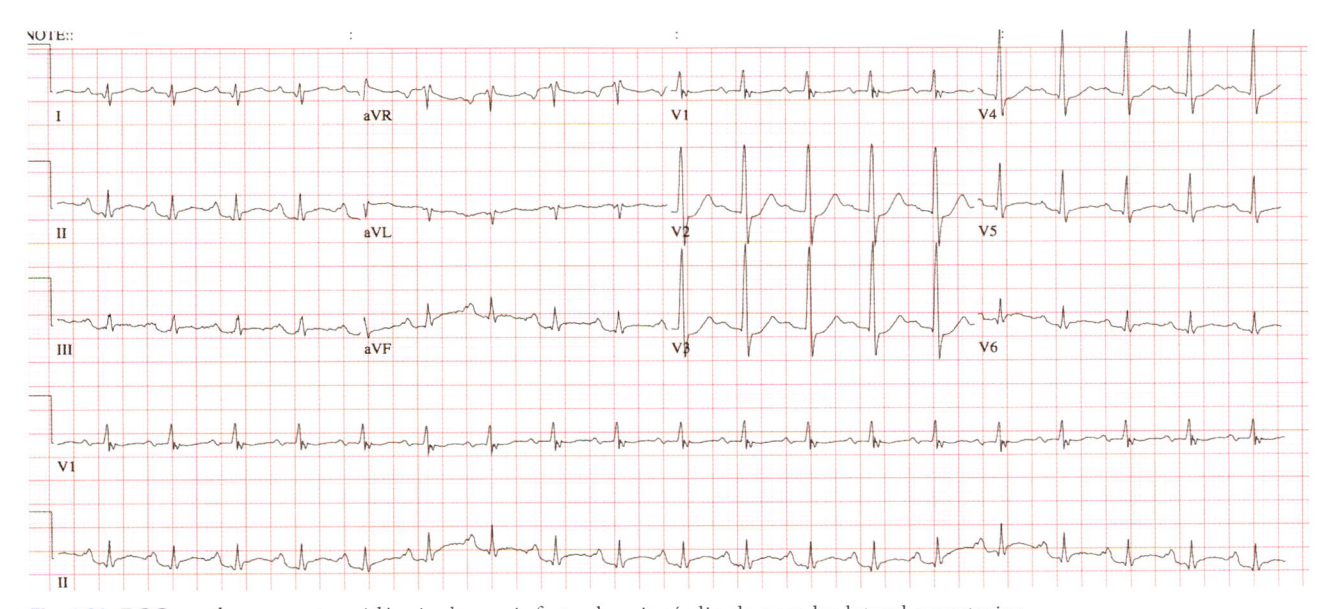

Fig. 1.31 ECG revelou suposta evidência de um infarto de miocárdio de paredes lateral e posterior.

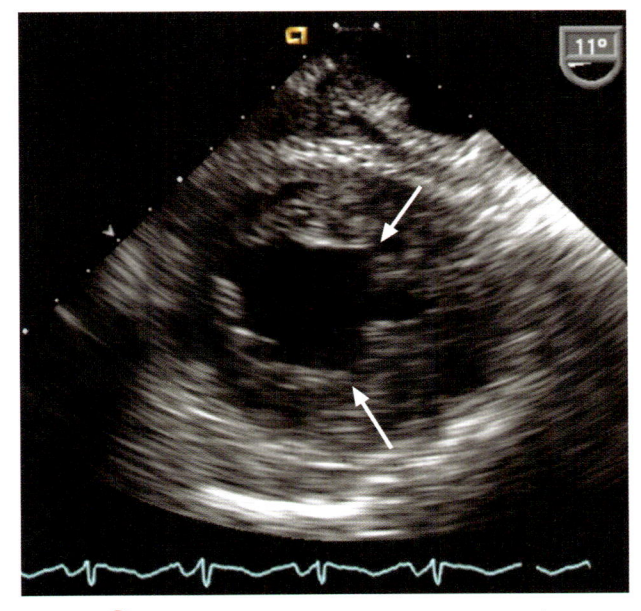

Fig. 1.32 Em tempo real, um corte transgástrico de eixo curto revela acinesia nas paredes anterolateral e inferolateral, entre as duas setas ou pontos de dobradiça, como observado na figura.

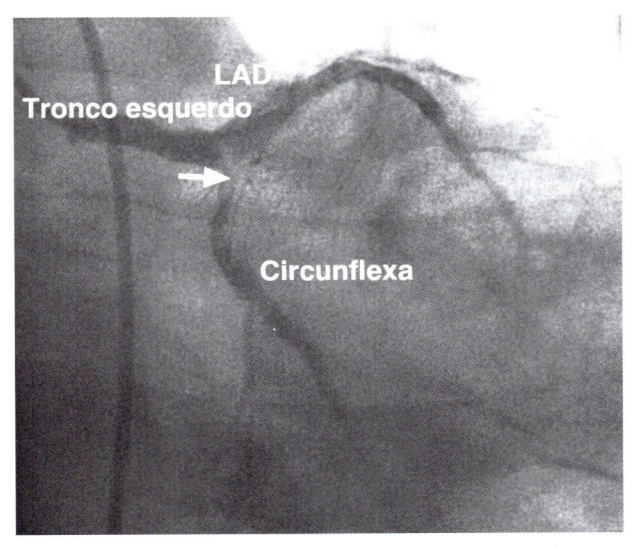

Fig. 1.33 Cateterismo cardíaco mostrou evidência de trombo na origem da artéria circunflexa *(seta)*.

16 Doença Arterial Coronariana

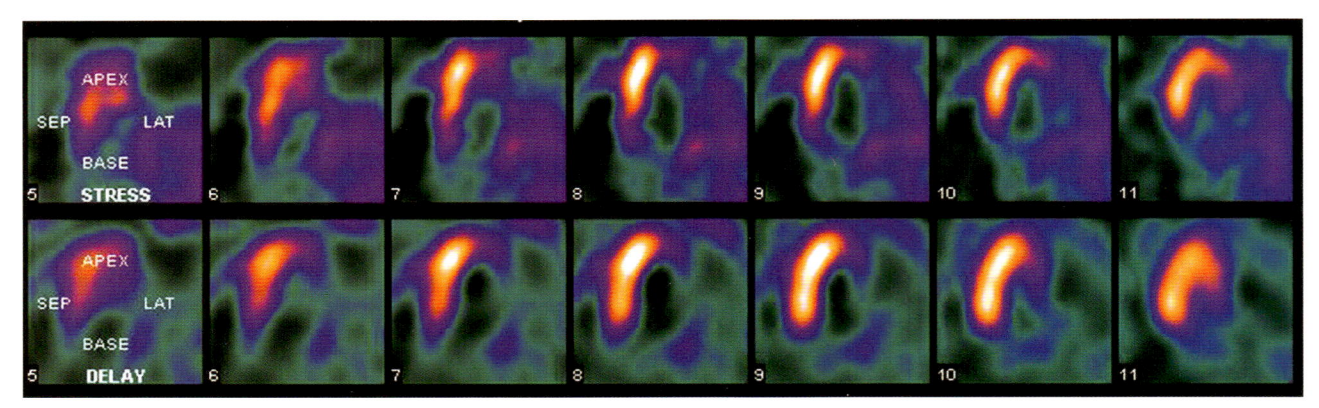

Fig. 1.34 Um estudo nuclear de viabilidade mostrou perfusão ausente da parede lateral com o esforço e pouca evidência de viabilidade.

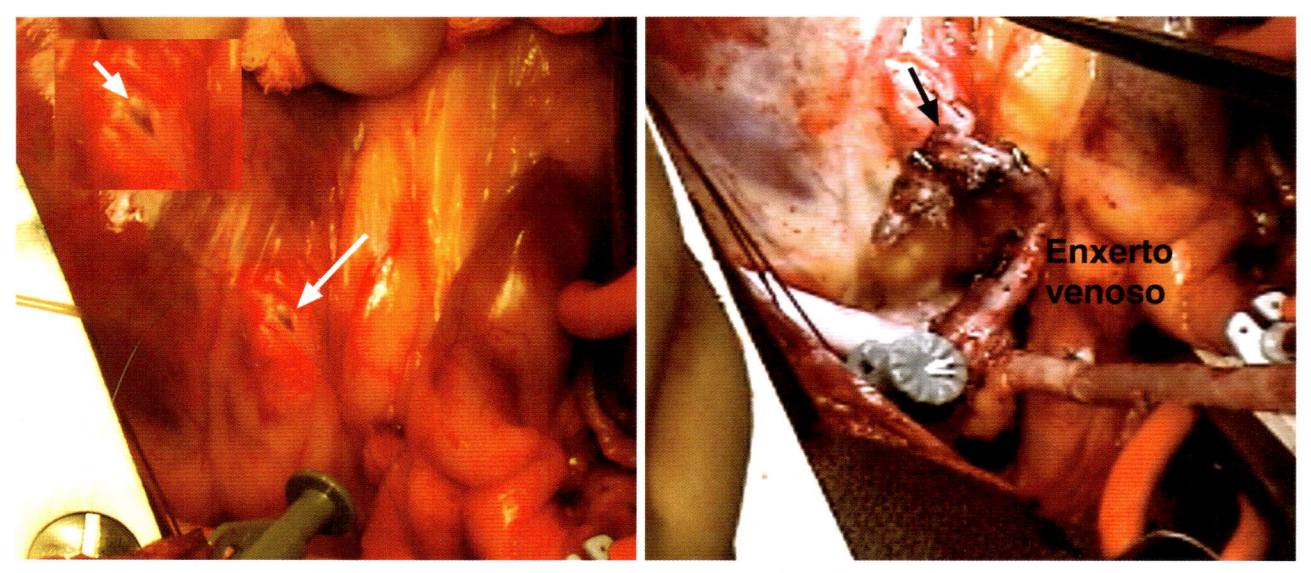

Fig. 1.35 Na cirurgia, o cirurgião realiza uma arteriotomia da artéria circunflexa *(à esquerda)*, e a inserção *(seta)* mostra um pouco de cálcio. À direita, um enxerto venoso foi colocado da aorta ascendente até o óstio da artéria circunflexa *(seta)*.

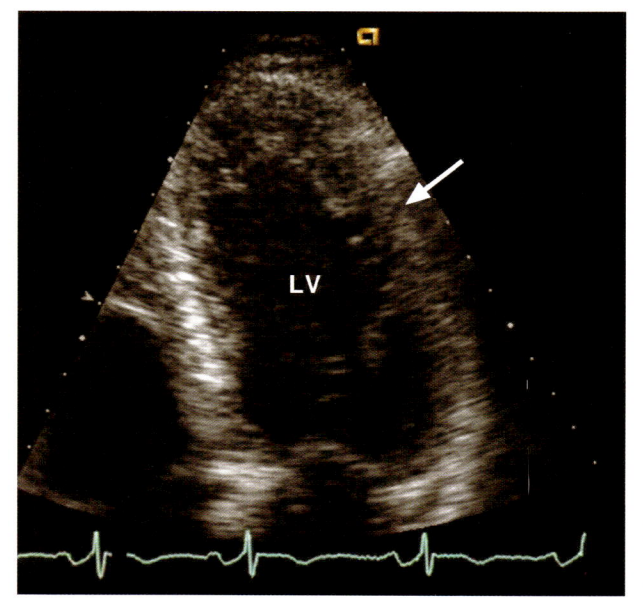

Fig. 1.36 ⏵ Uma TTE ambulatorial foi realizada. A parede lateral *(seta)* ainda estava acinética, e pode ser observada no vídeo.

CASO 1-7
Infarto do Miocárdio Seguido por Transplante Cardíaco

Esta mulher de 58 anos de idade sofreu uma dissecção aórtica aguda, complicada por um infarto do miocárdio anterior perioperatório que ocorreu 18 meses antes. Em decorrência de um episódio de taquicardia ventricular, ela foi tratada com amiodarona, e um desfibrilador implantável automático foi colocado. Por causa de suas arritmias e baixa fração de ejeção ventricular esquerda (aproximadamente 35%), ela passou por uma avaliação para transplante cardíaco. Ela se encontrava internada com taquicardia ventricular recorrente, resistente à terapia medicamentosa. Um doador tornou-se disponível, e ela foi levada à sala de cirurgia para transplante cardíaco.

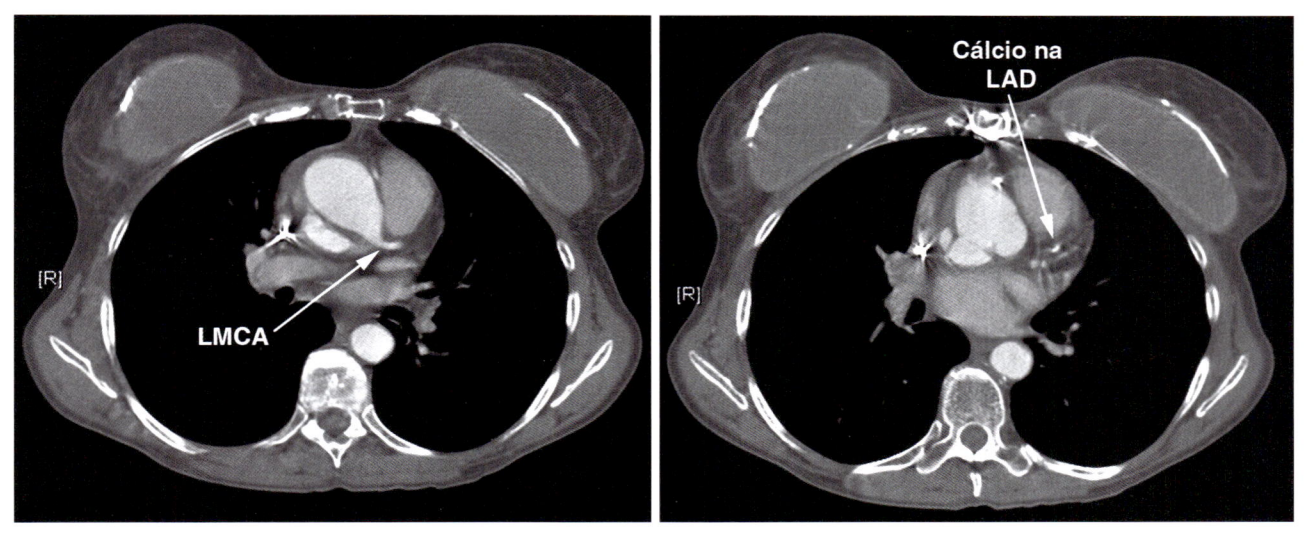

Fig. 1.37 A CT torácica mostra a origem do tronco da artéria coronária esquerda (LMCA) na raiz aórtica aumentada *(à esquerda)*. Há calcificação da artéria coronária descendente anterior esquerda (LAD) *(à direita)*.

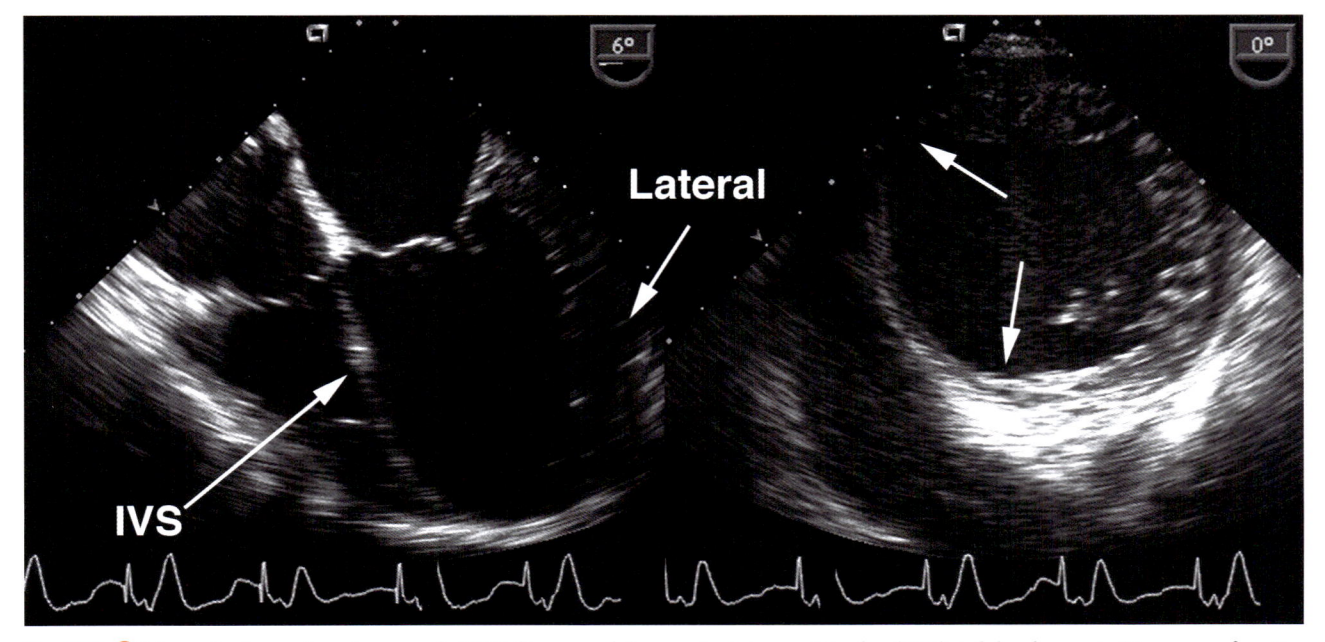

Fig. 1.38 ● No corte de quatro câmaras da TEE *(à esquerda)*, o septo interventricular (IVS) é delgado e acinético, com função da parede lateral e espessura da parede relativamente normal. A incidência transgástrica de eixo curto *(à direita)* mostra as paredes anterior e inferior adelgaçadas e acinéticas *(setas)*.

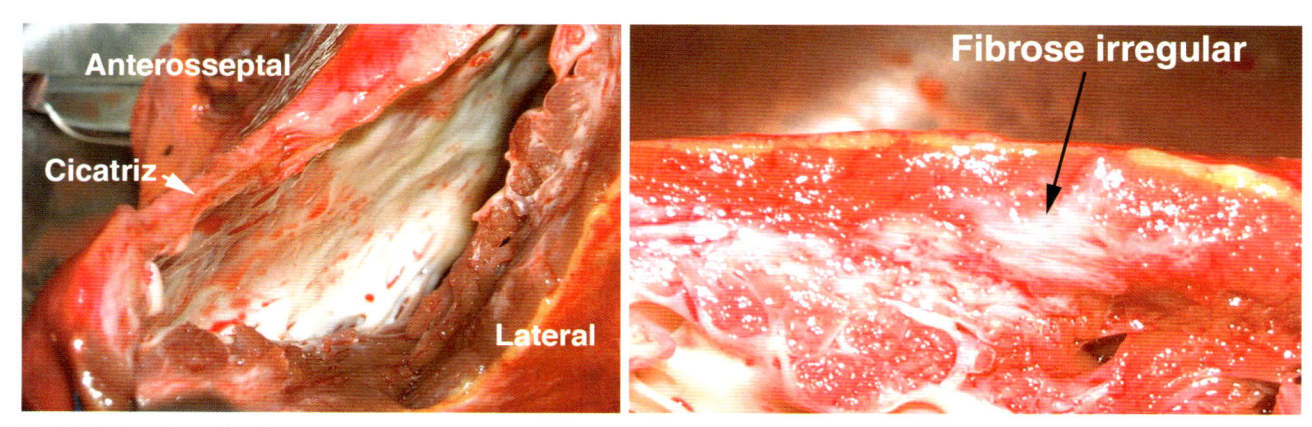

Fig. 1.39 O endocárdio do coração explantado mostra a área cicatrizada ao longo do septo *(à esquerda)*. Um corte transversal da parede anterior do miocárdio mostra áreas de fibrose irregular *(à direita)*.

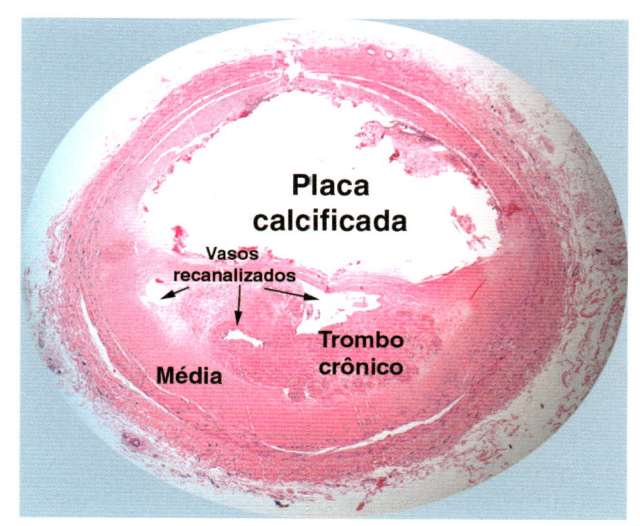

Fig. 1.40 Corte microscópico da artéria descendente anterior esquerda mostra uma placa calcificada, trombo crônico e uma pequena quantidade de recanalização.

Comentários (Casos 5 a 7)

Em pacientes com doença arterial coronariana, a espessura da parede do miocárdio e o espessamento sistólico são normais em repouso, na ausência de um infarto do miocárdio prévio, mesmo quando há um grau significativo de estenose coronária. No entanto, com a isquemia ocorre uma redução imediata no movimento do endocárdio e espessamento da parede nos segmentos miocárdicos irrigados pelo vaso afetado. O movimento da parede retorna ao normal com o alívio da isquemia. Esta sequência de eventos é a base do ecocardiograma de estresse, com exercícios ou dobutamina. No entanto, isquemia aguda também pode ser observada na sala de cirurgia.

Com o infarto do miocárdio, as alterações irreversíveis no miocárdio correspondem a uma anormalidade persistente do movimento da parede. Movimento da parede é classificado como hipocinético, acinético ou discinético, levando em conta o grau de espessamento da parede e o movimento do endocárdio neste sistema de classificação. Como nos Casos 5 e 6, a localização da anormalidade do movimento da parede corresponde à região do miocárdio suprida pela artéria coronária afetada. Anormalidades do movimento da parede em uma distribuição "não coronária" geralmente são decorrentes das condições diferentes da doença arterial coronariana. Após o infarto do miocárdio, a espessura da parede é inicialmente normal, mas com o tempo ocorre cicatrização, com redução da espessura da parede e aumento da ecogenicidade. O grau de adelgaçamento da parede corresponde à extensão transmural do infarto.

No caso 7, os achados ecocardiográficos eram compatíveis com um grande infarto transmural do miocárdio anterior, com segmentos acinéticos delgados na ecocardiografia correspondendo à área de cicatrização na patologia. A parede lateral mostrou uma função relativamente normal, embora infarto subendocárdico irregular tenha sido encontrado na patologia.

Leitura Sugerida

1. Siegel R, Rader F: Exercise echocardiography for diagnosis of coronary disease. In Otto CM, editor: The practice of clinical echocardiography, ed 5, Philadelphia, 2016, Elsevier.

2. Freeman RV: The comprehensive diagnostic transesophageal echocardiogram: Integrating 2D and 3D imaging, Doppler quantitation and advanced approaches. In Otto CM, editor: The practice of clinical echocardiography, ed 5, Philadelphia, 2016, Elsevier.

Complicações do Infarto do Miocárdio

CASO 1-8
Defeito do Septo Ventricular (Anterior) Pós-Infarto do Miocárdio

Esta mulher de 75 anos de idade se apresentou em outro hospital 3 semanas antes de sua internação em nossa instituição com um infarto agudo do miocárdio anterior. Por causa do fato de ela ter se apresentado tardiamente após o início dos sintomas, não recebeu terapia de reperfusão, e seu ecocardiograma pós-infarto do miocárdio mostrou uma função sistólica ventricular esquerda gravemente reduzida com um aneurisma apical. Ela foi tratada com varfarina para um trombo apical. Dez dias depois, ela apresentou uma grande efusão pericárdica e com fisiologia de tamponamento. Após remoção de 600 mL de líquido pericárdico hemorrágico, a hemodinâmica melhorou, mas um novo sopro foi notado, e a ecocardiografia mostrou um defeito apical do septo ventricular (VSD). Ela então foi transferida ao nosso centro médico para uma possível intervenção cirúrgica.

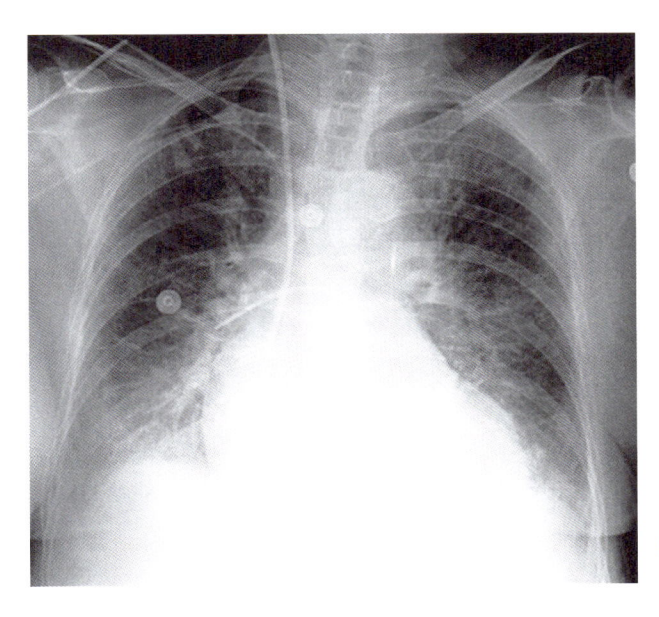

Fig. 1.41 A radiografia torácica mostra aumento da silhueta cardíaca e edema pulmonar.

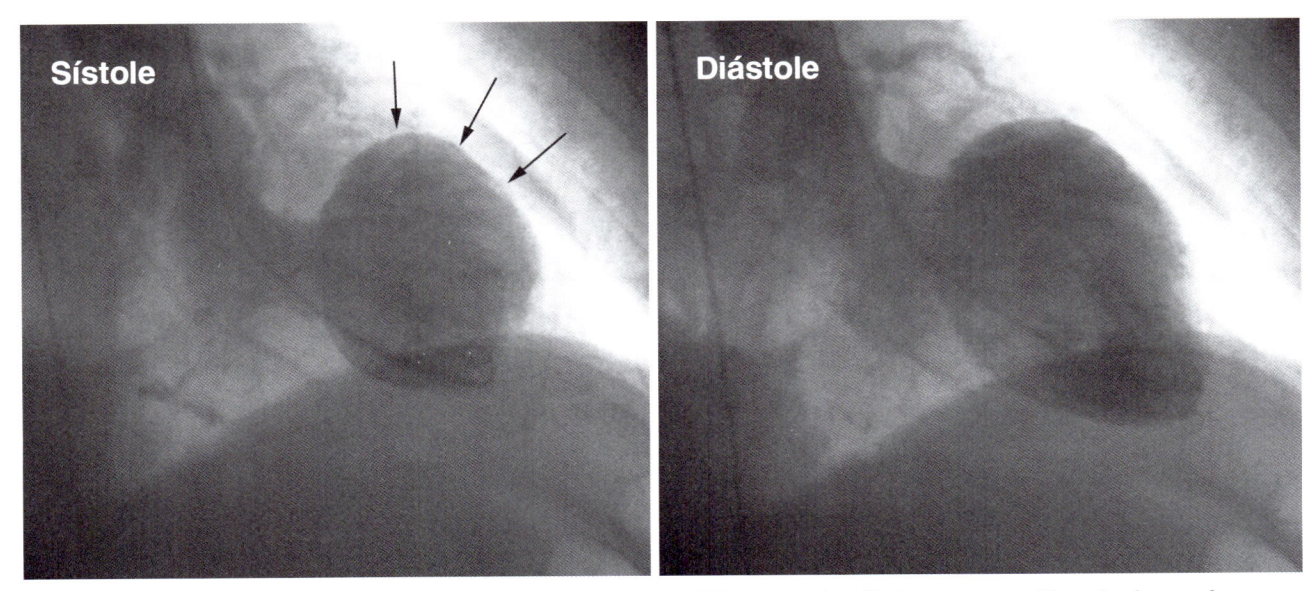

Fig. 1.42 ● A angiografia ventricular esquerda, em uma projeção oblíqua anterior direita, mostra a dilatação da parede anterior do ventrículo esquerdo na diástole *(à direita)* e o segmento acinético na sístole *(setas, à esquerda)*.

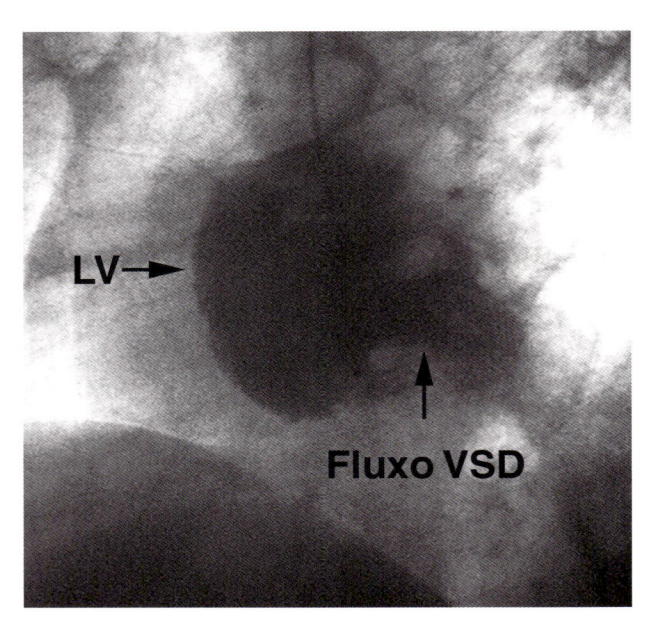

Fig. 1.43 ▶ Angiografia ventricular esquerda também foi realizada na projeção oblíqua posterior direita menos tradicional para mostrar o contraste entrando no ventrículo direito pelo defeito septal.

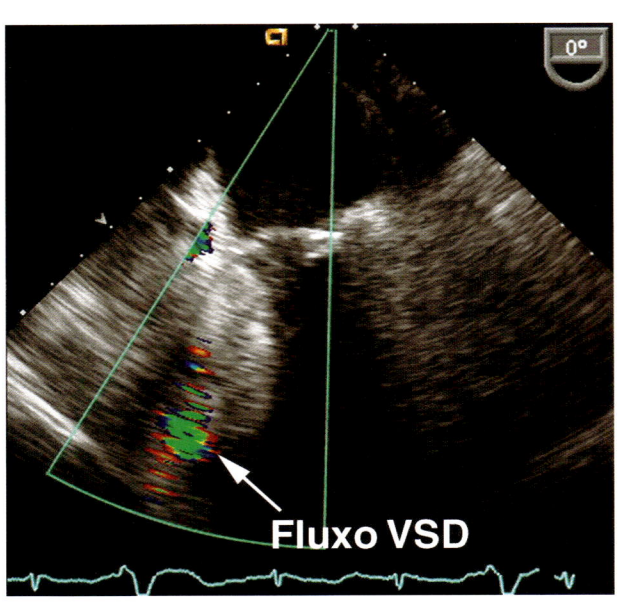

Fig. 1.44 ▶ No corte transesofágico de quatro câmaras, a ultrassonografia Doppler em cores demonstra um fluxo sistólico turbulento no ápice ventricular direito.

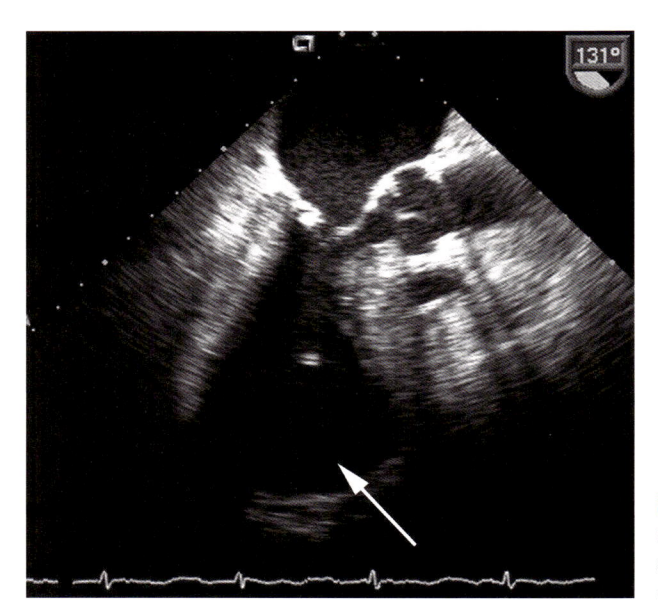

Fig. 1.45 ▶ No corte transesofágico de eixo longo, a anormalidade no contorno diastólico e a discinesia dos segmentos ventricular médio e apical do septo anterior são observadas. A seta indica o ápice do LV acinético.

CASO 1-8 Defeito do Septo Ventricular (Anterior) Pós-Infarto do Miocárdio

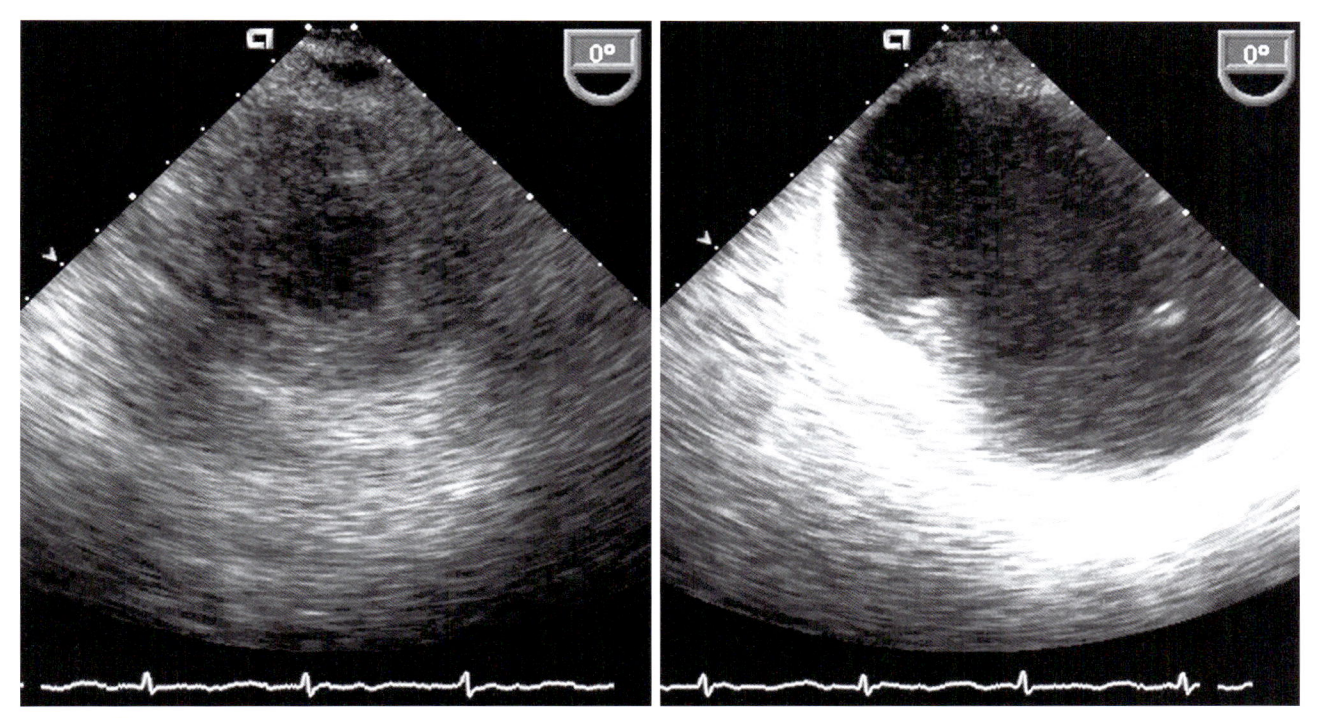

Fig. 1.46 ● Neste corte transgástrico de eixo curto do ventrículo esquerdo, a função ao nível papilar médio é hiperdinâmica *(à esquerda)*, enquanto que o ápice *(à direita)* é aneurismático e acinético.

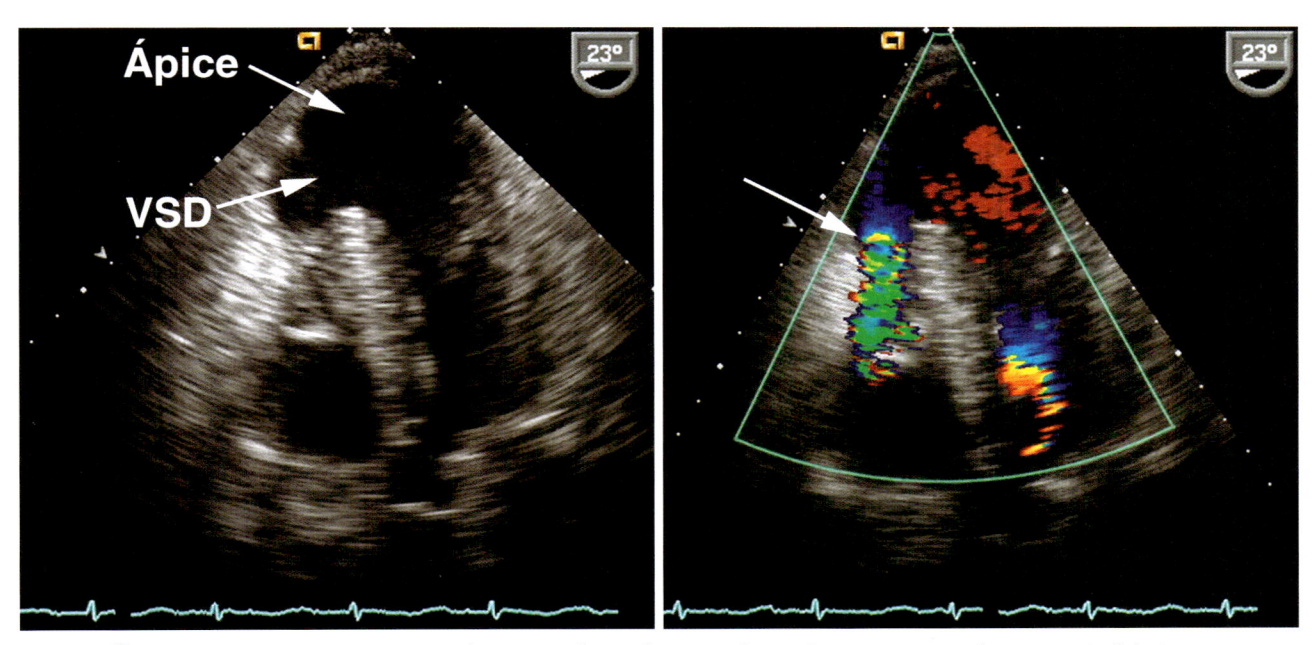

Fig. 1.47 ● Em um corte transgástrico apical com anteflexão da ponta da sonda, o aneurisma do septo apical é visto com uma área de descontinuidade no septo. A ultrassonografia Doppler em cores *(seta, à direita)* confirma fluxo pelo septo compatível com um defeito do septo ventricular pós-infarto do miocárdio.

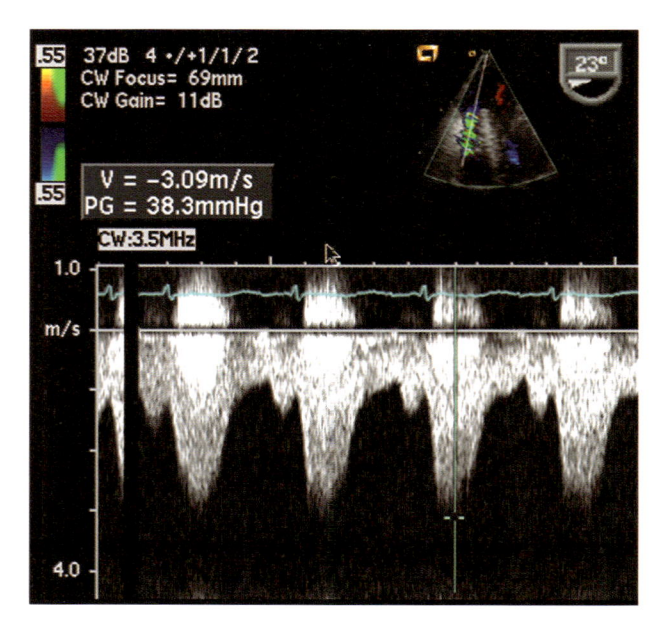

Fig. 1.48 Doppler de onda contínua do fluxo pelos defeitos septais ventriculares mostra um fluxo de alta velocidade na sístole, compatível com a diferença na pressão sistólica entre os ventrículos direito e esquerdo. A velocidade de 3,1 m/s (diferença de pressão de apenas 38 mm Hg) é menor do que a esperada com um defeito do septo ventricular pequeno e crônico; portanto, pode ser subestimada em razão de um ângulo de interseção não paralelo. No entanto, a pressão sanguínea sistólica da paciente no momento deste registro era apenas de 100 mm Hg, e a pressão da artéria pulmonar era de aproximadamente 50 mm Hg, indicando que a velocidade é apenas ligeiramente subestimada. O fluxo de baixa velocidade persistente na diástole é decorrente de uma pressão diastólica ventricular esquerda ligeiramente mais elevada do que a da direita.

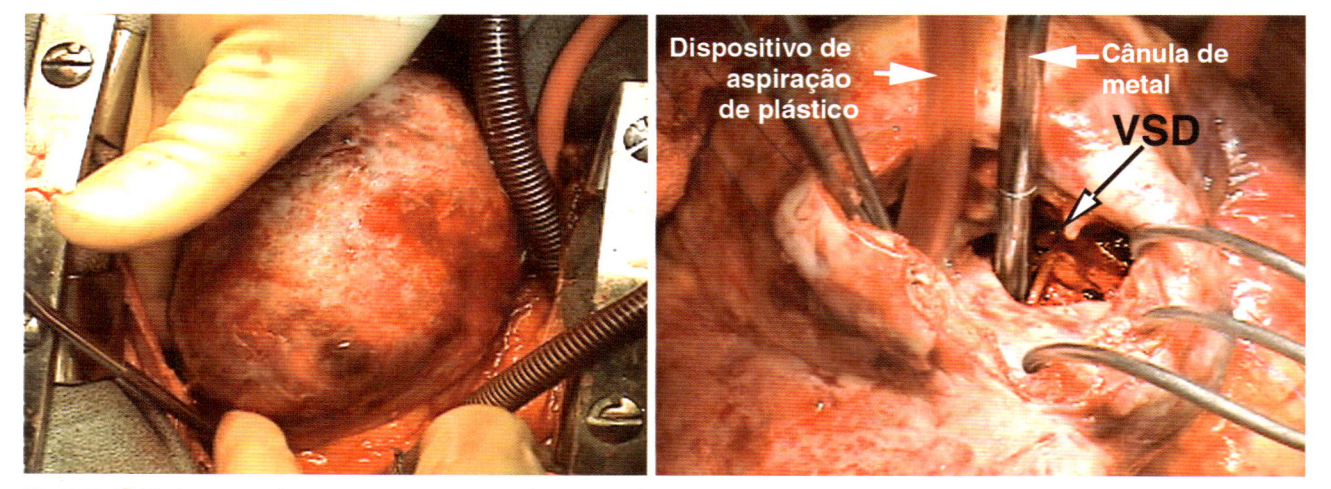

Fig. 1.49 ◯ Na inspeção direta na cirurgia, a parede ventricular esquerda anterior é aneurismática *(à esquerda)*. O ventrículo esquerdo foi aberto pela cicatriz apical com a cânula de aspiração de metal no VSD *(à direita)*.

CASO 1-9
Defeito do Septo Ventricular (Posterior) Pós-Infarto do Miocárdio

Este homem de 58 anos de idade com hipertensão como seu único fator de risco para doença arterial coronariana se apresentou em outro hospital com um choque cardiogênico. Aproximadamente 7 dias antes da internação, ele desenvolveu dor abdominal e dor torácica esquerda, que atribuiu à doença gastrointestinal. Durante os dias seguintes, a dor progrediu e irradiou para a coluna. Na apresentação no pronto-socorro, foi constatada elevação da troponina e ondas Q inferiores em seu ECG, compatível com um infarto do miocárdio de parede inferior. Um TTE, realizado no início daquela manhã, sugeriu um VSD. Ele foi transferido ao nosso hospital para tratamento. Um cateterismo cardíaco direito foi realizado, com os seguintes resultados:

1. Índice cardíaco (Qs) baixo pela equação de Fick, com resistência vascular sistêmica gravemente elevada.
2. Pressões de enchimento do coração direito gravemente elevadas. Pressões de enchimento do coração esquerdo levemente elevadas. Hemodinâmica compatível com infarto de RV.
3. Pressões da artéria pulmonar levemente elevadas, com resistência vascular pulmonar normal.
4. Qp: Qs de 2.6:1. Derivação no nível do RV.

Um balão de contrapulsação intra-aórtico foi colocado, e ele foi levado diretamente à OR. O defeito septal inferior foi reparado por uma ventriculostomia esquerda inferior e colocação de remendo endocárdico com exclusão do infarto.

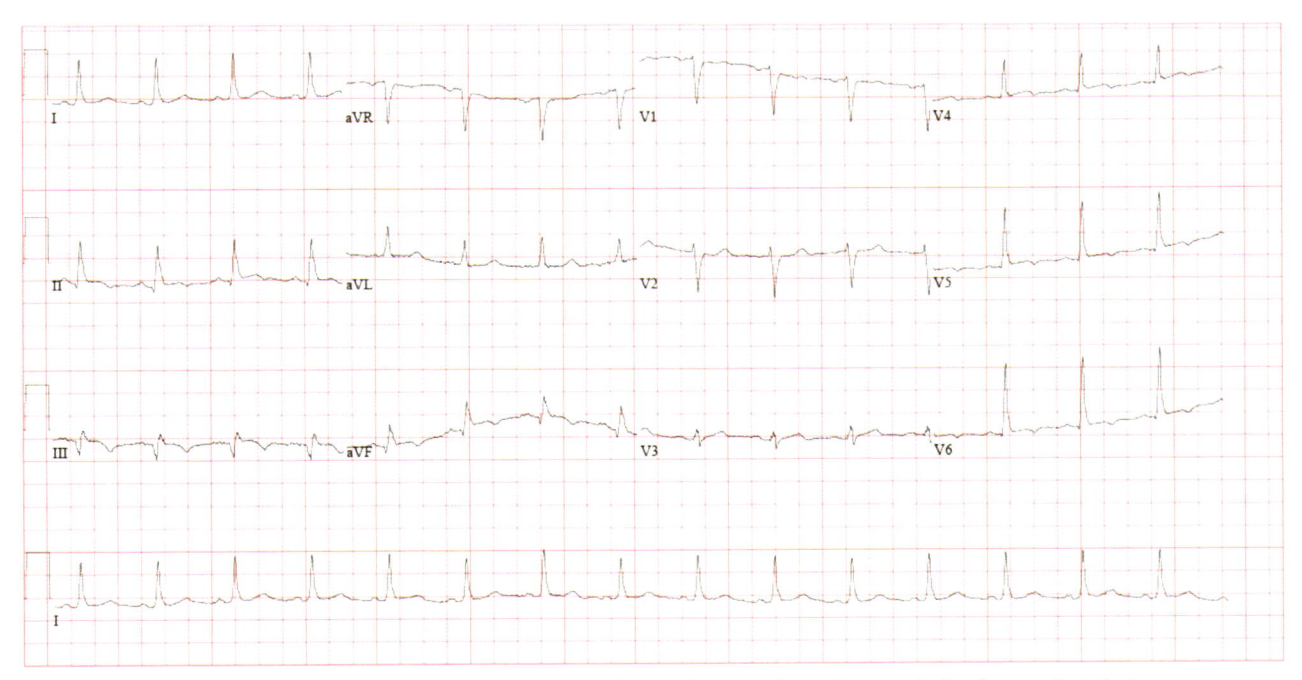

CASO 1-9 Defeito do Septo Ventricular (Posterior) Pós-Infarto do Miocárdio

Fig. 1.50 ECG na admissão em nosso hospital mostrou evidência de um infarto do miocárdio de parede inferior.

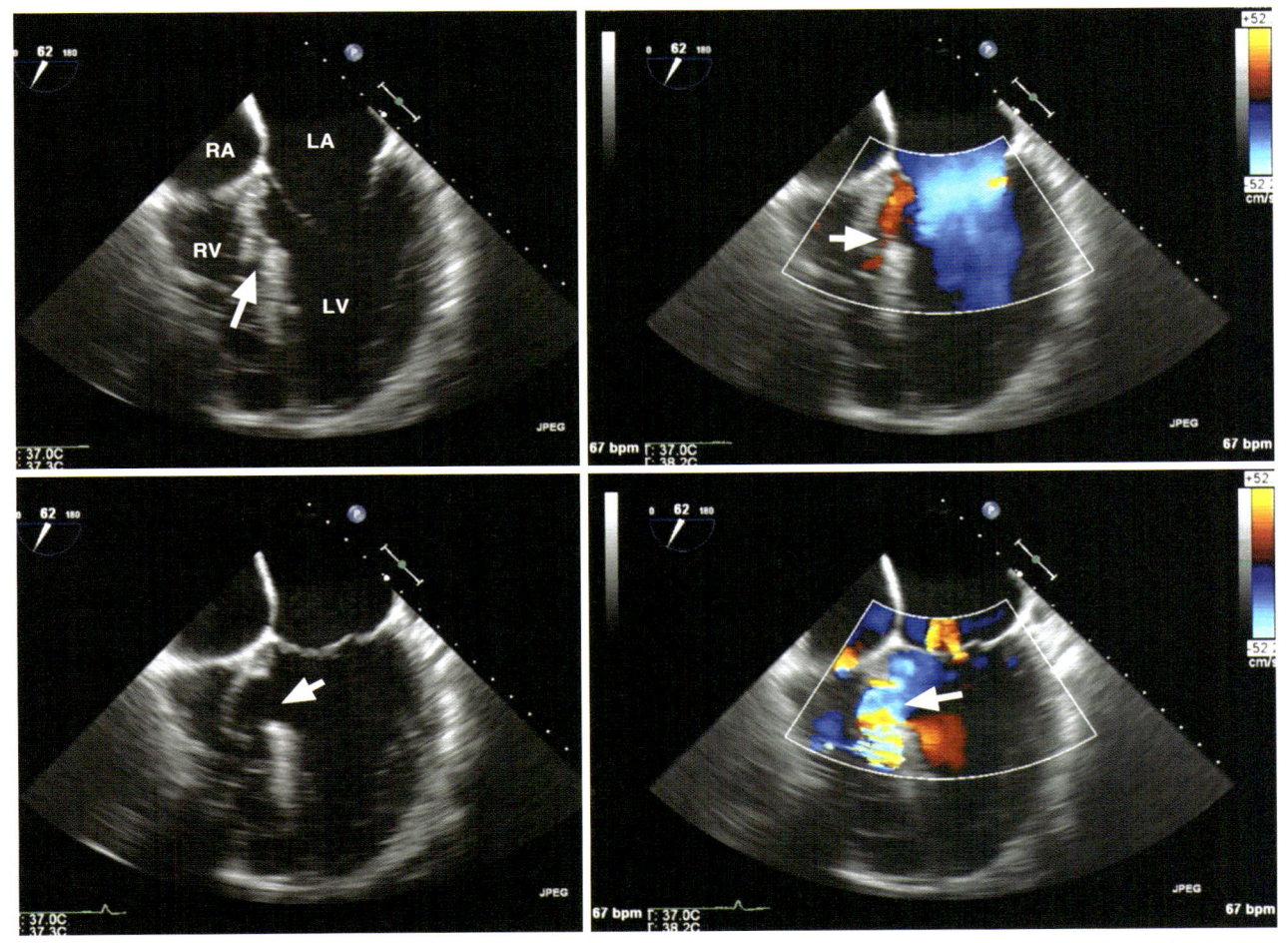

Fig. 1.51 ▶ Esta imagem é um corte de quatro câmaras obtido no esôfago médio, com retroflexão da ponta da sonda. As duas imagens superiores estão em diástole, e parece haver uma pequena quantidade de fluxo por um pequeno defeito basal no septo interventricular *(setas brancas)*. Nas duas imagens inferiores durante a sístole, o defeito basal é mais pronunciado, e o fluxo entre os ventrículos é evidente *(setas)*.

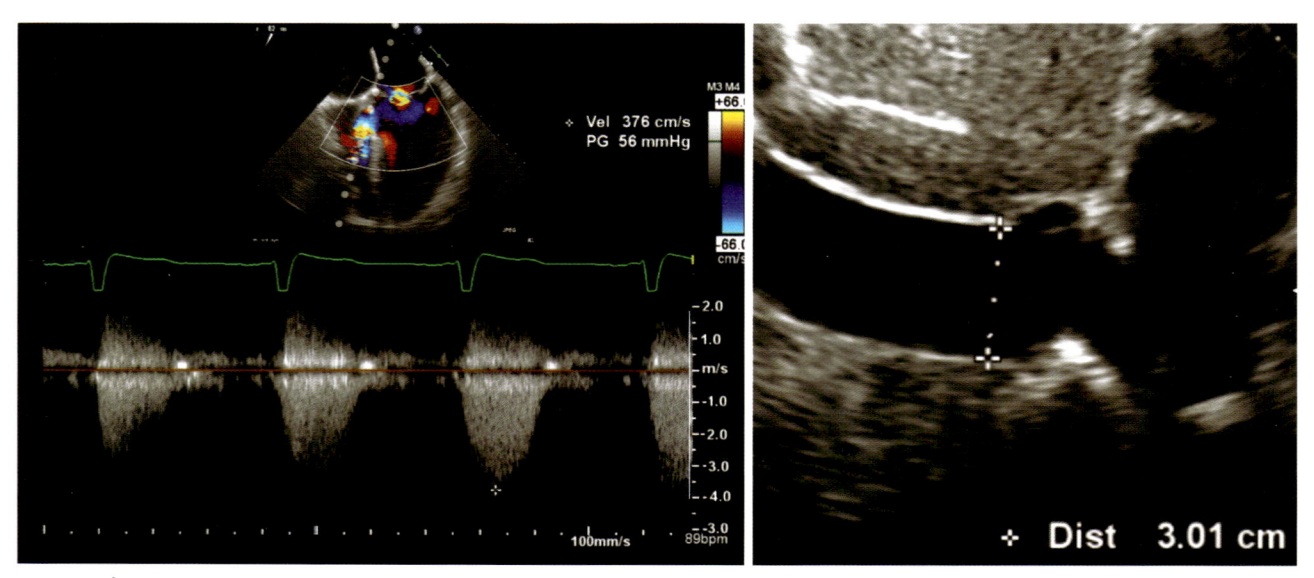

Fig. 1.52 À esquerda, o Doppler de CW confirma isto como sendo um *shunt* esquerda-direita. À direita, o diâmetro da veia cava inferior está aumentado para 3,01 cm, o que indica um aumento de pressão do átrio direito.

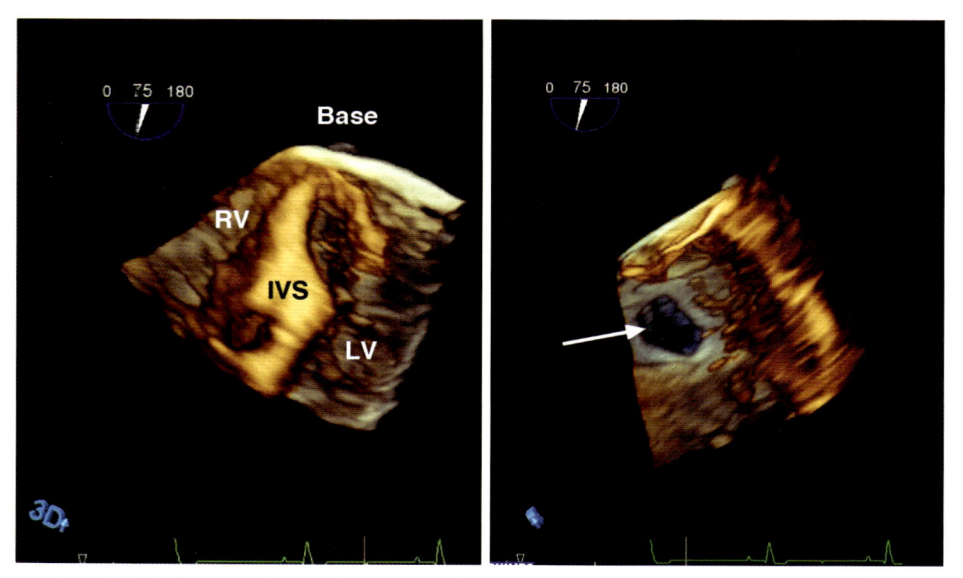

Fig. 1.53 ⏵ Imagem 3D da TEE. À esquerda, os dois ventrículos e o septo interventricular são vistos. À direita, com a imagem girada em sentido horário, a face ventricular esquerda do septo é observada, bem como o VSD *(seta)*.

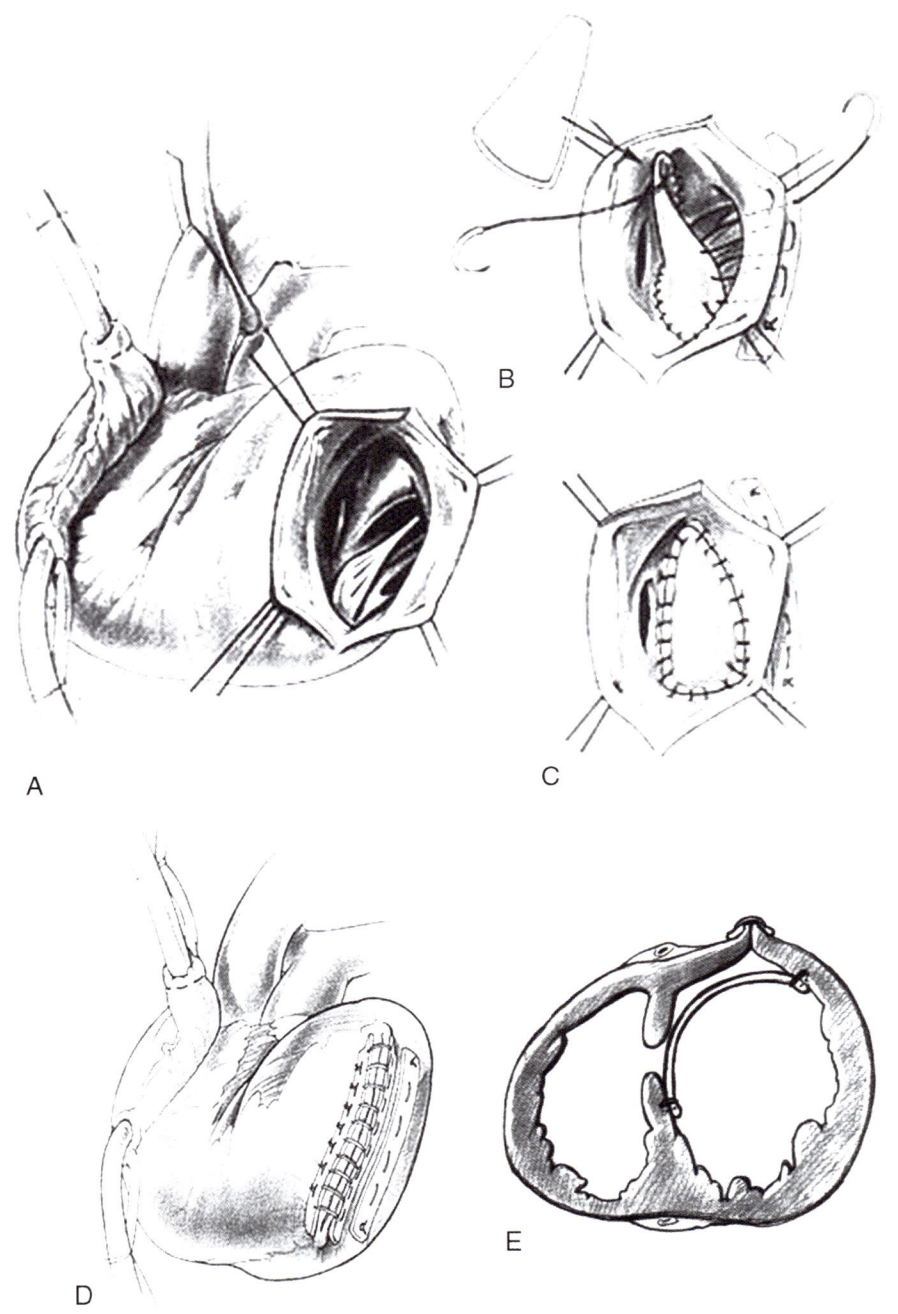

Fig. 1.54 Reparo do VSD posterior. Após o ventrículo esquerdo ser aberto inferiormente (**A**), um remendo pericárdico é suturado ao ânulo mitral, septo e parede posterior, e a incisão ventricular esquerda fechada (**B-D**). Em (**E**), observa-se o remendo endocárdico, excluindo o infarto septal. (Reproduzida com permissão de David TE, Dale L, Sun Z. Postinfarction ventricular septal rupture: Repair by endocardial patch with infarct exclusion. J Thorac Cardiovasc Surg 1995; 110:1315-1322.)

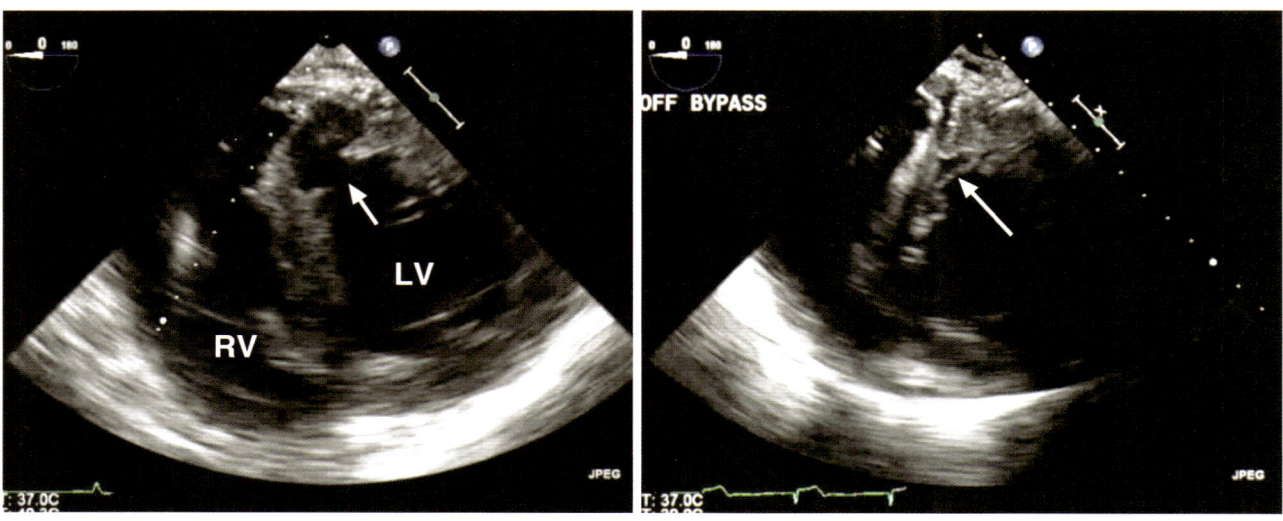

Fig. 1.55 ⏵ Uma imagem pré-derivação transgástrica é vista à esquerda, com a seta indicando o VSD. À direita, a seta indica uma porção do remendo de exclusão, que em tempo real é redundante, minimizando a tensão sobre o remendo.

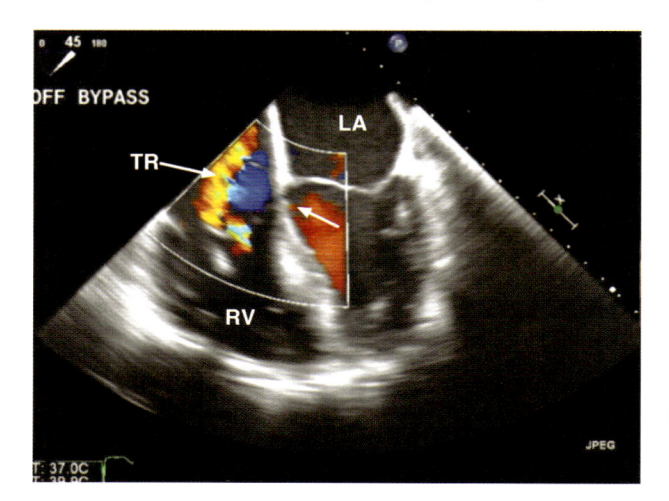

Fig. 1.56 ⏵ Um corte de quatro câmaras, obtido no esôfago médio, pós-derivação, mostra ausência de fluxo entre os ventrículos *(seta)*.

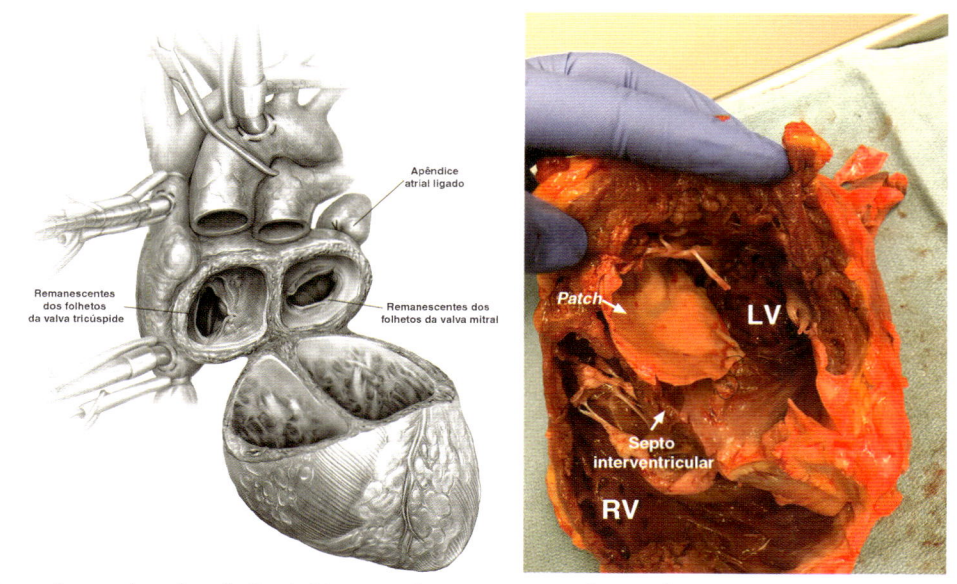

Fig. 1.57 O paciente desenvolveu insuficiência biventricular e, 3 semanas depois, foi agendado para um coração artificial total. A imagem à esquerda mostra o procedimento em que o cirurgião excisou ambos os ventrículos; à direita, observa-se a espécime explantada do paciente com o remendo do VSD claramente visível. (Reproduzida com permissão de Morris RJ. The SynCardia total artificial heart: implantation technique. Oper Tech Thorac Cardiovasc Surg 2012; 17:154-164).

Comentários (Casos 8 e 9)

Ruptura do miocárdio é uma complicação rara, porém potencialmente fatal do infarto agudo do miocárdio (MI). Ruptura da parede livre do ventrículo esquerdo provoca tamponamento agudo ou uma ruptura contida com formação de pseudoaneurisma (< 1% dos pacientes com MI agudo), ruptura do músculo papilar provoca regurgitação mitral aguda, e ruptura do septo provoca um VSD (2% de todos os MIs). A ruptura ocorre igualmente nos septos anterior e inferior, e pode ser basal ou apical. Os fatores de risco para ruptura ventricular incluem primeiro um infarto do miocárdio, infarto transmural (elevação do segmento ST ou formação de onda Q) e uma maior elevação nas enzimas cardíacas. Estes fatores sugerem que os parâmetros fundamentais que causam ruptura são a ausência de vasos colaterais e um infarto maior. Terapia de reperfusão diminui a probabilidade de ruptura, embora a apresentação clínica possa ser mais precoce naqueles que sofrem desta complicação.

A apresentação clínica nesta paciente é compatível com um VSD pós-infarto do miocárdio, como claramente demonstrado na ecocardiografia. O histórico de tamponamento pericárdico é preocupante, sugerindo que ela também pode ter tido uma ruptura contida da parede livre. O prognóstico com um VSD pós-infarto do miocárdio é desfavorável, com uma mortalidade em 30 dias de até 74%. O tratamento inclui estabilização clínica, seguida por reparo cirúrgico, embora o tempo da cirurgia permaneça controverso. Atualmente, muitos pacientes são tratados por um fechamento percutâneo por cateter do VSD, na forma de terapia definitiva ou como estabilização antes de cirurgia eletiva após a cicatrização do miocárdio.

Leitura Sugerida

1. Foster E, Gerber I: Echocardiography in the coronary care unit: Management of acute myocardial infarction, detection of complications and prognostic implications. In Otto CM, editor: The practice of clinical echocardiography, ed 5, Philadelphia, 2016, Elsevier.
2. Egbe AC, Poterucha JT, Rihal CS, et al: Transcatheter closure of postmyocardial infarction, iatrogenic, and postoperative ventricular septal defects: The Mayo Clinic experience, Catheter Cardiovasc Interv 2015.
3. Cossor W, Cui VW, Roberson DA: Three-dimensional echocardiographic en face views of ventricular septal defects: Feasibility, accuracy, imaging protocols and reference image collection, J Am Soc Echocardiogr 28(9):1020–1029, 2015.
4. Liu Y, Frikha Z, Maureira P, et al: 3D transesophageal echocardiography is a decision-making tool for the management of cardiogenic shock following a large postinfarction ventricular defect, J Cardiothorac Surg 10:8, 2015.

Caso 1-10
Cirurgia de Reconstrução do Ventrículo Esquerdo (Procedimento Dor)

Esta mulher de 65 anos de idade foi encaminhada para endoaneurismorrafia ventricular, reparo de valva mitral e um procedimento de Maze atrial. Quatro meses antes, ela sofreu um infarto do miocárdio de parede anterior. Apesar da terapia trombolítica e colocação de *stent* de emergência, ela desenvolveu acinesia do ápice e da parede anterior. Ao longo dos 3 meses subsequentes de hospitalização, ela teve múltiplas complicações, incluindo insuficiência cardíaca congestiva intermitente necessitando de várias intubações, insuficiência renal, regurgitação mitral, anemia, um sangramento gastrointestinal, hipertensão pulmonar e fibrilação atrial paroxística. Ecocardiogramas seriados demonstraram uma acinesia do ápice e da parede anterior, com regurgitação mitral moderada a grave e hipertensão pulmonar. Uma cintilografia demonstrou ausência de viabilidade na parede anterior. Após um extenso debate com o serviço de cardiologia, equipe de insuficiência cardíaca, serviço de arritmia e serviço de cirurgia cardíaca, a decisão de proceder com intervenção cirúrgica foi assumida.

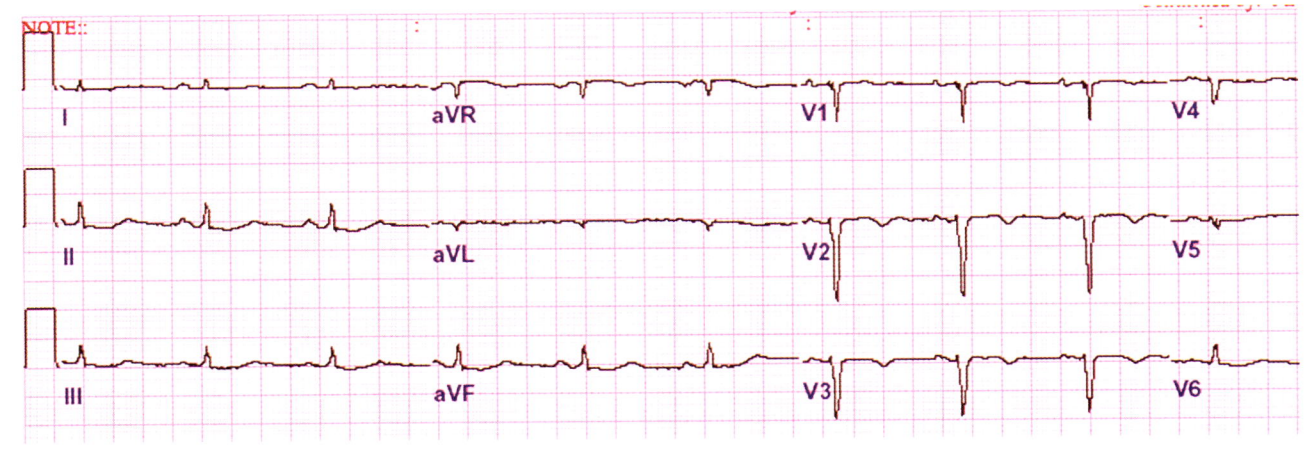

Fig. 1.58 A ECG mostra ondas Q nas derivações V1-V5, com inversão de onda T, porém sem alterações agudas do segmento ST, compatível com um infarto antigo do miocárdio anterior.

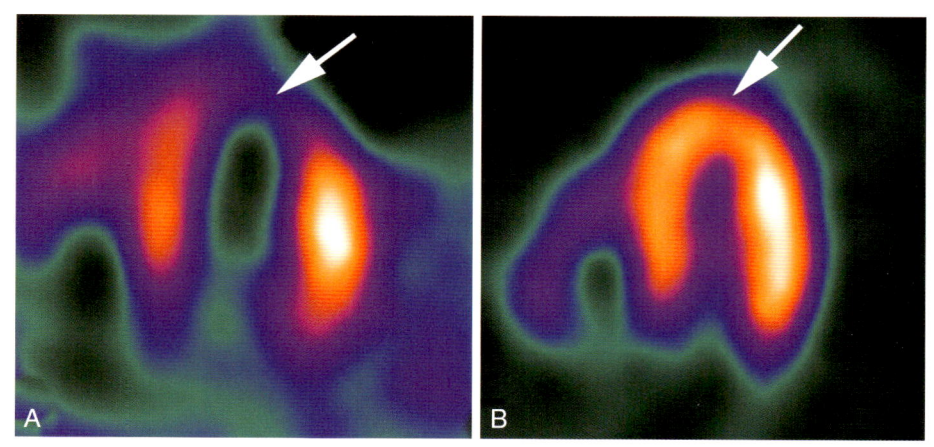

Fig. 1.59 Na cintilografia de perfusão de um paciente em repouso por radionuclídeos (**A**) em uma orientação de quatro câmaras, não há captação no terço apical do ventrículo *(seta)*, compatível com uma área grande de infarto. Imagens de redistribuição tardia mostraram ausência de alteração no padrão de perfusão, indicando que a região apical do ventrículo não é viável. Uma imagem de perfusão normal de um paciente diferente é exibida (**B**) para comparação.

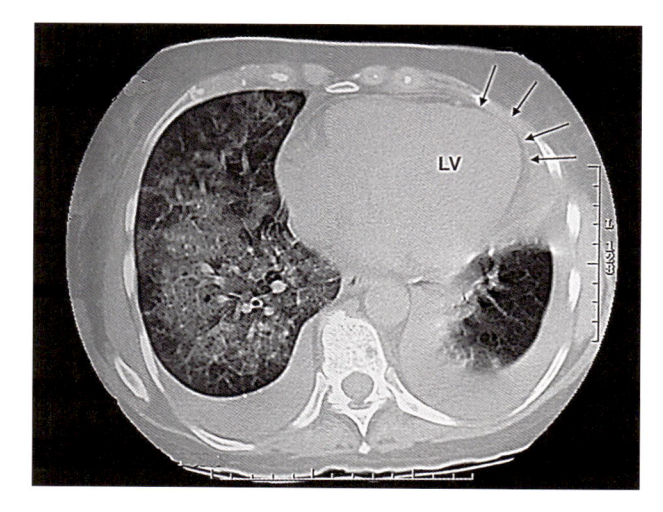

Fig. 1.60 Esta tomografia computadorizada do tórax (CT) no nível do LV mostra o aneurisma apical *(setas)*.

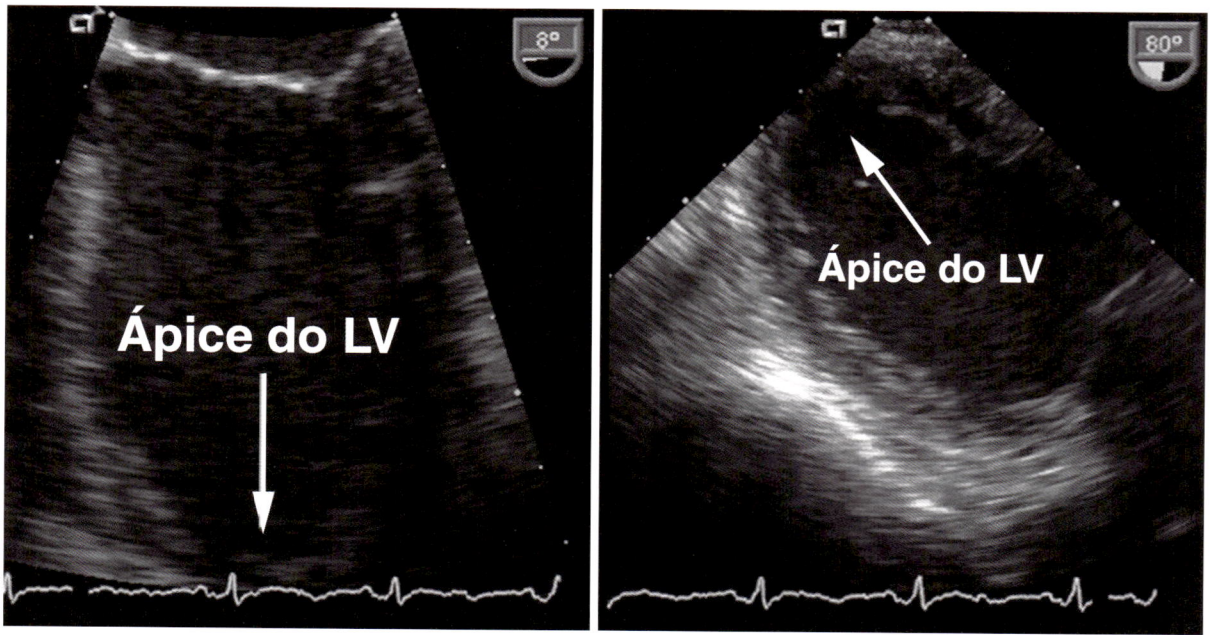

Fig. 1.61 ⊙ O close do ápice do ventrículo esquerdo (ápice do LV) é visto em um corte de quatro câmaras obtido do esôfago médio *(à esquerda)* e um corte transgástrico de duas câmaras *(à direita)*. Em tempo real, observa-se discinesia do ápice.

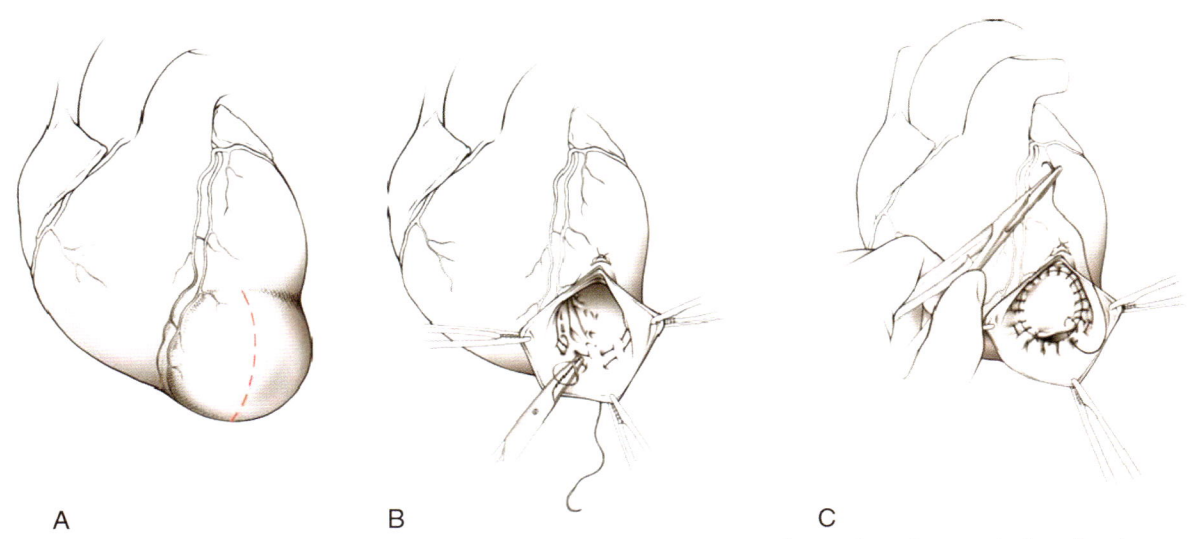

Caso 1-10 Cirurgia de Reconstrução do Ventrículo Esquerdo (Procedimento Dor)

A　　　　　　　　　　B　　　　　　　　　　C

Fig. 1.62 O procedimento Dor é desenvolvido para excluir o segmento cicatrizado acinético do ventrículo, a fim de restaurar a geometria normal do ventrículo esquerdo e melhorar o desempenho geral do ventrículo. A cavidade ventricular esquerda é aberta no meio do aneurisma (**A**). Uma ou mais suturas, com fio de sutura Prolene 2-0 monofilamentar, são colocadas circunferencialmente, aproximadamente 1 cm acima da borda entre o miocárdio cicatrizado e o normal para restaurar o ápice do ventrículo em contração (**B**). Em seguida, um retalho de tecido circular (geralmente Dacron), de aproximadamente 2 cm de diâmetro, é fixado dentro do ventrículo ao longo desta linha de sutura para fechar a cavidade ventricular (**C**). O miocárdio cicatrizado é fechado sobre o retalho. (Reproduzida com permissão de Franco KL, Verrier ED. Advanced Therapy in Cardiac Surgery 2e. Hamilton: BC Decker Inc., 2003).

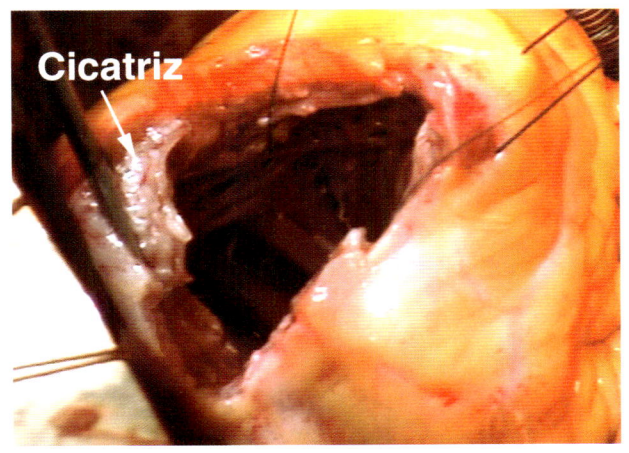

Fig. 1.63 ▶ Na cirurgia, a cicatriz apical foi aberta, correspondendo à etapa A na Fig. 1.62. Trabeculações normais são observadas na câmara ventricular.

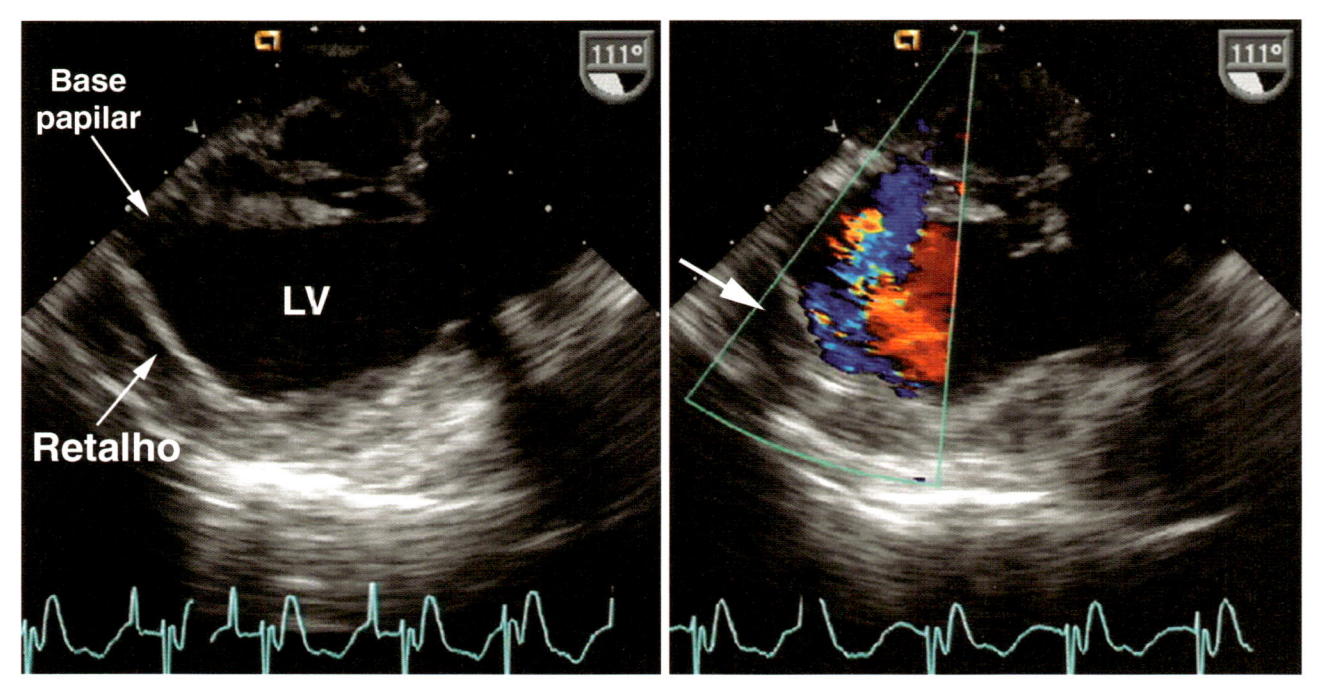

Fig. 1.64 ▶ A imagem transesofágica transgástrica em uma orientação de eixo longo, após conclusão do procedimento, mostra o retalho de Dacron na região apical. A ultrassonografia Doppler em cores *(à direita)* mostra que o retalho está intacto, sem fluxo entrando no ápice excluído *(seta)*.

Comentários

Este paciente desenvolveu um grande aneurisma apical após um infarto do miocárdio anterior. O conceito por trás do procedimento Dor é que o desempenho ventricular pode ser melhorado por meio da remoção ou exclusão do segmento cicatrizado acinético. O mecanismo proposto de melhora é a restauração da geometria ventricular normal, que resulta em uma redução na tensão da parede por causa do menor diâmetro ventricular. Com o procedimento Dor, em vez de excisar o aneurisma, a área aneurismática é excluída da câmara ventricular com um remendo da abertura residual entre a parte normal do ventrículo e o aneurisma, como detalhado nas figuras. No geral, a mortalidade cirúrgica para este procedimento é de 8%, com uma média de melhora na fração de ejeção de 33% no pré-operatório para 50% uma semana após a cirurgia, com melhora sustentada na função ventricular em 1 ano de acompanhamento. O benefício deste procedimento depende do tamanho da cicatriz miocárdica. Portanto, o exame ecocardiográfico se concentra na definição da extensão e localização do adelgaçamento da parede, acinesia e discinesia.

Leitura Sugerida

1. Dor V, Saab M, Coste P, et al: Endoventricular patch plasties with septal exclusion for repair of ischemic left ventricle: Technique, results and indications from a series of 781 cases, Jpn J Thorac Cardiovasc Surg 46(5):389–398, 1998.
2. Singh SP, Narula J, Malhotra P: Video Commentary 1: Tee for endoventricular patch plasty/dor procedure, Ann Card Anaesth 18(3):392, 2015.
3. Cho Y, Ueda T, Inoue Y, et al: Long-term results and mid-term features of left ventricular reconstruction procedures on left ventricular volume, geometry, function and mitral regurgitation, Eur J Cardiothorac Surg 42(3):462–469, 2012.

Caso 1-11
Pseudoaneurisma Pós-Infarto do Miocárdio

Este homem de 63 anos de idade se apresentou em outro hospital com um infarto do miocárdio com elevação do segmento ST (STEMI), e um *stent* foi inserido na RCA. Ele recebeu alta com anormalidades residuais de movimento da parede inferior, compatíveis com infarto do miocárdio. Onze dias depois, ele foi novamente internado com falta de ar; um TTE mostrou uma maior efusão pericárdica circunferencial. Subsequentemente, 900 mL foram removidos na pericardiocentese, com um diagnóstico presuntivo de pós-infarto do miocárdio, ou síndrome de Dressler. No acompanhamento de rotina realizado 4 anos depois, um pseudoaneurisma da parede inferior foi observado, e o paciente foi encaminhado para consulta cirúrgica.

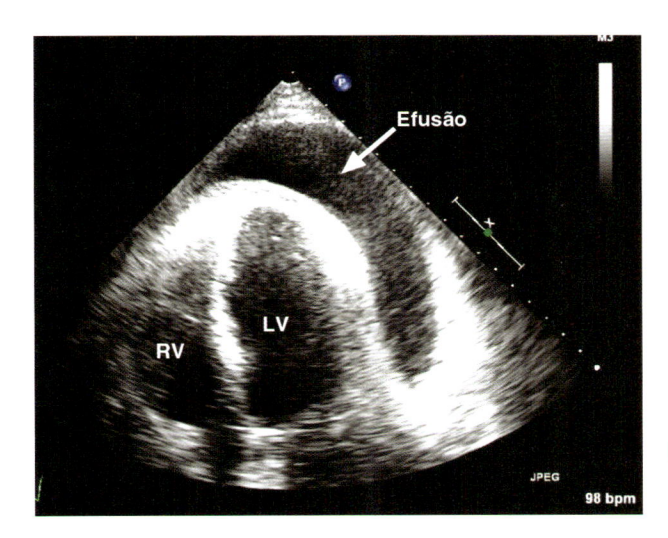

Fig. 1.65 Uma TTE com corte apical de quatro câmaras mostrou uma grande efusão pericárdica, que foi drenada com sucesso.

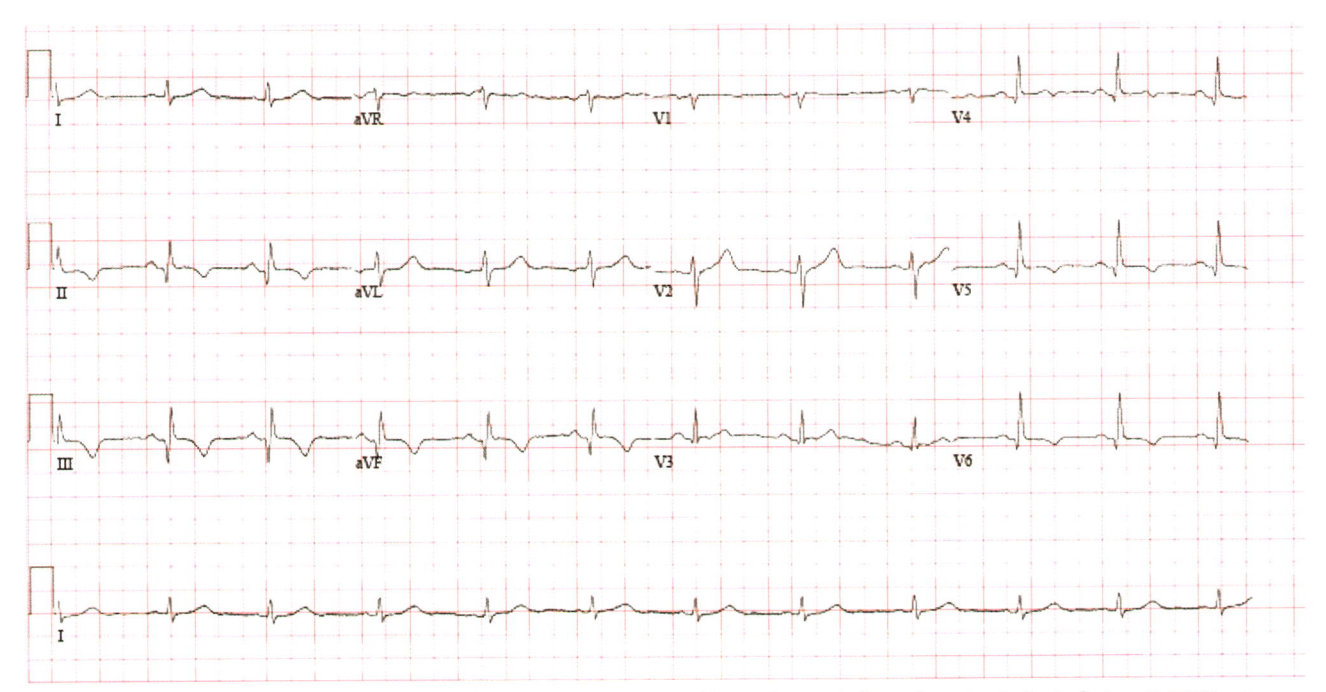

Fig. 1.66 Este ECG, realizado após a pericardiocentese, mostra evidência de um infarto do miocárdio inferior. O ECG estava inalterado imediatamente antes da cirurgia.

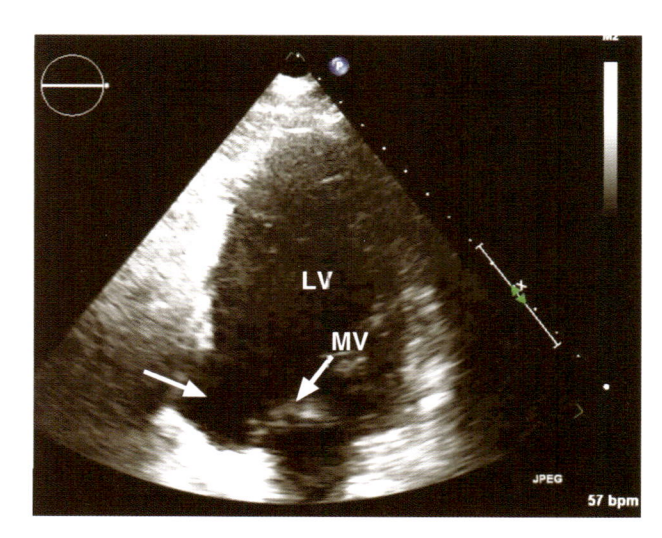

Fig. 1.67 ◗ Uma TTE com corte apical de quatro câmaras antes da cirurgia mostra o pseudoaneurisma inferobasal *(seta)*.

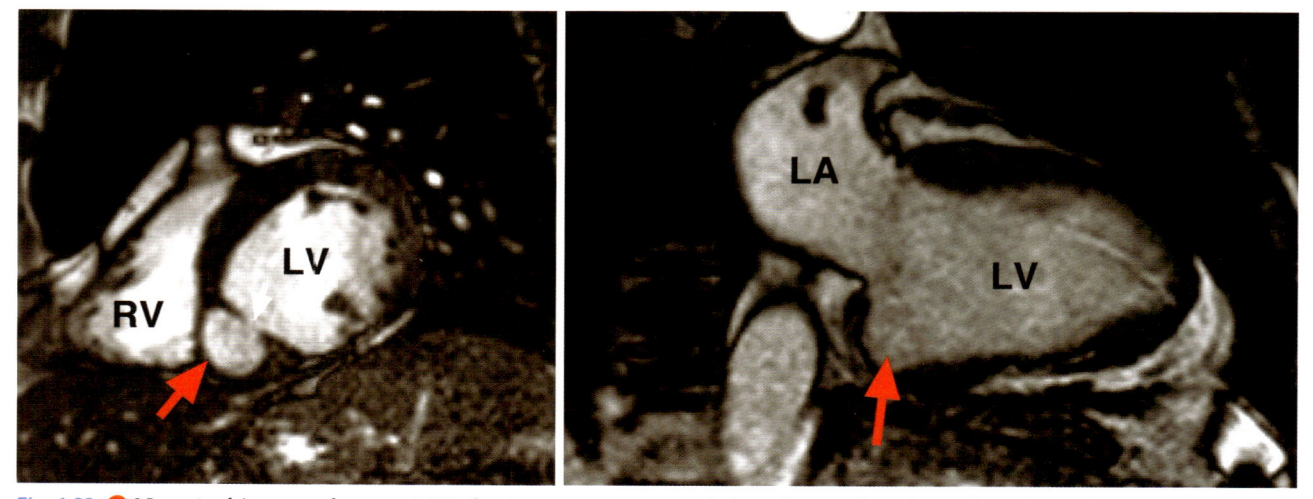

Fig. 1.68 ◗ No painel à esquerda, uma MRI de eixo curto mostra o defeito da parede inferior *(seta branca)*, causando um pseudoaneurisma *(seta vermelha)*. À direita, um corte de duas câmaras também mostra o pseudoaneurisma *(seta vermelha)*.

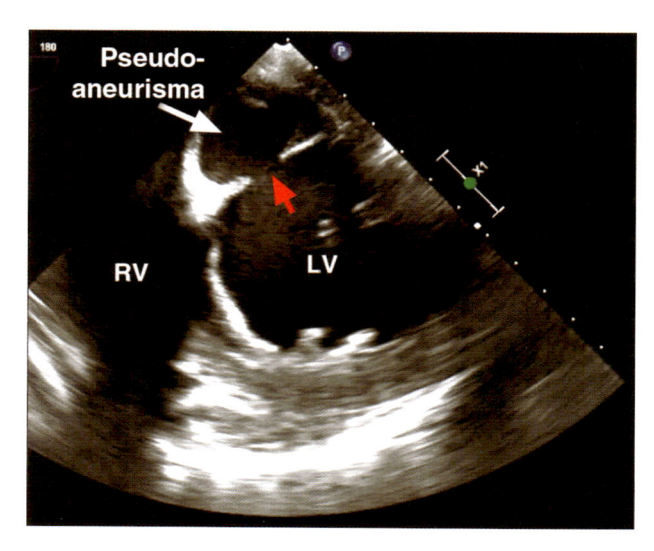

Fig. 1.69 ◗ Na OR, a TEE com corte transgástrico basal de eixo curto mostra o defeito da parede inferior *(seta vermelha)* e o pseudoaneurisma.

Caso 1-11 Pseudoaneurisma Pós-Infarto do Miocárdio   33

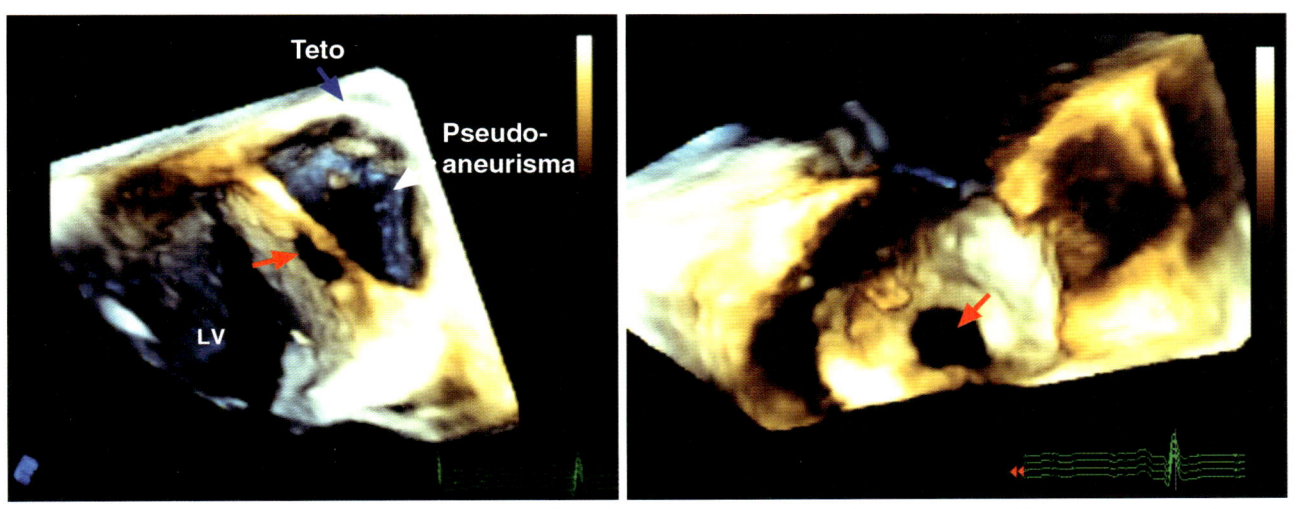

Fig. 1.70 No painel à esquerda, a TEE 3D mostra o defeito *(seta vermelha)* e o pseudoaneurisma. À direita, com o teto do pseudoaneurisma "cortado", a natureza 3D do defeito da parede inferior é visualizada.

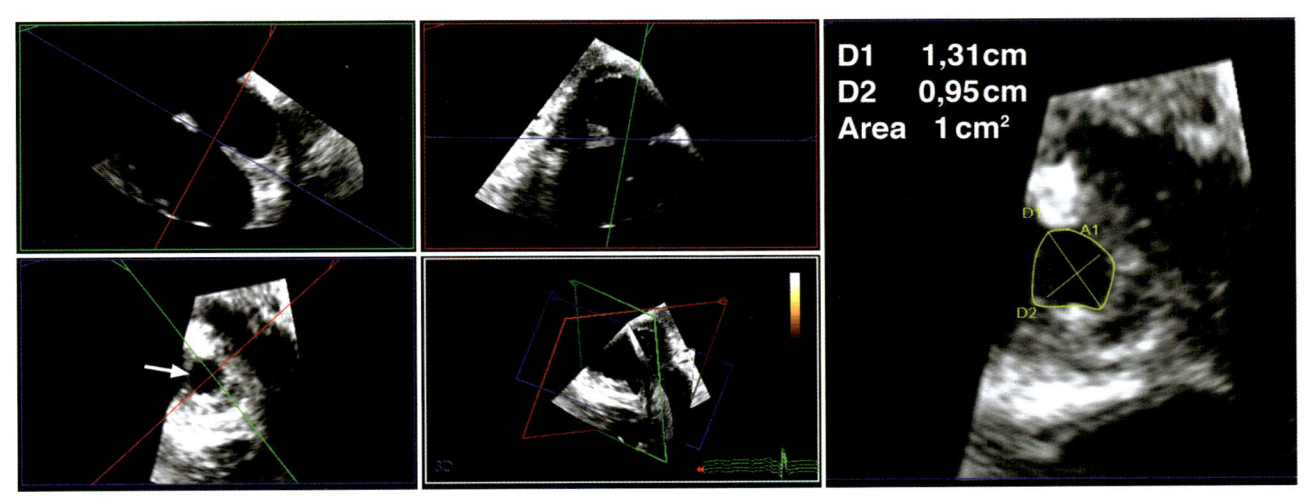

Fig. 1.71 Reconstrução multiplanar do defeito na parede inferior permite a medida de suas dimensões.

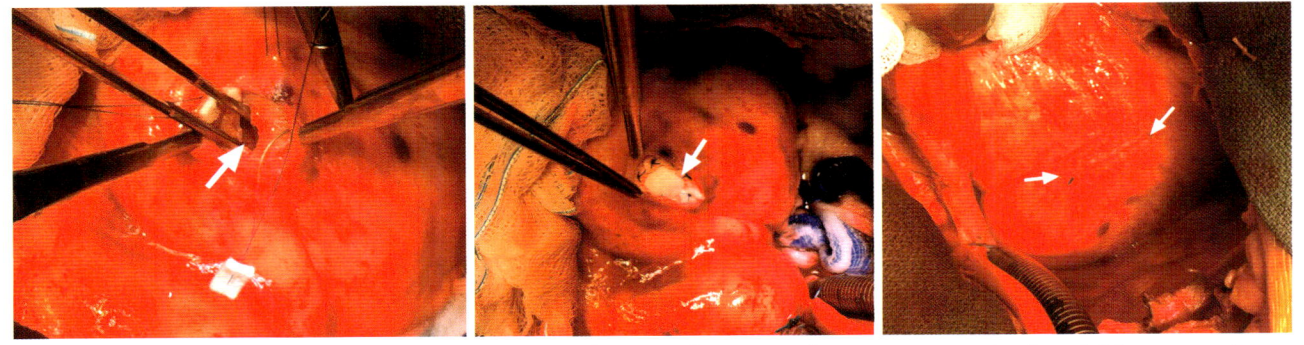

Fig. 1.72 Na OR, o cirurgião removeu a parede do epicárdio que cobria o pseudoaneurisma, revelando o defeito na parede inferior *(à esquerda, seta)*. O defeito é remendado com Dacron *(centro, seta)* e o epicárdio fechado com um segundo retalho *(à direita, entre setas)*.

Comentário

Um pseudoaneurisma do LV é causado pela ruptura da parede livre do LV, com esta ruptura sendo contida pelas aderências pericárdicas. Neste paciente, a efusão inicial foi provavelmente decorrente da ruptura do LV, que foi selada pelas aderências pericárdicas após remoção do líquido pericárdico. Ao longo dos anos seguintes, a área do pericárdio selando a ruptura do miocárdio aumentou gradualmente, resultando em um pseudoaneurisma sacular observado na cirurgia. O reparo cirúrgico é recomendado, mesmo muito após o incidente inicial, pois recorrência da ruptura pode ocorrer com uma alta taxa de mortalidade. Além dos casos de pós-infarto do miocárdio, o pseudoaneurisma do LV pode ser visto após uma cirurgia da valva mitral. Em pacientes com um defeito do septo ventricular pós-infarto do miocárdio, pode haver um pseudoaneurisma associado, se a ruptura septal tenha ocorrido adjacente à junção do septo com a parede livre do LV.

Patologicamente, um aneurisma verdadeiro de LV possui paredes que consistem em miocárdio adelgaçado e cicatrizado *versus* um pseudoaneurisma com paredes sem tecido miocárdico. Na ecocardiografia existem várias características que distinguem um pseudoaneurisma de um aneurisma verdadeiro. O colo de um pseudoaneurisma é estreito, comparado ao tamanho do aneurisma, com uma transição brusca de um miocárdio com espessura normal para um miocárdio ausente. Um aneurisma verdadeiro tipicamente tem uma redução gradual da espessura da parede do LV, com uma abertura ampla quando comparada ao diâmetro máximo do aneurisma.

Leitura Sugerida

1. Vargas-Barron J, Molina-Carrion M, Romero-Cardenas A, et al: Risk factors, echocardiographic patterns, and outcomes in patients with acute ventricular septal rupture during myocardial infarction, Am J Cardiol 95(10):1153–1158, 2005.

2. McMullan MH, Maples MD, Kilgore TL Jr, et al: Surgical experience with left ventricular free wall rupture, Ann Thorac Surg 71(6):1894–1898, 2001.

2 Doença da Valva Mitral

Valva Mitral Normal
Caso 2-1   Anatomia da Valva Mitral Normal

Doença Mixomatosa da Valva Mitral
Caso 2-2   Prolapso do Folheto Posterior com Movimentação Exagerada (*Flail*) do Recorte Central (P2)
Caso 2-3   Prolapso do Folheto Posterior do Recorte Medial (P3)
Caso 2-4   Prolapso do Folheto Anterior do Recorte Medial (A3)
Caso 2-5   Prolapso de Duplo Folheto da Valva Mitral
Caso 2-6   Prolapso da Valva Mitral e Fibroelastoma de Valva Aórtica

Doença Reumática da Valva Mitral
Caso 2-7   Estenose Mitral Reumática
Caso 2-8   Regurgitação e Estenose Mitral Reumática

Regurgitação Mitral Secundária à Doença Arterial Coronariana
Caso 2-9   Regurgitação Mitral Isquêmica
Caso 2-10   Ruptura do Músculo Papilar
Caso 2-11   Outro Caso de Ruptura do Músculo Papilar

Regurgitação Mitral Secundária à Cardiomiopatia Dilatada
Caso 2-12   Regurgitação Mitral Associada à Cardiomiopatia Dilatada

Valva Mitral Normal

CASO 2-1
Anatomia da Valva Mitral Normal

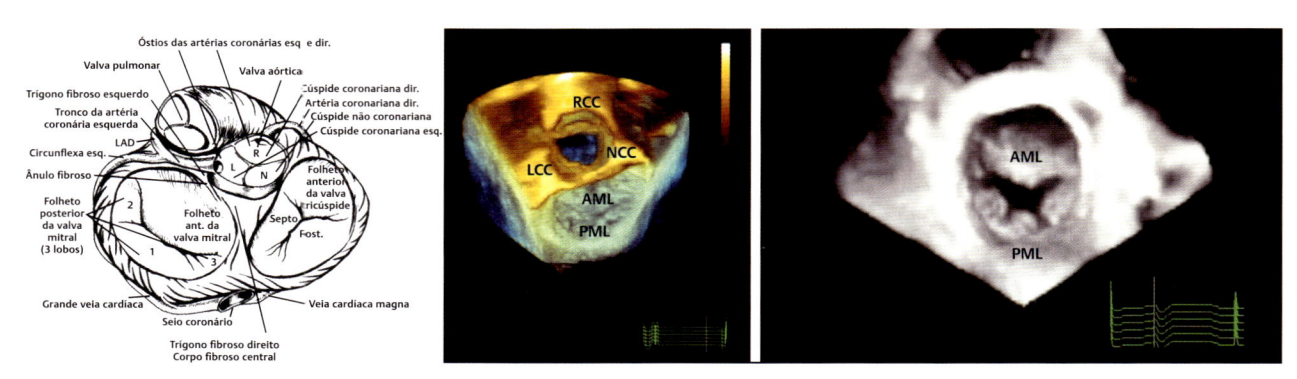

Fig. 2.1 Visão anatômica das valvas cardíacas, na perspectiva da base do coração com os átrios removidos e os grandes vasos seccionados. As quatro valvas têm uma relação anatômica próxima. Em particular, a valva aórtica é adjacente à valva mitral ao longo do segmento médio do folheto anterior da valva mitral. Na figura do centro, uma imagem 3D mostra a relação mitral-aórtica. Na figura à direita, a valva é observada a partir da face ventricular, e os três recortes do folheto posterior são visualizados. (Reproduzida com permissão de Otto CM. Valvular Heart Disease 2e. Philadelphia: WB Saunders, 2004. ©2004, Elsevier Inc.)

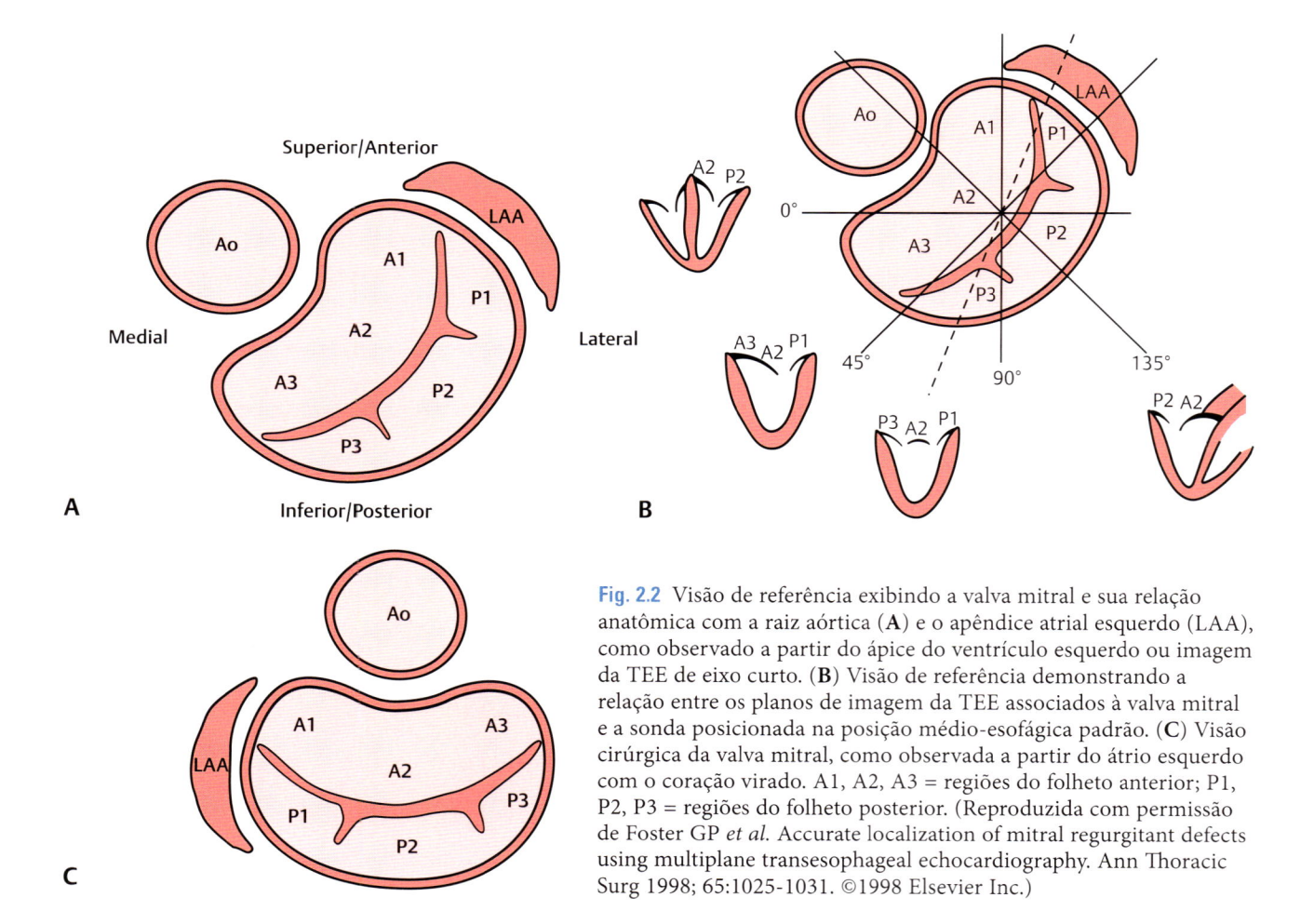

Fig. 2.2 Visão de referência exibindo a valva mitral e sua relação anatômica com a raiz aórtica (**A**) e o apêndice atrial esquerdo (LAA), como observado a partir do ápice do ventrículo esquerdo ou imagem da TEE de eixo curto. (**B**) Visão de referência demonstrando a relação entre os planos de imagem da TEE associados à valva mitral e a sonda posicionada na posição médio-esofágica padrão. (**C**) Visão cirúrgica da valva mitral, como observada a partir do átrio esquerdo com o coração virado. A1, A2, A3 = regiões do folheto anterior; P1, P2, P3 = regiões do folheto posterior. (Reproduzida com permissão de Foster GP *et al.* Accurate localization of mitral regurgitant defects using multiplane transesophageal echocardiography. Ann Thoracic Surg 1998; 65:1025-1031. ©1998 Elsevier Inc.)

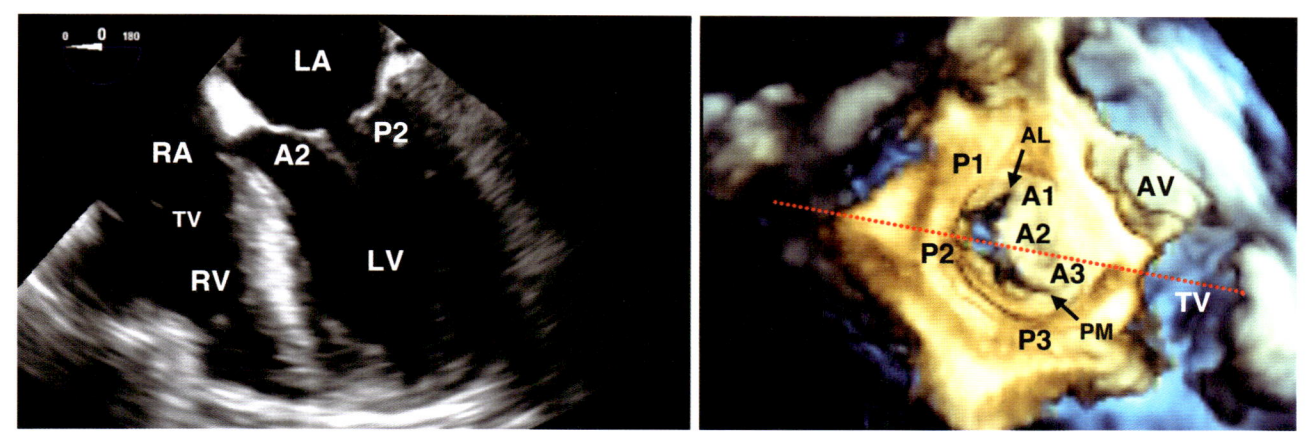

Fig. 2.3 ● TEE em um corte de quatro câmaras a 0 grau, demonstrando a região central do folheto anterior (A2) e o recorte central do folheto posterior (P2). Na figura à direita, a TEE 3D da valva mitral é mostrada, ilustrando como o corte é desenvolvido.

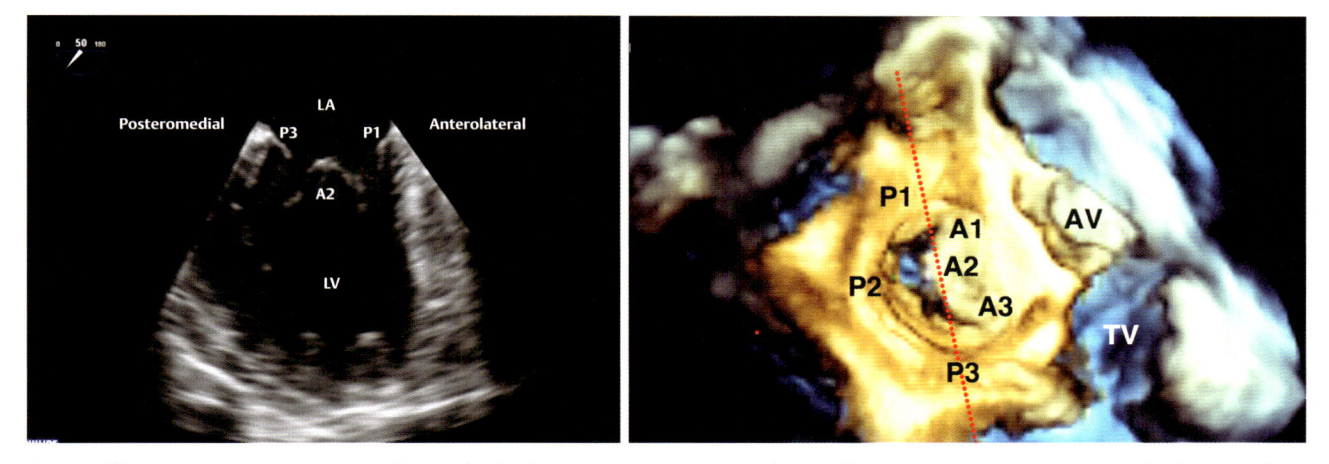

Fig. 2.4 ● TEE com corte comissural mitral, obtido a 50 graus por meio de uma leve rotação para trás, partindo do corte de duas câmaras, demonstra o segmento central do folheto anterior (A2) e os segmentos medial (P3) e lateral (P1) do folheto posterior.

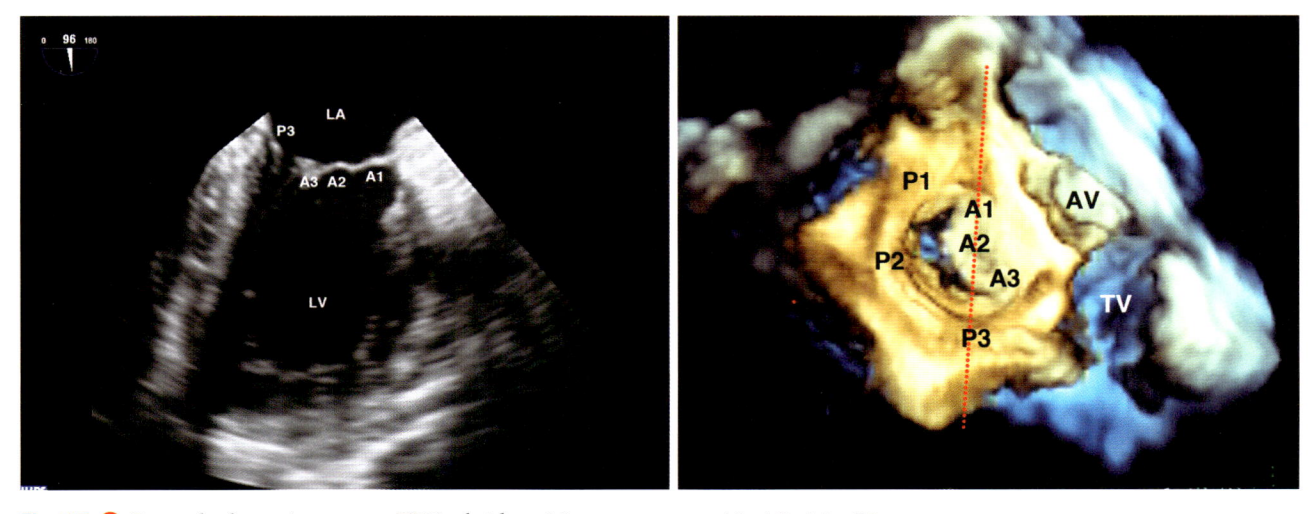

Fig. 2.5 ● Corte de duas câmaras na TEE, obtido a 96 graus, mostra A1, A2, A3 e P3.

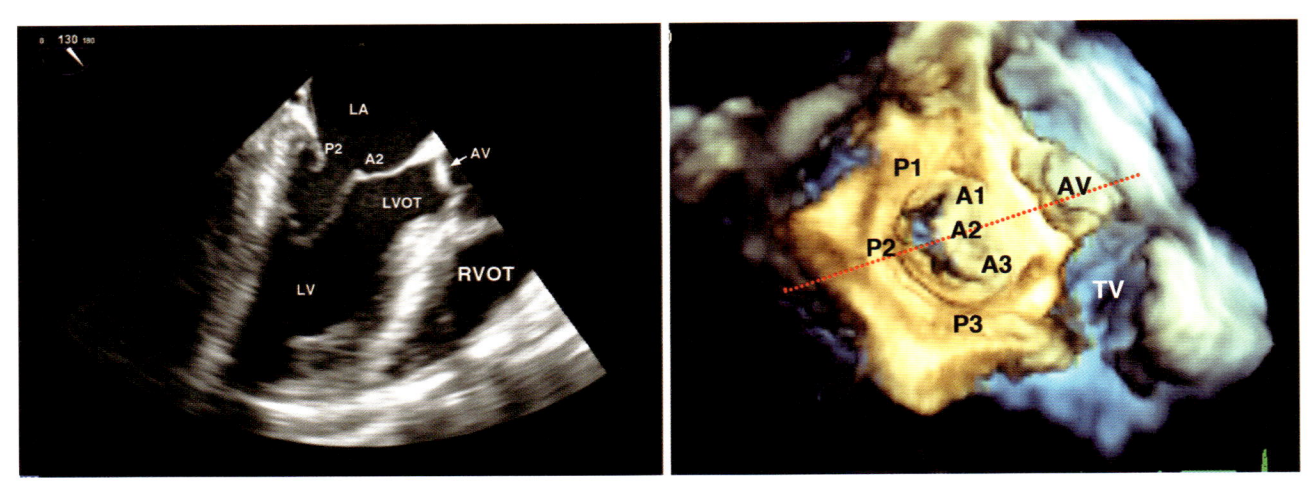

Fig. 2.6 ▶ Rotação adicional de 130 graus resulta em um corte de eixo longo, novamente exibindo a região central do folheto anterior (A2) e o recorte central do folheto posterior (P2).

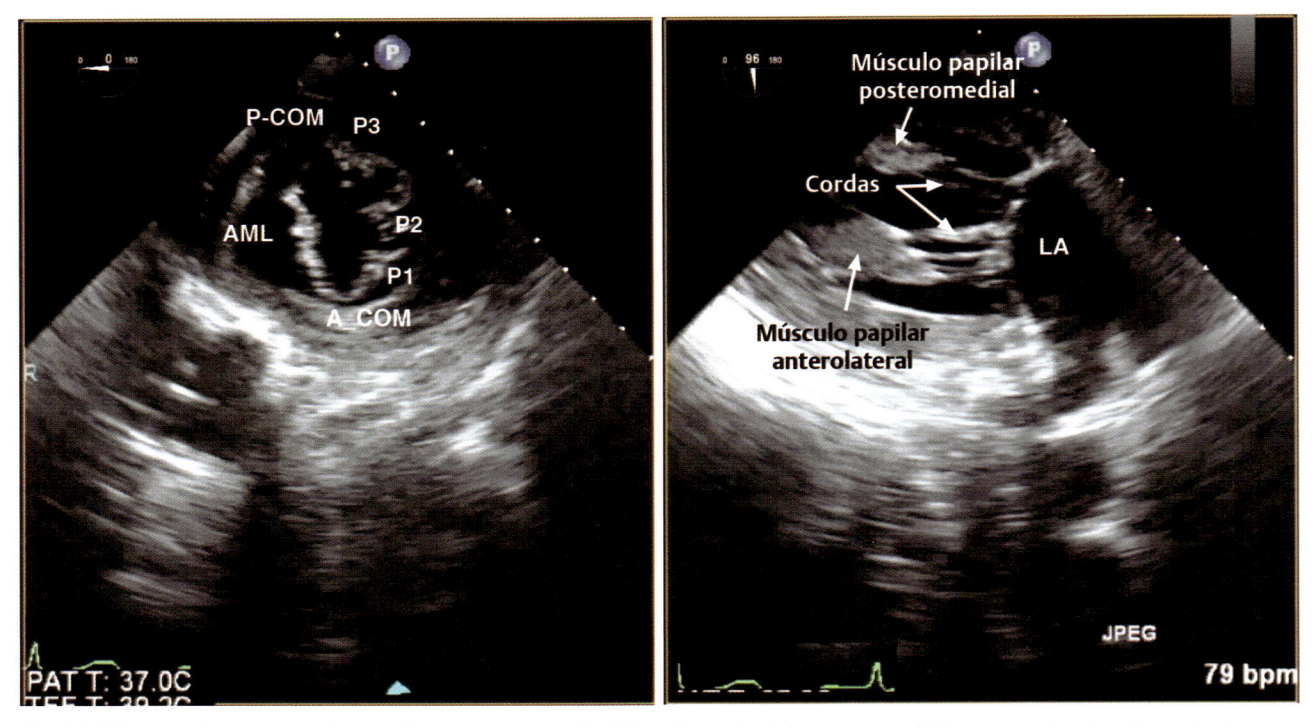

Fig. 2.7 ▶ A incidência transgástrica de eixo curto ao nível da valva mitral demonstra o folheto anterior da valva mitral (AML) e os três recortes do folheto posterior (PML), junto com as comissuras posterior (P-COM) e anterior (A-COM). Rotação para cerca de 90 graus (96 graus neste caso) partindo da incidência transgástrica de eixo curto fornece um corte de duas câmaras com visualização dos folhetos mitrais, cordas e músculos papilares.

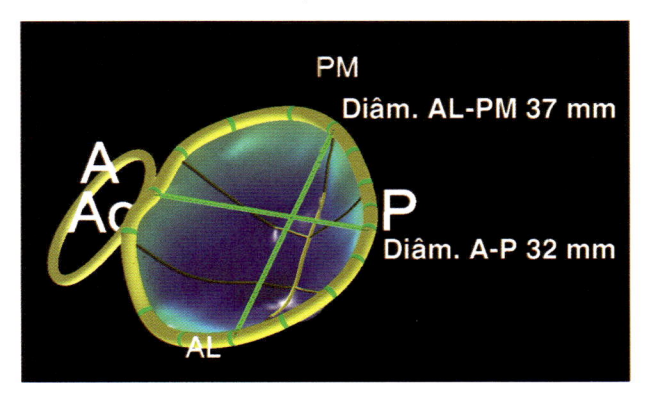

Fig. 2.8 Um modelo de valva mitral com medidas anulares correspondentes é exibido. A = anterior, P = posterior, AL = anterolateral, PM = posteromedial.

CASO 2-1 Anatomia da Valva Mitral Normal   39

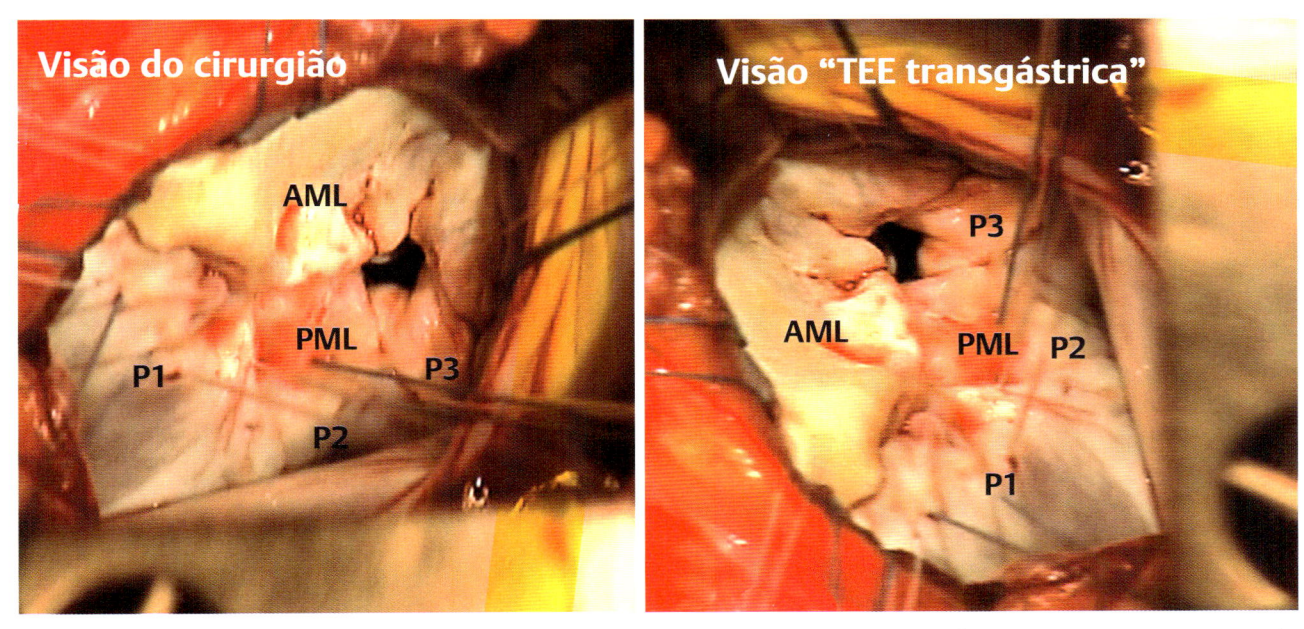

Fig. 2.9 Valva mitral normal *in vivo*, vista após incisões no átrio direito, e o septo interatrial. À esquerda, observa-se a visão do cirurgião no lado direito da mesa de cirurgia. À direita, observa-se a valva como seria vista em uma TEE com corte transgástrico basal de eixo curto como na Fig. 2.7.

Comentários

O aparelho valvar mitral é uma estrutura complexa em três dimensões, que inclui o ânulo mitral em formato de sela, os folhetos, as cordas e os músculos papilares. O folheto anterior é mais longo do que o folheto posterior, mas estende-se somente cerca de um terço de distância em torno da circunferência do ânulo. O folheto anterior não tem segmentos anatomicamente discretos, mas a localização pode ser descrita como as regiões lateral (A1), central (A2) e medial (A3) do folheto. O folheto posterior é mais curto, mas estende-se por uma maior distância em torno do ânulo mitral. O folheto posterior tipicamente tem três recortes discretos: lateral (P1), central (P2) e medial (P3). Imagens da TEE com padrões 2D e 3D são resumidas no Quadro 2-1.

QUADRO 2-1
O Exame Sistemático da Valva Mitral

Nome do Corte	Descrição do Corte	Ver Caso 2-1, Anatomia da Valva Mitral Normal
Corte de quatro câmaras no ME (0 grau)	• AML está no lado esquerdo, adjacente à valva aórtica • PML está no lado direito • Áreas do PML e AML visíveis são geralmente P2 e A2	
Corte comissural no ME (60 graus)	• Dois pontos aparentes de coaptação • Da esquerda para a direita, os segmentos mitrais visíveis são P3, A2 e P1	

Continua.

QUADRO 2-1
O Exame Sistemático da Valva Mitral – Continuação

Nome do Corte	Descrição do Corte	Ver Caso 2-1, Anatomia da Valva Mitral Normal
Corte de duas câmaras no ME (90 graus)	• P3 pequena no lado esquerdo e AML grande no lado direito • Segmento que se adere ao P3 é o A3 • Restante do AML visível é variável	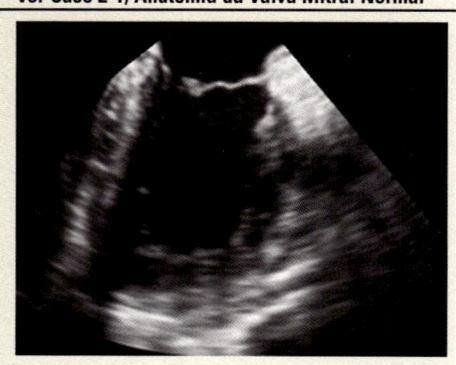
Corte de eixo longo no ME (130-150 graus)	• PML no lado esquerdo e AML no lado direito • Se o plano da varredura for centralizado, P2 e A2 são visíveis • Pode-se escanear de um lado para o outro	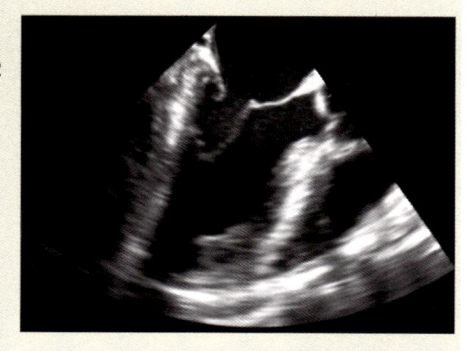
Corte TG de eixo curto (0 grau)	• AML no lado esquerdo e PML no lado direito • Comissura posterior no alto, comissura anterior abaixo	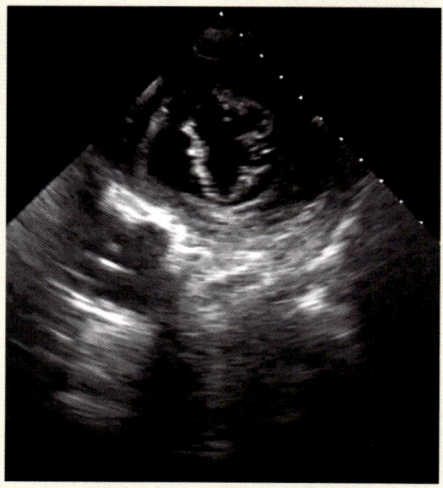
Corte TG de duas câmaras (90 graus)	• Parede inferior na parte superior • Parede anterior na parte inferior • Leve movimento de um lado para o outro revelará ambos os músculos papilares	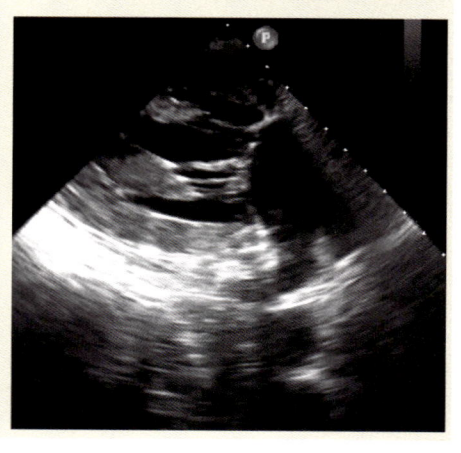

QUADRO 2-1 O Exame Sistemático da Valva Mitral – Continuação		
Nome do Corte	**Descrição do Corte**	**Ver Caso 2-1, Anatomia da Valva Mitral Normal**
Imagem 3D do LA	• Esta incidência olha "para baixo" na valva através do LA e é a que mais se aproxima da visão real da valva pelo cirurgião • Por convenção, o AML está na parte superior, e o PML na parte inferior	
Imagem 3D do LV	• Esta incidência olha "para cima" na valva através do ápice do LV • O AML está na parte superior, e o PML na parte inferior	

A gravidade da regurgitação mitral é mais bem avaliada com o uso de múltiplas medidas por Doppler em uma ecocardiografia transtorácica (TTE) completa pré-operatória. Decisões sobre o momento de realização da cirurgia são baseadas não apenas na gravidade da regurgitação, mas também no estado clínico e nas alterações em série nas dimensões do ventrículo esquerdo e na função sistólica. Quando a gravidade da regurgitação é reavaliada na sala de cirurgia (OR), a mesma pode ser inferior à esperada, por causa da menor pós-carga no paciente anestesiado, se comparado ao paciente acordado. Medidas úteis da gravidade de regurgitação na OR incluem:

- Largura da *vena contracta* - menor diâmetro do jato regurgitante no orifício valvar ou imediatamente distal ao orifício valvar; para a valva mitral, esta largura é mais apropriadamente medida no diâmetro anteroposterior (eixo longo no plano do médio-esofágico).
- Área de superfície de isovelocidade proximal (PISA) – região de convergência do fluxo no lado ventricular da valva. A velocidade instantânea do fluxo regurgitante é a área de um hemisfério ($2\pi r^2$) vezes a velocidade de *aliasing*.
- Doppler de onda contínua (CW) – intensidade e tempo do sinal de velocidade de regurgitação.
- Área do orifício regurgitante (ROA) – calculado a partir da PISA e da velocidade Doppler de onda contínua como a taxa de fluxo instantâneo (cm³/s) dividida pela velocidade máxima do jato regurgitante (cm/s) para produzir a área transversal do fluxo regurgitante.
- Com a MR primária, uma ROA igual ou superior a 0,4 cm² é compatível com uma MR grave. Para MR secundária, uma ROA igual ou superior a 0,2 cm² é grave.
- Volume regurgitante pode ser calculado como a ROA vezes a integral velocidade-tempo do jato de MR: RV (mL ou cm³) = ROA (cm²) x VTIMR (cm).
- A direção, tamanho e formato do jato regurgitante são menos úteis para quantificação da gravidade, mas geralmente ajudam a identificar o mecanismo de regurgitação, pois a direção do jato é tipicamente oposta ao folheto prolapsado; por exemplo, prolapso do folheto posterior resulta em um jato direcionado anteriormente. Com a restrição grave do folheto, o jato regurgitante é tipicamente apontado na direção do folheto restrito; por exemplo, restrição do folheto posterior resulta em um jato direcionado posteriormente.

Leitura Sugerida

1. Otto CM: Valvular regurgitation. In textbook of clinical echocardiography, ed 5, Philadelphia, 2013, Elsevier Saunders, pp 305–341.
2. Hung J: Mitral regurgitation: Valve anatomy, regurgitant severity and timing of intervention. In Otto CM, editor: The practice of clinical echocardiography, ed 5, Philadelphia, 2016, Elsevier, Chapter 18.
3. Zoghbi WA, Enriquez-Sarano M, Foster E, et al: Recommendations for evaluation of the severity of native valvular regurgitation with two-dimensional and Doppler echocardiography, J Am Soc Echocardiogr 16:777–802, 2003.
4. Nishimura RA, Otto CM, Bonow RO, et al. 2014 AHA/ACC Guideline for the Management of Patients With Valvular Heart Disease: A Report of the American College of Cardiology/American Heart Association Task Force on Practice Guidelines. J Am Coll Cardiol. 63:e57-e185, 2014.

Doença Mixomatosa da Valva Mitral

CASO 2-2
Prolapso do Folheto Posterior com Movimentação Exagerada (*Flail*) do Recorte Central (P2)

Um homem de 46 anos de idade, com um histórico de 20 anos de sopro, foi transferido de outro hospital com falta de ar crescente e hemoptise com 1 mês de duração. No exame físico, observou-se um sopro holossistólico alto. Visto que o paciente também tinha um histórico longo de uso de drogas intravenosas, hemoculturas foram obtidas, e tratamento com antibióticos intravenosos empíricos foi iniciado para possível endocardite.

A ecocardiografia transtorácica (TTE) mostrou uma regurgitação mitral grave, com um segmento de folheto posterior com movimentação exagerada e um jato regurgitante direcionado anteriormente. O tamanho do ventrículo esquerdo estava no limite máximo do normal (dimensão sistólica final de 39 mm), com uma fração de ejeção de 60%. O átrio esquerdo estava moderadamente aumentado, e as pressões pulmonares estavam gravemente elevadas, com uma pressão sistólica estimada de 70 mm Hg. Uma ecocardiografia transesofágica foi realizada para avaliar a presença de possíveis vegetações. Este estudo demonstrou um recorte central com movimentação acentuada do folheto posterior com regurgitação mitral grave. Ele foi encaminhado para cirurgia de valva mitral.

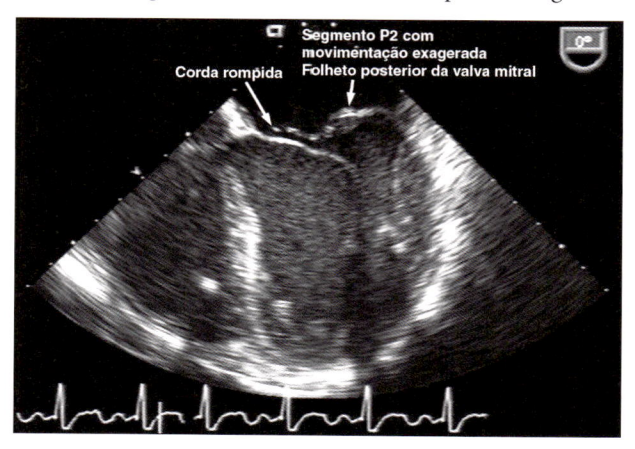

Fig. 2.10 Imagens 2D intraoperatórias da valva mitral, obtidas a partir de uma posição esofágica alta a 0 grau de rotação, mostram o folheto anterior relativamente fino com movimentação normal e um folheto posterior redundante e espessado. O segmento com movimentação exagerada do folheto posterior é visto no lado atrial do ânulo, com a ponta do folheto apontando para o lado oposto do ápice do ventrículo esquerdo. Em contraste, com prolapso grave, mas cordas intactas, há um arqueamento do folheto para dentro do átrio, com a ponta do folheto ainda apontando na direção do ápice ventricular.

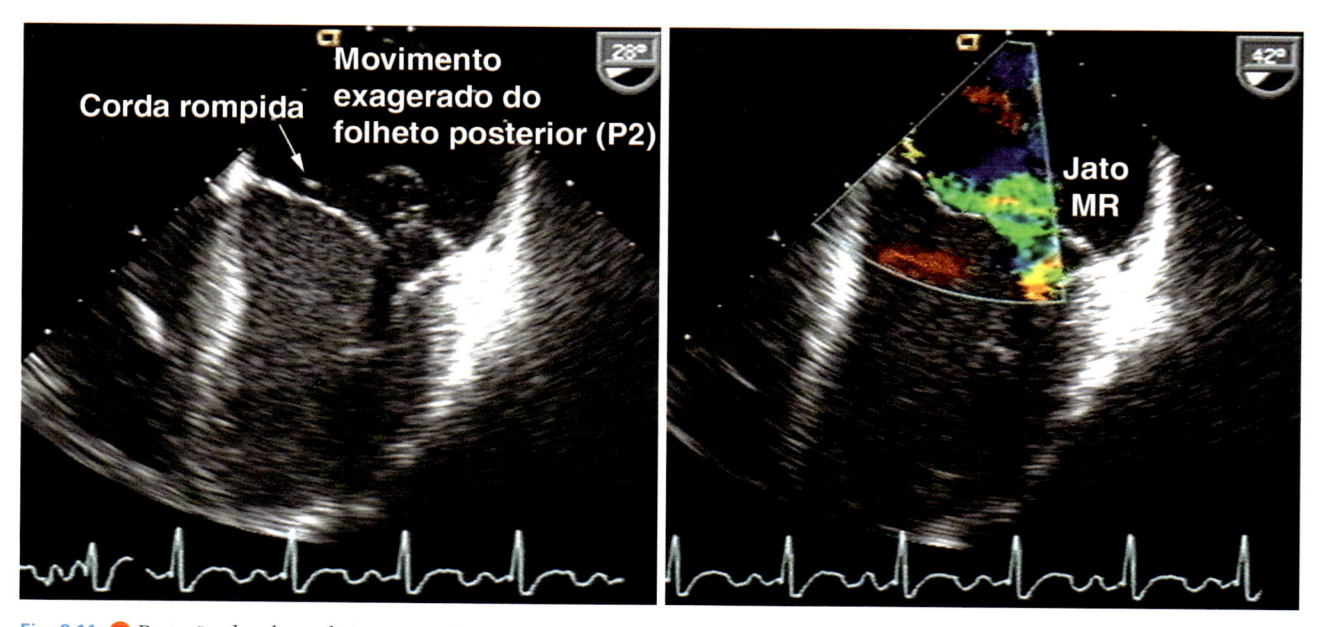

Fig. 2.11 ▶ Rotação do plano de imagem 2D para 28 graus (*à esquerda*) demonstra mais claramente o recorte médio com movimento exagerado do folheto posterior (P2) com uma corda rompida no lado atrial esquerdo da valva na sístole. Dopplerfluxometria em cores a 42 graus de rotação (*à direita*) demonstra um amplo jato regurgitante mitral (MR) periférico com aceleração do fluxo no lado ventricular da valva. O jato é direcionado para o lado oposto do folheto afetado; por exemplo, um jato direcionado anteriormente com doença do folheto posterior.

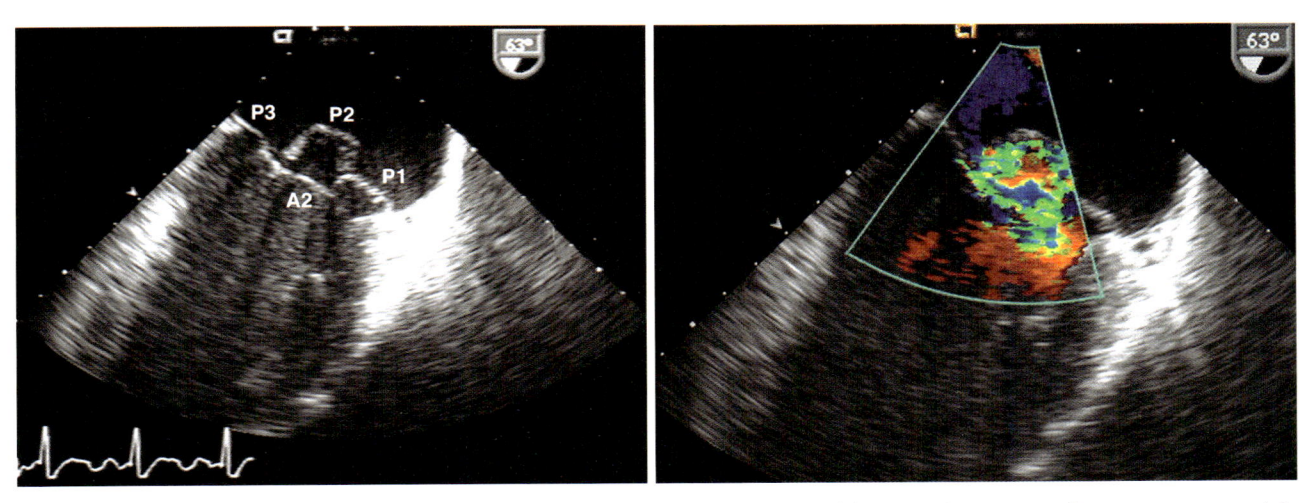

Fig. 2.12 ⏵ Rotação adicional do plano de imagem para o corte comissural mitral (63 graus) mostra prolapsos grave e parcial e movimento exagerado do recorte central do folheto posterior (P2). Ultrassonografia Doppler em cores (*direita*) no plano comissural mitral mostra regurgitação mitral significativa.

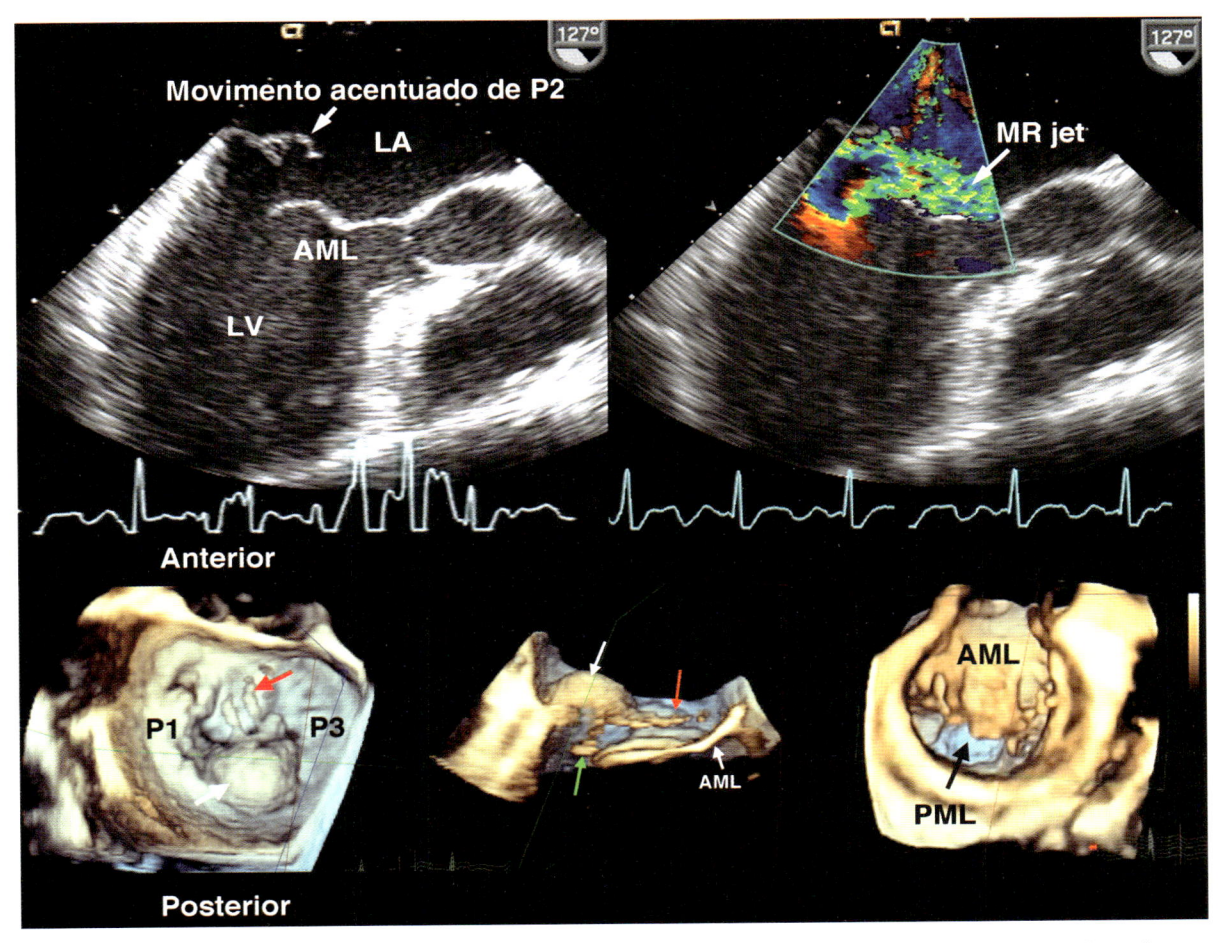

Fig. 2.13 ⏵⏵ Nas duas figuras superiores, a rotação do plano de imagem 2D para 127 graus (*à esquerda*) também demonstra a movimentação exagerada do recorte médio do folheto posterior (P2). Dopplerfluxometria colorida a 127 graus de rotação (*à direita*) também demonstra um amplo jato regurgitante mitral (MR) periférico com aceleração do fluxo no lado ventricular da valva, e uma *vena contracta* de 9 mm de largura. O jato está direcionado para o lado oposto do folheto afetado – por exemplo, um jato direcionado anteriormente com a doença do folheto posterior. Nos três quadros inferiores, a TEE 3D da válvula mitral é ilustrada a partir da perspectiva do átrio esquerdo (*à esquerda*), do lado medial da válvula mitral com o aspecto mais medial afastado (*centro*) e da perspectiva do ventrículo esquerdo (*à direita*). As setas brancas indicam o segmento P2, as setas vermelhas indicam cordas rasgadas, e as setas verdes indicam cordas subvalvares espessadas.

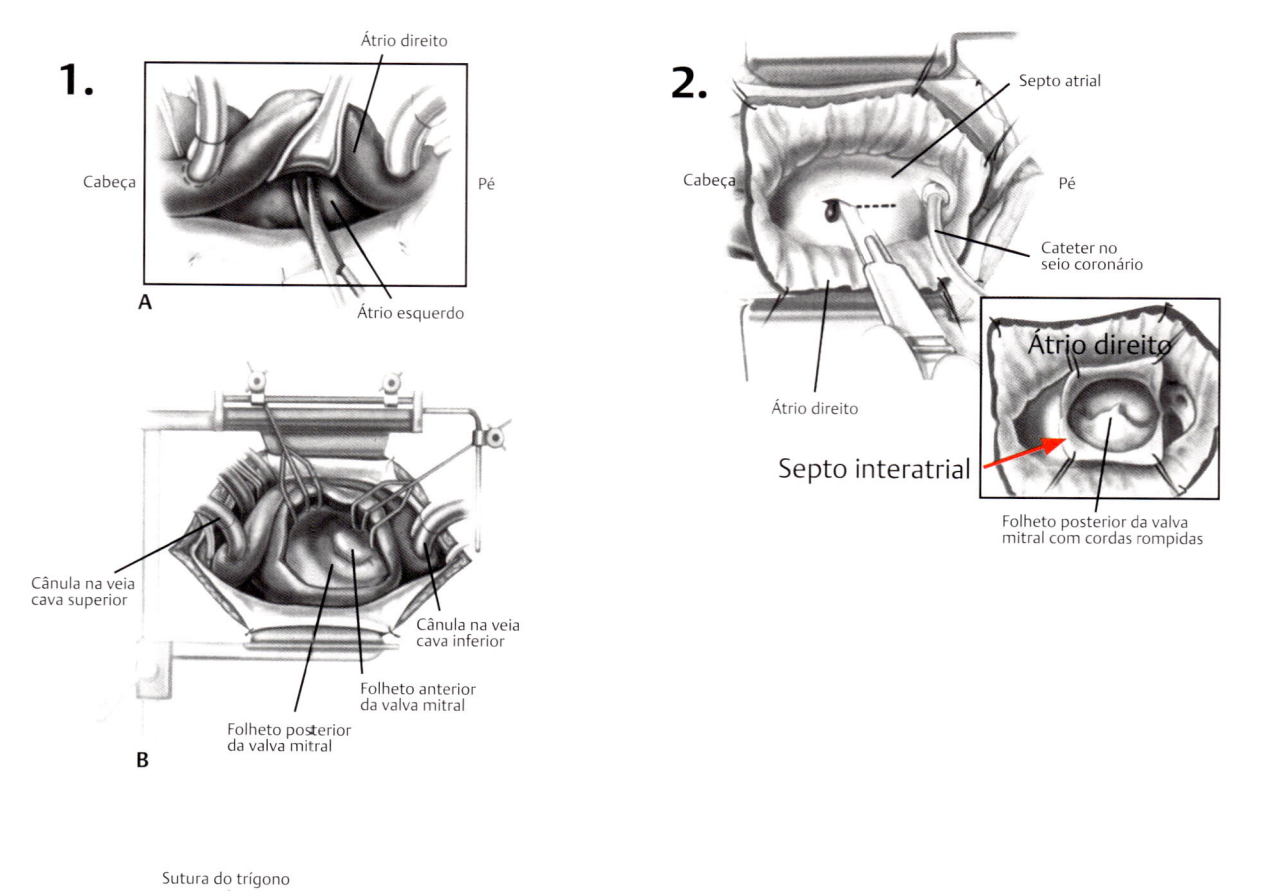

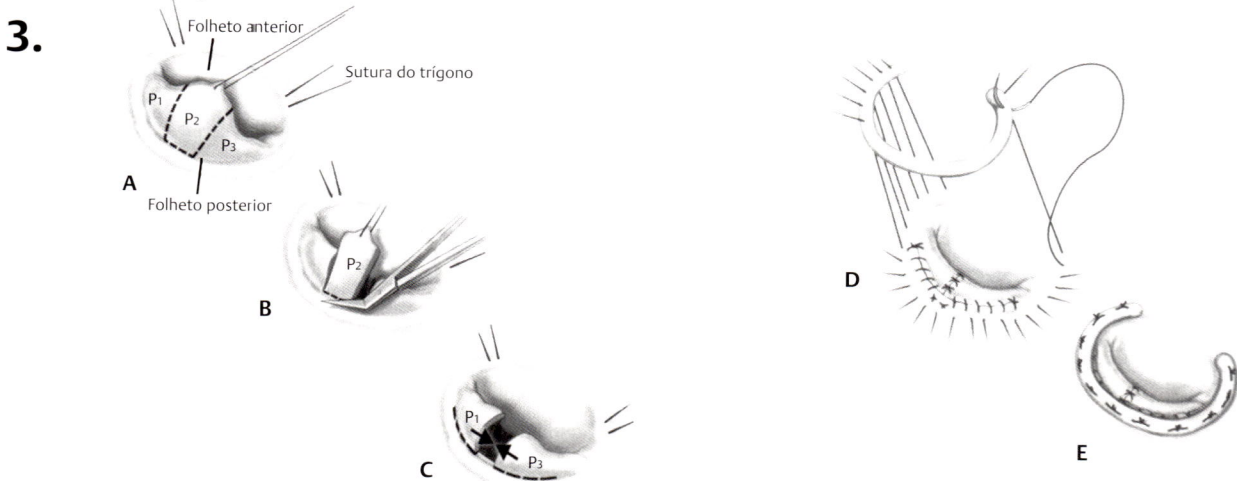

Fig. 2.14 Abordagem no reparo da valva mitral. (1) A valva mitral pode ser acessada pela cúpula do átrio esquerdo, com o desenvolvimento do plano de Sondergaard por dissecções romba e cortante. (2) A valva mitral também pode ser acessada pelo átrio direito e septo interatrial. (3) A P2 patológica é excisada, o restante do folheto posterior reaproximado, e um anel de anuloplastia fixado (**A-E**). (Cohn L. Mitral valve repair: Operative techniques in thoracic and cardiovascular surgery 1998; 3(2):109-125. Reimpressa com permissão).

CASO 2-2 Prolapso do Folheto Posterior com Movimentação Exagerada *(Flail)* do Recorte Central (P2)   45

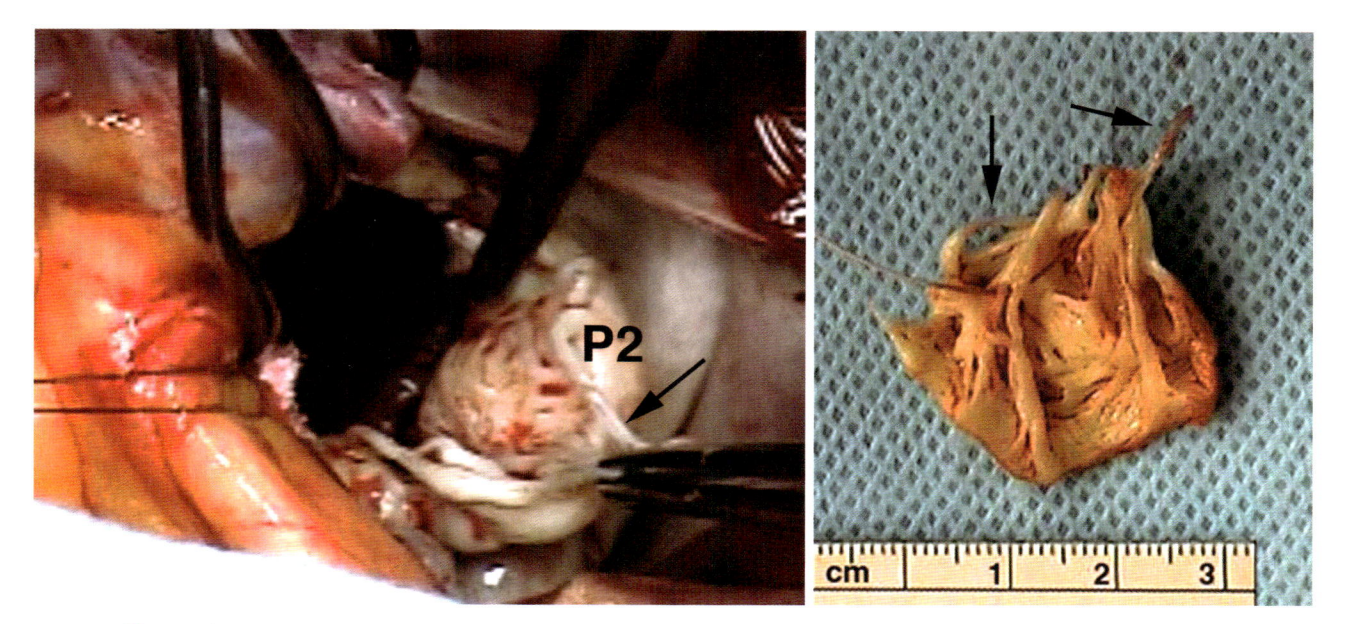

Fig. 2.15 ● Visualização intraoperatória da valva confirmou o recorte médio do folheto posterior com movimento exagerado, com a visão cirúrgica exibida à esquerda, e o segmento do folheto removido exibido à direita. O folheto anterior da valva mitral estava normal, mas havia três conjuntos de cordas rompidas no recorte central do folheto posterior (P2) (*setas*). Não havia evidência de vegetação ou abscesso. O vídeo mostra que após a ressecção do segmento do folheto com movimentação exagerada e reaproximação das bordas do folheto, um anel de anuloplastia foi colocado com as suturas posicionadas no ânulo e, então, o anel foi posicionado.

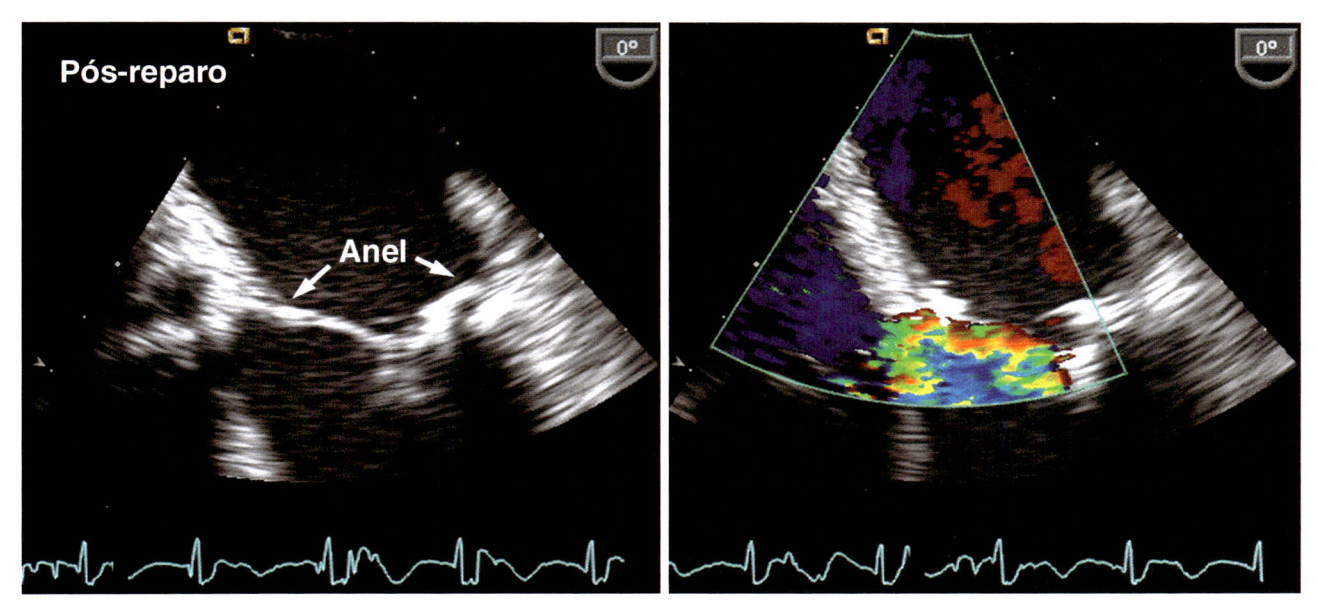

Fig. 2.16 ● Imagens pós-reparo a 0 grau exibem ecogenicidade aumentada do folheto posterior e anel de anuloplastia, com fechamento normal do folheto na sístole na imagem 2D (*à esquerda*) e ausência de regurgitação mitral na fluxometria em cores (*à direita*).

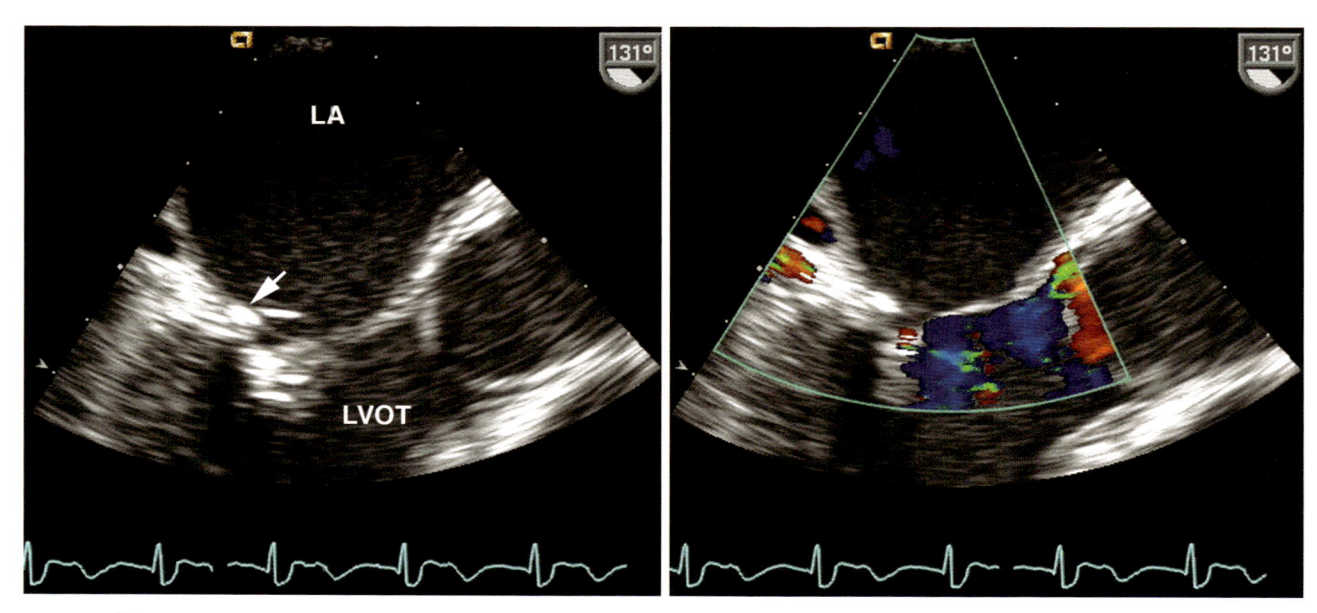

Fig. 2.17 ▶ Imagens pós-reparo em um corte de eixo longo (131 graus) mostram o anel de anuloplastia (*seta*) e o sítio de ressecção e reparo do folheto posterior (*à esquerda*). É importante determinar a presença de regurgitação em múltiplas incidências; ausência de regurgitação é observada na fluxometria em cores nesta incidência (*à direita*).

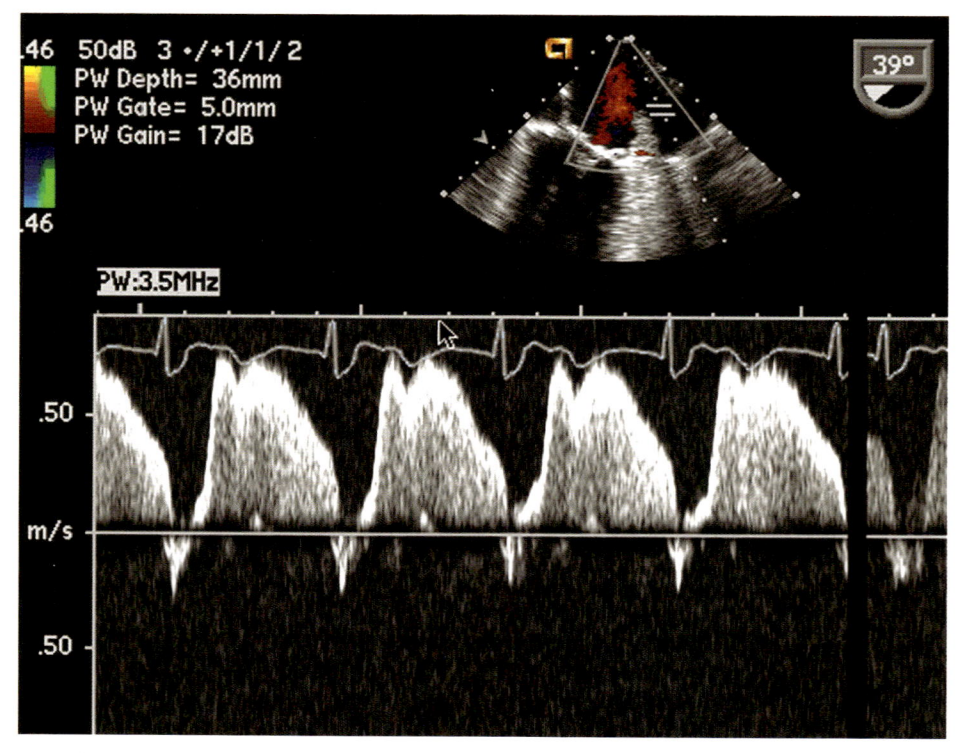

Fig. 2.18 Avaliação do fluxo por Doppler de onda pulsada na veia pulmonar superior esquerda mostra o influxo atrial sistólico e diastólico normal (*parte superior*). Em contraste, o fluxo venoso pulmonar pré-reparo (*parte inferior*) mostra reversão holossistólica do fluxo (*seta*), compatível com regurgitação mitral grave.

CASO 2-2 Prolapso do Folheto Posterior com Movimentação Exagerada (Flail) do Recorte Central (P2)

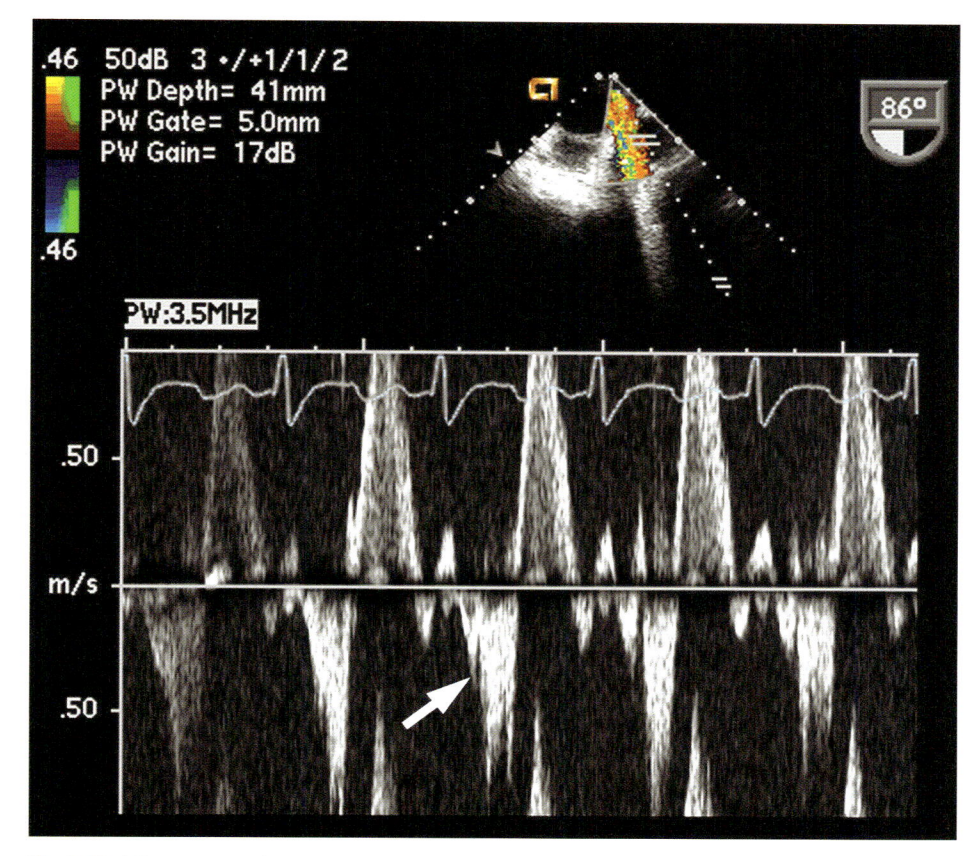

Fig. 2.18 (*Continuação.*)

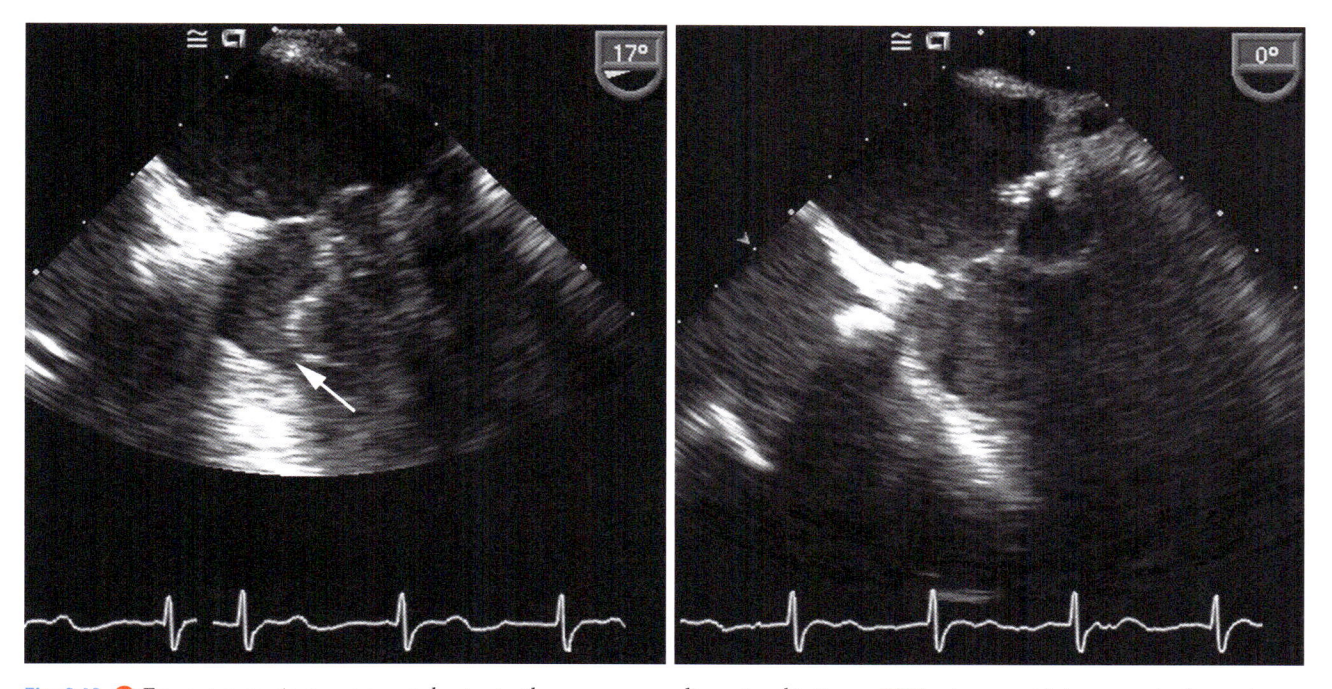

Fig. 2.19 ▶ Em outro paciente com patologia similar e um procedimento idêntico, a TEE pós-operatória no corte de quatro câmaras mostrou movimento sistólico anterior (SAM) do folheto anterior da valva mitral (*seta*) (*à esquerda*). Após ajuste das condições de carga, a SAM se resolveu (*à direita*).

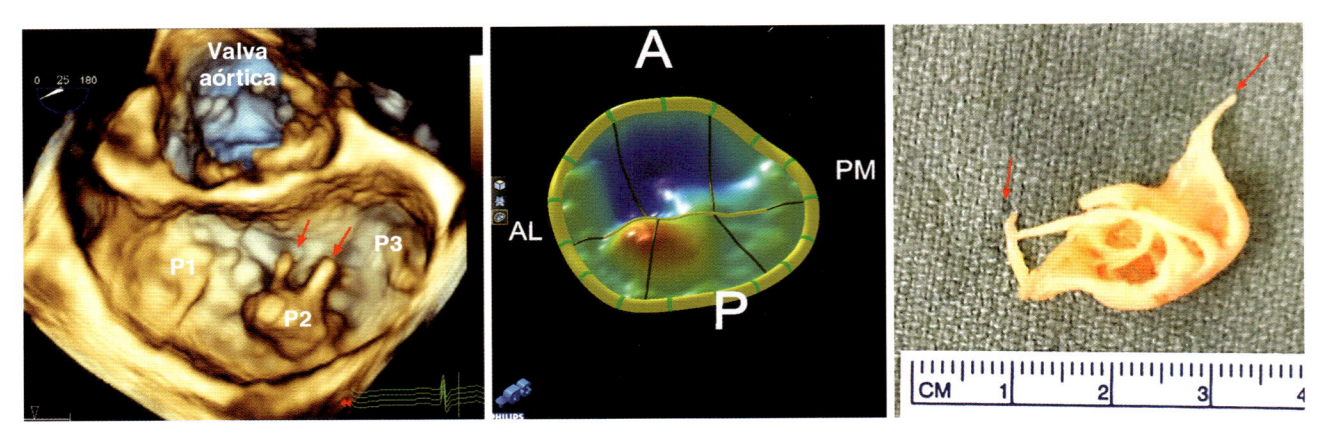

Fig. 2.20 ▶ Em um caso com apresentação clínica similar, a TEE 3D com projeção frontal na sístole mostra cordas rompidas (*setas vermelhas*) e um segmento P2 com movimentação exagerada. Parece haver um prolapso do P1 (*à esquerda*). No meio, a reconstrução por *software* mostra os segmentos P2 e P1 prolapsados. À direita, o segmento excisado com cordas rompidas (*setas vermelhas*) é observado. A = anterior, P = posterior, AL = anterolateral, PM = posteromedial.

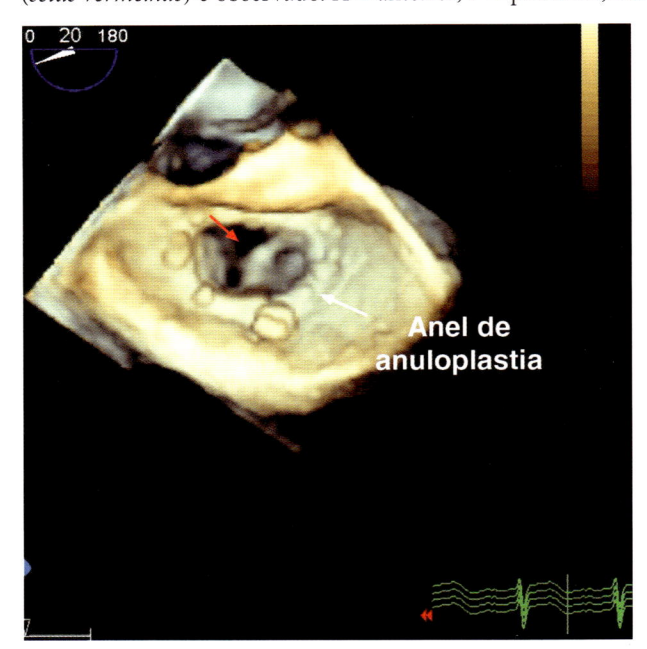

Fig. 2.21 ▶ O segmento com movimentação exagerada foi removido, e um anel de anuloplastia colocado. O folheto anterior tem uma falha de sinal (*seta vermelha*), mas funciona como uma monocúspide, e recobre completamente o orifício mitral durante a sístole; em tempo real, pode-se observar que o tamanho do folheto posterior é muito reduzido.

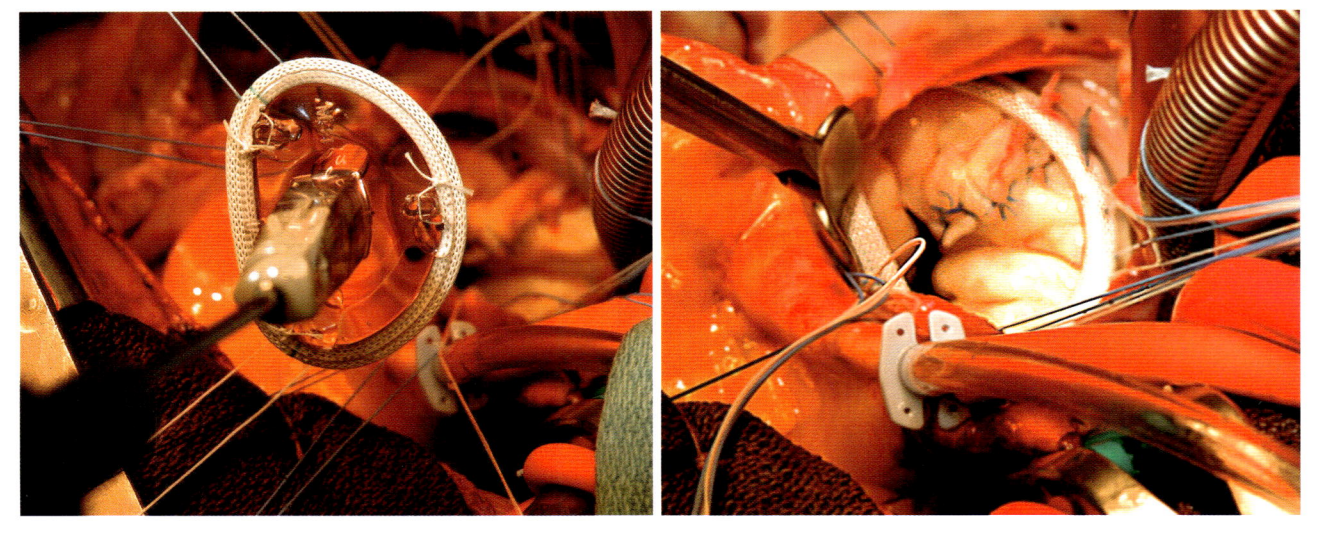

Fig. 2.22 Em um caso similar, um anel íntegro de anuloplastia é escolhido, ao contrário do anel em forma de C usado no primeiro caso.

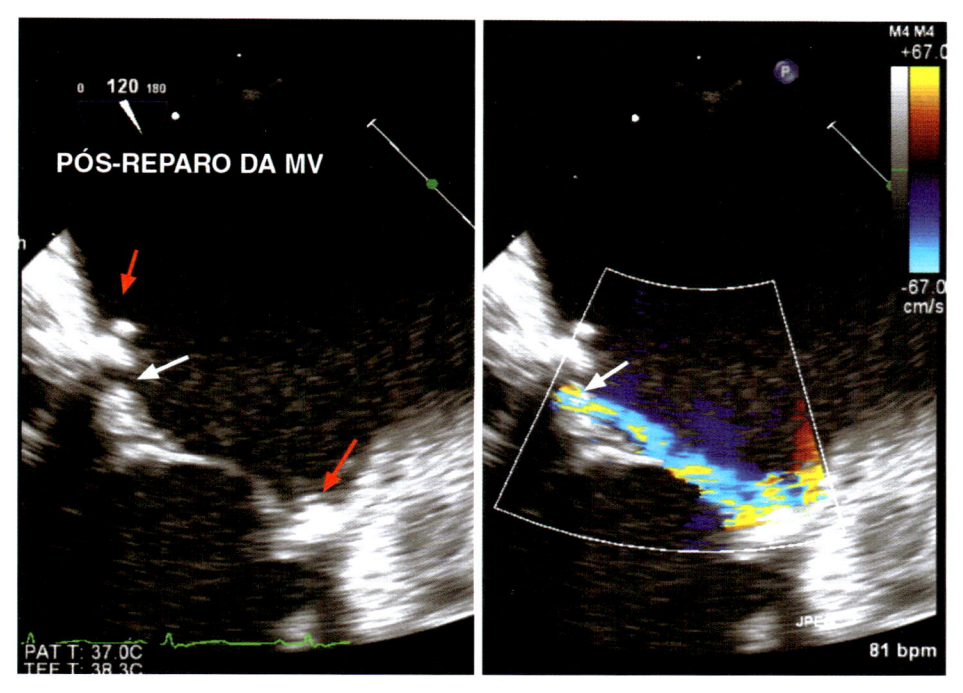

Fig. 2.23 ▶ Em outro paciente com uma excisão do recorte P3, a imagem pós-operatória revelou um jato muito periférico (*seta branca*) através do folheto posterior reparado (*seta branca*), sugerindo que o fechamento do folheto posterior não estava intacto. Isto foi confirmado na reexploração, e novamente reparado. (O anel de anuloplastia é indicado pelas *setas vermelhas*.)

CASO 2-3
Prolapso do Folheto Posterior do Recorte Medial (P3)

A paciente é uma mulher de 79 anos de idade, que afirma que possuía uma saúde razoável até 3 meses antes da admissão hospitalar, quando foi internada em outro hospital com falta de ar grave e diagnosticada com insuficiência cardíaca. Uma ecocardiografia mostrou regurgitação mitral grave e um átrio esquerdo maciçamente aumentado, um ventrículo esquerdo aumentado e fração de ejeção de 55%. Com base na presença de regurgitação mitral grave com sintomas de insuficiência cardíaca e uma fração de ejeção acima de 30%, ela tinha uma indicação classe I da ACC/AHA para intervenção; portanto, ela foi encaminhada para cirurgia de valva mitral.

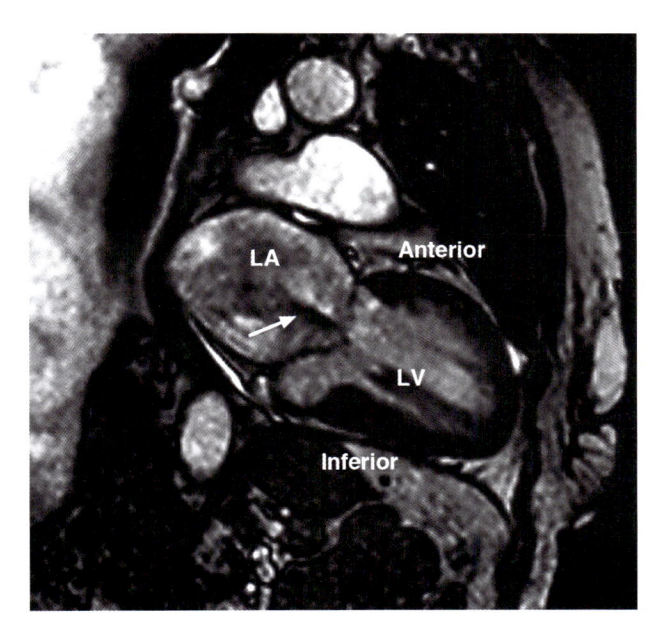

Fig. 2.24 ▶ MRI pré-operatória. Neste corte de duas câmaras, um jato de MR (*seta*) e um átrio esquerdo aumentado são observados.

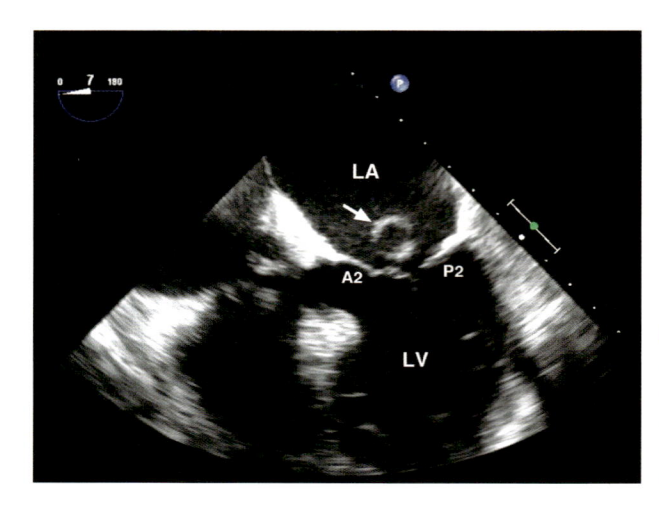

Fig. 2.25 ● Neste corte de quatro câmaras no plano médio-esofágico, observam-se os segmentos A2 e P2 se encaixando durante a sístole; entretanto, uma massa circular ecolucente aparente é vista no átrio esquerdo, o que não parece estar conectada à valva mitral neste corte tomográfico. O átrio esquerdo está aumentado.

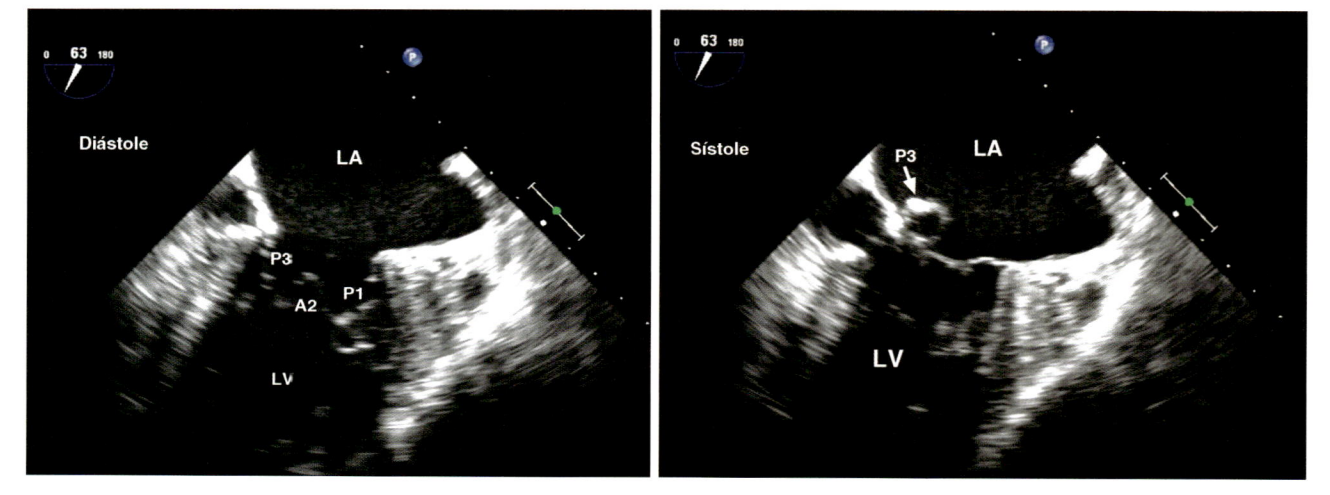

Fig. 2.26 ● Neste corte comissural no plano médio-esofágico, os folhetos mitrais se movimentam normalmente durante a diástole; entretanto, durante a sístole, ocorre prolapso de P3; portanto, este corte confirma que a "massa" aparente observada no átrio esquerdo no corte quatro câmaras é na verdade o recorte P3.

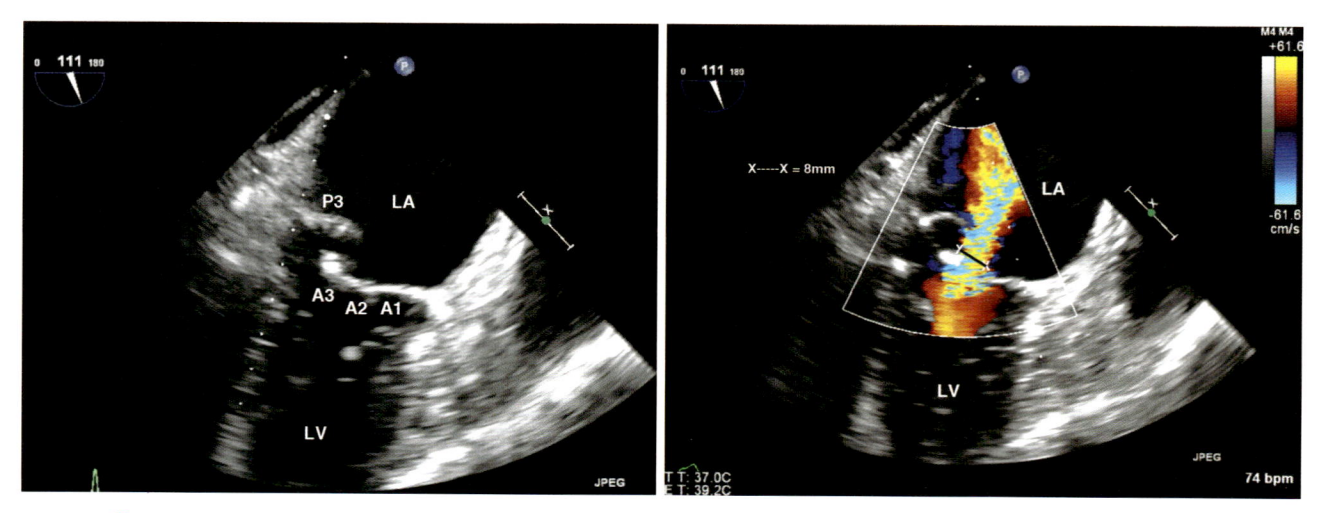

Fig. 2.27 ● O ângulo do multiplano é girado para obter um corte de duas câmaras, em que P3 é novamente observado em prolapso; na figura da direita, observa-se um amplo jato de MR com uma *vena contracta* de 8 mm de largura.

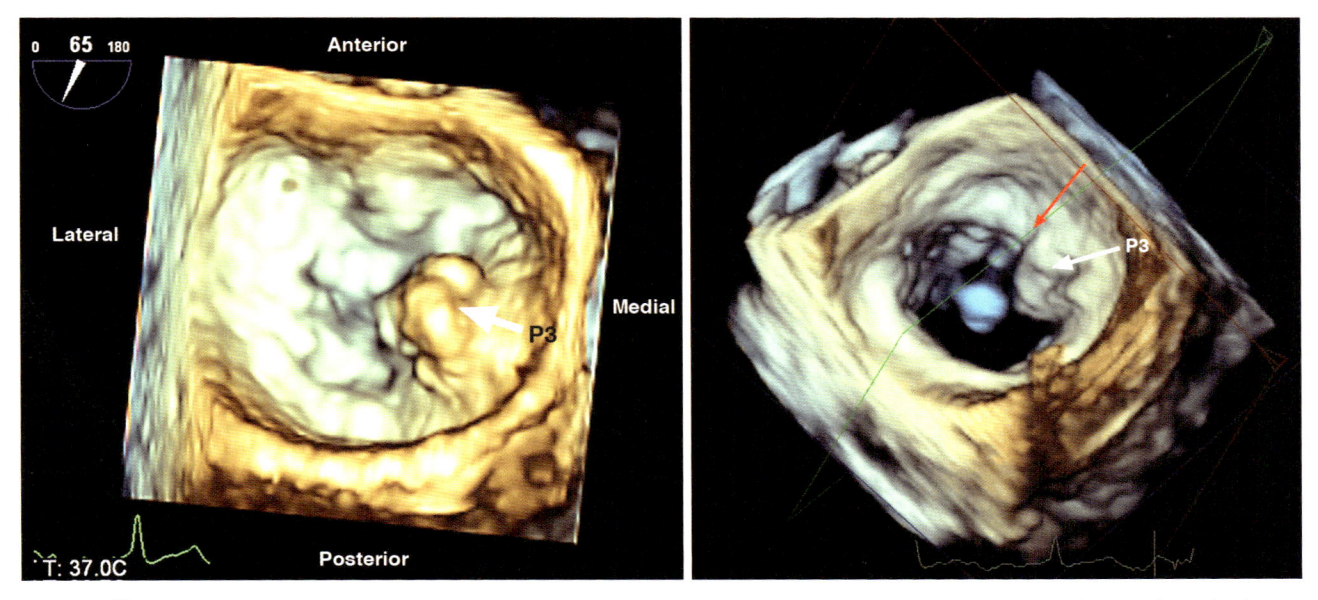

Fig. 2.28 ▶ TEE 3D da valva mitral, na perspectiva do LA. Na sístole, observa-se um recorte P3 espessado e prolapsado (*à esquerda*); *à direita*, durante a diástole, com a imagem ligeiramente girada, o segmento P3 movimenta-se muito pouco, e é visto invadindo a comissura medial (*seta vermelha*). Por causa disto, a valva foi considerada irreparável e foi substituída por uma prótese mecânica de duplo folheto.

CASO 2-4
Prolapso do Folheto Anterior do Recorte Medial (A3)

Dois anos antes de sua admissão, quando ainda vivia no México, este jovem de 27 anos de idade apresentou dor no lado esquerdo do tórax, falta de ar progressiva ao esforço e formigamento nos dedos. Foi realizada uma ecocardiografia, que demonstrou que ele tinha prolapso da valva mitral, com uma regurgitação mitral moderada. Embora a cirurgia tenha sido contemplada, o paciente a recusou. Ele estava relativamente bem e se mudou para esta região aproximadamente 4 meses atrás. No entanto, o paciente recentemente começou a ter mais desconforto torácico, bem como formigamento dos dedos. Ele consultou seu clínico geral, que o encaminhou para ecocardiografia, que mostrou MR grave com função sistólica LV normal, mas dilatação significativa do LV. A decisão foi tomada para proceder com a cirurgia de valva mitral.

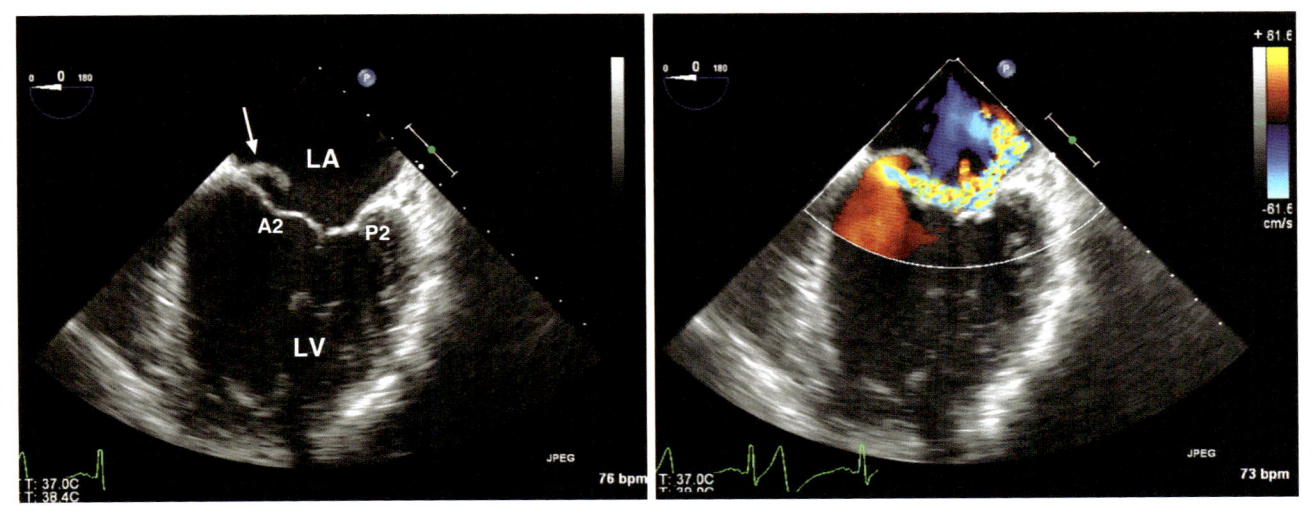

Fig. 2.29 ▶ Imagem 2D em um corte de quatro câmaras, angulado posteriormente a 0 grau de rotação durante a sístole, demonstra os segmentos A2 e P2 funcionando normalmente; entretanto, há presumivelmente um segmento de movimentação exagerada de um dos folhetos mitrais (*seta*). A fluxometria em cores mostrou um jato regurgitante mitral direcionado posteriormente, que é mais compatível com doença do folheto anterior.

52 Doença da Valva Mitral

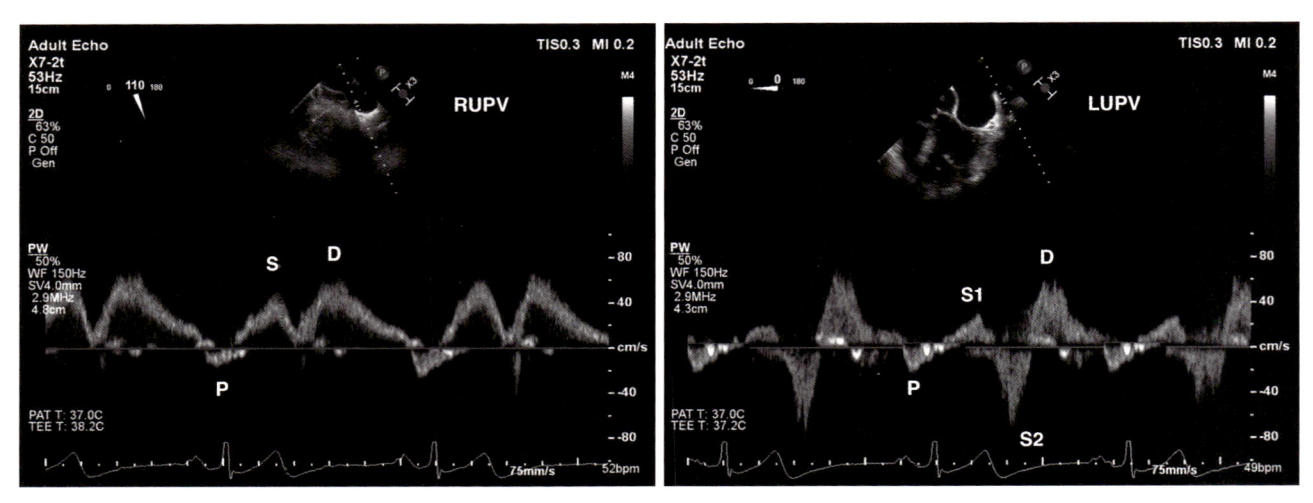

Fig. 2.30 O Doppler de onda pulsada na veia pulmonar superior direita (RUPV) está normal. Na veia pulmonar superior esquerda (LUPV), dois componentes da onda sistólica (S) são evidentes – a onda S1 é um resultado do relaxamento atrial, e a onda S2 invertida é um resultado da MR grave.

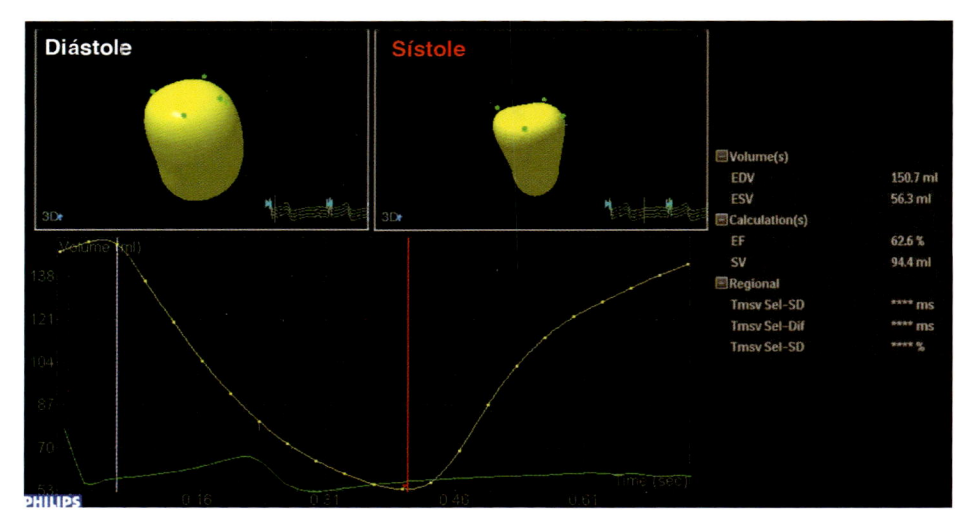

Fig. 2.31 ▶ Análise volumétrica 3D mostra uma fração de ejeção preservada de 63%, mas com volumes sistólicos e diastólicos finais aumentados.

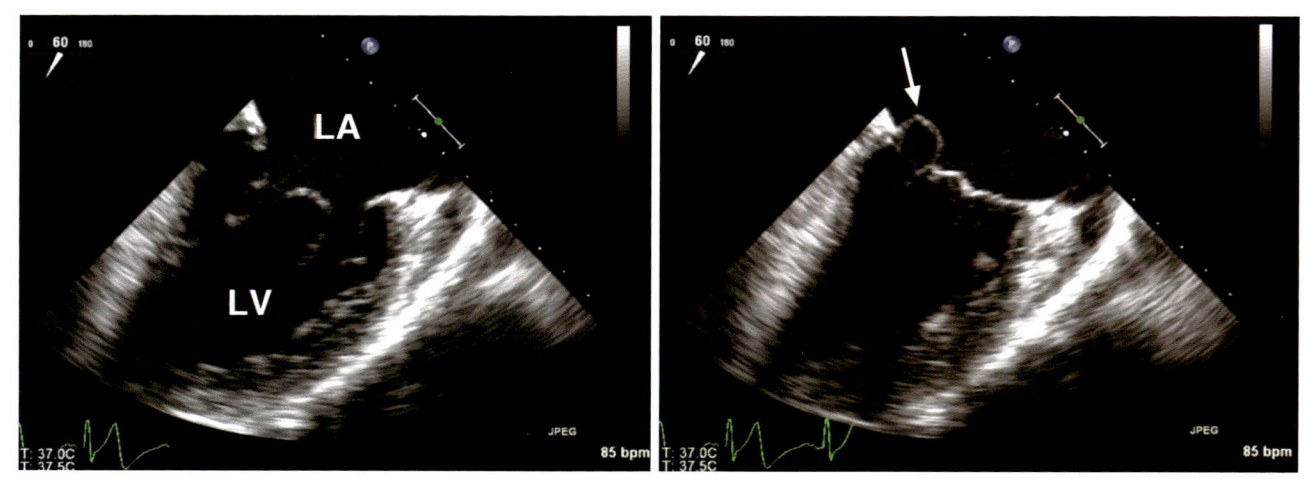

Fig. 2.32 ▶ No corte comissural a 60 graus, a valva se abre normalmente na diástole (*à esquerda*). Durante a sístole, há prolapso (*seta*) do que parece ser o recorte P3. Isto é contrariado, entretanto, pela direção posterior do jato de MR, como observado na Fig. 2.29, sugerindo que o segmento medial do folheto anterior pode ser visualizado por causa de uma leve angulação anterior do plano de imagem.

CASO 2-4 Prolapso do Folheto Anterior do Recorte Medial (A3) 53

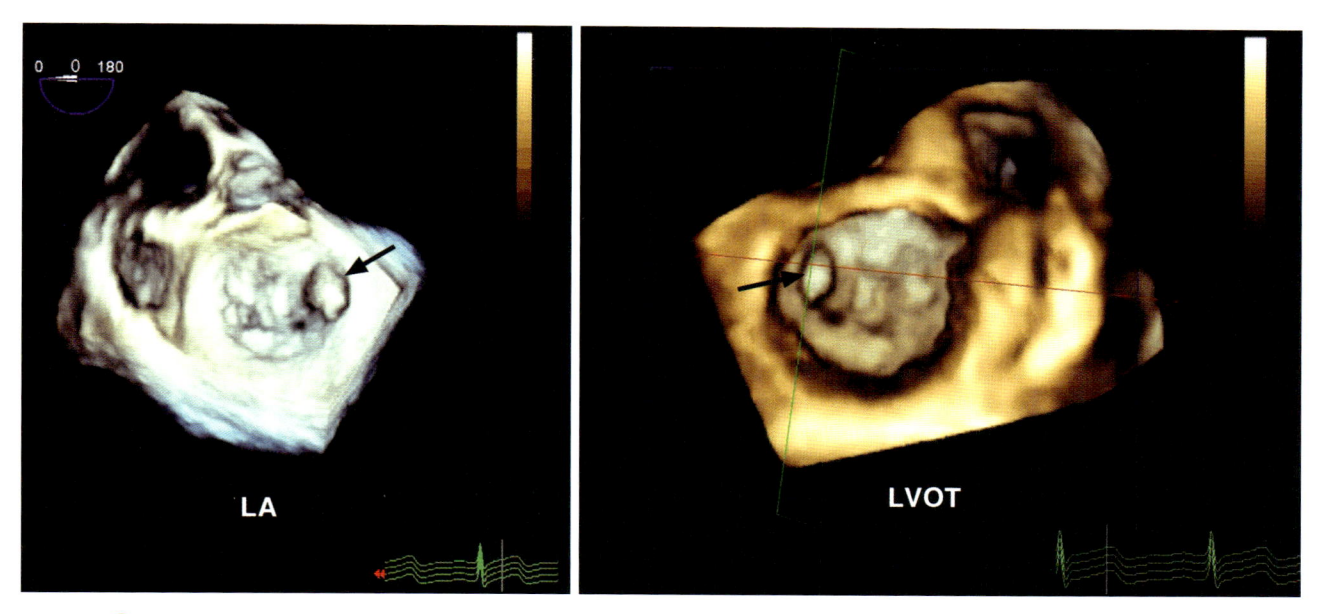

Fig. 2.33 ▶ TEE 3D na perspectiva do LA (*à esquerda*) e da LVOT (*à direita*) mostra prolapso do segmento A3 (*setas*), que é mais bem visualizado em tempo real. O folheto posterior está normal sem prolapso de P3, mas o segmento A3 prolapsado sobrepõe o segmento P3.

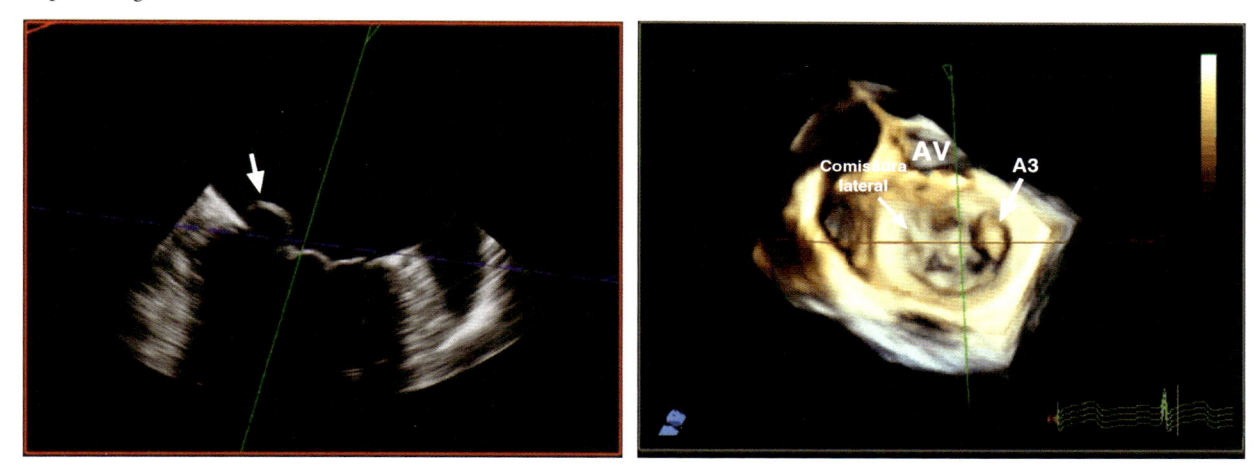

Fig. 2.34 ▶ A quantificação 3D mostra como este paradoxo pode surgir. Na figura à direita, a linha vermelha aproxima o plano comissural; entretanto, o segmento P3 e a comissura medial são ocultados pelo movimento anormal do segmento A3 (*figura à esquerda, seta*).

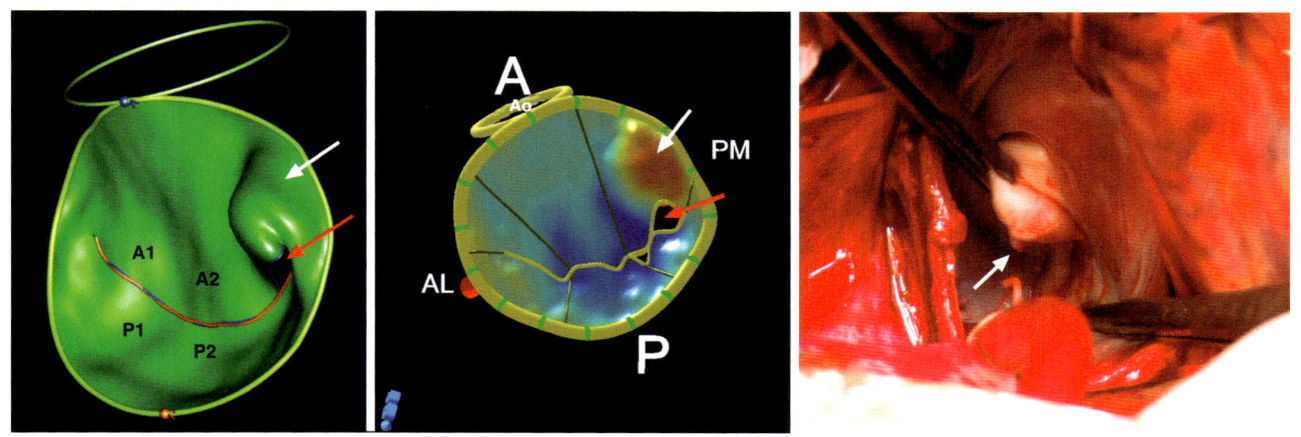

Fig. 2.35 Nas figuras à esquerda e do centro, a quantificação da valva mitral mostra prolapso na região A3 (*seta branca*) e o orifício regurgitante (*seta vermelha*). À direita, o cirurgião agarra o segmento A3; a seta indica uma corda rompida. A = anterior, P = posterior, AL = anterolateral, PM = posteromedial.

CASO 2-5
Prolapso de Duplo Folheto da Valva Mitral

Este homem de 58 anos de idade, com um histórico conhecido de prolapso da valva mitral, apresentou falta de ar crescente e frequentes acessos de taquicardia ventricular. A TTE mostrou um prolapso grave da valva mitral. Ele foi encaminhado para cirurgia da valva mitral por MR sintomática grave. Apesar do envolvimento de ambos os folhetos, a anatomia da valva era favorável para reparo valvar, e uma ressecção quadrangular de P2 e um anel de anuloplastia foram realizados sob orientação por TEE.

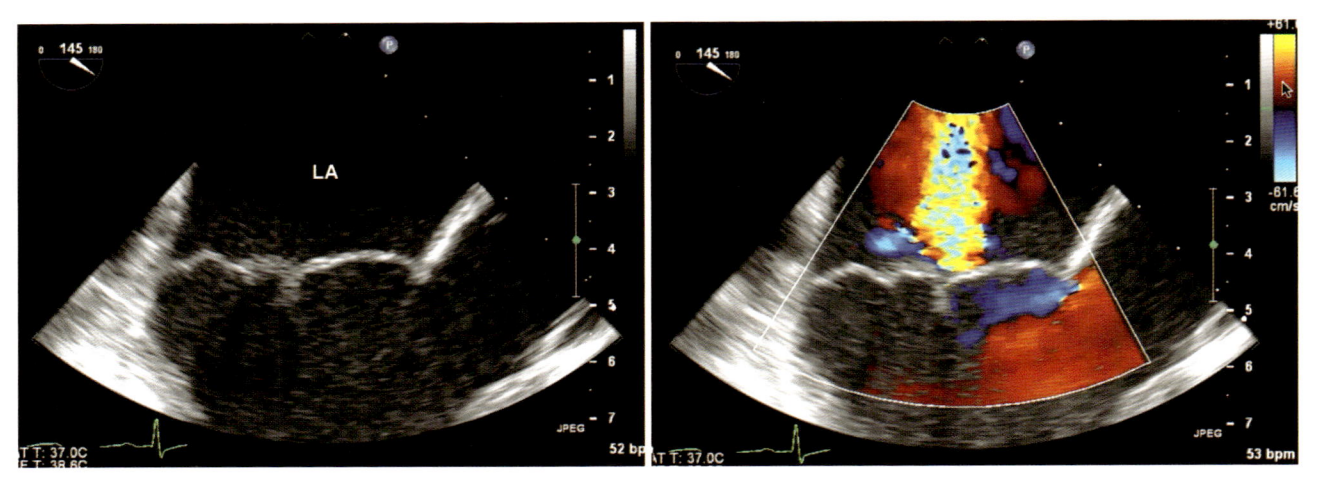

Fig. 2.36 ⊙ Em um corte de eixo longo no plano médio-esofágico, observa-se o prolapso de ambos os folhetos mitrais em direção ao LA. Com o Doppler em cores (à direita), um grande jato central de MR é observado.

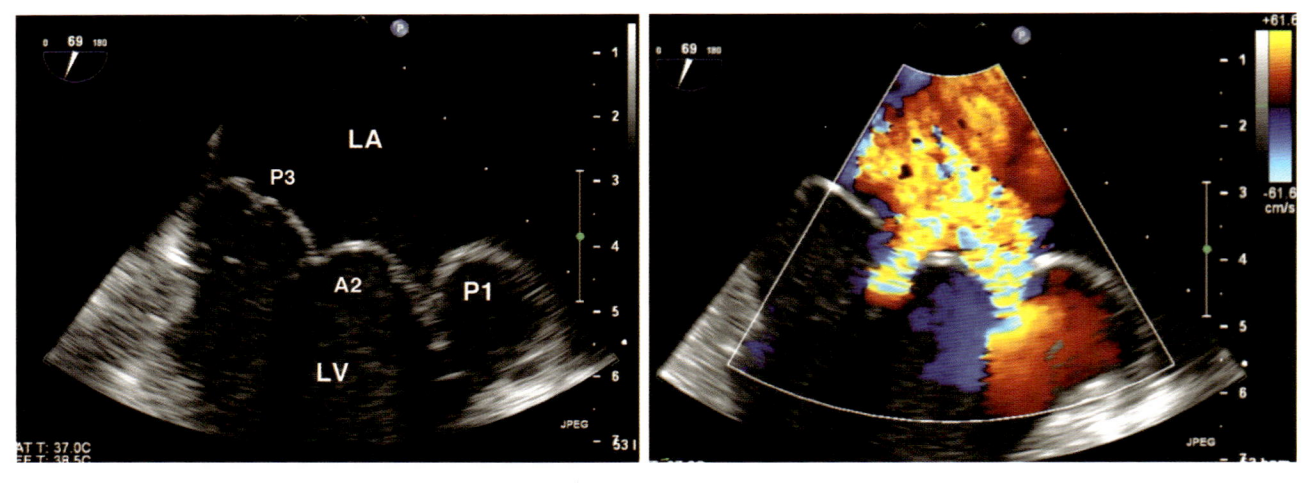

Fig. 2.37 ⊙ Em um corte comissural no plano médio-esofágico, há prolapso de todos os segmentos visualizados. O Doppler em cores (à direita) mostra dois componentes do jato de MR.

CASO 2-5 Prolapso de Duplo Folheto da Valva Mitral   55

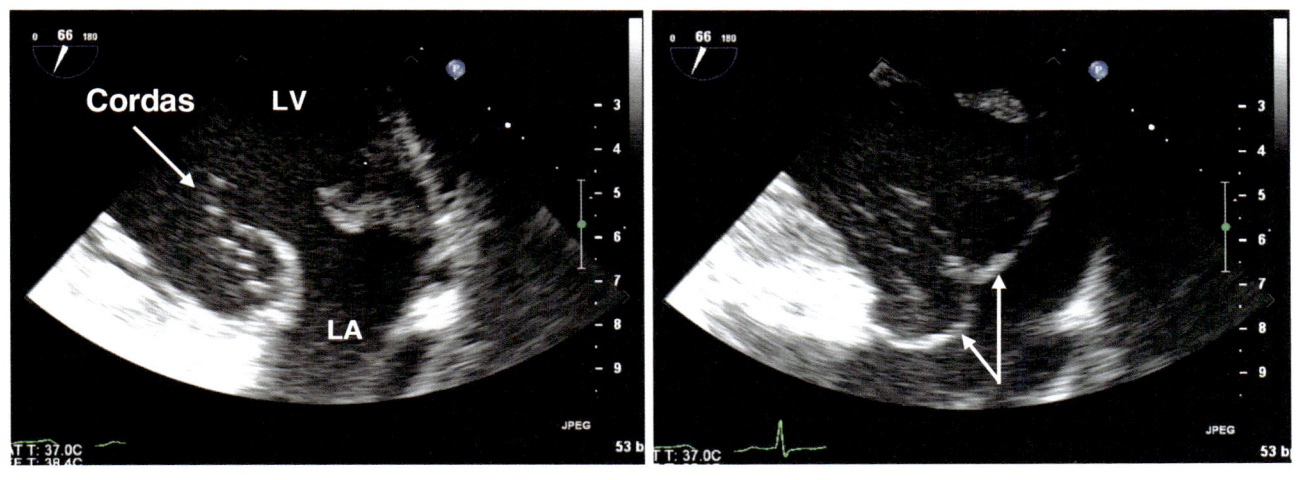

Fig. 2.38 ● A imagem transgástrica é especialmente útil ao examinar o aparelho submitral. Este corte de duas câmaras mostra os folhetos espessados e múltiplas cordas durante a diástole (*à esquerda*), e prolapso do folheto durante a sístole (*setas, à direita*).

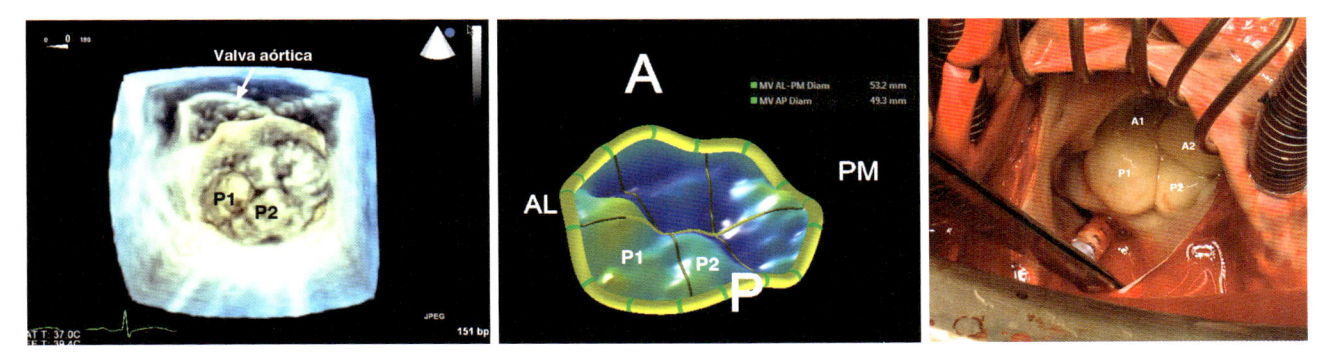

Fig. 2.39 ● TEE 3D com projeção frontal da valva mitral na perspectiva do átrio esquerdo mostra aumento de volume e prolapso de todos os segmentos, mas especialmente de P1 e P2 (*à esquerda*). Isto também é observado na reconstrução da valva mitral (*figura do meio*). Exposição da valva confirma esses achados. A = anterior, P = posterior, AL = anterolateral, PM = posteromedial.

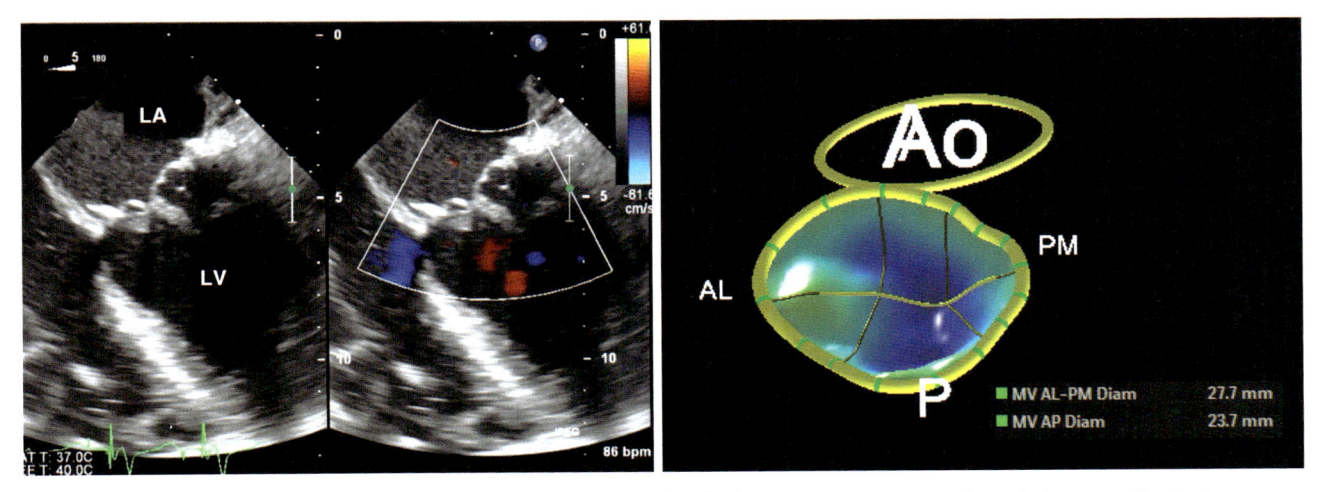

Fig. 2.40 ● Ressecção da porção P2 do folheto posterior foi realizada, bem como a inserção de anel de anuloplastia. A imagem pós-operatória, no corte de quatro câmaras no plano médio-esofágico, mostrou ausência de regurgitação residual. Reconstrução da valva mitral revela que a maior parte do prolapso foi eliminada. A = anterior, P = posterior, AL = anterolateral, PM = posteromedial.

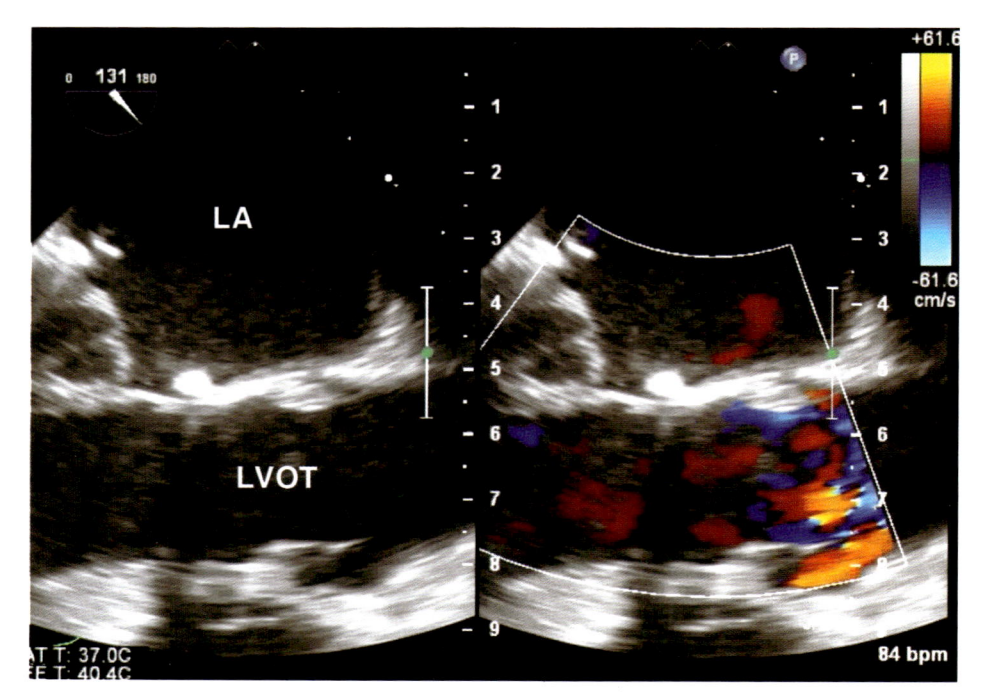

Fig. 2.41 ○ A imagem pós-operatória, no corte de eixo longo no plano médio-esofágico, demonstra ausência de regurgitação, bem como a ausência de movimento sistólico anterior (SAM) do folheto mitral anterior.

CASO 2-6
Prolapso da Valva Mitral e Fibroelastoma de Valva Aórtica

Esta mulher de 87 anos de idade, com regurgitação mitral grave e sintomas persistentes de insuficiência cardíaca mesmo com a terapia medicamentosa, foi encaminhada para cirurgia de valva mitral. Uma ressecção extensa do folheto posterior foi realizada, com a inserção de anel de anuloplastia. A massa aórtica foi ressecada, e o diagnóstico patológico foi de fibroelastoma papilar.

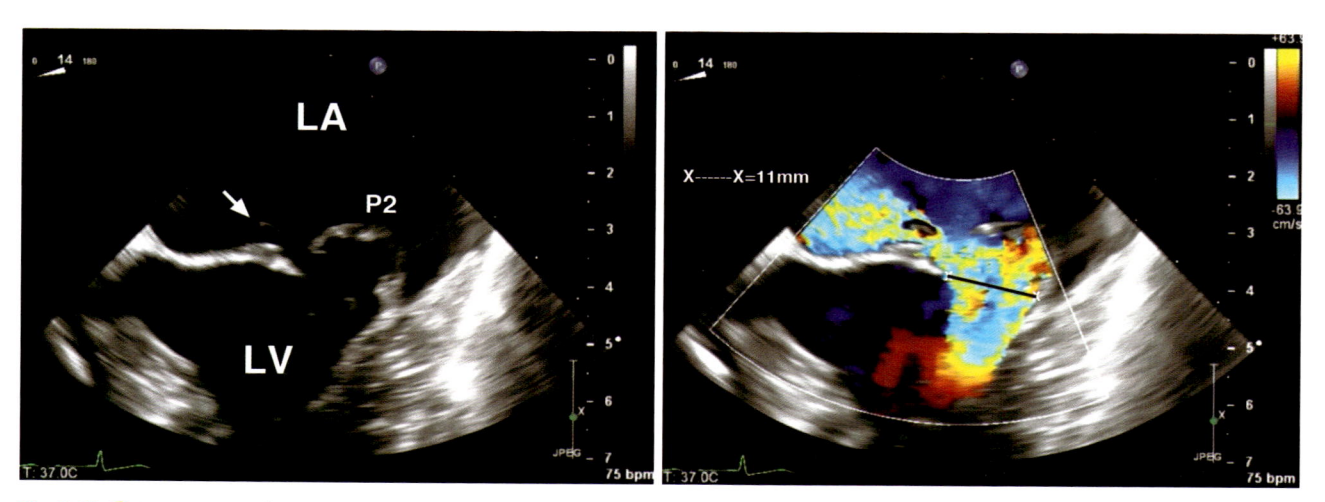

Fig. 2.42 ○ Neste corte de quatro câmaras no plano médio-esofágico, há um prolapso do recorte P2. A seta indica uma corda rompida. Na figura à direita, um jato de regurgitação mitral grande e direcionado anteriormente, com uma *vena contracta* de 11 mm de largura, é observado.

CASO 2-6 Prolapso da Valva Mitral e Fibroelastoma de Valva Aórtica 57

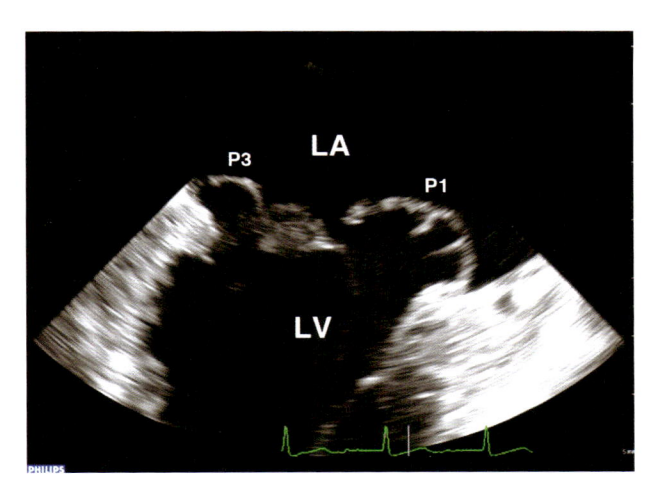

Fig. 2.43 ▶ Neste corte comissural no plano médio-esofágico, parece haver prolapso dos recortes P1 e P3, especialmente proeminente no recorte P1.

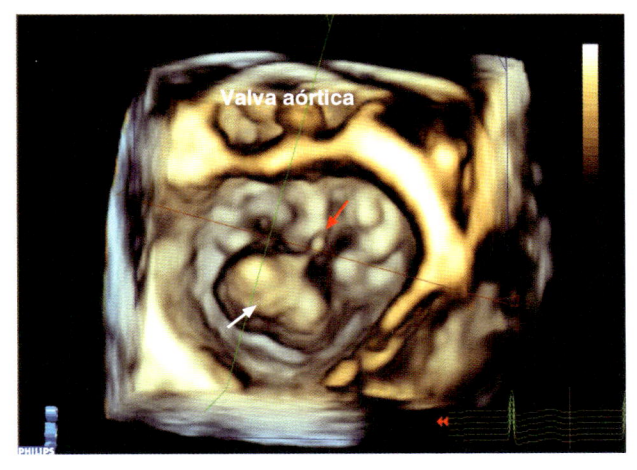

Fig. 2.44 ▶ Esta TEE 3D é uma projeção frontal da valva mitral na perspectiva do átrio esquerdo. Há uma redundância de ambos os folhetos, e prolapso grosseiro de uma grande porção do folheto posterior (*seta branca*). A seta vermelha indica uma corda rompida.

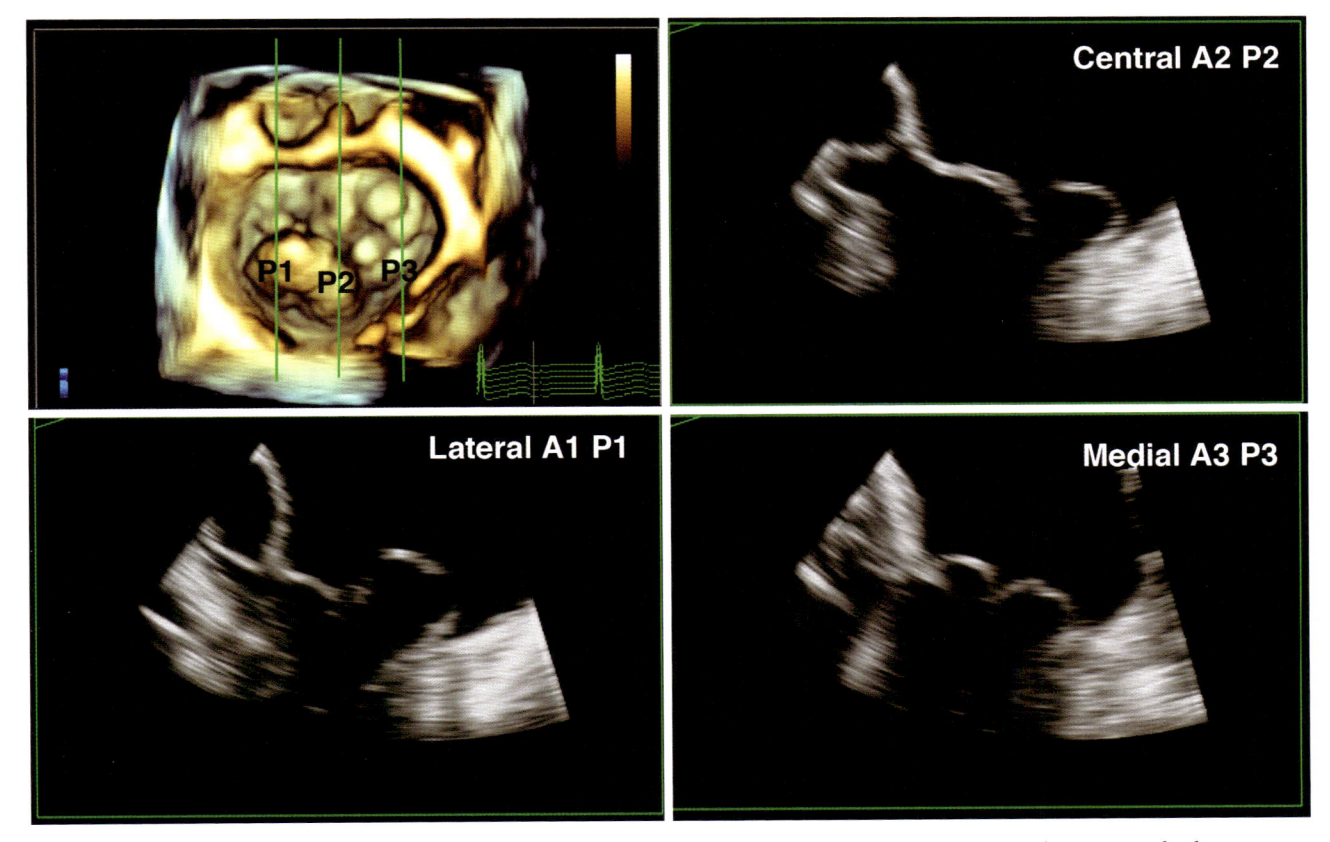

Fig. 2.45 A quantificação 3D pode ocasionalmente ajudar a determinar quais porções da valva mitral estão envolvidas em um processo patológico. As linhas verdes indicam cortes através das porções lateral, central e medial da valva. A doença é mais proeminente nos segmentos P1 e P2, e menos nos segmentos A2 e P2. Grande parte dos segmentos A3 e P3 não está envolvida.

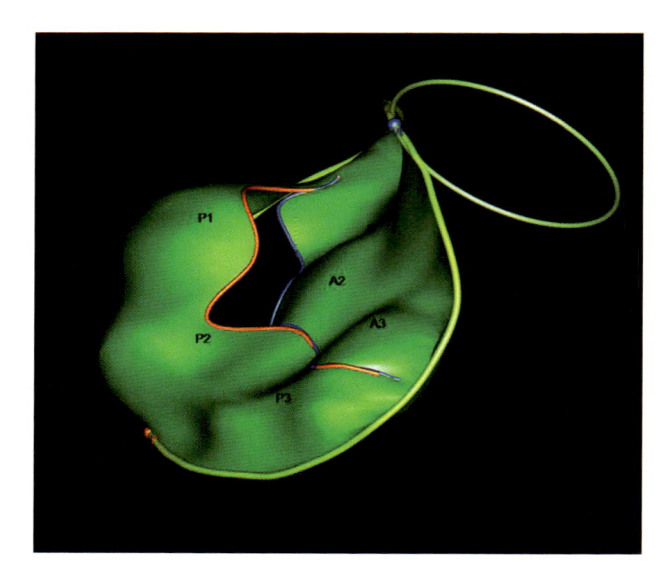

Fig. 2.46 A quantificação mitral anatômica corrobora os achados da TEE 3D, com prolapso proeminente dos segmentos P1 e P2. Parece haver um grande orifício regurgitante, embora este achado possa ser pouco confiável por causa da ausência de sinal ultrassonográfico em alguns casos.

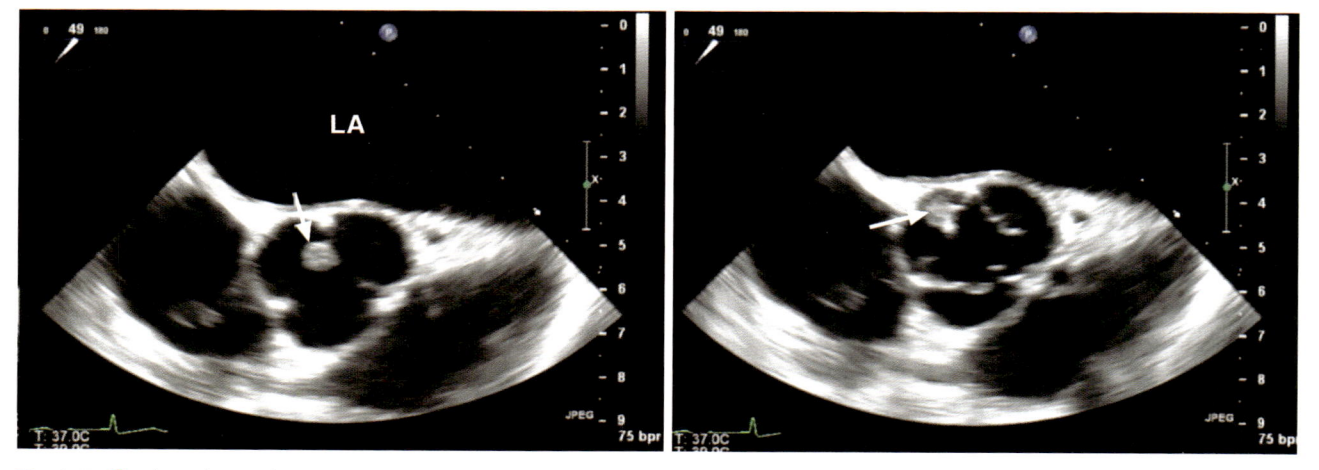

Fig. 2.47 ◯ Além da patologia de valva mitral, uma pequena massa foi vista na valva aórtica. Neste corte de eixo curto da valva aórtica, no plano médio-esofágico, uma pequena massa é vista na diástole (*à esquerda*), enquanto que na sístole (*à direita*) a lesão aparece ligada à cúspide não coronariana. O vídeo compara a imagem 2D (*à esquerda*) com a 3D.

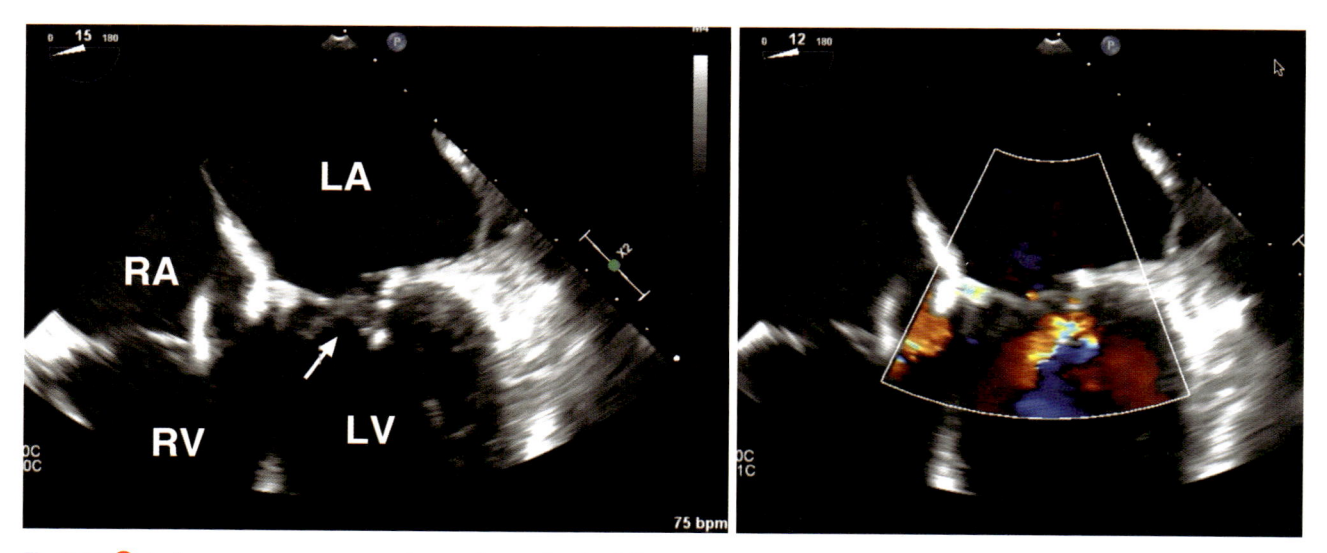

Fig. 2.48 ◯ Após uma extensa ressecção quadrangular do folheto posterior e inserção de anel de anuloplastia, nenhuma MR residual é observada com o Doppler em cores (*à direita*). A lesão aórtica foi removida e, no pós-operatório, nenhuma regurgitação aórtica foi observada.

Comentários

O primeiro passo na avaliação de um paciente com regurgitação mitral é estabelecer a causa de disfunção valvar. Causas de regurgitação mitral são divididas em anormalidades anatômicas primárias do aparelho valvar e regurgitação secundária decorrente da disfunção e dilatação ventricular esquerda com uma valva anatomicamente normal. Causas comuns de regurgitação mitral primária incluem doença mixomatosa da valva mitral (p. ex., prolapso da valva mitral), doença valvar reumática e endocardite. Nos pacientes apresentados aqui, a etiologia da disfunção valvar foi doença mixomatosa da valva mitral. A diferenciação entre uma vegetação valvular e um folheto de movimentação exagerada pode ser difícil, mesmo com a imagem por TEE, visto que ambas as condições têm um aspecto ecocardiográfico similar.

Em pacientes com doença mixomatosa da valva mitral, a atenção é em seguida voltada para definir a anatomia exata dos folhetos e cordas valvares. A probabilidade de um reparo valvar bem-sucedido é mais elevada com o envolvimento do folheto posterior, particularmente quando o problema é isolado ao recorte central (ou P2). Com o prolapso grave, ocorre arqueamento do folheto para dentro do átrio esquerdo na sístole, mas a ponta do folheto ainda aponta na direção do ápice do LV, pois as cordas estão intactas. Em contraste, com a ruptura da corda e um segmento do folheto com movimentação exagerada, a ponta do folheto aponta para o lado oposto do ápice do LV, geralmente com pequenas cordas móveis anexadas. Com a anatomia típica da regurgitação causada por disfunção do recorte central do folheto posterior, ressecção quadrangular ou triangular do segmento de movimentação exagerada, seguido pela colocação de um anel de anuloplastia, geralmente resulta em um aparelho valvar funcional. As duas grandes categorias de anéis de anuloplastia que têm sido usadas nessa época de reparo de valva mitral são o anel em forma de C e o anel íntegro. O primeiro era usado quando se presumia que não havia chance de dilatação na área intertriginosa, mas alguns cirurgiões preferem um anel íntegro, visto que pode ocorrer distensão na área intertriginosa.

Em pacientes com reparo da valva mitral, o movimento sistólico anterior (SAM) do folheto anterior pode resultar em uma obstrução dinâmica significativa da via de saída do ventrículo esquerdo. Em muitos casos, o SAM é transitório durante o desmame ventilatório e se resolve com a restauração das condições normais de carga. Quando a obstrução significativa da via de saída persiste após normalização das condições de carga, um segundo uso da bomba para correção desta anormalidade deve ser considerado. Movimento sistólico anterior pode geralmente ser prevenido com o uso da técnica "*sliding-leaflet*", em que o folheto posterior é separado do ânulo mitral no momento da ressecção quadrangular do folheto posterior e, então, reinserido após redução do tamanho anular com um anel flexível.

A realização de uma TEE intraoperatória por um ecocardiografista, para avaliação da adequação do reparo da valva mitral e para detecção de quaisquer complicações, como lesão da artéria circunflexa ou lesão da valva aórtica, é indicada em todos os pacientes sendo submetidos à cirurgia de reparo valvar. Uma segunda bomba de derivação funciona com a revisão do reparo, ou a reposição da valva é necessária em aproximadamente 5 a 10% dos casos em razão de uma regurgitação mitral residual significativa.

Imagens basais fornecem um padrão de referência para a avaliação pós-reparo da função valvar. No entanto, é importante garantir que as condições de carga, como medidas da pressão sanguínea sistêmica, frequência cardíaca e débito cardíaco anterógrado, sejam similares nos estudos pré e pós-reparo valvar. Uma pressão sanguínea ou débito cardíaco inferior no estudo pós-reparo pode resultar em subestimação da gravidade regurgitante. As configurações do instrumento ecocardiográfico também devem ser similares, incluindo a profundidade de imagem, a cadência, ganho de cor e 2D, filtros de parede e mapa de cores. A valva deve ser minuciosamente avaliada em múltiplos planos de imagem após o reparo, e a direção e formato de qualquer regurgitação mitral residual podem ser diferentes do que os exibidos nas imagens pré-reparo.

O cirurgião também pode acessar a adequação do reparo por inspeção visual direta da quantidade de fluxo reverso pela valva, quando o ventrículo está preenchido.

Leitura Sugerida

1. Delling FN, Vasan RS: Epidemiology and pathophysiology of mitral valve prolapse: new insights into disease progression, genetics, and molecular basis, Circulation 129(21):2158–2170, 2014.
2. Faletra F, Demertzis S, et al: Three dimensional transesophageal echocardiography in degenerative mitral regurgitation, J Am Soc Echocardiogr 28:437–448, 2015.
3. Clavel MA, Mantovani F, Malouf J, et al: Dynamic phenotypes of degenerative myxomatous mitral valve disease: quantitative 3-dimensional echocardiographic study, Circ Cardiovasc Imaging 8:e002989–e002998, 2015.
4. Sidebotham DA, Drake DH, Zimmerman KG: Surgical mitral valve repair: Patient selection, operative planning and intraoperative monitoring. In Otto CM, editor: The practice of clinical echocardiography, ed 5, Philadelphia, 2016, Elsevier, Chapter 19 .
5. Lancellotti, P, Moura, L, Pierard, LA, et al. European Association of Echocardiography recommendations for the assessment of valvular regurgitation. Part 2: mitral and tricuspid regurgitation (native valve disease). Eur J Echocardiogr 11:307–32, 2010.

Doença Reumática da Valva Mitral

CASO 2-7
Estenose Mitral Reumática

Este homem de 56 anos de idade apresentou estenose mitral sintomática grave e fibrilação atrial e foi inicialmente considerado para valvotomia percutânea por balão. A TEE pré-operatória exibiu a típica doença reumática da valva mitral, com calcificação sobreposta e um folheto posterior imóvel com morfologia geral da valva mitral subótima para um procedimento percutâneo. Além disso, havia um grande trombo laminado no átrio esquerdo. Consequentemente, ele foi encaminhado à intervenção cirúrgica.

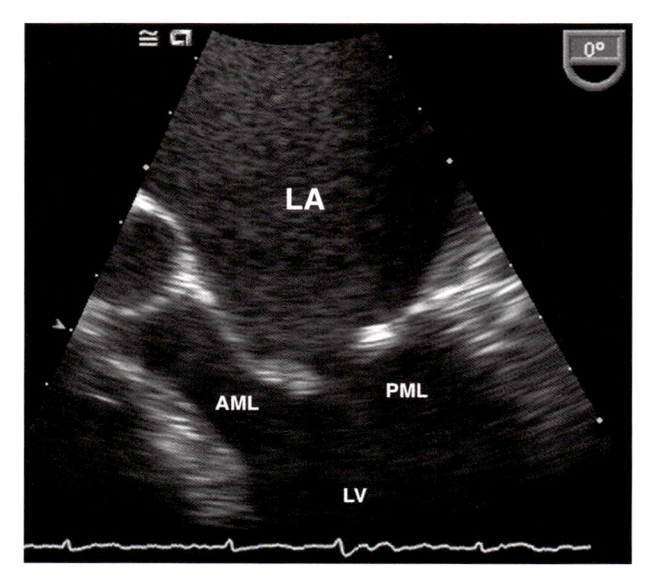

Fig. 2.49 Em um corte de TEE alto, o quadro mesodiastólico exibe espessamento dos folhetos mitrais e constrição das pontas do folheto, resultando na configuração em "cúpula" da valva na diástole, que é típica da doença reumática valvar. Este aspecto é causado pela fusão comissural, junto com o espessamento e encurtamento da corda.

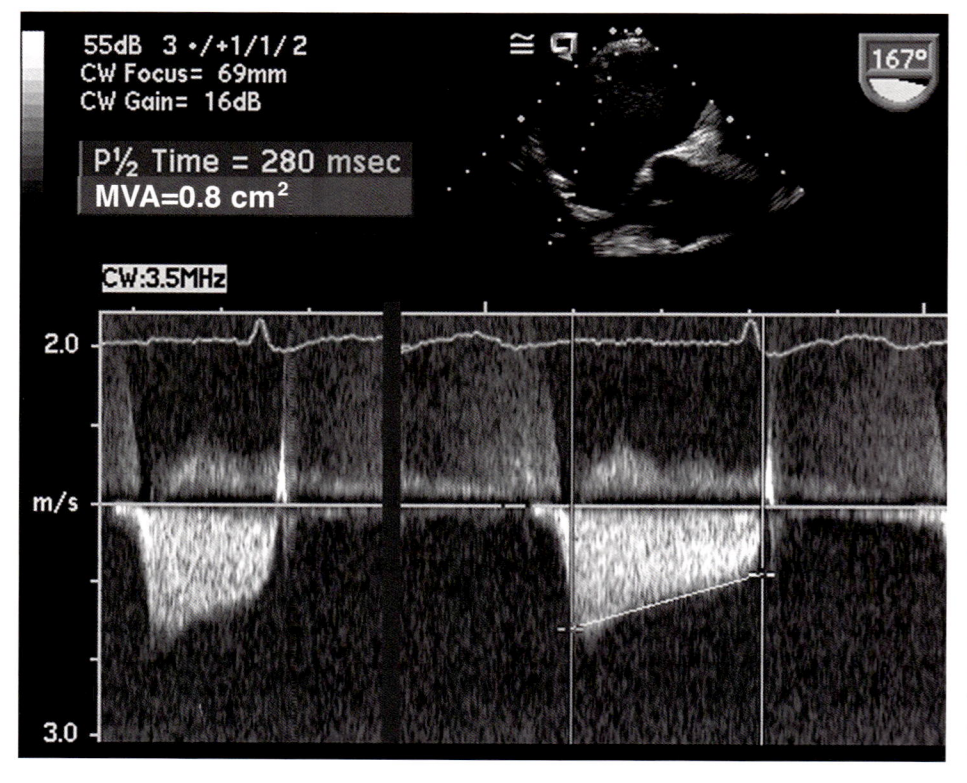

Fig. 2.50 Com o plano de imagem girado para fornecer um corte de eixo longo da valva mitral, e o feixe do Doppler de CW paralelo ao jato pela valva mitral estreitada, o sinal do fluxo diastólico é registrado. O paciente está em fibrilação atrial, com variação no intervalo RR e ausência de velocidade A. A linha mostra a curva diastólica da curva de velocidade, com o cálculo do tempo de meia pressão. O tempo de meia pressão é o intervalo de tempo do gradiente transmitral de pico até o ponto em que o gradiente é metade do gradiente de pico. A área da valva mitral é a constante empírica 220 dividida pelo tempo de meia pressão.

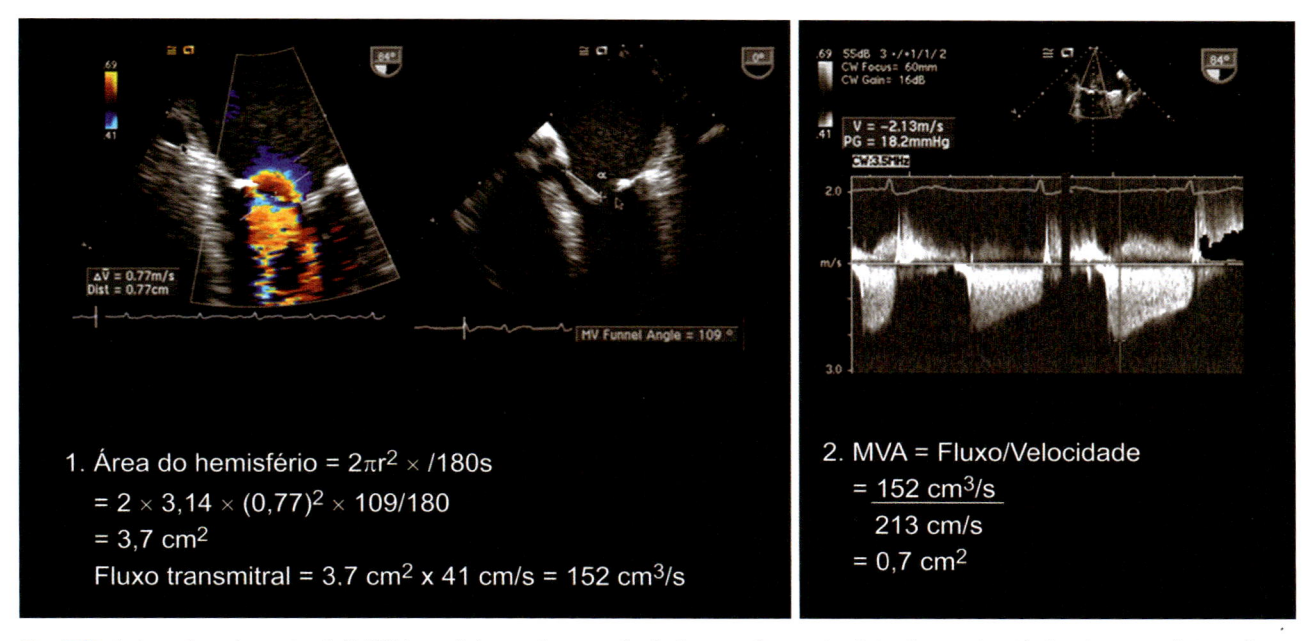

1. Área do hemisfério = $2\pi r^2 \times /180s$
   = $2 \times 3{,}14 \times (0{,}77)^2 \times 109/180$
   = $3{,}7\ cm^2$
   Fluxo transmitral = $3{,}7\ cm^2 \times 41\ cm/s = 152\ cm^3/s$

2. MVA = Fluxo/Velocidade
   = $\dfrac{152\ cm^3/s}{213\ cm/s}$
   = $0{,}7\ cm^2$

Fig. 2.51 A área da valva mitral (MVA) também pode ser calculada usando o princípio da continuidade. A taxa máxima de fluxo volumétrico transmitral é calculada a partir de uma fluxometria em cores da aceleração proximal do fluxo, como demonstrado (Equação 1), análogo ao cálculo da PISA da velocidade do fluxo de regurgitação. A taxa de fluxo máximo é, então, dividida pela velocidade máxima, a fim de estimar a MVA (Equação 2). Este método assume que a velocidade máxima e a taxa de fluxo máximo ocorrem no mesmo momento.

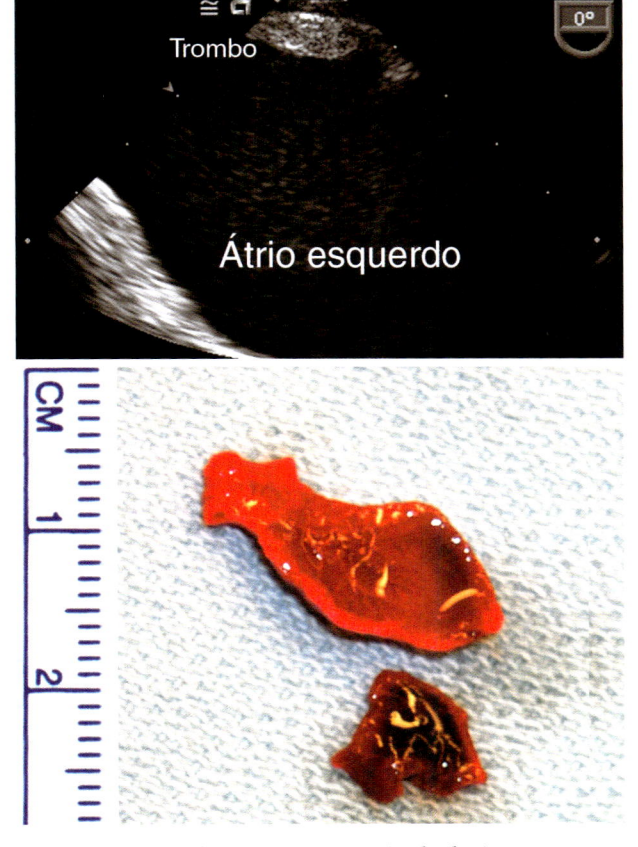

Fig. 2.52 (*Superior*) Uma massa na cúpula do átrio esquerdo. (*Inferior*) Fragmentos da massa que foram patologicamente identificados como plaquetas e fibrina, compatível com um trombo recente.

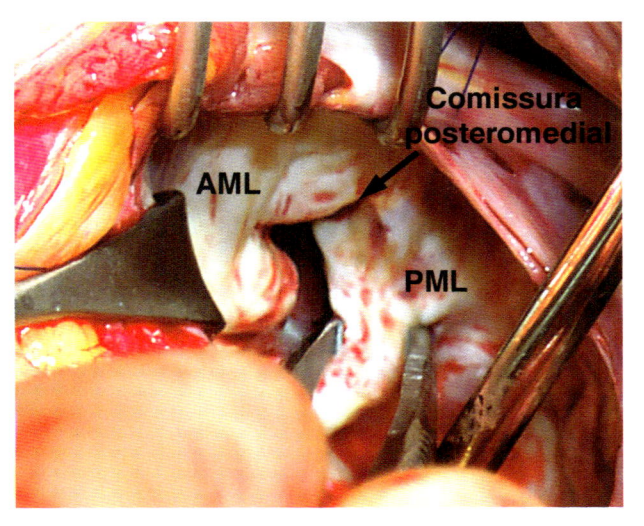

Fig. 2.53 ▶ Visualização intraoperatória da valva mostra um espessamento do folheto que é característico de doença reumática. Havia uma fusão densa dos folhetos anterior e posterior nas comissuras, com retração e calcificação do recorte central do folheto posterior. Um reparo foi realizado com uma comissurotomia e colocação de um anel de anuloplastia. Embora as imagens pós-operatórias iniciais da TEE tenham exibido uma regurgitação apenas leve, quando as condições de carga retornaram aos valores de base pré-operatórios, uma regurgitação moderada a grave foi observada. O paciente foi, então, submetido a uma segunda bomba com substituição da valva mitral.

CASO 2-8
Regurgitação e Estenose Mitral Reumática

Esta mulher de 39 anos de idade, com um histórico de cardiopatia reumática e envolvimento da valva mitral, queixou-se de fadiga progressiva e falta de ar. Ela tinha um histórico de fibrilação atrial complicada por um evento cerebral embólico 4 anos antes da consulta. A paciente foi encaminhada para substituição de valva mitral por causa da regurgitação e estenose mitral combinadas com piora dos sintomas clínicos. Ela também foi submetida ao isolamento e ablação de veia pulmonar (procedimento de Maze para fibrilação atrial).

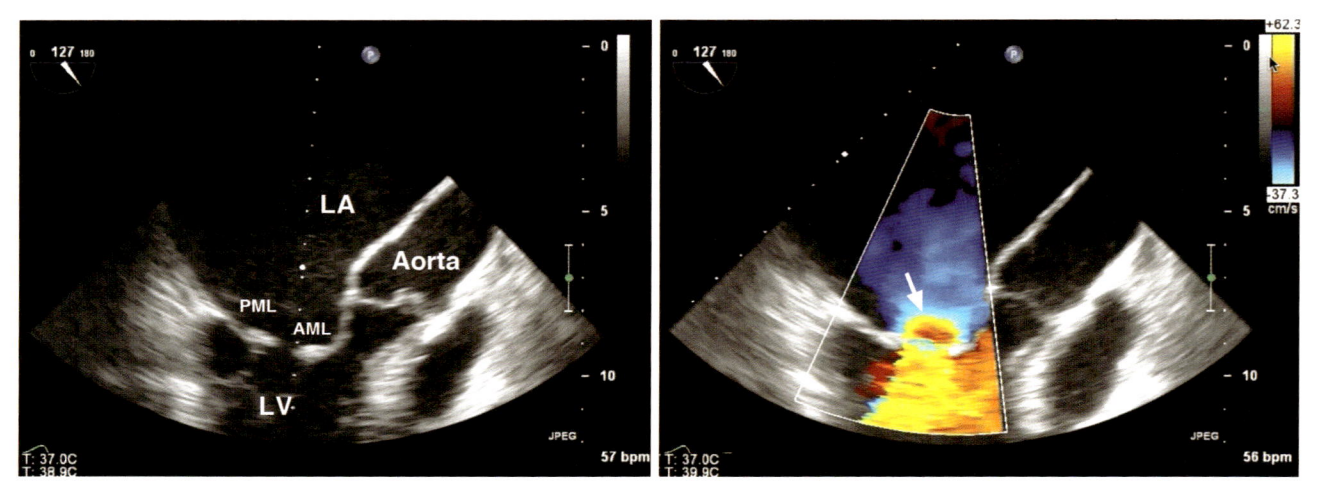

Fig. 2.54 ● Neste corte de eixo longo no plano médio-esofágico durante a diástole, a figura à esquerda demonstra um átrio esquerdo aumentado, folhetos espessados da valva aórtica e folhetos mitrais restritos, com o folheto anterior em cúpula, algumas vezes descrito como tendo a aparência de um "taco de hóquei", secundário à fusão comissural. À direita, com o limite de Nyquist reduzido para 37 cm/s, o Doppler em cores revela aceleração do fluxo, à medida que o orifício estenótico é abordado. A PISA, ou área de superfície de isovelocidade proximal, será usada para calcular a área da valva mitral.

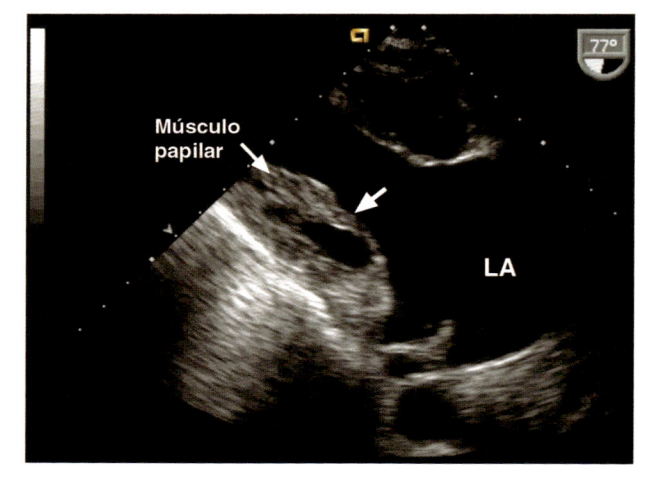

Fig. 2.55 ● Em outro paciente com uma apresentação clínica similar, a imagem transgástrica de eixo longo mostra cordas espessadas e encurtadas (*seta*), como é comumente visto na doença mitral reumática.

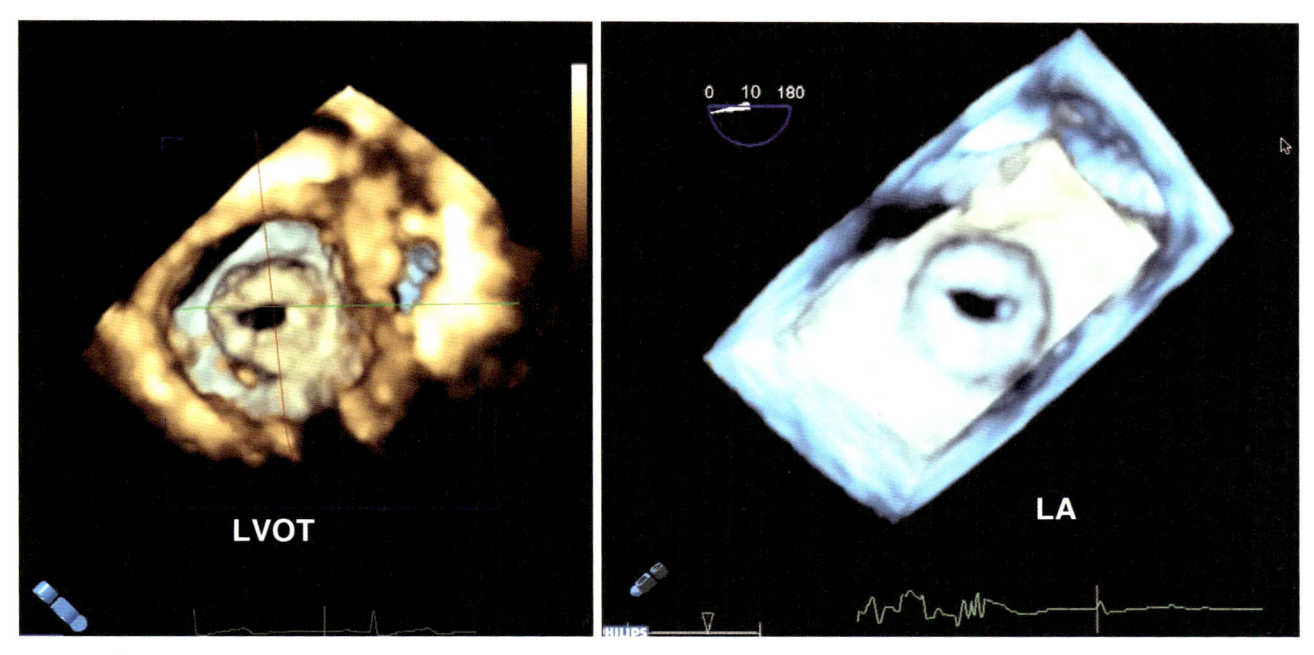

Fig. 2.56 ⊙ A TEE 3D, na perspectiva da LVOT (*à esquerda*) e perspectiva do LA (*à direita*), mostra folhetos grosseiramente espessados durante a diástole, proporcionando um aspecto de "boca de peixe". A medida da área anatômica do orifício da valva mitral, a partir de uma aquisição 3D do volume total, é muito precisa e um elemento padrão na avaliação de um paciente com doença reumática da valva mitral.

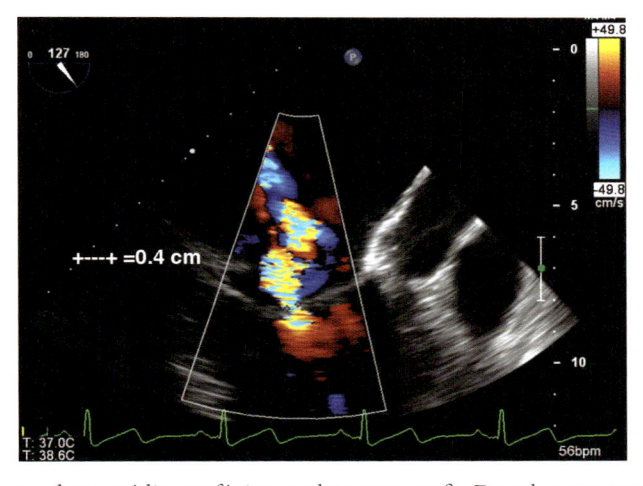

Fig. 2.57 No corte de eixo longo no plano médio-esofágico, a ultrassonografia Doppler em cores mostra uma *vena contracta* de 0,4 cm, compatível com regurgitação mitral moderada.

Doença da Valva Mitral

Método de PISA

$2\pi r^2 \times V_1 \times a/180 = MVA \times V_2$

$5,1 \times 37\ cm/s \times 0,8 = MVA \times 208\ cm/s$

$MVA = 0,73\ cm^2$

Método do tempo de meia pressão

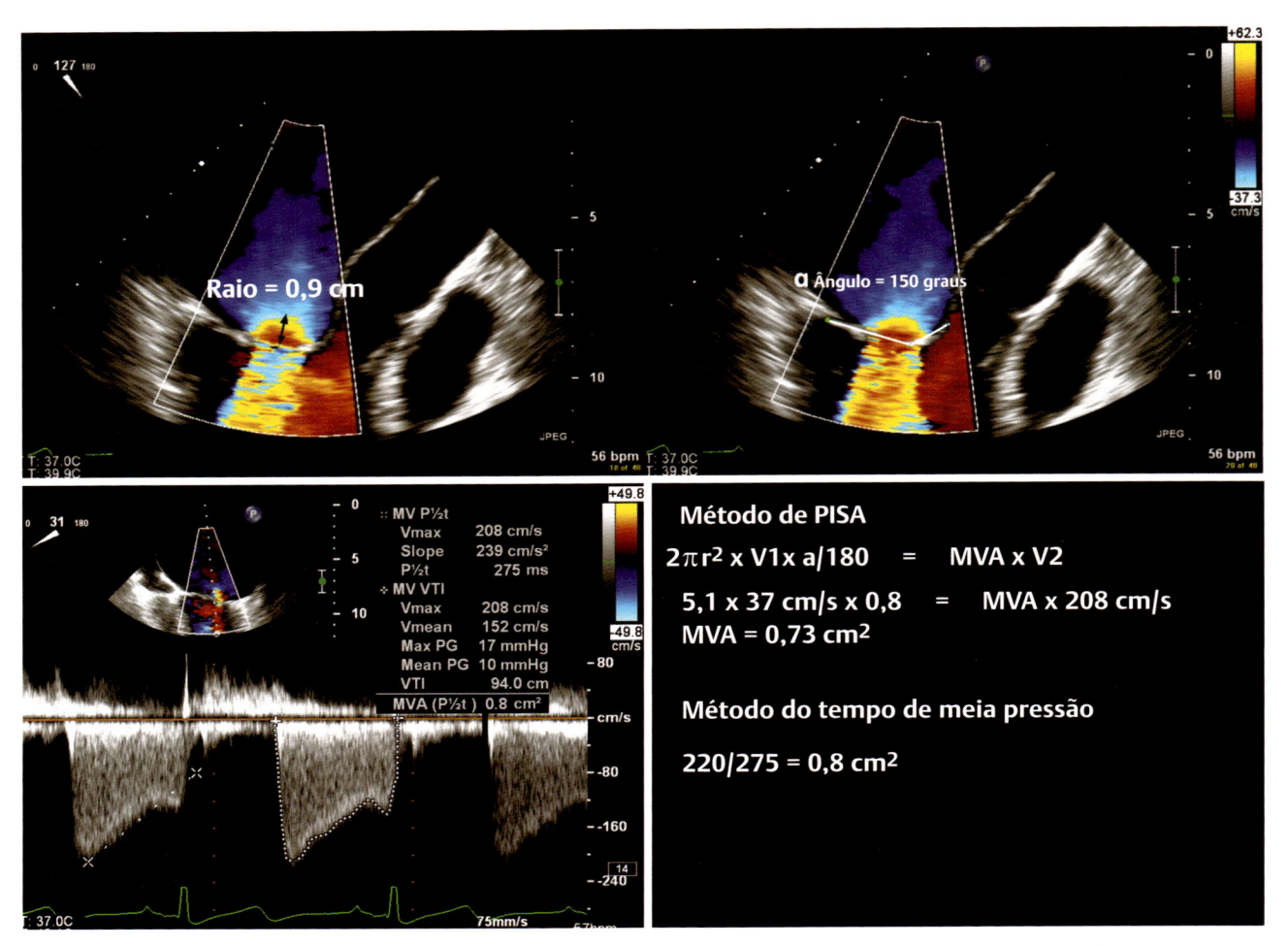

$220/275 = 0,8\ cm^2$

Fig. 2.58 Cálculo da MVA usando a PISA. Com o uso de um raio de 0,9 cm, um ângulo de abertura da valva de 150 graus, um pico de velocidade de influxo mitral de 210 cm/s, a MVA é igual a 0,73 cm². Pelo método de tempo de meia pressão, a MVA = 0,8 cm².

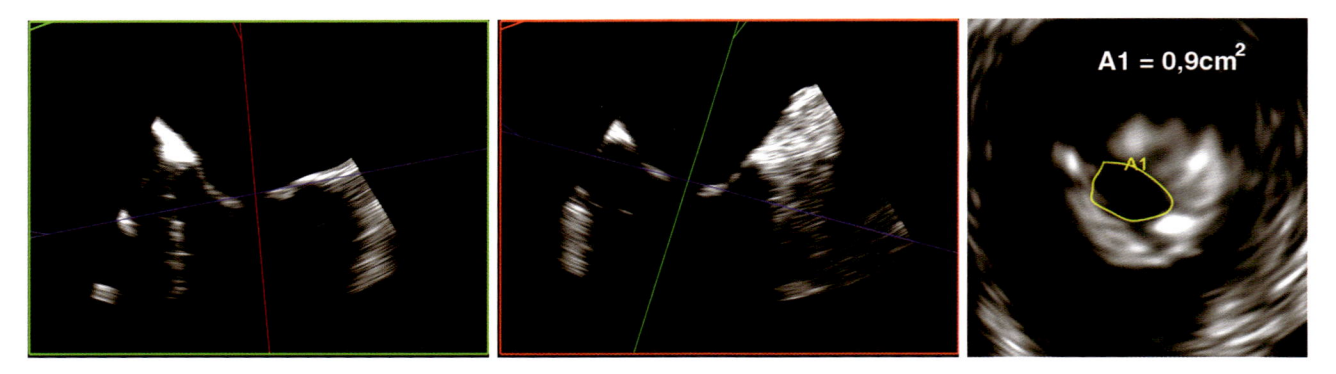

Fig. 2.59 Com o uso de reconstrução multiplanar, a planimetria do orifício mitral rende uma MVA de 0,9 cm².

CASO 2-8 Regurgitação e Estenose Mitral Reumática

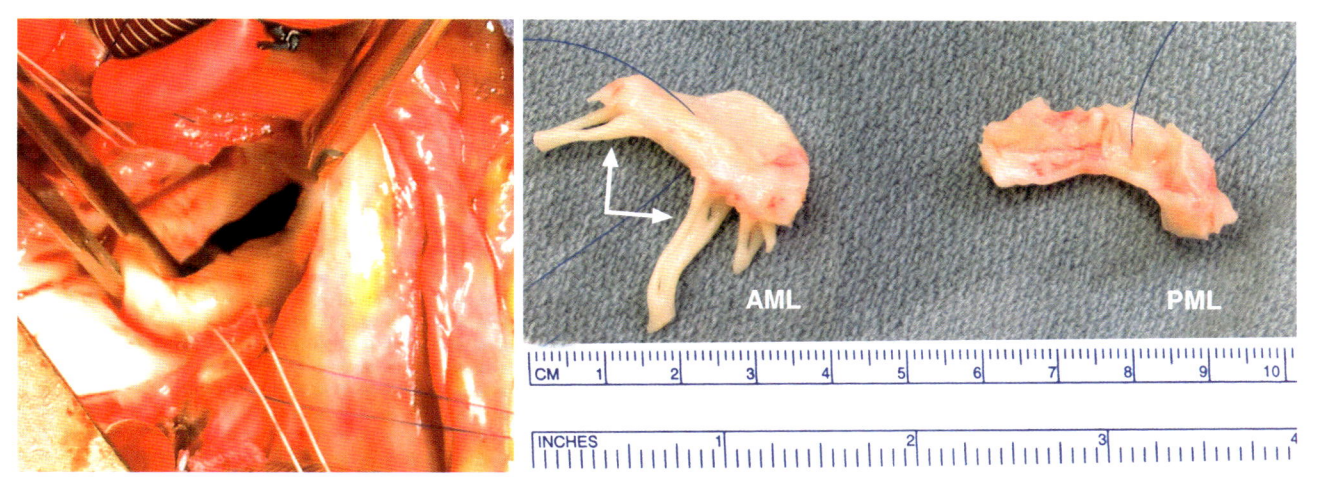

Fig. 2.60 Na cirurgia, a espessura de ambos os folhetos da valva mitral é vista. Após explantação, as cordas espessadas (*setas*) do AML são observadas.

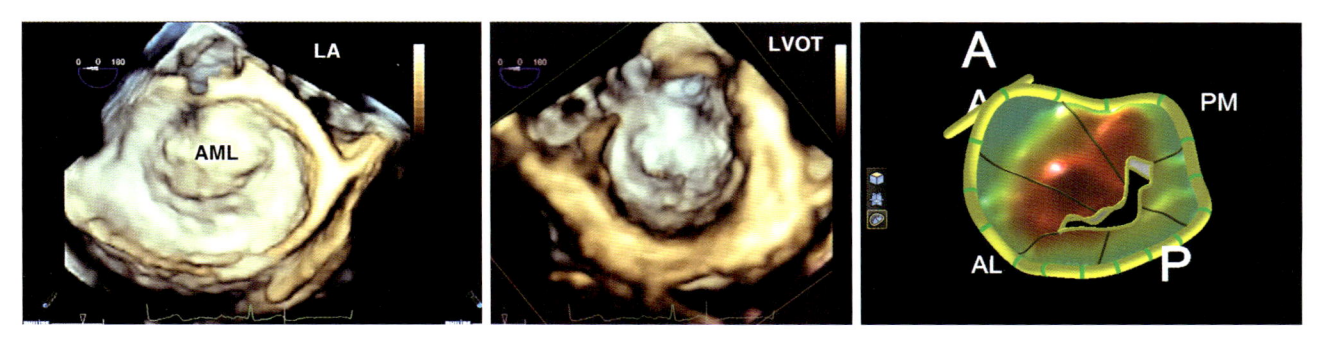

Fig. 2.61 ▶ A TEE 3D na perspectiva do LA (*à esquerda*) e na perspectiva da LVOT (*centro*) mostra espessamento do folheto e prolapso do AML. Isto também é ilustrado pelas áreas vermelhas vistas com a quantificação da valva mitral (*à direita*).

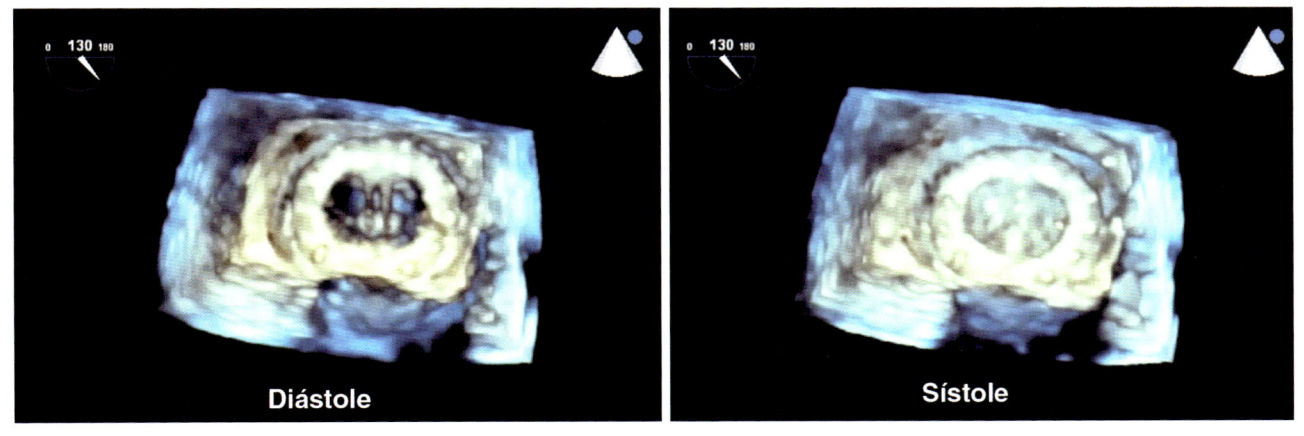

Fig. 2.62 ▶ Uma prótese mecânica de duplo folheto foi colocada. Movimentação normal do folheto é vista na diástole (*à esquerda*) e sístole (*à direita*).

Comentários (para Casos 2-7 e 2-8)

A característica principal da doença valvar reumática é a fusão comissural dos folhetos mitrais com a aparência ecocardiográfica típica de cúpula diastólica dos folhetos. A abordagem padrão para a medição da área valvar mitral na imagiologia transtorácica é a planimetria 2D do orifício. No entanto, esta visão raramente pode ser obtida em imagens transesofágicas, pois é difícil obter uma visão de eixo curto nas bordas do folheto. Com imagens 3D, uma aquisição de volume total permite uma medição precisa da área do orifício anatômico e, portanto, é recomendada na geração de imagens da TTE e TEE. O volume 3D permite que o plano de medição esteja localizado nas pontas do folheto (onde a área mais estreita ocorre) e seja alinhado para evitar um plano de imagem oblíquo. O método de tempo de meia pressão mitral, com base na curva de velocidade do Doppler, é útil no centro cirúrgico, porque o jato mitral é direcionado para longe do transdutor e é relativamente fácil obter um ângulo de intercepção paralelo entre o feixe de ultrassom e o jato de estenose mitral. A área da válvula pela equação de continuidade pode ser estimada a partir da taxa máxima de fluxo e velocidade, como mostrado. Alternativamente, o volume sistólico pode ser calculado pela medida do fluxo da artéria pulmonar. Em seguida, a área valvar em cm2 é calculada dividindo-se o volume sistólico (cm^3) pela integral velocidade-tempo do sinal do Doppler OC de estenose mitral (cm). Estes métodos alternativos para avaliação da gravidade da estenose mitral devem apresentar concordância razoável. A concordância entre as medidas anatômicas e Doppler da gravidade da estenose mitral aumenta a confiança na precisão desses dados. A maioria dos pacientes com valvopatia mitral reumática também apresenta regurgitação mitral coexistente. A gravidade da regurgitação mitral é avaliada por abordagens-padrão, embora o fluxo sistólico da veia pulmonar possa estar anormal, quando a fibrilação atrial está presente, mesmo na ausência de regurgitação mitral significativa. A avaliação por TEE de um paciente com estenose mitral reumática também deve incluir um exame completo para excluir trombo no apêndice atrial esquerdo ou no corpo do átrio esquerdo.

Leitura Sugerida

1. Otto CM: Valvular stenosis. In Textbook of clinical echocardiography, ed 5, Philadelphia, 2012, Elsevier Saunders.
2. Marijon E, Mirabel M, Celermajer DS, et al: Rheumatic heart disease, Lancet 379(9819):953–964, 2012.
3. de Agustin JA, Mejia H, Viliani D, et al: Proximal flow convergence method by three-dimensional color Doppler echocardiography for mitral valve area assessment in rheumatic mitral stenosis, J Am Soc Echocardiogr 27(8):838–845, 2014.
4. Min SY, Song JM, Kim YJ, et al: Discrepancy between mitral valve areas measured by two-dimensional planimetry and threedimensional transoesophageal echocardiography in patients with mitral stenosis, Heart 99(4):253–258, 2013.

Regurgitação Mitral Secundária à Doença Arterial Coronariana

CASO 2-9
Regurgitação Mitral Isquêmica

Este homem de 83 anos de idade com estenose aórtica grave e uma ejeção ventricular esquerda de 7% também foi descoberto ter regurgitação mitral grave. A angiografia coronária mostrou uma estenose de 60% da artéria coronária descendente anterior esquerda e uma estenose de 80% de um grande segmento do primeiro ramo marginal obtuso da artéria coronária circunflexa. A anatomia do folheto mitral estava normal, mas havia adelgaçamento e acinesia da parede ventricular esquerda posterolateral, sugerindo que a etiologia da regurgitação mitral era isquêmica. Após o manejo clínico agressivo e a colocação de um balão de contrapulsação intra-aórtico, ele foi encaminhado para substituição de valva aórtica, cirurgia de revascularização miocárdica e reparo de valva mitral.

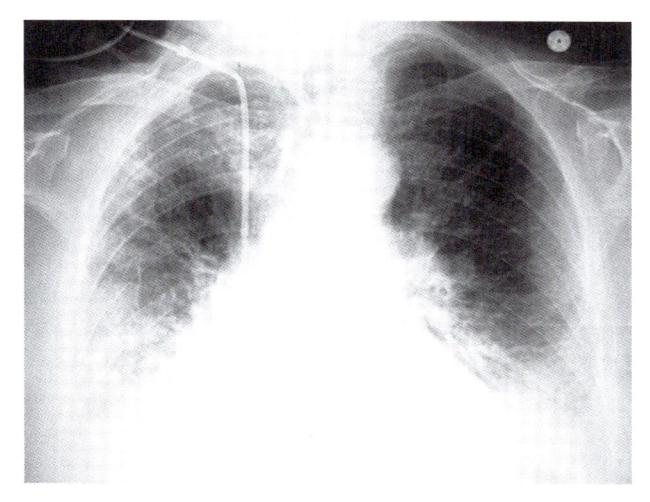

Fig. 2.63 A radiografia torácica PA portátil mostra cardiomegalia com vascularidade pulmonar aumentada e edema pulmonar.

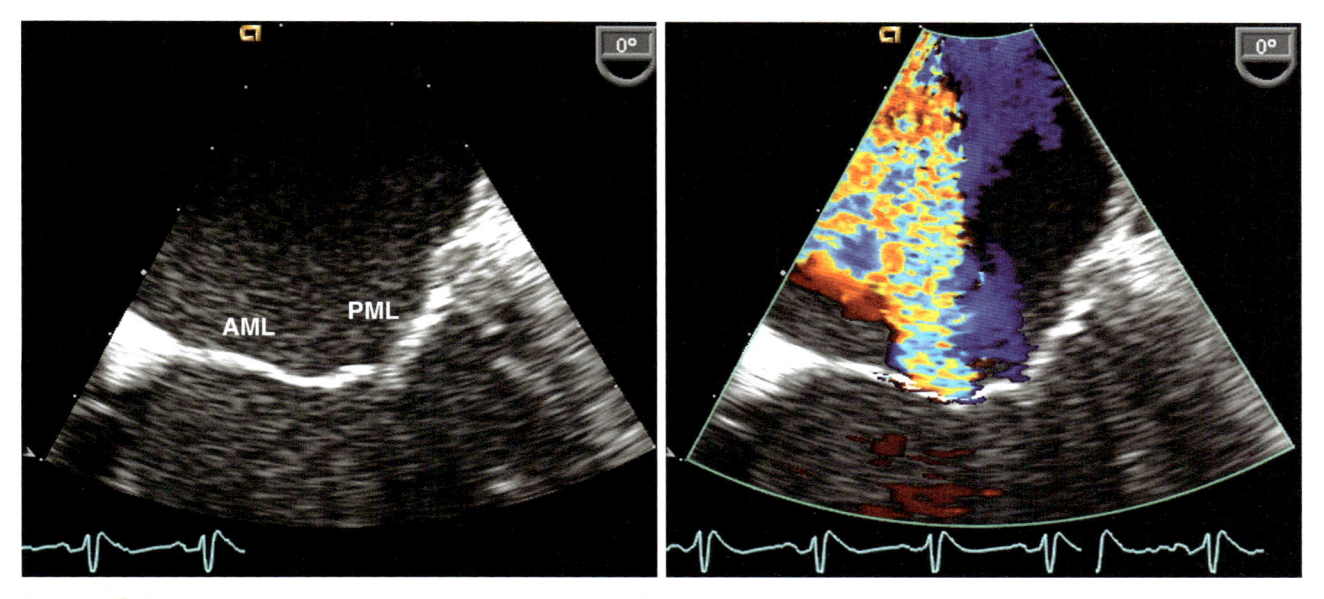

Fig. 2.64 ▶ Em uma TEE com corte de quatro câmaras, os folhetos e cordas mitrais aparecem anatomicamente normais, mas o ânulo está dilatado e, durante a sístole, o folheto anterior parece "deslizar" atrás do folheto posterior por causa da constrição (ou fechamento inadequado) do folheto posterior. Ultrassonografia Doppler em cores demonstra um jato central de regurgitação.

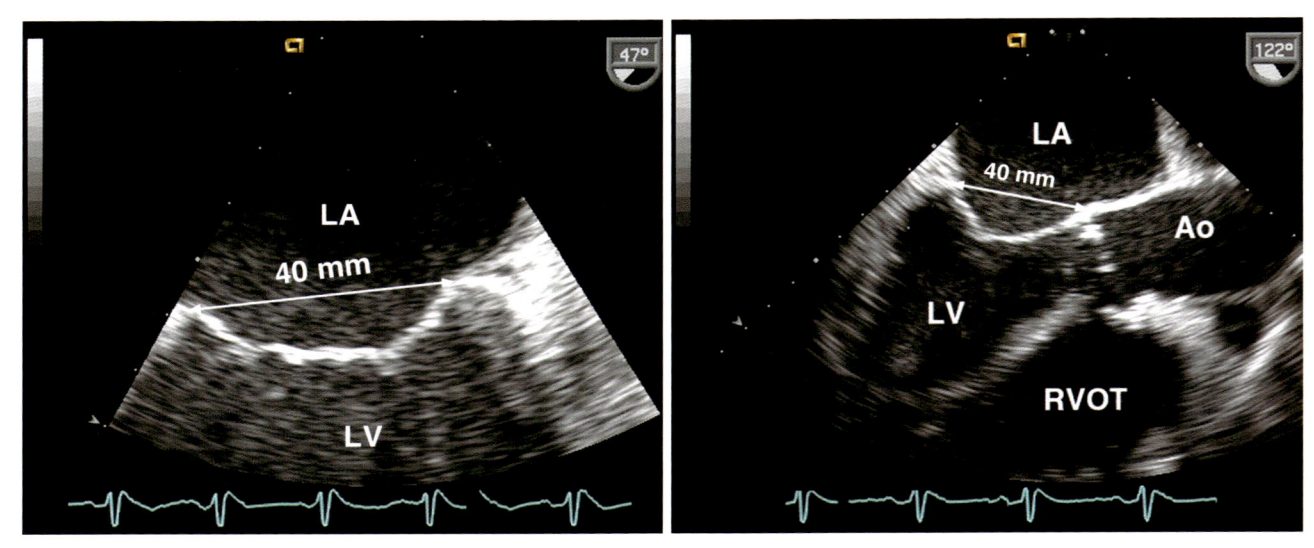

Fig. 2.65 Visto que um anel anular é geralmente usado na abordagem cirúrgica à regurgitação mitral isquêmica, é útil obter a dimensão do ânulo para o planejamento cirúrgico. Tipicamente, esta medida é obtida na mesossístole em dois cortes: (*1*) o corte comissural, entre as junções do átrio esquerdo e ânulo mitral (*à esquerda*); e (*2*) o corte de eixo longo no plano médio-esofágico, entre a junção do ânulo posterior e átrio esquerdo, e a junção do átrio esquerdo e raiz aórtica (*à direita*). AML = folheto anterior da valva mitral, PML = folheto posterior da valva mitral, LA = átrio esquerdo.

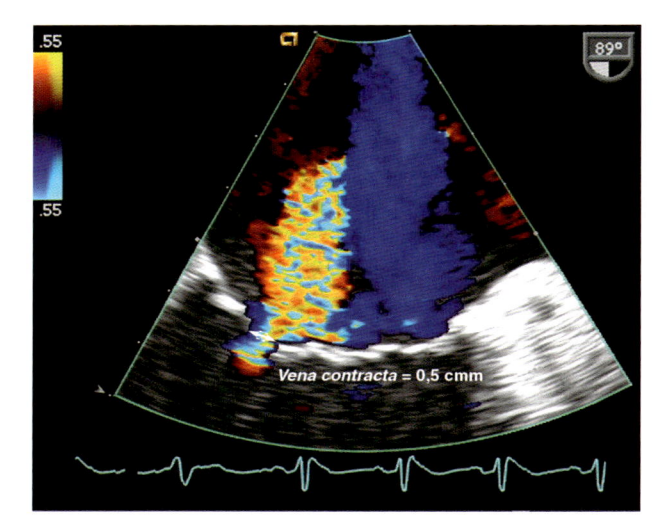

Fig. 2.66 Quantificação da gravidade da regurgitação mitral começa com a medida da largura da *vena contracta*. A *vena contracta* é medida na largura mais estreita do jato, com uma "cintura" claramente definida entre a aceleração do fluxo proximal e a expansão do jato distal. A largura de 0,5 cm é compatível com regurgitação mitral moderada e indica a necessidade de quantificação adicional.

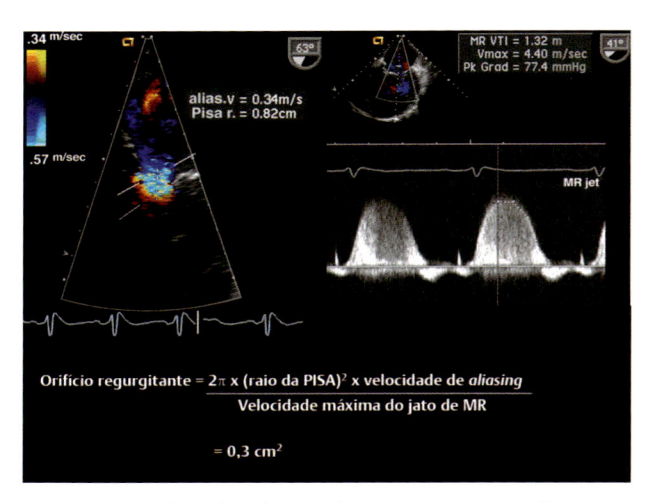

Fig. 2.67 Usando a abordagem da PISA para quantificação da gravidade da regurgitação, uma PISA de raio de 0,8 cm é medida em uma velocidade de *aliasing* de 0,34 m/s. A multiplicação da área de superfície de um hemisfério com um raio de 0,8 cm com a velocidade de *aliasing* resulta uma taxa máxima de fluxo regurgitante de 137 mL/s. A máxima área do orifício regurgitante (ROA) é, então, determinada dividindo-se pela velocidade do jato de MR no Doppler de CW. Uma ROA de 0,3 cm² é compatível com regurgitação mitral moderada. O volume regurgitante pode, então, ser calculado pela diferença entre o volume sistólico pela valva mitral *versus* valva aórtica ou multiplicando-se a integral velocidade-tempo (VTI) pela ROA, como demonstrado na Fig. 2.68.

CASO 2-9 Regurgitação Mitral Isquêmica

Fig. 2.68 A fração de regurgitação é a razão entre o volume sistólico regurgitante e o volume sistólico total (RSV + fluxo anterógrado na LVOT). Tanto o volume regurgitante de 40 mL como a fração de regurgitação de 56% são compatíveis com uma regurgitação mitral moderada. É provável que a regurgitação seja mais grave quando o paciente não está sob anestesia geral.

Orifício regurgitante = 0,3 cm²
VTI da MR = 132 cm
Volume regurgitante = 40 mL

Volume sistólico = área da LVOT x VTI da LVOT
= 32 mL

Fração de regurgitação = 56%

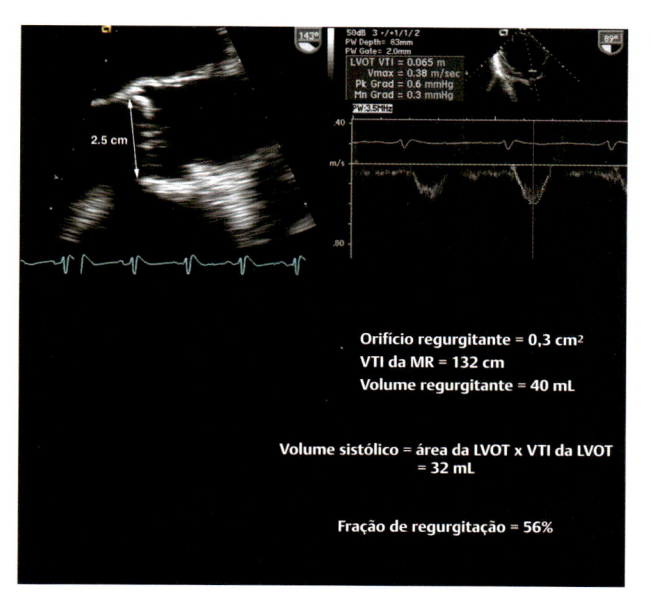

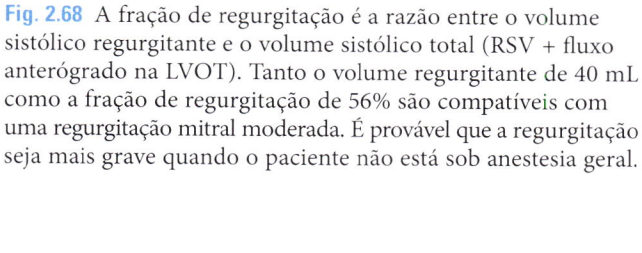

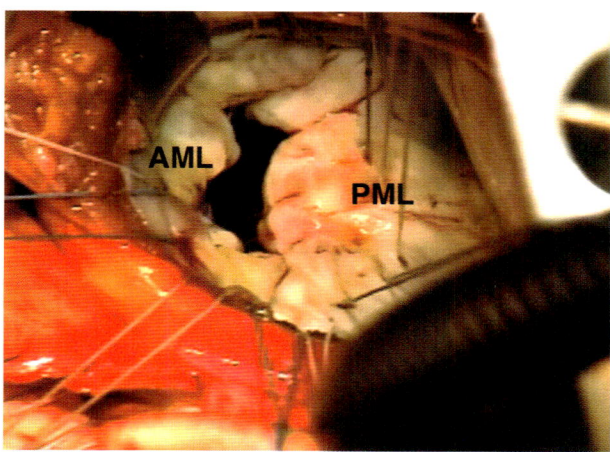

Fig. 2.69 Inspeção cirúrgica da valva mostra fechamento incompleto da valva, com folhetos valvares relativamente normais. Suturas foram colocadas no ânulo mitral para fixar o anel de anuloplastia. AML = folheto anterior da valva mitral, PML = folheto posterior da valva mitral.

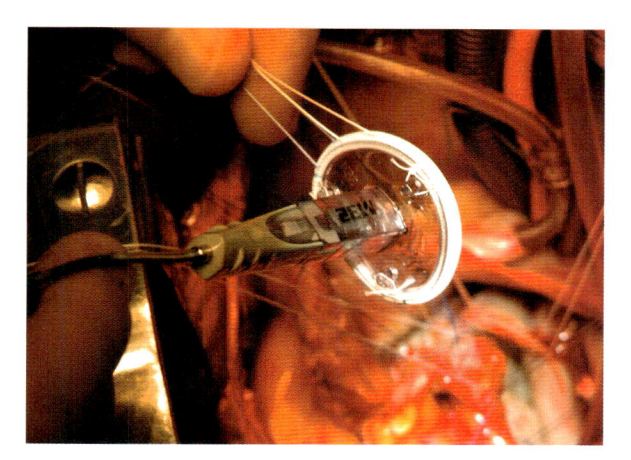

Fig. 2.70 O anel de anuloplastia sendo preparado para colocação.

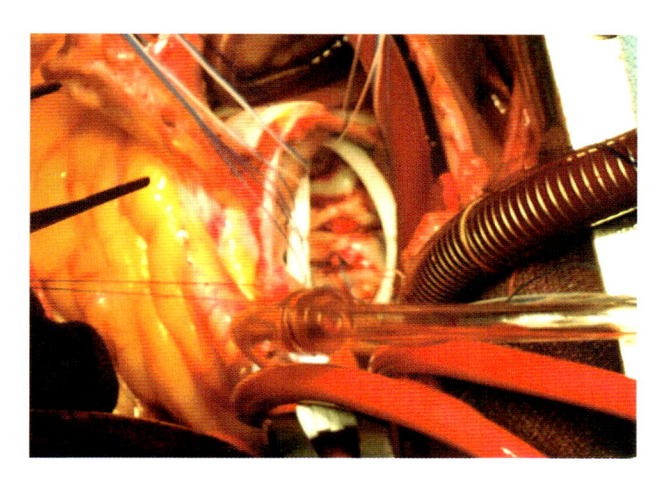

Fig. 2.71 O anel de anuloplastia posicionado.

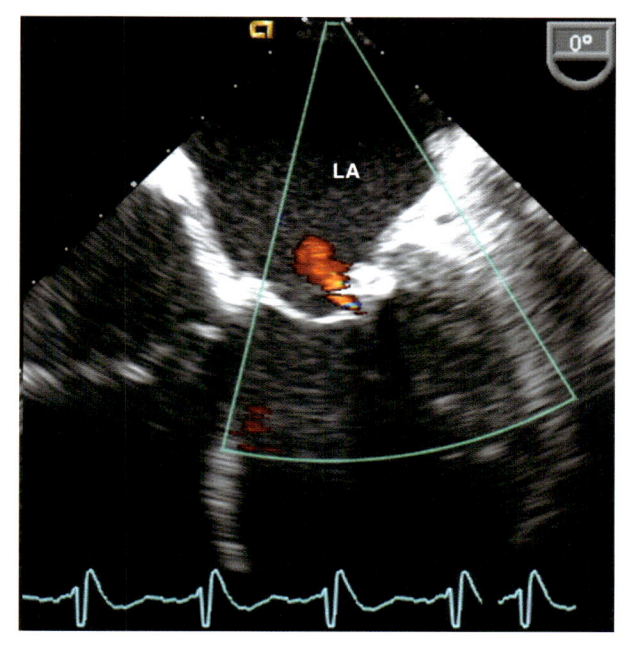

Fig. 2.72 ◯ Imagens pós-operatórias imediatas mostram o anel de anuloplastia na posição e a coaptação normal dos folhetos mitrais na sístole. Houve um traçado de regurgitação mitral no exame de Doppler em cores.

Comentários

Regurgitação mitral isquêmica pode ser causada por diversos mecanismos diferentes. Anormalidades na movimentação da parede localizadas nas regiões subjacentes aos músculos papilares resultam em regurgitação mitral em repouso, quando o miocárdio está infartado, ou apenas com o esforço, quando há isquemia intermitente. Em pacientes com dilatação do ventrículo esquerdo e disfunção sistólica secundária à doença arterial coronariana, a regurgitação tem um mecanismo similar àquele observado em pacientes com cardiomiopatia dilatada. A forma mais catastrófica de regurgitação mitral isquêmica é a ruptura do músculo papilar.

Com a regurgitação mitral isquêmica causada por uma anormalidade regional da movimentação da parede, uma "constrição" do folheto posterior é típica, como observado neste caso. O folheto posterior aparece relativamente imóvel e falha em se mover completamente na direção do ânulo mitral na sístole, de modo que a movimentação normal do folheto anterior resulta em um aspecto de "deslize" atrás do ponto de coaptação com o folheto posterior. Revascularização por si só tem efeitos variáveis sobre a gravidade da regurgitação mitral isquêmica, de modo que muitos cirurgiões colocarão um anel de anuloplastia para reduzir o tamanho da região posterior do ânulo, resultando em uma coaptação mais completa do folheto na sístole.

Estudos recentes indicam que o reparo e a substituição da valva para MR isquêmica moderada durante a cirurgia de revascularização miocárdica estão associados a resultados clínicos similares.

Leitura Sugerida

1. Grayburn PA, Carabello B, Hung J, et al: Defining "severe" secondary mitral regurgitation: Emphasizing an integrated approach, J Am Coll Cardiol 64(25):2792–2801, 2014.
2. Acker MA, Parides MK, Perrault LP, et al: Mitral-valve repair versus replacement for severe ischemic mitral regurgitation, N Engl J Med 370:23–32, 2014.
3. Smith PK, Puskas JD, Ascheim DD, et al: Surgical treatment of moderate ischemic mitral regurgitation, N Engl J Med 371(23):2178–2188, 2014.
4. Kron IL, Hung J, Overbey JR, et al: CTSN Investigators. Predicting recurrent mitral regurgitation after mitral valve repair for severe ischemic mitral regurgitation, J Thorac Cardiovasc Surg 149(3):752–761, e1, 2015.

CASO 2-10
Ruptura do Músculo Papilar

Este homem de 64 anos de idade apresentou dor torácica e um ECG anormal. Seu histórico médico é notável pela hipertensão, hipercolesterolemia e tabagismo. A angiografia coronária mostrou doença difusa na artéria descendente anterior esquerda, uma artéria coronária direita cronicamente obstruída e uma estenose de 95% no primeiro ramo marginal obtuso, que foi considerada ser a lesão "responsável". A angiografia do ventrículo esquerdo mostrou uma fração de ejeção de 45% com acinesia das paredes inferior e lateral.

Ele foi submetido a uma angioplastia percutânea do vaso marginal obtuso, com apenas uma pequena estenose residual. No entanto, por causa da hipotensão progressiva e congestão pulmonar, um balão de contrapulsação intra-aórtico foi inserido, e uma ecocardiografia solicitada.

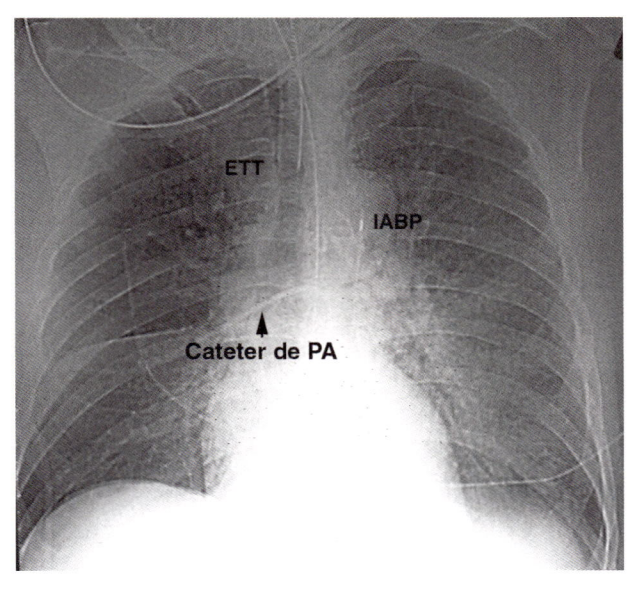

Fig. 2.73 A radiografia torácica portátil à beira do leito mostra um coração de tamanho normal, com leve congestão pulmonar. O tubo endotraqueal (ETT), o balão de contrapulsação intra-aórtica (IABP) e o cateter de artéria pulmonar (PA) são observados.

CASO 2-10 Ruptura do Músculo Papilar   71

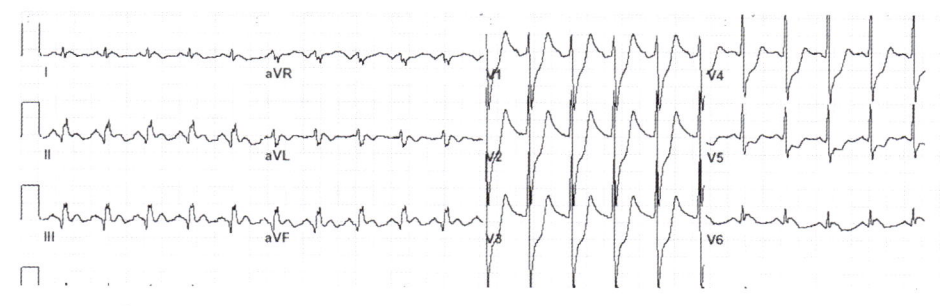

Fig. 2.74 A ECG mostra ondas Q inferiores e depressão acentuada do segmento ST nas derivações anterior e lateral.

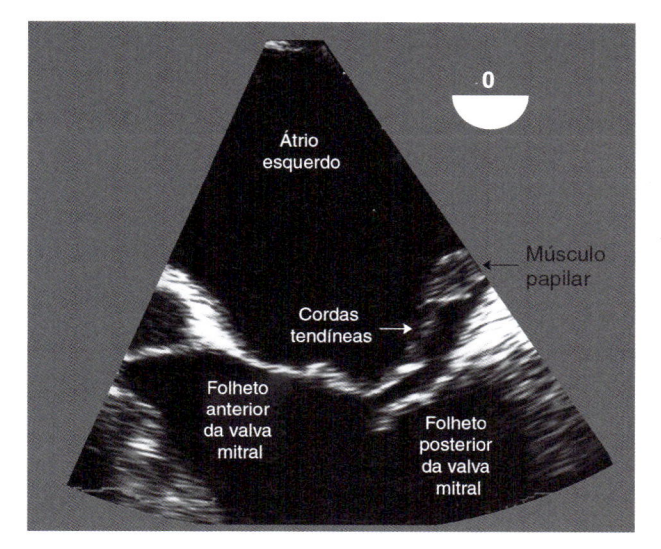

Fig. 2.75 ▶ O corte de quatro câmaras mostra um músculo papilar rompido ligado ao folheto anterior, com prolapso da cabeça do músculo papilar em direção ao átrio esquerdo na sístole, com regurgitação mitral grave.

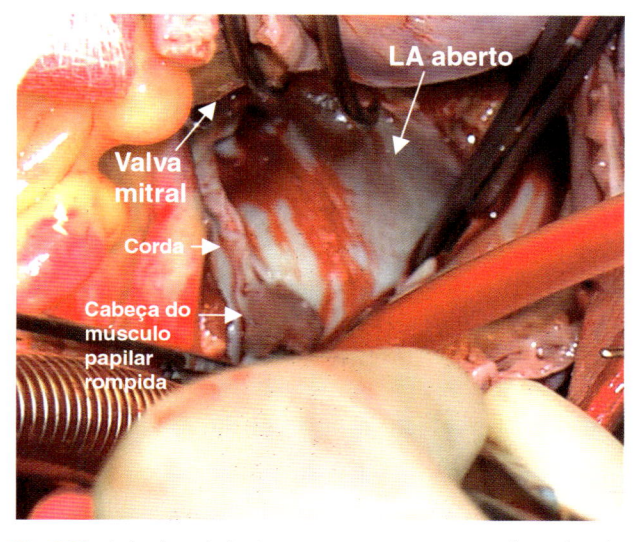

Fig. 2.76 Achados cirúrgicos mostraram ruptura do músculo papilar, com rompimento das inserções das cordas no folheto anterior da valva mitral, resultando em uma movimentação exagerada parcial do folheto. A anatomia não era reparável e, portanto, a substituição da valva mitral foi realizada.

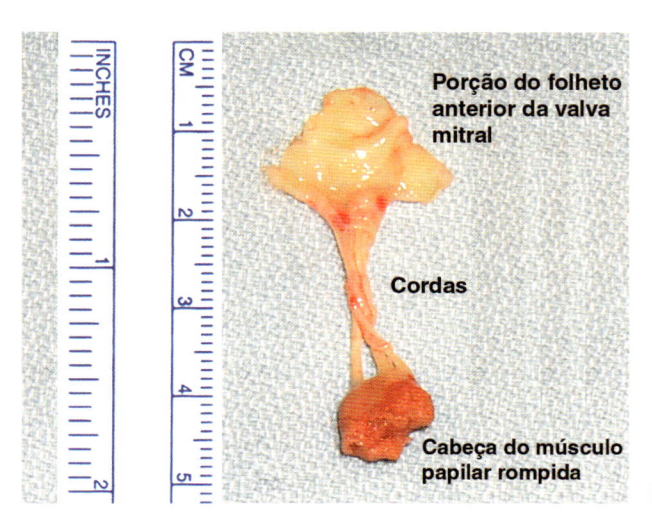

Fig. 2.77 O folheto e a cabeça do músculo papilar excisados.

CASO 2-11
Outro Caso de Ruptura do Músculo Papilar

Este homem de 67 anos de idade, com um histórico de hipertensão tratada com lisinopril, dirigiu-se dois dias antes para outro hospital com tosse e escarro verde. Ele foi enviado para casa com um diagnóstico de bronquite aguda. No dia seguinte, ele desenvolveu ardor torácico, que se intensificou gradualmente ao longo das 24 horas seguintes e estava acompanhado por piora da falta de ar em repouso. Na admissão hospitalar suspeitou-se de uma síndrome coronariana aguda. Ele foi submetido a um cateterismo do coração esquerdo, que exibiu doença difusa da LAD, 100% RCA e 100% oclusão da OM, e a TTE revelou MR grave com suspeita de ruptura do músculo papilar. Uma radiografia torácica mostrou edema pulmonar. Seus sintomas respiratórios pioraram, e preparativos foram realizados para transferi-lo ao nosso hospital, após intubação endotraqueal e colocação de balão de contrapulsação intra-aórtico. Na cirurgia, o músculo papilar anterior estava parcialmente rompido, provocando uma movimentação exagerada do folheto posterior.

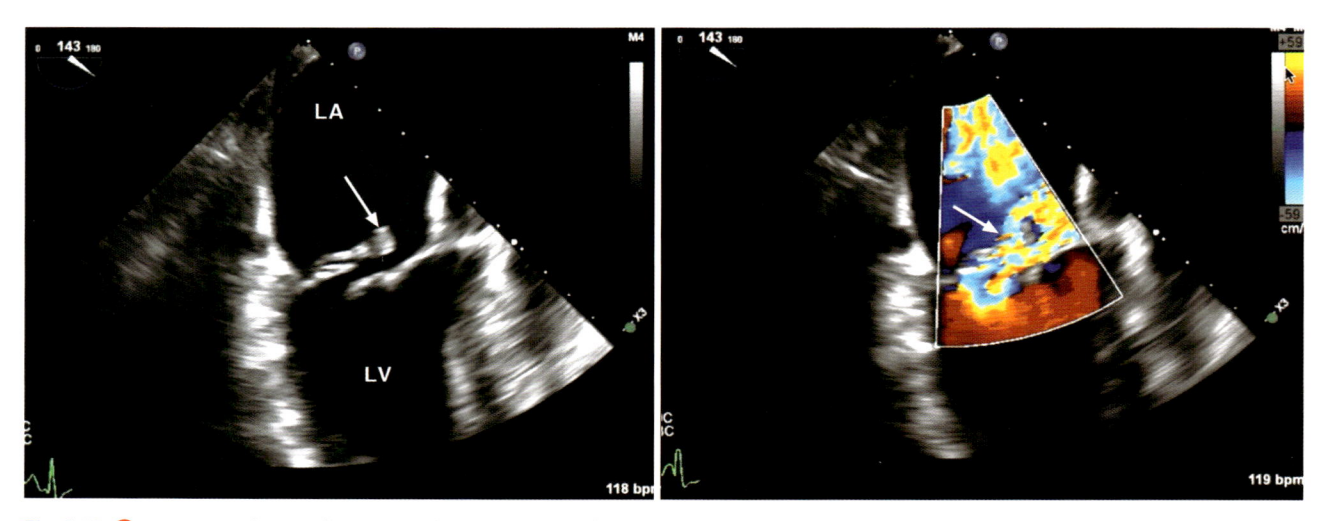

Fig. 2.78 ● Um corte de eixo longo no plano médio-esofágico mostra o que parece ser uma movimentação exagerada do folheto posterior da valva mitral. A espessura no folheto causa suspeita de um músculo papilar rompido. A ultrassonografia Doppler em cores mostra um jato de MR direcionado anteriormente (*seta*), que sugere que o folheto posterior seja o responsável.

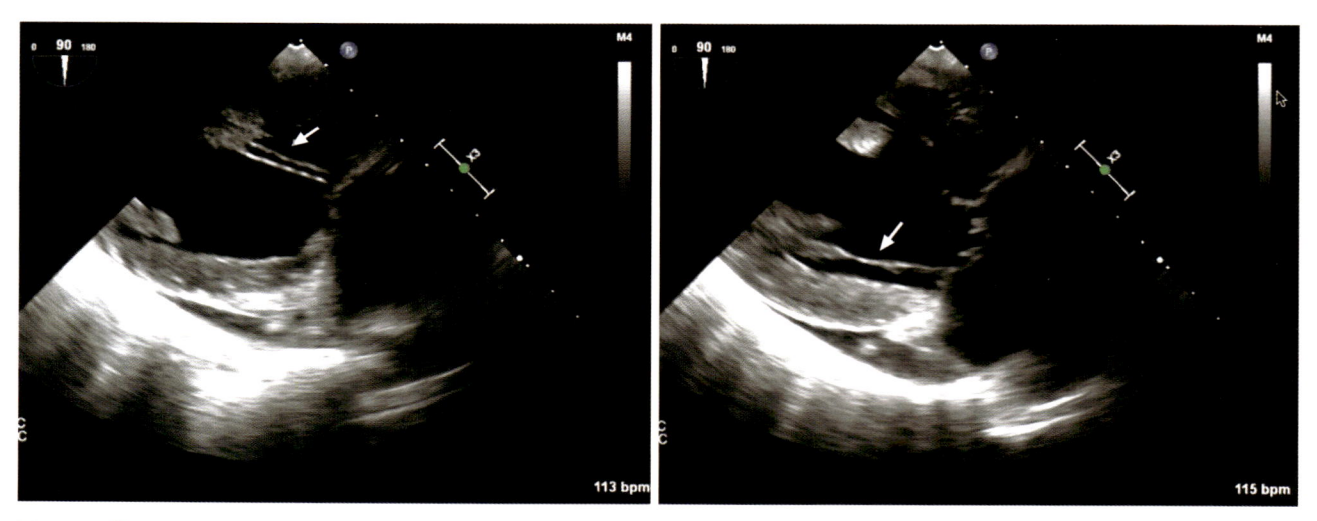

Fig. 2.79 ● Estes cortes transgástricos de eixo longo do LV foram obtidos a 90 graus, com a única diferença entre eles sendo uma leve rotação da sonda. Estas imagens ressaltam a dificuldade que ocasionalmente surge para decidir qual músculo papilar está necrótico, visto que as rupturas são geralmente subtotais. Na figura à esquerda, as cordas são observadas se originando a partir do músculo posteromedial, e o músculo anterior parece incompleto; o oposto ocorre na figura à direita.

CASO 2-11 Outro Caso de Ruptura do Músculo Papilar   73

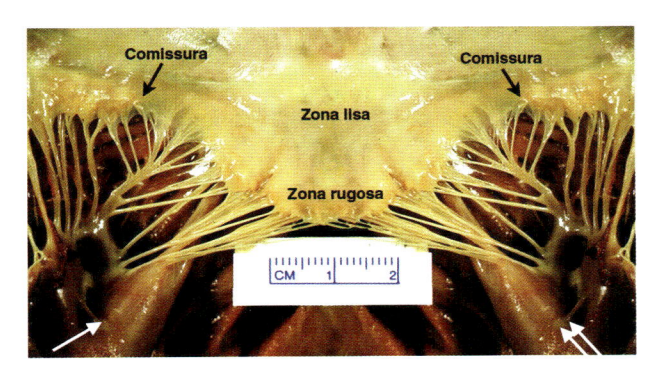

Fig. 2.80 Nesta amostra patológica, o folheto posterior foi seccionado em seu ponto médio. As comissuras e as zonas lisa e rugosa do folheto anterior da valva mitral são vistas. Observa-se que o músculo papilar anterolateral (*seta única*) e posteromedial (*seta dupla*) cedem cordas para ambos os folhetos, o que explica o porquê a ruptura de um músculo papilar pode resultar no prolapso dos folhetos mitrais. (Imagem Cortesia de Dr. Dennis Reichenbach).

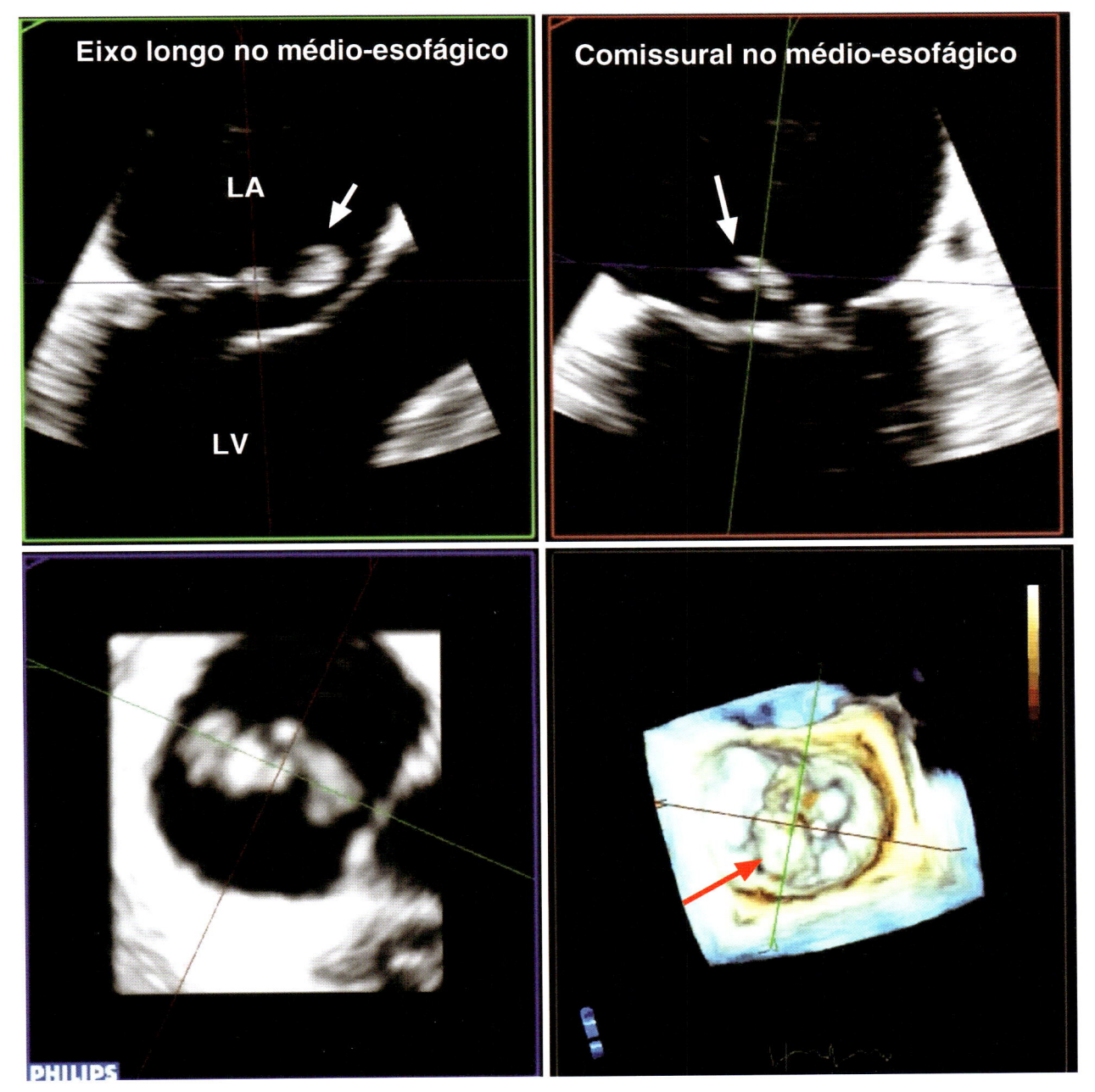

Fig. 2.81 ▶ Reconstrução multiplanar da valva mitral. Na figura inferior à direita, uma TEE 3D da valva mitral é vista na perspectiva do LA, com a seta vermelha indicando o segmento prolapsado. O plano verde divide a valva na direção anteroposterior, e o plano vermelho divide a valva no plano comissural. As setas brancas indicam a suposta porção do músculo papilar rompido.

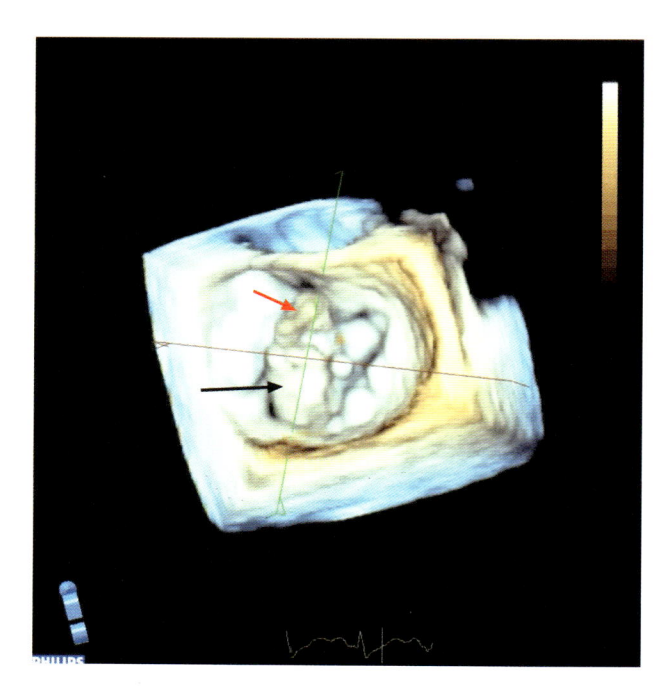

Fig. 2.82 ▶ TEE 3D da valva mitral vista na perspectiva do LA. A seta preta indica o que é provavelmente a porção do folheto posterior que está delimitada pelo músculo papilar rompido, e a seta vermelha indica o que é provavelmente a cabeça do músculo papilar rompido.

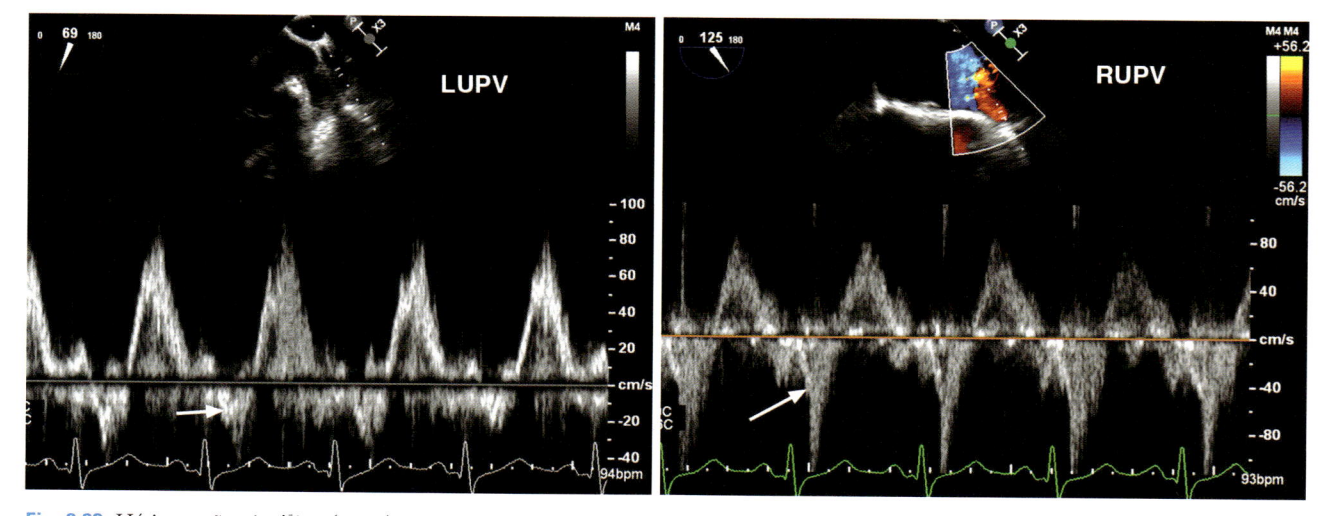

Fig. 2.83 Há inversão sistólica (*setas*) nas veias pulmonares superiores esquerda (LUPV) e direita (RUPV).

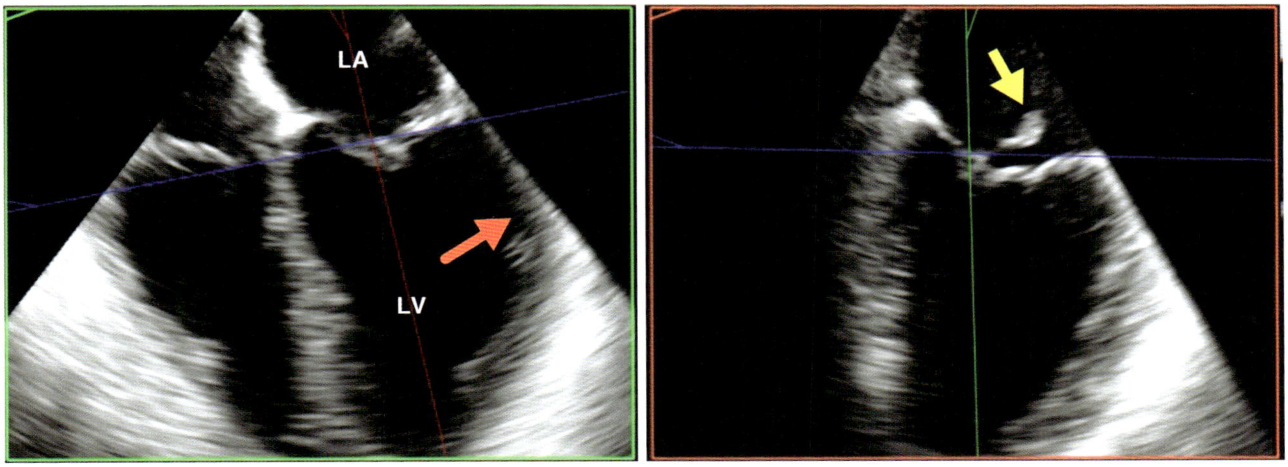

Fig. 2.84 ▶ À esquerda, um corte de quatro câmaras no plano médio-esofágico é observado, com a seta vermelha indicando a parede lateral. Em tempo real, a parede lateral aparece hipocinética. À direita, a seta amarela indica o segmento com movimentação acentuada. Ver comentários (para os Casos 2-10 e 2-11).

Comentários (para os Casos 2-10 e 2-11)

Ruptura do músculo papilar é uma complicação rara (< 0,1%), mas frequentemente fatal (mortalidade de 95% em 2 semanas) do infarto agudo do miocárdio. O início da ruptura do músculo papilar geralmente acontece vários dias após o infarto e tipicamente ocorre com pequeno dano localizado do miocárdio transmural, em vez de um grande infarto. O paciente apresenta sintomas de insuficiência cardíaca que variam desde edema pulmonar agudo até choque cardiogênico verdadeiro, de acordo com o quanto o músculo papilar tenha rompido, e consequente gravidade regurgitante mitral.

Embora a ecocardiografia seja a abordagem ideal para o diagnóstico, cuidado é necessário no exame, visto que a função sistólica ventricular esquerda global pode parecer relativamente normal, e a ruptura do músculo papilar normalmente não é visualizada no exame transtorácico. Um exame completo por TEE é geralmente diagnóstico, com demonstração do folheto com movimentação exagerada, com prolapso da cabeça do músculo papilar desinserida em direção ao átrio esquerdo na sístole.

Leitura Sugerida

1. Foster E, Gerber I: Echocardiography in the coronary care unit: Management of acute myocardial infarction, detection of complications and prognostic implications. In Otto CM, editor: The practice of clinical echocardiography, ed 5, Philadelphia, 2016, Elsevier, Chapter 12.
2. Kutty RS, Jones N, Moorjani N: Mechanical complications of acute myocardial infarction, Cardiol Clin 31(4):519–531, vii–viii, 2013.
3. Flueckiger PB, Cheng AC, Patton JM, et al: Partial papillary muscle rupture: A cause of acute mitral regurgitation, Am J Med Sci 345:478–481, 2013.
4. Jayawardena S, Renteria, Burzyantseva O, et al: Anterolateral papillary muscle rupture caused by myocardial infarction: A case report, Cases J 1:172–175, 2008.
5. Fradley MG, Picard MH: Rupture of the posteromedial papillary muscle leading to partial flail of the anterior mitral leaflet, Circulation 123:1044–1045, 2011.

Regurgitação Mitral Secundária à Cardiomiopatia Dilatada

CASO 2-12
Regurgitação Mitral Associada à Cardiomiopatia Dilatada

Esta mulher de 35 anos de idade com insuficiência cardíaca causada por cardiomiopatia dilatada foi encaminhada para intervenção cirúrgica por causa de uma regurgitação mitral grave. Seu TTE mostrou uma leve dilatação do ventrículo esquerdo com uma dimensão sistólica final de 59 mm, porém com hipocinesia global moderada com uma dimensão sistólica final de 52 mm e uma fração de ejeção de 44%. O átrio esquerdo estava gravemente dilatado em 58 mm, e a pressão sistólica pulmonar estava levemente elevada em 35 mm Hg. Regurgitação mitral grave estava presente, com uma *vena contracta* de 10 mm de largura e uma fração de ejeção de 78%.

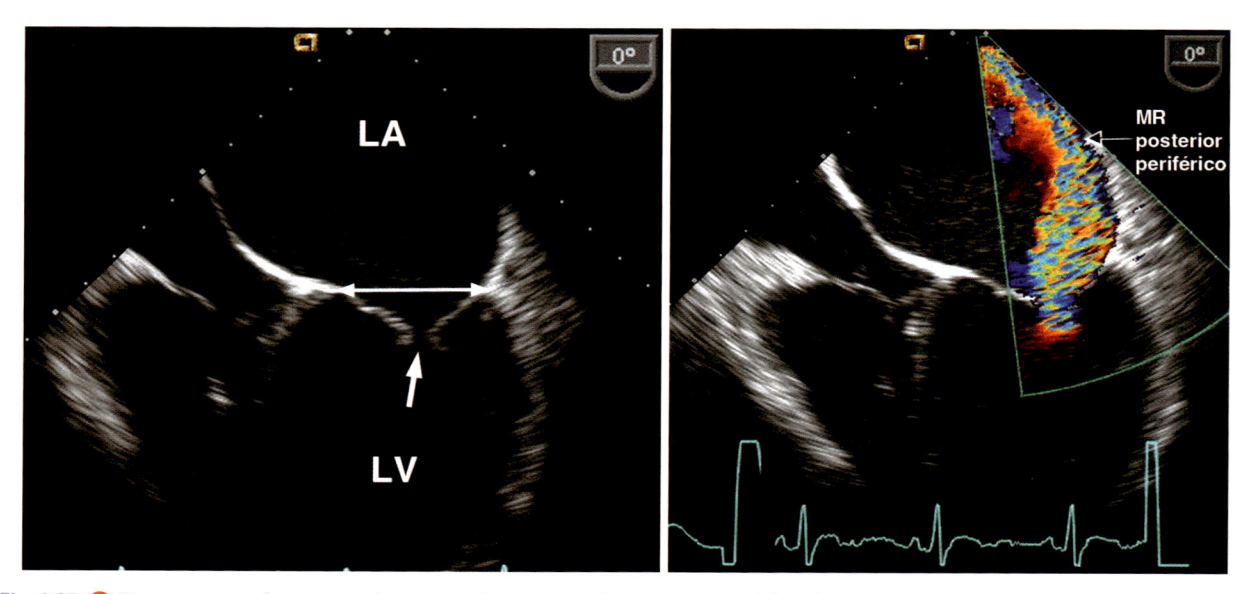

Fig. 2.85 ▶ Em um corte de quatro câmaras, o átrio esquerdo gravemente dilatado e o ventrículo esquerdo são observados. O ânulo mitral está dilatado em 4,2 cm. Durante a sístole, há falha na coaptação dos folhetos mitrais (*à esquerda, seta*). A ultrassonografia Doppler em cores mostra um grande e periférico jato regurgitante mitral (MR) direcionado posteriormente no átrio esquerdo (*à direita*).

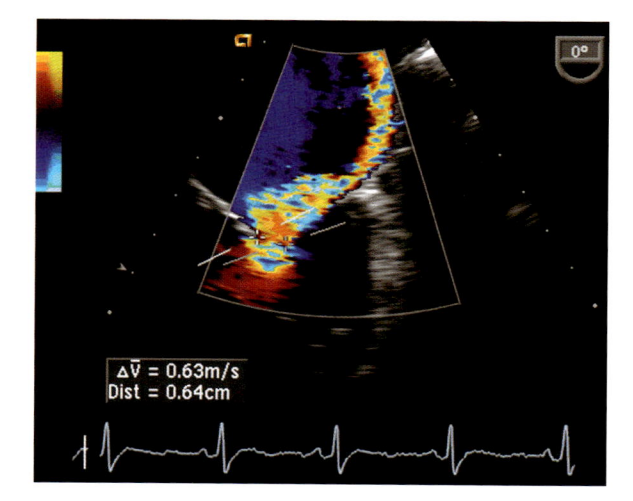

Fig. 2.86 A *vena contracta* é otimizada por meio da redução da profundidade de interrogação e aumento da área de interesse, a fim de minimizar erro na medida. A *vena contracta* é observada como a faixa estreita entre a PISA e a expansão do jato no átrio. Esta *vena contracta* de 0,6 cm de largura é compatível com regurgitação moderada.

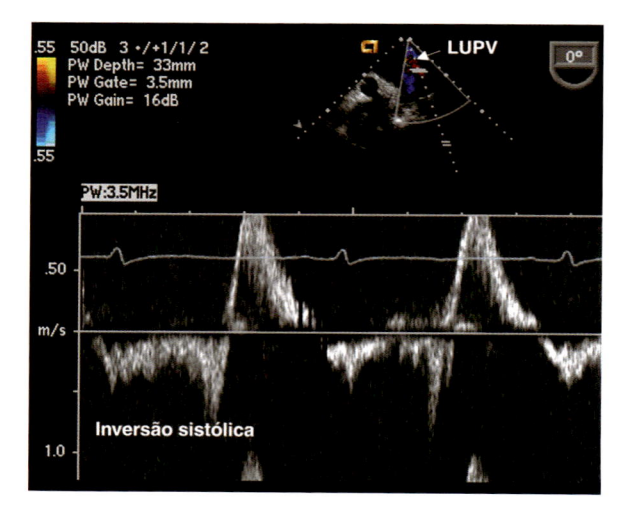

Fig. 2.87 Avaliação por Doppler pulsado do fluxo da veia pulmonar fornece uma abordagem adicional à avaliação da gravidade da regurgitação. Esta imagem mostra inversão do fluxo holossistólico na veia pulmonar superior esquerda (LUPV), como era de se esperar dada a direção do jato regurgitante.

CASO 2-12 Regurgitação Mitral Associada à Cardiomiopatia Dilatada 77

**2π × raio da PISA² × velocidade de *aliasing*
= ROA × velocidade máxima do jato de MR**

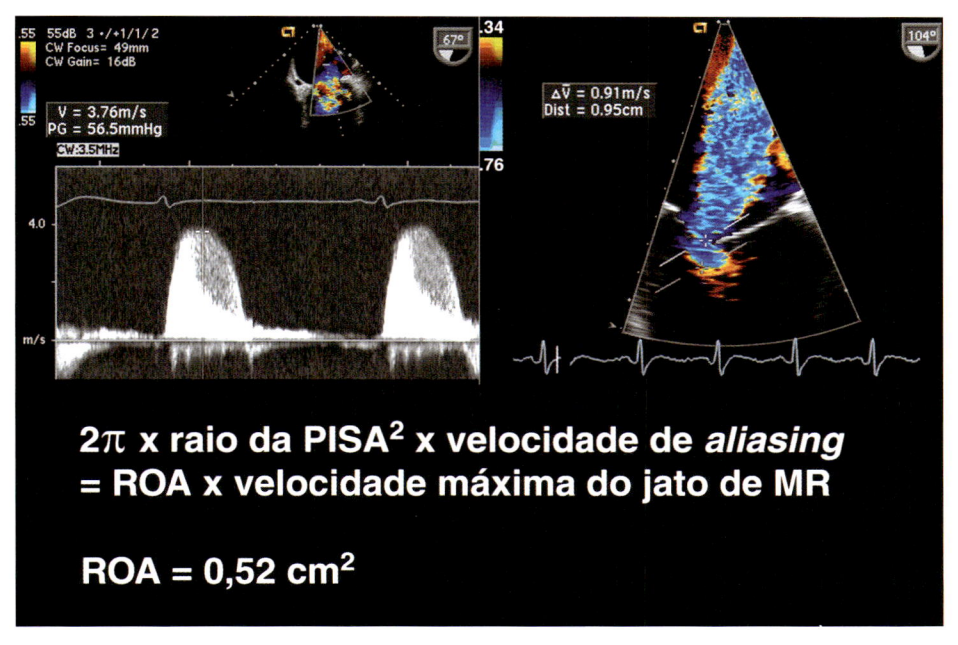

ROA = 0,52 cm²

Fig. 2.88 A PISA é visualizada por meio da redução da profundidade, aumento da imagem e ajuste do limite de Nyquist para otimizar a imagem. A taxa de fluxo regurgitante máximo (cm³/s) é calculada multiplicando-se a PISA (2π(0,95 cm)²) pela velocidade de *aliasing* (34 cm/s). A área máxima do orifício regurgitante (ROA) é, então, estimada dividindo-se pela velocidade máxima do jato regurgitante (376 cm/s). A ROA de 0,5 cm² é compatível com regurgitação grave.

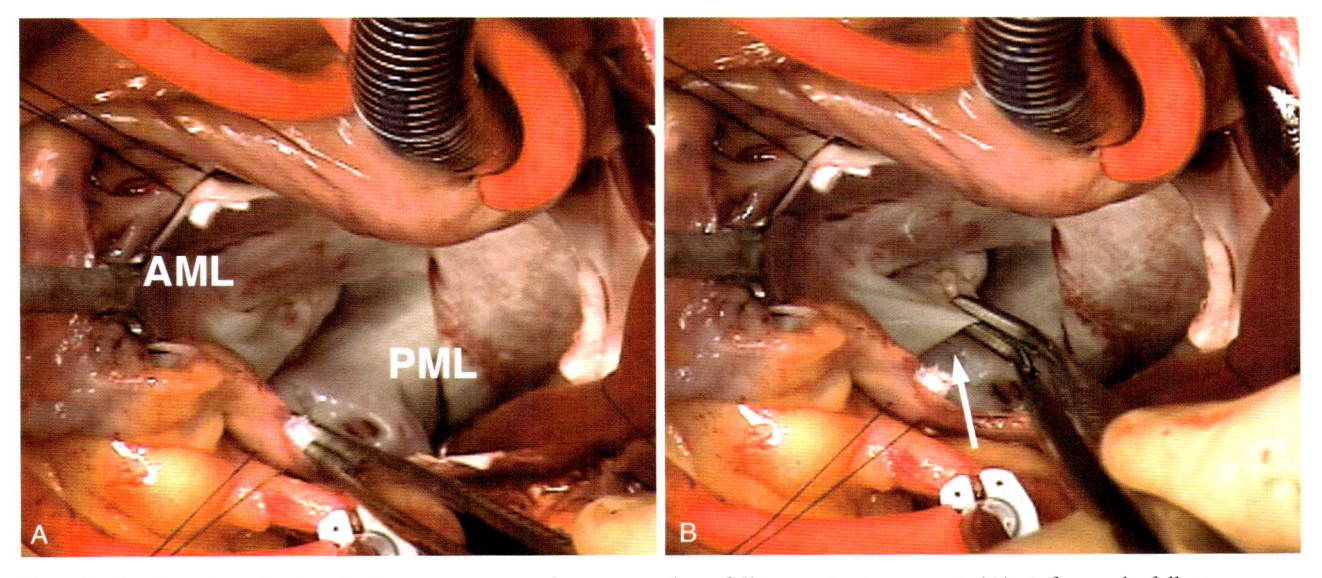

Fig. 2.89 Na cirurgia, o ânulo mitral estava aumentado, com cordas e folhetos mitrais normais (**A**). A finura do folheto anterior (*seta*) é demonstrada durante a retração (**B**).

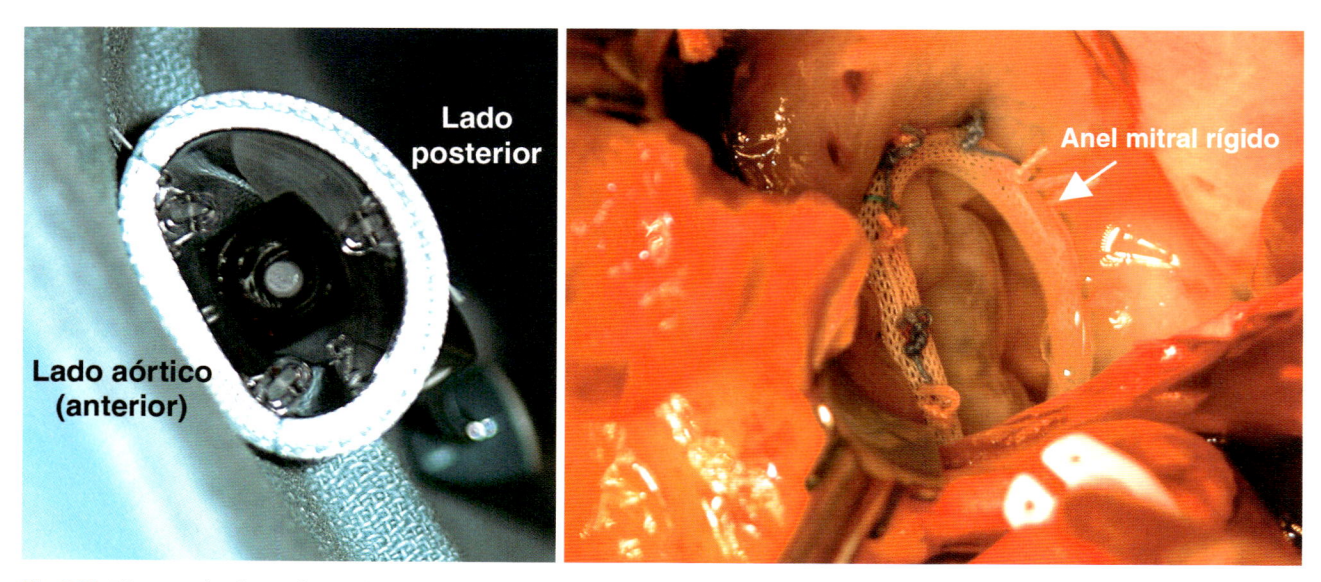

Fig. 2.90 Uma anuloplastia foi realizada, com esta imagem demonstrando o posicionamento do anel de anuloplastia mitral (*à direita*). À esquerda, o anel é exibido antes da implantação.

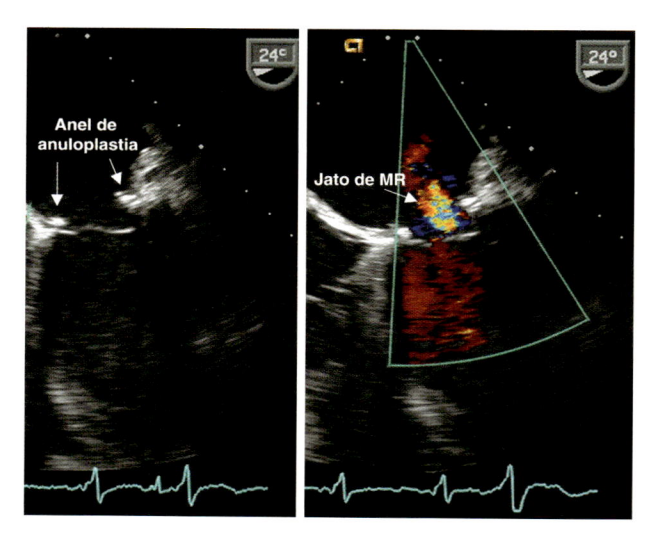

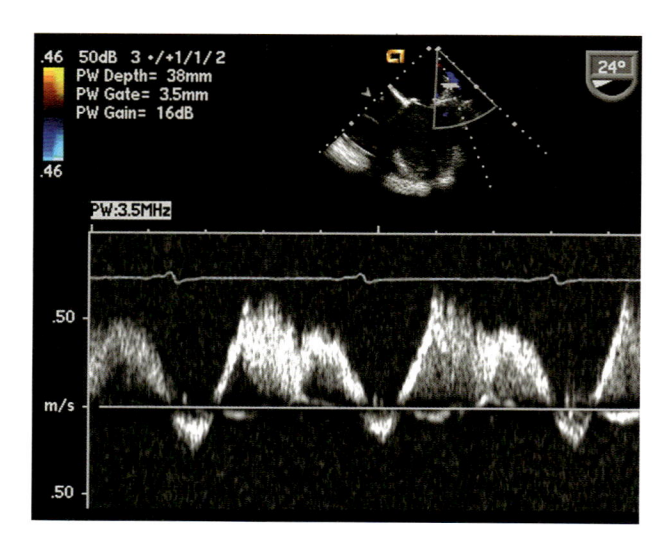

Fig. 2.91 ▶ Imagens pós-anuloplastia mostram o anel no lado atrial esquerdo da valva, na junção dos folhetos com o ânulo (*à esquerda*), com o Doppler em cores demonstrando uma regurgitação residual leve.

Fig. 2.92 Após a anuloplastia, o padrão de fluxo da veia pulmonar superior esquerda agora mostra um fluxo anterógrado normal na sístole (comparar com a Fig. 2.87).

CASO 2-12 Regurgitação Mitral Associada à Cardiomiopatia Dilatada 79

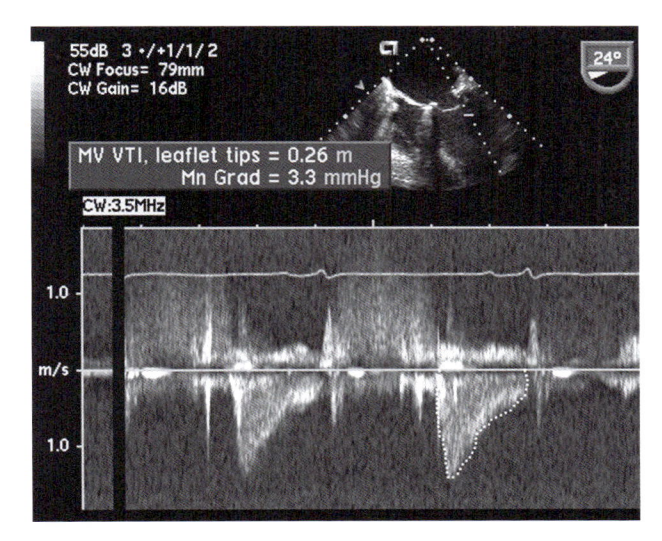

Fig. 2.93 A velocidade anterógrada pela valva mitral é novamente verificada após o procedimento para garantir a ausência de estenose funcional significativa através da medida do gradiente médio (agora 3 mm Hg) e exame visual da curva de desaceleração (note a curva pronunciada no primeiro batimento).

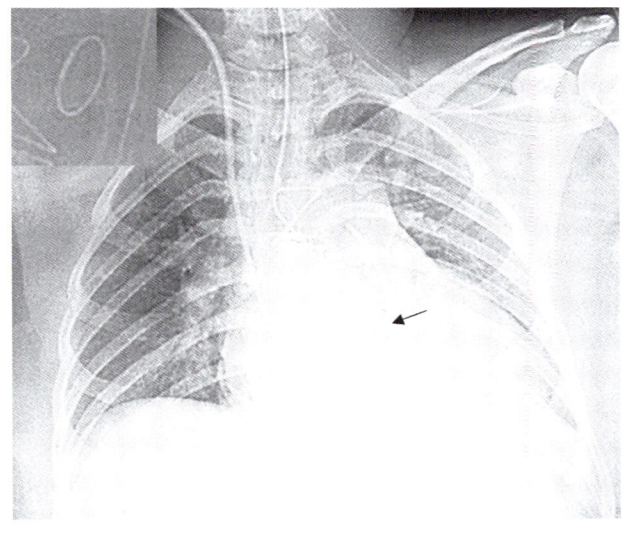

Fig. 2.94 A radiografia torácica pós-operatória mostra os fios de esternotomia, o cateter de artéria pulmonar, o tubo endotraqueal, um dreno torácico e o anel de anuloplastia semicircular (*seta*), também observado na inserção.

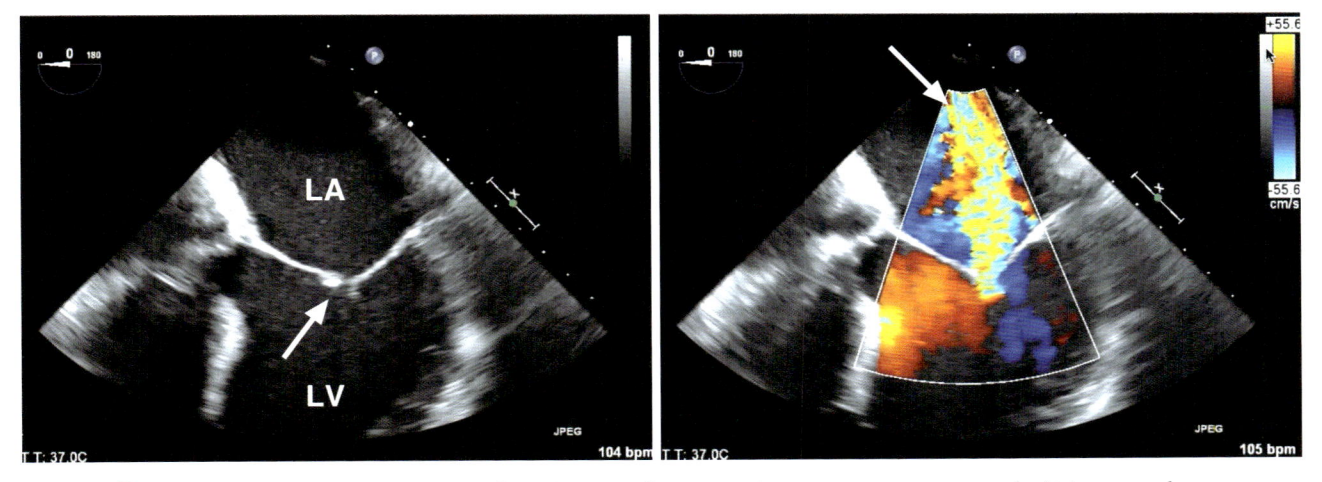

Fig. 2.95 ● Em um paciente com um caso similar, a imagem de quatro câmaras mostra aumento do átrio esquerdo e ventrículo esquerdo, coaptação sistólica mitral incompleta e um jato central de regurgitação mitral.

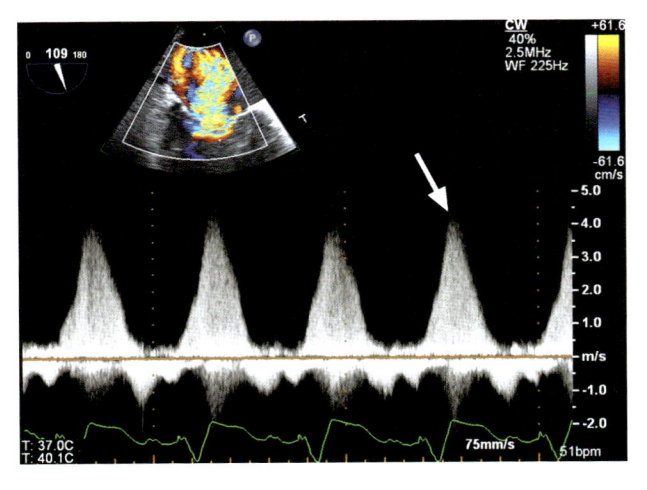

Fig. 2.96 O Doppler de onda contínua do jato de MR é denso, atinge o pico no início da sístole e tem formato triangular, todos indicativos de MR grave.

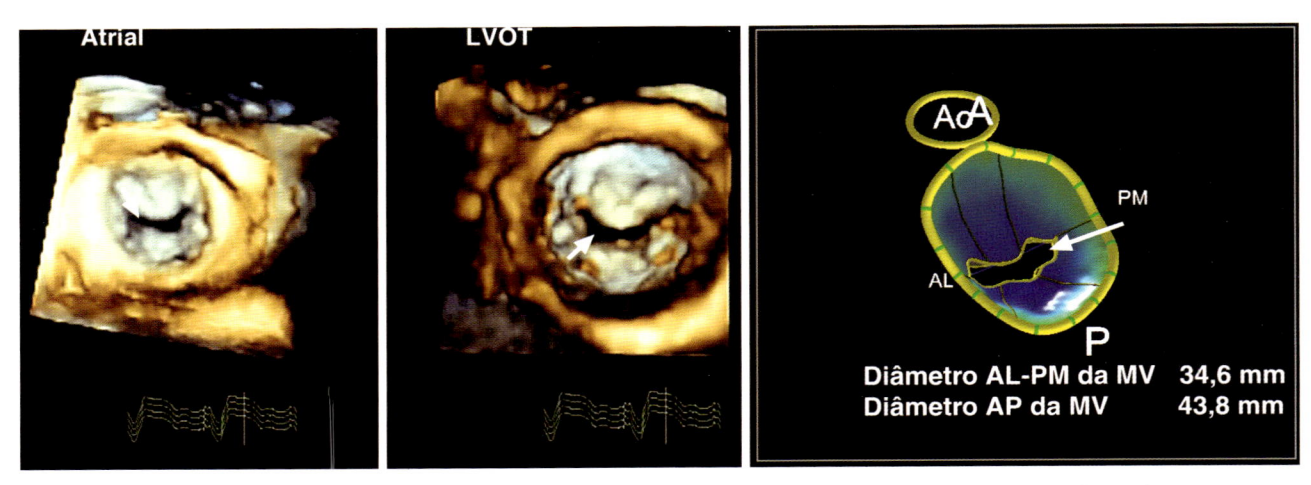

Fig. 2.97 ⊙ A TEE 3D nos painéis esquerdo e central mostra coaptação sistólica mitral incompleta (*seta branca*). Quantificação da valva mitral na figura à direita mostra novamente o defeito de regurgitação e um ânulo mitral dilatado. A = anterior, P = posterior, AL = anterolateral, PM = posterolateral.

Comentários

A regurgitação mitral geralmente acompanha uma cardiomiopatia dilatada e contribui com os sintomas de insuficiência cardíaca. Os mecanismos de regurgitação mitral secundária permanecem controversos, com alterações propostas na anatomia 3D do aparelho mitral, incluindo um ângulo alterado entre os músculos papilares e o ânulo mitral, curvatura ventricular esquerda alterada e padrões de constrição, e dilatação anular mitral; o jato de MR pode ser central ou direcionado para o folheto restrito, dependendo do mecanismo predominante. Regurgitação mitral causada por uma cardiomiopatia dilatada geralmente responde à terapia medicamentosa para disfunção sistólica ventricular esquerda. No entanto, alguns pacientes com regurgitação refratária são encaminhados para intervenção cirúrgica. Visto que a abordagem cirúrgica geralmente inclui a colocação de um anel de anuloplastia mitral, a medida das dimensões anulares mitrais é útil; geralmente, as medidas são realizadas nos planos bicomissural médio-esofágico e de eixo longo. Para uma medida precisa, é importante identificar em cada folheto o ponto em que o folheto anterior da valva mitral se une ao ânulo (ou raiz aórtica).

Leitura Sugerida

1. Hung J: Ischemic (functional) mitral regurgitation, Cardiol Clin 31:231–236, 2013.
2. Hung J, Capoulade R: Therapy for secondary mitral regurgitation: Time to 'cut the chord'?, Heart 101(13):996–997, 2015.
3. Song JM, Kim JJ, Ha TY, et al: Basal chordae sites on the mitral valve determine the severity of secondary mitral regurgitation, Heart 101:1024–1031, 2015.
4. Grayburn PA, Carabello B, Hung J, et al: Defining "severe" secondary mitral regurgitation: emphasizing an integrated approach, J Am Coll Cardiol 64:2792–2801, 2014.

3
Doença da Valva Aórtica

Anatomia da Valva Aórtica
Caso 3-1a   Valva Aórtica Tricúspide Normal
Caso 3-1b   Valva Aórtica Bicúspide
Caso 3-1c   Valva Aórtica Unicúspide
Caso 3-1d   Valva Aórtica Quadricúspide

Estenose Aórtica
Caso 3-2   Estenose Aórtica Calcificada Grave
Caso 3-3   Estenose Aórtica com Escaneamento Epiaórtico
Caso 3-4   Estenose Aórtica Moderada em um Paciente Submetido a uma Cirurgia de Revascularização Miocárdica
Caso 3-5   Estenose Aórtica Reumática

Regurgitação Aórtica
Caso 3-6   Regurgitação Aórtica Aguda e Crônica
Caso 3-7   Regurgitação Aórtica Reumática
Caso 3-8   Regurgitação Aórtica Aguda Traumática
Caso 3-9   Valva Aórtica Perfurada com Regurgitação

Valva Aórtica Bicúspide
Caso 3-10   Regurgitação e Estenose Combinadas
Caso 3-11   Valva Bicúspide com um Aneurisma Aórtico
Caso 3-12   Regurgitação Aórtica Crônica

Anatomia da Valva Aórtica

CASO 3-1a
Valva Aórtica Tricúspide Normal

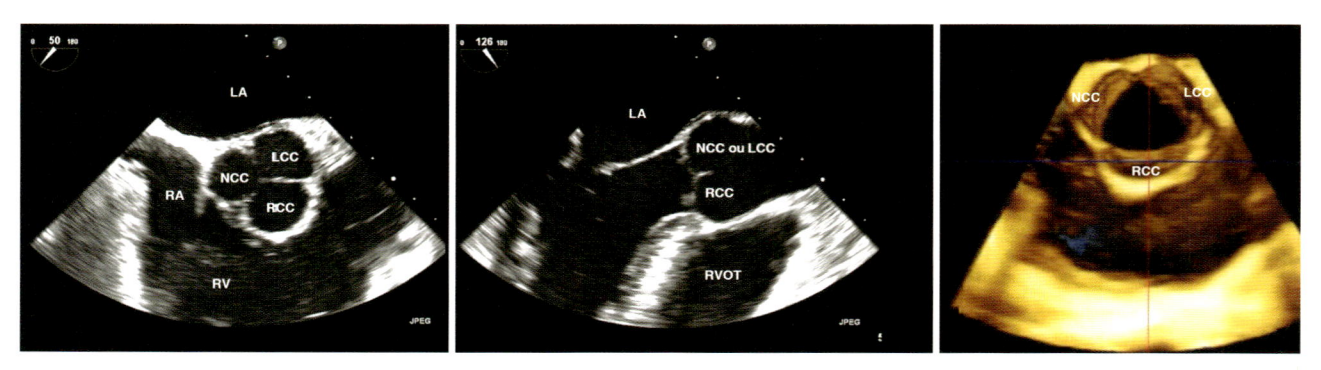

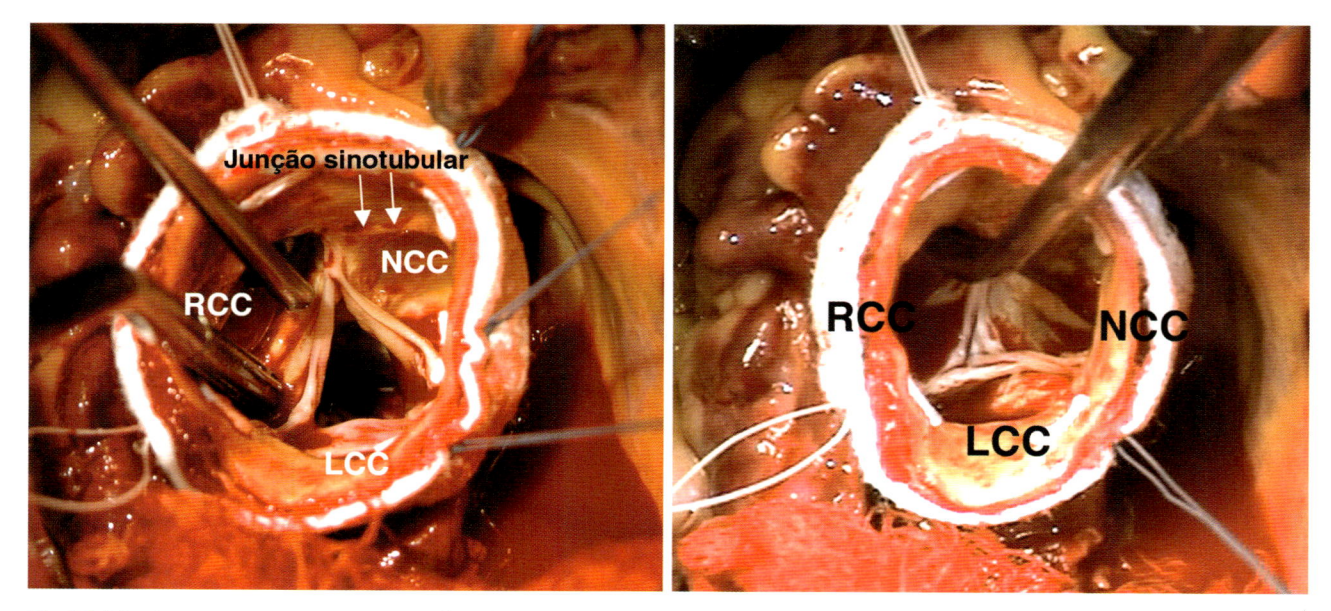

Fig. 3.1 ▶ ▶ TEE intraoperatória em um corte de eixo curto (*à esquerda*) mostra a valva aórtica fechada e a orientação das três cúspides: cúspide não coronariana (NCC), cúspide coronariana esquerda (LCC) e cúspide coronariana direita (RCC). O corte de eixo longo (*centro*) mostra a RCC e NCC; estas são as cúspides observadas com maior frequência na orientação de eixo longo, embora ocasionalmente a LCC seja observada em vez da NCC. Uma TEE 3D de uma valva aórtica (*à direita*) é demonstrada e, em tempo real, ausência de sinal artefatual é vista na NCC. LA = átrio esquerdo, RA = átrio direito, RV = ventrículo direito, RVOT = via de saída do ventrículo direito.

Fig. 3.2 Na cirurgia, em uma imagem realizada à beira da mesa cirúrgica, uma valva aórtica normal é vista. Os folhetos estão finos e não calcificados. As inserções comissurais na junção sinotubular são visíveis.

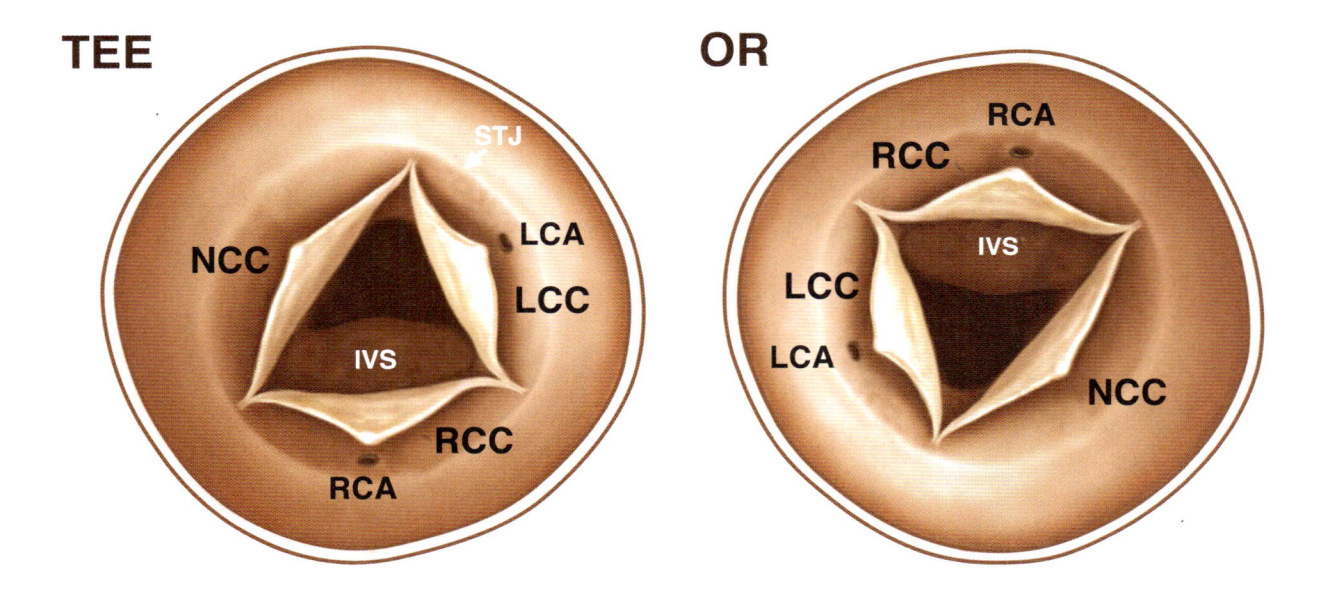

Fig. 3.3 Esta ilustração mostra a relação entre a valva aórtica normal e as estruturas associadas, como observado na TEE, e como visto na OR quando observado a partir da cabeça do paciente.

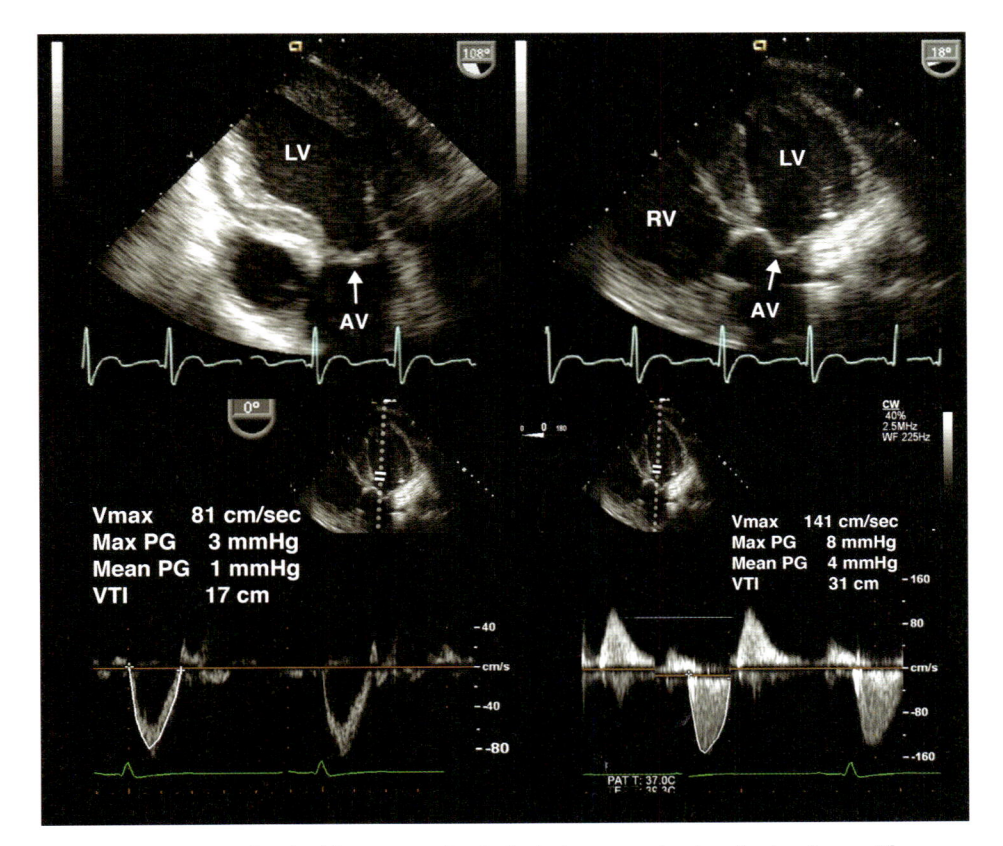

Fig. 3.4 ◐ ◐ Cortes transgástrico profundo (*figura superior à direita*) e transgástrico de eixo longo (*figura superior à esquerda*) da valva aórtica. Estes podem ser usados para avaliação da LVOT e gradientes transvalvares. A figura inferior à esquerda mostra um traçado por Doppler de onda pulsada obtido da LVOT, e a figura inferior à direita mostra um Doppler de onda contínua através da valva aórtica. Há pouco gradiente de pressão neste paciente com uma valva aórtica normal. As duas ondas diastólicas observadas na figura inferior direita são as velocidades do enchimento transmitral do LV captado pelo Doppler de onda contínua.

CASO 3-1b
Valva Aórtica Bicúspide

Este homem de 47 anos de idade foi encaminhado para a OR para reparo da valva mitral. Incidentalmente, uma valva aórtica bicúspide foi detectada; no entanto, a abertura sistólica estava normal com um uma velocidade de fluxo anterógrado normal, e apenas uma regurgitação aórtica leve estava presente.

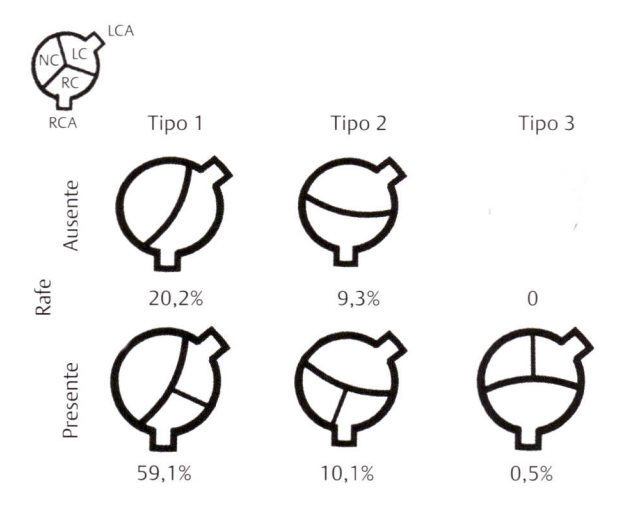

Fig. 3.5 Morfologia do folheto da valva aórtica bicúspide. Diagrama esquemático dos fenótipos de BAV, com esta figura modificada para corresponder a uma TEE com corte de eixo curto no plano médio-esofágico. A pequena inserção na parte superior esquerda mostra uma valva aórtica normal na mesma orientação com a cúspide coronariana direita (RC), cúspide coronariana esquerda (LC), cúspide não coronariana (NC), artéria coronária direita (RCA) e artéria coronária esquerda (LCA). Os fenótipos valvares e suas frequências são exibidos: tipo 1, "fusão" entre as cúspides coronarianas direita e esquerda; tipo 2, "fusão" entre as cúspides coronariana direita e não coronariana; tipo 3, "fusão" entre as cúspides coronariana esquerda e não coronariana. Fileira superior, sem uma rafe; fileira inferior, com rafe. Tipo 3 sem uma rafe não foi vista no grupo de estudo. Os números indicam a frequência observada na coorte do autor. (Adaptada com permissão de Schaefer BM, Lewin MB et al. The bicuspid aortic valve: Na integrated phenotypic classification of leaflet morphology and aortic root shape. Heart 2008; 94:1634-1638).

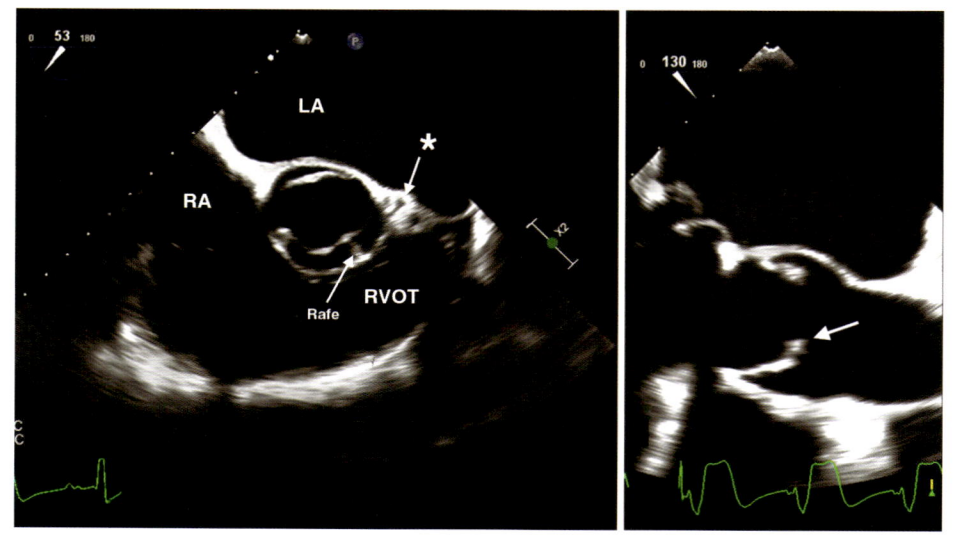

Fig. 3.6 ● A figura à esquerda é um corte de eixo curto no plano médio-esofágico, demonstrando uma rafe na fusão das cúspides coronarianas direita e esquerda. O asterisco indica o tronco da artéria coronária esquerda. A figura à direita é um corte de eixo longo no plano médio-esofágico demonstrando uma configuração em cúpula da cúspide unida (seta).

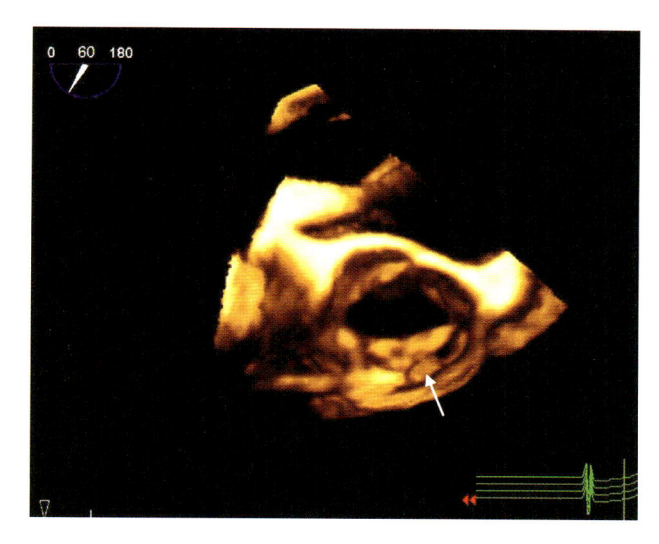

Fig. 3.7 ◐ Uma imagem 3D da valva aórtica bicúspide, na perspectiva da aorta ascendente. A seta indica a rafe. Em tempo real, ausência de sinal é observada na região da cúspide anterior.

CASO 3-1c
Valva Aórtica Unicúspide

Este homem de 22 anos de idade com uma valva unicúspide apresentou uma dispneia leve e ligeiramente progressiva ao esforço, mas fora isso estava bem. Imagens ecocardiográficas seriadas mostraram uma regurgitação leve e estenose moderada; entretanto, por causa da progressiva dilatação da raiz aórtica (7 cm), ele foi encaminhado para substituição de valva aórtica e raiz aórtica.

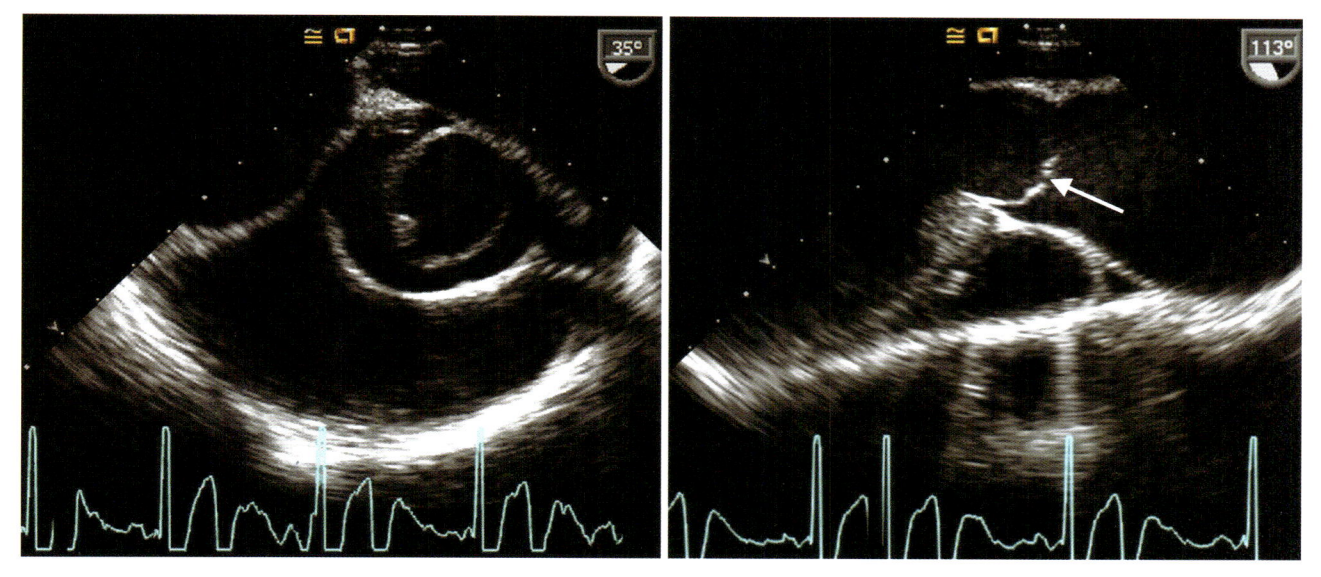

Fig. 3.8 ◐ A figura à esquerda é uma imagem de eixo curto no plano médio-esofágico de uma valva aórtica unicúspide, com apenas uma única inserção posterolateral. A figura à direita, de uma imagem de eixo longo no plano médio-esofágico, da valva aórtica unicúspide revela uma configuração em cúpula (*seta*) na porção anterior do folheto.

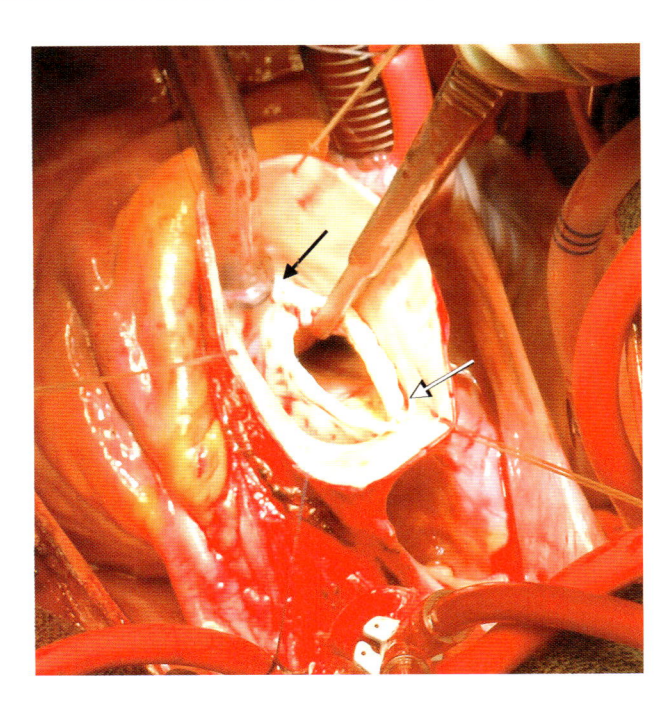

Fig. 3.9 Exposição intraoperatória da valva aórtica unicúspide demonstra um folheto espesso. Há inserção posterior (*seta branca*), mas não inserção anterior (*seta preta*), o que a difere de uma valva bicúspide.

CASO 3-1d
Valva Aórtica Quadricúspide

Esta mulher de 39 anos de idade realizou um reparo da tetralogia de Fallot quando bebê, e também foi diagnosticada como tendo uma valva aórtica quadricúspide. Ela desenvolveu dispneia crescente ao esforço e fadiga. Exame de imagem não invasivo mostrou regurgitações aórtica e pulmonar graves, com aumento dos volumes nos ventrículos direito e esquerdo e, portanto, ela foi encaminhada para substituição de valvas aórtica e pulmonar.

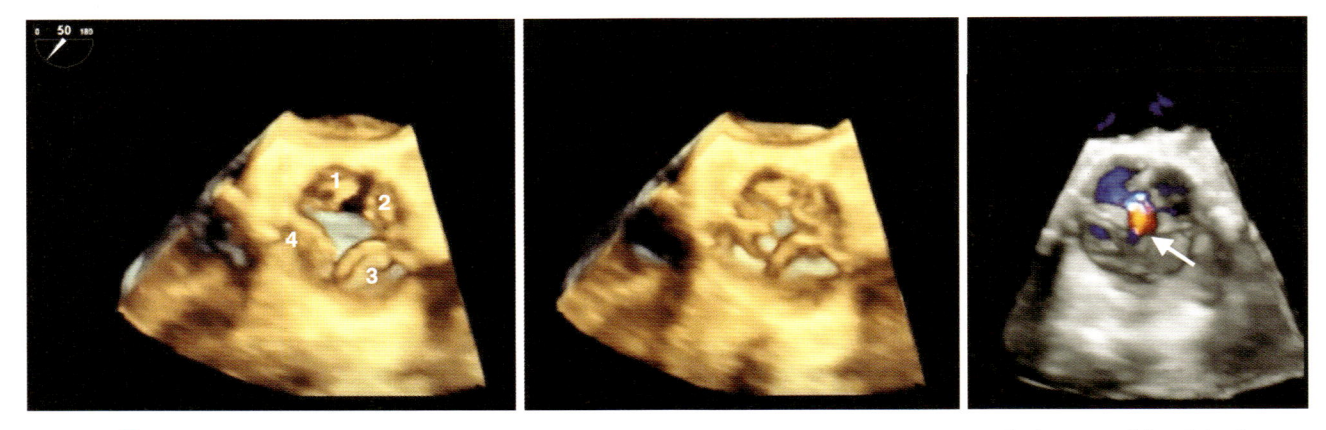

Fig. 3.10 ▶ Imagens da TEE 3D na perspectiva aórtica mostram quatro folhetos aórticos na sístole (*à esquerda*) e diástole (*centro*). A adição de Doppler em cores (*à direita*) durante a diástole mostra regurgitação central (*seta*).

CASO 3-1d Valva Aórtica Quadricúspide 87

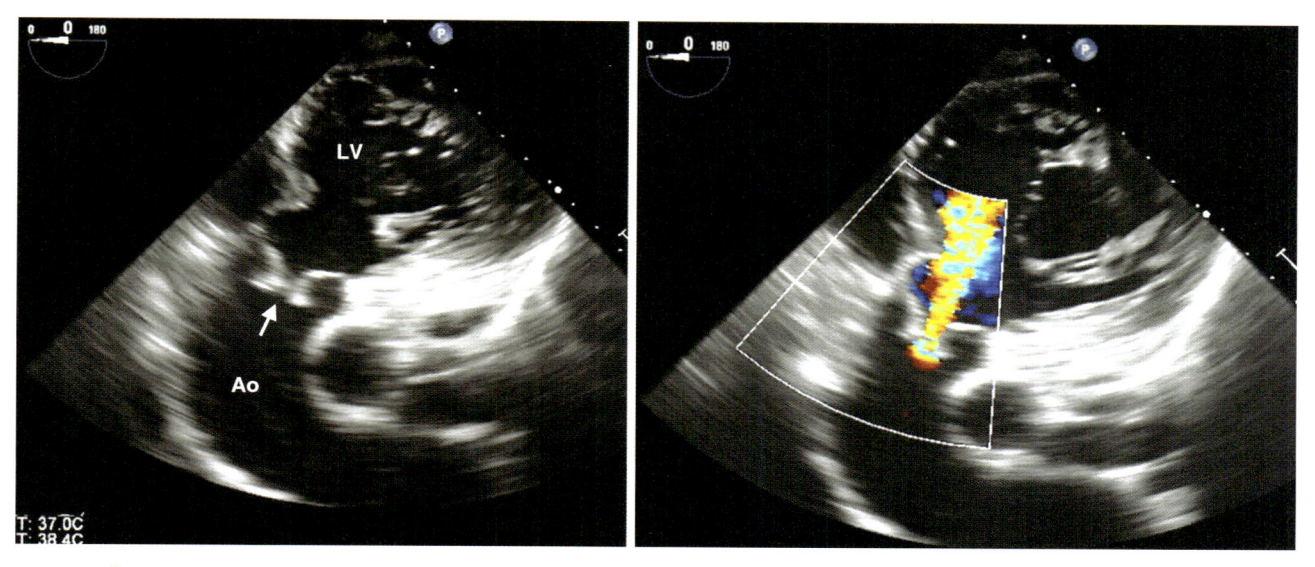

Fig. 3.11 ▶ Na figura à esquerda, uma imagem transgástrica profunda mostra folhetos espessados e com coaptação deficiente (*seta*). Na figura à direita, uma imagem transgástrica profunda com a adição de Doppler em cores mostra regurgitação aórtica.

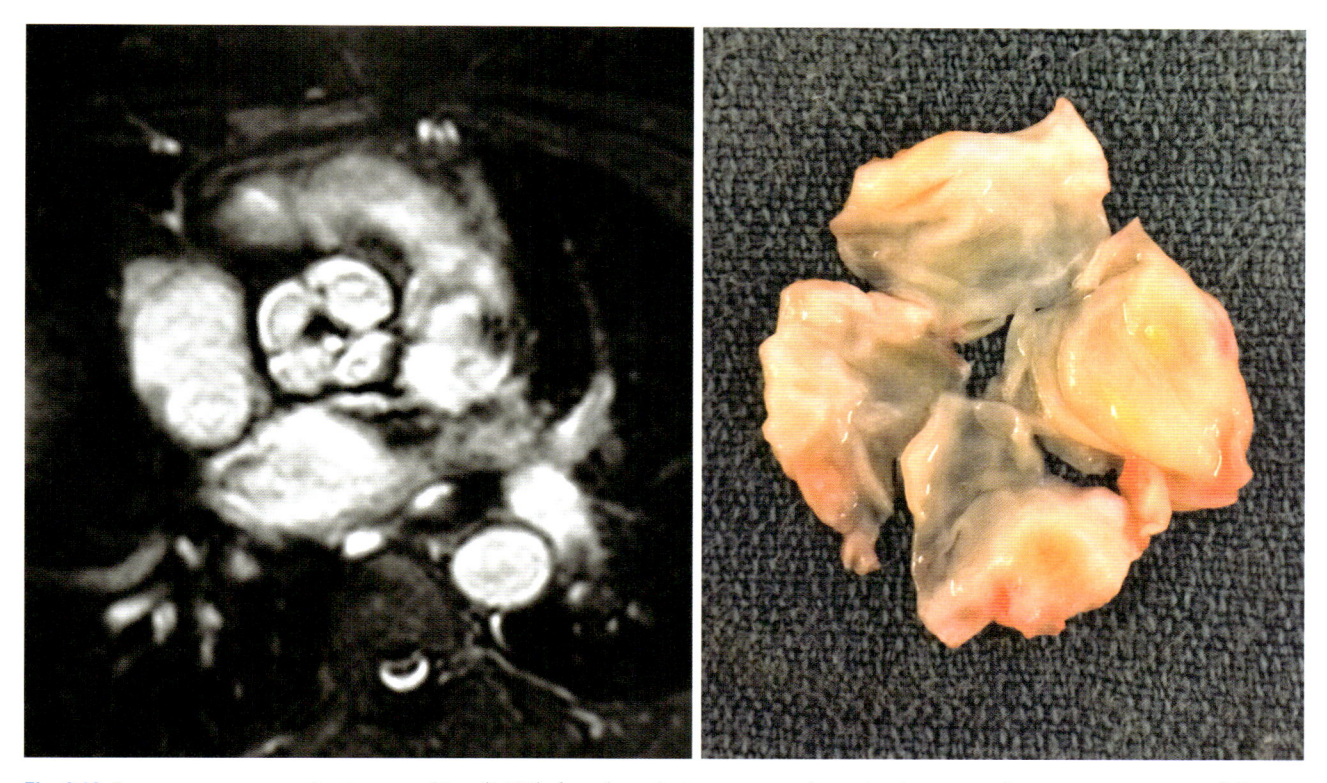

Fig. 3.12 Imagem por ressonância magnética (MRI) da valva aórtica em um plano de eixo curto demonstra os quatro folhetos. Os folhetos valvares aórticos explantados estão dispostos para mostrar as posições anatômicas.

QUADRO 3-1
Cortes de TEE Ideais para Avaliação da Valva Aórtica

Corte de eixo curto da valva aórtica no plano médio-esofágico	Relativo ao coração, o plano da valva aórtica é oblíquo. Um ângulo de 30 a 60 graus do transdutor é necessário para mostrar uma imagem simétrica de todas as cúspides valvares (Fig 3.1). Durante a sístole, a abertura da cúspide é normalmente irrestrita, com o formato do orifício identificando o número de cúspides e a planimetria das bordas determinando a área anatômica da valva. Durante a diástole, as três cúspides da valva normal fecham-se, e o Doppler em cores pode ser adicionado para mostrar a AR. Pequeno recuo da sonda no esôfago revela os óstios coronários direito e esquerdo, enquanto que o avanço da sonda rende um corte de eixo curto da via de saída do LV.
Corte de eixo longo da valva aórtica no plano médio-esofágico	Rotação do ângulo do transdutor para 120 a 140 graus no corte de eixo curto, com leve avanço da sonda, mostra um corte de eixo longo da via de saída do LV, valva aórtica e aorta ascendente (ver Fig. 3.1). Os folhetos da valva aórtica normal aparecem como linhas finas e paralelas dentro dos seios de Valsalva, a RCC está sempre anterior e adjacente à via de saída do RV, e a cúspide posterior é a LCC ou, com maior frequência, a NCC. As dimensões do ânulo aórtico são medidas durante a sístole, enquanto que o Doppler em cores demonstra a presença e o sítio de fluxo comprometido relacionado com a obstrução ou AR.
Corte transgástrico da valva aórtica	No corte transgástrico de eixo longo a 90-120 graus, a valva aórtica é exibida no lado direito da tela. No corte transgástrico profundo a 0 grau, o plano de imagem é inclinado anteriormente a partir do corte de quatro câmaras reduzido para exibir a valva aórtica (Fig. 3.4). Embora a avaliação da anatomia da valva aórtica possa ser imprecisa nos cortes transgástricos, estes podem ser úteis para o alinhamento por Doppler espectral, a fim de medir a velocidade transvalvar ideal.
Imagem ecocardiográfica 3D da valva aórtica	A TEE 3D é capaz de avaliar a morfologia valvar em mais detalhes, quando comparada à TTE 2D. Em alguns casos, a planimetria 3D do orifício anatômico da valva aórtica pode ser útil.

AR = regurgitação aórtica, LCC = cúspide coronariana esquerda, LV = ventrículo esquerdo, NCC = cúspide não coronariana, RCC = cúspide coronariana direita, RV = ventrículo direito, TEE = ecocardiografia transesofágica, TTE = ecocardiografia transtorácica, 2D = bidimensional. (Fonte: Oxorn D. Intraoperative Echocardiography, Practica Echocardiography Series, Elsevier, 2012).

Estenose Aórtica

CASO 3-2
Estenose Aórtica Calcificada Grave

Um homem de 71 anos de idade se dirigiu a um ED local com falta de ar e dispneia ao esforço. Seus sintomas haviam progredido ao longo dos últimos 6 meses, e agora eram compatíveis com NYHA classe III. A TTE revelou estenose aórtica (AS) grave, com uma velocidade aórtica de 4,1 m/s, área valvar de 0,9 cm² pela equação de continuidade, um LV dilatado de forma significativa e uma fração de ejeção de 35%. Ele foi enviado para uma consulta cirúrgica para potencial substituição de valva aórtica.

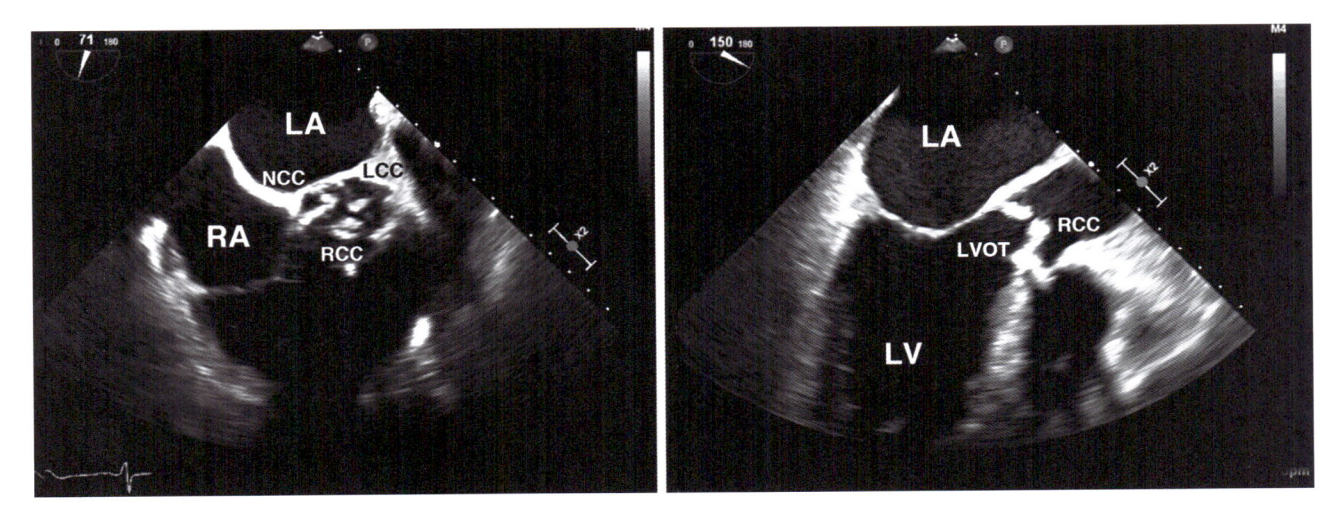

Fig. 3.13 ● TEE intraoperatória em um corte de eixo curto no plano médio-esofágico, obtida com rotação do plano de imagem a 71 graus e leve flexão da sonda, mostra uma valva aórtica tricúspide fortemente calcificada com abertura sistólica reduzida. Embora esta imagem de eixo curto esteja corretamente alinhada, a planimetria da área valvar não é possível em razão da sombra acústica e reverberações provocadas pelo cálcio valvar, bem como o formato irregular do orifício. Além disso, a valva estenosada geralmente tem um formato 3D complexo, com um orifício não plano que pode ser visualizado em um único plano de imagem 2D. Com a rotação do plano de imagem para 150 graus e giro para a esquerda da sonda, um corte de eixo longo da valva aórtica, raiz aórtica e via de saída do ventrículo esquerdo é obtido. Este corte de eixo longo mostra calcificação acentuada do folheto, com movimento sistólico reduzido.

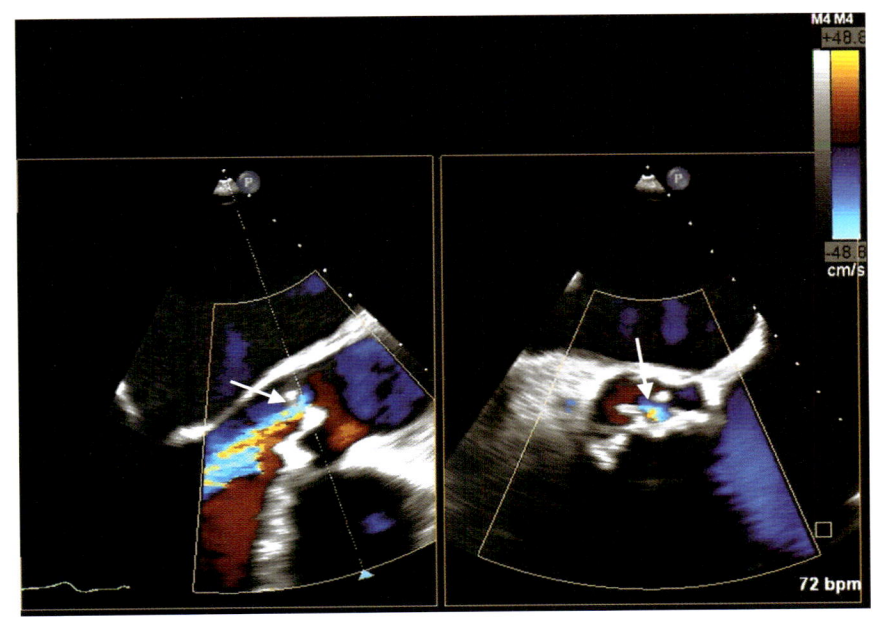

Fig. 3.14 ● Estudo dopplerfluxométrico nos cortes de eixos curto e longo mostra uma pequena quantidade de regurgitação aórtica (*setas*).

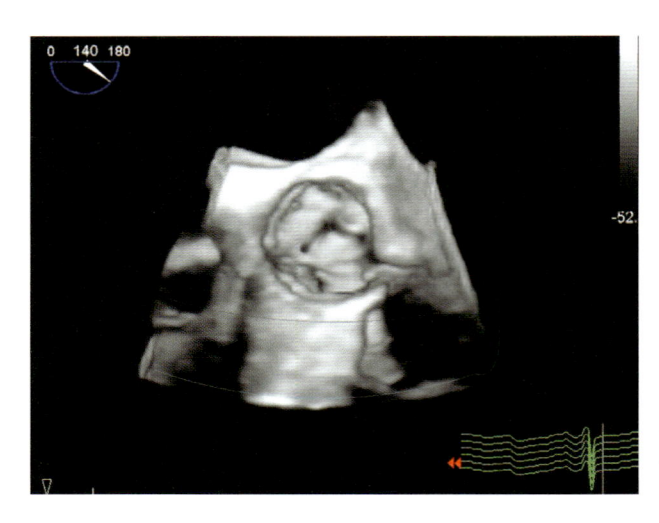

Fig. 3.15 ▶ Nesta imagem 3D da valva aórtica, na perspectiva da aórtica ascendente, observa-se que os folhetos são extremamente espessos, com mínima abertura na sístole e um orifício de formato irregular, porém sem fusão comissural.

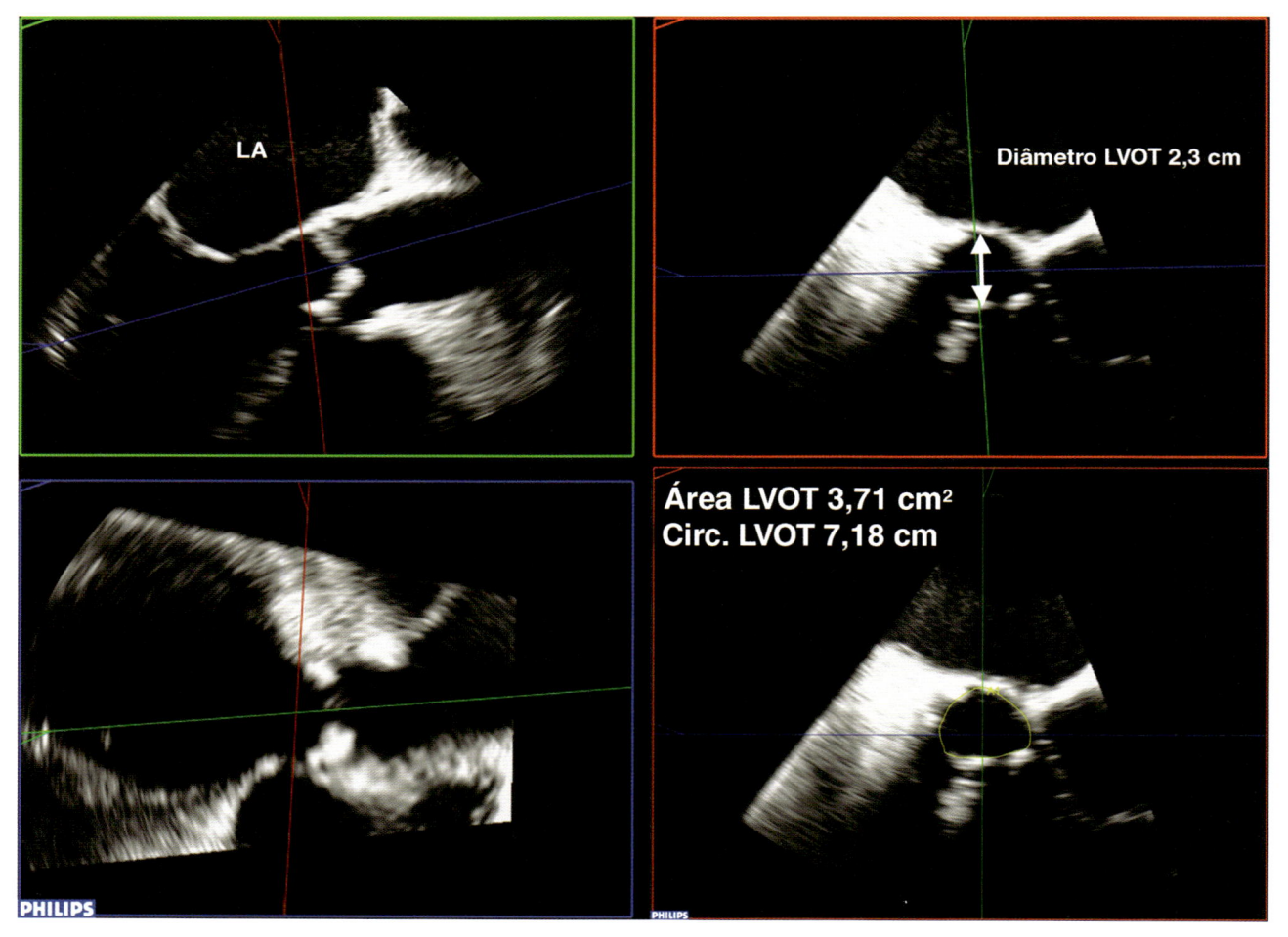

Fig. 3.16 Reconstrução multiplanar da valva aórtica possibilita a medida do diâmetro da LVOT em 2,3 cm, área em 3,71 cm² e circunferência em 7,18 cm.

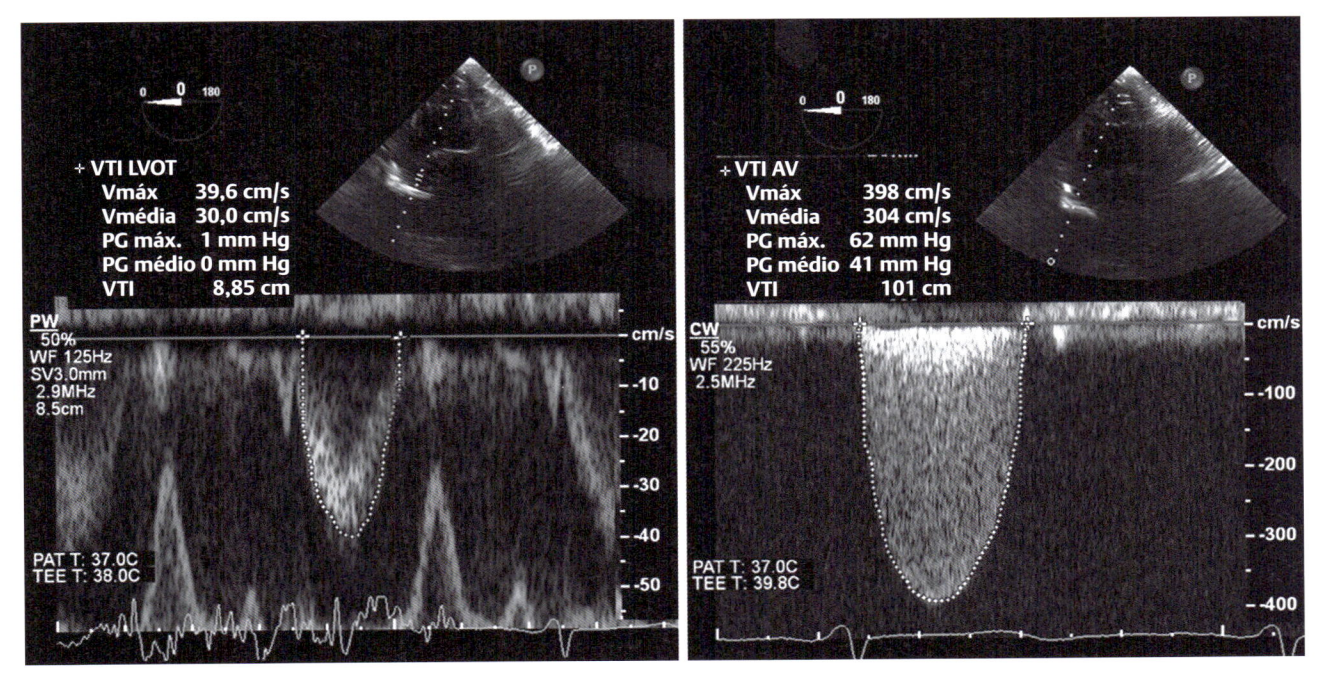

Fig. 3.17 Doppler de onda contínua, obtido na posição transgástrica profunda da LVOT (*figura à esquerda*) e na valva aórtica (*figura à direita*). A velocidade máxima é de 3,9 m/s. O gradiente médio (40 mm Hg) é calculado traçando-se a curva da velocidade com a média dos gradientes de pressão instantâneos sobre o período de ejeção sistólica. Embora esta velocidade e a média do gradiente podem ser subestimadas por causa de um ângulo de interseção não paralelo, ambas são compatíveis com estenose aórtica grave.

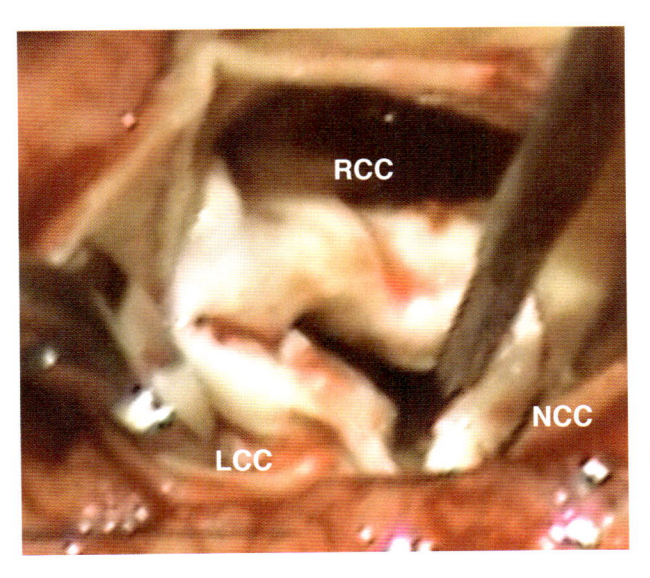

Fig. 3.18 Na cirurgia, a valva estava fortemente calcificada e estenosada. Os folhetos estavam inflexíveis, como demonstrado pelo cirurgião, que está pinçando a cúspide não coronariana. A valva foi substituída por uma valva de tecido de 23 mm.

Comentários

Na prática clínica atual, a estenose aórtica é mais adequadamente avaliada por ecocardiografia transtorácica. A avaliação do padrão da gravidade da estenose é com base em:
1. Imagem 2D ou 3D da anatomia da valva, extensão da calcificação e movimentação do folheto.
2. Medida por Doppler de onda contínua da velocidade anterógrada através da valva (o "jato" aórtico), com cálculo dos gradientes máximo e médio de pressão.
3. Cálculo da área valvar com o uso da equação de continuidade.

Na imagem 2D, o número de folhetos valvares é identificado, embora a calcificação grave de uma valva bicúspide pode ser indistinguível de uma valva tricúspide gravemente calcificada. A TEE 3D pode proporcionar uma melhor visualização do número de folhetos valvares e do grau de abertura da valva, quando a TTE é subótima. Em muitos casos, uma planimetria precisa da área da valva é possível na TEE 3D.

A velocidade do jato aórtico é registrada a partir da janela acústica que mostra o sinal de velocidade mais alto. Isto é especialmente importante, pois dados precisos da velocidade (e gradientes de pressão calculados) dependem de um ângulo de interseção paralelo entre o feixe de ultrassom e a alta velocidade do jato. Visto que a direção 3D do jato é imprevisível, na prática a velocidade do jato é registrada a partir de múltiplas janelas, com o posicionamento cuidadoso do paciente para garantir que um ângulo de interseção paralelo seja obtido. As janelas mais adequadas são a apical e a supraesternal, mas em alguns casos a velocidade mais alta é registrada de uma posição subcostal ou paraesternal direita alta. O erro mais comum na avaliação da gravidade da estenose aórtica é a falha em obter um ângulo de interseção paralelo, resultando em subestimação da gravidade da estenose. Os cortes transgástricos na TEE podem possibilitar a medida da velocidade aórtica, mas a possibilidade de subestimação secundária a um ângulo de interseção não paralelo sempre deve ser considerada.

Os gradientes de pressão transaórticos (ΔP em mm Hg) são calculados com a equação de Bernoulli simplificada, com o uso da velocidade do jato aórtico (V_{AS}) como segue:

$$\Delta P = (4V_{AS})^2$$

A equação de Bernoulli simplificada supõe que a velocidade proximal pode ser ignorada, uma suposição sensata quando a velocidade é < 1 m/s, pois o quadrado de um número < 1 o torna ainda menor. O gradiente instantâneo máximo é calculado a partir da velocidade máxima; o gradiente médio é calculado pela média dos gradientes instantâneos sobre o período de ejeção, ou pode ser estimado pela fórmula:

$$\Delta P_{médio} = 2,4(V_{AS})^2$$

A área fisiológica de secção transversa do fluxo através da valva estenosada é calculada com o uso da equação de continuidade, com base no princípio de que o volume sistólico (SV) proximal ao orifício e no orifício deve ser igual. A taxa do fluxo volêmico em qualquer sítio é igual à área de secção transversal 2D x a integral velocidade-tempo do fluxo (velocidade média x período de ejeção) através daquele sítio.

O volume sistólico na via de saída do ventrículo esquerdo (LVOT) e no orifício aórtico estenosado (AS) estreitado é igual:

$$SV_{LVOT} = SV_{AS}$$

Portanto,

$$CSA_{LVOT} \times VTI_{LVOT} = AVA \times VTI_{AS}$$

Resolução da área da valva aórtica (AVA):

$$AVA = (CSA_{LVOT} \times VTI_{(LVOT)})/VTI_{AS}$$

Na prática clínica, esta equação é frequentemente simplificada pelo uso das velocidades máximas, em vez das integrais velocidade-tempo:

$$AVA = (CSA_{LVOT} \times V_{LVOT})/V_{AS}$$

A tomada de decisão clínica é primeiramente fundamentada nos sintomas do paciente, e não existem valores absolutos para gravidade da estenose que definem o início do sintoma. A gravidade da estenose aórtica é classificada como Estágio A em pacientes em risco de AS, mas sem obstrução da via de saída, tal como em uma valva aorta bicúspide de funcionamento normal. AS Progressiva (Estágio B) está presente com uma valva aórtica anormal e velocidade entre 2 e 4 m/s. AS grave está presente quando a velocidade é > 4 m/s e é classificada como Estágio C em pacientes assintomáticos e Estágio D em pacientes sintomáticos. A área valvar é tipicamente < 1,0 cm², mas isto não é obrigatório para diagnosticar uma AS grave. AS grave também pode estar presente com uma taxa de fluxo baixa, resultando em uma menor velocidade e gradiente, apesar da obstrução valvar grave (ver leitura sugerida).

Quando os dados do Doppler são diagnósticos para estenose aórtica, uma avaliação invasiva da gravidade da estenose não é indicada, embora a angiografia coronária possa ser necessária para analisar a presença de uma possível doença coronariana. A TEE intraoperatória forneceu confirmação visual do diagnóstico e foi útil na monitorização da função ventricular.

Leitura Sugerida

1. Otto CM: Valve stenosis. In textbook of clinical echocardiography, ed 5, Philadelphia, 2012, Elsevier, pp 271–304.
2. Otto CM, Prendergast B: Aortic-valve stenosis—from patients at risk to severe valve obstruction, N Engl J Med 371(8):744–756, 2014.
3. von Homeyer P, Oxorn, D: Aortic Stenosis: Echocardiographic Diagnosis, Anesth Analg 115: 517–521, 2012.

CASO 3-3
Estenose Aórtica com Escaneamento Epiaórtico

Esta mulher de 41 anos de idade com esclerose múltipla tinha um histórico de uma valva aórtica bicúspide. Ela apresentou dispneia crescente ao esforço, pré-síncope e dor torácica. A ecocardiografia transtorácica mostrou uma valva aórtica bicúspide com calcificação secundária. A velocidade anterógrada era de 4,9 m/s e a área valvar na equação de continuidade era de 0,8 cm². A função sistólica ventricular esquerda estava normal, com uma fração de ejeção de 75%, medida pelo método biplano apical.

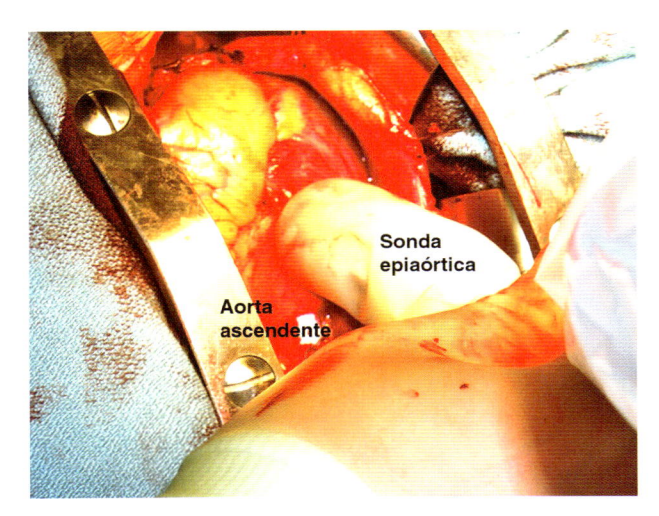

Fig. 3.19 Uma sonda epiaórtica foi usada para examinar a valva aórtica durante a cirurgia, que demonstra o uso de posições alternativas do transdutor na sala de cirurgia para avaliação da gravidade da estenose aórtica. A sonda (em uma bainha estéril) é posicionada pelo cirurgião ou ecocardiografista diretamente na aorta ascendente, como demonstrado aqui. A posição da sonda é, então, ajustada, com rotação e angulação conforme necessário, para obter planos de imagem padrão da valva aórtica. Em alguns casos, imagens melhoradas são obtidas com o uso de um suporte (tal como uma luva preenchida com líquido) ou reposicionando o transdutor de modo que a área de interesse esteja na zona focal do feixe de ultrassom, em vez do campo próximo da imagem.

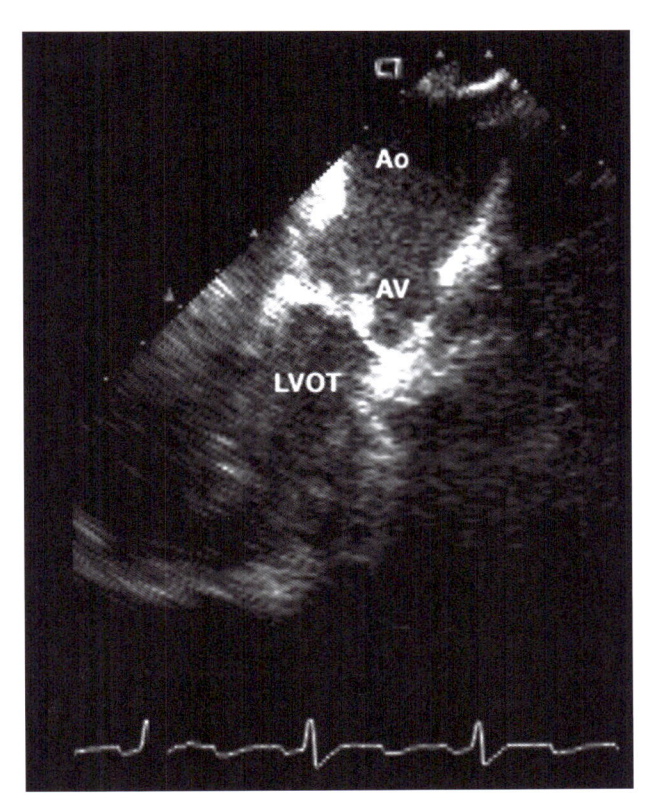

Fig. 3.20 ⬤ As imagens epiaórticas de eixo longo da valva aórtica mostram a aorta ascendente com a junção sinotubular. Os folhetos da valva aórtica estão gravemente calcificados, com mobilidade reduzida.

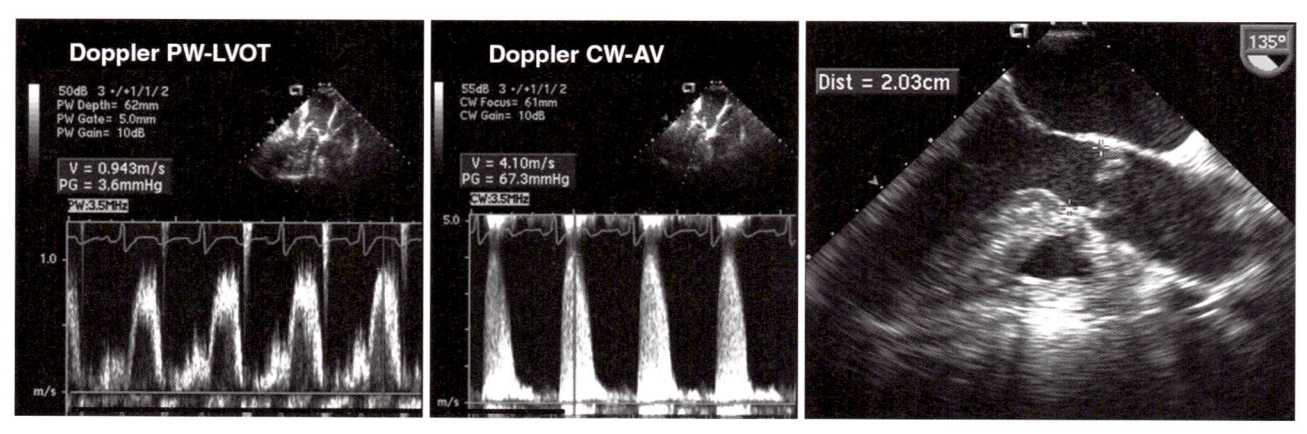

Fig. 3.21 Esta imagem composta mostra o cálculo da área valvar pela equação de continuidade, com o uso do escaneamento epiaórtico para obtenção dos fluxos pelo Doppler e um corte transesofágico de eixo longo da via de saída do ventrículo esquerdo (LVOT) para medida do diâmetro da via de saída (2,0 cm). O volume de amostragem do Doppler de onda pulsada (PW) foi posicionado no lado ventricular da valva aórtica, a fim de obter uma curva uniforme da velocidade com uma banda estreita das velocidades e um pico bem definido em 0,9 m/s. O Doppler de onda contínua (CW) da valva aórtica (AV) mostrou uma velocidade do jato aórtico de 4,1 m/s. A área da valva aórtica (AVA) calculada com a equação de continuidade é de 0,7 cm². A velocidade do jato aórtico registrada pelo Doppler é inferior ao jato de 4,9 m/s obtido no exame transtorácico, sendo provavelmente o resultado de um menor débito cardíaco durante a anestesia, embora um ângulo de interseção não paralelo entre o feixe de ultrassom e o jato aórtico também seja uma possibilidade. No entanto, a velocidade na LVOT é similarmente menor, de modo que a área valvar de 0,7 obtida pela equação de continuidade é similar ao valor obtido no pré-operatório.

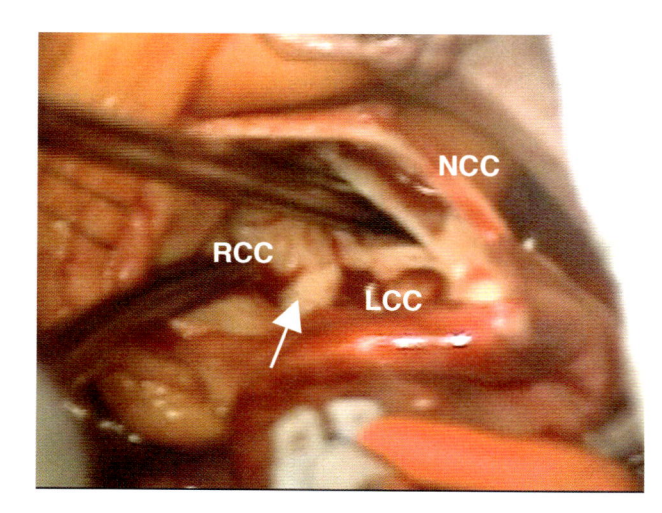

Fig. 3.22 Inspeção direta da valva através da aortotomia mostra uma valva aórtica bicúspide com calcificação grave dos folhetos. A seta indica a rafe nas cúspides coronarianas direita e esquerda (RCC, LCC) congenitamente unidas. Ela foi submetida à substituição valvar com uma valva bioprotética de 21 mm. Seu curso pós-operatório foi tranquilo e ela recebeu alta 6 dias após a cirurgia.

Comentários

A avaliação da gravidade da estenose aórtica pela TEE 2D é problemática. Em muitos casos, a imagem 3D possibilita uma planimetria precisa da área do orifício na sístole, mas sombra acústica e reverberações provocadas pela calcificação valvar podem limitar esta abordagem. A planimetria com imagens 2D não é recomendada, pois a área valvar pode ser superestimada se áreas de calcificação no corpo do folheto forem confundidas com a borda do folheto, ou se o plano de imagem não estiver ao nível do orifício valvar mais estreito.

Avaliação por Doppler da gravidade da estenose é subótima, por causa das janelas acústicas limitadas na abordagem transesofágica. Ao contrário da imagem transtorácica, o posicionamento do transdutor é limitado à janela estreita fornecida pelo esôfago e estômago. É raramente possível alinhar o feixe do Doppler de forma paralela à via de saída ventricular com uma sonda em posição transesofágica ou transgástrica. Ocasionalmente, o jato aórtico pode ser precisamente registrado a partir de um corte transgástrico apical, embora o alinhamento no plano elevado não possa ser avaliado. Desvios de um ângulo de interseção paralelo resultam em erros substanciais: por exemplo, com uma velocidade do jato de 0,5 m/s, a velocidade medida é de apenas 4,3 m/em um ângulo de interseção de 30 graus e de 2,5 m/s em um ângulo de interseção de 60 graus. Isto corresponde a um gradiente máximo de pressão de 100 mm Hg sendo subestimado em 75, ou até mesmo 25 mm Hg.

Portanto, recomendamos que todos os pacientes com suspeita de estenose aórtica sejam submetidos a uma TTE minuciosa e completa como parte da avaliação pré-operatória. Se uma valva aórtica anormal não suspeitada for observada durante a ecocardiografia intraoperatória, e nenhuma avaliação prévia estiver disponível, a possibilidade de que o Doppler intraoperatório irá subestimar a gravidade da estenose deve ser levada em consideração.

Leitura Sugerida

1. Baumgartner H, Hung J, Bermejo J, et al: American Society of Echocardiography; European Association of Echocardiography. Echocardiographic assessment of valve stenosis: EAE/ASE recommendations for clinical practice, J Am Soc Echocardiogr 22(1):1–23, 2009.

2. Machida T, Izumo M, Suzuki K, et al: Value of anatomical aortic valve area using real-time three-dimensional transesophageal echocardiography in patients with aortic stenosis: a comparison between tricuspid and bicuspid aortic valves, Eur Heart J Cardiovasc Imaging 16(10):1120–1128, 2015.

CASO 3-4
Estenose Aórtica Moderada em um Paciente Submetido a uma Cirurgia de Revascularização Miocárdica

No exame pré-operatório, um sopro sistólico é observado em um homem de 70 anos de idade com doença arterial coronariana. A ecocardiografia transtorácica mostra uma velocidade do jato aórtico de 3,4 m/s, um gradiente transaórtico médio de 26 mm Hg e uma área valvar pela equação de continuidade de 1,3 cm².

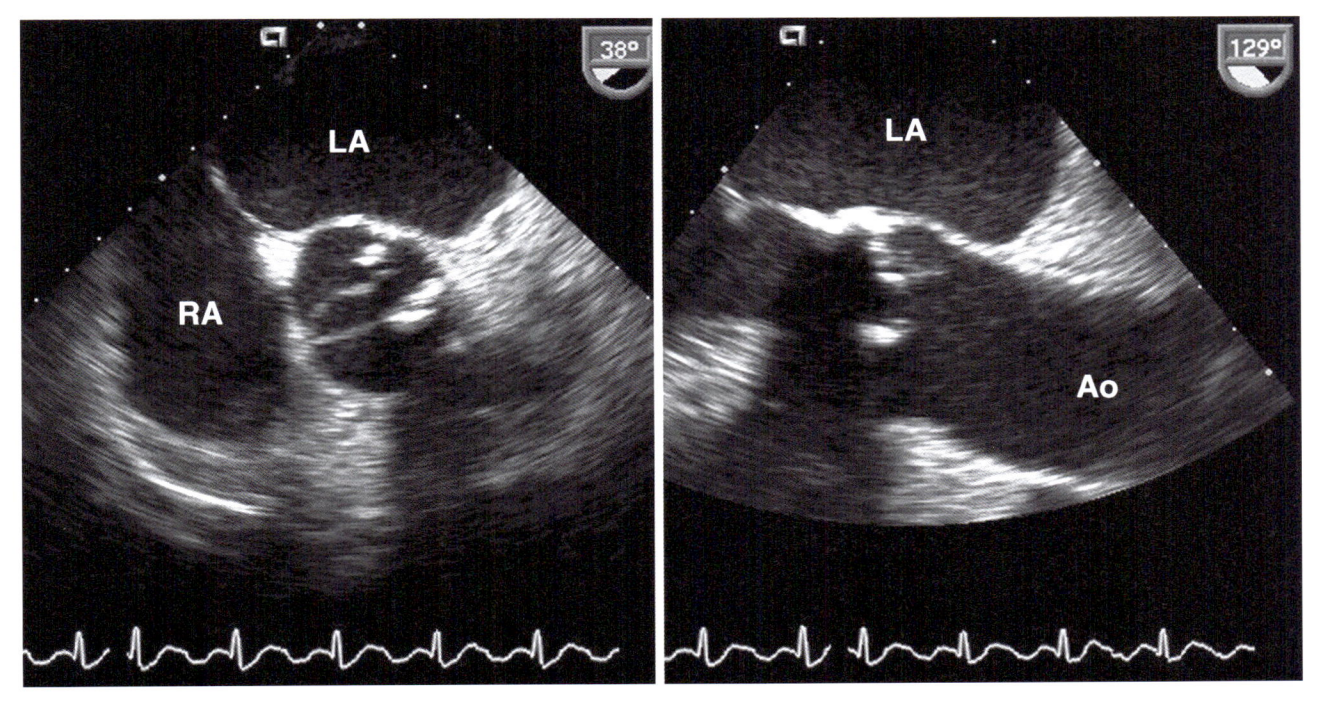

Fig. 3.23 A imagem intraoperatória em um corte de eixo longo (*à direita*) e eixo curto (*à esquerda*) da valva aórtica mostra uma valva bicúspide com calcificação moderada do folheto e movimento sistólico moderadamente reduzido.

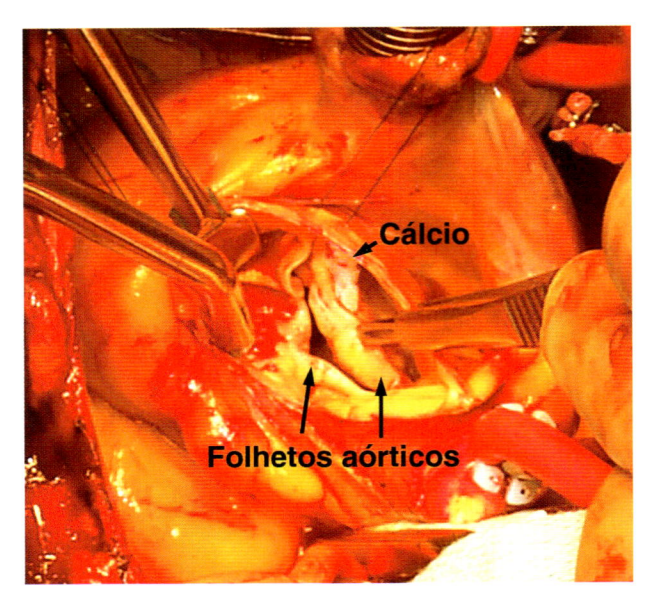

Fig. 3.24 Visualização direta da valva pelo cirurgião confirma a valva aórtica bicúspide moderadamente calcificada, com rigidez aumentada dos folhetos. Os folhetos foram seccionados na preparação para a substituição valvar.

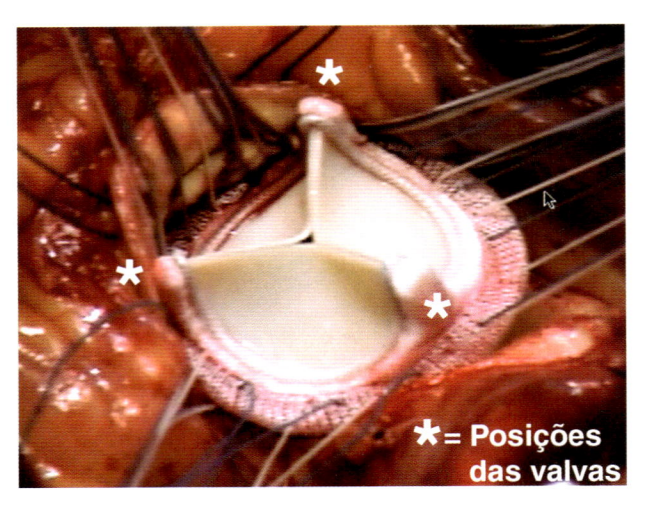

Fig. 3.25 ▶ Esta fotografia intraoperatória mostra a implantação da prótese valvar de tecido.

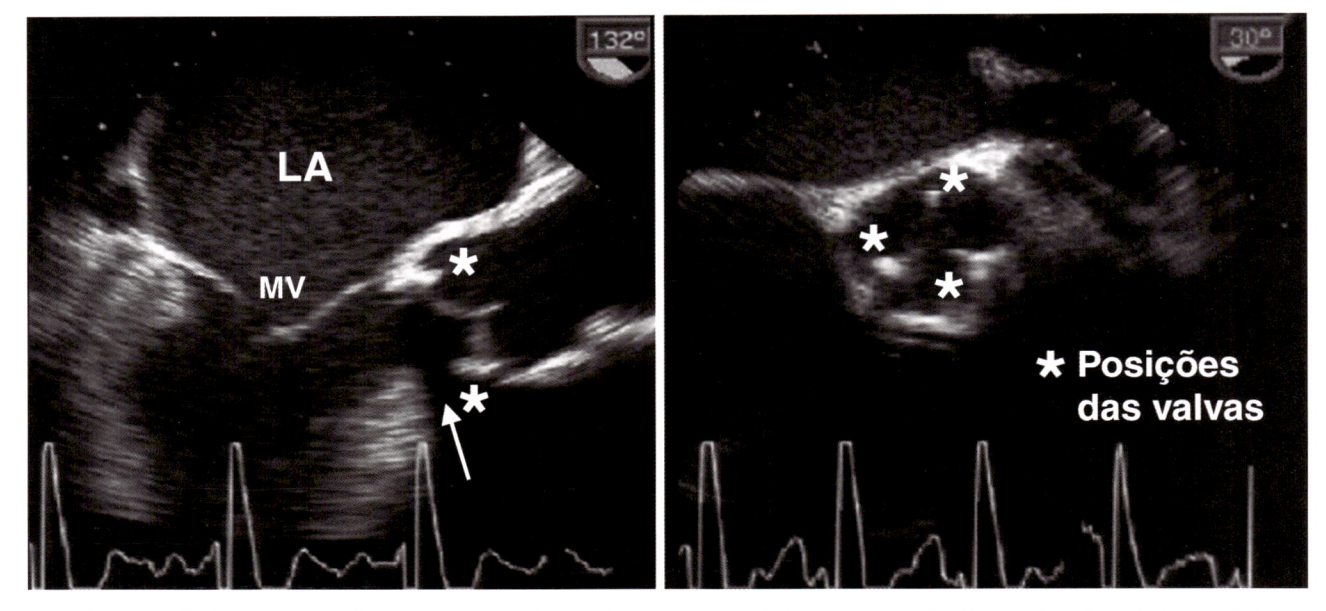

Fig. 3.26 ▶ Após desmame ventilatório, imagens de eixo longo (*à esquerda*) e eixo curto (*à direita*) da valva aórtica na diástole mostram as posições das próteses valvares e dos folhetos finos. Note a sombra acústica causada pela prótese valvar (*seta*).

CASO 3-4 Estenose Aórtica Moderada em um Paciente Submetido a uma Cirurgia de Revascularização Miocárdica

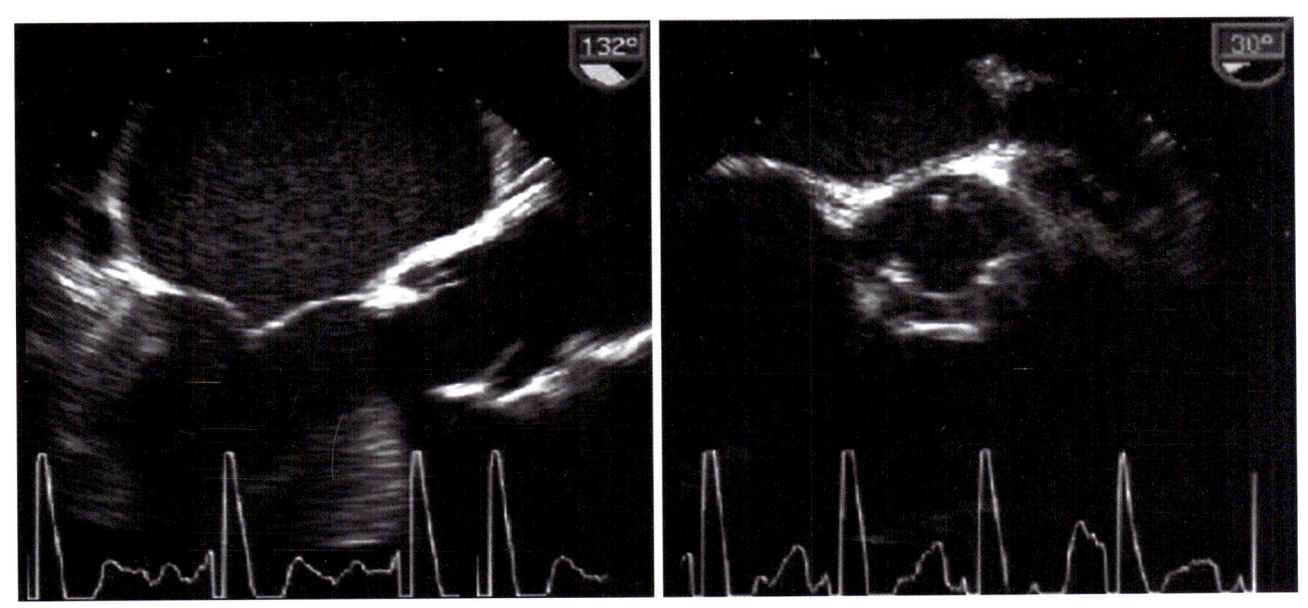

Fig. 3.27 ▶ Imagens sistólicas da prótese de tecido implantada mostram os folhetos abertos em um corte de eixos longo (*à esquerda*) e curto (*à direita*). Em tempo real, a movimentação normal dos folhetos protéticos finos é observada.

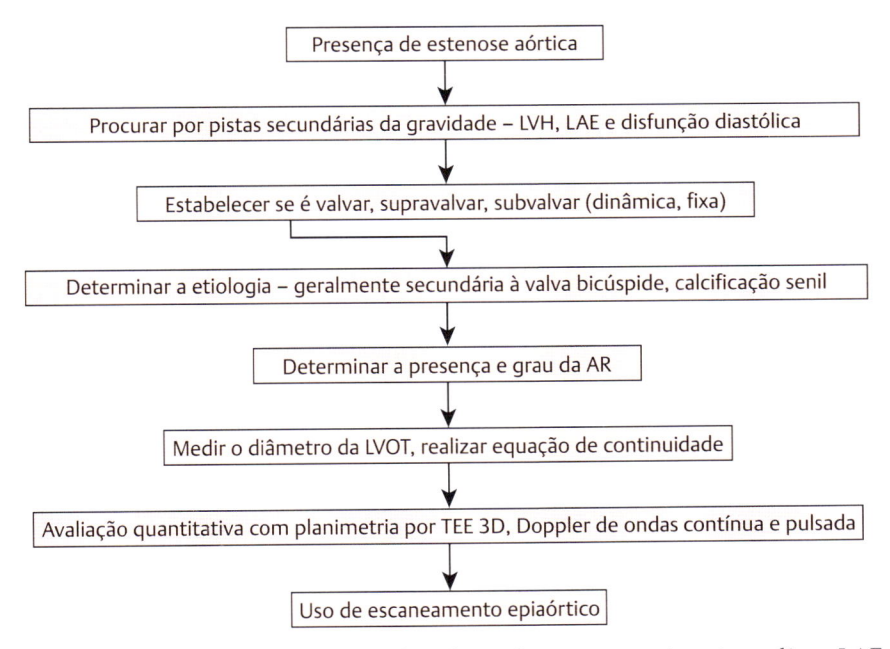

```
Presença de estenose aórtica
            ↓
Procurar por pistas secundárias da gravidade – LVH, LAE e disfunção diastólica
            ↓
Estabelecer se é valvar, supravalvar, subvalvar (dinâmica, fixa)
            ↓
Determinar a etiologia – geralmente secundária à valva bicúspide, calcificação senil
            ↓
Determinar a presença e grau da AR
            ↓
Medir o diâmetro da LVOT, realizar equação de continuidade
            ↓
Avaliação quantitativa com planimetria por TEE 3D, Doppler de ondas contínua e pulsada
            ↓
Uso de escaneamento epiaórtico
```

Fig. 3.28 Algoritmo para avaliação intraoperatória da AS, descoberta durante outra cirurgia cardíaca. LAE = aumento atrial esquerdo.

Comentários

Em pacientes com estenose da valva aórtica assintomática, e que estejam sendo submetidos a uma cirurgia para doença arterial coronariana, doença da raiz da aorta ou valva mitral, a opção de substituição da valva aórtica concomitante deve ser considerada. A lógica para substituição da valva aórtica nesses pacientes é que a progressão da estenose aórtica resultando em sintomas é previsível e inevitável, e o risco de repetir a cirurgia é alto. Ponderado em relação a estes potenciais benefícios está o tempo cirúrgico adicional e o risco e durabilidade do procedimento atual, a hemodinâmica subótima e as potenciais complicações de uma prótese valvar.

Estudos prospectivos recentes com a ecocardiografia Doppler aumentaram a nossa compreensão da história natural da estenose aórtica assintomática. Em pacientes com estenose leve (velocidade do jato < 3,0 m/s), a progressão para estenose aórtica sintomática grave ocorre em apenas 10 a 15% em um período de 2 a 3 anos, comparado a 80% naqueles com estenose grave (velocidade do jato > 4,0 m/s). Portanto, há atualmente um consenso geral de que a cirurgia valvar para doença assintomática pode não ser necessária quando a estenose é leve, mas é apropriada quando a estenose é grave. A tomada de decisão é mais difícil em pacientes com estenose moderada, como neste caso, com uma progressão para doença sintomática grave em aproximadamente 30% em 3 anos.

Em pacientes com estenose moderada, outros fatores que são levados em consideração incluem a idade, preferências e comorbidades do paciente, a hemodinâmica e durabilidade esperada das próteses valvares disponíveis e o grau de calcificação valvar. Calcificação valvar significativa está associada a uma rápida progressão da doença. Neste exemplo, a decisão em proceder com a substituição da valva foi com base no achado de calcificação significativa de uma valva bicúspide, com obstrução moderada da via de saída. À medida que nossas opções para substituição valvar aumentam, com valvas duráveis que possuem hemodinâmica favorável e não requerem anticoagulação, a decisão pode ser guiada para substituição valvar durante outra cirurgia cardíaca em cada vez mais pacientes com doença valvar aórtica.

Leitura Sugerida

1. Nishimura RA, Otto CM, Bonow RO, et al: ACC/AHA Task Force Members. 2014 AHA/ACC Guideline for the Management of Patients with Valvular Heart Disease: A report of the American College of Cardiology/American Heart Association Task Force on Practice Guidelines, Circulation 129(23):e521–643, 2014.

2. Vahanian A, Alfieri O, Andreotti F, et al: Joint Task Force on the Management of Valvular Heart Disease of the European Society of Cardiology (ESC); European Association for Cardio-Thoracic Surgery (EACTS). Guidelines on the management of valvular heart disease (version 2012), Eur J Cardiothorac Surg 42(4): S1–S44, 2012.

CASO 3-5
Estenose Aórtica Reumática

Este homem de 56 anos de idade apresentou 3 meses atrás falta de ar e fibrilação atrial. O exame físico mostrou um sopro sistólico de graus IV/VI na base e ele foi encaminhado para ecocardiografia. O exame transtorácico mostrou estenose aórtica grave, com uma velocidade do jato de 4,3 m/s, um gradiente médio de 40 mm Hg e uma área valvar de 0,9 cm². Havia regurgitação aórtica moderada. Além disso, a valva mitral tinha alterações compatíveis com doença reumática, com estenose mitral leve.

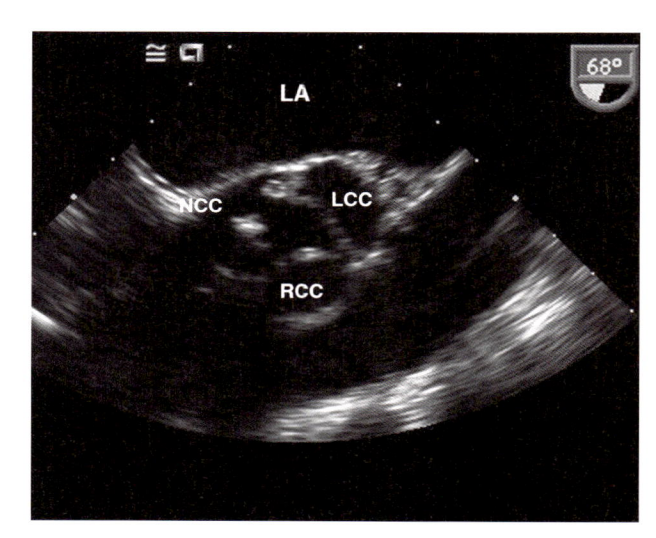

Fig. 3.29 Esta imagem de eixo curto da valva aórtica na sístole mostra uma valva tricúspide com um orifício triangular decorrente de uma fusão comissural, como é típico com a doença valvar reumática. O vídeo mostra a abertura sistólica reduzida dos folhetos na imagem 2D (*à esquerda*), e com Doppler em cores (*à direita, vídeo*) exibindo uma regurgitação aórtica apenas leve.

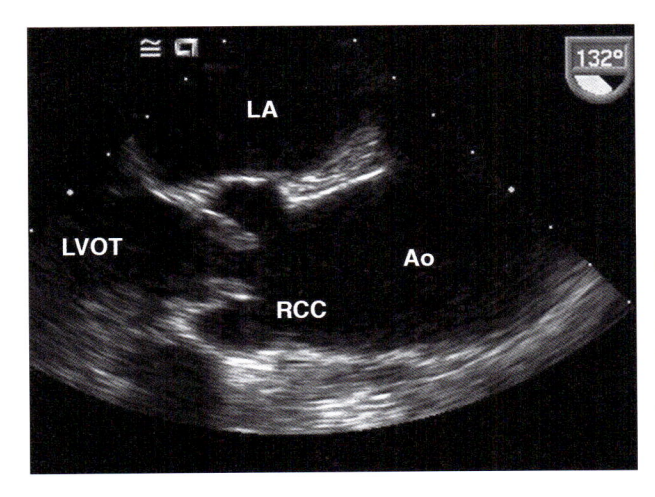

Fig. 3.30 O corte de eixo longo da valva aórtica e da aorta ascendente mostra os folhetos em formato de cúpula na sístole, novamente típico da doença reumática. Neste corte, a cúspide anterior da valva aórtica é a RCC. A cúspide posterior é geralmente a NCC, embora a LCC possa ser observada, dependendo da exata posição da valva em relação ao transdutor no esôfago (ver o corte de eixo curto para referência).

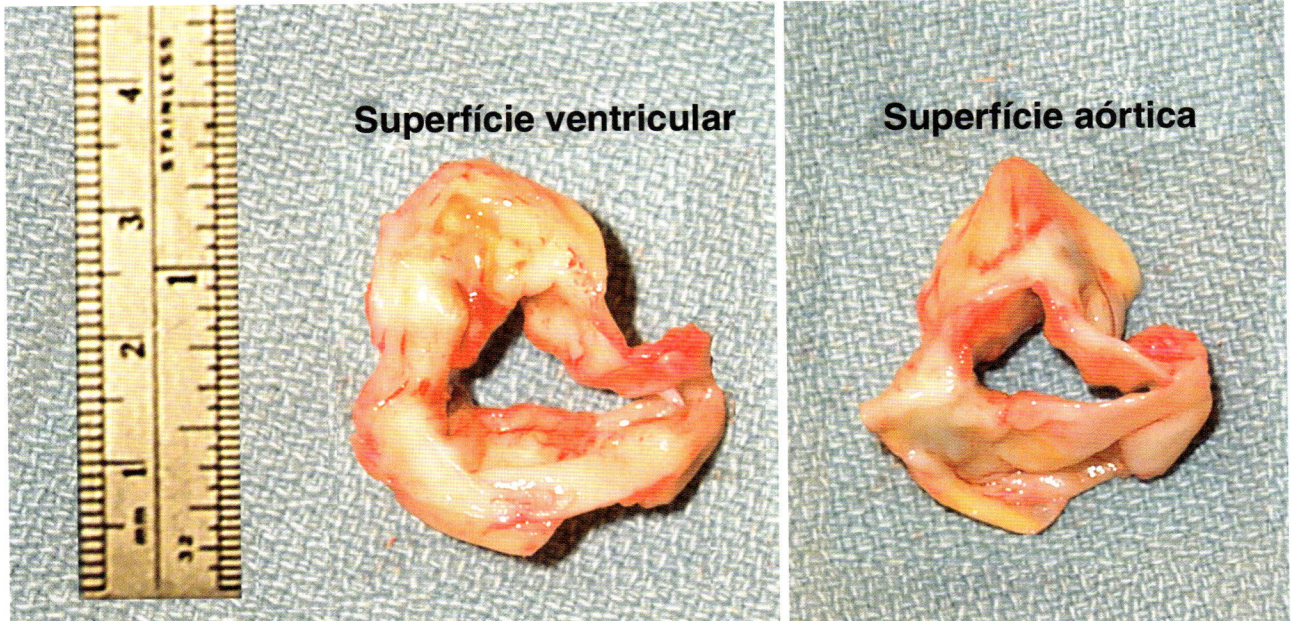

Fig. 3.31 A valva explantada mostra uma fusão comissural dramática, com um orifício triangular nas pontas do folheto, observada nas faces ventricular e aórtica. Os folhetos estão difusamente espessados, incluindo as bordas, com uma superfície lisa e leve calcificação sobreposta, em contraste às massas calcificadas irregulares vistas na parte central dos folhetos na doença valvar calcificada.

Comentários

Embora a doença valvar calcificada seja a causa mais comum de estenose aórtica na Europa e América do Norte, a doença valvar reumática é altamente prevalente na Ásia, África e Ilhas do Pacífico, e casos esporádicos são observados em todos os países. Doença valvar reumática é uma sequela a longo prazo da febre reumática aguda. As características patognomônicas da doença valvar reumática são o envolvimento primário da valva mitral, com fusão comissural característica e fusão e encurtamento das cordas. A valva aórtica está afetada em aproximadamente 40% dos casos, com envolvimento da valva tricúspide em apenas 6% daqueles pacientes com doença valvar mitral reumática. Doença valvar aórtica reumática pode ser reconhecida pelas alterações características na valva mitral e evidência de fusão comissural e espessamento difuso dos folhetos, particularmente ao longo das bordas dos folhetos da valva aórtica. Na sístole, um orifício triangular central é observado, em contraste ao orifício complexo em forma de estrela da estenose aórtica calcificada.

Leitura Sugerida

1. Iung B, Vahanian A: Epidemiology of acquired valvular heart disease, Can J Cardiol 30(9):962–970, 2014.
2. Rosenhek R, Baumgartner H: Aortic stenosis. In Otto CM, Bonow RO, editors: Valvular Heart Disease, ed 4, Philadelphia, 2014, Elsevier, pp 139–162.

Regurgitação Aórtica

CASO 3-6
Regurgitação Aórtica Aguda e Crônica

Este homem de 67 anos de idade, com um histórico conhecido de doença valvar aórtica, apresentou-se com um histórico de um mês de ortopneia e dispneia crescente ao esforço. Após tratamento em outro hospital, ele foi transferido para tratamento definitivo. A ecocardiografia transtorácica revelou regurgitação aórtica grave, bem como deterioração na função sistólica do ventrículo esquerdo.

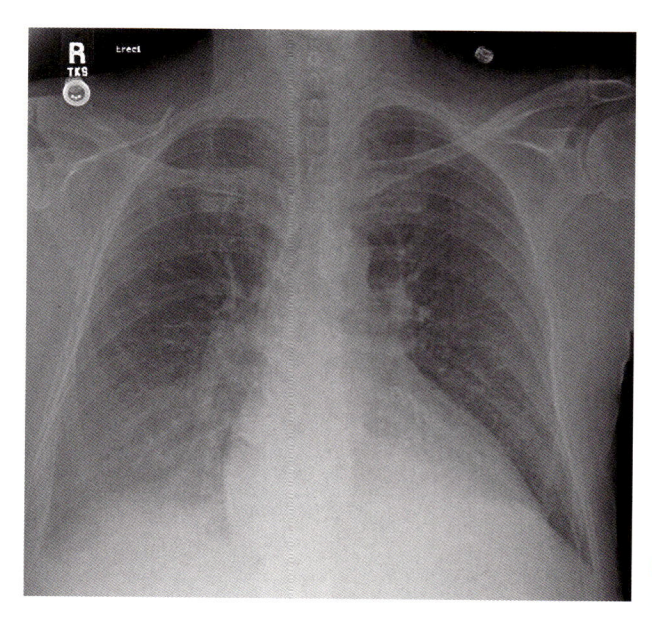

Fig. 3.32 Uma radiografia torácica revela cardiomegalia e edema pulmonar.

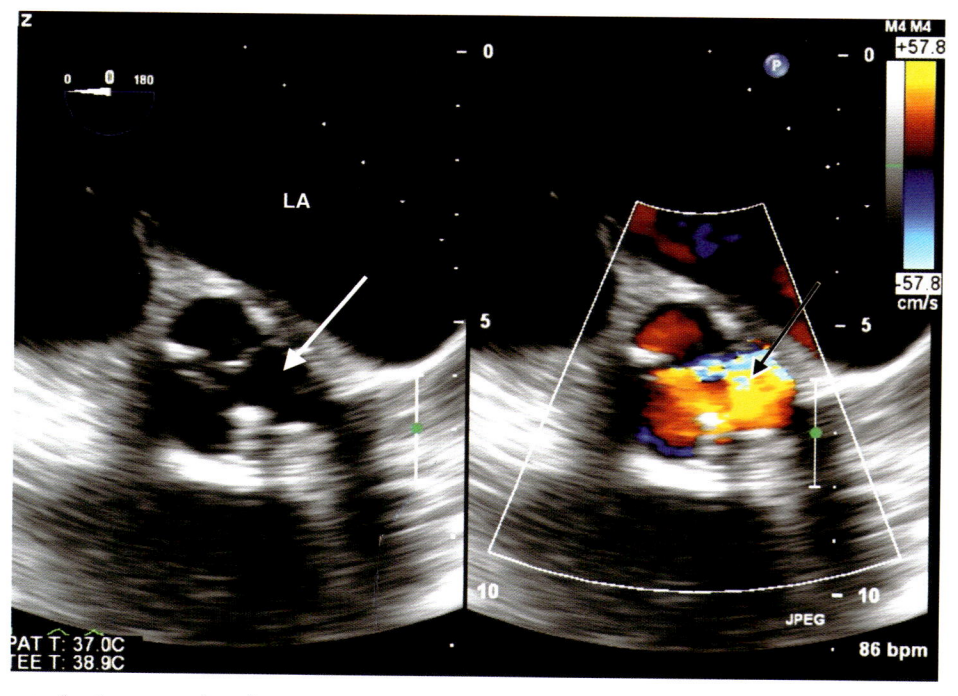

Fig. 3.33 ⊙ Um corte de eixo curto da valva aórtica, no plano médio-esofágico, revela espessura e destruição dos folhetos. O Doppler em cores mostra regurgitação aórtica grave. As setas indicam onde a LCC estaria.

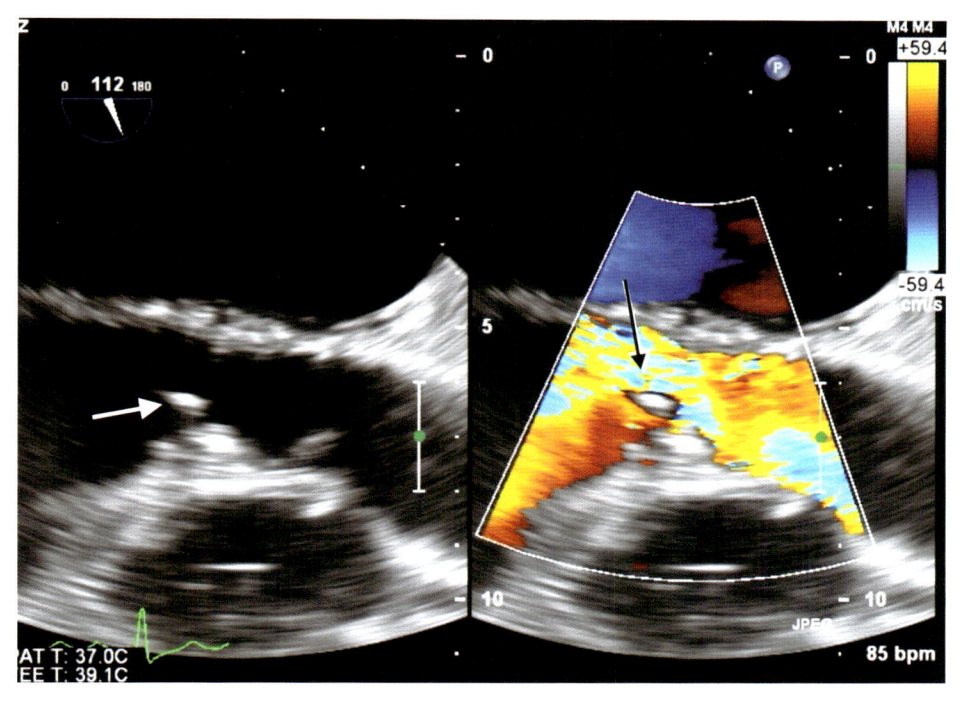

Fig. 3.34 ◗ Um corte de eixo longo da valva aórtica, no plano médio-esofágico, revela espessamento e prolapso da RCC (*seta, figura à esquerda*). O Doppler em cores mostra o jato regurgitante preenchendo toda a LVOT (*seta, figura à direita*).

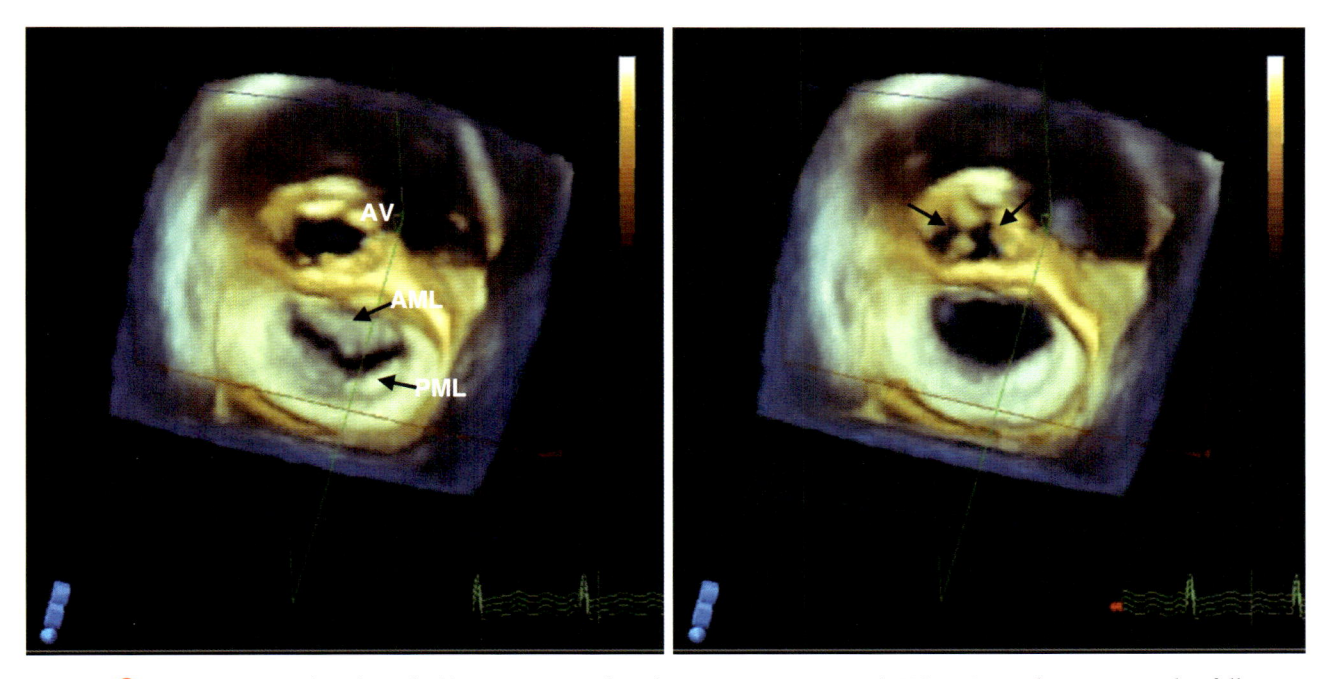

Fig. 3.35 ◗ TEE 3D na sístole e diástole (*figuras à esquerda e direita, respectivamente*). Há ausência de coaptação dos folhetos mitrais durante a sístole, o que resultou em uma MR "funcional" significativa. Durante a diástole, destruição dos folhetos da valva aórtica é observada, com defeitos nas proximidades da LCC e NCC (*setas*).

Fig. 3.36 ● Uma imagem 3D de eixo curto da valva aórtica é observada. Destruição dos folhetos é evidente, e a seta indica onde a LCC seria normalmente vista.

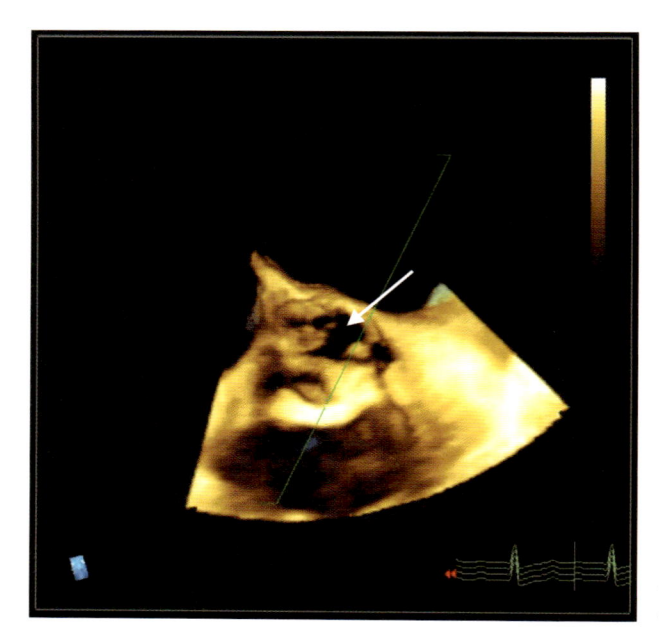

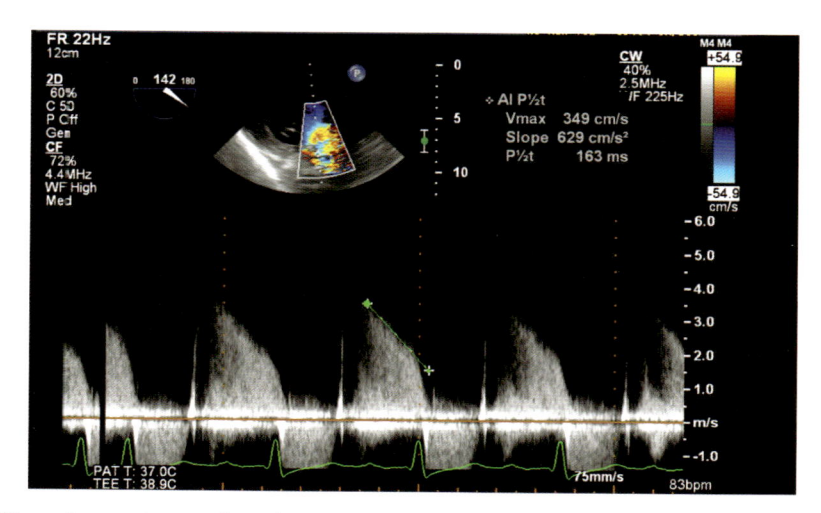

Fig. 3.37 O Doppler CW mostra um tempo de meia pressão extremamente curto, compatível com AR grave.

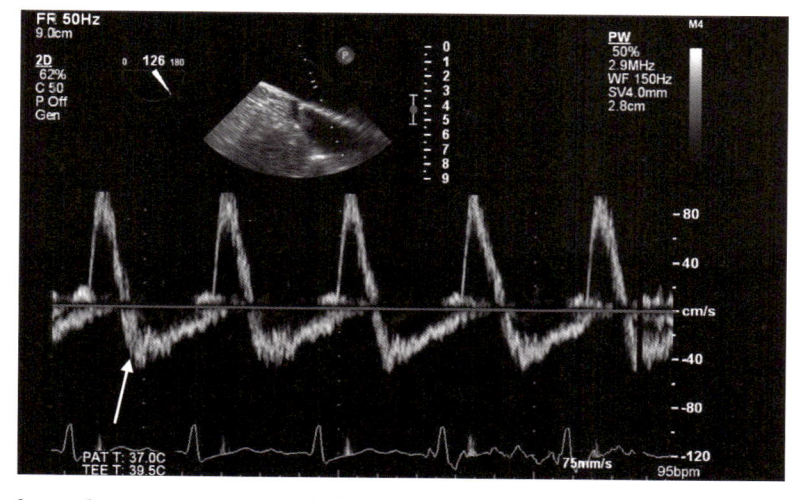

Fig. 3.38 O PW da aorta descendente mostra reversão holodiastólica, também compatível com AR grave.

Fig. 3.39 O LV na diástole está dilatado (7,06 cm), como observado em um corte transgástrico de eixo longo.

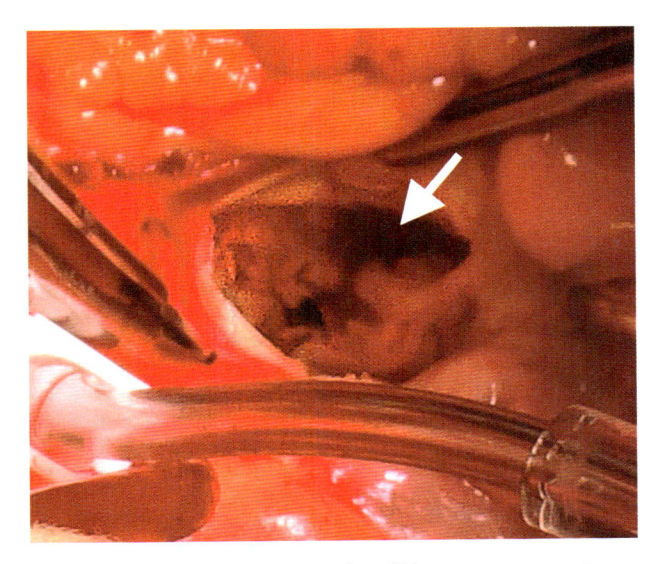

Fig. 3.40 O cirurgião expõe a valva. Há um espessamento evidente dos folhetos. A seta indica onde a LCC estaria. LCC = cúspide coronariana esquerda.

Comentários

Regurgitação aórtica crônica pode ser causada por doença dos folhetos valvares ou da raiz aórtica. Exemplos de doença da raiz aórtica incluem a síndrome de Marfan e a necrose medial cística. As doenças primárias mais comuns dos folhetos valvares produzindo regurgitação são uma valva aórtica congenitamente bicúspide e doença reumática. Fenestrações valvares congênitas, como observado neste caso, são incomuns, mas há vários relatos de casos similares. Foi proposto que quando fenestrações congênitas estão na parte sobreposta do plano de fechamento da valva, a função valvar é normal. Com um aumento no tamanho aórtico, possivelmente relacionado com a idade, essas regiões sobrepostas se tornam um suporte de carga, resultando em estiramento da fenestração e regurgitação aórtica.

Doença valvar mixomatosa geralmente envolve primariamente a valva mitral, com envolvimento dos folhetos da valva aórtica sendo observado em apenas 2% dos pacientes com prolapso da valva mitral. Alterações mixomatosas isoladas da valva aórtica são incomuns.

O momento da cirurgia na regurgitação aórtica crônica é com base na resposta do ventrículo esquerdo à sobrecarga volêmica crônica e sintomas clínicos. A cirurgia é recomendada para pacientes com regurgitação aórtica grave no início dos sintomas, com o sintoma inicial tipicamente sendo dispneia ao esforço, como neste caso. Pacientes que permanecem assintomáticos correm o risco de desenvolver função sistólica ventricular esquerda irreversível e, portanto, uma ecocardiografia anual é recomendada para monitorização. Os parâmetros que são mais úteis para prever um declínio na contratilidade ventricular esquerda são o tamanho do ventrículo esquerdo e o desempenho sistólico. Os parâmetros ecocardiográficos mais úteis são a dimensão diastólica final e sistólica final do ventrículo esquerdo e a fração de ejeção. Embora alguns clínicos prefiram realizar cálculos do volume ventricular esquerdo, medidas da dimensão são mais amplamente usadas por causa de sua simplicidade e reprodutibilidade.

As diretrizes da ACC/AHA para Cardiopatia Valvar recomendam cirurgia da valva aórtica para regurgitação aórtica crônica quando sintomas estão presentes ou, em pacientes assintomáticos, quando a fração de ejeção é < 50%, a dimensão sistólica final é > 50 mm ou quando a dimensão diastólica final é > 65 mm. A indicação para cirurgia no caso apresentado aqui foi o início do sintoma, embora a alteração na fração de ejeção e nas dimensões do ventrículo esquerdo também tenha sido preocupante.

Leitura Sugerida

1. Nishimura RA, Otto CM, Bonow RO, et al: ACC/AHA Task Force Members. 2014 AHA/ACC Guideline for the Management of Patients with Valvular Heart Disease: A report of the American College of Cardiology/American Heart Association Task Force on Practice Guidelines, Circulation 129(23):e521–643, 2014.
2. Vahanian A, Alfieri O, Andreotti F, et al: Joint Task Force on the Management of Valvular Heart Disease of the European Society of Cardiology (ESC); European Association for Cardio-Thoracic Surgery (EACTS). Guidelines on the management of valvular heart disease (version 2012), Eur Heart J 33(19):2451–2496, 2012.
3. Zoghbi WA, Enriquez-Sarano M, Foster E, et al: Recommendations for evaluation of the severity of native valvular regurgitation with two-dimensional and Doppler echocardiography, J Am Soc Echocardiogr 16(7):777–802, 2003.
4. Schafers HJ, Langer F, Glombitza P, et al: Aortic valve reconstruction in myxomatous degeneration of aortic valves: are fenestrations a risk factor for repair failure? J Thorac Cardiovasc Surg 139(3):660–664, 2010.
5. von Homeyer P, Oxorn D: Aortic Regurgitation: Echocardiographic Diagnosis, Anesth Analg 122: 37–42, 2016.

CASO 3-7
Regurgitação Aórtica Reumática

Este homem de 44 anos de idade tinha um histórico longo de cardiopatia valvar reumática. Quatro anos antes, ele teve um episódio de endocardite causado por *Streptococcus viridans* e foi tratado com 6 semanas de antibióticos intravenosos. Quatro meses atrás, ele teve outro episódio de endocardite, com hemoculturas positivas para *Haemophilus segnis* e foi novamente tratado com 6 semanas de antibióticos intravenosos. No entanto, ele teve o início de sintomas de insuficiência cardíaca congestiva como resultado da regurgitação aórtica crescente. A ecocardiografia mostrou uma dimensão sistólica final do ventrículo esquerdo de 59 mm, uma dimensão diastólica final de 72 mm, e uma fração de ejeção de 44%. A angiografia coronária estava normal.

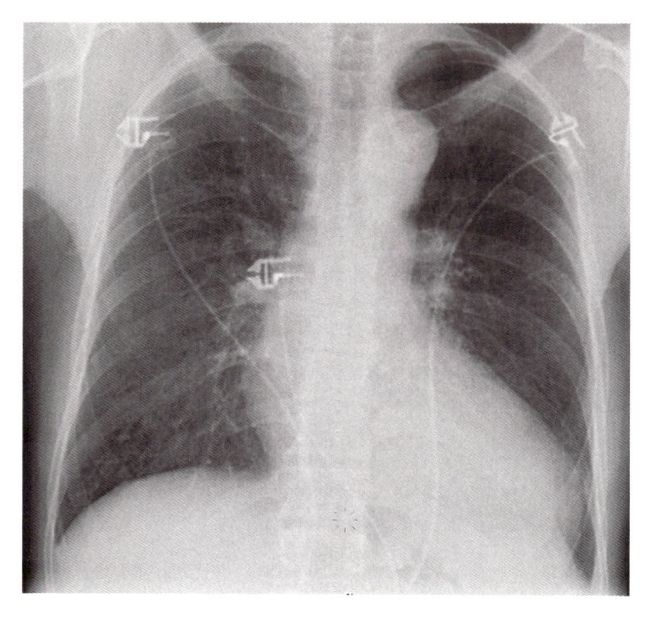

Fig. 3.41 Radiografia torácica mostra aumento grave do ventrículo esquerdo com campos pulmonares claros.

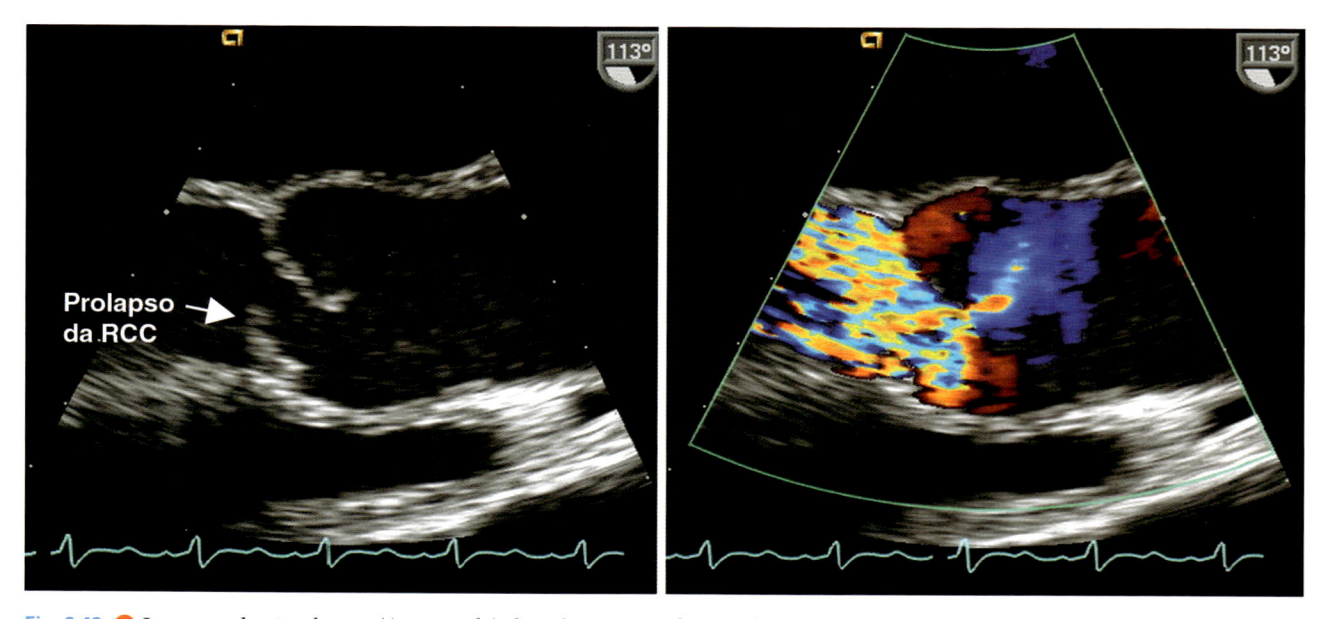

Fig. 3.42 Imagens de eixo longo (*à esquerda*) da valva aórtica foram obtidas com a rotação do plano de imagem para 113 graus. Os folhetos aórticos estão espessados, com um leve formato sistólico em cúpula e prolapso parcial do folheto mais anterior (RCC) para o interior da via de saída na diástole. A fluxometria em cores (*à direita*) mostra uma regurgitação aórtica grave, com um amplo jato periférico (largura da *vena contracta* = 8 mm) através da área de não coaptação dos folhetos.

CASO 3-7 Regurgitação Aórtica Reumática   105

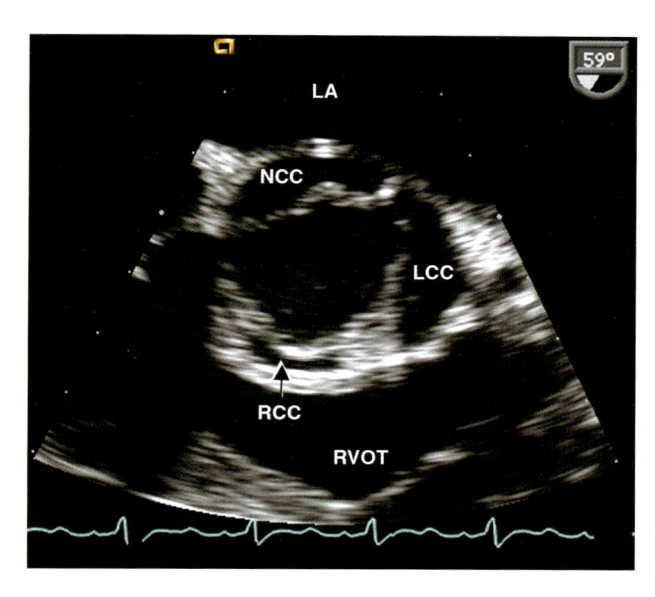

Fig. 3.43 ▶ Imagens de eixo curto da valva aórtica, obtidas com rotação de 59 graus do plano de imagem, mostram uma valva tricúspide com espessamento e fusão das comissuras, típico da doença reumática.

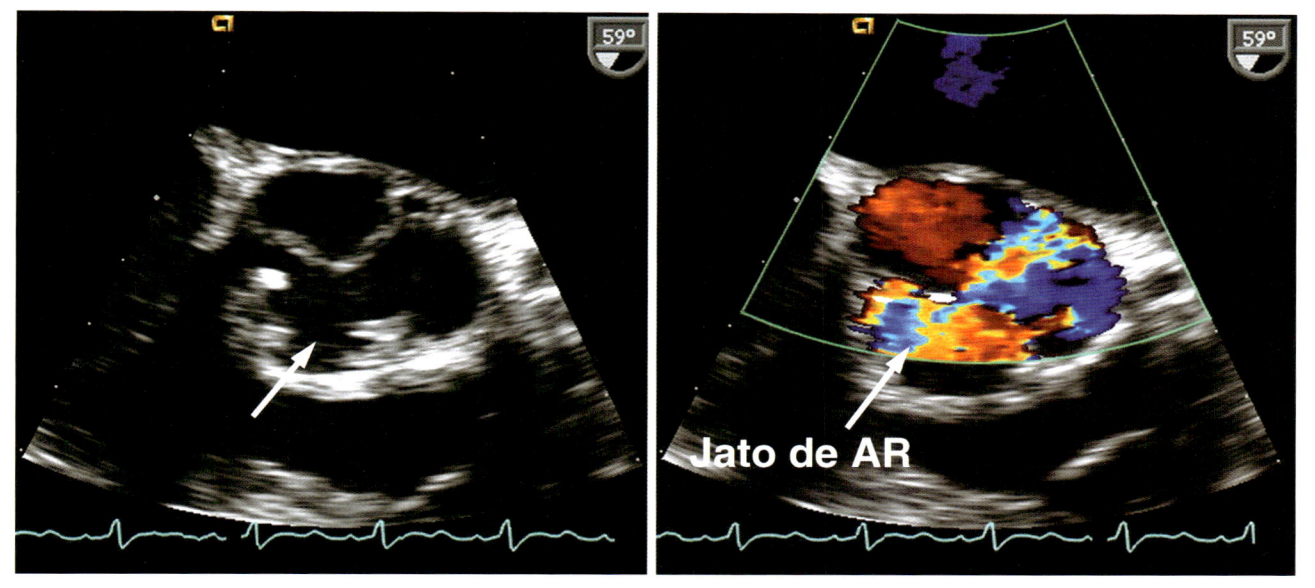

Fig. 3.44 ▶ As imagens de eixo curto da valva aórtica na diástole demonstram destruição parcial da cúspide coronariana direita decorrente da endocardite (*seta*, à *esquerda*), com o Doppler em cores (à *direita*) demonstrando o jato de regurgitação aórtica (AR) no corte transversal.

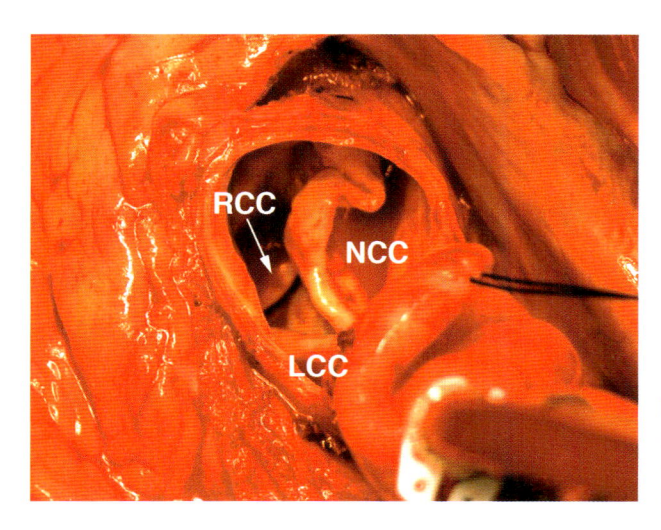

Fig. 3.45 Na cirurgia, a valva era tricúspide, com fusão comissural típica da doença valvar reumática, e com evidência de destruição da RCC decorrente de uma prévia endocardite, mas sem evidência de infecção ativa.

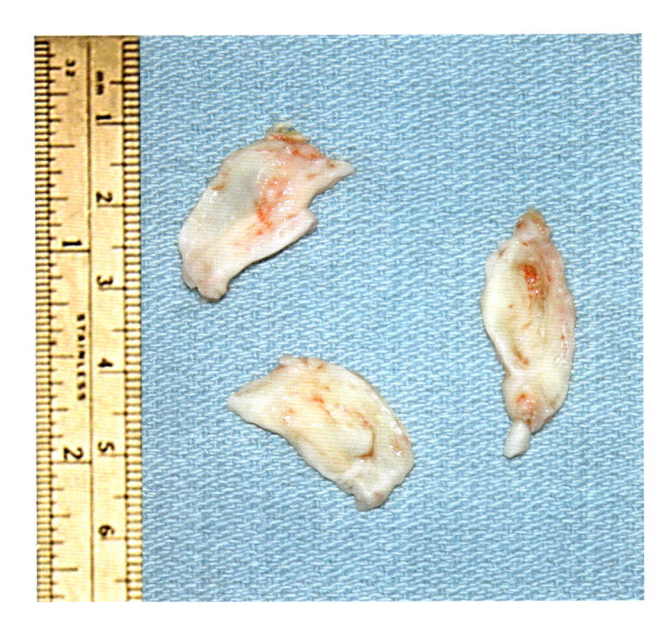

Fig. 3.46 A valva explantada mostra folhetos valvares espessados e deformados, especialmente ao longo das bordas dos folhetos. O exame microscópico dos folhetos valvares demonstrou espessamento difuso dos folhetos, com neovascularização focal, compatível com um processo pós-inflamatório, que é típico na doença valvar reumática.

Comentários

Este paciente, com destruição valvar decorrente da endocardite sobreposta à doença valvar reumática crônica, ilustra os problemas no estabelecimento da etiologia da regurgitação aórtica por ecocardiografia. Avaliação da anatomia da raiz aórtica é fundamental, visto que a intervenção cirúrgica para regurgitação aórtica causada por doença da raiz difere do tratamento da doença valvar primária. A imagem de eixo longo da aorta ascendente demonstra os sítios necessários para medidas da aorta em pacientes sendo submetidos à cirurgia da valva e/ou raiz da aorta.

1. Medidas do diâmetro imediatamente proximal à valva (p. ex., a via de saída do ventrículo esquerdo) são usadas para cálculos da área valvar pela equação de continuidade e correspondem ao tamanho do anel de sutura do tecido e das valvas mecânicas implantados.
2. Aumento da raiz aórtica é geralmente mais grave nos seios de Valsalva.
3. O contorno normal da junção sinotubular está ausente em pacientes com a síndrome de Marfan, e este sítio de medida se torna especialmente importante após o implante de uma valva sem sustentação (*stentless*).
4. É importante visualizar e medir o diâmetro da aorta ascendente em pacientes com doença da valva aórtica, visto que a aorta geralmente também está anormal.

A fisiologia neste paciente é compatível com uma combinação de regurgitação crônica e aguda. Regurgitação crônica causada por doença reumática levou a uma dilatação significativa do ventrículo esquerdo, com função sistólica preservada. No entanto, o volume adicional da regurgitação aórtica decorrente da destruição valvar com a endocardite resultou em descompensação clínica, com sintomas de insuficiência cardíaca e um declínio no desempenho da ejeção.

Leitura Sugerida

1. Iung B, Vahanian A: Epidemiology of acquired valvular heart disease, Can J Cardiol 30(9):962–970, 2014.
2. Stout KK, Verrier ED: Acute valvular regurgitation, Circulation 119(25):3232–3241, 2009.

CASO 3-8
Regurgitação Aórtica Aguda Traumática

Esta mulher previamente saudável de 73 anos de idade foi transferida diretamente do ED para a OR, com um diagnóstico de regurgitação aórtica aguda grave. Ela havia sido atingida por um coice de um cavalo no tórax superior esquerdo e caiu para trás, batendo em um poste de metal, com perda da consciência. Ela foi intubada no campo e, então, submetida a uma ecocardiografia transtorácica e transesofágica de emergência, que mostrou regurgitação aórtica grave e uma efusão pericárdica.

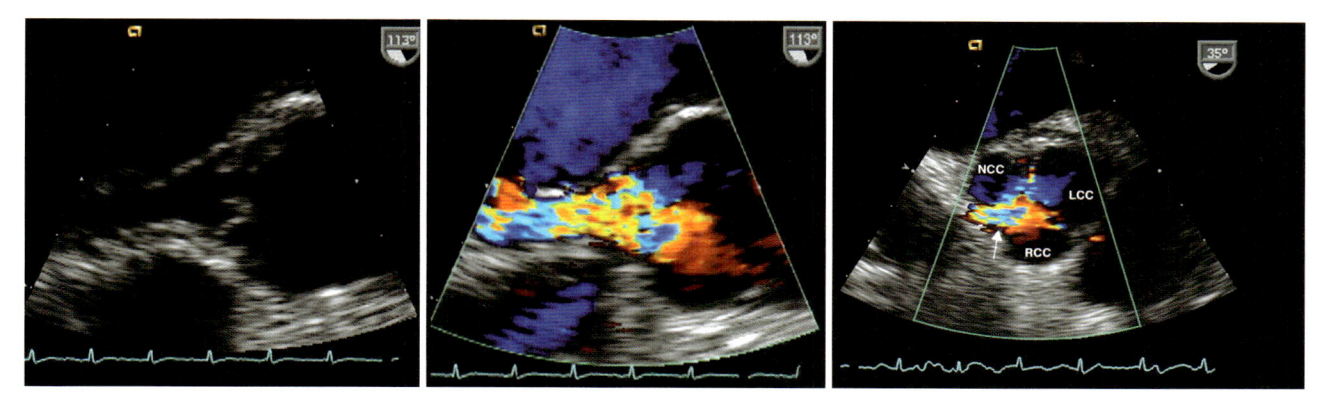

Fig. 3.47 ◐ ◐ TEE em um corte de eixo longo da valva aórtica mostra aparente espessamento e prolapso dos folhetos da valva aórtica. Na imagem em tempo real, movimentação exagerada da valva tricúspide é observada. No Doppler em cores, o jato regurgitante (*seta*) quase preenche a via de saída nos cortes de eixos curto e longo, com uma *vena contracta* de diâmetro > 15 mm.

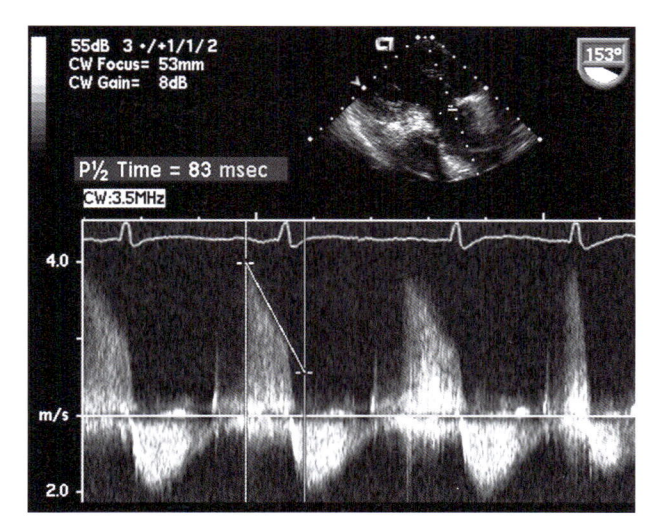

Fig. 3.48 Doppler de onda contínua foi registrado a partir de um corte transgástrico de eixo longo. Embora o ângulo de interseção entre o feixe de ultrassom e o jato regurgitante aórtico possa resultar em subestimação da velocidade, a intensidade da curva de velocidade em relação ao fluxo anterógrado indica regurgitação grave. Além disso, a curva de desaceleração pronunciada indica rápido equilíbrio entre as pressões diastólicas aórtica e ventricular, compatível com regurgitação aguda.

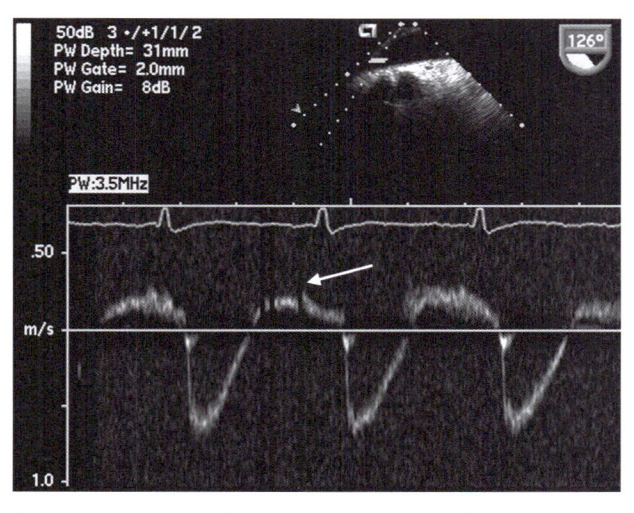

Fig. 3.49 Registro do fluxo na aorta torácica descendente pelo Doppler de onda pulsada mostra reversão holodiastólica do fluxo (*seta*), confirmando a presença de regurgitação aórtica grave. Este sinal é mais bem registrado começando de um corte de eixo curto da aorta torácica descendente, girando o plano de imagem para um corte de eixo longo e, então, colocando o volume de amostragem do Doppler pulsado o mais distal possível na aorta, a fim de obter um ângulo de interseção relativamente paralelo. Se o feixe do Doppler estiver perpendicular à direção do fluxo, não haverá sinal Doppler, pois o cosseno de 90 graus (na equação Doppler) é zero.

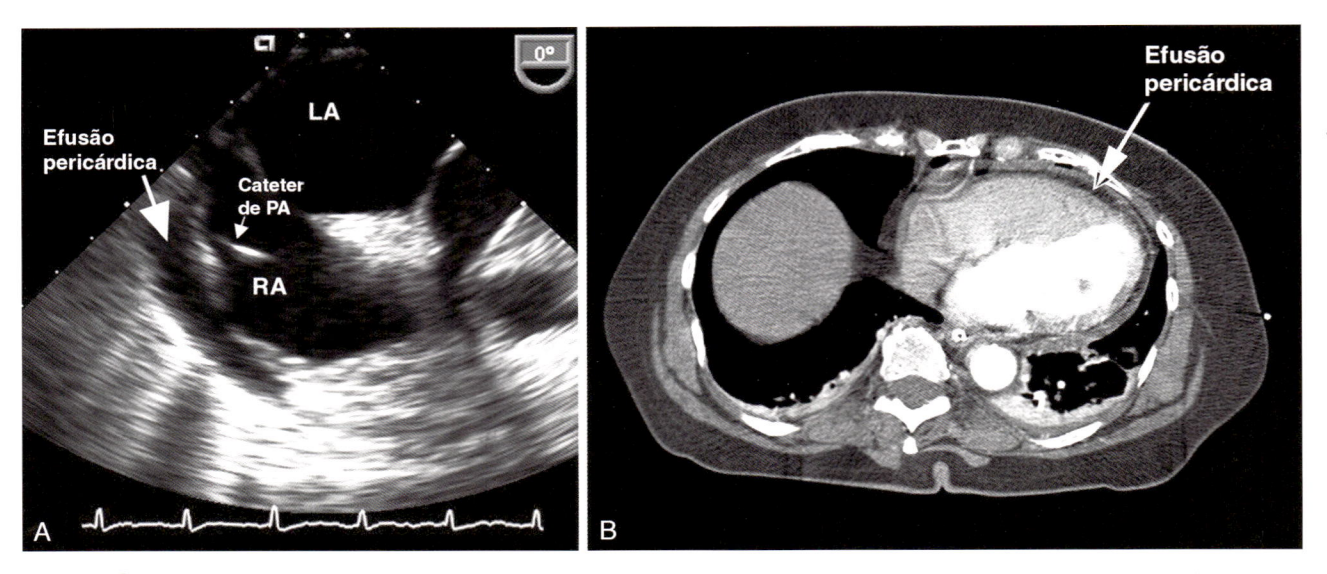

Fig. 3.50 ▶ Uma pequena efusão pericárdica está presente adjacente ao átrio direito neste corte transesofágico alto, bem como na CT. O cateter de artéria pulmonar é visto no átrio direito. Na abertura do pericárdio, na cirurgia, havia evidência de altas pressões pericárdicas, com uma quantidade moderada de líquido pericárdico.

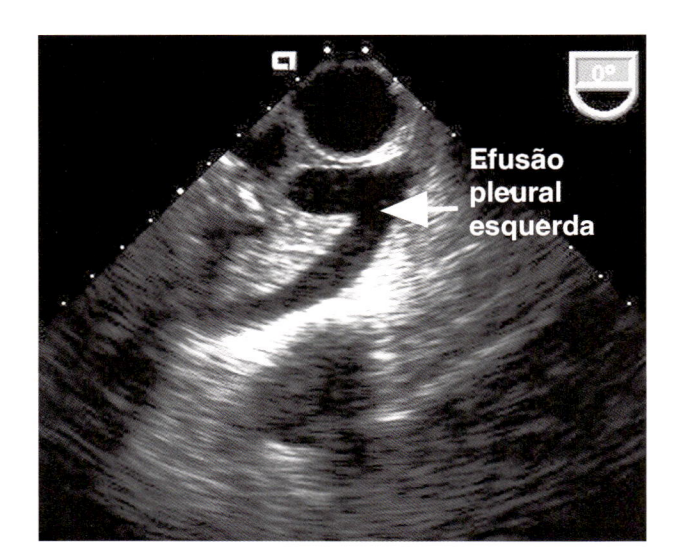

Fig. 3.51 Uma efusão pleural esquerda é observada quando o plano de imagem é orientado na direção da aorta torácica descendente.

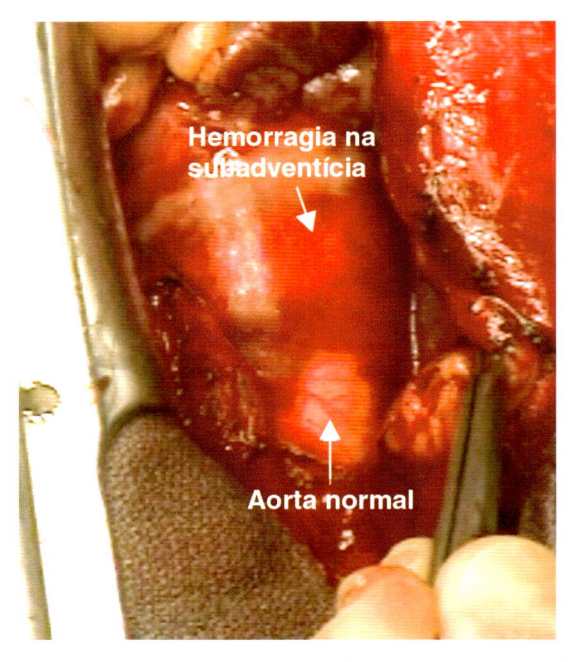

Fig. 3.52 Após a esternotomia, uma hemorragia na camada subadventícia da aorta foi observada.

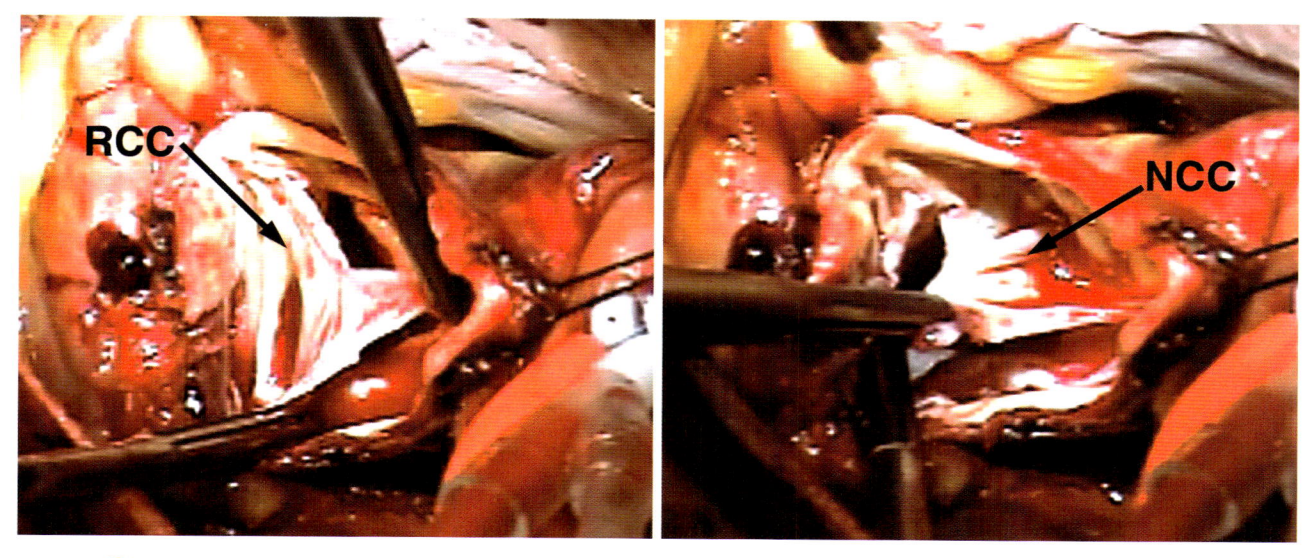

Fig. 3.53 ◐ Na inspeção direta da valva aórtica na cirurgia havia um rompimento da comissura entre as cúspides coronariana direita e não coronariana, resultando em movimentação exagerada de ambos os folhetos.

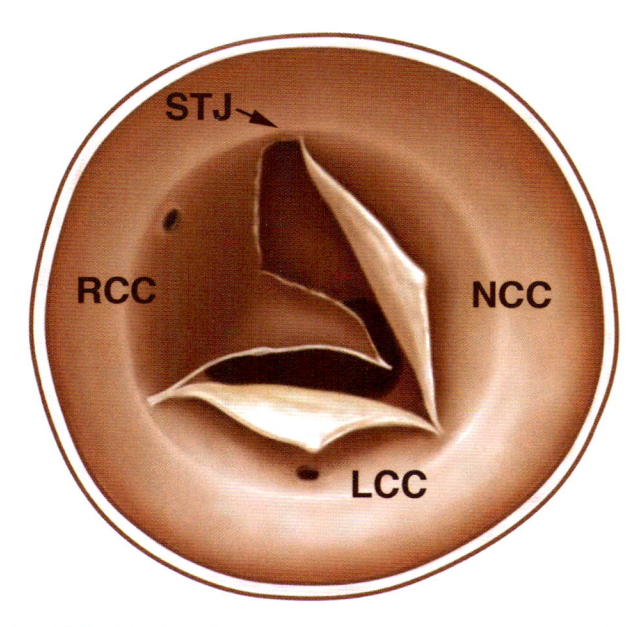

Fig. 3.54 Este desenho mostra como o comprometimento da inserção da RCC na junção sinotubular (STJ) e laceração do corpo do folheto resultaria em incompetência valvar. A NCC lacerada não é exibida aqui.

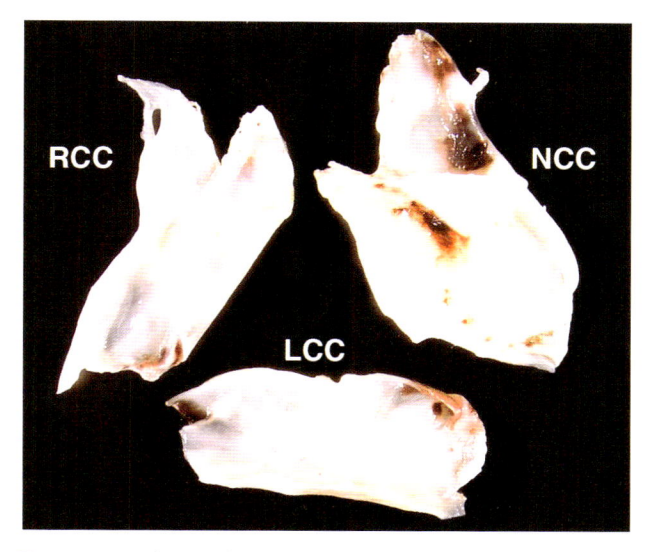

Fig. 3.55 A valva explantada mostra a laceração e ruptura das cúspides coronariana direita e não coronariana. A valva aórtica foi substituída por um tecido protético, e a paciente teve uma recuperação bem-sucedida.

Comentários

Trauma fechado no tórax pode causar uma gama de distúrbios cardíacos, incluindo contusão do miocárdio e rompimento da aorta torácica secundário à desaceleração e tração. Lesão valvar é menos comum, com a maioria dos casos envolvendo a valva tricúspide localizada anteriormente. No entanto, postula-se que certo dano valvar está relacionado com as alterações súbitas na pressão ventricular ou aórtica, podendo afetar as valvas do lado esquerdo. Por exemplo, no início da diástole, a valva aórtica fechada pode ser danificada por um aumento súbito na pressão aórtica, resultando em uma força mecânica aumentada sobre os folhetos valvares. O início agudo neste caso é compatível com a compressão direta do coração pelo coice do cavalo ou por um aumento súbito na pressão aórtica, resultando em uma movimentação exagerada do folheto aórtico.

Existem várias abordagens para quantificar a gravidade da regurgitação aórtica por ecocardiografia. Uma abordagem simples e útil é a mensuração do diâmetro mais estreito do jato regurgitante, ou a *vena contracta*. De modo ideal, a região de convergência do fluxo proximal e a expansão distal do jato são observadas, com a *vena contracta* sendo o segmento estreito imediatamente após do orifício valvar. Uma *vena contracta* de largura > 6 mm indica regurgitação grave, de 3 a 6 mm indica moderada e < 3 mm é compatível com regurgitação aórtica leve. Outra medida simples é a evidência de reversão do fluxo holodiastólico na aorta torácica descendente. Uma pequena quantidade de reversão precoce do fluxo diastólico é normal, mas fluxo retrógrado na aorta em toda a diástole é compatível com regurgitação grave. A intensidade do sinal do jato de regurgitação aórtica ao Doppler de onda contínua, relacionado com o fluxo anterógrado, fornece uma avaliação qualitativa da gravidade da regurgitação. Além disso, a curva diastólica do jato de regurgitação aórtica pode ser medida com um tempo de meia pressão < 200 (ou seja, uma curva mais íngreme) compatível com regurgitação grave. Esta paciente preencheu todos os critérios de regurgitação aórtica grave, com uma *vena contracta* de largura ampla, um sinal de onda contínua denso com uma curva acentuada de desaceleração e reversão dramática do fluxo holodiastólico na aorta. Quando a gravidade da regurgitação é menos clara, o volume regurgitante, fração e área do orifício podem ser calculados com base na medida do fluxo volêmico nos dois sítios intracardíacos.

Leitura Sugerida

1. Linefsky JP, Otto CM: Emergency valve disorders. In Fink MP, Vincent JL, Abraham E, et al, editors: Textbook of Critical Care, ed 7, Philadelphia, 2015, Elsevier, Chapter 88.
2. Pretre R, Chilcott M: Blunt trauma to the heart and great vessels, N Engl J Med 336:626–632, 1997.
3. Zoghbi WA, Enriquez-Sarano M, Foster E, et al: Recommendations for evaluation of the severity of native valvular regurgitation with two-dimensional and Doppler echocardiography, J Am Soc Echocardiogr 16(7):777–802, 2003.
4. Anselmino M, Andria A, Lusardi P: Acute traumatic disruption of a bicuspid aortic valve, Eur J Echocardiogr 7(2):109–111, 2006.

CASO 3-9
Valva Aórtica Perfurada com Regurgitação

Este homem de 49 anos de idade apresentou uma insuficiência cardíaca de início recente e um sopro diastólico no exame. Seis meses antes, ele sofreu um infarto do miocárdio inferior, que foi tratado com uma intervenção coronariana percutânea. A ecocardiografia transtorácica mostrou dilatação ventricular esquerda grave, com uma ampla área de acinesia inferior e uma fração de ejeção de 29%. Havia regurgitação mitral central moderada causada por uma geometria anormal do ventrículo esquerdo, resultando em adesão do folheto posterior. A pressão sistólica pulmonar estimada foi de 75 mm Hg. Além disso, regurgitação aórtica grave estava presente no exame por Doppler, embora a etiologia da disfunção valvar fosse incerta.

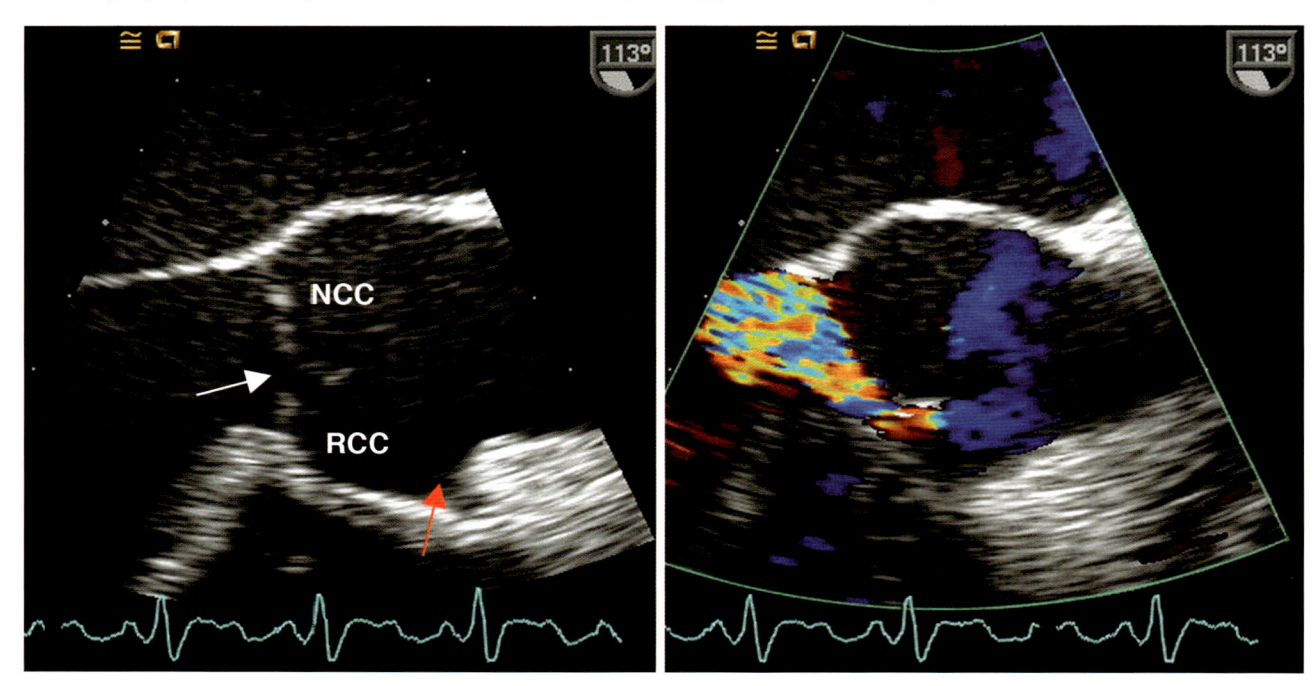

Fig. 3.56 ● O corte de eixo longo 2D no plano médio-esofágico (*à esquerda*) mostra uma raiz aórtica de tamanho normal, e anatomia com a NCC (menos provável a LCC) e RCC da valva aórtica. Na fluxometria em cores, descontinuidade é observada em RCC (*seta branca*), com um jato periférico de regurgitação aórtica através desta região (*à direita*). A seta vermelha indica o orifício da artéria coronária direita.

CASO 3-9 Valva Aórtica Perfurada com Regurgitação 111

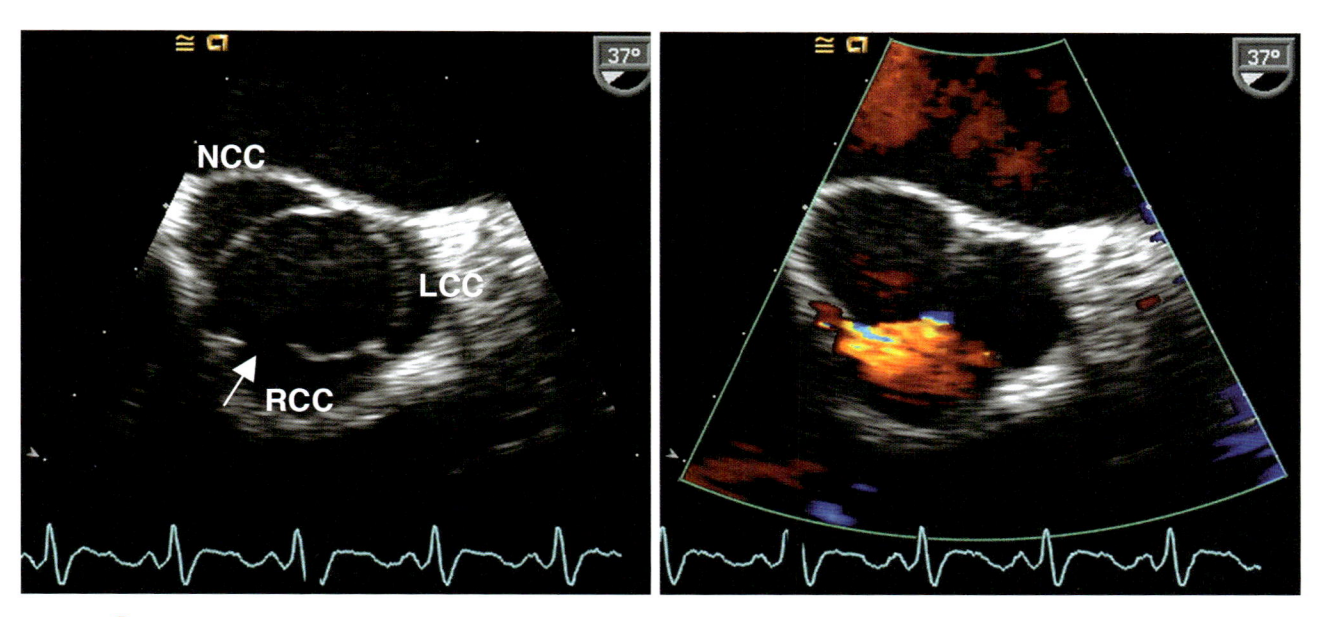

Fig. 3.57 ▸ O corte de eixo curto correspondente da valva aórtica mostra uma valva tricúspide com movimentação sistólica normal. A fluxometria em cores (*à direita*) mostra um jato amplo de regurgitação aórtica na região da RCC. Estes achados são compatíveis com uma perfuração da RCC (*seta, à esquerda*).

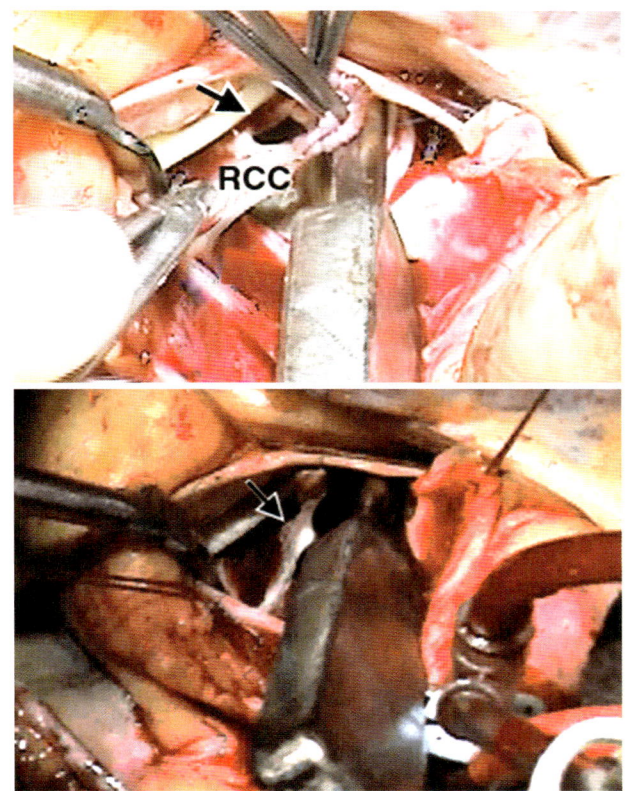

Fig. 3.58 ▸ (*Superior*) Inspeção da valva na cirurgia mostrou uma perfuração na RCC, como demonstrado pela seta. (*Inferior*) A valva foi reparada com uma placa de pericárdio sobre a RCC, como demonstrado pela seta.

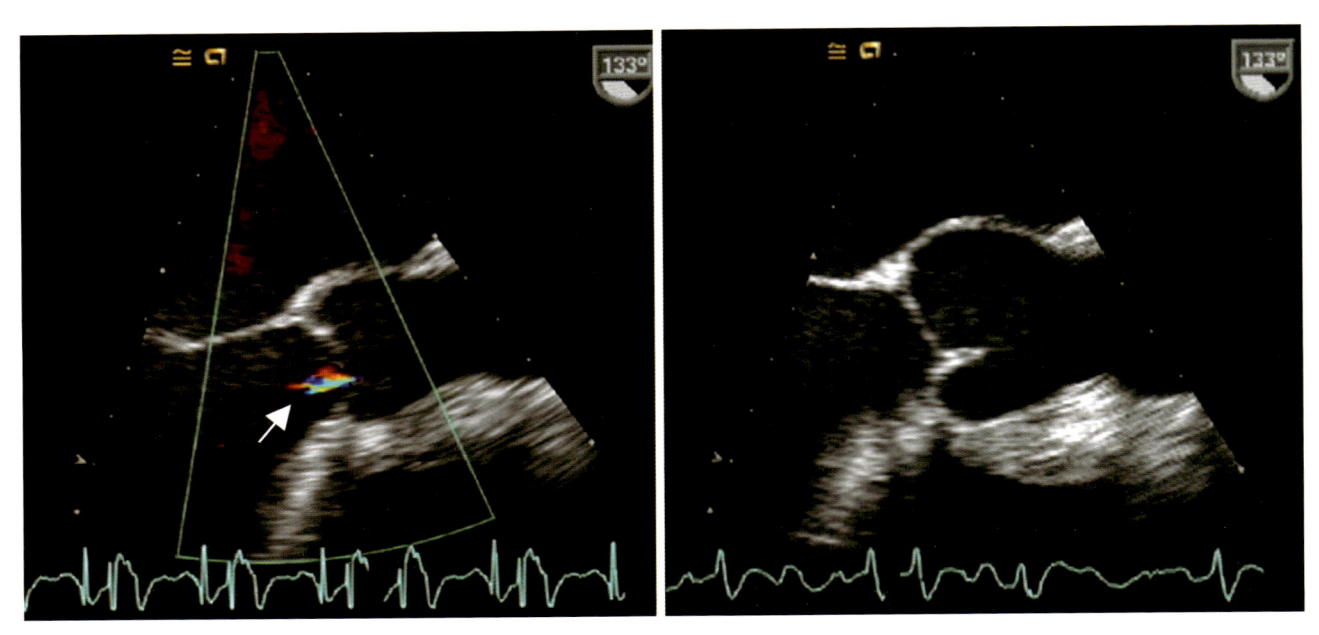

Fig. 3.59 ● Após desmame ventilatório, imagens de eixo longo da valva reparada mostram movimentação normal e apenas um rastro de regurgitação aórtica central (*seta*).

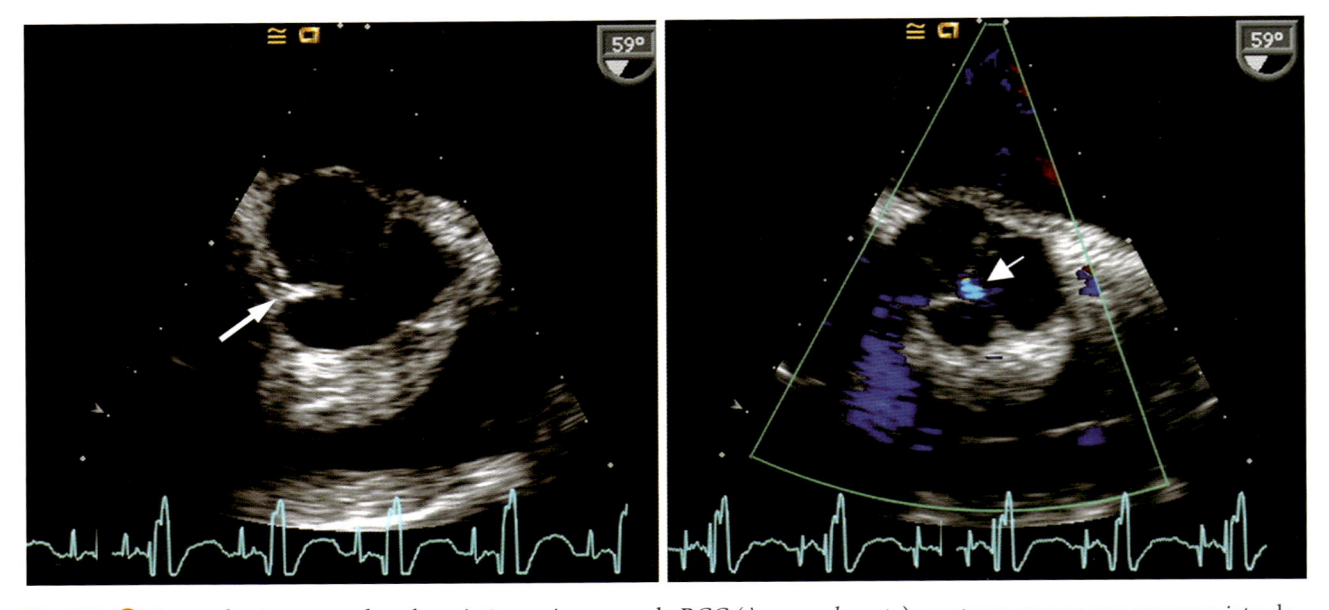

Fig. 3.60 ● Cortes de eixo curto da valva aórtica após reparo da RCC (*à esquerda, seta*) mostram apenas um pequeno jato de regurgitação aórtica central (*à direita, seta*).

Comentários

Lesão traumática da valva aórtica secundária a uma intervenção coronária percutânea é rara, mas é a causa mais provável de regurgitação aórtica neste paciente, dada a perfuração na cúspide coronariana direita e as características teciduais normais dos outros folhetos valvares. Este paciente tolerou a regurgitação aórtica por vários meses antes de apresentar sintomas de insuficiência cardíaca congestiva, sugerindo que uma pequena ruptura inicial no folheto pode ter aumentado de tamanho gradualmente, resultando em regurgitação aórtica subaguda com tempo para compensação ventricular. O aumento ventricular grave, que melhorou 6 meses após a cirurgia, é compatível com sobrecarga volêmica crônica do ventrículo esquerdo.

Leitura Sugerida

1. Hill AC, Bansal RC, Razzouk AJ, et al: Echocardiographic recognition of iatrogenic aortic valve leaflet perforation, Ann Thorac Surg 64(3):684–689, 1997.

2. Tuluca A, Omer S, Cornwell L, et al: Aortic valve leaflet entrapment by a percutaneous closure device, Ann Thorac Surg 98(1):e23–25, 2014.

Valva Aórtica Bicúspide

CASO 3-10
Regurgitação e Estenose Combinadas

Esta mulher de 52 anos de idade com uma valva aórtica bicúspide foi encaminhada para substituição valvar. Quatorze anos antes, ela foi submetida à ressecção de um tumor cardíaco benigno, que estava localizado na LVOT, imediatamente proximal à valva aórtica. Naquela época, a inspeção direta da valva aórtica mostrou uma valva bicúspide com folhetos finos, e a ecocardiografia mostrou uma função valvar normal. Ao longo dos últimos 3 meses, ela notou dispneia crescente ao esforço, com o exame físico mostrando um sopro de estenose aórtica 3/6, um sopro de regurgitação aórtica 2/6 e fluxos ascendentes carotídeos diminuídos.

Os resultados da TTE foram os seguintes: houve regurgitação aórtica coexistente moderada com leve dilatação do ventrículo esquerdo, hipertrofia concêntrica moderada e uma fração de ejeção de 61%. Dilatação da aorta ascendente estava presente com um diâmetro máximo na CT torácica de 5,0 cm.

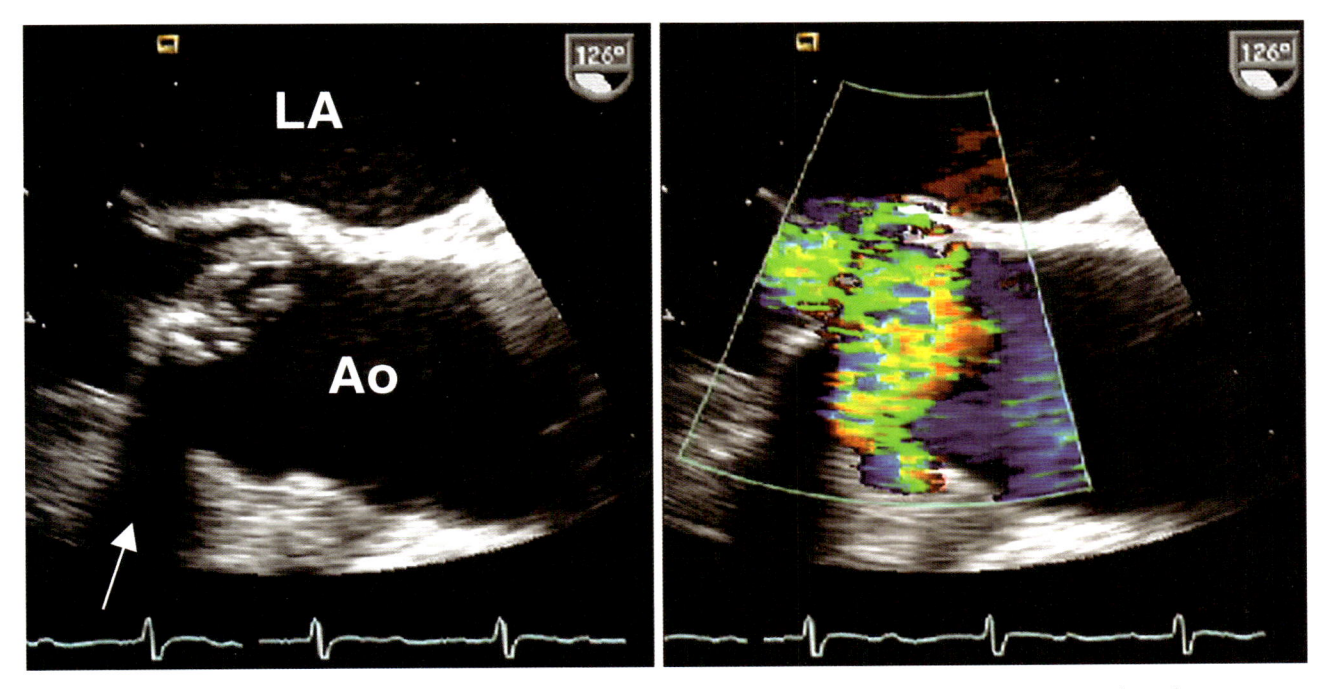

Fig. 3.61 ⬤ TEE intraoperatória, em um corte de eixo longo no plano médio-esofágico, da valva aórtica na diástole, com imagens 2D (*à esquerda*) e Doppler em cores (*à direita*). Note o espessamento e calcificação da valva aórtica, com sombra acústica proeminente (*seta*). Um jato amplo de regurgitação aórtica é observado, preenchendo aproximadamente 60% do diâmetro da via de saída, com uma *vena contracta* de largura > 12 mm. Neste quadro, que mais bem demonstra a largura máxima da *vena contracta* do jato regurgitante aórtico, um distúrbio do fluxo (em mosaico verde) é observado no lado aórtico da valva, causado pela aceleração do fluxo para o orifício regurgitante. A dinâmica do fluxo da regurgitação aórtica é mais adequadamente demonstrada nas imagens de vídeo.

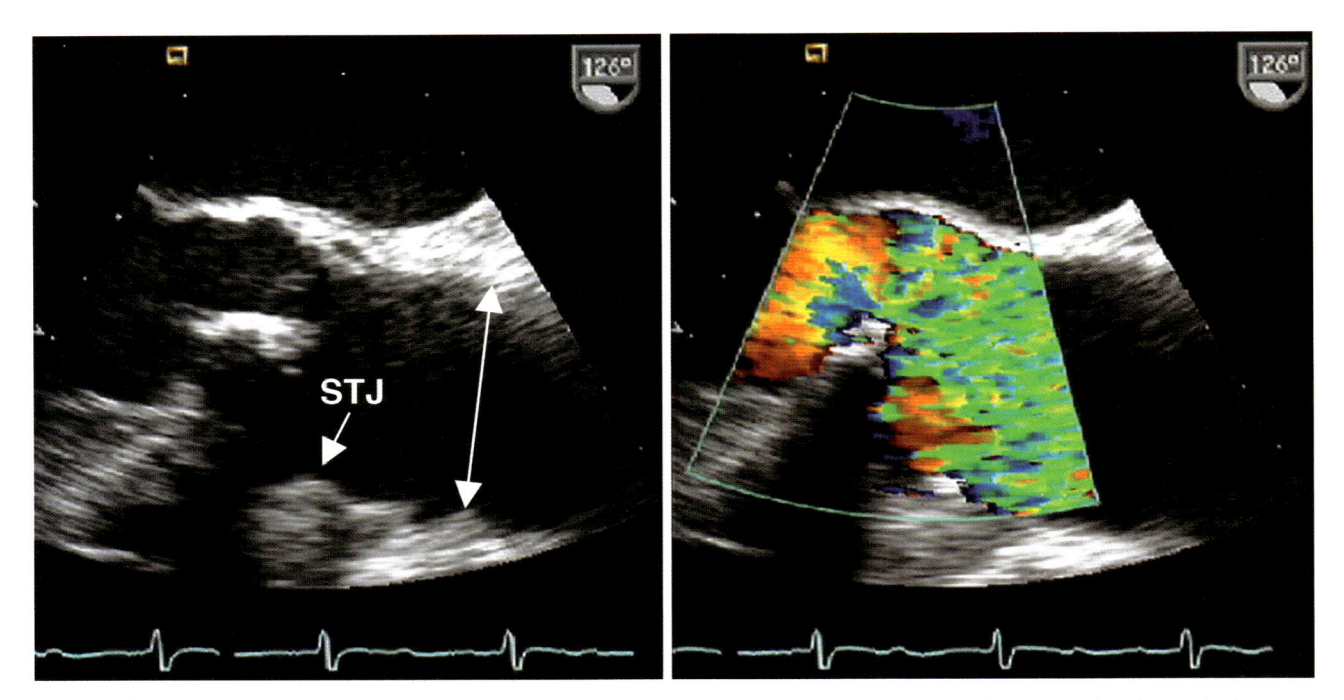

Fig. 3.62 ▶ Corte de eixo longo da valva aórtica na sístole, com imagens 2D mostrando uma abertura valvar limitada (*à esquerda*), com um jato de fluxo anterógrado periférico no Doppler em cores (*à direita*). A valva bicúspide mostra uma "cúpula" sistólica, com o menor orifício valvar nas pontas dos folhetos. Observe também a aorta ascendente dilatada (*setas*), porém com um contorno normal da junção sinotubular (STJ).

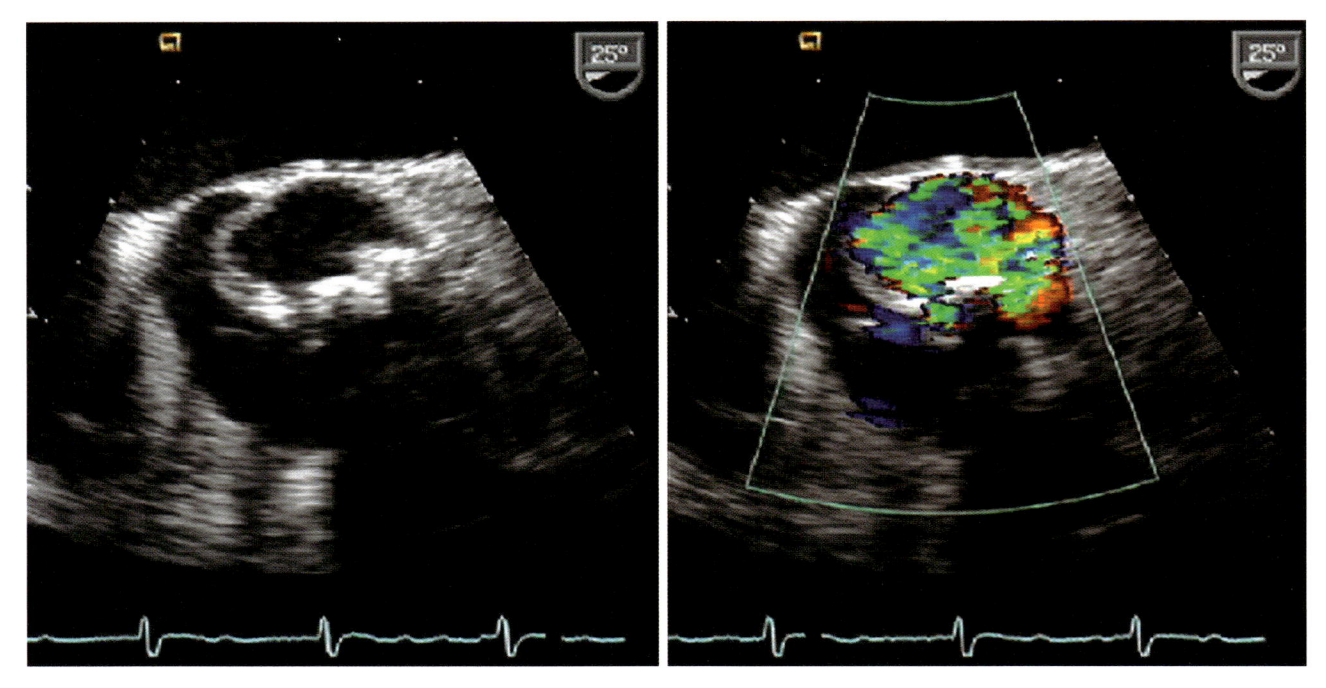

Fig. 3.63 ▶ Cortes de eixo curto da valva aórtica na mesossístole exibindo abertura valvar periférica com apenas uma comissura evidente na imagem 2D (*à esquerda*). O Doppler em cores confirma que o fluxo anterógrado está confinado a este orifício periférico (*à direita*). Com o formato em cúpula desta valva aórtica bicúspide congenitamente anormal, a planimetria da área valvar é problemática nos cortes de eixo curto, visto que o plano tomográfico pode ser pela base dos folhetos em cúpula, em vez das pontas dos folhetos. Portanto, a abertura grande aparente observada nesta imagem não representa a menor área valvar, e não deve ser medida. Nesta situação, a área valvar pela equação de continuidade é um descritor mais preciso da área valvar funcional.

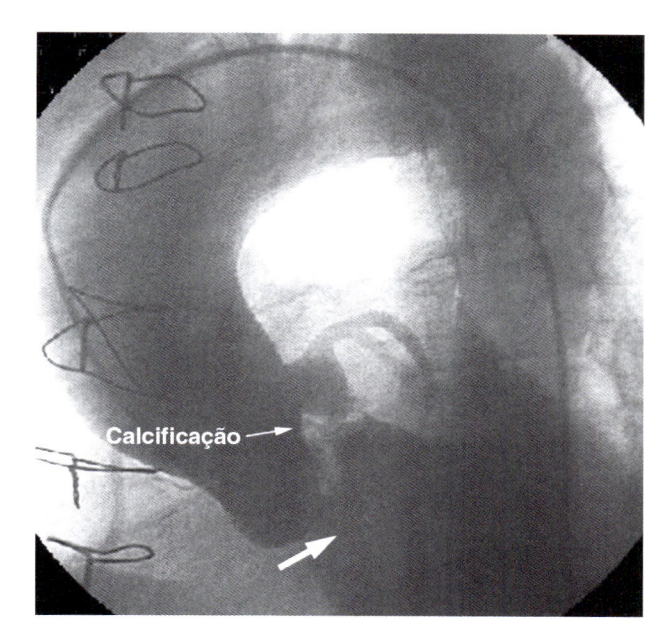

CASO 3-10 Regurgitação e Estenose Combinadas   115

Fig. 3.64 ▶ Aortografia com meio de contraste injetado na aorta ascendente mostra calcificação valvar grave e dilatação da aorta ascendente. Regurgitação aórtica moderada é evidente com refluxo do meio de contraste para o ventrículo esquerdo, com uma densidade igual de contraste no ventrículo esquerdo (*seta*) e aorta após vários batimentos.

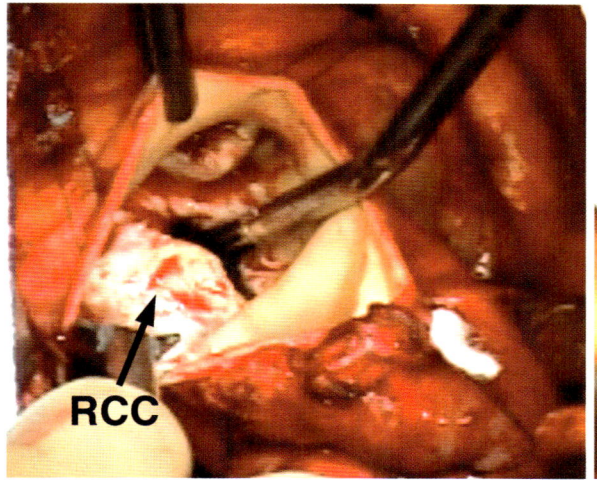

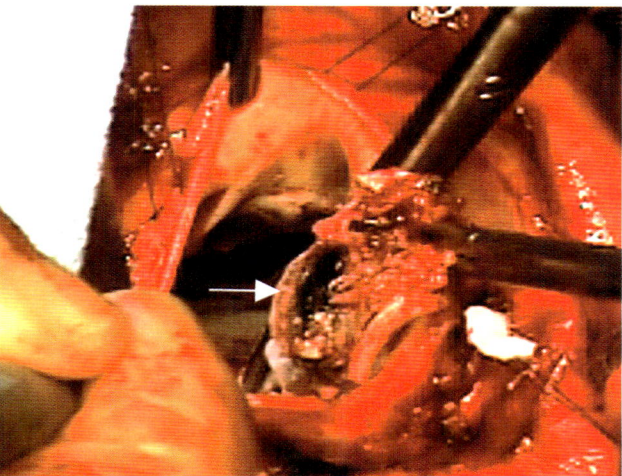

Fig. 3.65 ▶ Inspeção da valva na cirurgia mostrou uma valva bicúspide, com fusão grave das duas cúspides resultando em uma valva unicúspide funcional (*à esquerda*). A valva estava fortemente calcificada, com evidência de inflamação crônica abaixo da cúspide coronariana direita (*à direita, seta*), possivelmente causada por uma lesão de jato associada ao prévio tumor na via de saída da paciente. A valva aórtica foi retirada e substituída por uma valva pericárdica Carpentier-Edwards de 27 mm, e a valva ascendente dilatada foi substituída por um enxerto aórtico de poliéster trançado.

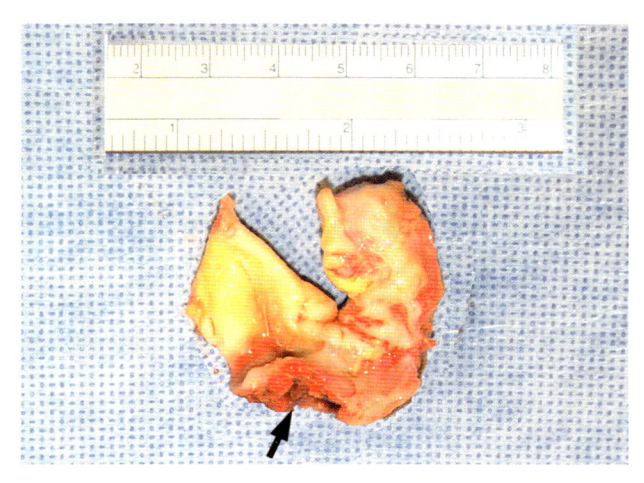

Fig. 3.66 A valva excisada parece unicúspide com calcificação acentuada. A valva foi orientada para corresponder o corte de eixo curto na Fig. 3.63. Note como o formato e tamanho da abertura da valva e o aspecto da calcificação na amostra patológica correspondem à imagem ecocardiográfica. A seta indica a inflamação crônica abaixo da cúspide coronariana direita.

Comentários

Alguns pacientes com uma valva aórtica bicúspide congênita desenvolvem regurgitação aórtica grave com dilatação ventricular esquerda, necessitando de cirurgia valvar na vida adulta. No entanto, a maioria dos pacientes tem uma função valvar normal até a quinta ou sexta década de vida, momento em que uma calcificação valvar progressiva resulta em obstrução da via de saída, geralmente com algum grau de regurgitação aórtica coexistente. Quando estenose grave resulta em sintomas, substituição da valva aórtica é necessária. Neste caso, a extensão da deformidade valvar pode ter sido afetada pela hemodinâmica subvalvar anormal associada ao tumor na via de saída da mulher.

Estenose aórtica manifesta sintomas em uma idade mais jovem nos pacientes com uma valva bicúspide, em vez de valva tricúspide, presumivelmente associados a uma calcificação mais precoce secundária às tensões de cisalhamento e tração dos folhetos da valva bicúspide. No entanto, quando apenas uma estenose leve está presente, a taxa de progressão hemodinâmica é similar, independente da anatomia valvar subjacente. Ao longo dos últimos 6 anos, a progressão desta mulher foi típica, com um aumento na velocidade do jato de 0,3 m/s por ano e uma redução na área valvar de 0,1 cm² por ano.

Leitura Sugerida

1. Otto CM, Prendergast B: Aortic-valve stenosis—from patients at risk to severe valve obstruction, N Engl J Med 371(8):744–756, 2014.
2. Tzemos N, Therrien J, Yip J, et al: Outcomes in adults with bicuspid aortic valves, JAMA 300(11):1317–1325, 2008.
3. Michelena HI, Desjardins VA, Avierinos JF, et al: Natural history of asymptomatic patients with normally functioning or minimally dysfunctional bicuspid aortic valve in the community, Circulation 117(21):2776–2784, 2008.

CASO 3-11
Valva Bicúspide com um Aneurisma Aórtico

Um homem assintomático de 47 anos de idade foi encaminhado para reparo de um aneurisma da aorta ascendente. A CT torácica mostrou dilatação da aorta ascendente, estendendo-se para o arco proximal, com uma dimensão máxima de 58 mm. Na TTE, uma valva aórtica bicúspide com regurgitação aórtica leve a moderada foi observada, com tamanho do ventrículo esquerdo e função sistólica normais. Cateterismo cardíaco mostrou artérias coronarianas normais, regurgitação aórtica leve a moderada e uma aorta ascendente dilatada.

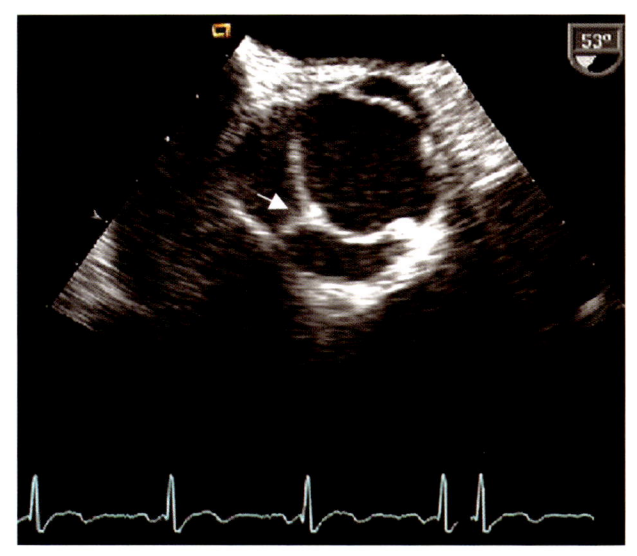

Fig. 3.67 ▶ A TEE intraoperatória de eixo curto da valva aórtica mostra dois folhetos abertos na sístole, com uma rafe na cúspide anterior mais larga (seta).

CASO 3-11 Valva Bicúspide com um Aneurisma Aórtico 117

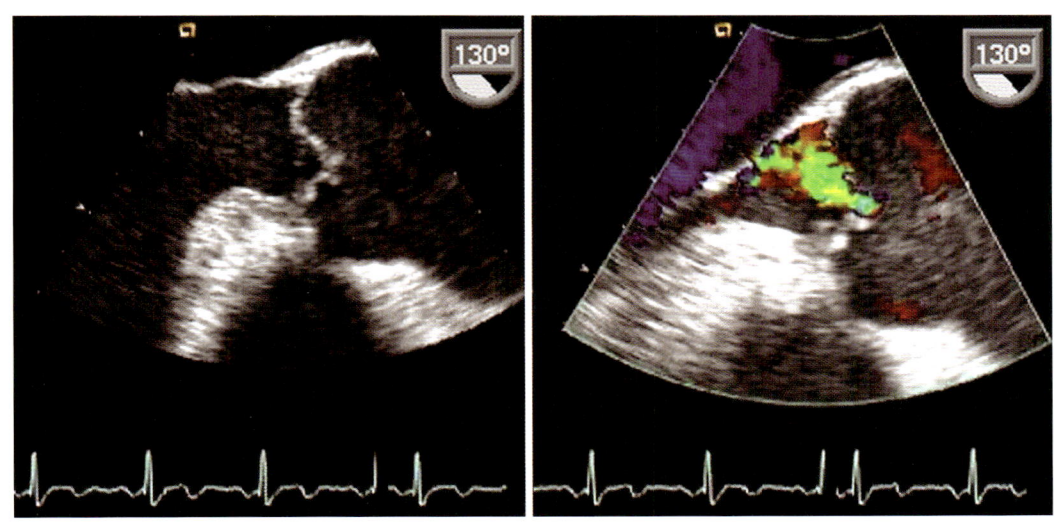

Fig. 3.68 ▶ Um corte de eixo longo, no plano médio-esofágico, da valva aórtica na diástole, com imagem 2D demonstrando o leve espessamento dos folhetos fechados (*à esquerda*) e o Doppler em cores (*à direita*) exibindo uma regurgitação aórtica leve com uma *vena contracta* de largura de 3 mm. A regurgitação aórtica se origina centralmente, o que é compatível com folhetos estirados, resultando em coaptação central inadequada causada por dilatação da raiz aórtica.

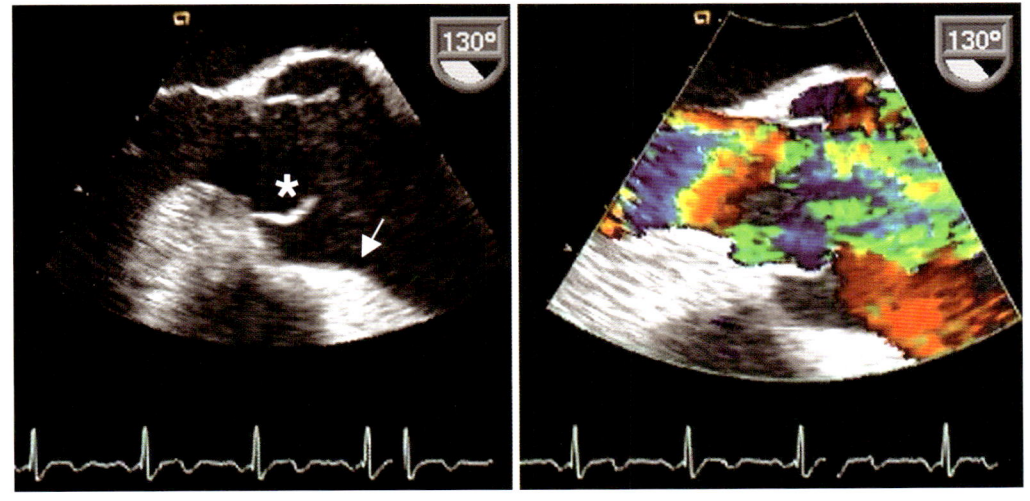

Fig. 3.69 ▶ Corte de eixo longo na sístole, com a imagem 2D mostrando os folhetos aórticos abertos (*à esquerda*) e o Doppler em cores mostrando ausência de obstrução do fluxo de saída (*à direita*). A cúspide coronariana direita mais anterior está "em cúpula" (*asterisco*). Note que a junção sinotubular (*seta*) e o contorno dos seios de Valsalva aparecem normais, apesar do aneurisma da aorta ascendente.

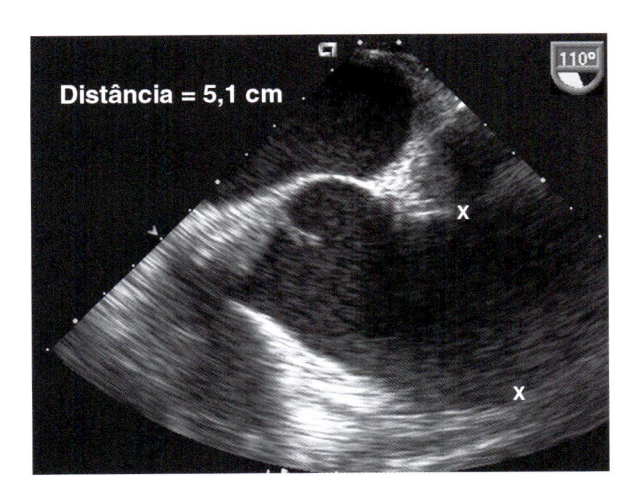

Fig. 3.70 Corte de eixo longo da aorta ascendente revela a dilatação aneurismática.

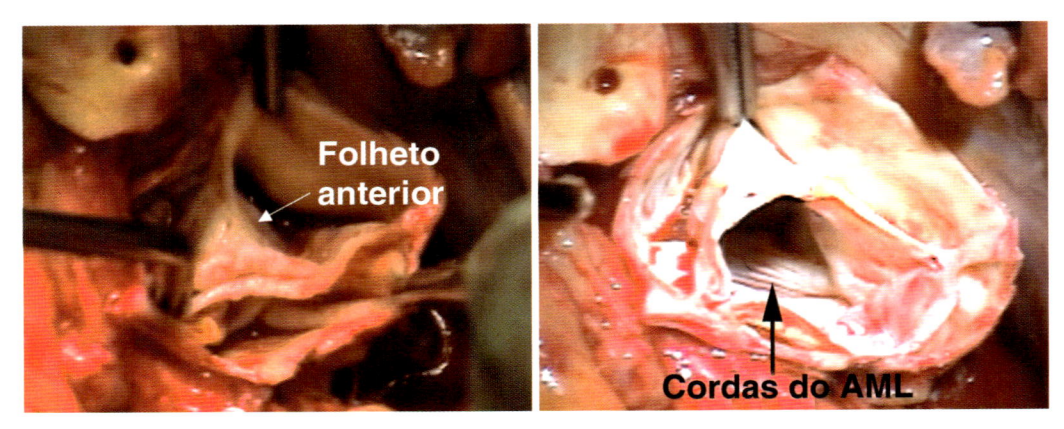

Fig. 3.71 ● Visão cirúrgica da valva aórtica bicúspide (*à esquerda*). O folheto anterior mais largo está excessivamente redundante e adelgaçado (*à direita*). As cordas do folheto mitral anterior (AML) são observadas pelo orifício da valva aórtica.

Comentários

Embora este paciente tenha apresentado primariamente um aneurisma da aorta ascendente, algum grau de dilatação aórtica é comum em pacientes com uma valva aórtica bicúspide. Mesmo quando a dilatação não é tão grave como neste caso, a presença de uma valva aórtica bicúspide está associada a um risco aumentado de dissecção aórtica, mesmo após a substituição valvar. Portanto, avaliação da aorta ascendente e consideração da abordagem cirúrgica são essenciais em pacientes com uma valva aórtica bicúspide.

Neste paciente, a apresentação clínica era similar à da síndrome de Marfan, mas pode ser diferenciada com base na ausência de achados clínicos associados (p. ex., ocular, musculoesquelético) e preservação da junção sinotubular, observada na ecocardiografia.

Leitura Sugerida

1. Verma S, Siu SC: Aortic dilatation in patients with bicuspid aortic valve, N Engl J Med 370(20):1920-1929, 2014.
2. Detaint D, Michelena HI, Nkomo VT, et al: Aortic dilatation patterns and rates in adults with bicuspid aortic valves: A comparative study with Marfan syndrome and degenerative aortopathy, Heart 100(2):126-134, 2014.

CASO 3-12
Regurgitação Aórtica Crônica

O paciente era um homem de 60 anos de idade, que 1 ano antes tinha apresentado falta de ar ao esforço, que ele atribuiu à falta de condicionamento. Ele começou um regime de exercícios, mas constatou que após um ano estava ficando mais sintomático e agora estava desenvolvendo aperto torácico induzido pelo exercício. Seu clínico geral o enviou para uma ecocardiografia, que revelou uma valva aórtica bicúspide e uma regurgitação aórtica grave. O cateterismo cardíaco mostrou artérias coronárias normais. Ele foi encaminhado para cirurgia.

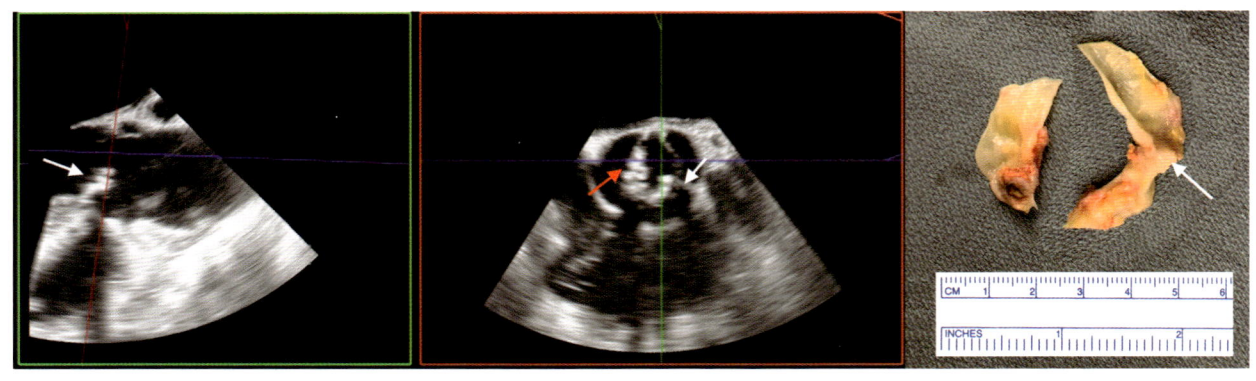

Fig. 3.72 ● Na figura à esquerda, um corte de eixo longo no plano médio-esofágico mostra uma cúspide anterior fortemente calcificada. A figura ao centro, um corte de eixo curto no plano médio-esofágico, mostra que a valva é bicúspide, com fusão das cúspides coronarianas direita e esquerda e uma rafe (*seta branca*); a seta vermelha mostra uma cúspide não coronariana fortemente calcificada. A figura à direita mostra os folhetos explantados, na mesma orientação que o corte de eixo curto no plano médio-esofágico, com a seta branca novamente indicando a rafe.

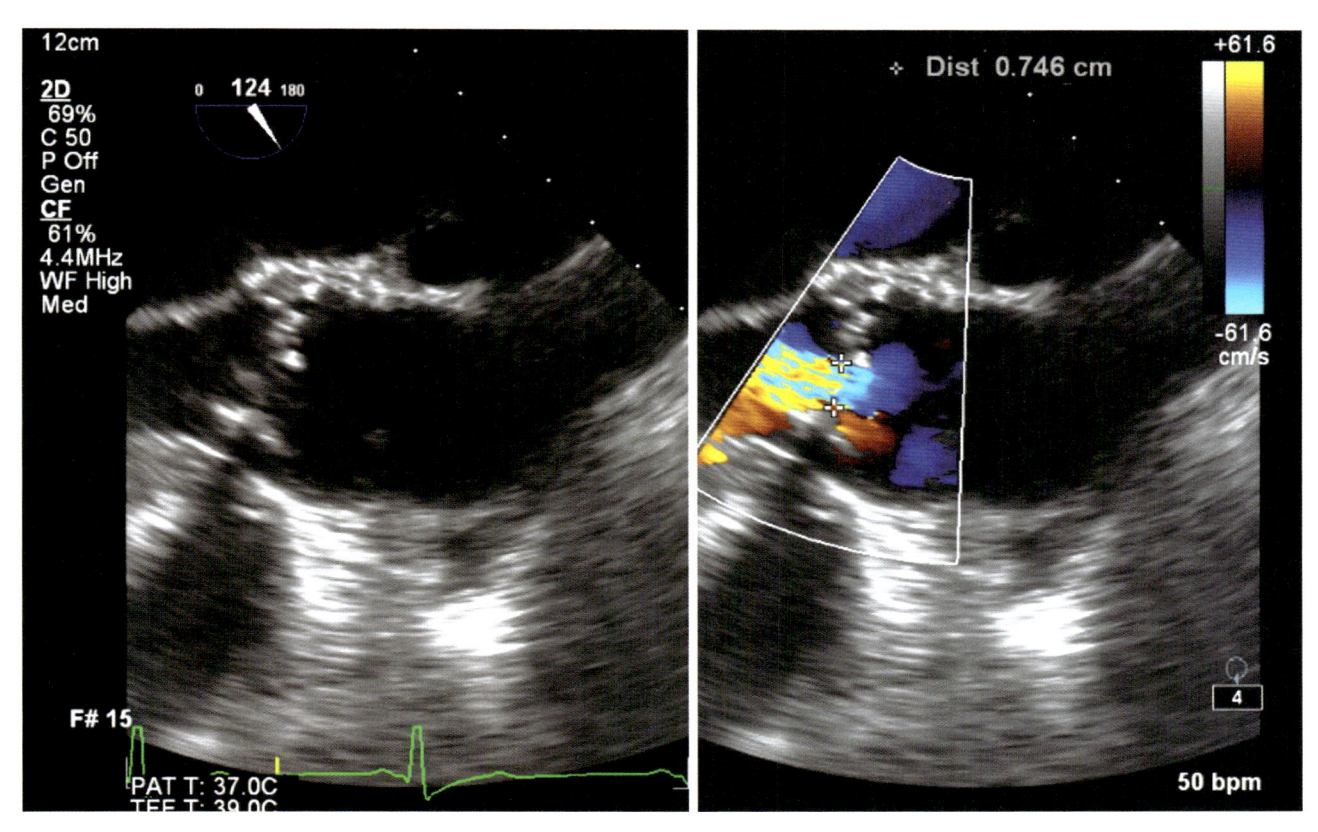

Fig. 3.73 ⏵ Um corte de eixo longo no plano médio-esofágico com o Doppler em cores mostra uma *vena contracta* de largura de 0,75 cm.

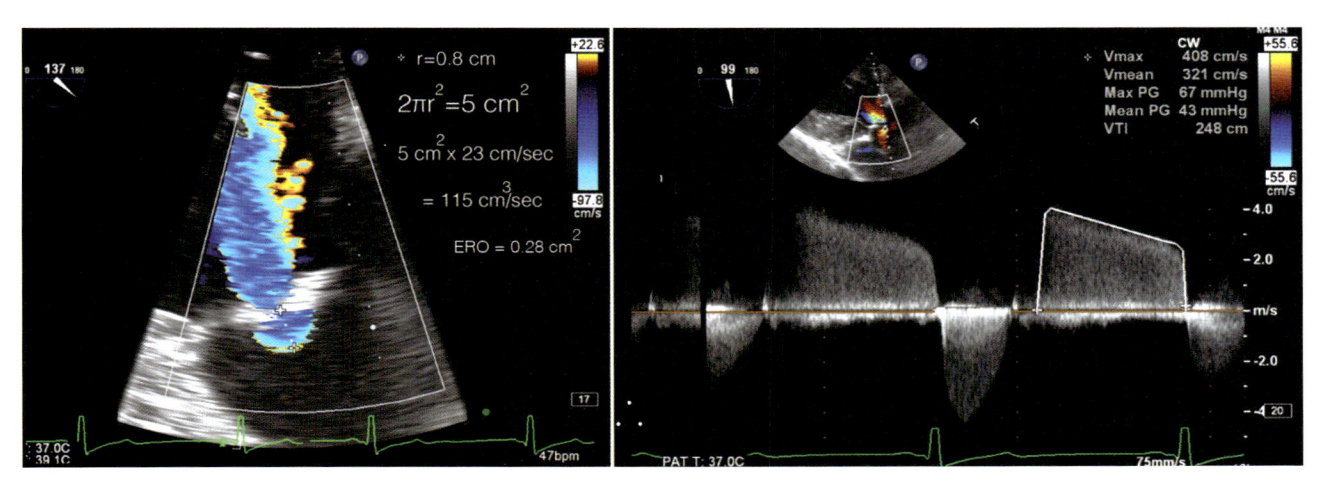

Fig. 3.74 Imagens foram obtidas com corte transgástrico de eixo longo. Na figura à esquerda, a linha basal de Nyquist foi desviada, rendendo uma PISA de raio de 0,8 cm; portanto, a PISA é de 5 cm². Multiplicando-se pela velocidade de *aliasing* de 23 cm/s, fornece um fluxo de 115 cm³/s. A figura à direita mostra que a velocidade máxima do jato da AR é de 408 cm/s; aplicando-se a equação da continuidade, temos um ERO de 0,28 cm². PISA = área de superfície de isovelocidade proximal, ERO = orifício regurgitante efetivo.

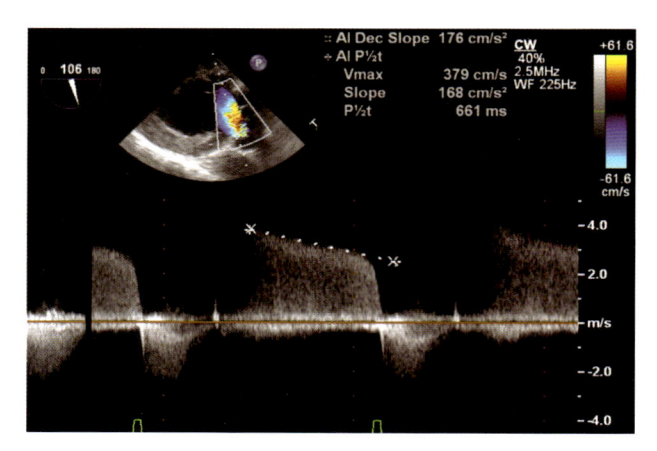

Fig. 3.75 No mesmo corte que a Fig. 3.74, o tempo de meia pressão do jato de AR é de 661 m/s.

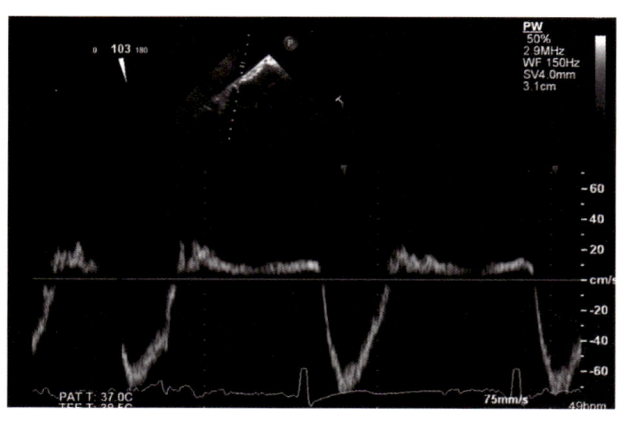

Fig. 3.76 Em um corte de eixo longo no plano médio-esofágico, o Doppler de onda pulsada mostra reversão do fluxo holodiastólico.

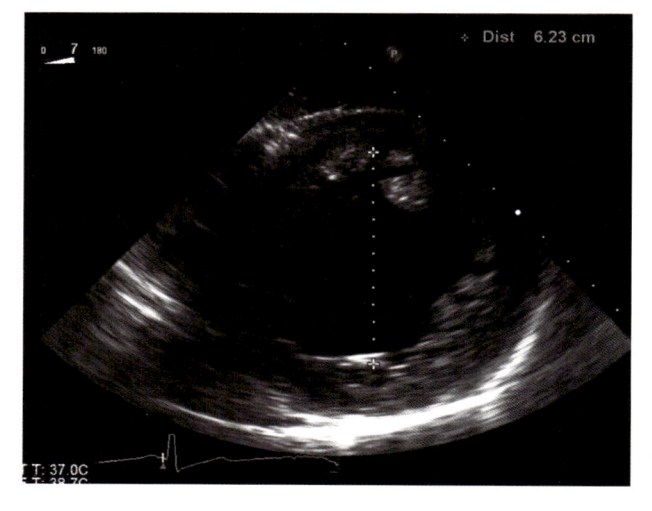

Fig. 3.77 ▶ Em um corte transgástrico de eixo curto, o diâmetro diastólico final do LV foi de 6,2 cm.

Comentários

Este caso ilustra várias abordagens para a quantificação da gravidade da regurgitação aórtica. Tipicamente, a avaliação clínica é baseada na medida da *vena contracta* e densidade do sinal por Doppler de CW. A presença de reversão do fluxo holodiastólico na aorta abdominal proximal indica que a regurgitação é grave, enquanto que a reversão do fluxo holodiastólico na aorta torácica descendente, como observado aqui, pode ser vista com regurgitação aórtica moderada ou grave. Reversão de fluxo na aorta descendente pode ser observada na ausência de regurgitação aórtica (um achado "falso-positivo") se a aorta se comunica com uma câmara de pressão baixa diferente, como um canal arterial persistente congênito ou uma janela aortopulmonar cirúrgica. A abordagem da área de superfície de isovelocidade proximal (PISA) para quantificação da regurgitação é raramente usada por 2 motivos: (1) visualização de uma PISA é raramente possível e (2) quantificação precisa tipicamente não é necessária para a tomada de decisão clínica. No entanto, quando uma PISA é visualizada, como neste caso, a área do orifício regurgitante efetivo (ERO) pode ser calculada e, então, usada para determinar o volume regurgitante multiplicando-se pela integral velocidade-tempo do jato regurgitante aórtico (69 mL neste exemplo).

Leitura Sugerida

1. Otto CM. Valvular Regurgitation. In Otto CM, Textbook of clinical echocardiography, ed 5, Philadelphia, 2013, Elsevier.

2. Evangelista A, Gallian L: Aortic valve regurgitation: Quantitation of disease severity and timing of surgical intervention. In Otto CM, editor: The practice of clinical echocardiography, ed 5, Philadelphia, 2016, Elsevier.

4 Endocardite

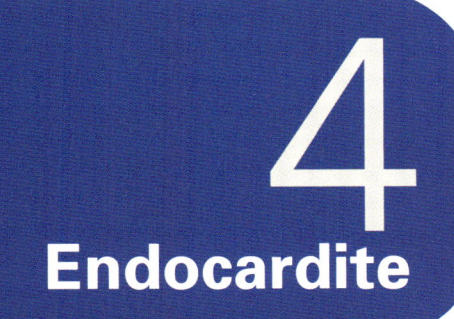

Endocardite de Valva Nativa
Caso 4-1   Endocardite de Valva Aórtica
Caso 4-2   Vegetações Valvares Aórticas e Mitrais
Caso 4-3   Endocardite de Valva Mitral com Folheto Anterior Perfurado
Caso 4-4   Endocardite de Valva Mitral com Folheto Posterior Perfurado
Caso 4-5   Vegetação em Valva Pulmonar
Caso 4-6   Endocardite de Valva Tricúspide

Complicações da Endocardite de Valva Nativa
Caso 4-7   Abscesso Anular Aórtico

Endocardite de Valva Protética
Caso 4-8   Endocardite da Bioprótese Valvar Tricúspide
Caso 4-9   Endocardite de Valva Mitral Mecânica
Caso 4-10 Endocardite de Valva Aórtica Mecânica

Endocardite de Valva Nativa

CASO 4-1
Endocardite de Valva Aórtica

Esta mulher de 39 anos de idade, com um histórico de uso de drogas intravenosas, diabetes não controlada e pancreatite crônica, foi recentemente submetida a um ciclo de 21 dias de antibioticoterapia oral para uma infecção de partes moles em uma de suas mãos. Dois dias antes de sua admissão hospitalar, ela apresentou fadiga intensa e piora da falta de ar ao esforço. Na ausculta foi detectado um sopro que induziu à realização de um ecocardiograma transtorácico, que mostrou vegetações em valva aórtica, regurgitação aórtica (AR) excêntrica grave e disfunção biventricular. Ela foi encaminhada para cirurgia valvar aórtica para insuficiência cardíaca aguda provocada por uma regurgitação aórtica grave secundária à endocardite presuntiva. Exame patológico pós-operatório dos folhetos aórticos nativos mostrou evolução da endocardite com microrganismos Gram-positivos, compatível com endocardite tratada.

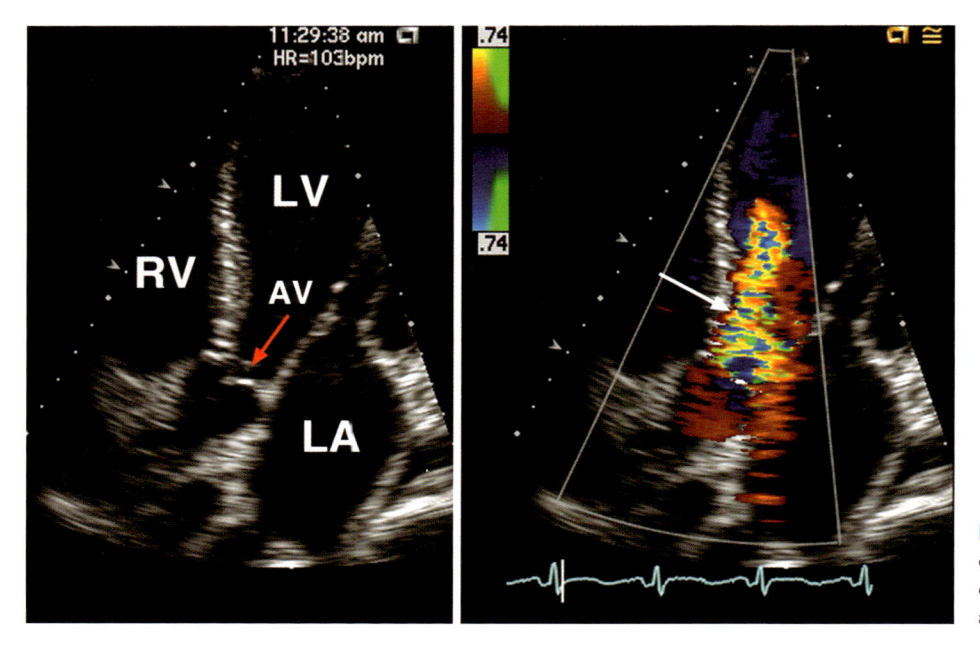

Fig. 4.1 ▶ A TTE pré-operatória com corte apical de cinco câmaras mostrou um amplo jato de AR (*seta branca*).

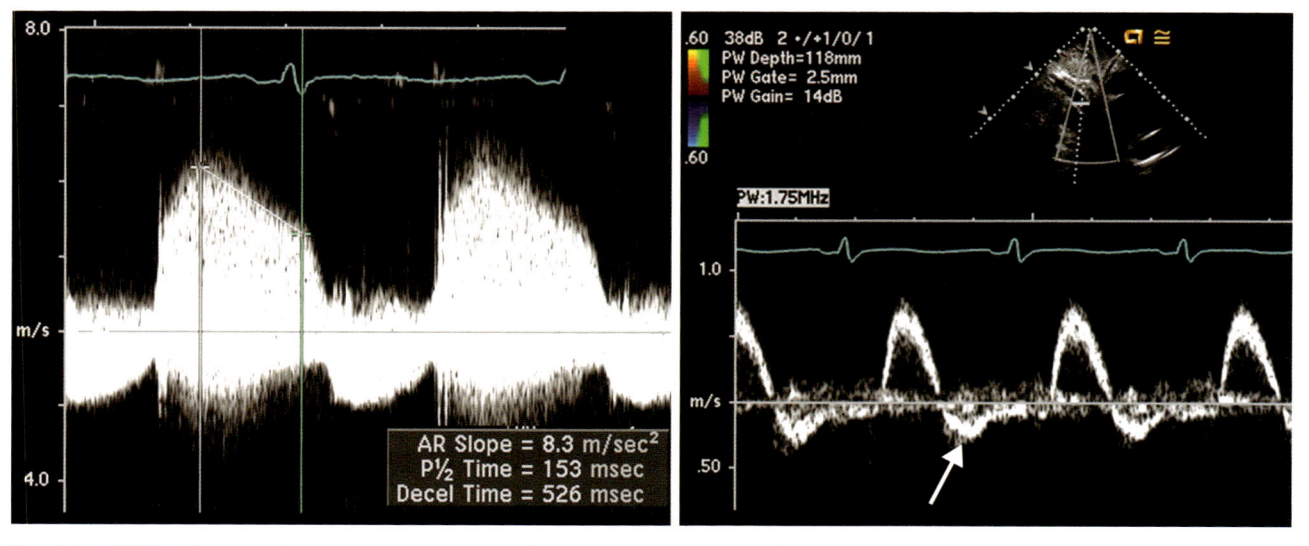

Fig. 4.2 A TTE pré-operatória mostrou um tempo de meia pressão do jato de AR de 153 ms (*à esquerda*) e reversão do fluxo diastólico na aorta abdominal. Ambos os parâmetros são compatíveis com AR grave.

CASO 4-1 Endocardite de Valva Aórtica   123

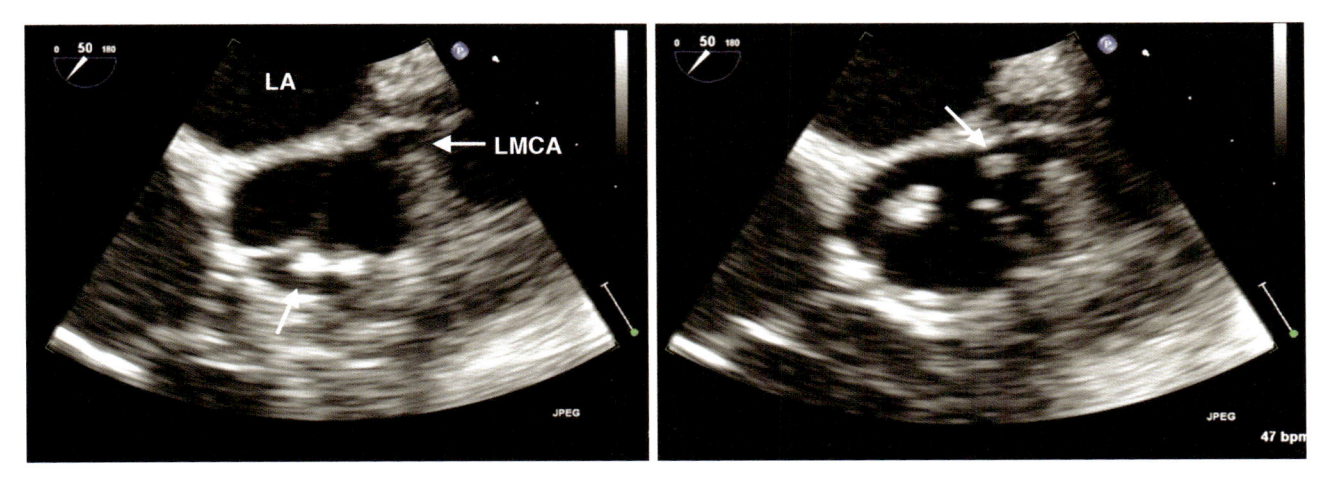

Fig. 4.3 ▶ Nesta imagem de eixo curto, obtida no plano médio-esofágico na diástole (*figura à esquerda*), há múltiplas massas ecodensas conectadas aos folhetos valvares, porém com mobilidade independente, compatível com vegetações em valva aórtica (*seta*). Não há evidência de abscesso paravalvar. A imagem sistólica (*figura à direita*) mostra uma das vegetações envolvendo o orifício do tronco da artéria coronária esquerda (LMCA) (*seta*), ilustrando como a embolização de uma vegetação em valva aórtica pode resultar em infarto do miocárdio, bem como em aneurisma micótico da artéria coronária.

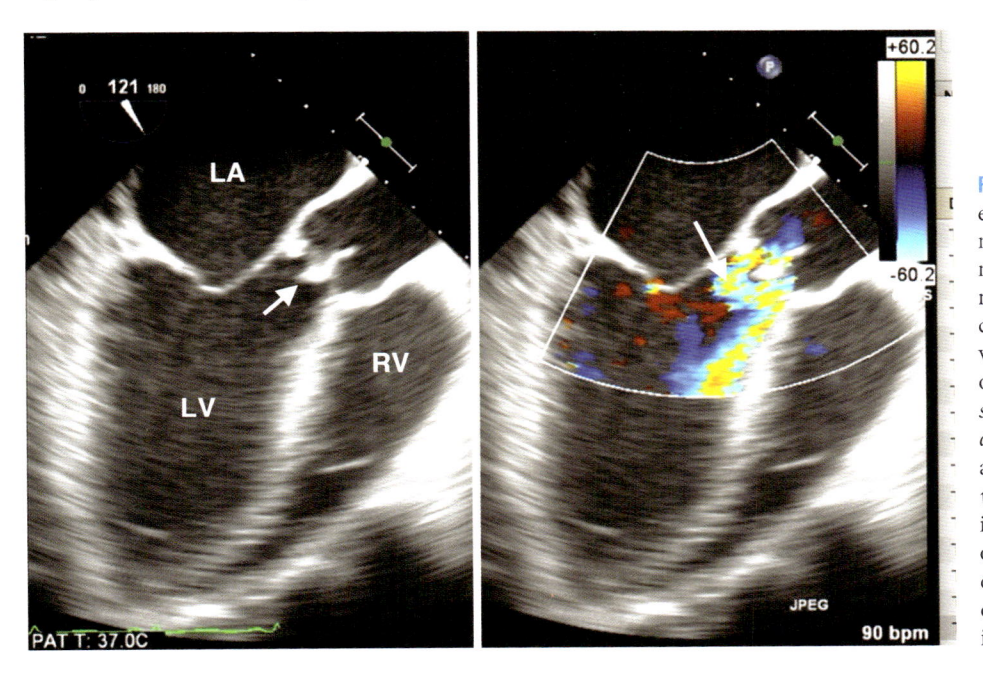

Fig. 4.4 ▶ Nesta imagem de eixo longo, obtida no plano médio-esofágico na diástole, múltiplas ecodensidades com movimentação independente, compatível com vegetação em valva aórtica, são novamente observadas (*figura à esquerda, seta*). O Doppler em cores (*à direita*) mostra regurgitação aórtica periférica. A medida da *vena contracta* é difícil nesta imagem, pois o jato ruma obliquamente pela via de saída, de modo que o menor diâmetro do eixo do fluxo não pode ser identificado.

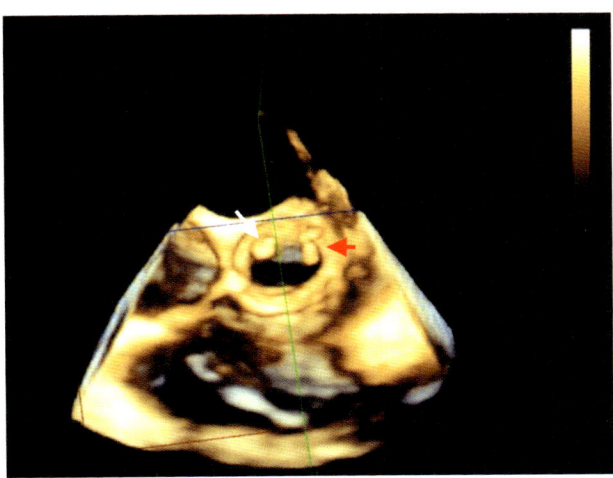

Fig. 4.5 ▶ Neste corte 3D da valva aórtica, na perspectiva da aorta ascendente, vegetações são vistas na cúspide coronariana esquerda (*seta vermelha*) e cúspide não coronariana (*seta branca*).

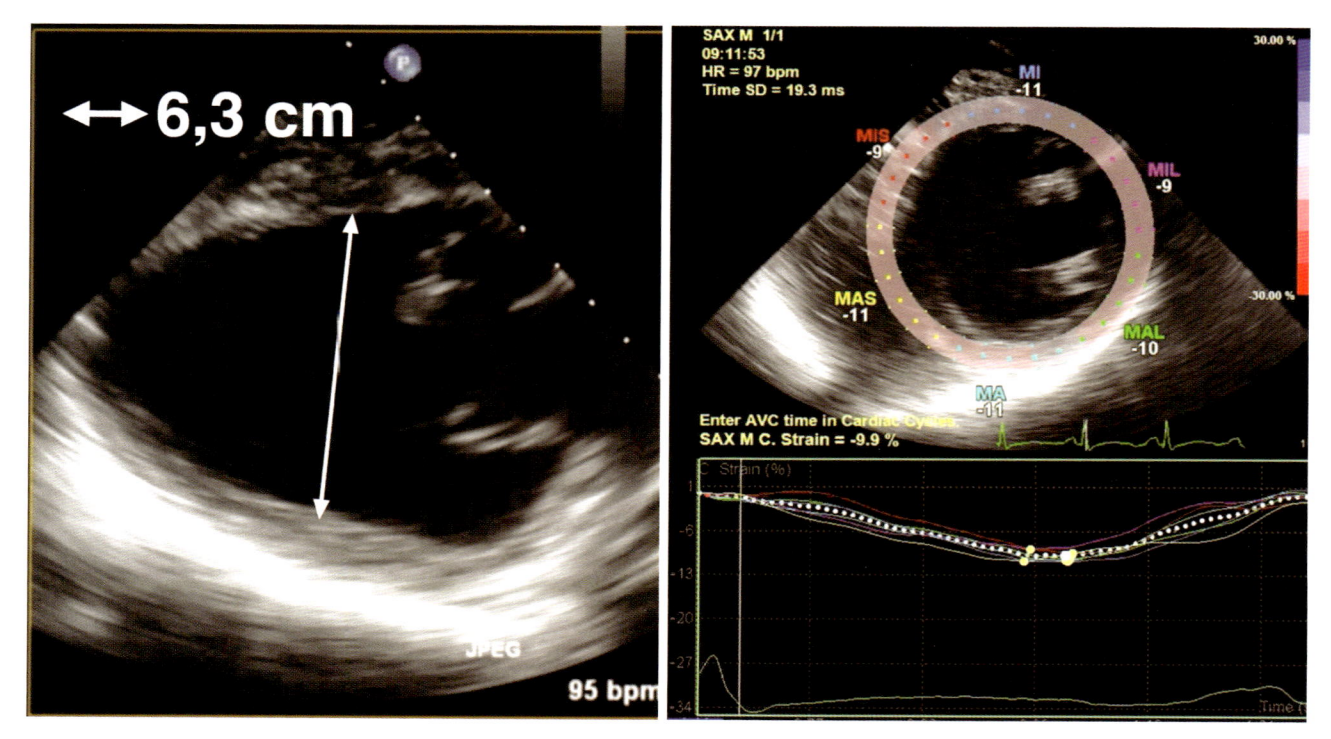

Fig. 4.6 ▶▶ A imagem transgástrica de duas câmaras (*à esquerda*) demonstra dilatação significativa do LV, com um diâmetro diastólico final de 6,3 cm. *Speckle tracking* em um corte de eixo curto no plano papilar médio mostra uma tensão circunferencial reduzida de -9,9%, compatível com uma função sistólica geral moderadamente reduzida. A fração de ejeção (EF) biplanar foi de 34%. Estes achados são incomuns para regurgitação aórtica aguda grave, sugerindo a presença de regurgitação aórtica crônica ou a existência de disfunção miocárdica primária concomitante.

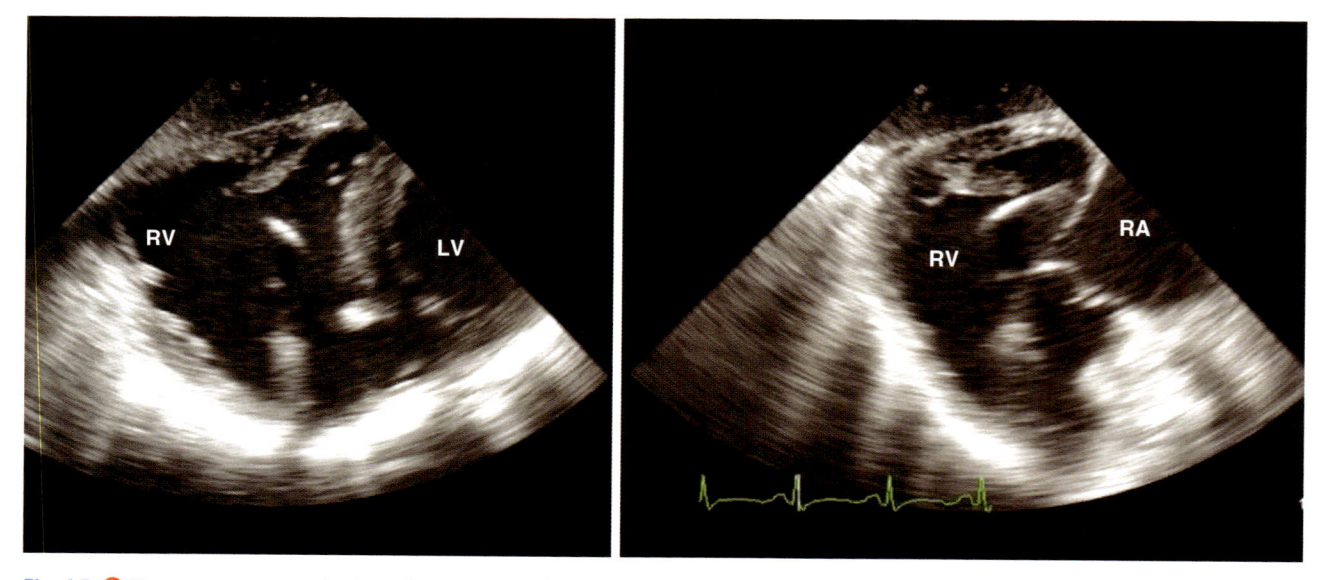

Fig. 4.7 ▶ Estes cortes transgástricos de eixo curto (*à esquerda*) e eixo longo (*à direita*) mostram dilatação do RV. Em tempo real, há uma função do RV ligeiramente reduzida.

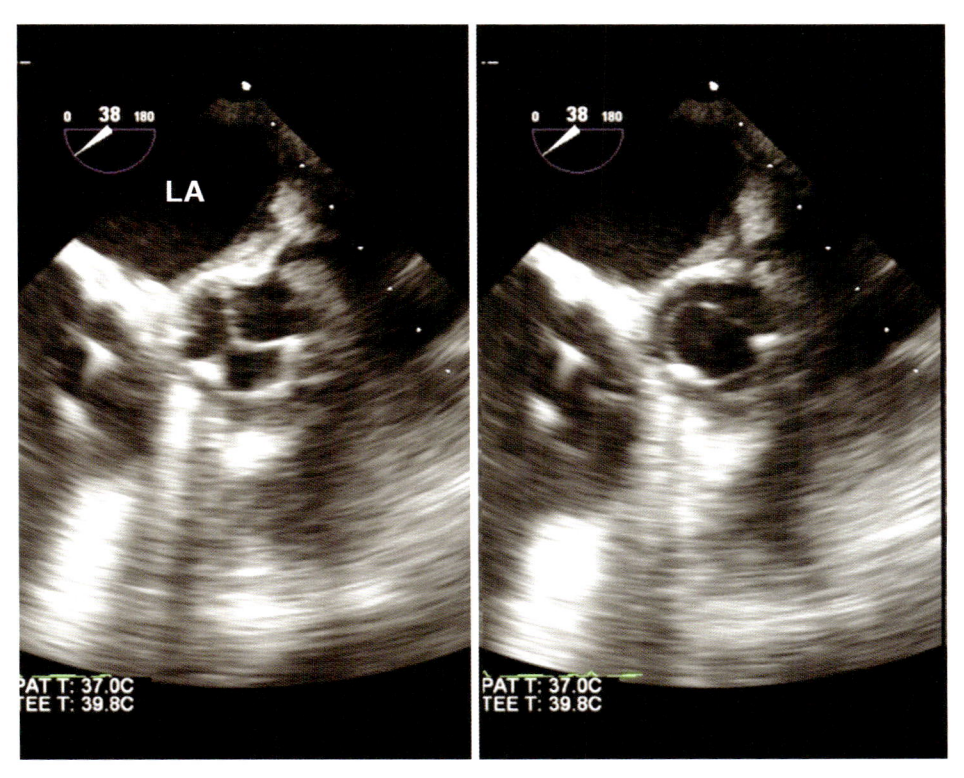

Fig. 4.8 ► Esta imagem de eixo curto, no plano médio-esofágico na diástole (*à esquerda*) e sístole (*à direita*), da substituição valvar aórtica bioprotética mostra folhetos finos com abertura sistólica normal. Não havia regurgitação aórtica no Doppler em cores.

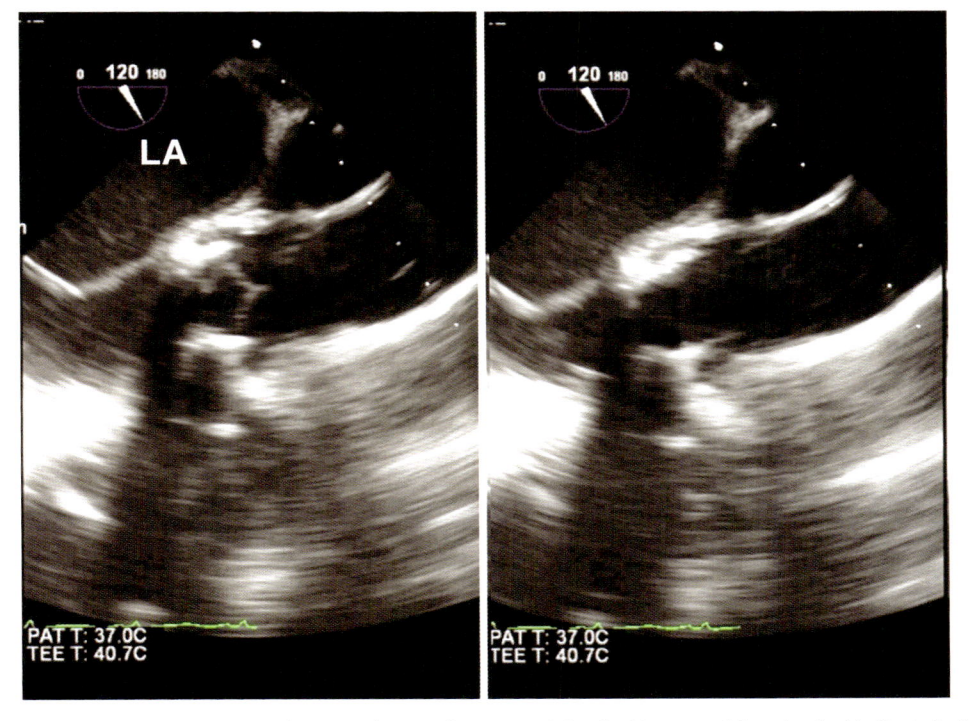

Fig. 4.9 ► Esta imagem de eixo longo, no plano médio-esofágico na diástole (*à esquerda*) e sístole (*à direita*), da substituição da valva bioprotética mostra folhetos finos normais com fechamento diastólico e ausência de regurgitação ao Doppler em cores. Havia abertura sistólica normal.

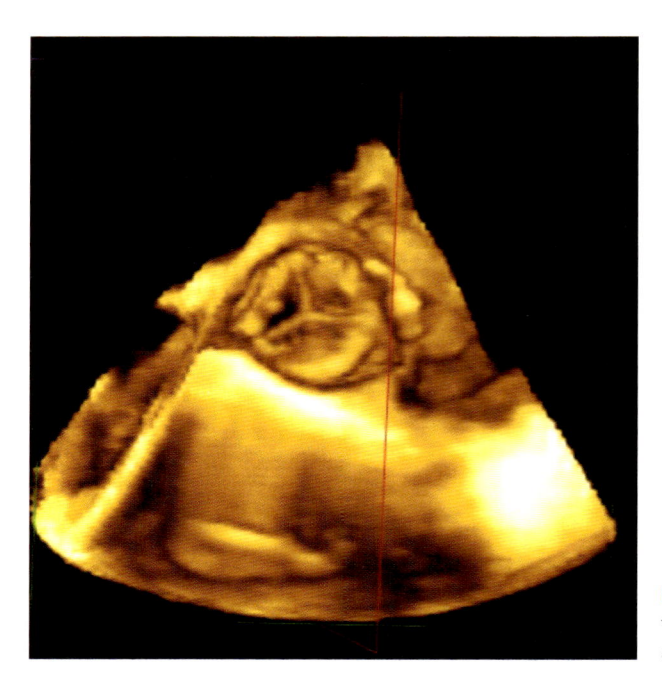

Fig. 4.10 ▸ Uma imagem 3D da bioprótese valvar, tal como vista na perspectiva da aorta ascendente. Em tempo real, há ausência de sinal artefatual dos folhetos.

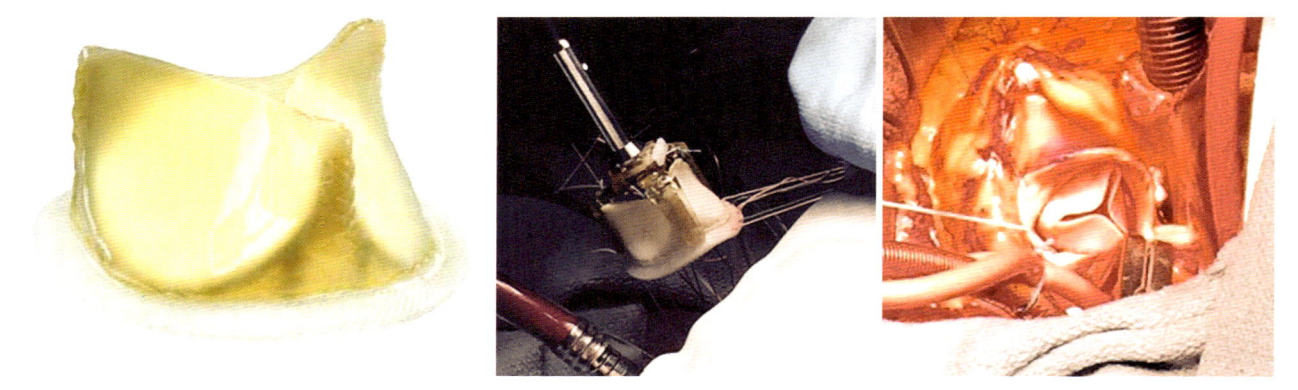

Fig. 4.11 Bioprótese Trifecta (St. Jude Medical, St. Paul, Minnesota). Na figura à esquerda, a valva antes da implantação. A figura ao centro mostra a valva imediatamente antes de ser posicionada. Na figura à direita, a valva foi suturada ao ânulo.

Comentários

O diagnóstico clínico de endocardite é com base em uma combinação de achados clínicos, bacteriológicos e ecocardiográficos, conhecida como os critérios de Duke. Em resumo, endocardite definitiva está presente quando há evidência de bacteriemia persistente, junto com achados ecocardiográficos compatíveis com infecção endocárdica. Quando apenas um, em vez de ambos, desses critérios está presente, outros critérios clínicos secundários são usados para corroborar o diagnóstico de endocardite. Uma vegetação é reconhecida pela ecocardiografia como uma massa irregular conectada a um folheto valvar, mas como movimento independente do movimento da valva normal. Vegetações estão tipicamente localizadas a montante das valvas, como a superfície ventricular da valva aórtica e superfície atrial da valva mitral. Este caso é atípico, com vegetações observadas na superfície aórtica da valva, que é mais típica na endocardite não bacteriana.

Regurgitação valvar está presente em mais de 90% dos casos, sendo secundária à interferência do fechamento valvar normal pela vegetação ou, com maior frequência, à destruição de tecido com perda do tecido dos folhetos ou perfuração. Estenose causada por uma vegetação grande é rara. A ecocardiografia transesofágica tem uma sensibilidade e especificidade muito altas (quase 100%) para detecção de vegetações valvares. Outros achados ecocardiográficos que podem ser confundidos por uma vegetação valvar incluem: artefato de largura do feixe, tecido valvar normal (ou seja, doença valvar mixomatosa, excrescência de Lambl), trombose de prótese valvar, fibroelastoma papilar e endocardite trombótica não bacteriana.

Leitura Sugerida

1. Wang A, Samad Z: Endocarditis: the role of echocardiography in diagnosis and decision-making. In Otto CM, editor: The practice of clinical echocardiography, ed 5, Philadelphia, 2016, Elsevier.
2. Thuny F, Grisoli D, Cautela J, et al: Infective endocarditis: prevention, diagnosis, and management, Can J Cardiol 30(9): 1046–1057, 2014.
3. Thanavaro KL, Nixon JV: Endocarditis 2014: An update, Heart Lung 43(4):334–337, 2014.
4. Kaku K, Takeuchi M, Tsang W, et al: Age-related normal range of left ventricular strain and torsion using three-dimensional speckle-tracking echocardiography, J Am Soc Echocardiogr 27:55–64, 2014.

CASO 4-2
Vegetações Valvares Aórticas e Mitrais

Este homem de 35 anos de idade apresentou um histórico de 6 semanas de mal-estar e um histórico de 2 semanas de febre, calafrios e dor abdominal no quadrante superior direito. Após uma ultrassonografia abdominal, foi iniciada antibioticoterapia para colangite ascendente. No entanto, ele continuou a deteriorar clinicamente, com septicemia e múltiplas hemoculturas positivas para *Haemophilus influenzae*. Após adicional comprometimento respiratório e hemodinâmico, ele foi submetido à ecocardiografia, que foi compatível com endocardite de valvas aórtica e mitral, regurgitação aórtica grave e regurgitação mitral moderada. Ele desenvolveu choque cardiogênico, e seu estado de consciência declinou. A CT do crânio mostrou hipodensidades focais no lobo frontal direito, compatíveis com acidente vascular encefálico embólico. Por causa da sua instabilidade hemodinâmica, ele foi levado à OR para uma substituição emergencial da valva aórtica.

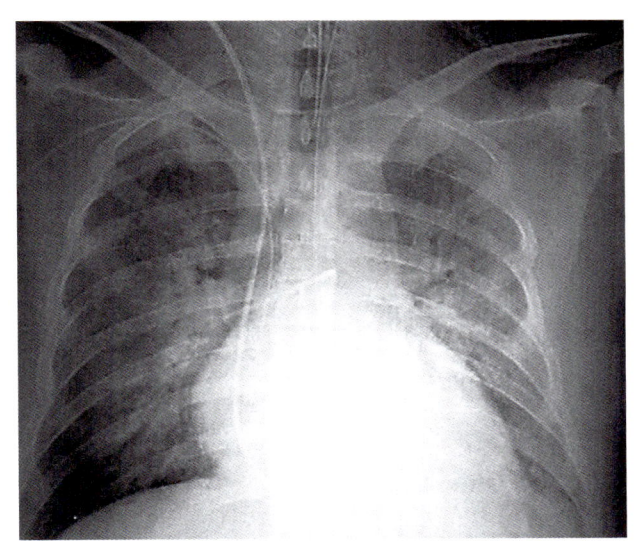

Fig. 4.12 Radiografia torácica posteroanterior mostra aumento cardíaco e edema pulmonar.

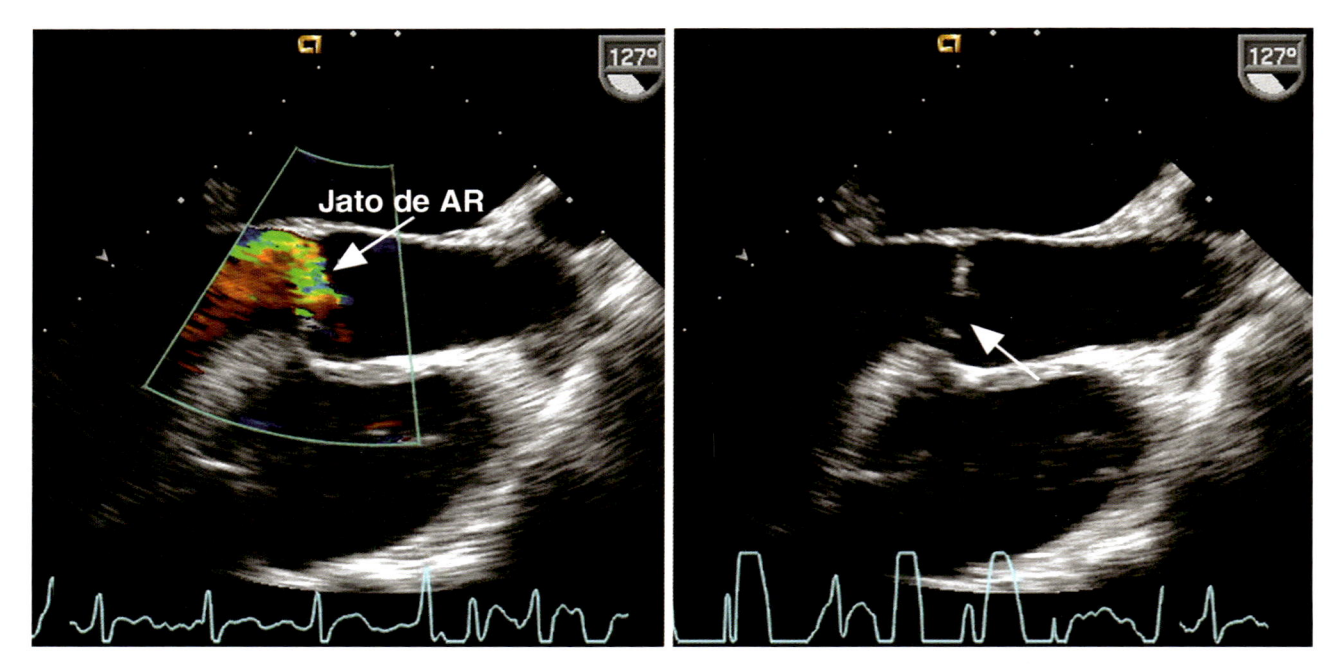

Fig. 4.13 ⏵ A TEE de eixo longo da valva aórtica e aorta ascendente demonstra uma anatomia e tamanho normais da raiz aórtica. Entretanto, há uma descontinuidade no folheto anterior da valva aórtica (*seta*), com o Doppler em cores mostrando um amplo jato de regurgitação aórtica através desta região.

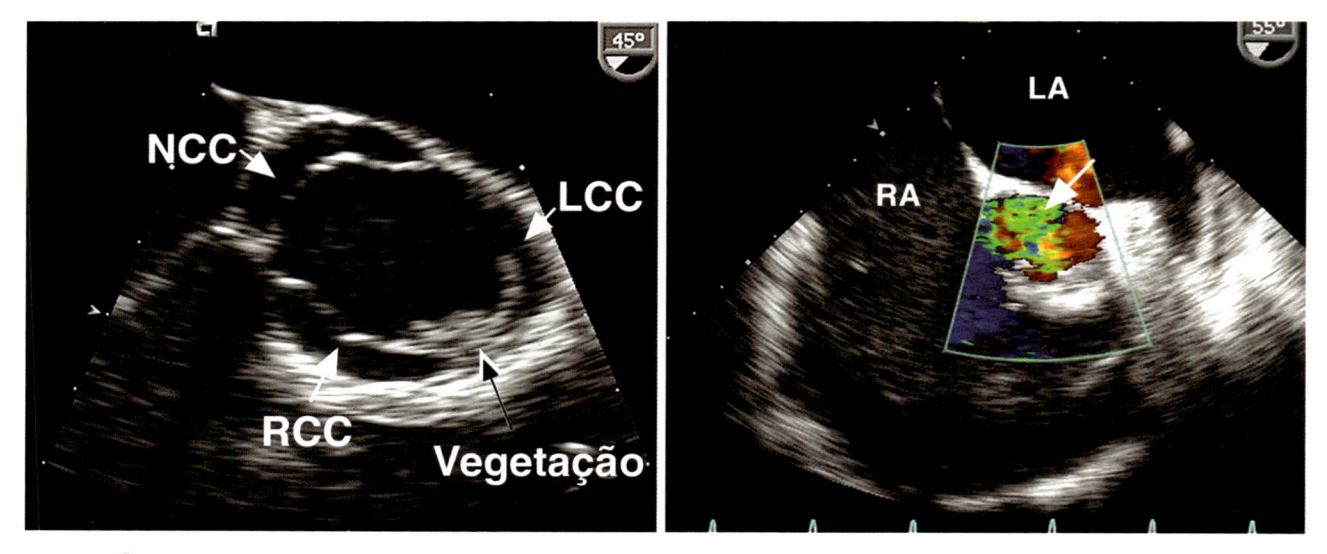

Fig. 4.14 ⏵ Na figura à esquerda, a TEE de eixo curto da valva aórtica, no plano médio-esofágico, demonstra uma vegetação valvar na junção entre as cúspides coronarianas direita (RCC) e esquerda (LCC). A cúspide não coronariana (NCC) localizada posteriormente aparece normal neste corte. Doppler em cores, em um corte de eixo curto, da via de saída do ventrículo esquerdo mostra regurgitação aórtica (*padrão em mosaico verde, seta*) preenchendo aproximadamente dois terços da área transversal de fluxo (*figura à direita*).

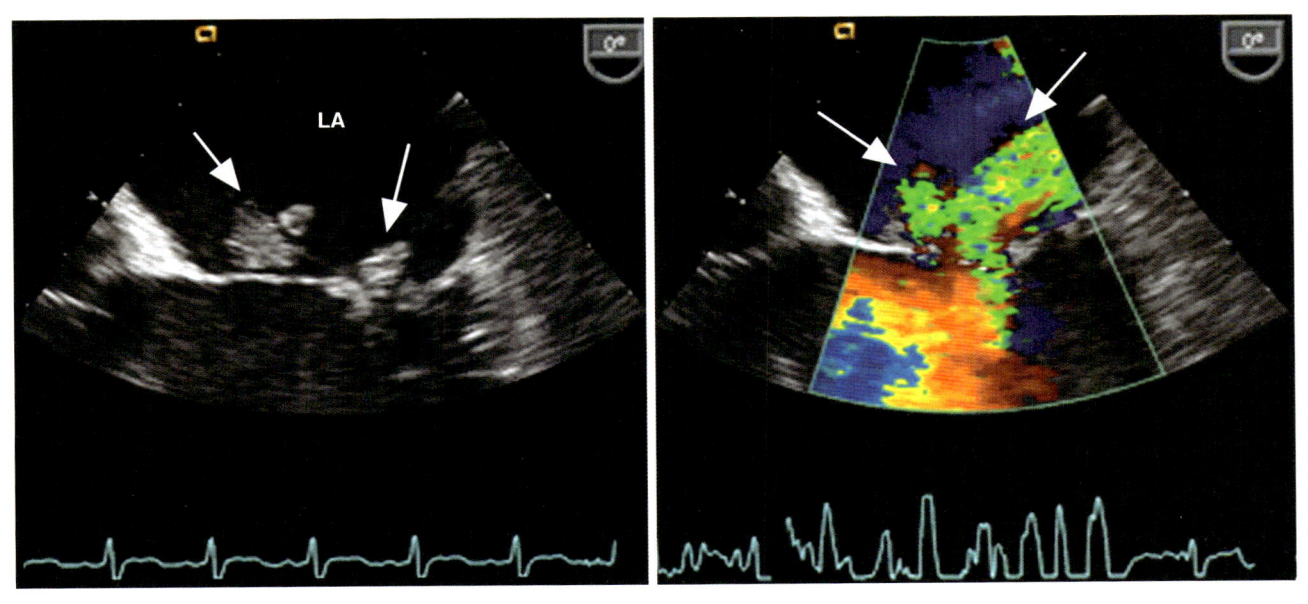

CASO 4-2 Vegetações Valvares Aórticas e Mitrais | 129

Fig. 4.15 ⏵ Imagens da valva mitral a 0 grau demonstram grandes massas móveis em ambos os folhetos. Em tempo real, essas massas se movimentam independentemente dos folhetos valvares e são compatíveis com vegetações. O Doppler em cores mostra um amplo jato de regurgitação mitral, com jatos direcionados anterior e posteriormente (*setas*).

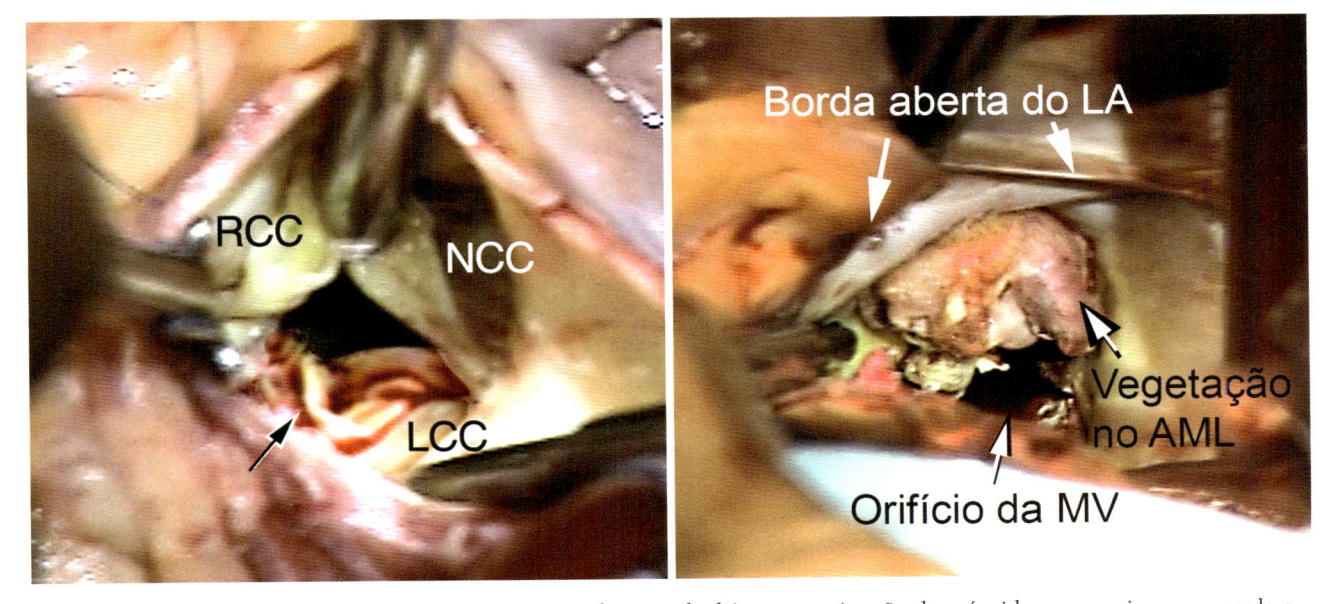

Fig. 4.16 Na inspeção cirúrgica, observa-se a vegetação de 1 cm de diâmetro na junção das cúspides coronarianas esquerda e direita da valva aórtica (*seta, figura à esquerda*). Com o LA aberto, a vegetação grande no folheto mitral anterior pode ser observada (*figura à direita*). Ambos os folhetos anterior e posterior estavam extensivamente destruídos pelo processo infeccioso. O homem foi submetido à substituição de valvas mitral e aórtica mecânica. Embora seu curso pós-operatório tenha sido complicado, ele estava bem clinicamente 2 anos após a cirurgia sob tratamento medicamentoso para uma fração de ejeção ventricular esquerda de 36% com regurgitação aórtica paravalvar moderada.

Comentários

Vegetações são descritas na ecocardiografia em termos de localização, tamanho, mobilidade e ecodensidade. A localização exata na valva pode ajudar a determinar se um reparo valvar, em vez de substituição, é possível. O tamanho e a mobilidade da vegetação são marcadores de risco elevado de complicações da endocardite. A densidade de uma vegetação pode fornecer pistas sobre a cronicidade da doença, com vegetações mais densas e calcificadas, sugerindo endocardite crônica ou resolvida.

Em pacientes com doença valvar subjacente, bacteriemia pode resultar em infecção direta em mais de um sítio. Mesmo quando uma valva está primariamente infectada, vegetações podem ocorrer em outras valvas por extensão direta da infecção. Um exemplo é um abscesso anular aórtico invadindo a base do folheto mitral anterior. Infecção de uma valva também pode danificar uma valva adjacente, resultando em subsequente infecção. Por exemplo, regurgitação aórtica afetando o folheto mitral anterior resulta em comprometimento endotelial, com uma maior probabilidade de adesão bacteriana naquele sítio. Portanto, um dos principais objetivos da TEE intraoperatória em pacientes sendo submetidos a uma cirurgia valvar para endocardite é o de excluir infecção em outras valvas "não envolvidas".

Leitura Sugerida

1. Bruun NE, Habib G, Thuny F, et al: Cardiac imaging in infectious endocarditis, Eur Heart J 35(10):624–632, 2014.
2. Bedeir K, Reardon M, Ramlawi B: Infective endocarditis: Perioperative management and surgical principles, J Thorac Cardiovasc Surg 147(4):1133–1141, 2014.

CASO 4-3
Endocardite de Valva Mitral com Folheto Anterior Perfurado

O paciente é um homem de 29 anos de idade que procurou seu clínico geral, queixando-se há vários meses de calafrios, fadiga e uma perda de peso não intencional de 11 kg. A avaliação revelou um novo sopro sistólico proeminente. Ele foi enviado para a realização de um ecocardiograma, que revelou uma vegetação valvar mitral de 1,7 × 1,4 cm com regurgitação mitral significativa.

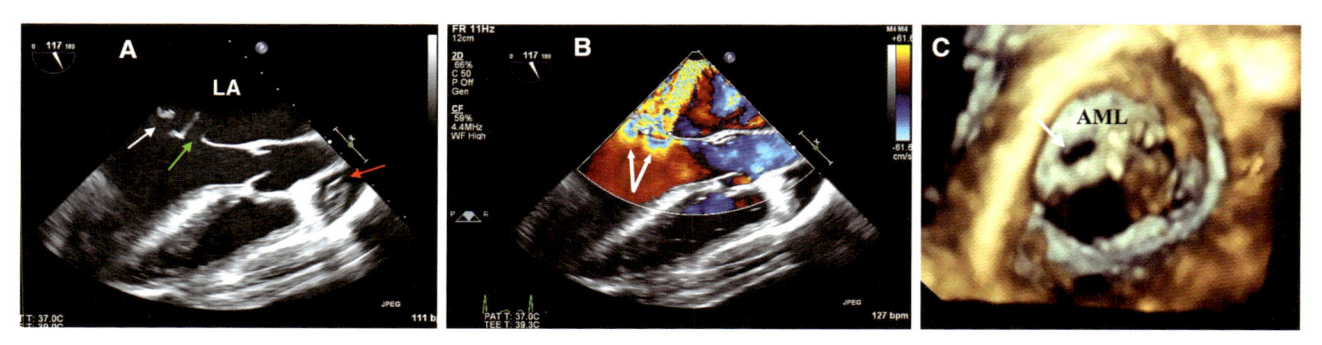

Fig. 4.17 ● Na figura à esquerda, um corte de eixo longo no plano médio-esofágico demonstra uma perfuração do folheto mitral anterior (*seta verde*). A seta branca indica o orifício mitral. A seta vermelha indica líquido no seio transverso do pericárdico, com uma "massa" que é o apêndice atrial esquerdo normal. O cirurgião confirmou que não havia massa anormal no espaço pericárdico. Na figura ao centro, dois jatos de regurgitação mitral são observados, com áreas de superfície de isovelocidade proximal (PISAs) na superfície LV da valva, indicado pelas setas brancas. A localização das PISAs ajuda a identificar o sítio exato de perfuração do folheto. Na figura à direita, uma imagem 3D da valva mitral, na perspectiva do átrio esquerdo, ilustra uma perfuração no folheto mitral anterior (*seta*).

CASO 4-3 Endocardite de Valva Mitral com Folheto Anterior Perfurado

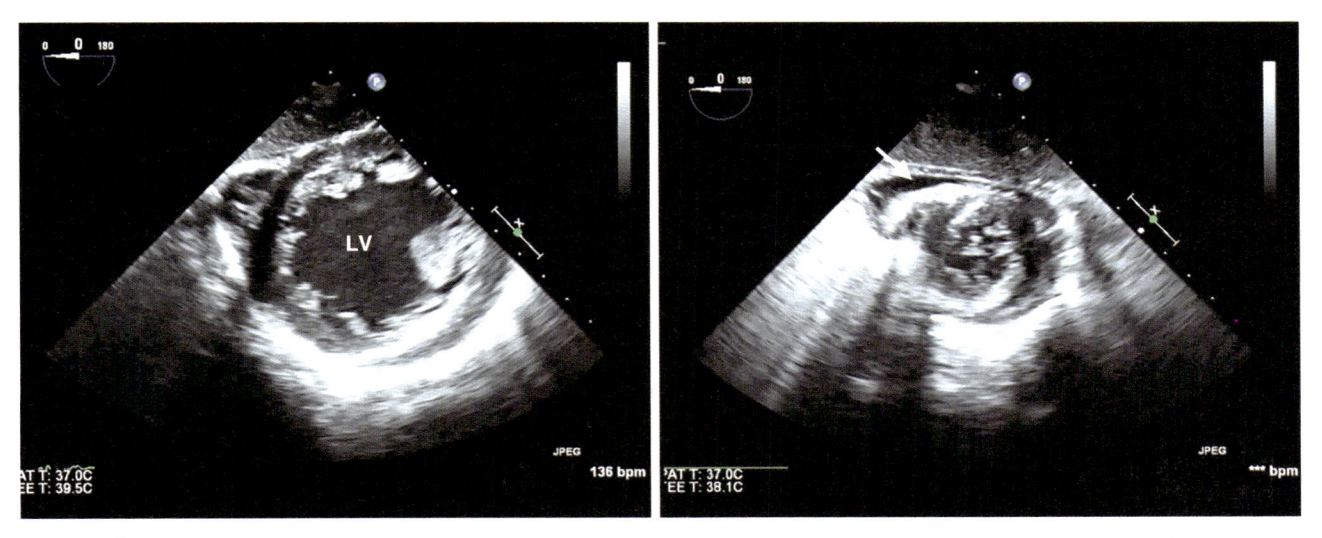

Fig. 4.18 ▶ A figura à esquerda é um corte transgástrico de eixo curto do LV no plano médio-esofágico. Ao retrofletir e avançar a sonda, o ápice do coração é visível, bem como uma pequena efusão pericárdica (*seta*).

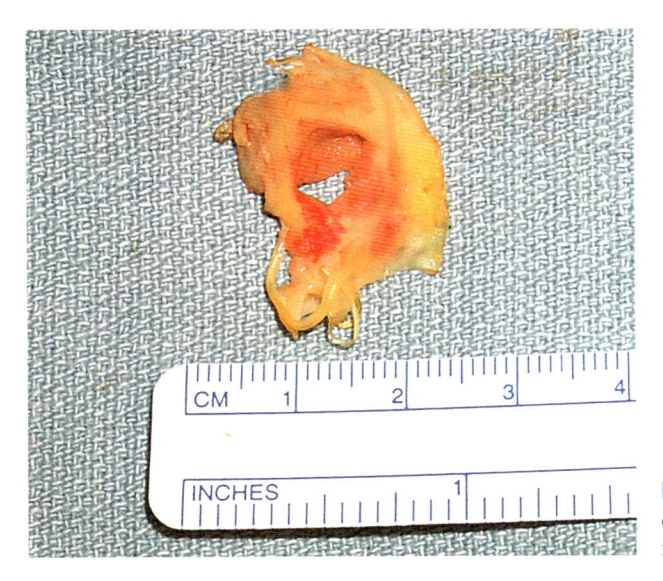

Fig. 4.19 Na amostra cirúrgica de outro paciente com endocardite de valva mitral, há uma perfuração evidente no folheto mitral anterior.

Comentários

As sequelas clínicas da endocardite são causadas por dois processos primários: destruição do tecido e embolização. Destruição tecidual causa regurgitação valvar e formação de abscesso paravalvar, enquanto a embolização provoca eventos cerebrovasculares. Embolização cerebral ocorre em 10 a 30% dos pacientes com endocardite, e embolia arterial coronária ocorre em aproximadamente 10% dos pacientes. Os fatores de risco para embolização são infecção por *Staph. aureus*, endocardite fúngica e envolvimento da valva mitral. Diversos estudos também sugeriram que vegetações maiores (>1 cm de diâmetro) e mais móveis apresentam um maior risco de embolização. No entanto, intervenção cirúrgica precoce com base na aparência da vegetação permanece controversa.

Leitura Sugerida

1. Chu VH, Park LP, Athan E, et al: Association between surgical indications, operative risk, and clinical outcome in infective endocarditis: A prospective study from the International Collaboration on Endocarditis, Circulation 131(2):131–140, 2015.

2. Berdejo J, Shibayama K, Harada K, et al: Evaluation of vegetation size and its relationship with embolism in infective endocarditis: A real-time 3-dimensional transesophageal echocardiography study, Circ Cardiovasc Imaging 7(1):149–154, 2014.

CASO 4-4
Endocardite de Valva Mitral com Folheto Posterior Perfurado

O paciente é um homem de 67 anos de idade com doença renal em estágio final dependente de hemodiálise secundária à diabetes, doença arterial coronariana diagnosticada e um histórico prévio de internação hospitalar por insuficiência cardíaca congestiva. Um mês antes de sua admissão, ele desenvolveu uma infecção no cateter de hemodiálise. O cateter foi removido, e sua cultura foi positiva para *Staph. aureus*. Ele foi tratado com antibióticos apropriados e, após uma ecocardiografia para excluir a presença de vegetações valvares, ele recebeu alta 2 semanas após a admissão.

No dia anterior à cirurgia, ele se apresentou no ER com febre, confusão mental, uma BP sistólica de 60, e uma contagem de leucócitos de 21. Nas hemoculturas, houve crescimento de cocos Gram-positivos agrupados em diversas amostras. Uma TTE de urgência mostrou MR grave e uma massa na valva mitral. O paciente foi transferido para nosso centro médico com piora da insuficiência cardíaca congestiva, no cenário de endocardite de valva mitral por *Staph. aureus* coagulase-negativo.

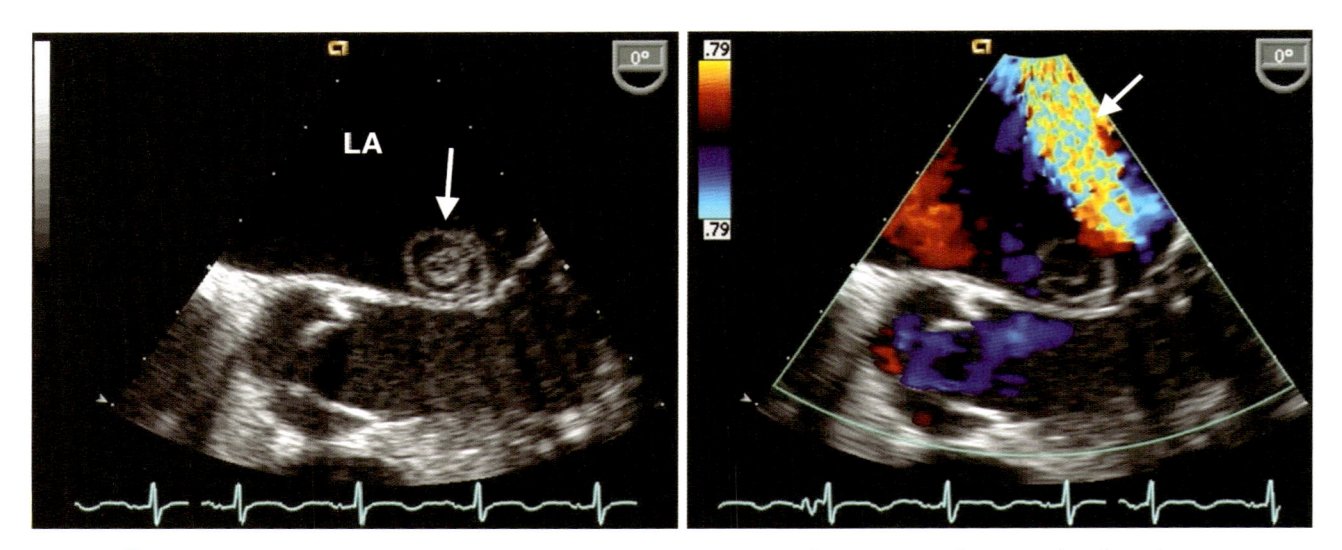

Fig. 4.20 ● No corte no plano médio-esofágico, uma massa complexa (*seta, figura à esquerda*) é vista ligada a algum componente do aparelho valvar mitral. Na figura à direita, a seta indica um grande jato regurgitante, presumivelmente regurgitação mitral, embora a origem do jato não seja visível neste corte.

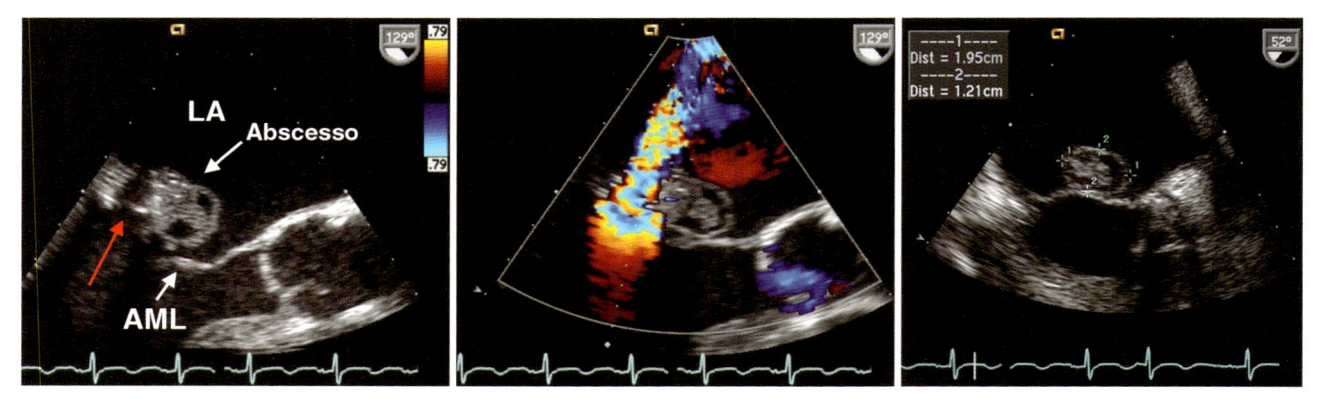

Fig. 4.21 ● Na mesma profundidade da sonda, o ângulo de pesquisa é girado para um corte de eixo longo. Aqui, a massa se liga na superfície atrial do folheto mitral posterior (PML), enquanto que, neste corte, o folheto mitral anterior (AML) aparece livre de doença. A massa tem o aspecto de um abscesso, possivelmente se estendendo do ânulo até o folheto posterior. Além disso, há uma perfuração do PML (*seta vermelha*), e na figura ao centro, o jato de regurgitação mitral é observado atravessando o defeito. Na figura à direita, as dimensões da massa são medidas.

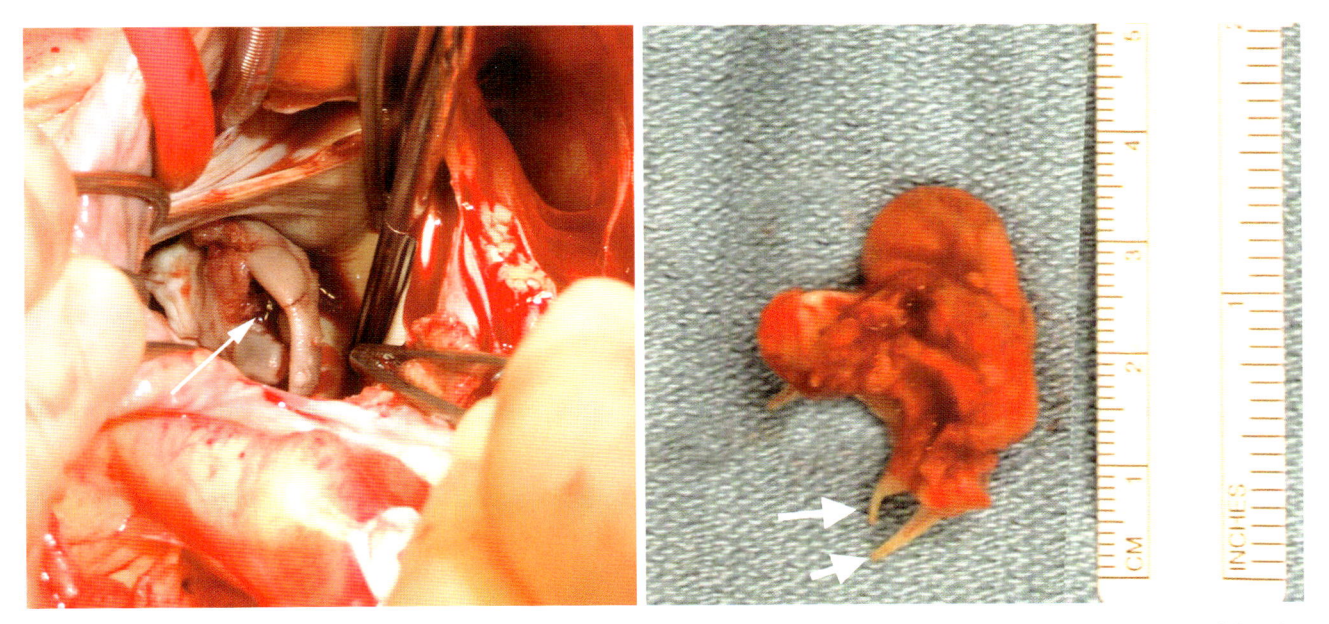

Fig. 4.22 Na figura à esquerda, o LA foi aberto, e a perfuração através da vegetação no folheto mitral posterior é visível (*seta*). A massa excisada é vista na figura à direita. As setas indicam cordas tendíneas.

Comentários

O tratamento de endocardite é fundamentado em antibioticoterapia e intervenção cirúrgica. Apesar destas terapias, a mortalidade geral da endocardite permanece alta, em aproximadamente 30% dos pacientes. Embora a tomada de decisão em cada paciente integre múltiplos fatores, há três indicações geralmente aceitas para intervenção cirúrgica em pacientes com endocardite: insuficiência cardíaca causada por regurgitação valvar, infecção persistente (abscesso ou hemoculturas positivas persistentes) e eventos embólicos recorrentes. Há evidência clínica crescente que corrobora a intervenção cirúrgica precoce em muitos pacientes, a fim de prevenir adicional destruição tecidual e eventos embólicos. Este caso ilustra que a determinação do folheto envolvido, bem como da origem e direção do jato regurgitante, requer pesquisa da valva por múltiplos ângulos, profundidades e graus de flexão e extensão do transdutor.

Leitura Sugerida

1. Kang DH, Kim YJ, Kim SH, et al: Early surgery versus conventional treatment for infective endocarditis, N Engl J Med 366(26):2466–2473, 2012.

CASO 4-5
Vegetação em Valva Pulmonar

Este homem de 39 anos de idade, com um histórico de uso de drogas IV, foi transferido ao nosso centro médico com endocardite por *Staph. Aureus*, envolvendo as valvas tricúspide e pulmonar, resultando em regurgitação grave de ambas as valvas e evidência clínica de insuficiência cardíaca. O paciente foi submetido a uma substituição de valva tricúspide com uma bioprótese pericárdica, e substituição de valva pulmonar com um homoenxerto de raiz pulmonar. Na cirurgia, ambas as valvas tricúspide e pulmonar tinham grandes vegetações, com grave destruição valvar.

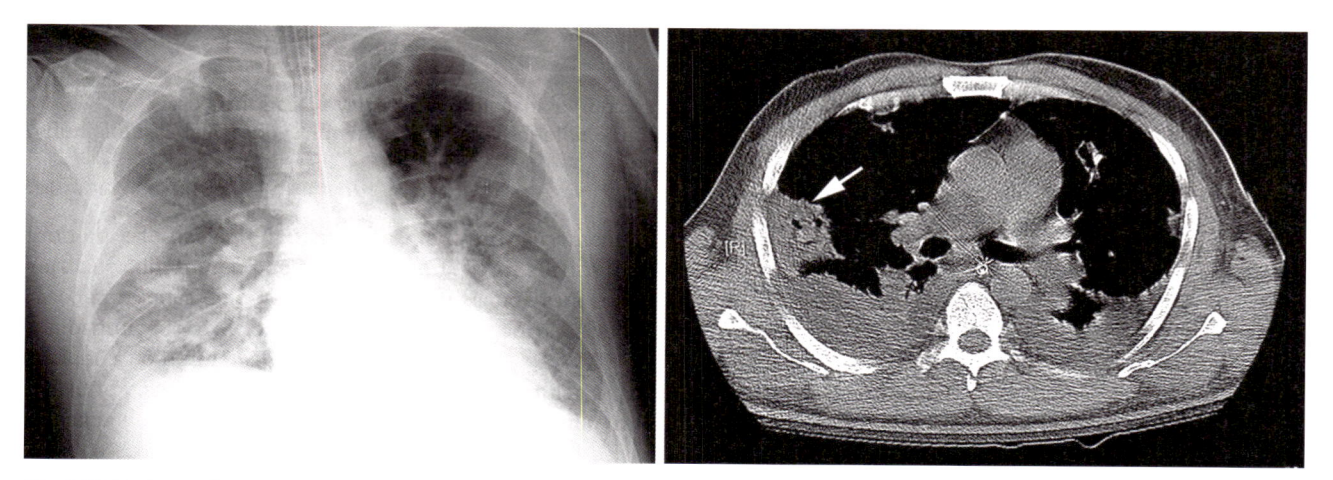

Fig. 4.23 Radiografia torácica (*à esquerda*) mostra consolidação pulmonar irregular bilateral. A CT (*à direita*) revela densidades esparsas bilaterais, com coleções gasosas (*seta*), mais compatível com embolia séptica.

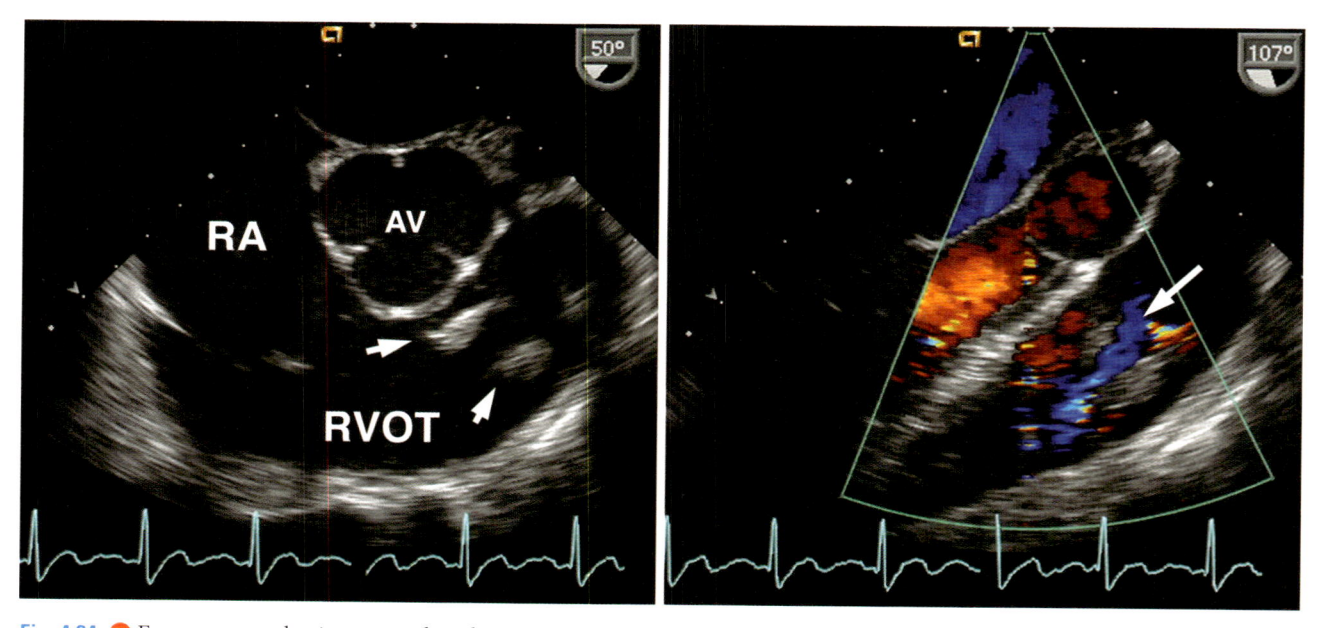

Fig. 4.24 ▶ Em um corte de eixo curto da valva aórtica (*à esquerda*), vegetações em valva pulmonar são observadas (*setas*) na via de saída do RV. Em um corte com rotação em 107 graus (*à direita*), as vegetações em valva pulmonar são visíveis, com evidência pelo Doppler em cores de regurgitação pulmonar (*seta*).

Fig. 4.25 A valva pulmonar excisada está acompanhada por gordura no miocárdio e pericárdio. Há uma vegetação aderida a um dos folhetos pulmonares, que se rompeu (*figura à esquerda*). O exame patológico mostra inserção da vegetação no folheto pulmonar (*figura central*). Aglomerados de bactérias são observados no tecido do folheto (*figura à direita*).

Comentários

Endocardite causada por uso de droga intravenosa afeta a valva tricúspide em 75% dos casos, com envolvimento da valva pulmonar sendo muito menos comum. Mais de 50% dos casos de endocardite direita resultam do *Staph. aureus*. Na endocardite direita não complicada, um ciclo mais curto de antibióticos intravenosos é necessário, comparado à endocardite esquerda. No entanto, aproximadamente 25% dos pacientes também apresentam envolvimento das valvas cardíacas esquerdas, de modo que a realização de TEE para avaliar a presença de envolvimento das valvas esquerdas é prudente. Complicações da endocardite de valva tricúspide incluem embolia pulmonar séptica e destruição valvar resultando em regurgitação tricúspide. O prognóstico clínico inicial é favorável, com uma mortalidade hospitalar de apenas 3 a 9%. Entretanto, resultados a longo prazo são desfavoráveis, relacionados com outros problemas médicos e sociais, com uma sobrevida em 10 anos de apenas 10%. Regurgitação tricúspide pode ser bem tolerada a curto prazo, mas a maioria dos pacientes eventualmente desenvolve insuficiência cardíaca direita e sintomas de baixo débito cardíaco, com regurgitação tricúspide grave não corrigida.

Leitura Sugerida

1. Ortiz-Bautista C, Lopez J, Garcia-Granja PE, et al: Current profile of infective endocarditis in intravenous drug users: The prognostic relevance of the valves involved, Int J Cardiol 187:472–474, 2015.

CASO 4-6
Endocardite de Valva Tricúspide

A paciente de 29 anos de idade, com um histórico de uso de drogas intravenosas, desenvolveu um início grave e súbito de calafrios de 30 minutos a 1 hora de duração, seguidos por cefaleias graves e fraqueza generalizada. No pronto-socorro, um sopro sistólico foi auscultado, e a TTE revelou uma massa na valva tricúspide.

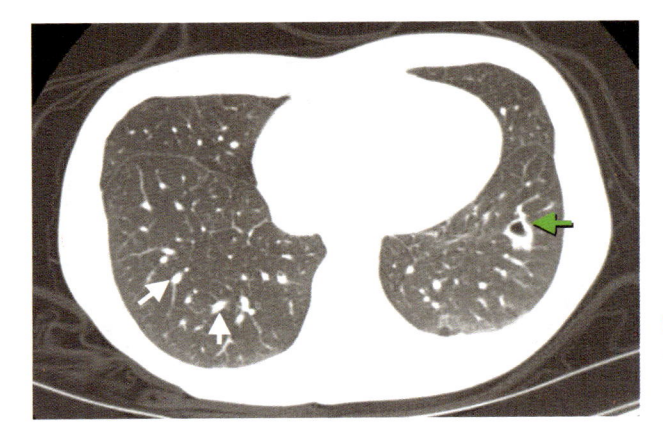

Fig. 4.26 Uma CT torácica mostrou múltiplas lesões nos lobos inferiores, sugerindo embolia séptica (*setas brancas*). No lobo inferior esquerdo, cavitação de uma das lesões é observada (*seta verde*).

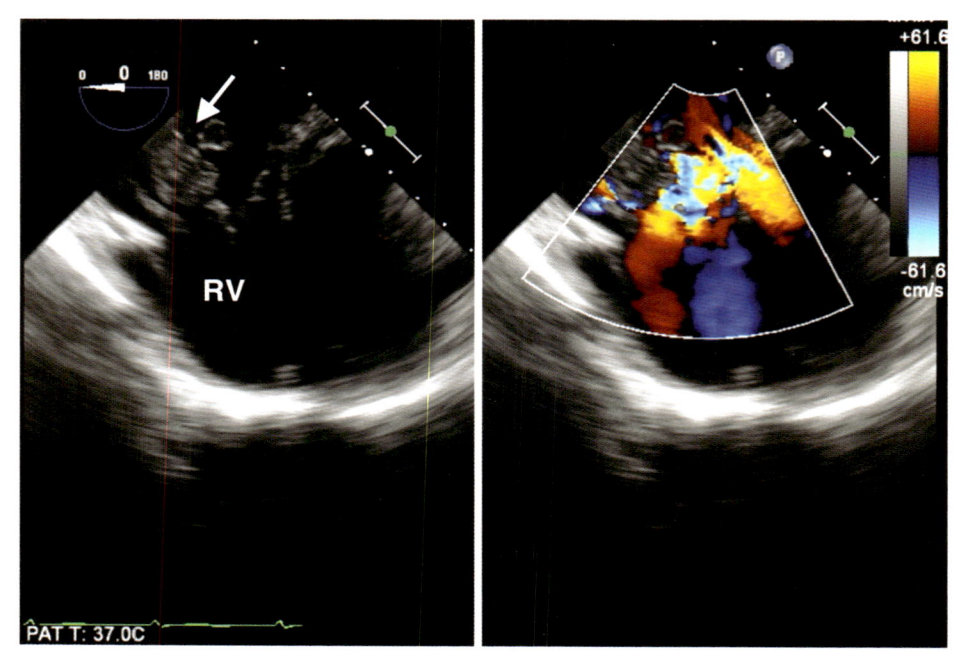

Fig. 4.27 ▶ Na posição de quatro câmaras, a sonda é girada em direção ao lado direito do paciente. Uma massa grande (*seta*) é vista inserida na superfície atrial da valva tricúspide, mas com movimentação independente, que mostrava prolapso no RA na sístole, compatível com vegetações. Nas imagens do vídeo, a vegetação aparece inserida no folheto anterior da valva tricúspide. Doppler em cores (*à direita*) mostra regurgitação tricúspide grave.

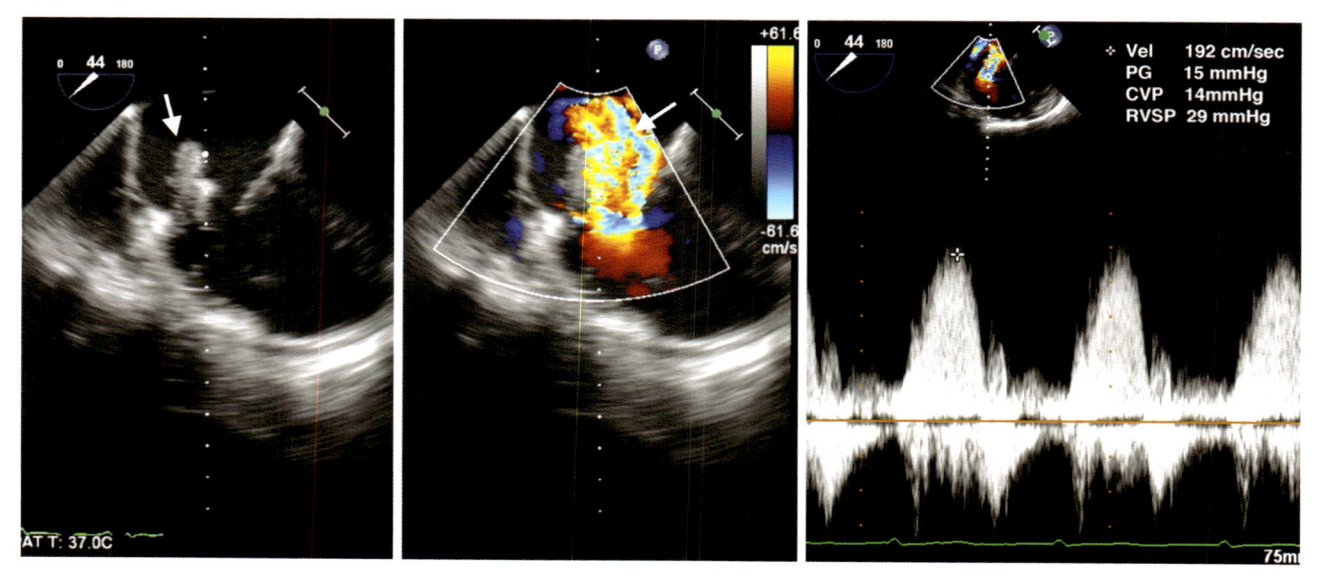

Fig. 4.28 ▶ Girando o plano de imagem para 44 graus, a fim de obter um corte do influxo ventricular direito, observa-se que a vegetação está mais provavelmente inserida no folheto anterior da valva tricúspide. Na figura central, um amplo jato de regurgitação tricúspide é observado (*seta*), com uma *vena contracta* de 18 mm de largura, diagnóstico de regurgitação grave. Na figura à direita, o Doppler de CW mostra um jato denso (relativo ao fluxo anterógrado) que confirma a regurgitação grave. O formato triangular sugere pressões elevadas no RA, com um pico de "onda v" no RA no início da sístole, ambos indicativos de regurgitação tricúspide grave. A baixa velocidade de pico (Vel) no jato regurgitante reflete pressões pulmonar e sistólica RV normais. A pressão sistólica RV (RVSP) de 29 mm Hg é estimada adicionando-se o gradiente de pico (PG) entre o RV e o RA (usando a equação de Bernoulli simplificada) à pressão venosa central (CVP) diretamente medida neste paciente.

CASO 4-6 Endocardite de Valva Tricúspide 137

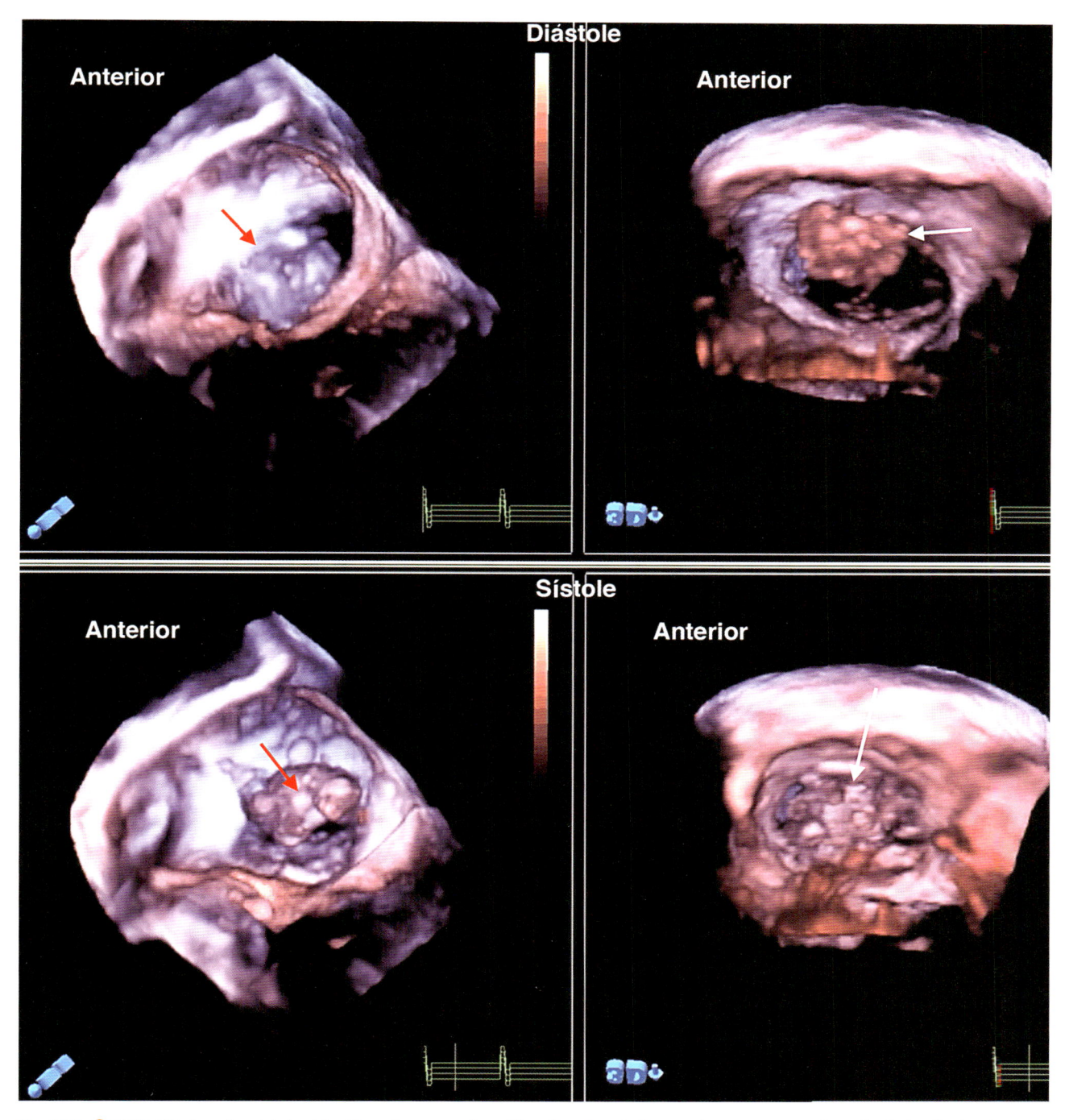

Fig. 4.29 ▶ TEE 3D da valva tricúspide. Uma imagem diastólica da valva é observada nas perspectivas do átrio direito (*à esquerda superior*) e ventrículo direito (*à direita superior*). A massa é indicada pelas setas. De modo similar, a valva é vista na sístole nas perspectivas do RA (*à esquerda inferior*) e RV (*à direita inferior*) com a massa, que está inserida no folheto anterior e com prolapso no RA.

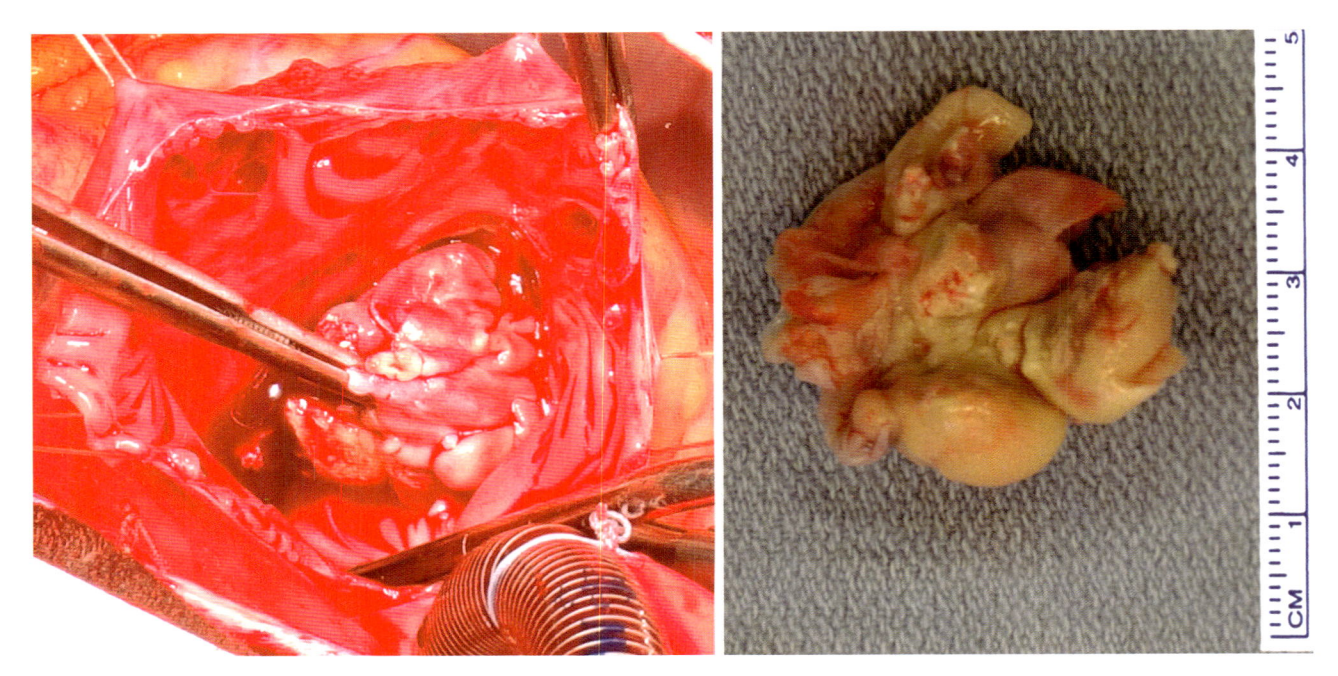

Fig. 4.30 Na figura à esquerda, o RA foi aberto, e a massa está visível, firmemente inserida no folheto anterior da valva tricúspide. A figura à direita mostra a massa explantada.

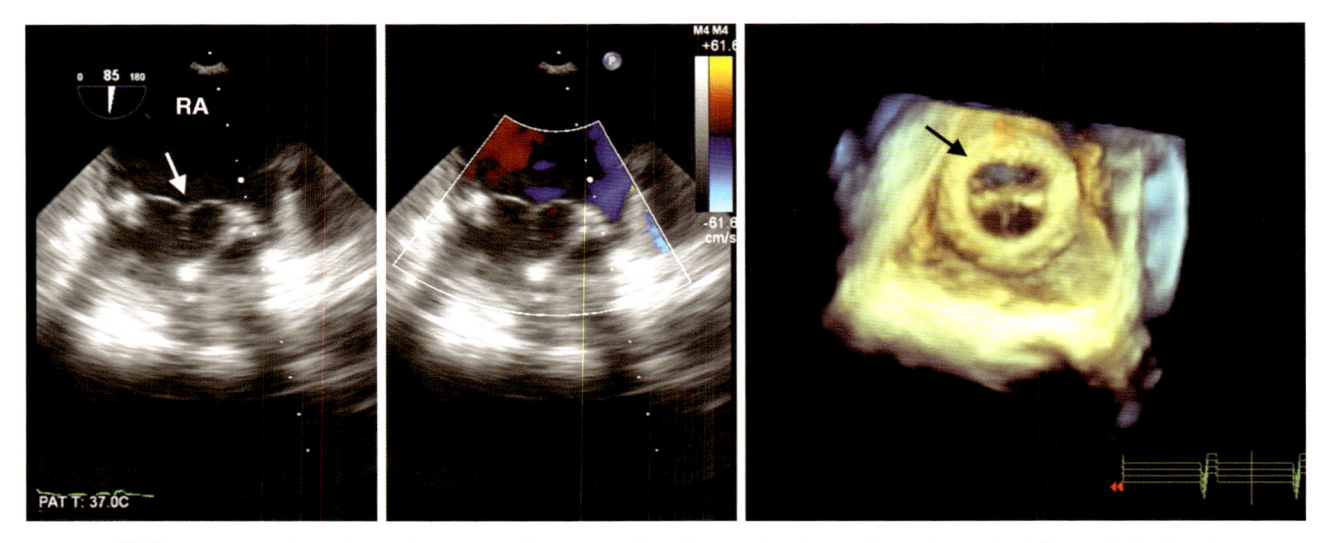

Fig. 4.31 ◐◐ A paciente foi submetida a uma substituição de valva tricúspide por bioprótese. Os folhetos fechados da bioprótese valvar implantada, observados em sístole na imagem 2D (*à esquerda*) e no Doppler em cores (*ao centro*), não mostram evidência de regurgitação valvar. Uma TEE 3D da valva protética, na perspectiva atrial direita (*à direita*), mostra o anel de sutura (*seta*), e os folhetos finos são vistos abrindo normalmente na diástole. Coloração de Gram da valva removida mostrou 2+ células polimorfonucleares 4+ cocos Gram-positivos. Uma cultura subsequente foi positiva para *Staph. aureus*.

Comentários

O tratamento da endocardite direita em usuários de drogas injetáveis (IDU) deve incluir o compromisso com um programa de reabilitação para drogas para reduzir a probabilidade de futura infecção da valva protética. Alguns centros recomendam a simples remoção da valva e tecido infectado, sem substituição valvar, em pacientes IDU com endocardite infecciosa recorrente, mas a regurgitação valvar grave em longo prazo não é bem tolerada. Em alguns pacientes, o reparo valvar pode ser possível, mas a destruição tecidual da valva tricúspide é tipicamente tão extensa que requer uma valva protética. A sobrevida em longo prazo após a cirurgia para endocardite em pacientes IDU é inferior à de pacientes sem histórico de IDU. Resultados a longo prazo com valvas bioprotéticas em pacientes IDU sugerem que este tipo de valva é uma escolha razoável.

Leitura Sugerida

1. Rabkin DG, Mokadam NA, Miller DW, et al: Long-term outcome for the surgical treatment of infective endocarditis with a focus on intravenous drug users, Ann Thorac Surg 93:51–57, 2012.

Complicações da Endocardite de Valva Nativa

CASO 4-7
Abscesso Anular Aórtico

Este homem de 30 anos de idade, sem prévio histórico cardíaco, foi transferido para nosso hospital com endocardite estreptocócica de valva aórtica e um possível abscesso paravalvar.

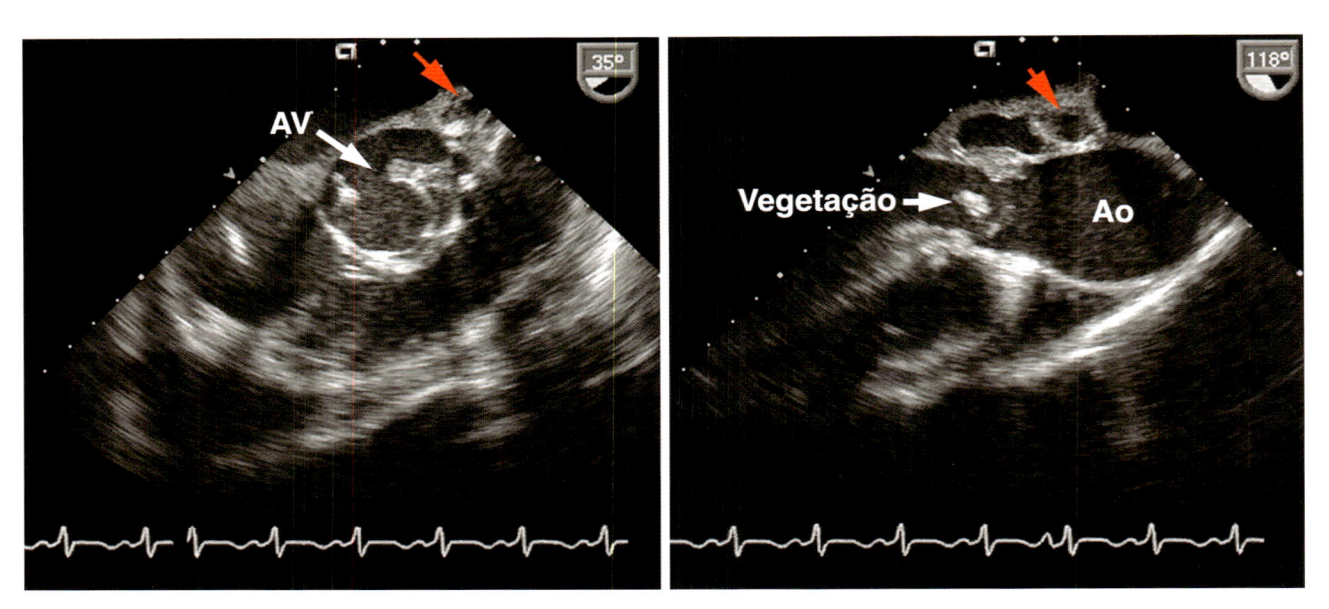

Fig. 4.32 ⊙ Cortes de eixo curto (*à esquerda*) e eixo longo (*à direita*), no plano médio-esofágico, da valva aórtica demonstram folhetos valvares espessados e um espaço anecoico complexo (*setas vermelhas*), compatível com um abscesso.

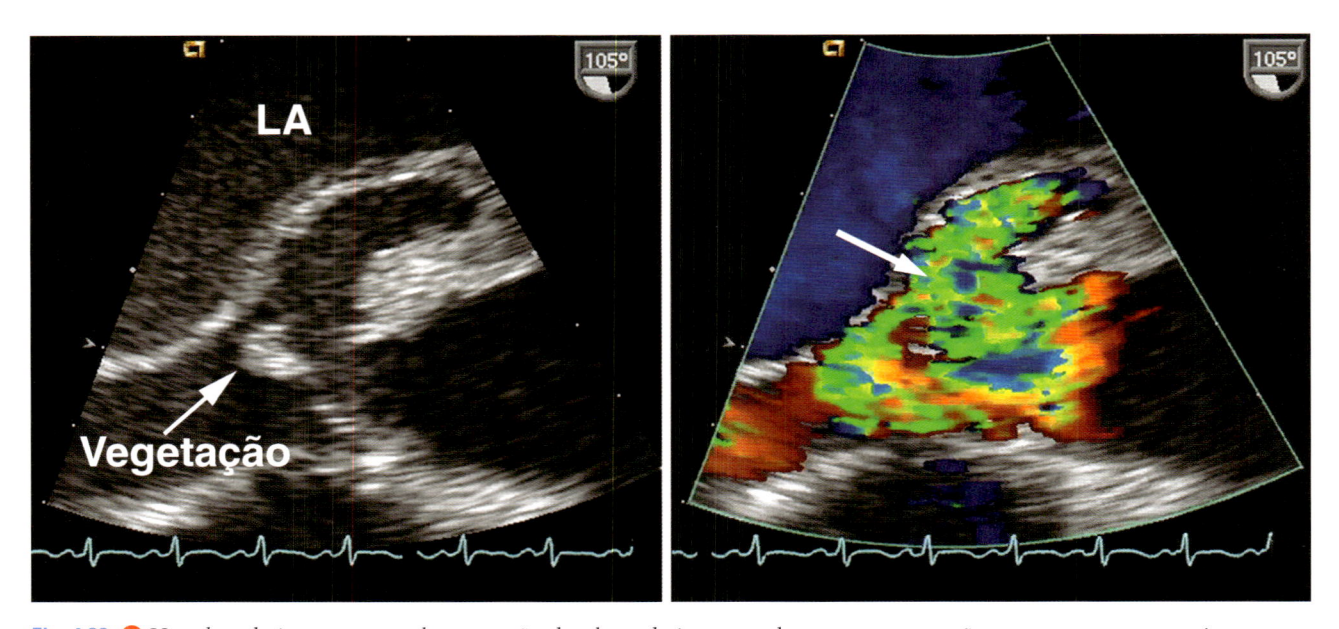

Fig. 4.33 ⊙ Um *close* da imagem, com leve rotação do plano da imagem, demonstra a conexão entre o espaço anecoico posterior à aorta e a raiz aórtica, imediatamente distal à valva aórtica. Doppler em cores (*à direita*) mostra o fluxo entrando e saindo desta cavidade (*seta*).

CASO 4-7 Abscesso Anular Aórtico

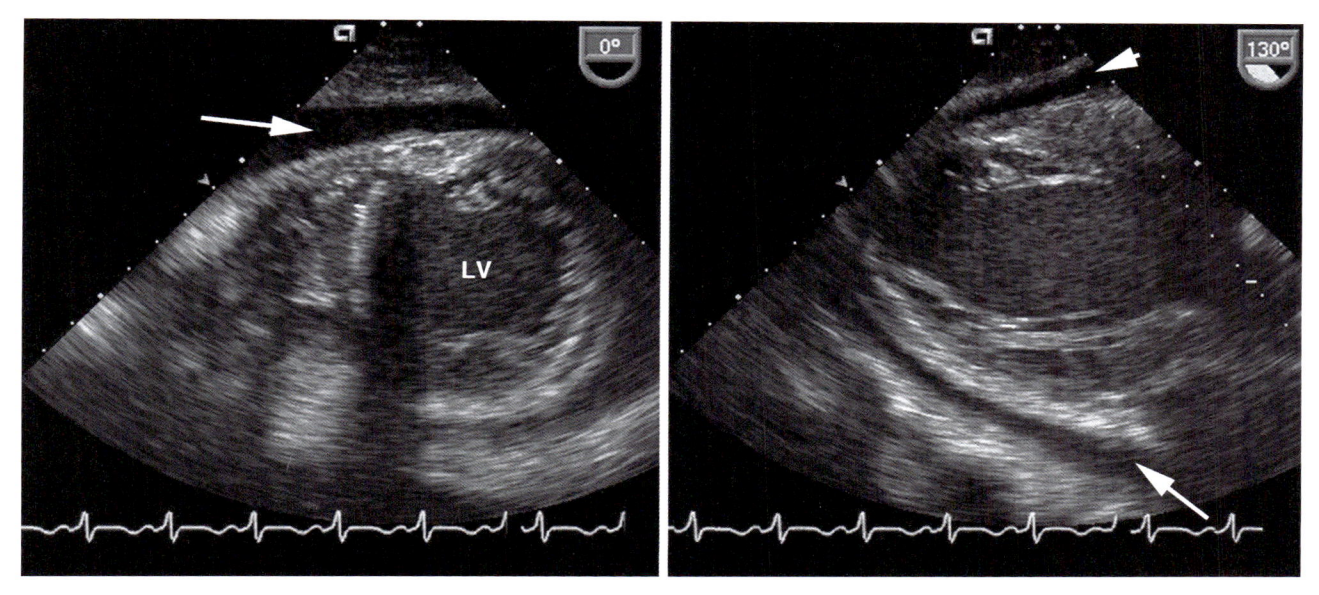

Fig. 4.34 ▶ Os cortes transgástricos de eixo curto (*à esquerda*) e duas câmaras (*à direita*) mostram uma efusão pericárdica pequena a moderada (*setas*). Em tempo real, a função sistólica biventricular está reduzida.

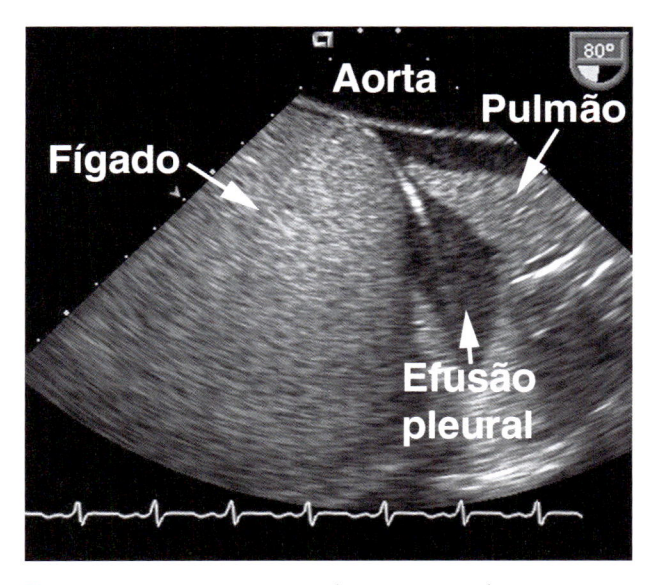

Fig. 4.35 Esta imagem registrada com o transdutor na junção gastroesofágica, e virado posteriormente em direção à aorta descendente, mostra o pulmão comprimido, com uma efusão pleural adjacente, e o fígado.

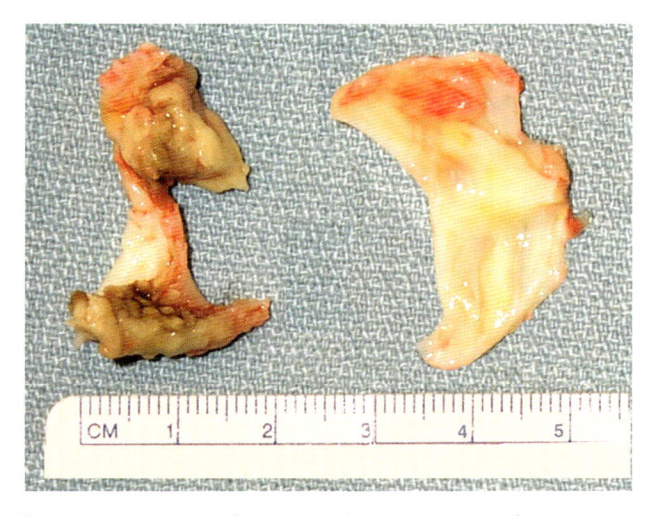

Fig. 4.36 Na cirurgia havia grandes vegetações valvares com um abscesso paravalvar. Um feixe do pericárdio foi usado para reconstruir o ânulo, e um aloenxerto aórtico criopreservado de 24 mm foi implantado. Os botões coronarianos foram anastomosados na lateral do enxerto. A valva aórtica bicúspide removida mostra espessamento difuso do folheto na direita. O folheto na esquerda mostra destruição valvar grave, causada pela endocardite.

Comentários

Formação de abscesso paravalvar complica 20 a 25% dos casos de endocardite de valva aórtica e aproximadamente 15% dos casos de endocardite de valva mitral. Com a ecocardiografia, um abscesso intracardíaco pode parecer ecodenso ou ecolucente, dependendo se o abscesso se comunica com a circulação sanguínea. Por exemplo, quando infecção da valva aórtica se dissemina para os seios de Valsalva, o seio se dilata e pode apresentar um contorno irregular. Abscesso também pode aparecer como um maior espessamento na região paravalvar, que pode ser difícil de diferenciar do tecido normal. A sensibilidade da ecocardiografia transesofágica para detecção de abscesso é de aproximadamente 90%, comparado a < 50% da imagem transtorácica. Clinicamente, os pacientes com abscesso paravalvar mostram evidência de infecção persistente, incluindo febre e hemoculturas persistentemente positivas. Um abscesso paravalvar aórtico na base do septo pode resultar em prolongamento do intervalo PR no ECG, ou graus mais elevados de bloqueio cardíaco secundário à infecção ou edema do sistema de condução. Abscesso paravalvar mitral pode-se romper no pericárdio, resultando em pericardite purulenta.

Leitura Sugerida

1. Hoen B, Duval X: Infective endocarditis, N Engl J Med 369:785, 2013.

2. Murdoch DR, Corey GR, Hoen B, et al: Clinical presentation, etiology, and outcome of infective endocarditis in the 21st century: The International Collaboration on Endocarditis-Prospective Cohort Study, Arch Intern Med (169):463–473, 2009.

Endocardite de Valva Protética

CASO 4-8
Endocardite da Bioprótese Valvar Tricúspide

Esta mulher de 47 anos de idade, com um histórico de substituição valvar tricúspide por regurgitação grave causada pela anomalia de Ebstein, e colocação de um marca-passo definitivo por bloqueio cardíaco completo 10 anos antes, apresentava febre e calafrios. Hemoculturas foram positivas para *Staph. aureus*. Ela apresentou uma deterioração progressiva em seu estado, com insuficiência respiratória, insuficiência renal e pancreatite. A ecocardiografia mostrou vegetações na valva tricúspide e cabos de marca-passo. Ela foi transferida para nosso centro médico para intervenção cirúrgica.

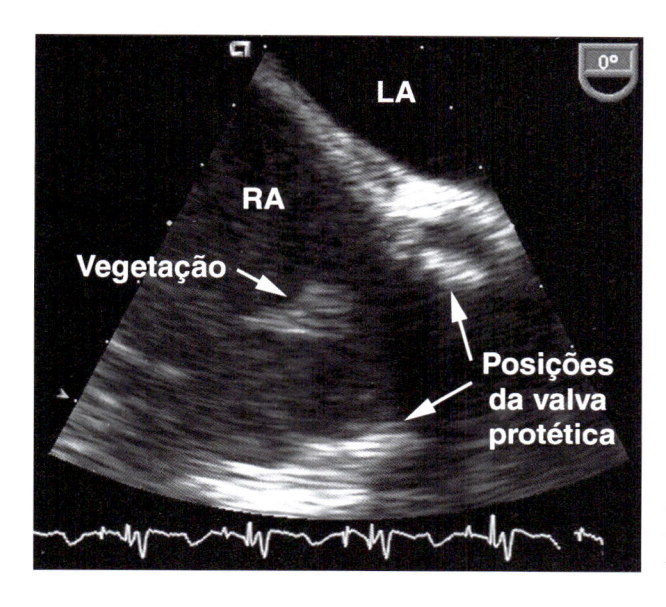

Fig. 4.37 ▶ Em um *close* do corte de quatro câmaras a partir de uma posição da TEE alta, uma massa móvel, compatível com uma vegetação, é observada na superfície atrial de uma prótese valvar tricúspide de tecido.

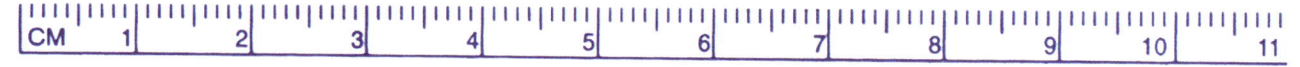

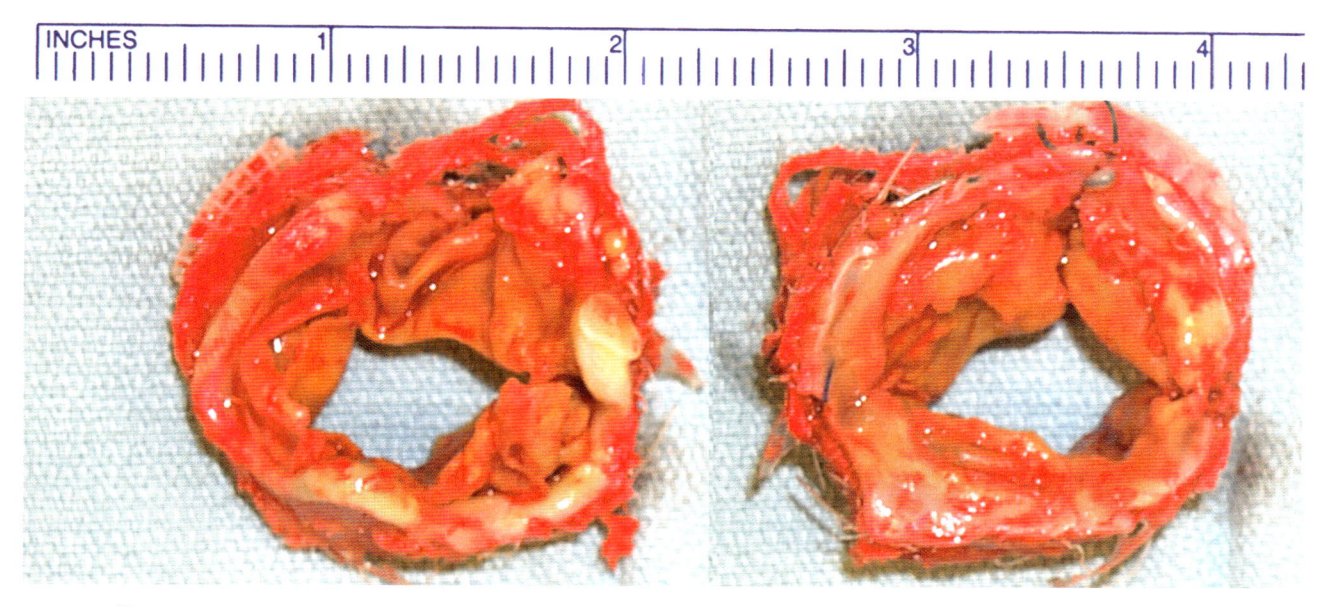

Fig. 4.38 ▶ A valva explantada foi fotografada nas superfícies ventricular (*à esquerda*) e atrial (*à direita*) da valva. Destruição dos folhetos valvares pela endocardite é observada.

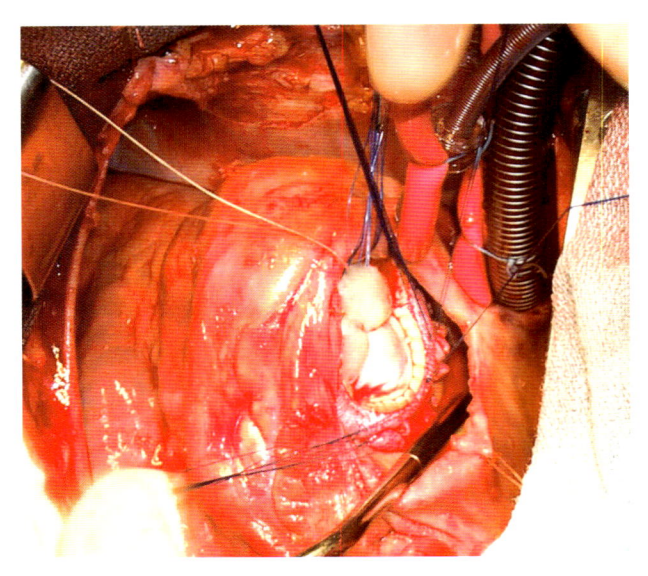

Fig. 4.39 Uma nova prótese valvar tricúspide de aspecto normal foi suturada no ânulo tricúspide. O marca-passo e os cabos do marca-passo também foram explantados e substituídos.

Comentários

O diagnóstico de endocardite de valva protética é fundamentado nos mesmos critérios da endocardite de valva nativa, com a ressalva de que a visualização das vegetações valvares é mais difícil. Com valvas protéticas de tecido, a infecção pode resultar em vegetações valvares típicas, como neste caso, embora uma imagem transesofágica seja geralmente necessária para identificação. No entanto, com valvas mecânicas, a ecocardiografia pode não detectar infecção, pois (1) a infecção é geralmente limitada ao anel de sutura e ânulo e, portanto, não evidente na imagem, e (2) sombra acústica e reverberações causadas pelo anel de sutura de metal e oclusores valvares limitam a visualização da valva ou de quaisquer vegetações aderentes. Formação de abscesso paravalvar é comum na endocardite de valva protética, ocorrendo em 60 a 70% das valvas aórticas protéticas infectadas e em 20 a 25% das valvas mitrais protéticas infectadas.

Leitura Sugerida

1. Hill EE, Herijgers P, Claus P, et al: Abscess in infective endocarditis. The value of transesophageal echocardiography and outcome: A 5-year study, Am Heart J 154:923–928, 2007.
2. Bruun NE, Habib G, Th uny F, et al: Cardiac imaging in infectious endocarditis, Eur Heart J 35(10):624–632, 2014.

CASO 4-9
Endocardite de Valva Mitral Mecânica

Esta mulher de 67 aos de idade foi submetida a uma substituição de valva mitral 5 anos atrás. Ao longo dos últimos 5 anos, ela teve um curso clínico complicado, com insuficiência cardíaca persistente, fibrilação atrial crônica e hipertensão pulmonar grave. Aproximadamente 2 semanas antes da atual admissão hospitalar, ela apresentou um histórico de 2 semanas de fadiga, sintomas neurológicos vagos e o início súbito de opressão torácica retroesternal grave, com alterações ao ECG de infarto agudo de miocárdio de parede anterior. Uma angiografia coronária de emergência revelou uma oclusão proximal da artéria descendente anterior esquerda. Ela subsequentemente tornou-se febril, e a TEE mostrou uma grande vegetação valvar mitral. Ela foi transferida para nosso centro médico para intervenção cirúrgica.

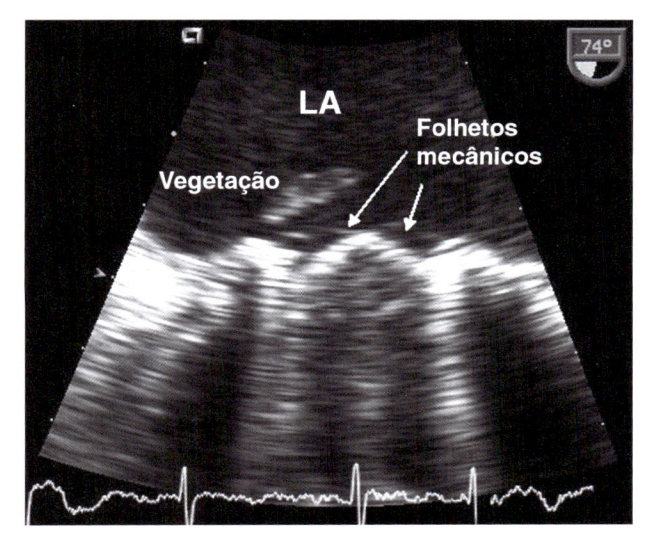

Fig. 4.40 Em uma imagem magnificada da valva mitral no corte de quatro câmaras, observa-se a valva mecânica de duplo folheto fechada, com sombra acústica e reverberações ocultando o LV. Além disso, uma massa grande e móvel de ecos, com movimentação independente do folheto valvar, é observada na superfície atrial esquerda da valva, compatível com uma vegetação. Em tempo real, vegetações são vistas obstruindo o influxo mitral durante a diástole.

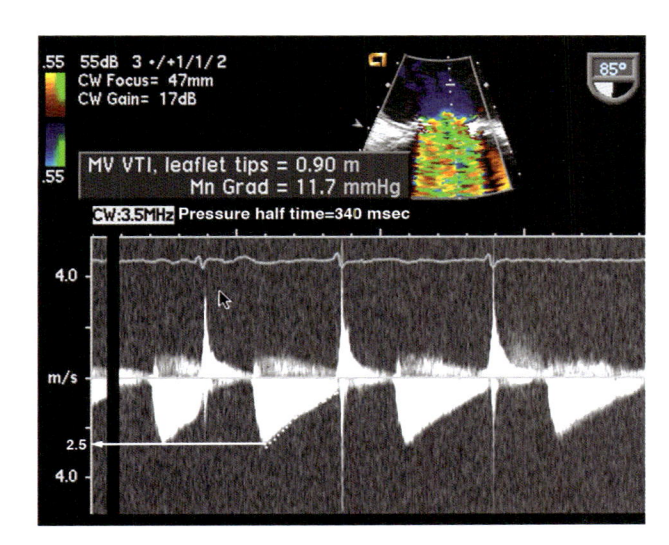

Fig. 4.41 O estudo Doppler de onda contínua do fluxo transmitral anterógrado mostra uma velocidade de pico de 2,5 m/s, um gradiente médio de 12 mm Hg e um tempo de meia pressão de 340 ms. Usando uma constante empírica de 220, a área valvar mitral estimada é de 0,65 cm².

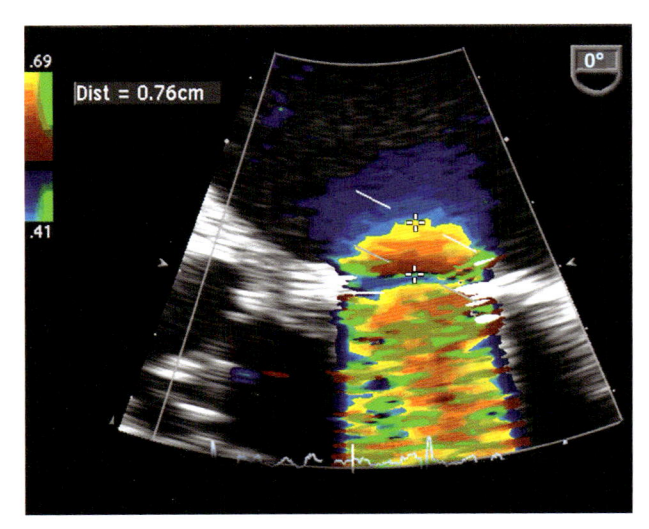

Fig. 4.42 A fluxometria em cores mostra a aceleração do fluxo proximal ao orifício mitral. A velocidade de fluxo transmitral instantâneo é calculada como a área de superfície do hemisfério de sobreposição espectral ($2\pi r^2$) × velocidade de *aliasing* na direção do influxo mitral. O cálculo, então, torna-se: $[2 \times \pi \times (0{,}76 \text{ cm})^2]$ × 41 cm/s, resultando em uma velocidade de fluxo transmitral de 149 mL/s. Dividindo este valor pela velocidade máxima de influxo mitral anterógrado (2,5 m/s da Fig. 4.41) resulta em uma área estimada do orifício valvar mitral de 0,6 cm².

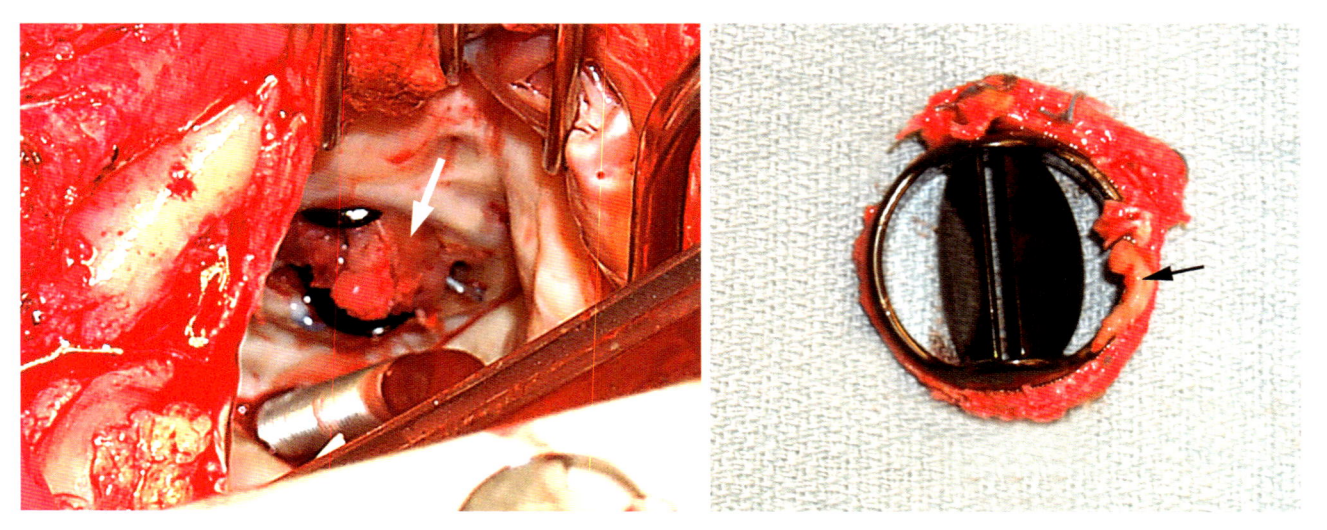

Fig. 4.43 Na cirurgia, uma grande vegetação estava presente na superfície atrial da valva, parcialmente ocluindo o orifício mitral (*seta, à esquerda*). A valva removida mostra que a valva mecânica está normal (*à direita*). O sítio de inserção da vegetação ao ânulo é indicado pela seta. Houve crescimento de estafilococos coagulase-negativos nas hemoculturas e na vegetação removida. O paciente faleceu 10 dias após a cirurgia com insuficiência de múltiplos sistemas orgânicos.

Comentários

A endocardite tipicamente provoca regurgitação valvar secundária à destruição de folhetos. No entanto, uma vegetação grande, como neste caso, ou infecção envolvendo os pontos de dobradiça da valva mecânica, pode resultar em estenose valvar funcional. Avaliação da gravidade hemodinâmica da obstrução valvar segue os mesmos princípios que para qualquer valva estenótica.

Além dos eventos cerebrais isquêmicos ou êmbolos sistêmicos, fragmentos das vegetações valvares podem causar embolização das artérias coronárias, resultando em infarto agudo do miocárdio, como neste caso. Quando a angiografia coronária sugere uma oclusão embólica em um paciente com uma prótese valvar, uma avaliação para infecção ou formação de trombo na valva é necessária.

Leitura Sugerida

1. Habib G, Badano L, Tribouilloy C, et al: Recommendations for the practice of echocardiography in infective endocarditis, Eur J Echocardiogr 11:202–219, 2010.
2. Prendergast BD, Tornos P: Surgery for infective endocarditis: Who and when? Circulation 121(9):1141–1152, 2010.

CASO 4-10
Endocardite de Valva Aórtica Mecânica

Este homem de 35 anos de idade tinha um histórico de endocardite bacteriana de valva aórtica complicada por um abscesso de raiz aórtica, que foi tratada com excisão cirúrgica da valva e substituição com valva protética mecânica de duplo folheto. Um mês depois, ele foi internado com sinais e sintomas de insuficiência cardíaca, e uma grande fístula paravalvar foi detectada. Ele foi levado à OR, e a valva mecânica foi excisada e substituída por um homoenxerto.

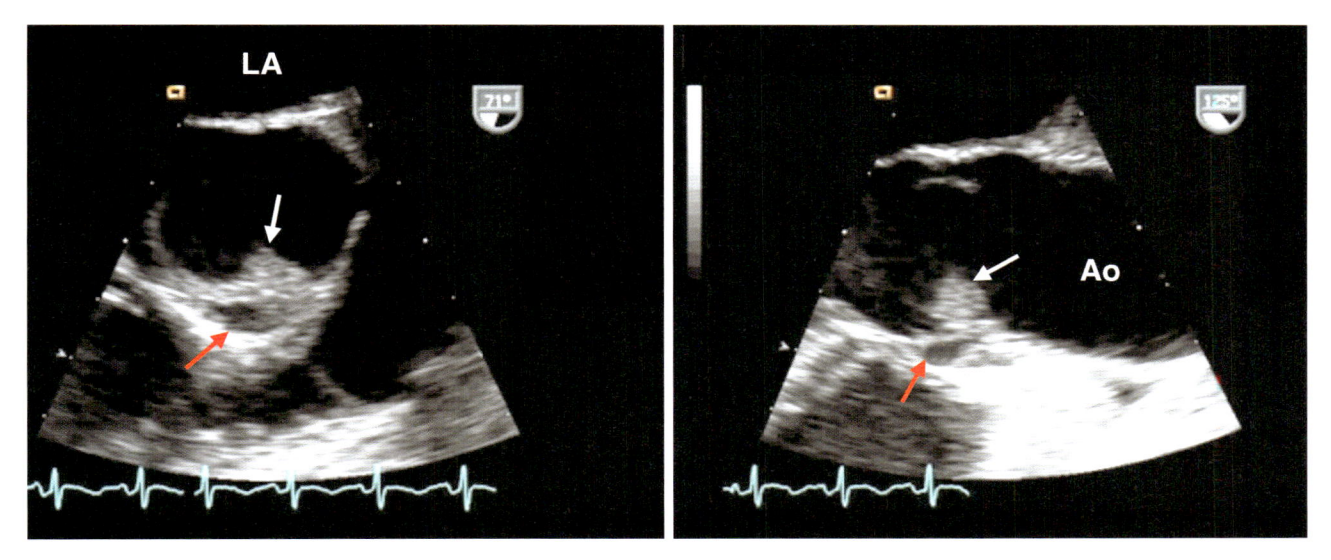

Fig. 4.44 ◉ Na primeira cirurgia foi constatado que sua valva aórtica nativa tinha um abscesso anteriormente. Na figura à esquerda, um corte de eixo curto no plano médio-esofágico mostra a vegetação (*seta branca*) com formação de abscesso (*seta vermelha*). Na figura à direita, um corte de eixo longo no plano médio-esofágico também demonstra a vegetação (*seta branca*) com formação de abscesso (*seta vermelha*).

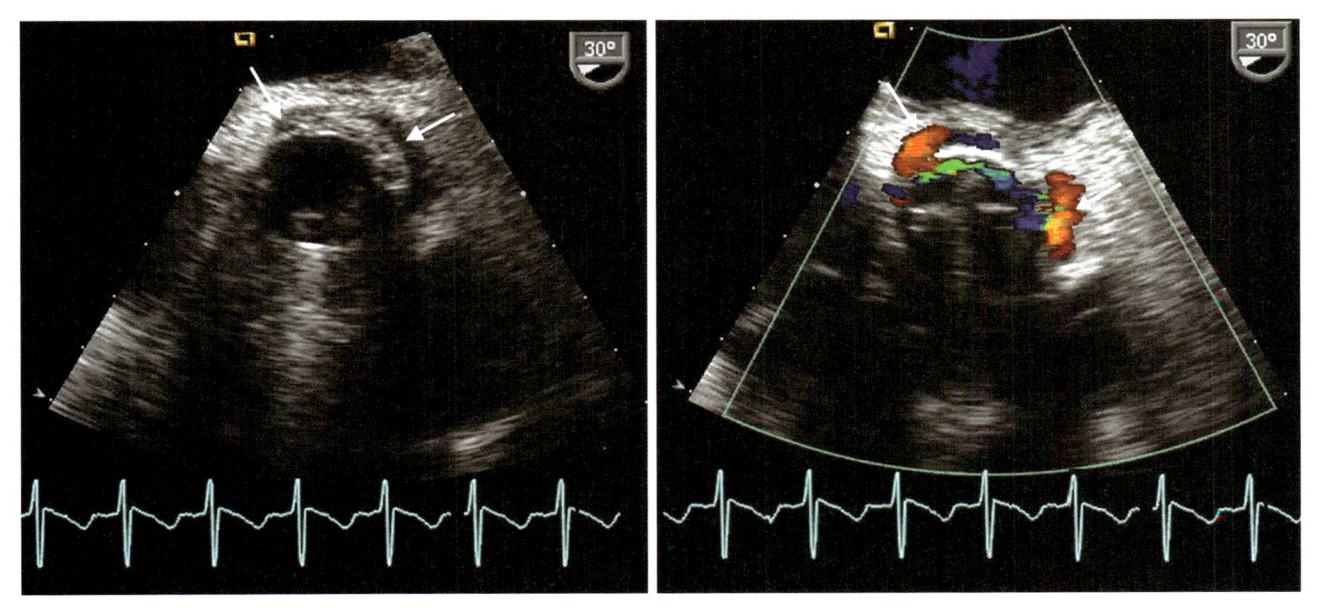

Fig. 4.45 ◉ Na reoperação, um corte de eixo curto da prótese valvar aórtica, no plano médio-esofágico, mostra áreas ecolucentes externas ao anel de sutura da valva, compatível com abscesso ou áreas de deiscência valvar (*figura à esquerda, setas*). O Doppler em cores demonstra regurgitação nestas áreas (*painel à direita, setas*).

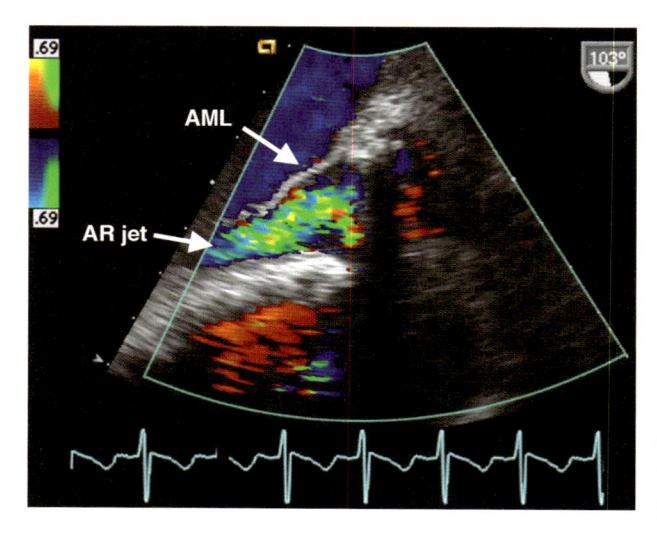

Fig. 4.46 ▶ Um corte de eixo curto no plano médio-esofágico mostra um amplo jato de regurgitação aórtica que quase preenche a via de saída do LV.

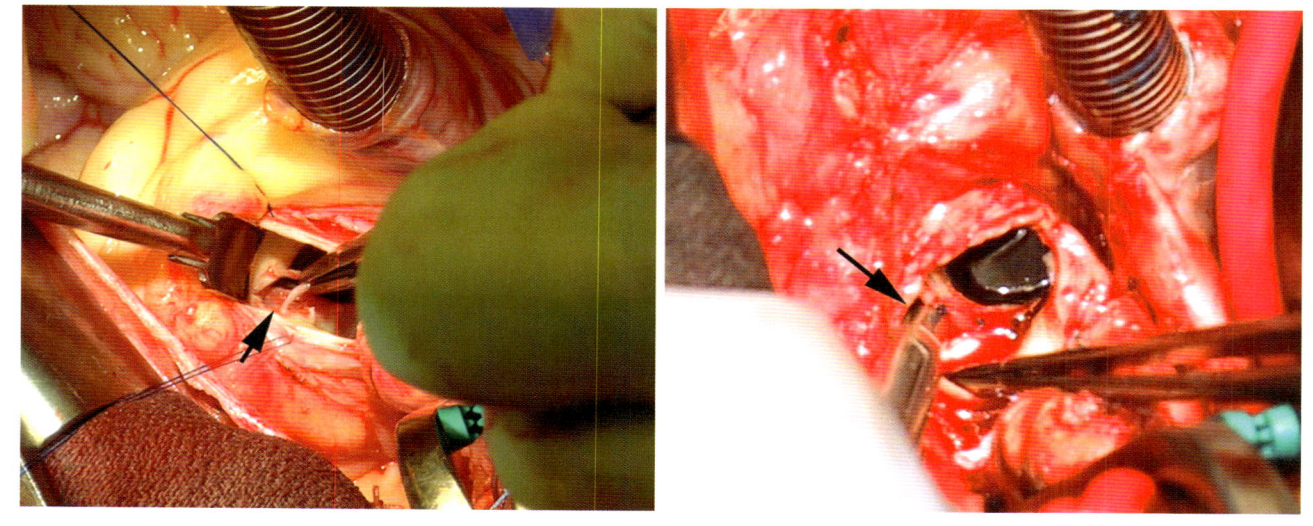

Fig. 4.47 Na figura à esquerda, a valva nativa foi explantada na primeira cirurgia, e a seta preta indica o abscesso subanular. Na figura à direita, no início da segunda operação, o cirurgião demonstra uma área de deiscência no mesmo local do prévio abscesso (*seta preta*).

Comentários

Uma pequena quantidade de regurgitação paravalvar é vista em até 10% das substituições valvares mecânicas, mesmo na ausência de endocardite. No entanto, uma regurgitação paravalvar nova ou piora de uma existente sugere infecção do anel de sutura.

A gravidade da regurgitação de valva protética em pacientes com endocardite de valva protética é avaliada com o uso das mesmas abordagens utilizadas para avaliação das valvas nativas. Entretanto, frequentemente, apenas uma medida semiquantitativa da gravidade é necessária, pois a decisão sobre o momento da intervenção cirúrgica é tipicamente baseada nos eventos clínicos e na presença de disfunção valvar, em vez de uma medida específica da gravidade regurgitante.

Para regurgitação aórtica, os métodos rápidos mais úteis para avaliar a gravidade regurgitante são (1) a intensidade e curva diastólica da curva ao Doppler de onda contínua (CW), e (2) a presença de reversão de fluxo holodiastólico na aorta abdominal proximal. Doppler em cores é mais adequado para definir o sítio e o mecanismo de regurgitação do que para quantificação da hemodinâmica nesta situação.

Leitura Sugerida

1. Davila-Roman VG, Waggoner AD, Kennard ED, et al: Prevalence and severity of paravalvular regurgitation in the Artificial Valve Endocarditis Reduction Trial (AVERT) echocardiography study, J Am Coll Cardiol 44(7):1467–1472, 2004.

5
Valvas Protéticas Cirúrgicas

Valvas Protéticas
Valvas Normais
    Caso 5-1   Valva Aórtica Bioprotética
    Caso 5-2   Valva Mitral Bioprotética
    Caso 5-3   Valvas Bioprotéticas Pulmonar e Tricúspide
    Caso 5-4   Valva Mitral Mecânica de Duplo Folheto
    Caso 5-5   Valva Aórtica Mecânica de Duplo Folheto
    Caso 5-6   Valvas Pulmonar e Tricúspide de Duplo Folheto

Valvas Bioprotéticas: Disfunção
    Caso 5-7   Degeneração da Valva Aórtica Bioprotética
    Caso 5-8   Estenose da Valva Aórtica Bioprotética
    Caso 5-9   Prótese Valvar Aórtica de Disco Basculante
    Caso 5-10   Estenose de Valva Mitral Bioprotética
    Caso 5-11   Trombose de Valva Mitral Bioprotética
    Caso 5-12   Regurgitação de Valva Mitral Bioprotética
    Caso 5-13   Endocardite de Valva Mitral Bioprotética com Regurgitação Paravalvar
    Caso 5-14   Estenose de Valva Mitral Bioprotética com Perfuração de Folheto
    Caso 5-15   Regurgitação de Valva Tricúspide Bioprotética

Valvas Protéticas Mecânicas: Disfunção
    Caso 5-16   Regurgitação Aórtica Paravalvar
    Caso 5-17   Regurgitação Mitral Paravalvar
    Caso 5-18   Movimento Comprometido do Oclusor, Posição Mitral
    Caso 5-19   Movimento Comprometido do Oclusor, Posição Tricúspide
    Caso 5-20   Movimento Sistólico do Folheto Anterior após Substituição da Valva Mitral Mecânica

Valvas Protéticas

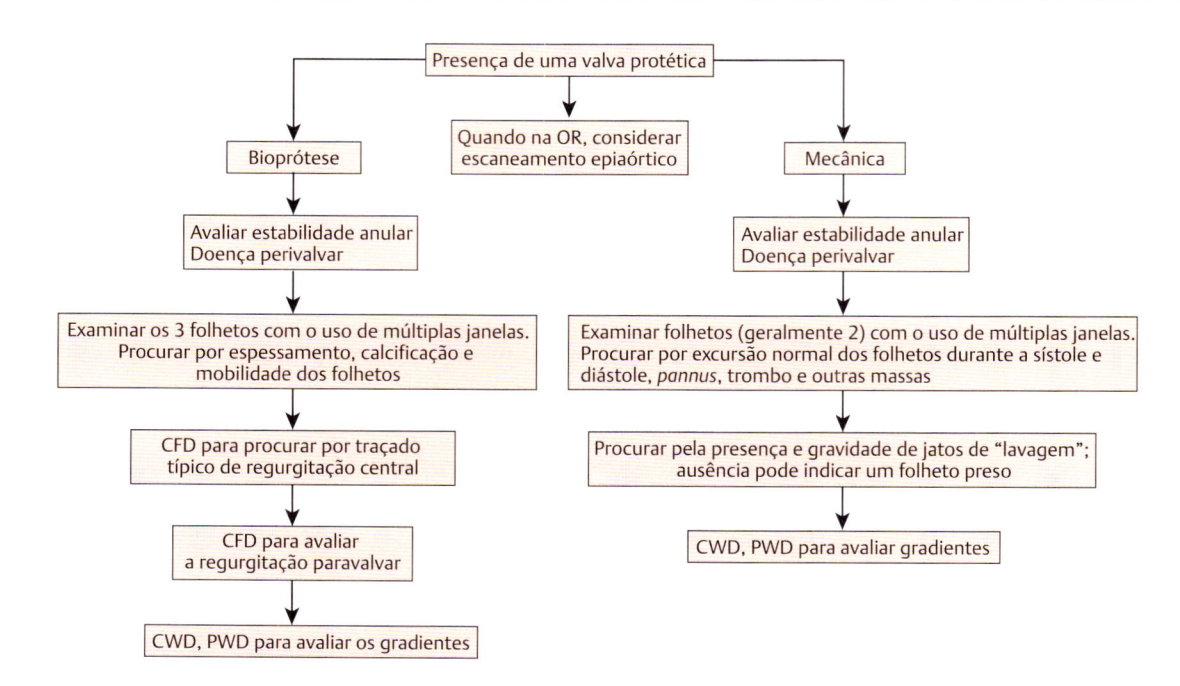

```
                    Presença de uma valva protética
          ┌──────────────────────┼──────────────────────┐
          │                      ▼                      │
          │            Quando na OR, considerar         │
          │            escaneamento epiaórtico          │
          ▼                                              ▼
      Bioprótese                                     Mecânica
          │                                              │
          ▼                                              ▼
  Avaliar estabilidade anular              Avaliar estabilidade anular
  Doença perivalvar                        Doença perivalvar
          │                                              │
          ▼                                              ▼
  Examinar os 3 folhetos com o uso de      Examinar folhetos (geralmente 2) com o uso de múltiplas janelas.
  múltiplas janelas. Procurar por          Procurar por excursão normal dos folhetos durante a sístole e
  espessamento, calcificação e             diástole, pannus, trombo e outras massas
  mobilidade dos folhetos
          │                                              │
          ▼                                              ▼
  CFD para procurar por traçado            Procurar pela presença e gravidade de jatos de "lavagem";
  típico de regurgitação central           ausência pode indicar um folheto preso
          │                                              │
          ▼                                              ▼
  CFD para avaliar                         CWD, PWD para avaliar gradientes
  a regurgitação paravalvar
          │
          ▼
  CWD, PWD para avaliar os gradientes
```

Fig. 5.1 Fluxograma da avaliação perioperatória das valvas protéticas. CFD, Dopplerfluxometria colorida; PWD, Doppler de onda pulsada; CWD, Doppler de onda contínua. (Fonte: Oxorn D, Intraoperative Echocardiography, Elsevier, 2012; p. 97, fig. 5-1)

Valvas Normais

CASO 5-1
Valva Aórtica Bioprotética

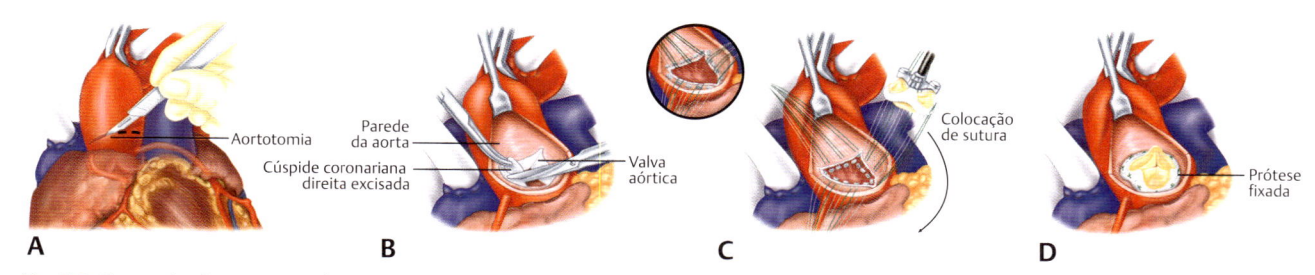

Fig. 5.2 Exemplo de inserção de uma valva bioprotética normal com suporte na posição aórtica (Fonte: Sellke, Rule. Atlas of Cardiac Surgical Techniques, Saunders Elsevier, 2010).

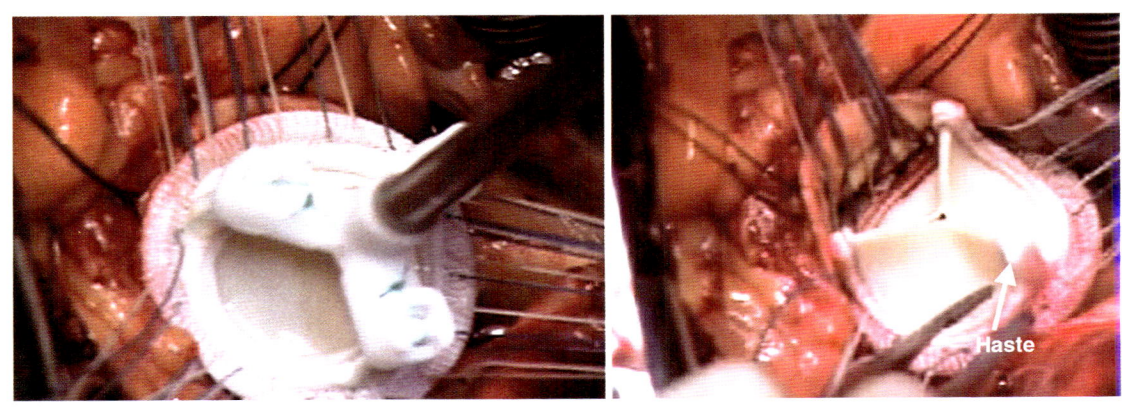

Fig. 5.3 Suturas foram colocadas em intervalos equidistantes no anel de sutura e ânulo aórtico (*figura à esquerda*). A valva é rebaixada na devida posição antes de as suturas serem atadas (valva de pericárdio bovino Paramount, Edwards Lifesciences, Irvine, Califórnia). Com o dispositivo de fixação valvar removido, três hastes (também conhecidas como colunas ou *stents*) nas comissuras da valva são facilmente visíveis (*figura à direita*). Note que a altura das hastes se equipara à anatomia normal da valva aórtica nativa, com as comissuras valvares mais proximais do que o anel de sutura valvar, resultando na curvatura típica dos folhetos valvares. A sobreposição normal entre os folhetos na posição fechada é maior quando adjacente às comissuras e menor no centro da valva.

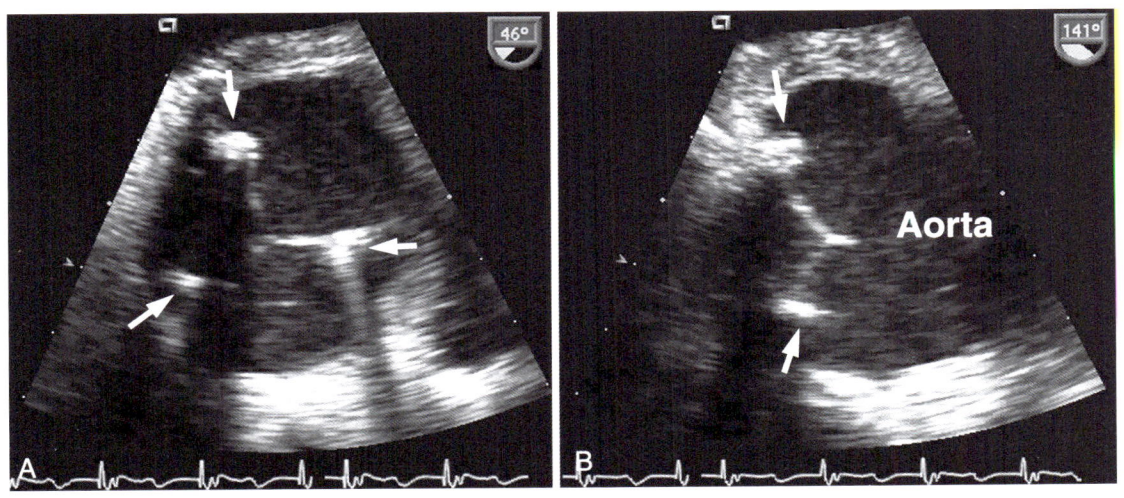

Fig. 5.4 ▶ TEE de eixos curto (**A**) e longo (**B**) da bioprótese aórtica mostra três hastes no eixo curto e duas hastes no eixo longo (*setas*), com folhetos finos em posição fechada na diástole.

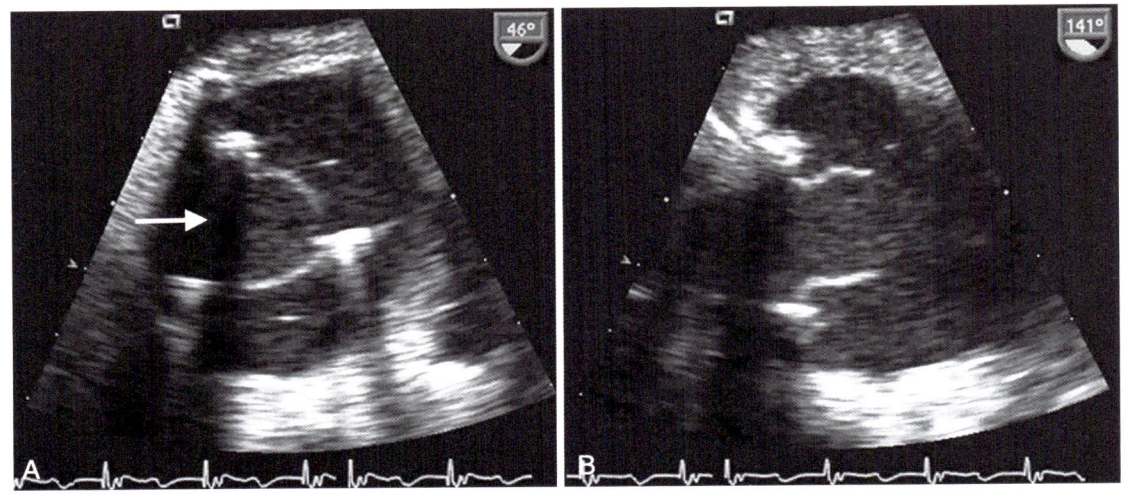

Fig. 5.5 ▶ Na sístole, a TEE de eixos curto (**A**) e longo (**B**) mostra folhetos abertos durante a ejeção ventricular. A sombra acústica proveniente da haste previne a visualização do folheto não coronariano no eixo curto (*seta*).

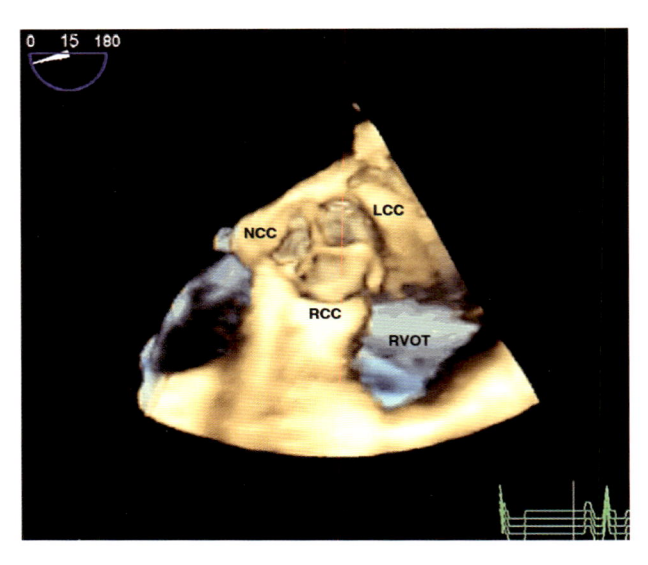

Fig. 5.6 ▶ Em outro paciente com prótese similar, a TEE 3D na perspectiva da aorta ascendente mostra as cúspides nomeadas de acordo com a posição da valva nativa.

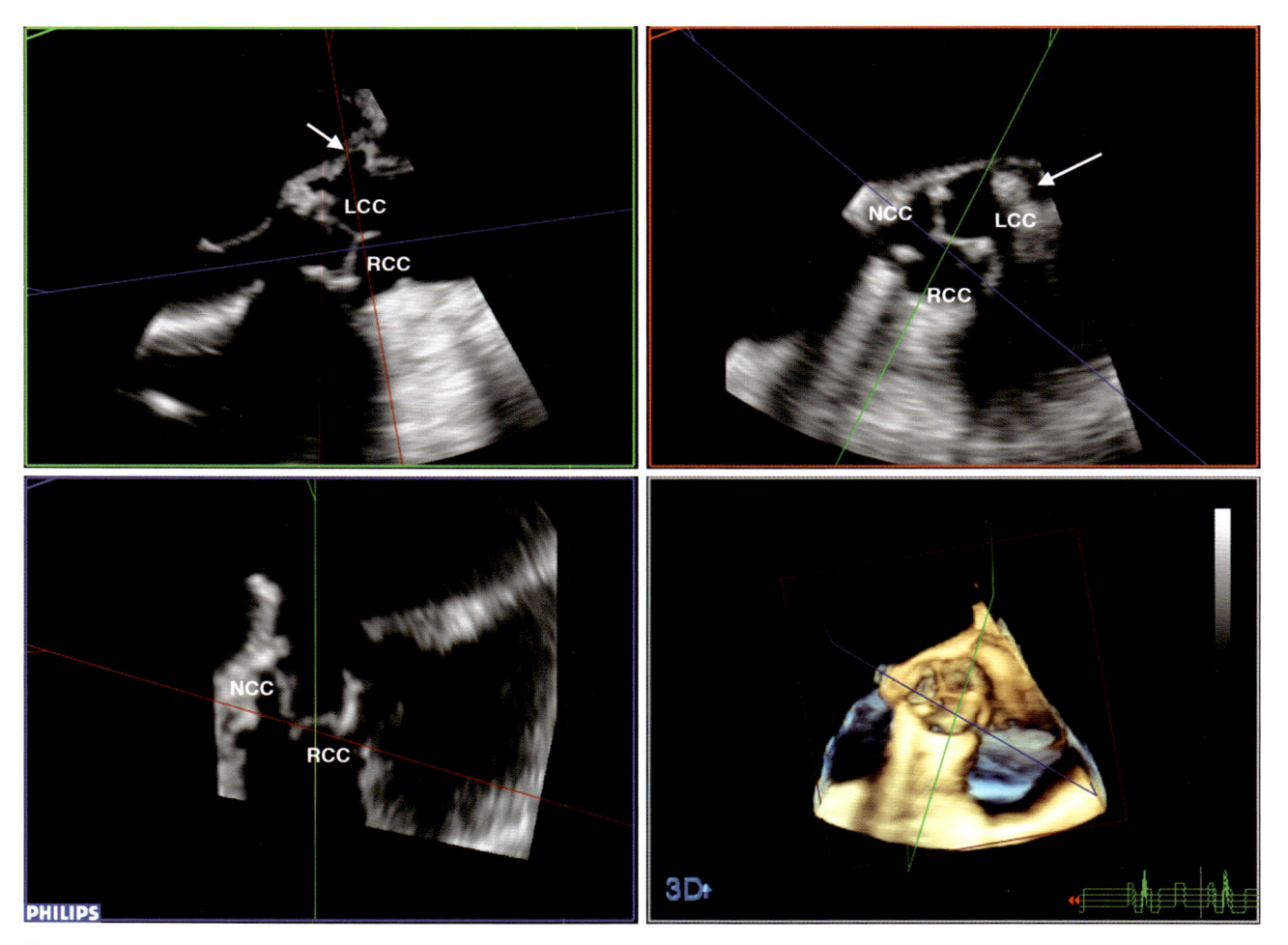

Fig. 5.7 Nesta reconstrução multiplanar 3D da valva na Fig. 5.6, a figura superior à direita mostra os planos azul e verde cruzando a LCC/RCC e NCC/RCC. Estes são vistos no eixo longo nas figuras superior esquerda e inferior esquerda, respectivamente. A seta indica a posição do LMCA.

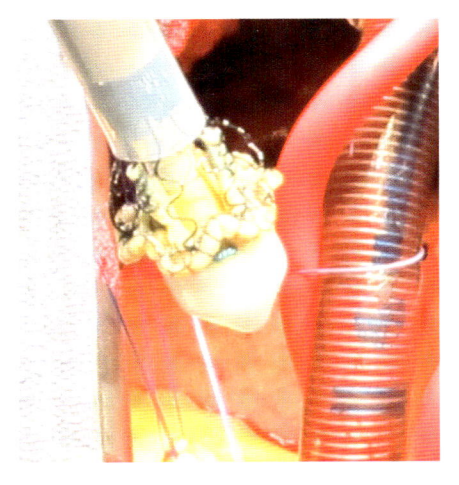

Fig. 5.8 A valva Perceval© autoexpansível (Sorin Group, Milão, Itália), ao contrário do implante percutâneo da valva aórtica (TAVR), é colocada cirurgicamente pela aortotomia. A razão entre a área do orifício efetivo e o diâmetro do anel de sutura é maior, quando comparado a outras próteses biológicas. A imagem é de uma valva colapsada imediatamente antes do implante.

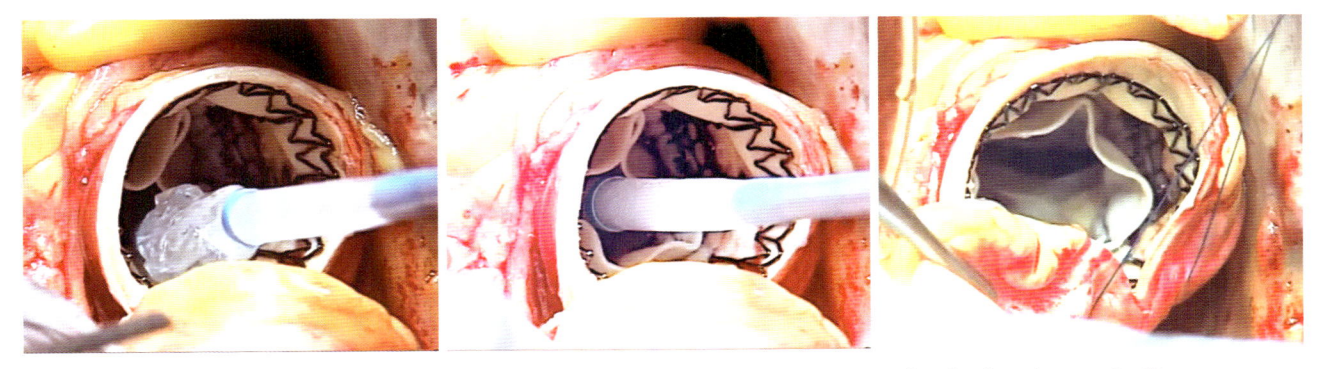

Fig. 5.9 Na figura à esquerda, a implantação valvar iniciada foi realizada, e um balão inflável colocado para facilitar a expansão do anel anular. A figura à direita mostra a valva totalmente implantada.

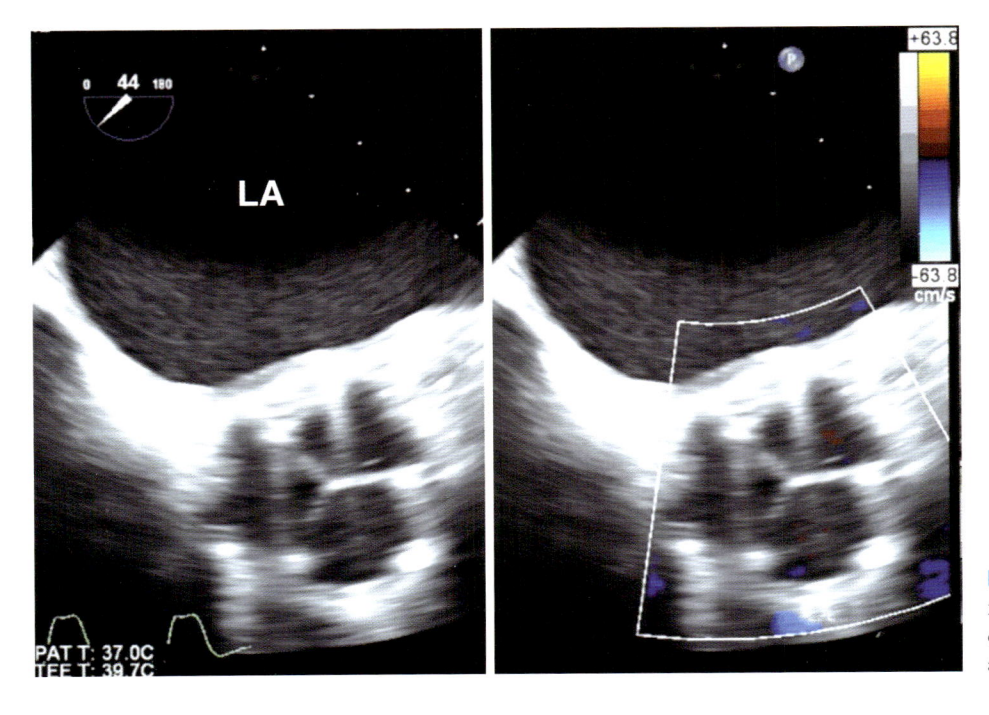

Fig. 5.10 ▶ Corte de eixo curto, no plano médio-esofágico, na diástole. Nenhuma regurgitação aórtica é observada.

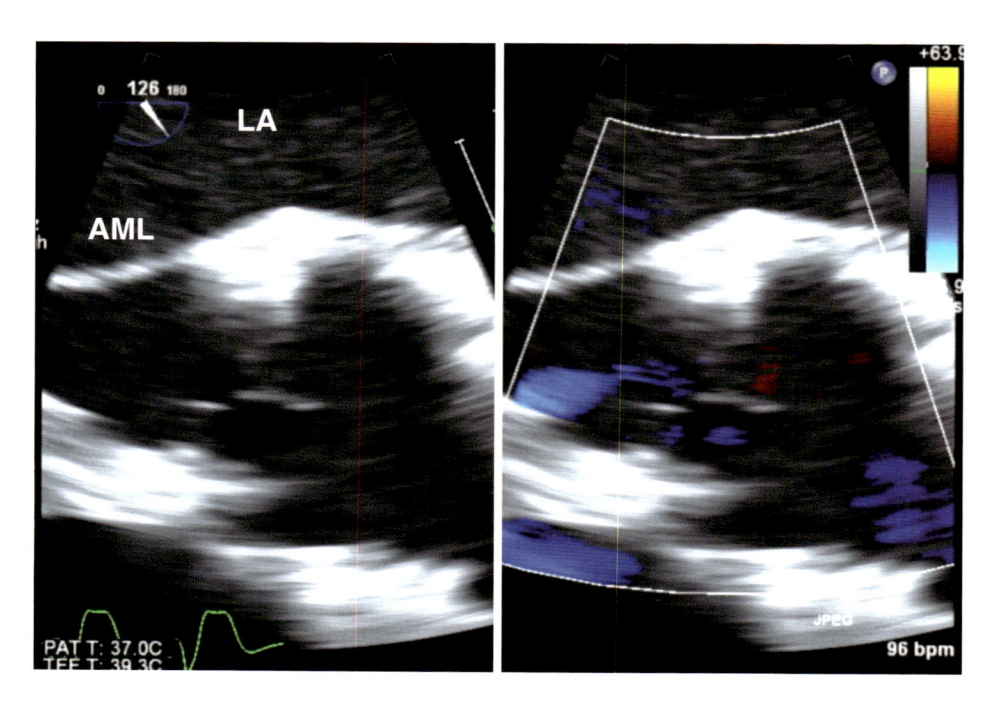

Fig. 5.11 ▶ Imagens correspondentes de eixo longo no plano médio-esofágico.

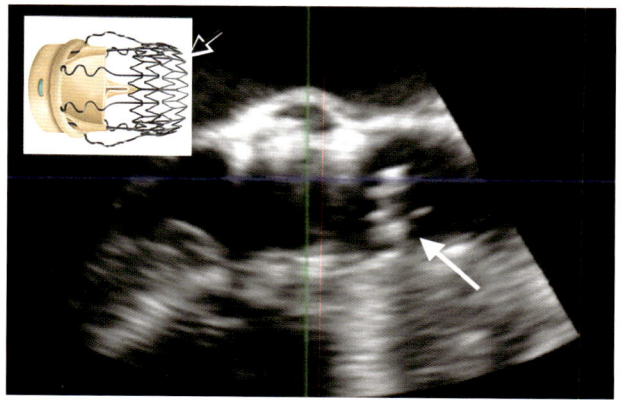

Fig. 5.12 ▶ Em um corte de eixo curto da valva, no plano médio-esofágico, com leve rotação da sonda, a extremidade superior do aparelho implantado é visível (*seta branca, seta preta na inserção*).

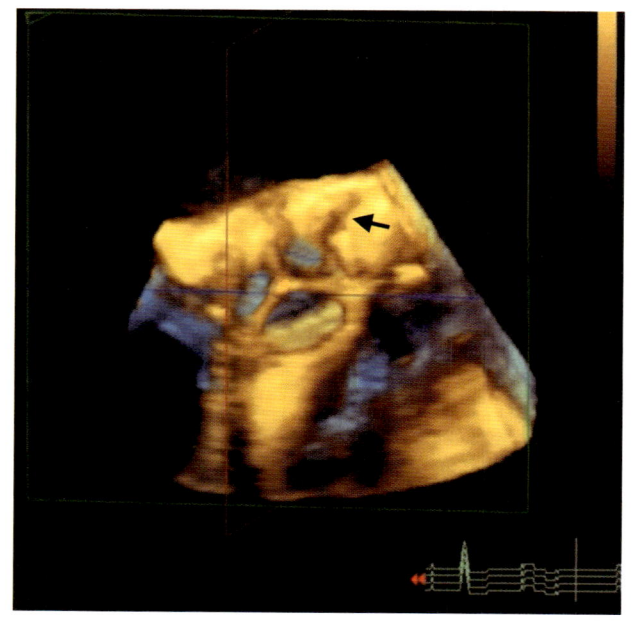

Fig. 5.13 ▶ Valva à TEE 3D no plano médio-esofágico, obtida na perspectiva aórtica. A seta preta indica o LMCA.

Comentários

As duas principais categorias de valvas protéticas são valvas biológicas e valvas mecânicas. Os folhetos das valvas bioprotéticas (ou biológicas) são fabricados com pericárdio bovino ou de uma valva aórtica porcina. Os folhetos são sustentados por um anel rígido ao redor do ânulo, com *stents* de metal ou de polímero que suportam as comissuras dos folhetos valvares, ou pelo *stent* cilíndrico da valva autoexpansível. Implante dessas bioproteses "com suporte" envolve a sutura de uma valva de tamanho apropriado no ânulo, com a altura e simetria da valva garantidas pelo anel anular ou pelas hastes. Em contraste, valvas biológicas sem suporte são sustentadas apenas por um cilindro de tecido biológico ou tecido sintético. Implante de valvas sem suporte envolve a colocação e sutura no ânulo, bem como na porção superior das comissuras na altura apropriada.

As valvas biológicas se abrem com um orifício circular central, com um movimento de abertura e fechamento valvar similar ao da valva aórtica tricúspide nativa. No entanto, as velocidades anterógradas (e gradiente de pressão) são superiores às da valva nativa, pois o anel de sutura reduz a área do orifício efetivo. Em tamanhos valvares menores, o grau de estenose funcional pode ser significativo, com uma área do orifício efetivo menor ao de uma valva mecânica de tamanho similar. Portanto, a escolha da valva ideal em cada paciente depende do tamanho da valva que pode ser implantada, além de considerações quanto à durabilidade da valva e anticoagulação a longo prazo. Se a valva implantada for muito pequena para o tamanho do paciente, a desproporção prótese-paciente (definida como uma área valvar efetiva indexada < 0,85 cm^2/m^2) está associada a uma maior mortalidade a curto prazo e resultados subótimos a longo prazo.

Avaliação ecocardiográfica da valva protética após o implante deve seguir um formato padrão, como demonstrado na Fig. 5.1.

Leitura Sugerida

1. Yoganathan AP, Raghav V. Fluid dynamics of prosthetic valves. In Otto CM, editor: The practice of clinical echocardiography, ed 5, Philadelphia, 2016, Elsevier.

2. Maslow AD, Bert AA: Echocardiographic evaluation of prosthetic valves. In Oxorn D, editor: Intraoperative echocardiography. Practical echocardiography series, Philadelphia, 2012, Elsevier, pp 95–130.

CASO 5-2
Valva Mitral Bioprotética

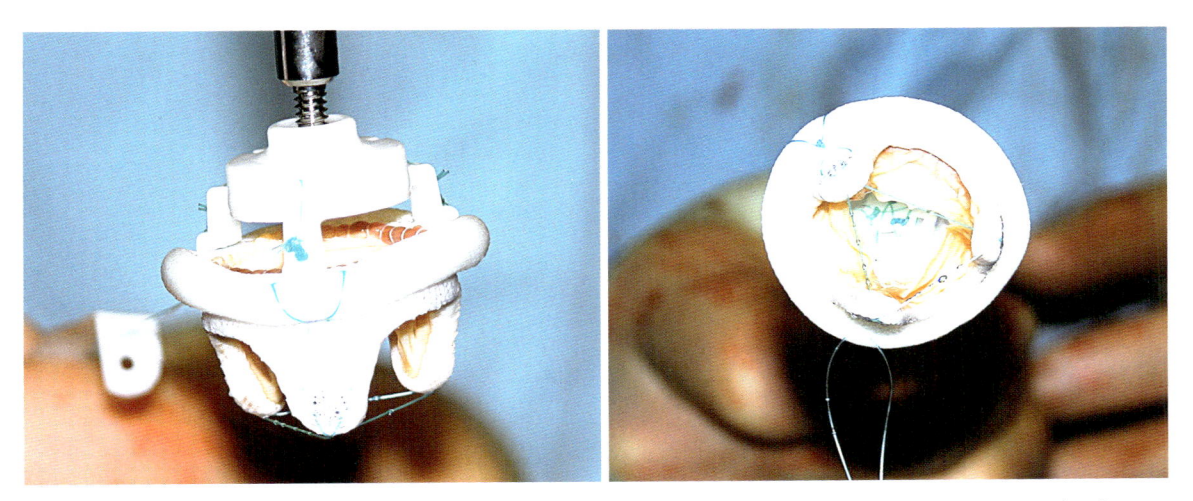

Fig. 5.14 Bioprótese mitral com sustentação (Medtronic Mosaic Mitral Prosthesis, Minneapolis, Minnesota), fixada ao suporte, é observada em uma visão lateral (*à esquerda*) e na superfície ventricular da valva (*à direita*) com folhetos na posição aberta. As suturas azuis mantêm o formato da prótese e fornecem orientação, mas são removidas durante o implante.

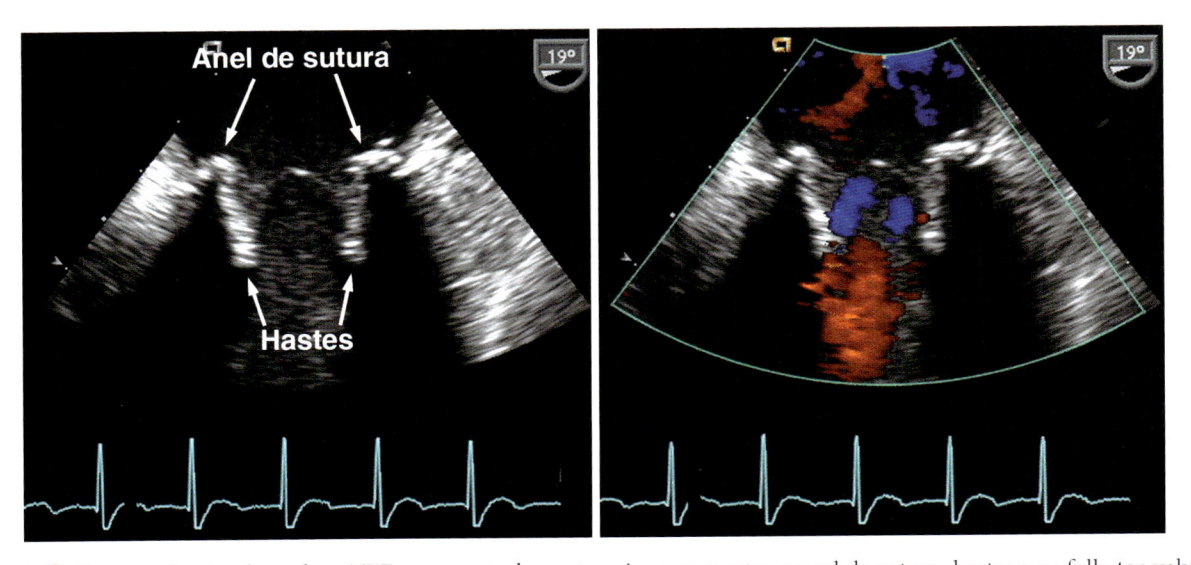

Fig. 5.15 Com a valva implantada, a TEE com corte de quatro câmaras mostra o anel de sutura, hastes e os folhetos valvares na sístole. Há sombras acústicas proeminentes provocadas pelo anel de sutura na imagem 2D (*à esquerda*). O Doppler em cores (*à direita*) mostra ausência de regurgitação mitral.

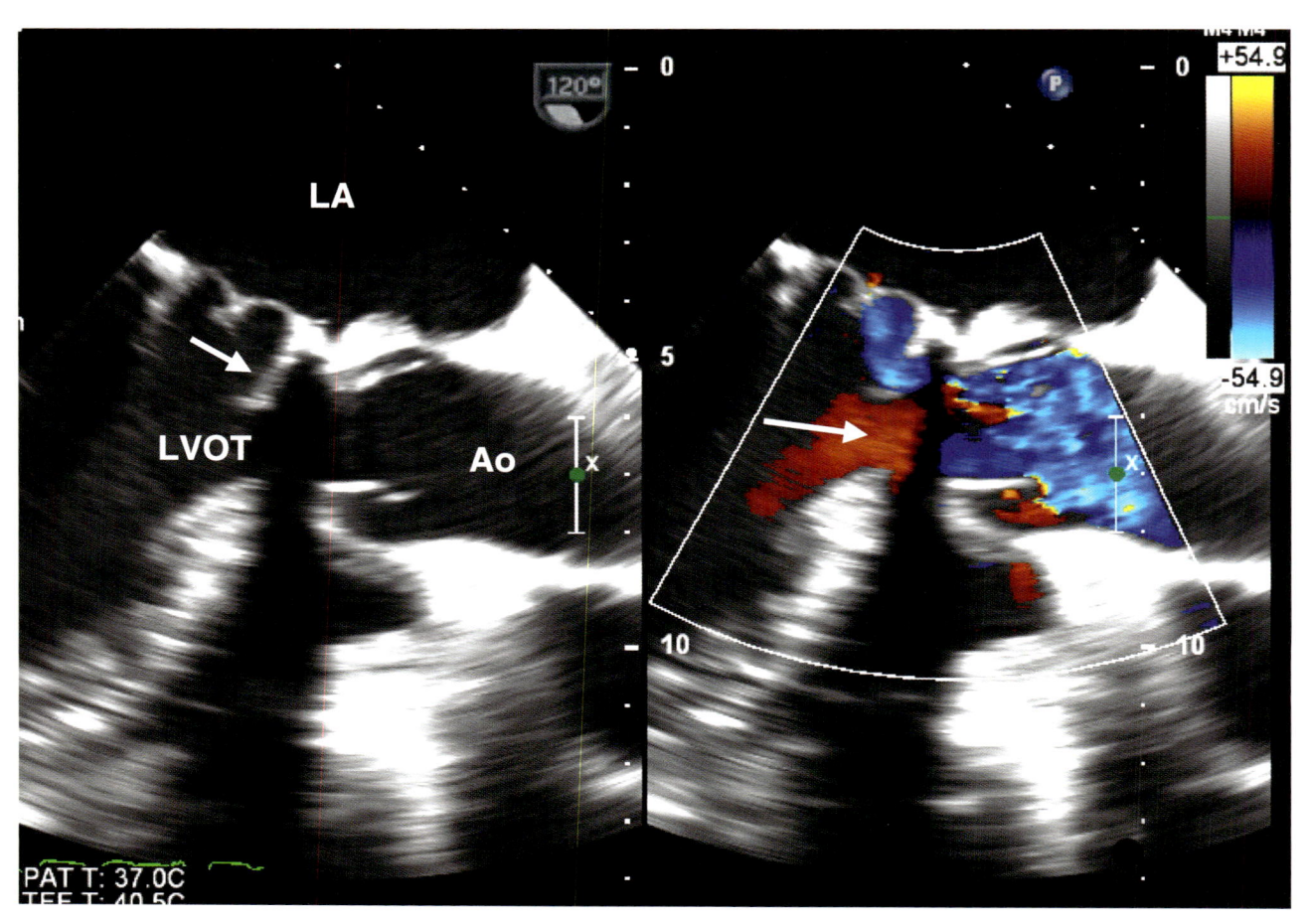

Fig. 5.16 TEE médio-esofágica com corte de eixo longo mostra a protrusão de uma das hastes mitrais na LVOT (*seta*). À direita, o Doppler em cores mostra ausência de evidência de sinal sistólico *aliasing*, sugerindo um fluxo laminar desobstruído (*seta*). Embora esta imagem 2D sugira obstrução da LVOT, na maioria dos casos há espaço suficiente ao redor da haste para possibilitar um fluxo desobstruído.

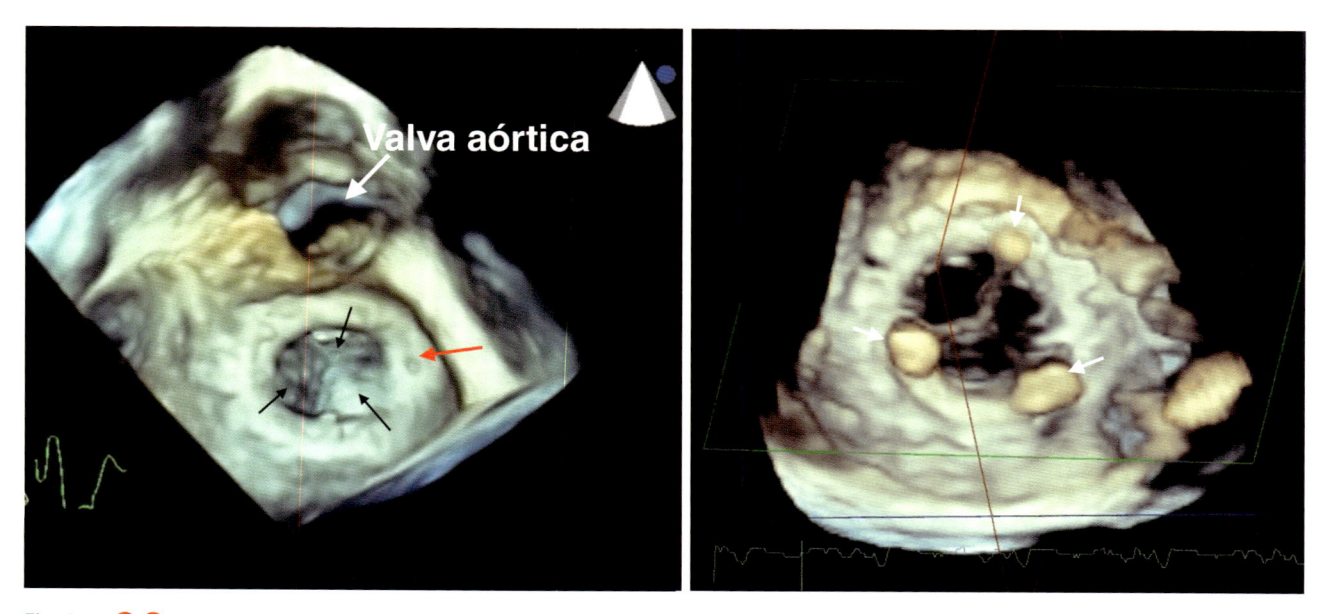

Fig. 5.17 ◐ ◑ Esta imagem de outro paciente é uma imagem 3D na perspectiva do LA. As setas pretas indicam três folhetos, e a seta vermelha o anel de sutura (*imagem à esquerda*). Na figura à direita, a valva é agora vista na perspectiva do LV, com visualização das três hastes (*setas brancas*). Cada haste sustenta a borda de dois dos três folhetos.

Comentários

Na posição mitral, as valvas mecânicas são frequentemente usadas, visto que muitos pacientes estão sob tratamento continuado com anticoagulantes por fibrilação atrial. Quando valvas bioprotéticas são usadas, valvas com suporte são necessárias em vez de valvas sem sustentação, por causa da anatomia do ânulo mitral e do ventrículo esquerdo. O aspecto da valva na posição mitral é similar a uma valva aórtica nativa, com protrusão dos *stents* na via de saída do LV. Na ausência de um ventrículo esquerdo pequeno e hipertrofiado, os *stents* raramente produzem obstrução da via de saída (Fig. 5.16). O fluxo através da prótese mitral é similar e uma valva mitral normal, com um pico de velocidade diastólica precoce (velocidade E), tempo de desaceleração normal e pico de velocidade atrial (velocidade A), se o paciente estiver em ritmo sinusal. As velocidades são apenas ligeiramente mais elevadas do que uma valva nativa, em decorrência da grande área valvar efetiva e baixa relação entre o gradiente de pressão do átrio esquerdo e ventrículo esquerdo na diástole.

Leitura Sugerida

1. O'Gara PT: Prosthetic heart valves. In Otto CM, Bonow RO, editors: Valvular heart disease, ed 4, Philadelphia, 2014, Elsevier, pp 420-438.

CASO 5-3
Valvas Bioprotéticas Pulmonar e Tricúspide

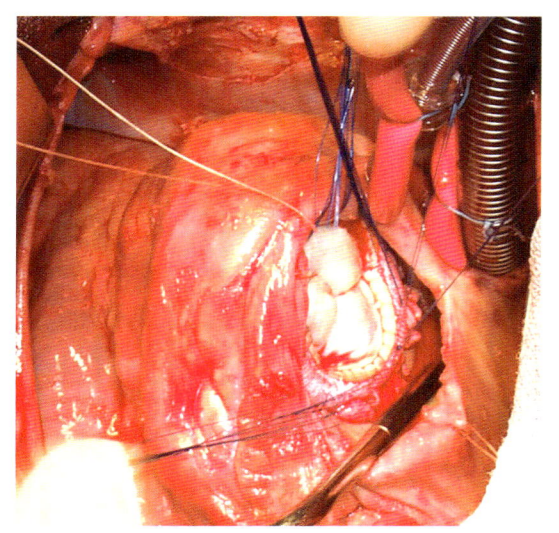

Fig. 5.18 Visão cirúrgica da bioprótese de valva tricúspide na superfície atrial direita.

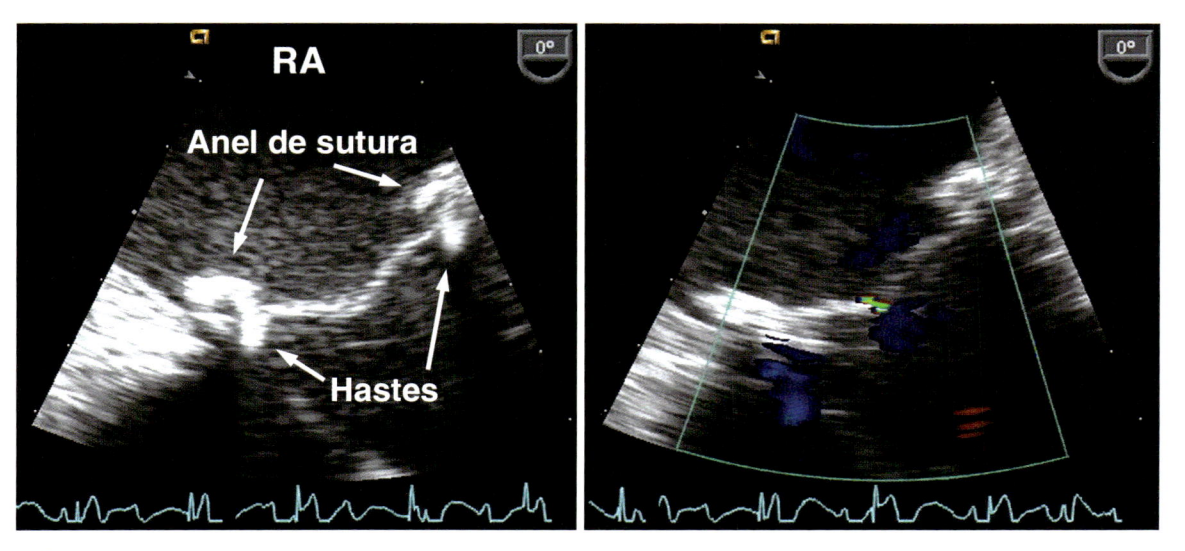

Fig. 5.19 ● Na orientação de quatro câmaras em rotação de 0 grau, o anel de sutura e hastes da bioprótese de valva tricúspide são observados. Os folhetos valvares fecham em um pequeno ângulo na sístole (*à esquerda*), sem regurgitação detectável no Doppler em cores (*à direita*).

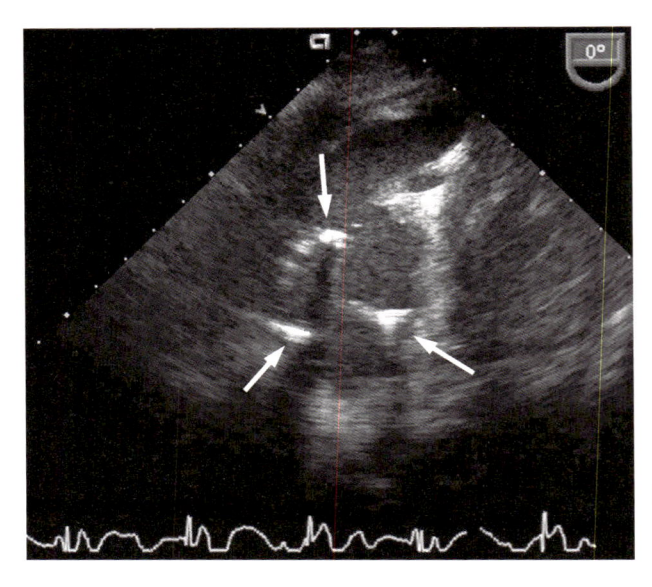

Fig. 5.20 ▶ O corte transgástrico de eixo curto da bioprótese tricúspide mostra três hastes (*setas*) e folhetos fechados na sístole.

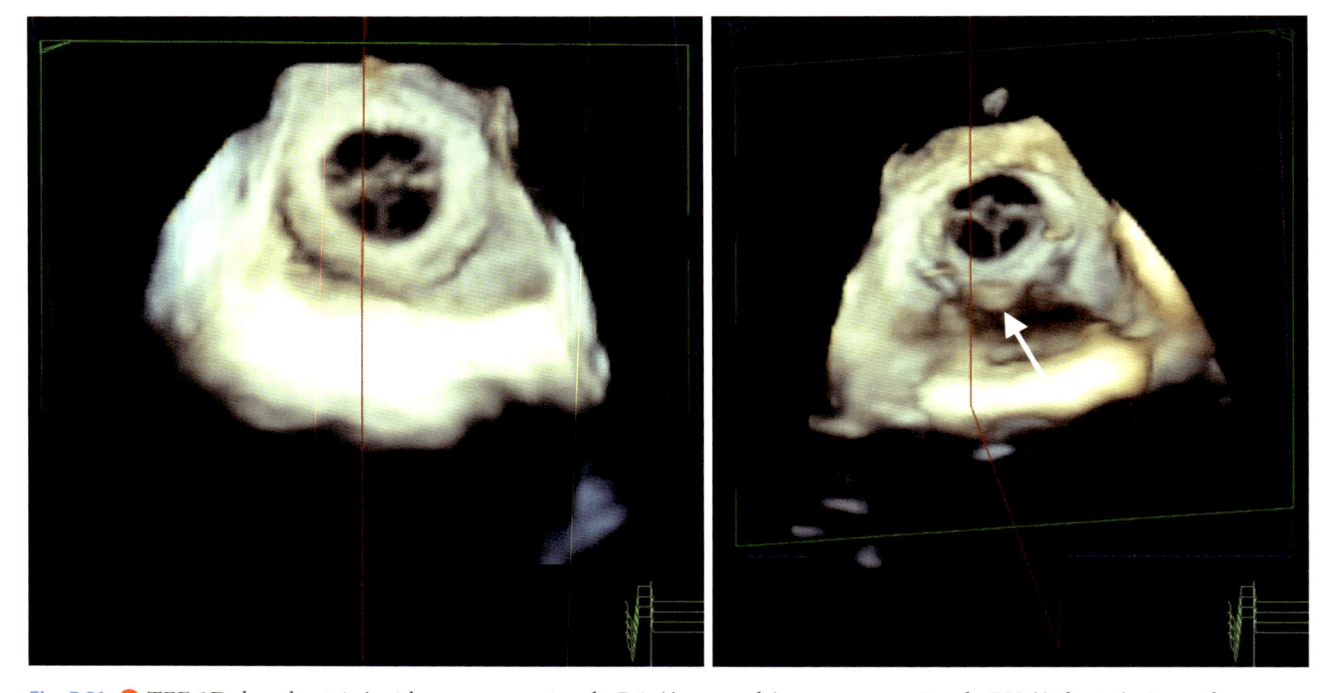

Fig. 5.21 ▶ TEE 3D da valva tricúspide na perspectiva do RA (*à esquerda*) e na perspectiva do RV (*à direita*). A seta branca indica uma haste.

CASO 5-3 Valvas Protéticas Pulmonar e Tricúspide   159

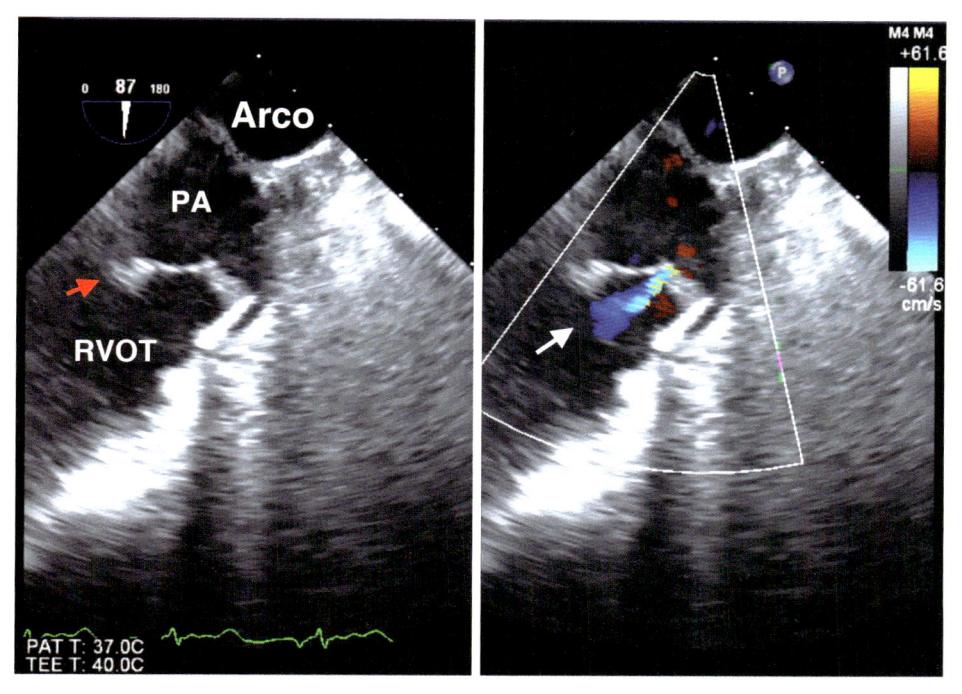

Fig. 5.22 ▶ Em outro paciente, em uma janela esofágica alta, a valva pulmonar protética é observada; a seta vermelha indica uma das hastes valvares. A seta branca indica um pequeno jato de regurgitação pulmonar.

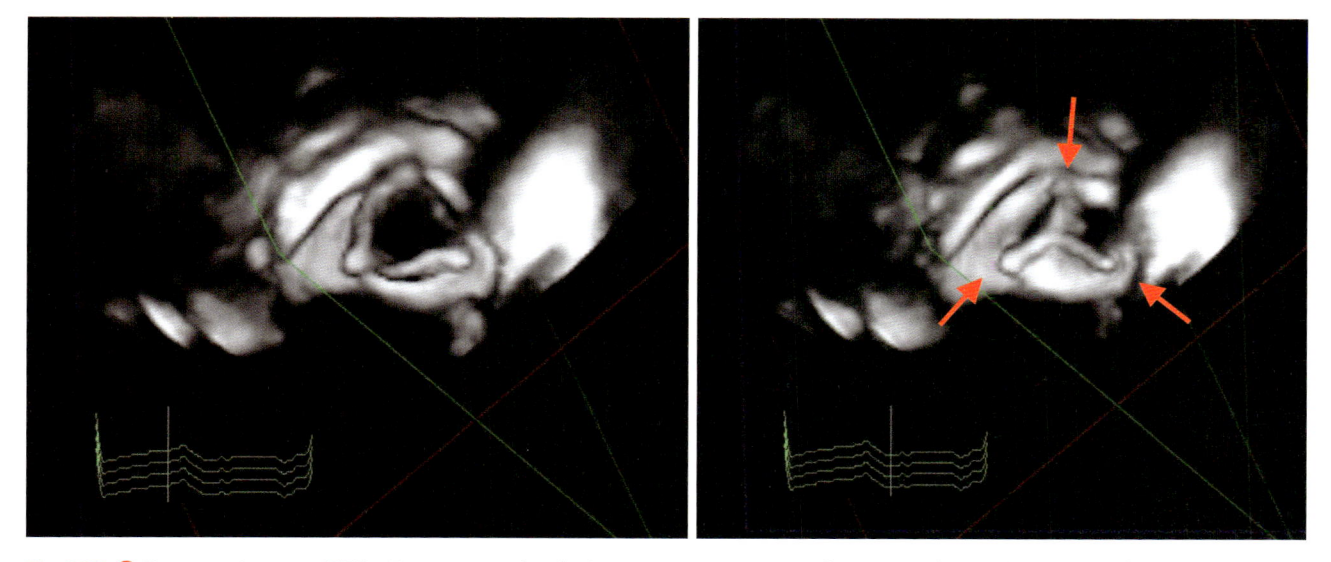

Fig. 5.23 ▶ Em uma imagem TEE 3D correspondendo à Fig. 5.22, a prótese pulmonar é observada na superfície do tronco da artéria pulmonar na sístole (*à esquerda*) e na diástole (*à direita*). As três hastes (*setas vermelhas*) são mais claramente visíveis.

Comentários

Em adultos, a substituição das valvas direitas é menos comum do que a substituição das valvas esquerdas. Valvas mecânicas na posição tricúspide têm uma alta taxa de trombose valvar, enquanto que as valvas biológicas têm uma rápida deterioração valvar. Portanto, o reparo da valva tricúspide é preferível sempre que possível. Valvas tricúspides bioprotéticas têm uma aparência e uma dinâmica de fluxo similar às de uma bioprótese mitral. Um pequeno grau de regurgitação central é normal com as valvas bioprotéticas em qualquer posição, embora não tenha sido observado neste caso.

Leitura Sugerida

1. Lin G, Bruce CJ, Connolly HM: Diseases of the tricuspid and pulmonic valves. In Otto CM, Bonow RO, editors: Valvular heart disease, ed 4, Philadelphia, 2014, Elsevier, pp 375–395.

CASO 5-4
Valva Mitral Mecânica de Duplo Folheto

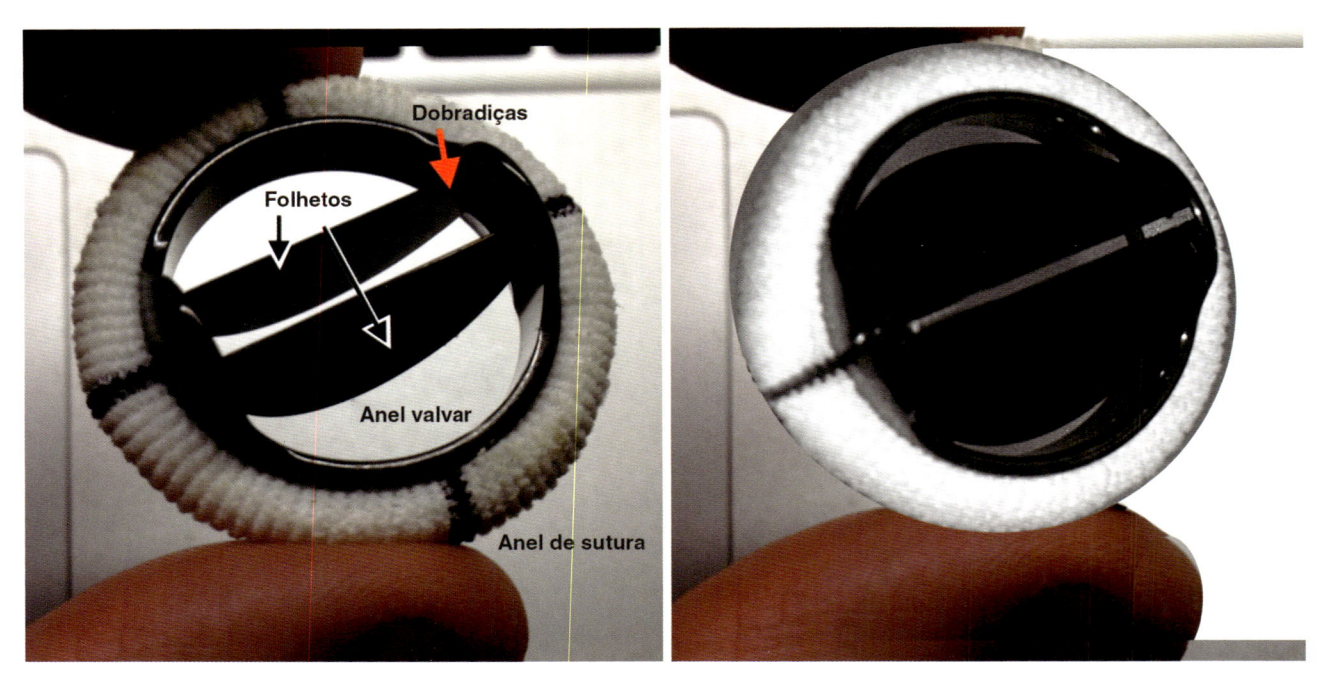

Fig. 5.24 Valva mitral mecânica de duplo folheto, como seria observada na superfície atrial esquerda da valva. Na figura à esquerda, a valva está em posição diastólica com os folhetos abertos. Dois oclusores (ou folhetos) semicirculares estão livres nas bordas, com conexão apenas nas pequenas "dobradiças" próximas do centro do anel valvar. O anel de sutura é coberto por tecido, a fim de possibilitar a fixação das suturas. Na figura à direita, a valva está quase completamente fechada; o fechamento completo ocorreria na sístole.

CASO 5-4 Valva Mitral Mecânica de Duplo Folheto   161

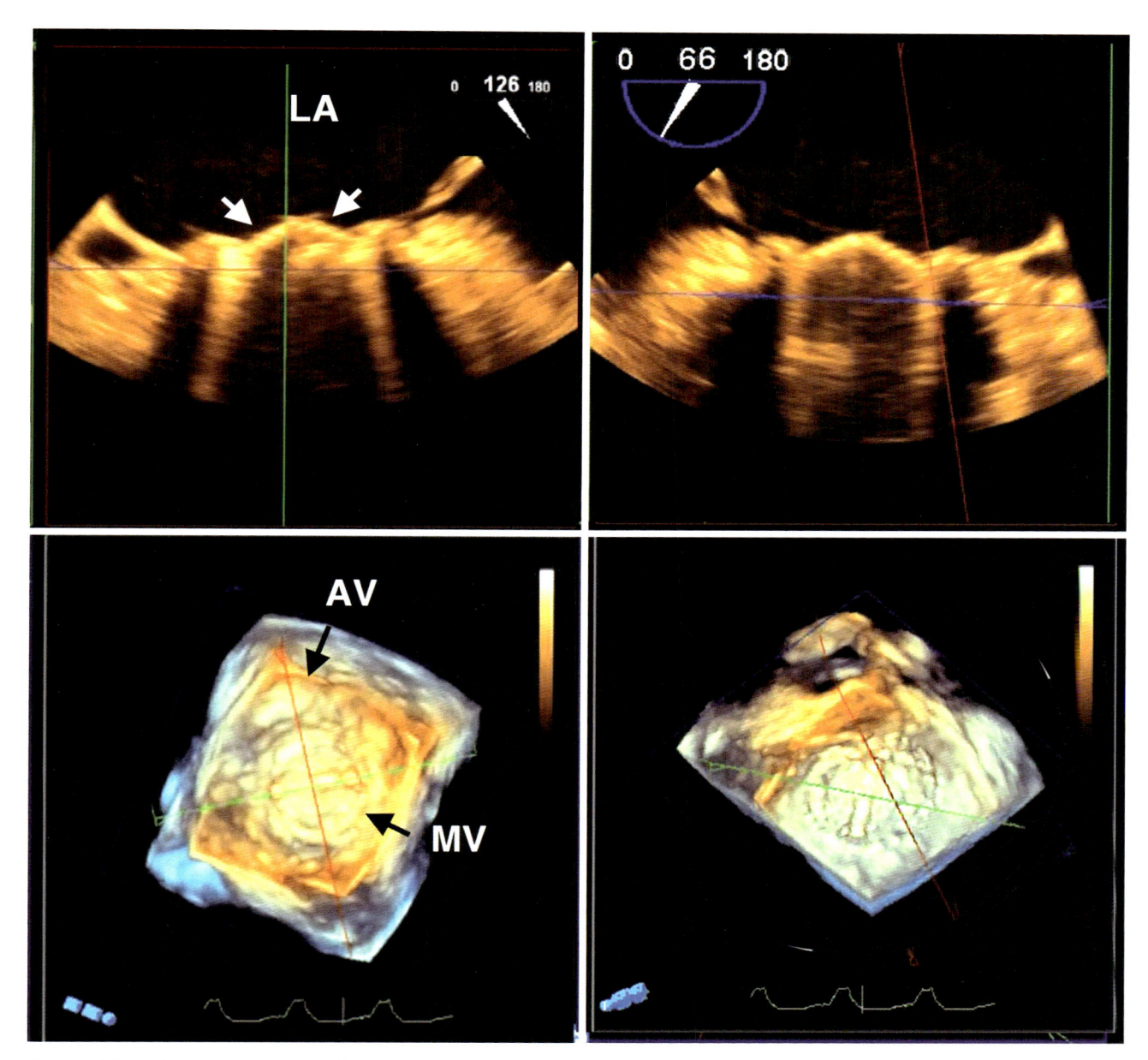

Fig. 5.25 ▶ ▶ No paciente à esquerda, a valva mitral foi implantada na posição "anatômica", com a localização dos dois oclusores das valvas protéticas correspondendo às posições normais dos folhetos anterior e posterior da valva mitral. A figura inferior à esquerda mostra a "visão do cirurgião" – a visão do cirurgião seria do lado direito da mesa de cirurgia com o átrio esquerdo aberto – com a linha vermelha cruzando a valva, resultando no corte reconstruído de eixo longo 2D no plano médio-esofágico observado na figura à esquerda superior. Os folhetos fecham simetricamente e são indicados pelas setas brancas. No paciente à direita, a valva foi implantada na "posição antianatômica", com oclusores da valva protética orientados em aproximadamente 90 graus com relação às posições dos folhetos valvares nativos. Na imagem 3D (*à direita inferior*), a linha verde cruza a valva simetricamente, resultando em uma imagem 2D reconstruída similar (*à direita superior*). Nos vídeos, exemplos de aparência da valva em diferentes ângulos do transdutor são exibidos.

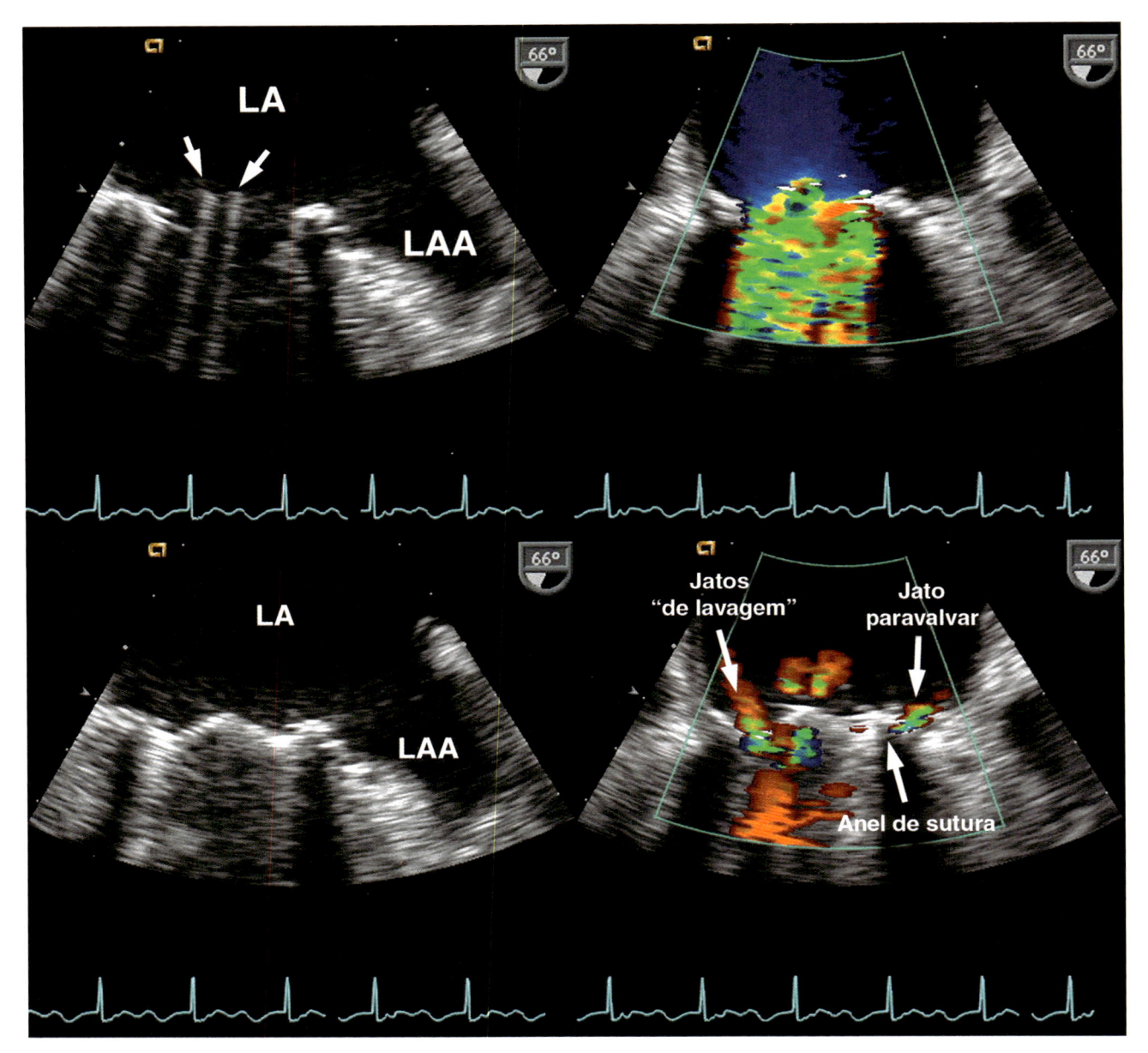

Fig. 5.26 ▶ No corte de duas câmaras, a imagem 2D padrão (*à esquerda*) e Doppler em cores (*à direita*) da valva mostram um alinhamento paralelo dos folhetos abertos (*setas*) na diástole (*imagem superior*). Na sístole (*imagem inferior*), folhetos fechados estão levemente inclinados um em relação ao outro. Note as sombras lançadas pelo anel de sutura e pelas reverberações causadas pelos oclusores discais, que ocultam o ventrículo esquerdo neste corte. Doppler em cores (*à direita*) mostra um fluxo anterógrado normal através do orifício central estreito e orifícios laterais maiores na diástole (*imagem superior*), com jatos periféricos pequenos típicos por causa do fechamento dos folhetos (jatos de "lavagem") na sístole (*imagem inferior*). Jato paravalvar pequeno fora do anel de sutura também é observado – este fechou espontaneamente, logo após do desmame ventilatório.

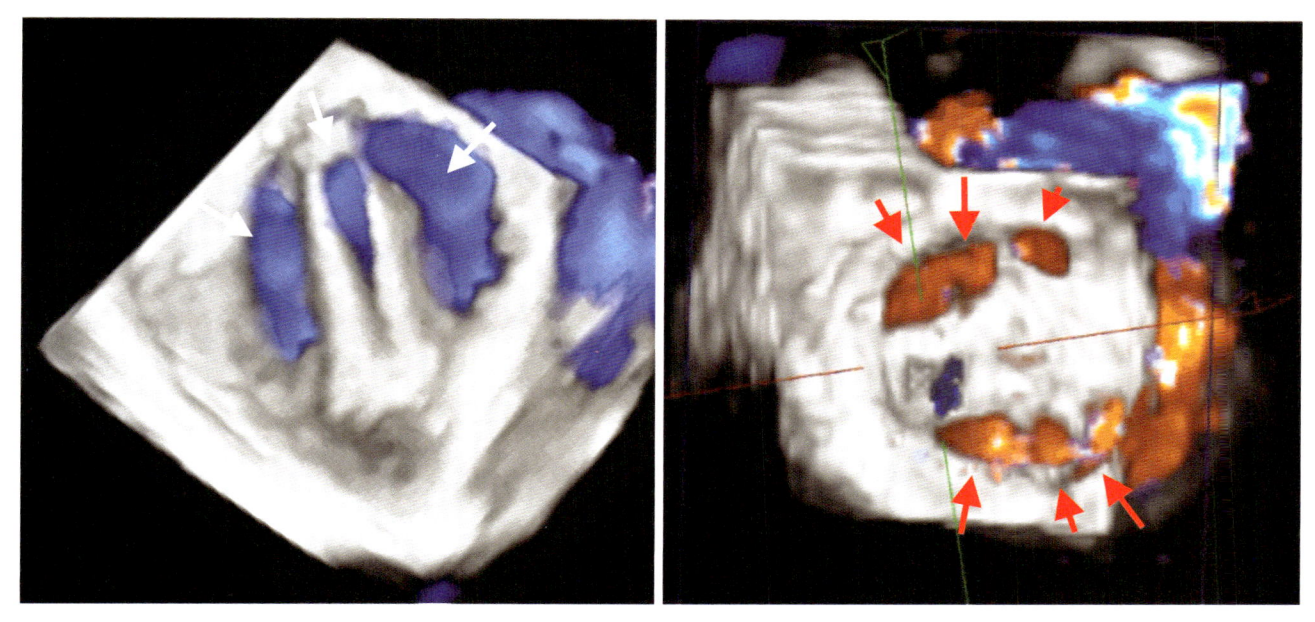

Fig. 5.27 ⬤ O Doppler em cores 3D da valva mitral, obtida na perspectiva atrial esquerda, mostra três jatos de influxo na diástole (*à esquerda, setas brancas*) e múltiplos jatos de lavagem durante a sístole (*à direita, setas vermelhas*).

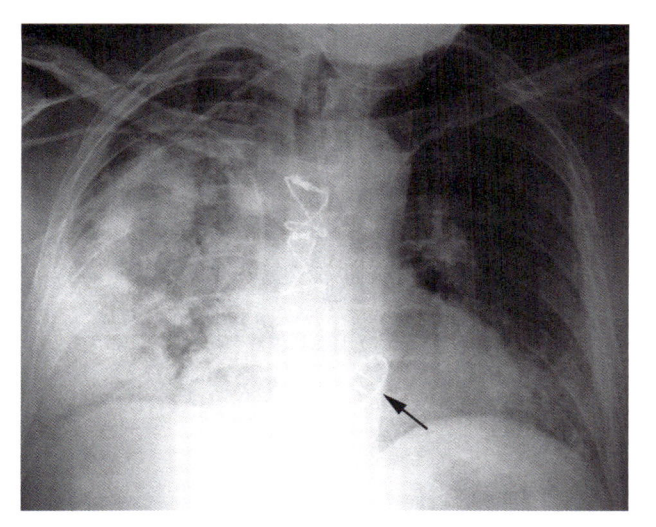

Fig. 5.28 Radiografia torácica AP portátil mostra a valva mecânica de duplo folheto aberta na posição mitral.

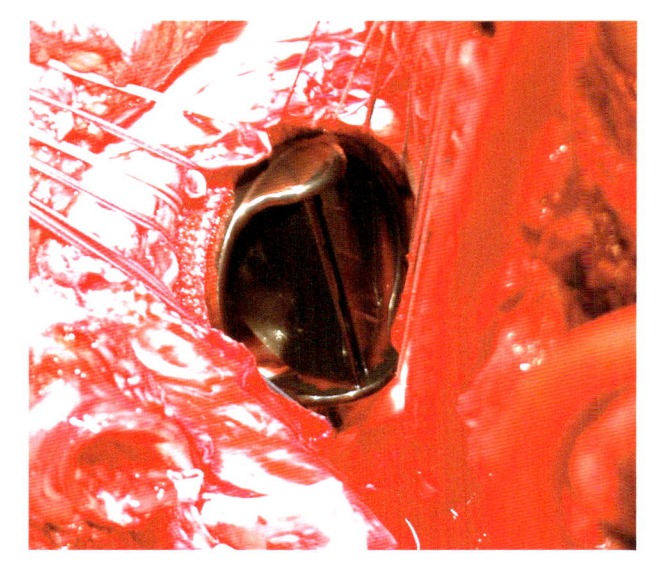

Fig. 5.29 Valva de duplo folheto após inserção, visualizada pelo átrio esquerdo aberto.

Comentário

O tipo mais comum de valva mecânica é uma valva de duplo folheto, com dois oclusores de folheto semicirculares, ou uma valva tipo disco basculante com um oclusor circular único que gira nas dobradiças ou em uma haste central. Os tipos mais antigos de valva mecânica, como as valvas de bola e gaiola, são atualmente raramente vistos. A dinâmica normal de fluidos da prótese valvar mecânica de duplo folheto é caracterizada por uma pequena quantidade de regurgitação decorrente do fechamento dos oclusores valvares. Com a valva de duplo folheto, há tipicamente dois jatos que convergem dos pontos de rotação, um jato central pequeno e um número variável de jatos periféricos, com pouco sinal de amostragem. Além disso, estes jatos regurgitantes normais são pequenos em tamanho e são originados no anel de sutura.

Em contraste, a regurgitação patológica ocorre em locais inesperados, geralmente paravalvar, e está geralmente associada a jatos maiores e mais periféricos. Regurgitação valvar protética é avaliada com as mesmas abordagens usadas para as valvas nativas, incluindo a medida da largura da *vena contracta*, a avaliação da intensidade e formato da curva ao Doppler de onda contínua, e o cálculo do volume regurgitante e área do orifício. No entanto, avaliação das valvas protéticas, particularmente na posição mitral, requer imagem transesofágica, pois a sombra acústica e as reverberações provocadas pela prótese impedem a avaliação com a abordagem transtorácica. Detecção da área de superfície de isovelocidade proximal (PISA) na superfície ventricular da valva é útil para identificação da origem do jato regurgitante, mas as medidas são geralmente difíceis por causa da assimetria da PISA e baixa qualidade da imagem.

Leitura Sugerida

1. Pibarot P: Prosthetic valve dysfunction: echocardiographic recognition and quantitation (including paravalvular regurgitation and closure) In Otto CM, editor: The practice of clinical echocardiography, ed 5, Philadelphia, 2016, Elsevier.
2. Beigel R, Siegel RJ: Evaluation of prosthetic valve dysfunction with the use of echocardiography, Rev Cardiovasc Med 15(4): 332–350, 2014.
3. Hahn RT: Mitral prosthetic valve assessment by echocardiographic guidelines, Cardiol Clin 31(2):287–309, 2013.

CASO 5-5
Valva Aórtica Mecânica de Duplo Folheto

Exemplo de uma substituição normal por valva aórtica mecânica de duplo folheto. Comparada à valva de duplo folheto na posição mitral, a valva na posição aórtica está virada sobre seu eixo vertical.

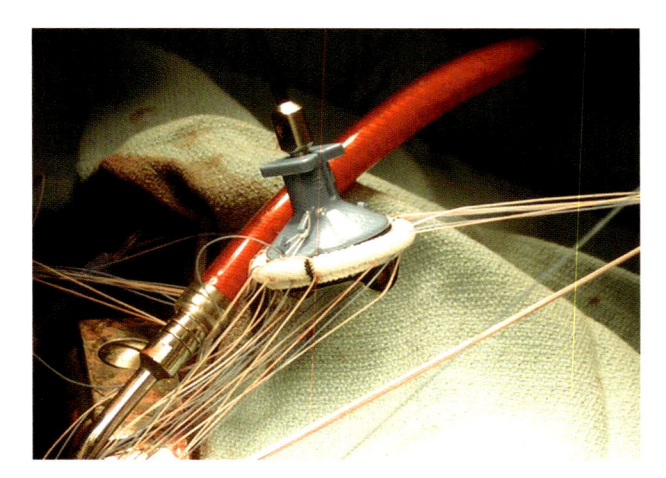

Fig. 5.30 Valva mecânica está posicionada no suporte, com apenas o anel de sutura da valva visível. Fios de sutura foram colocados em intervalos equidistantes ao redor do anel de sutura para fixar a prótese no ânulo aórtico.

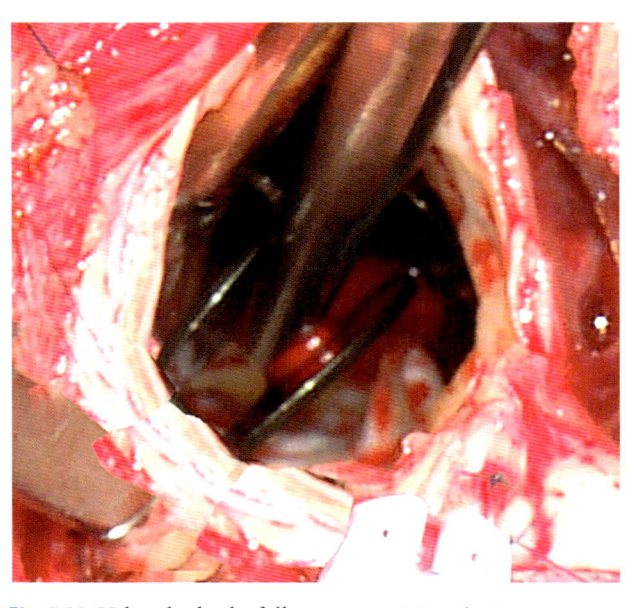

Fig. 5.31 Valva de duplo folheto na posição aórtica, com a pinça abrindo os dois folhetos. Note o orifício central estreito em forma de fenda e dois orifícios semicirculares maiores.

CASO 5-5 Valva Aórtica Mecânica de Duplo Folheto

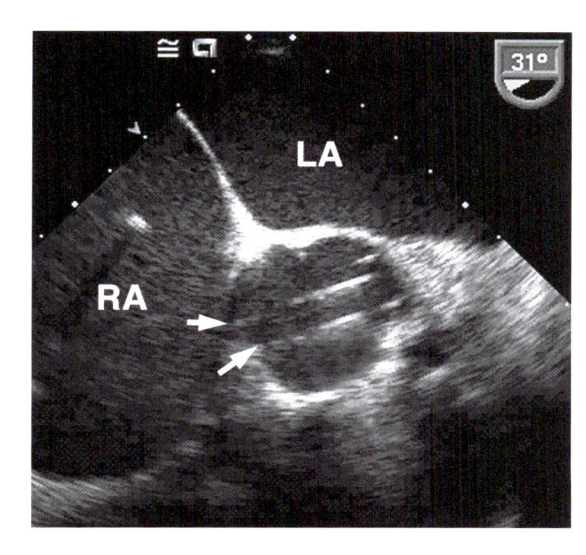

Fig. 5.32 ▶ Em uma incidência similar à visão cirúrgica, este corte ecocardiográfico de eixo curto da valva aórtica em uma rotação de 31 graus mostra dois folhetos abertos na sístole (*setas*), com um orifício central em forma de fenda e dois orifícios semicirculares maiores posicionados anteriormente e posteriormente.

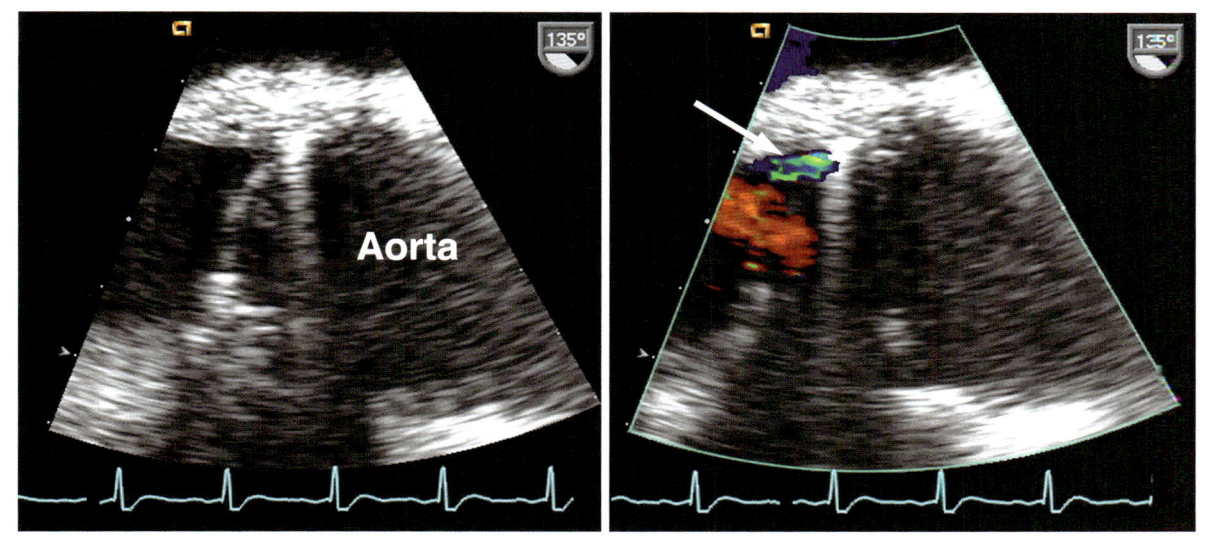

Fig. 5.33 ▶ Corte de eixo longo a 135 graus. Em tempo real, o movimento normal dos folhetos é observado, com sombra acústica e reverberações provocadas pela superfície proximal da valva. O Doppler em cores (*à direita*) mostra uma pequena quantidade de regurgitação (*seta*), como esperado para este tipo de valva.

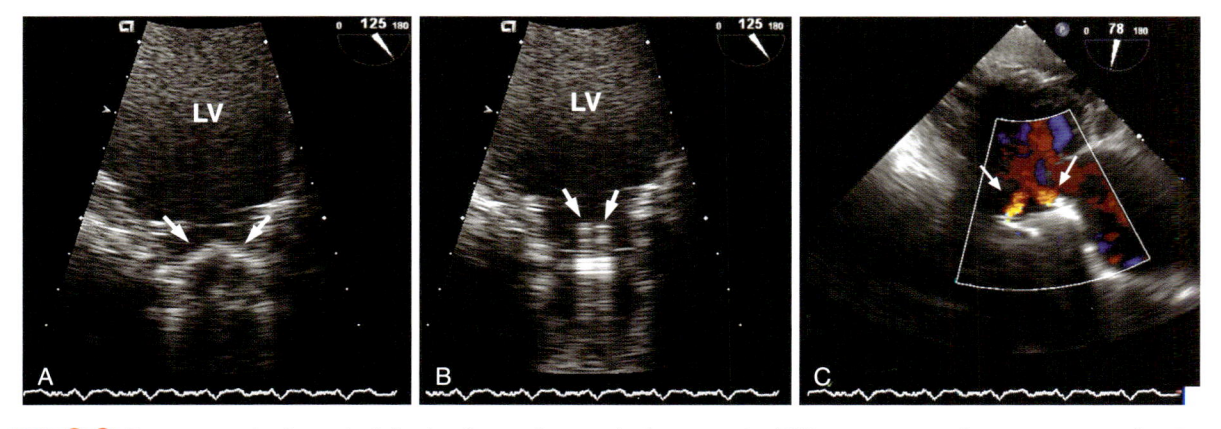

Fig. 5.34 ▶▶ Corte transgástrico apical de eixo longo do ventrículo esquerdo (LV) e aorta ascendente mostra a valva de folheto duplo na posição aórtica em diástole (**A**) e sístole (**B**). Note que na posição fechada normal, os folhetos (*seta, à esquerda*) estão levemente inclinados um em relação ao outro, enquanto que os folhetos abertos (*seta, à direita*) assumem uma orientação paralela. O Doppler em cores (**C**) mostra dois "jatos de lavagem" normais (*setas*).

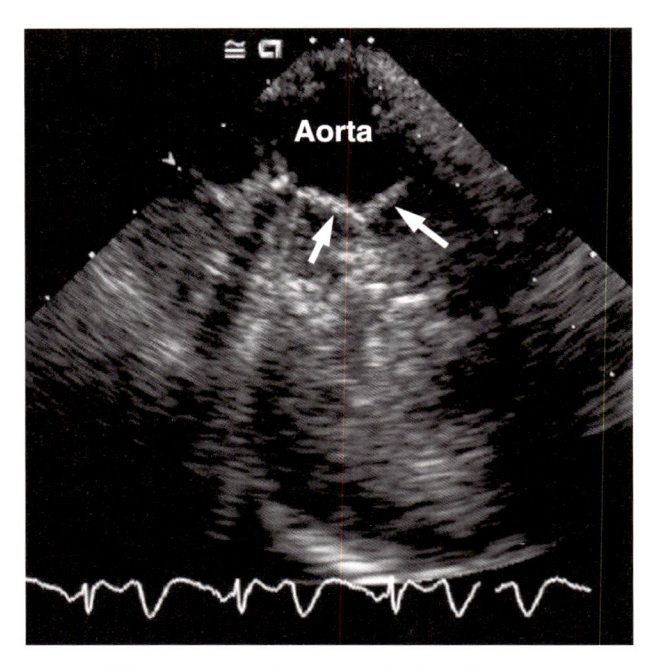

Fig. 5.35 ● Com o transdutor estéril colocado em posição epicárdica durante a cirurgia na aorta ascendente, este corte da prótese aórtica foi obtido. Folhetos fechados (*setas*) estão levemente inclinados, como observado no corte apical.

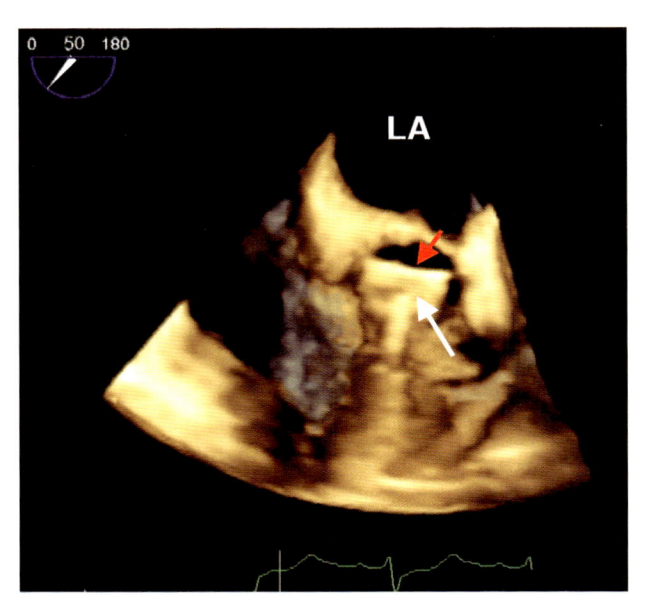

Fig. 5.36 ● Esta TEE 3D no plano médio-esofágico, obtida na perspectiva atrial esquerda, ilustra dois problemas na obtenção de imagem da valva mecânica na posição médio-esofágica – vários artefatos (*seta branca*) se originando a partir do folheto mecânico (*seta vermelha*), e impossibilidade de avaliar o movimento dos folhetos, que pode ser realizado mais rapidamente na posição transgástrica (Fig. 5.34).

Comentários

A valva de duplo folheto consiste em dois discos de carbono pirolítico anexados a um anel rígido por duas dobradiças pequenas. Este desenho resulta em um pequeno orifício central em forma de fenda, e dois orifícios semicirculares laterais maiores quando a valva é aberta. Em relação às valvas biológicas, a hemodinâmica de uma valva mecânica funcionando normalmente é inerentemente estenótica, quando comparada a uma valva nativa normal, com tabelas disponíveis enumerando as velocidades transvalvares esperadas, os gradientes de pressão e as áreas de orifício esperadas para cada tipo e tamanho de valva. Até mesmo velocidades mais elevadas podem ser registradas com valvas de funcionamento normal por causa da dinâmica de fluidos do orifício central em forma de fenda. As áreas do orifício efetivo podem ser calculadas com o uso da equação de continuidade nas valvas nativas. Visto que a velocidade e o gradiente de pressão através de uma valva protética dependem da velocidade de fluxo transvalvar, bem como do tipo e tamanho da valva, um exame de base, quando a função valvar é clinicamente normal, é útil para distinguir estenose valvar da hemodinâmica normal em exames seriados.

Leitura Sugerida

1. Blauwet LA, Miller FA Jr: Echocardiographic assessment of prosthetic heart valves, Prog Cardiovasc Dis 57(1):100–110, 2014.

2. Eleid MF, Thomas JD, Nishimura RA: Increased prosthetic valve gradients: abnormal prosthetic function or pressure recovery? Catheter Cardiovasc Interv 84(6):908–911, 2014.

CASO 5-6
Valvas Pulmonar e Tricúspide de Duplo Folheto

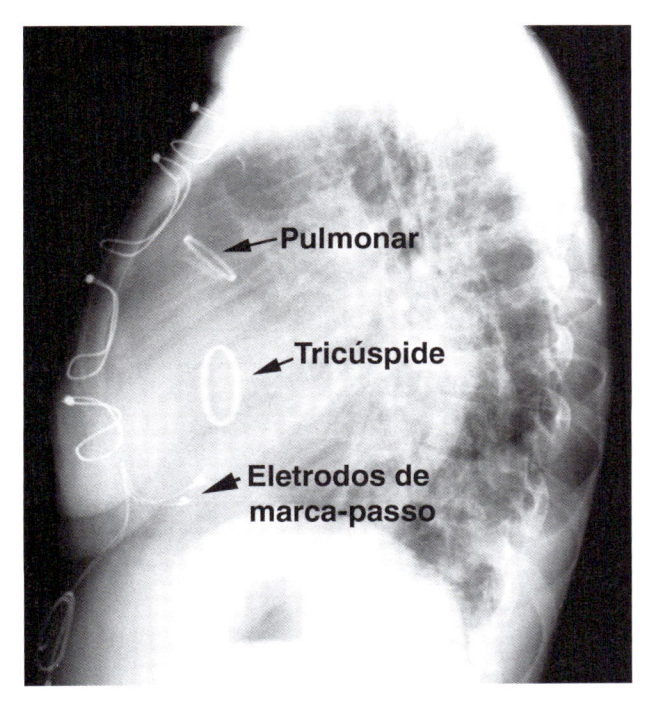

Fig. 5.37 A radiografia torácica lateral deste paciente demonstra o anel de sutura das valvas protéticas pulmonar e tricúspide. Eletrodos de marca-passo epicárdico e fios de fechamento do esterno também são vistos.

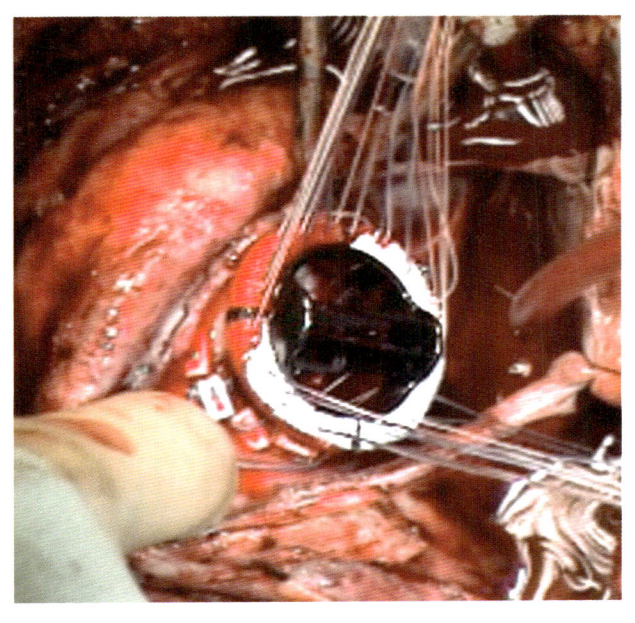

Fig. 5.38 ▶ Visão intraoperatória no átrio direito da valva mecânica sendo suturada no ânulo tricúspide. Note que as suturas são passadas pelas pequenas compressas retangulares (próximas da ponta do dedo do cirurgião) para fixar a valva ao ânulo. Estas compressas podem às vezes ser vistas na ecocardiografia.

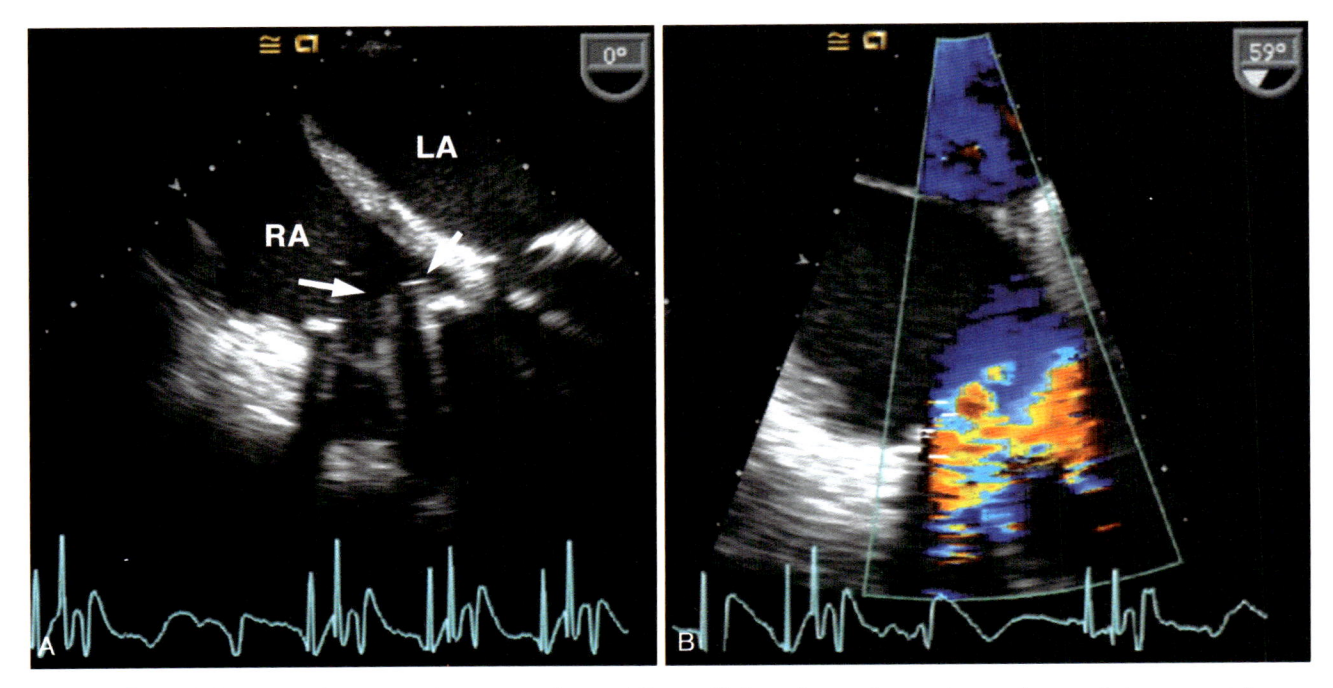

Fig. 5.39 ▶ Em (**A**), o corte de quatro câmaras no plano médio-esofágico a 0 grau demonstra a valva mecânica na posição tricúspide na diástole com folhetos abertos (*setas*). Em (**B**), o Doppler em cores, no corte de eixo curto em uma rotação de 59 graus, mostra o fluxo anterógrado normal através da valva.

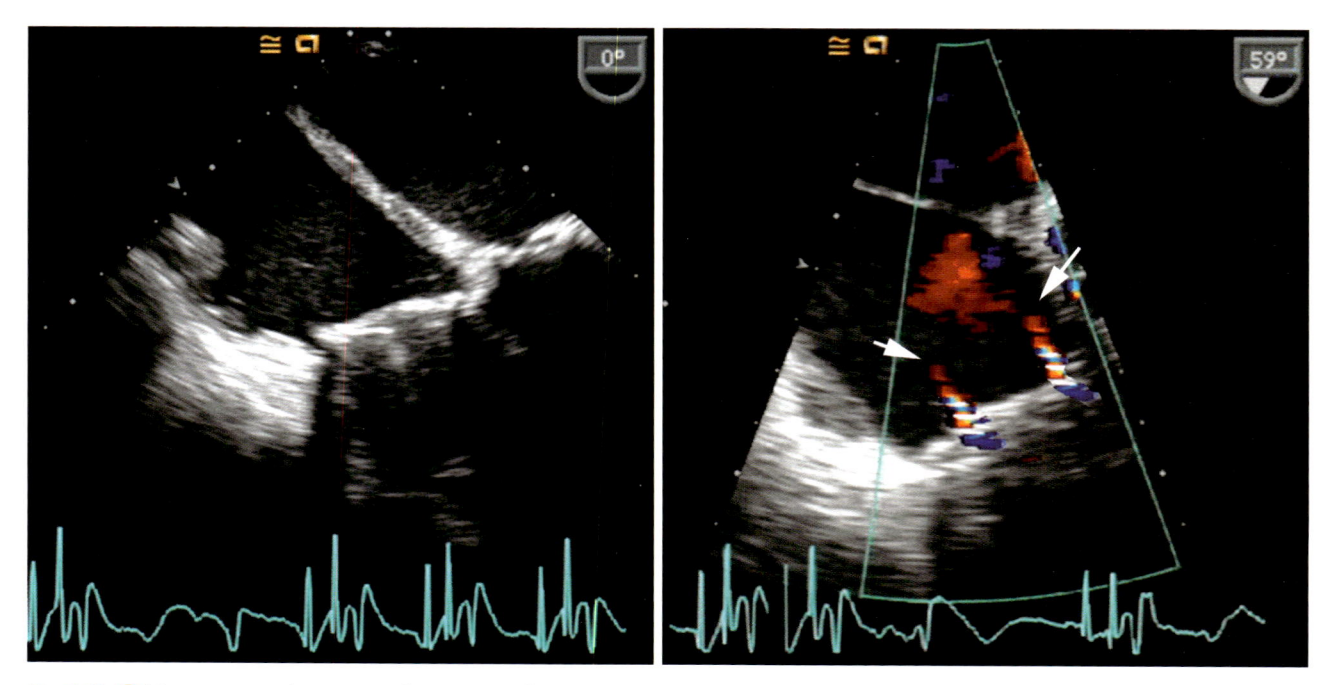

Fig. 5.40 ❯ Nos mesmos dois cortes da Fig 5.39, folheto valvar fechado e regurgitação protética normal (*setas*) são observados.

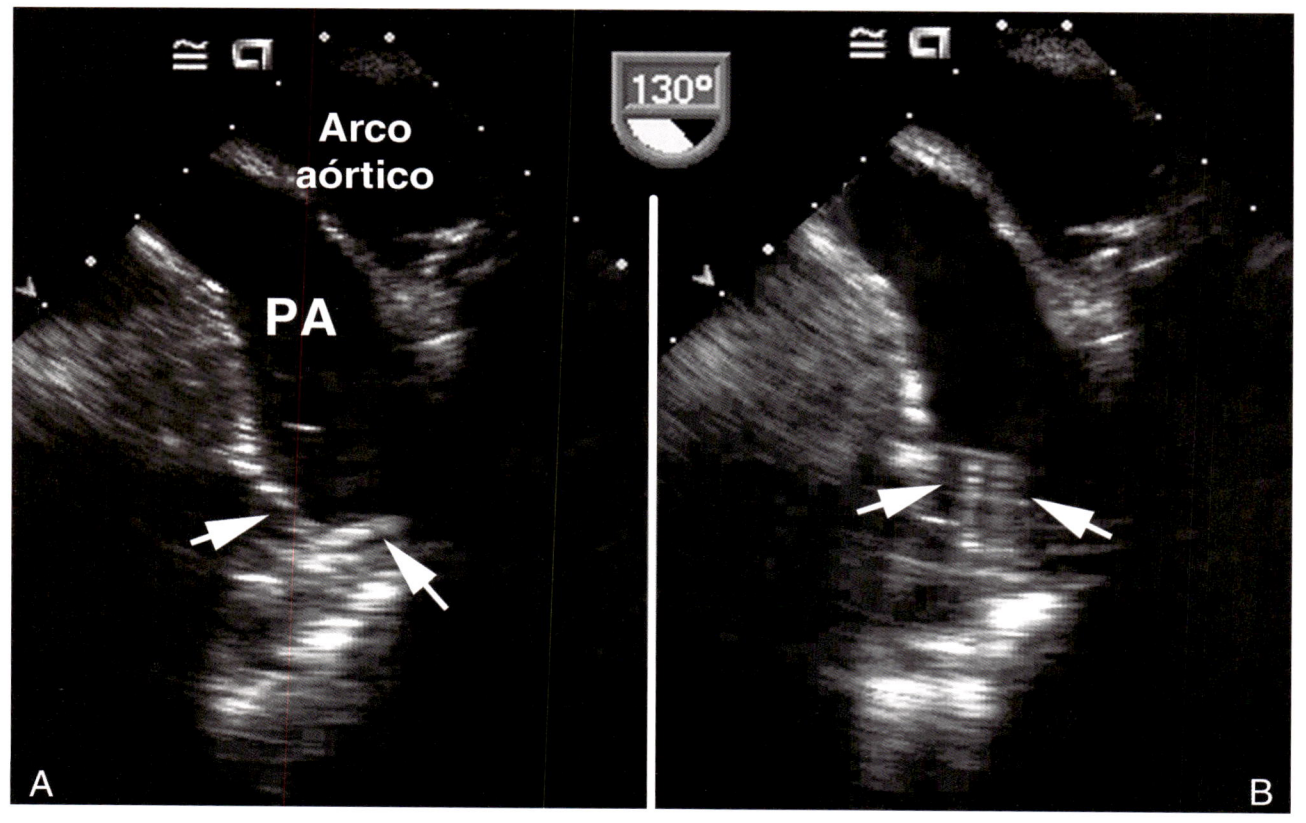

Fig. 5.41 ❯ Na posição esofágica alta a 130 graus, a valva pulmonar mecânica de duplo folheto é vista fechada na diástole (**A**, *setas*) e aberta na sístole (**B**, *setas*).

CASO 5-6 Valvas Pulmonar e Tricúspide de Duplo Folheto

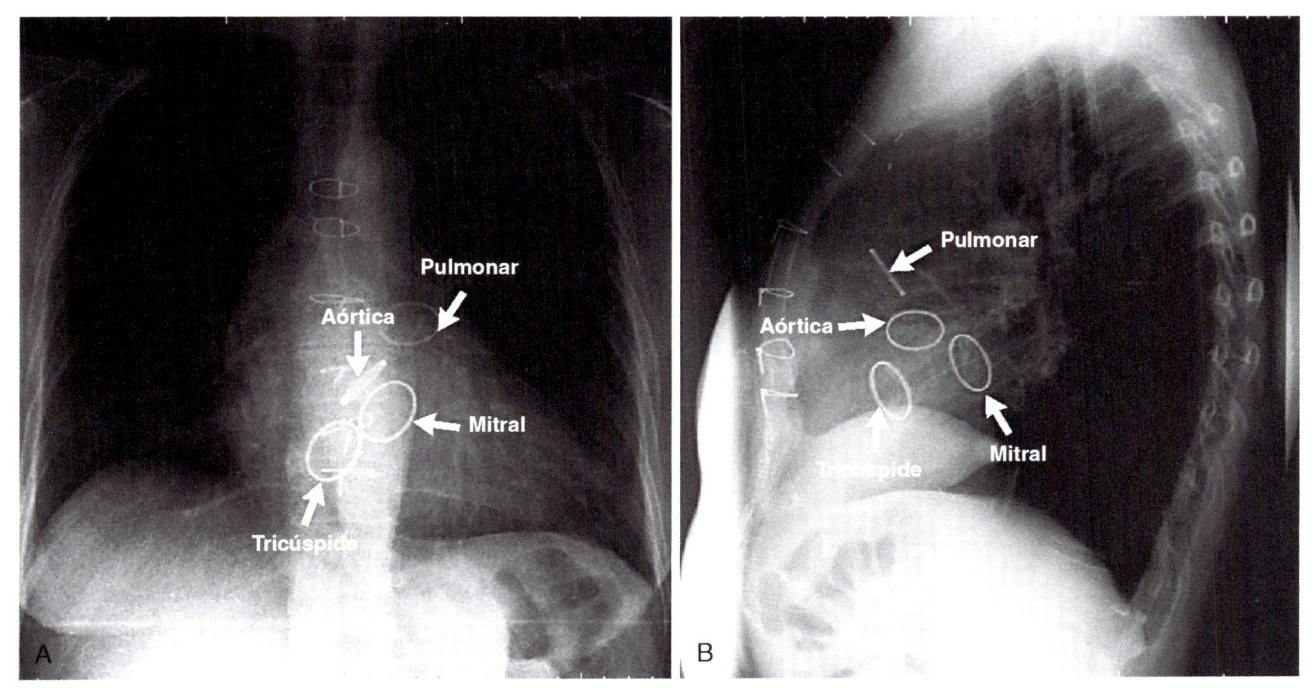

Fig. 5.42 Posições normais das valvas protéticas na silhueta cardíaca são demonstradas nestas radiografias torácicas posterolateral e lateral. (Reproduzido com permissão de van den Brink B. Four artificial heart valves. N Engl J Med 2005; 353:712. ©Massachusetts Medical Society)

Comentários

Embora a forma mais simples de determinar o tipo e localização das próteses valvares em um paciente seja revisar o prontuário médico ou o cartão valvar que os pacientes recebem para carregar com eles, ocasionalmente a posição e o tipo da valva devem ser determinados a partir do exame físico ou radiografia torácica. Tal como demonstrado neste exemplo, uma radiografia torácica posteroanterior e lateral padrão possibilita a identificação da posição da valva, com base na posição normal das valvas na silhueta cardíaca (Figs. 5.37, 5.42).

Uma prótese valvar na posição tricúspide tem uma aparência e dinâmica de fluxo similar à valva mitral protética, embora as velocidades e gradientes de pressão possam ser inferiores, pois uma prótese maior pode ser colocada no ânulo tricúspide. Além do gradiente de pressão médio, a avaliação das valvas atrioventriculares mecânicas inclui a medida do tempo de meia pressão. A constante empírica de 220, derivada de estudos da estenose mitral nativa, também pode ser usada para valvas bioprotéticas no orifício central e para valvas mecânicas para estimar a área valvar.

Leitura Sugerida

1. Otto CM: Prosthetic valves. In Otto CM, editor: Textbook of clinical echocardiography, ed 5, Philadelphia, 2013, Elsevier, pp 342-371.

Valvas Bioprotéticas: Disfunção

CASO 5-7
Degeneração da Valva Aórtica Bioprotética

Este homem de 56 anos de idade apresentou sinais e sintomas de insuficiência cardíaca congestiva 11 anos após a colocação de uma valva bioprotética de pericárdio, de 27 mm, por endocardite. O paciente atualmente nega a presença de febre, perda de peso, fadiga ou outros sintomas de endocardite. O exame físico revelou um sopro diastólico e ele foi encaminhado para ecocardiografia e, então, cirurgia cardíaca.

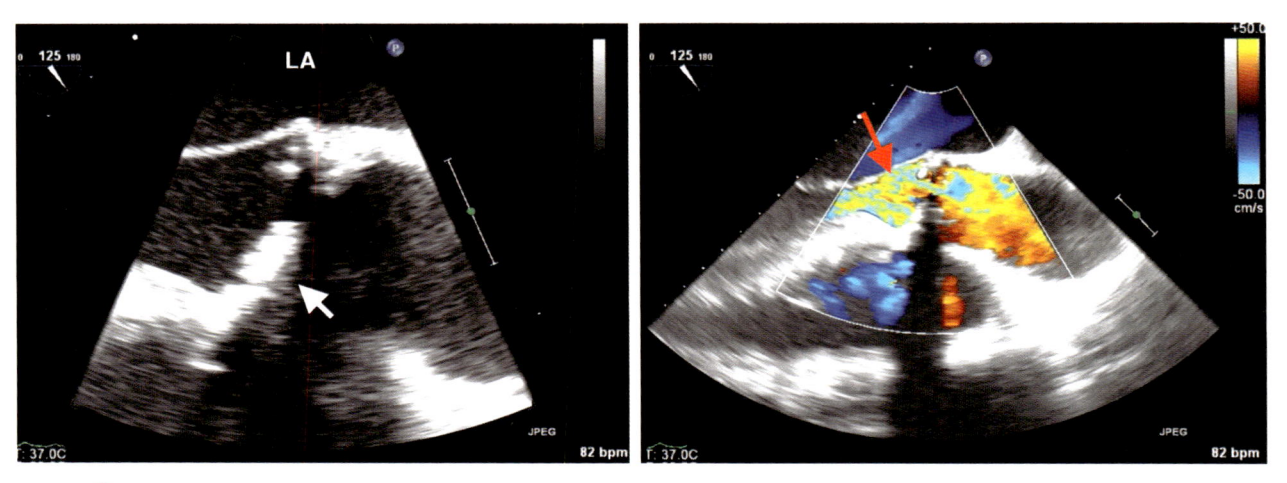

Fig. 5.43 ● Na figura à esquerda desta imagem de eixo longo no plano médio-esofágico, a cúspide coronariana direita está altamente calcificada (*seta branca*). A cúspide mais posterior também está calcificada. Na figura à direita, o Doppler em cores mostra jato de regurgitação tricúspide, que se amplia preenchendo toda a via de saída do LV. Medida da *vena contracta* é difícil por causa da sombra acústica provocada pela calcificação valvar, mas a aparência sugere regurgitação aórtica grave.

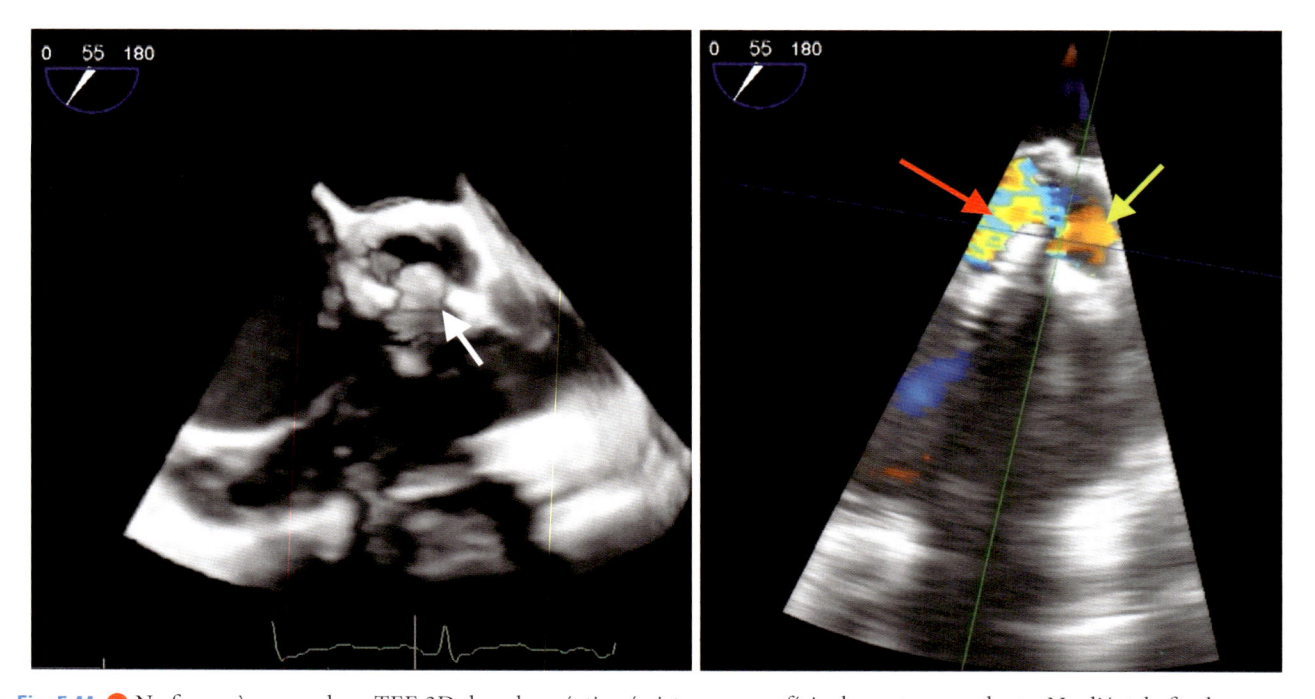

Fig. 5.44 ● Na figura à esquerda, a TEE 3D da valva aórtica é vista na superfície da aorta ascendente. Na diástole final, a cúspide coronariana direita espessada é evidente (*seta branca*). A figura à direita é o resultado da reconstrução multiplanar, exibindo regurgitação aórtica primariamente na proximidade da cúspide não coronariana (*seta vermelha*), mas também da cúspide coronariana esquerda (*seta amarela*).

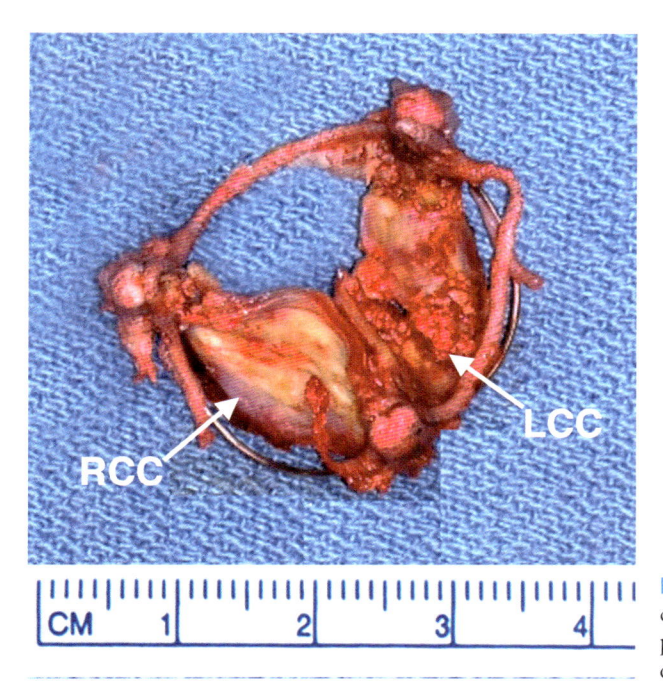

Fig. 5.45 A valva foi explantada, com o cirurgião observando calcificação grave do folheto coronariano direito, destruição parcial do folheto coronariano esquerdo e ausência quase total do folheto não coronariano.

Comentários

A principal desvantagem das valvas biológicas é eventual destruição estrutural. A prevalência de insuficiência valvar primária 15 anos após o implante valvar é de aproximadamente 20% para bioproteses aórticas e quase 40% para bioproteses mitrais. Mecanismos de insuficiência valvar incluem (1) deterioração tecidual, resultando em perda da integridade do folheto (como neste caso) com consequente regurgitação, e (2) calcificação tecidual resultando em estenose ou regurgitação valvar.

Em um paciente com uma valva bioprotética, o diagnóstico diferencial de uma massa móvel na valva ou próximo à mesma deve sempre incluir uma movimentação exagerada dos folhetos, bem como vegetação ou trombose valvar. Imagem transesofágica é geralmente necessária para definir totalmente o mecanismo de disfunção valvar.

Leitura Sugerida

1. Johnston DR, Soltesz EG, Vakil N, et al: Long-term durability of bioprosthetic aortic valves: implications from 12,569 implants, Ann Thorac Surg 99(4):1239–1247, 2015.

2. Chiang YP, Chikwe J, Moskowitz AJ, et al: Survival and longterm outcomes following bioprosthetic vs mechanical aortic valve replacement in patients aged 50 to 69 years, JAMA 312(13):1323–1329, 2014.

CASO 5-8
Estenose da Valva Aórtica Bioprotética

Este homem de 68 anos de idade foi examinado por apresentar falta de ar e fadiga crescente. Nove anos antes, ele foi submetido a uma substituição valvar com uma prótese pericárdica Carpentier-Edwards de 27 mm em razão de uma endocardite de valva aórtica.

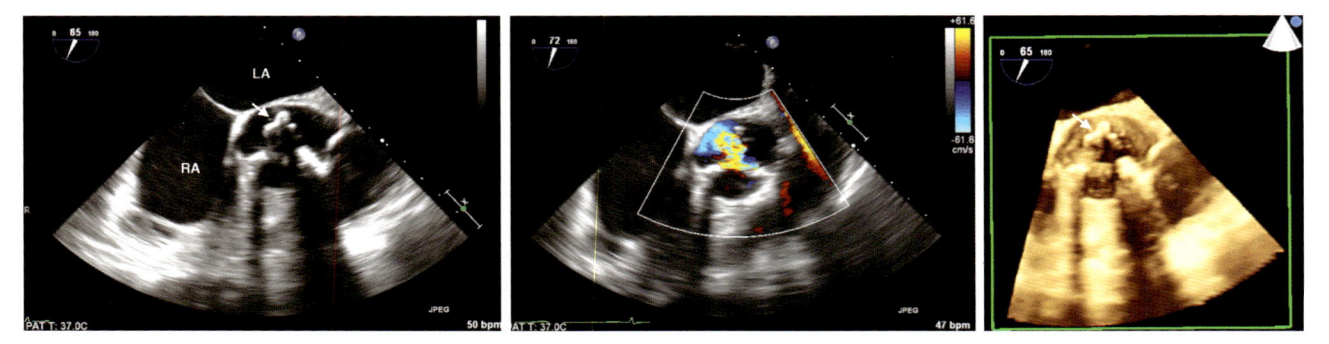

Fig. 5.46 Três imagens são obtidas na sístole. No corte de eixo curto, no plano médio-esofágico, da valva aórtica (*à esquerda*) há mobilidade limitada dos folhetos (mais claramente observada no videoclipe associado) e calcificação (*seta*). O Doppler em cores mostra o fluxo através do orifício sistólico estreitado (*centro*). A imagem 3D, (*à direita*) na perspectiva aórtica, demonstra espessamento e calcificação do folheto (*seta*) adjacente a uma das hastes valvares.

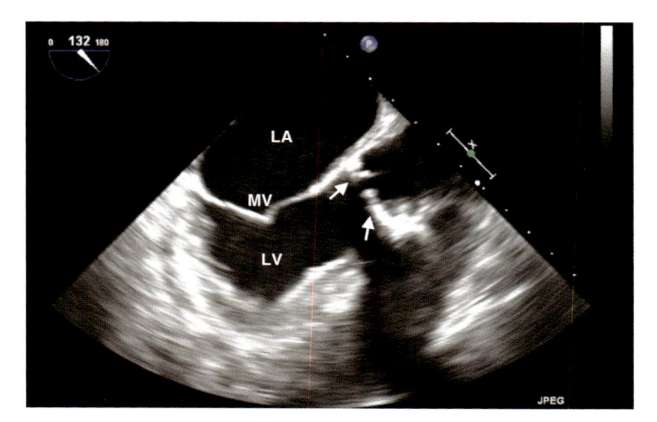

Fig. 5.47 ▶ Corte de eixo longo no plano médio-esofágico da valva aórtica novamente demonstra calcificação do folheto valvar protético (*setas*) e, no vídeo associado, movimento limitado do folheto. AAo = aorta ascendente.

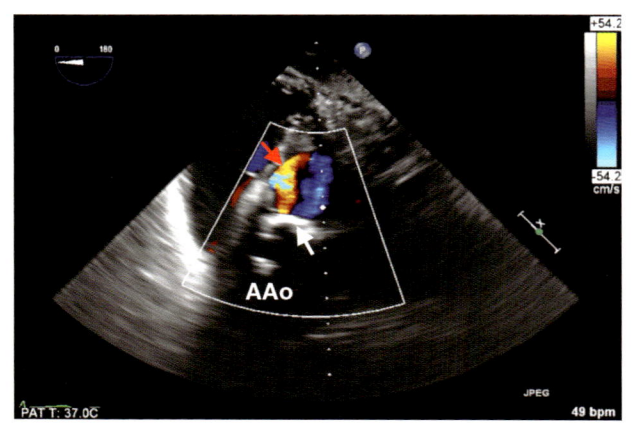

Fig. 5.48 ▶ Nesta imagem diastólica transgástrica apical, o jato de regurgitação aórtica é observado (*seta vermelha*). Calcificação protética é novamente observada (*seta branca*).

Comentários

A durabilidade das valvas bioprotéticas está inversamente relacionada com a idade do paciente no momento do implante. Em adultos mais velhos, disfunção da valva bioprotética é incomum nos primeiros 10 anos, seguida por fibrose e calcificação progressiva dos folhetos, o que resulta em estenose valvar em alguns pacientes. Diagnóstico de estenose da valva protética deve levar em consideração à hemodinâmica valvar pós-operatória basal. Comparada a uma valva nativa normal, a valva bioprotética tem velocidade anterógrada e gradiente de pressão média mais elevadas, e uma menor área valvar, com a hemodinâmica específica em cada paciente, sendo dependente do tamanho da valva, velocidades de fluxo e outros fatores clínicos. Um exame ecocardiográfico basal, 3 a 6 meses após o implante valvar, é recomendado para comparação a futuros exames. O diagnóstico de estenose de valva protética é mais seguro na presença de um aumento progressivo no gradiente e redução na área valvar ao longo do tempo, e quando os folhetos valvares estiverem calcificados, com movimento sistólico reduzido. Hemodinâmica sugerindo estenose na ausência de alterações dos folhetos, ou sem evidência de doença progressiva, pode ser decorrente da desproporção prótese-paciente, e não da estenose valvar.

Leitura Sugerida

1. Zoghbi WA, Chambers JB, Dumesnil JG, et al: Recommendations for evaluation of prosthetic valves with echocardiography and Doppler ultrasound: a report from the American Society of Echocardiography's Guidelines and Standards Committee and the Task Force on Prosthetic Valves, J Am Soc Echocardiogr 22(9):975–1014; quiz 1082–1084, 2009.

CASO 5-9
Prótese Valvar Aórtica de Disco Basculante

Este homem de 69 anos de idade apresentou um histórico de 2 semanas de falta de ar crescente e inchaço generalizado. Ele negou a presença de febre, calafrios ou sudorese noturna. Ele havia sido submetido a uma substituição de valva aórtica e interposição de enxerto aórtico, por causa de um aneurisma de aorta ascendente e ânulo aórtico dilatado com regurgitação aórtica grave, 2 anos antes da atual admissão hospitalar. Não havia evidência de infecção ativa naquele momento.

Na cirurgia, foi constatada deiscência da valva implantada anteriormente. Após remoção da valva, inflamação do ânulo nativo tornou-se evidente, e isto foi confirmado no exame patológico.

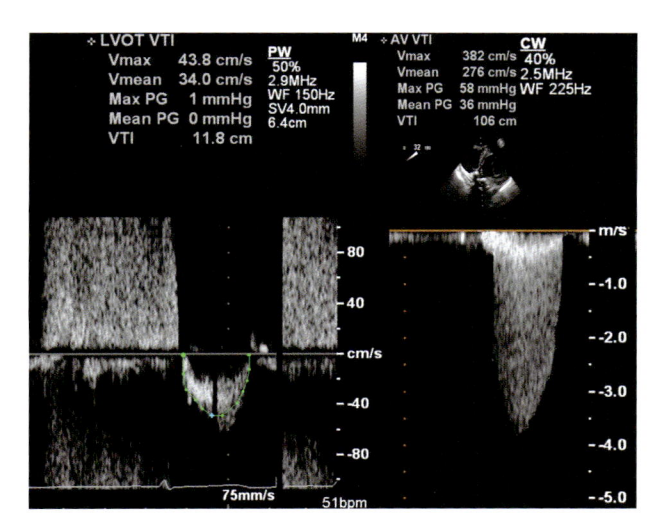

Fig. 5.49 O Doppler de onda pulsada da via de saída do LV (*à esquerda*) sugere baixo débito cardíaco com velocidade de apenas 0,44 m/s. O Doppler de onda contínua do fluxo transaórtico (*à direita*) mostra uma velocidade de 3,8 m/s e um gradiente médio de 36 mm Hg. Embora o gradiente esteja somente moderadamente elevado, a área valvar funcional (com diâmetro da via de saída de 2,2 cm) é de apenas 0,5 cm². Estes achados são compatíveis com estenose protética grave, com baixo volume sistólico.

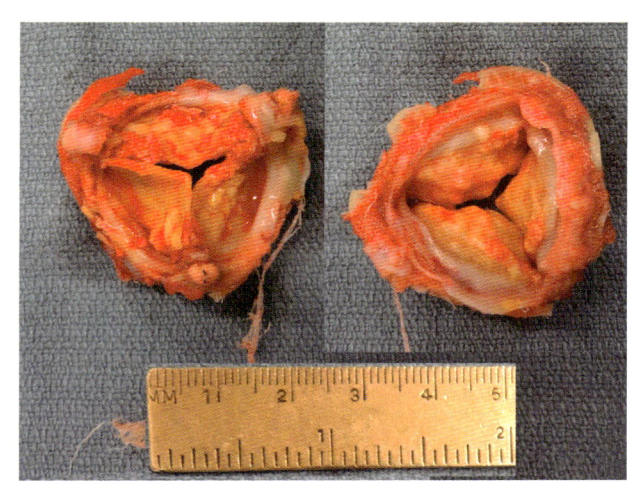

Fig. 5.50 Valva protética explantada é observada nas superfícies aórtica (*imagem à esquerda*) e ventricular (*imagem à direita*). Há espessamento e nodularidade nas três cúspides.

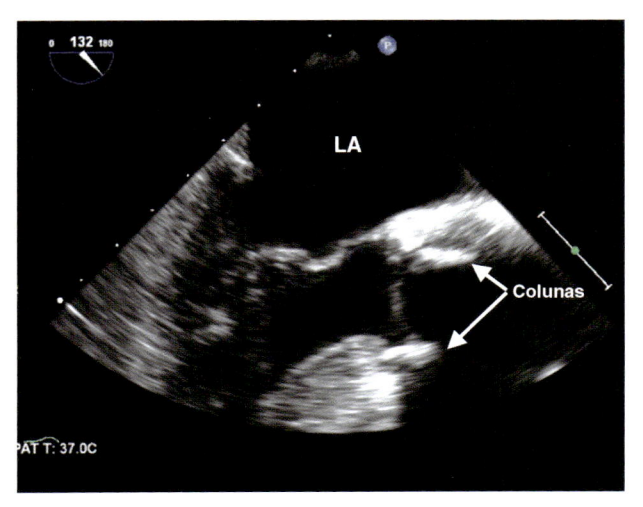

Fig. 5.51 ◯ Esta imagem de eixo longo no plano médio-esofágico foi obtida após a colocação da prótese biológica aórtica original. A prótese está bem encaixada e não há evidência ao Doppler em cores de regurgitação aórtica.

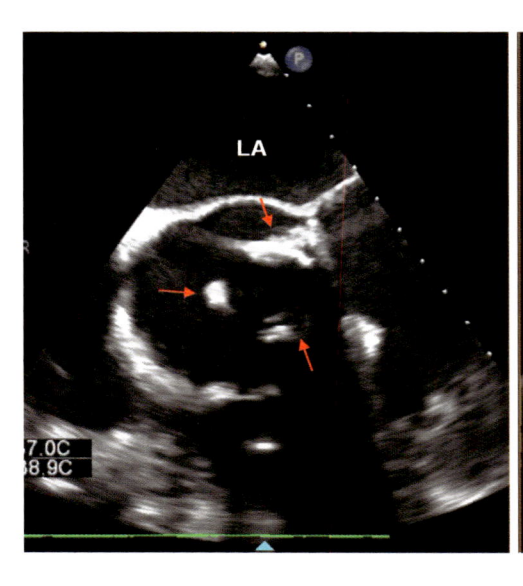

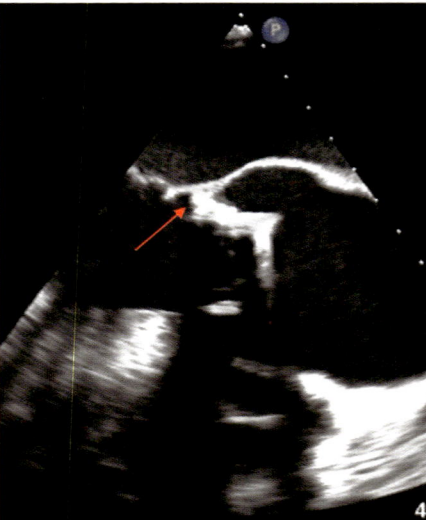

Fig. 5.52 ▶ Esta TEE biplanar foi obtida após indução anestésica para realização de uma segunda cirurgia. Na imagem à esquerda, um corte de eixo curto no plano médio-esofágico mostra uma grande área de deiscência valvar. Setas vermelhas indicam colunas valvares. Na imagem à direita, a seta vermelha indica a área onde o movimento basculante é observado em tempo real.

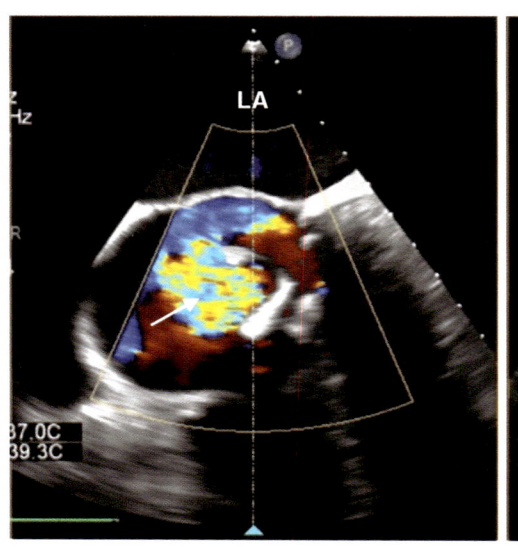

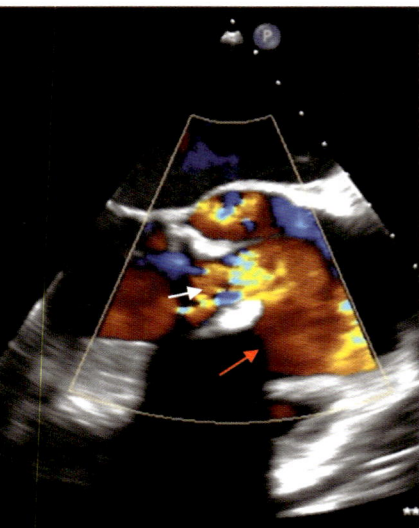

Fig. 5.53 ▶ Doppler em cores é aplicado à Fig. 5.52, e na sístole há fluxo através da valva (*seta branca*), bem como anterior à valva (*seta vermelha*), embora este último jato seja afetado pela ausência de sinal. Os folhetos valvares permanecem competentes, com apenas um rastro de AR através da valva.

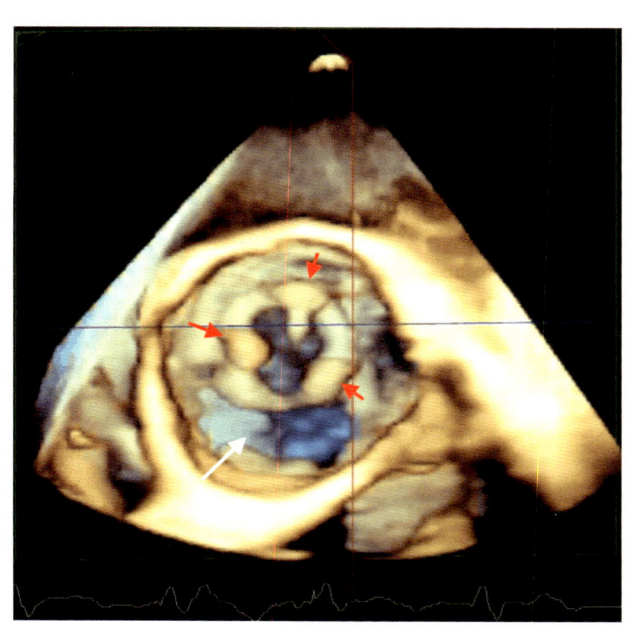

Fig. 5.54 ▶▶ Nesta imagem 3D da valva aórtica, obtida na perspectiva da aorta ascendente, uma deiscência valvar é novamente visualizada. As setas vermelhas indicam três colunas valvares, enquanto que a seta branca indica a ampla área de deiscência. O segundo vídeo associado a esta figura é realizado em uma angulação ligeiramente horizontal, de modo que o movimento basculante da valva possa ser totalmente visualizado.

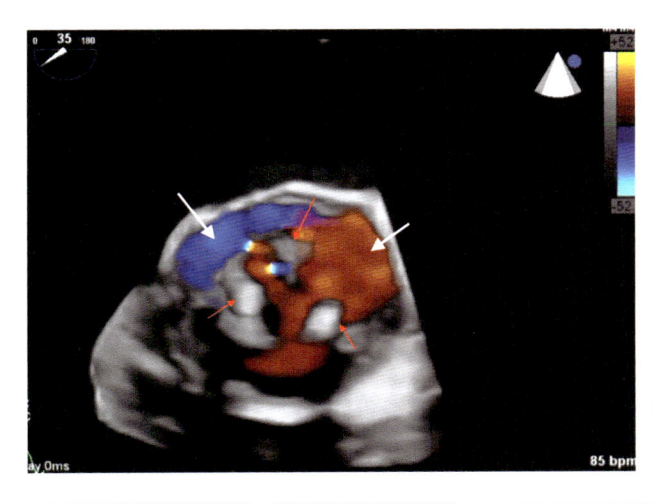

CASO 5-9 Prótese Valvar Aórtica de Disco Basculante

Fig. 5.55 ▶ Doppler em cores 3D é aplicado à imagem prévia. As setas vermelhas indicam as colunas valvares, enquanto que as setas brancas indicam áreas de regurgitação paravalvar.

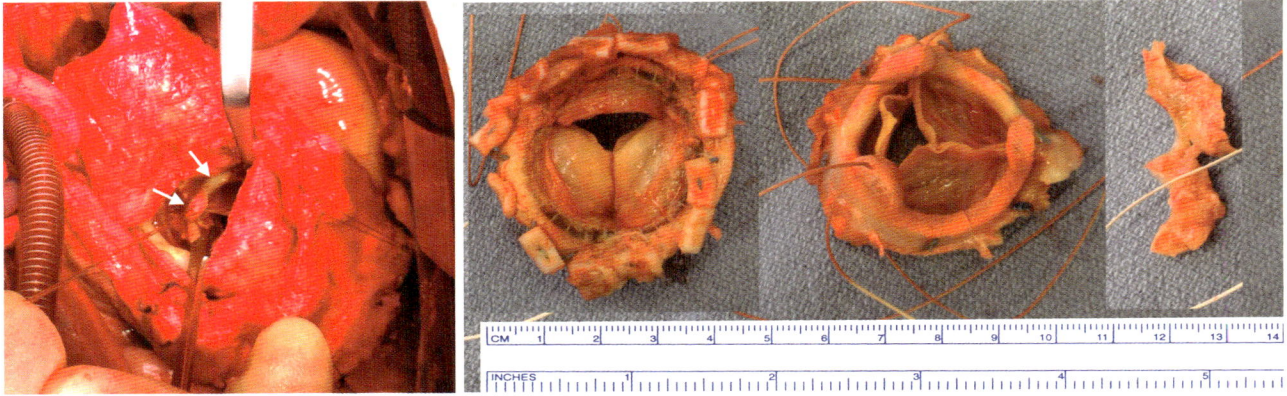

Fig. 5.56 Após a aortotomia, a borda livre da valva com deiscência é observada (*à esquerda*). Os folhetos da valva explantada (*à direita*) não estão espessados nem calcificados.

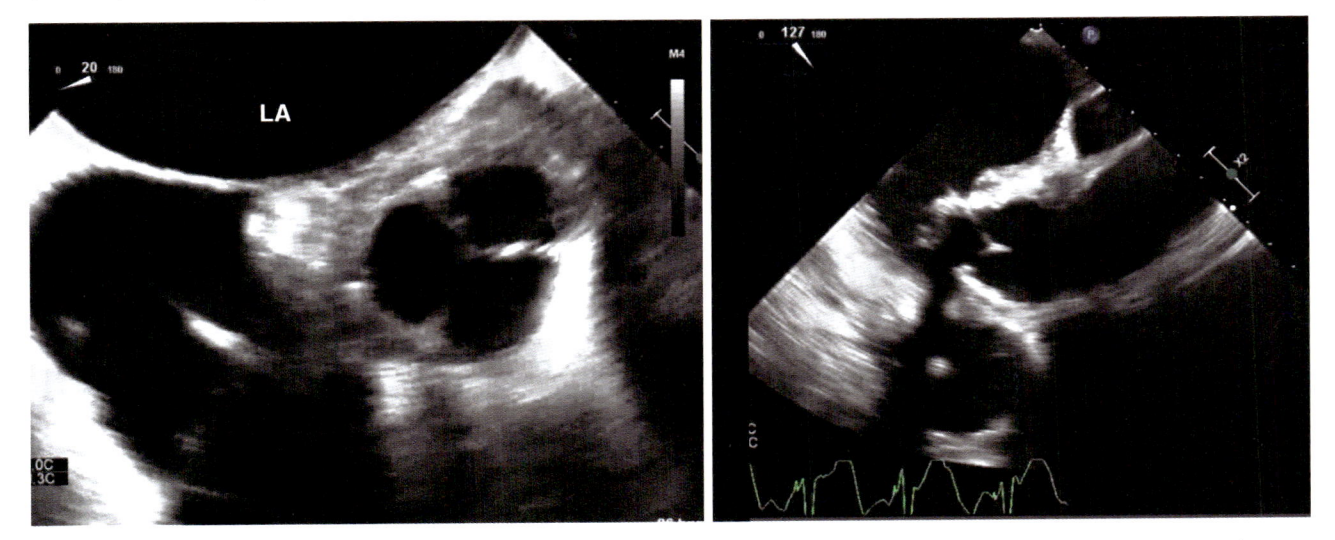

Fig. 5.57 ▶ Valva no homoenxerto, adequadamente ancorada com movimentação normal dos folhetos (eixo curto no plano médio-esofágico esquerdo, eixo longo no plano médio-esofágico direito).

Comentários

Em pacientes apresentando deiscência valvar e regurgitação paravalvar, a avaliação diagnóstica inicial deve incluir hemoculturas, pois a endocardite é uma causa provável da nova regurgitação paravalvar. Regurgitação paravalvar também ocorre por causa da integridade estrutural inadequada do tecido anular, por exemplo, com destruição tecidual secundária a um abscesso paravalvar, ou a uma fibrose e calcificação anular, resultando em ruptura das suturas decorrentes das forças mecânicas em excesso entre o material protético e o ânulo valvar nativo. Estas complicações podem ser observadas logo após a substituição valvar, mas também ocorrem tardiamente, como neste caso.

Além dos critérios cirúrgicos padrões para intervenção para regurgitação valvar, outras indicações para intervenção para regurgitação paravalvar incluem a preocupação de que adicional deiscência valvar possa ocorrer abruptamente. Adicionalmente, anemia hemolítica refratária à terapia medicamentosa pode necessitar de intervenção.

Embora o reparo cirúrgico permaneça o padrão, em alguns pacientes, fístulas paravalvares podem ser fechadas com dispositivos colocados por via percutânea.

Leitura Sugerida

1. Mahjoub H, Pibarot P, Dumesnil JG: Echocardiographic evaluation of prosthetic heart valves, Curr Cardiol Rep 17(6):48, 2015.
2. Sorajja P, Bae R, Lesser JA, Pedersen WA: Percutaneous repair of paravalvular prosthetic regurgitation: patient selection, techniques and outcomes, Heart 101(9):665–673, 2015.

CASO 5-10
Estenose de Valva Mitral Bioprotética

Uma mulher de 34 anos de idade foi encaminhada de outro hospital em choque cardiogênico e insuficiência respiratória aguda 10 dias após o parto. Ela tinha uma valva mitral bioprotética, colocada vários anos antes por endocardite bacteriana, que agora mostrava evidência de estenose bioprotética grave e hipertensão pulmonar. Seu curso clínico periparto também foi complicado por embolia pulmonar.

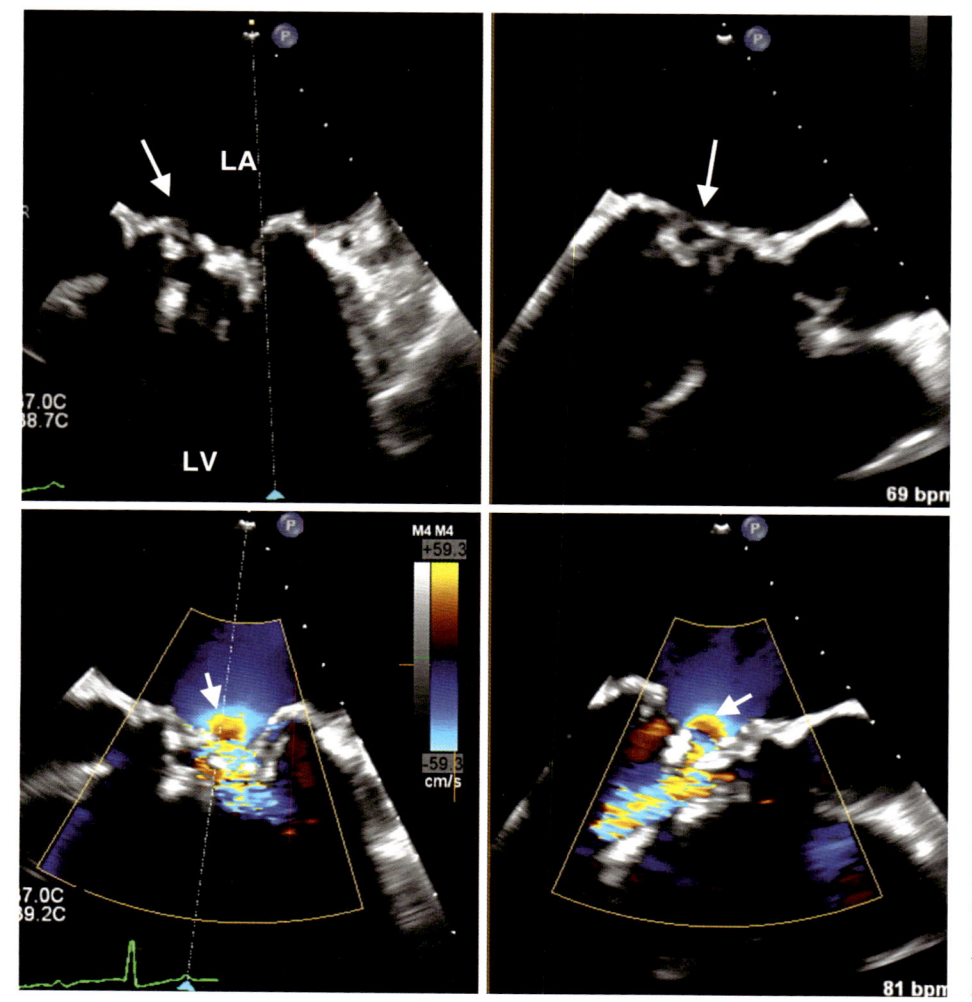

Fig. 5.58 Em dois cortes ortogonais (*superior*), no plano médio-esofágico, da prótese mitral (*seta*), há extenso espessamento e calcificação dos folhetos valvares, bem como sombra acústica distal à valva. As imagens à esquerda mostram o corte de quatro câmaras, e as imagens à direita mostram o corte de eixo longo. Em tempo real, a valva abre minimamente durante a diástole. Doppler em cores nos mesmos planos de imagem (*inferior*) mostra aceleração do fluxo na superfície atrial esquerda da valva e um jato de fluxo estreito através do orifício valvar.

CASO 5-10 Estenose de Valva Mitral Bioprotética

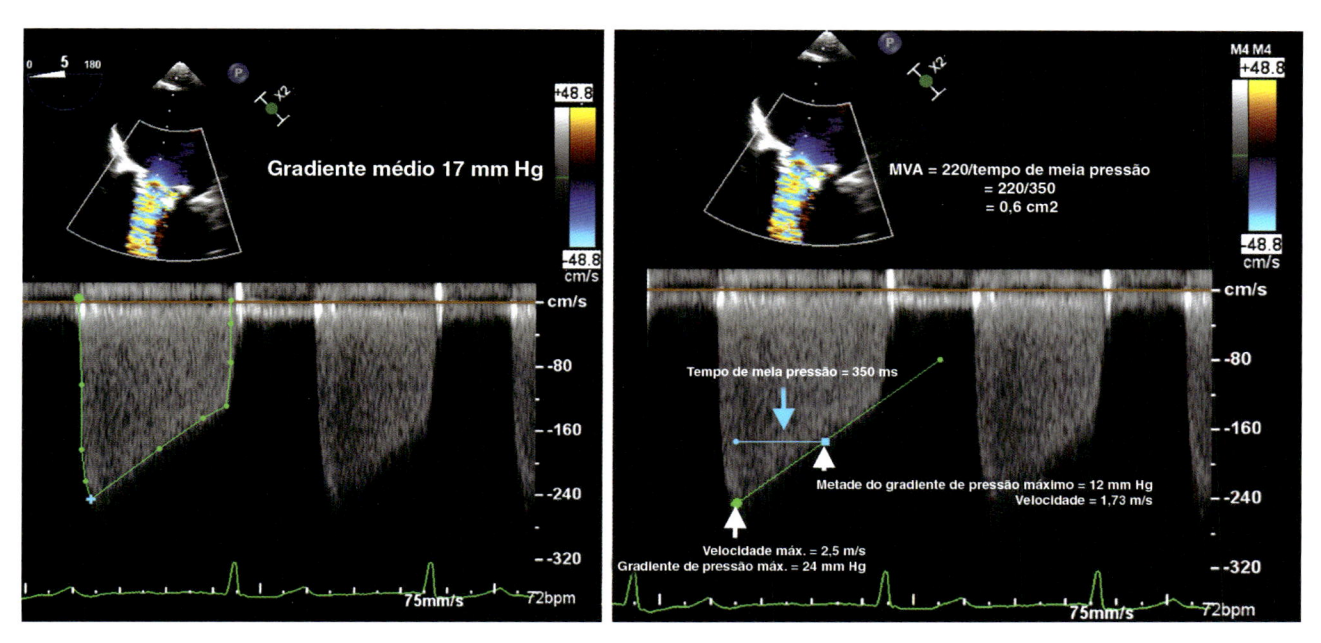

Fig. 5.59 O Doppler de onda contínua demonstra um gradiente médio através da prótese mitral de 17 mm Hg, e uma área valvar mitral, calculada pela equação de tempo de meia pressão, de 0,6 cm². Ambos os valores são compatíveis com estenose mitral grave. Visto que a paciente está em fibrilação atrial, a média dos dados do Doppler foi obtida ao longo de vários batimentos.

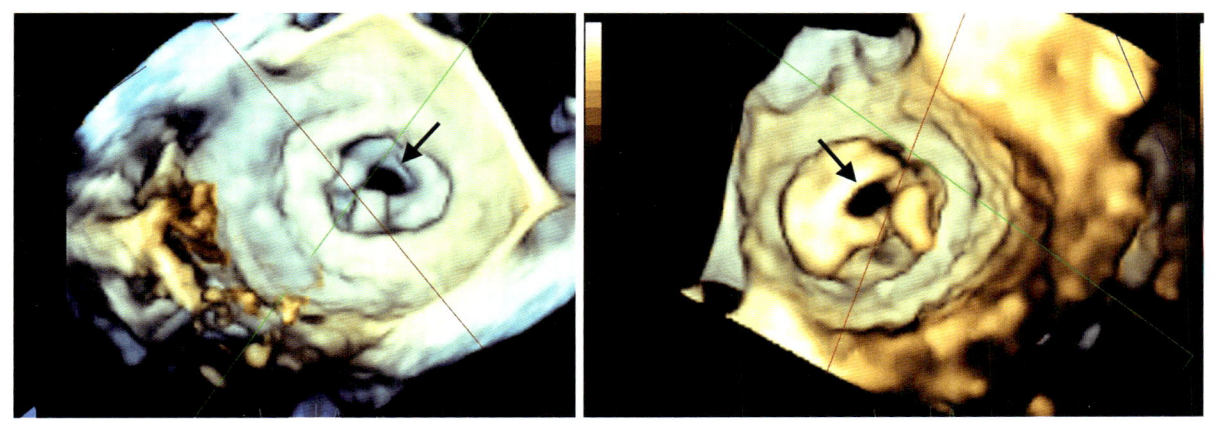

Fig. 5.60 ▶ TEE 3D, durante a diástole, da bioprótese mitral na perspectiva do LA (*à esquerda*) e do LV (*à direita*). Setas pretas indicam a abertura máxima dos folhetos. Folhetos espessados são evidentes.

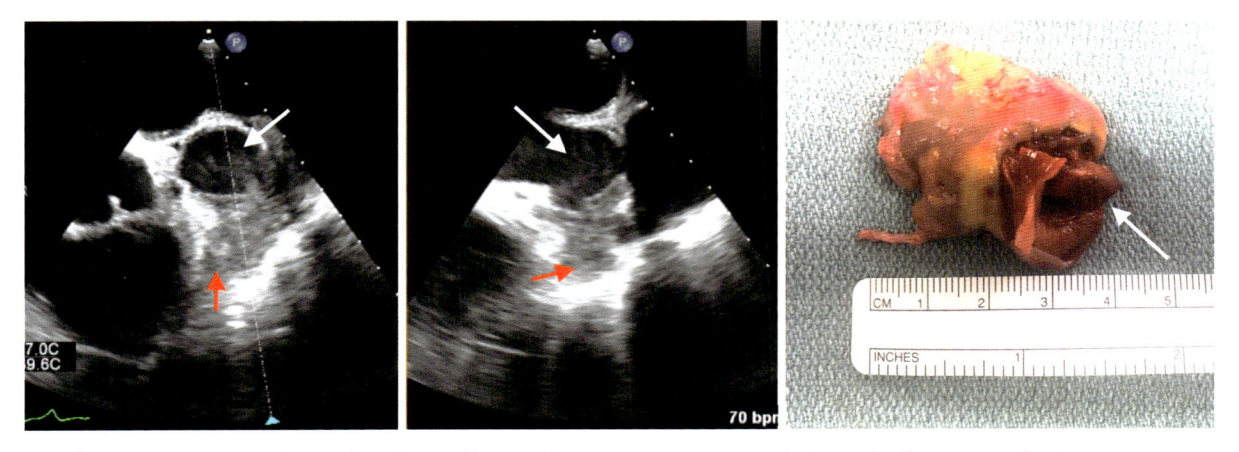

Fig. 5.61 ▶ Imagem biplanar do apêndice do LA (*à esquerda e centro*) mostra provável trombo (*setas vermelhas*) e contraste ecocardiográfico espontâneo, coloquialmente chamado de "fumaça" no apêndice do LA (*setas brancas*), que é mais bem visualizado em tempo real. Na cirurgia, o apêndice atrial esquerdo removido (*à direita*) estava preenchido por trombo (*seta branca*).

Comentários

Estenose da valva bioprotética geralmente se manifesta com início gradual de sintomas induzidos pelo esforço físico, ou é diagnosticada por causa de um novo sopro ao exame físico. Em um paciente assintomático com estenose grave, a apresentação pode ser aguda no cenário de uma sobrecarga hemodinâmica, como gravidez, febre ou anemia, como neste caso. Uma valva bioprotética geralmente é escolhida em mulheres jovens para evitar os riscos de anticoagulação com varfarina durante a gravidez, apesar da menor longevidade conhecida das valvas bioprotéticas em pacientes mais jovens.

Leitura Sugerida

1. Silversides C, Siu S: Heart disease in pregnancy. In Otto CM, editor: The practice of clinical echocardiography, ed 5, Philadelphia, 2016, Elsevier.

2. Chikwe J, Chiang YP, Egorova NN, Itagaki S, Adams DH: Survival and outcomes following bioprosthetic vs mechanical mitral valve replacement in patients aged 50 to 69 years, JAMA 313(14):1435–1442, 2015.

CASO 5-11
Trombose de Valva Mitral Bioprotética

Este homem de 28 anos de idade havia sido operado 3 dias antes por causa de cardiopatia reumática. Sua valva tricúspide foi reparada, sua bioprótese aórtica de 10 anos e 23 mm foi substituída, e sua valva mitral regurgitante e estenótica substituída por uma bioprótese. Em razão de um longo tempo em circulação extracorpórea, complicada por insuficiências respiratória e cardíaca, ele foi colocado em ECMO (oxigenação extracorpórea por membrana) para suportes pulmonar e cardíaco.

Por causa da elevação das pressões arteriais pulmonares, uma TTE foi realizada.

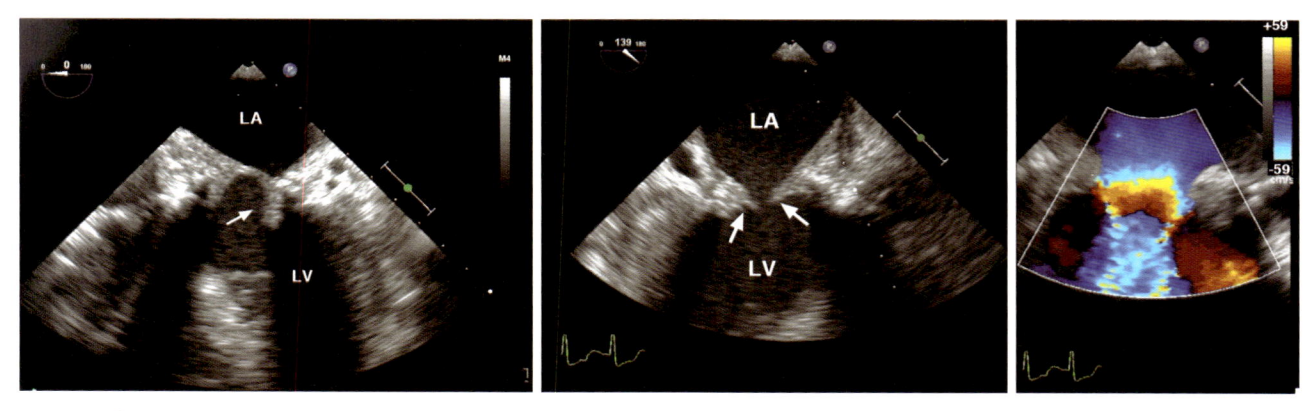

Fig. 5.62 ◐ Nas imagens à esquerda e central, cortes na projeção médio-esofágica durante a diástole mostram folhetos bioprotéticos mitrais extremamente espessados, com excursão diastólica reduzida. Na imagem à direita, o Doppler em cores mostra uma grande região de convergência de fluxo proximal (*transição azul e vermelha*), mesmo com a escala de velocidade configurada em um limite de Nyquist relativamente alto.

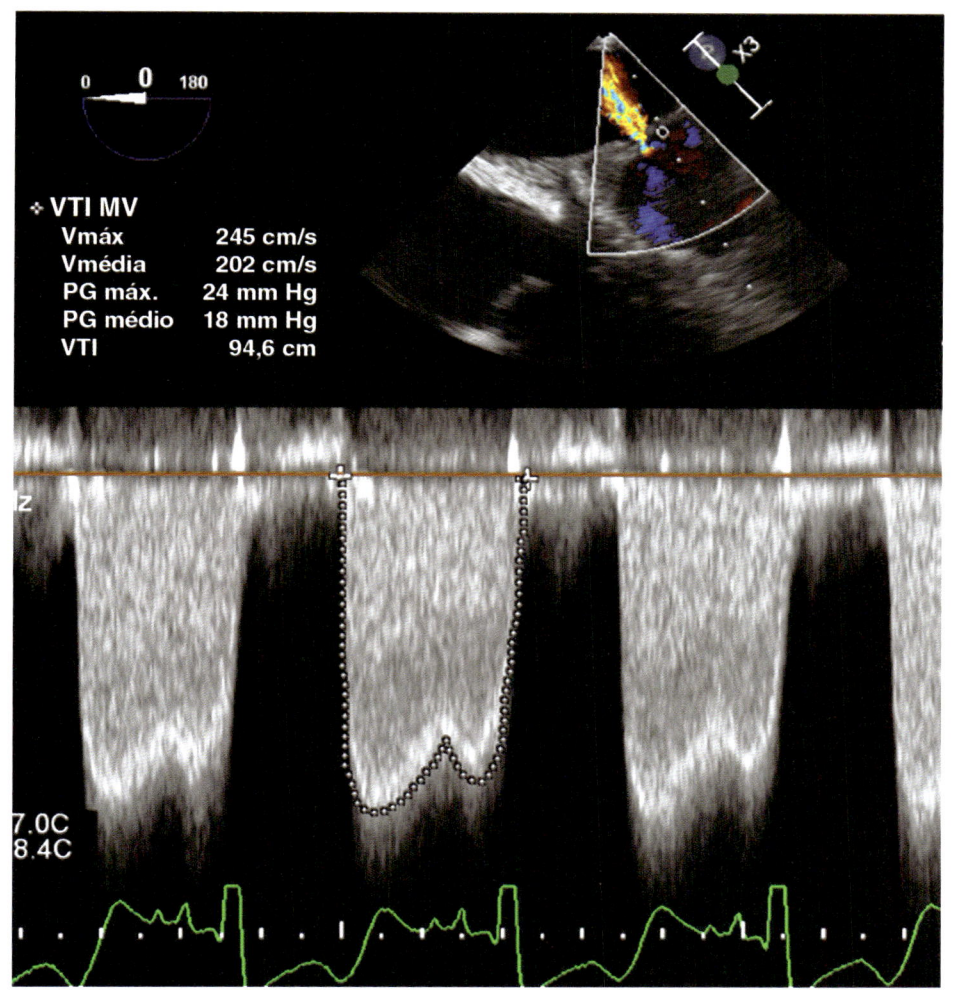

Fig. 5.63 Doppler de onda contínua (CW) através da prótese mitral mostra um gradiente diastólico médio acentuadamente elevado de 18 mm Hg.

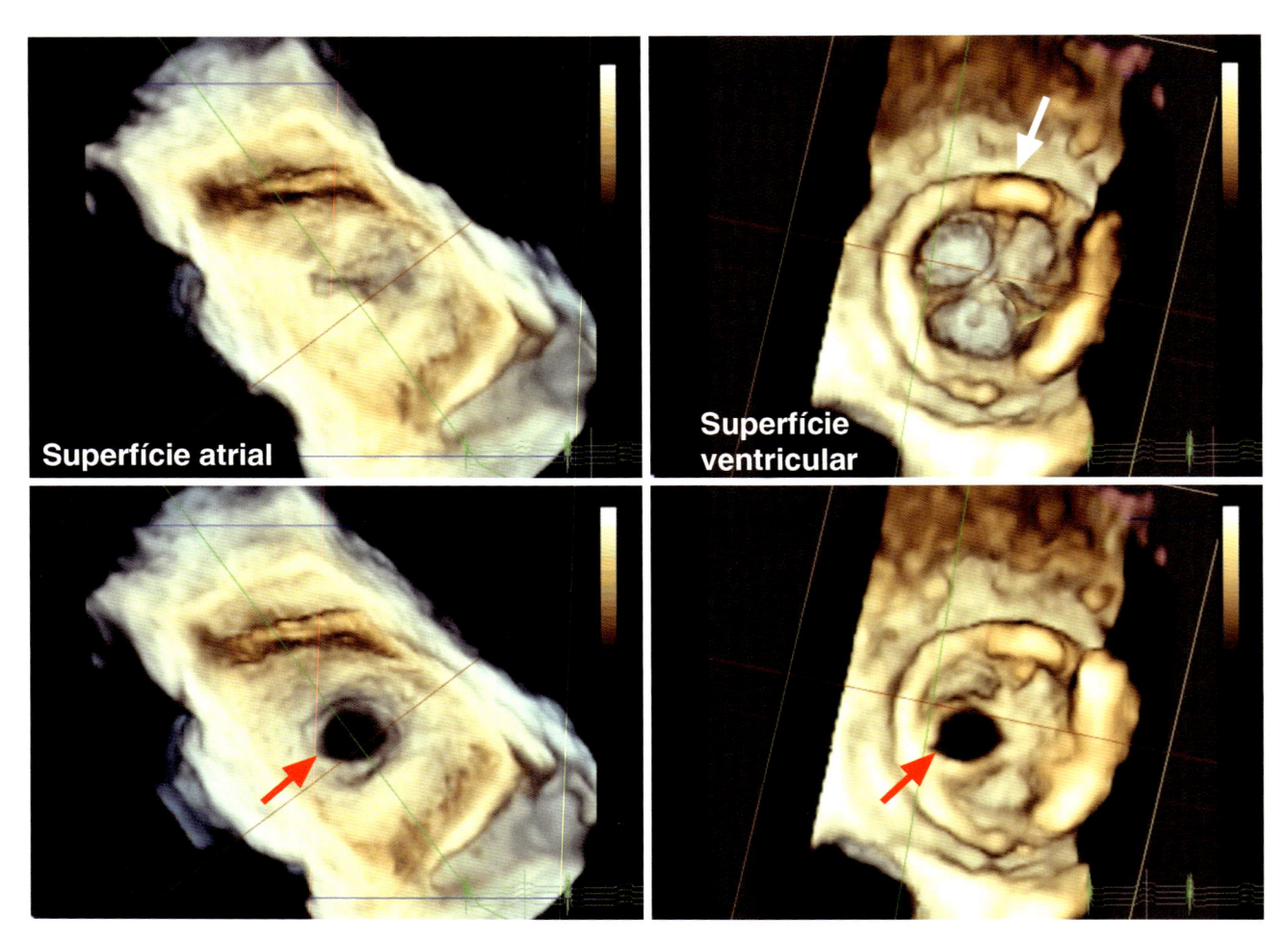

Fig. 5.64 ▶ A imagem é uma TEE 3D da bioprótese mitral. As duas imagens superiores mostram a valva em sístole, e as duas imagens inferiores mostram a valva em diástole. A seta branca indica uma das colunas valvares. Na superfície atrial, os folhetos valvares aparecem ocultados na sístole, embora pareçam relativamente normais quando visualizados na superfície ventricular. Nas duas imagens inferiores, há extrema restrição da abertura dos folhetos e, em tempo real, duas das três cúspides não se movimentam. As setas vermelhas indicam o orifício valvar.

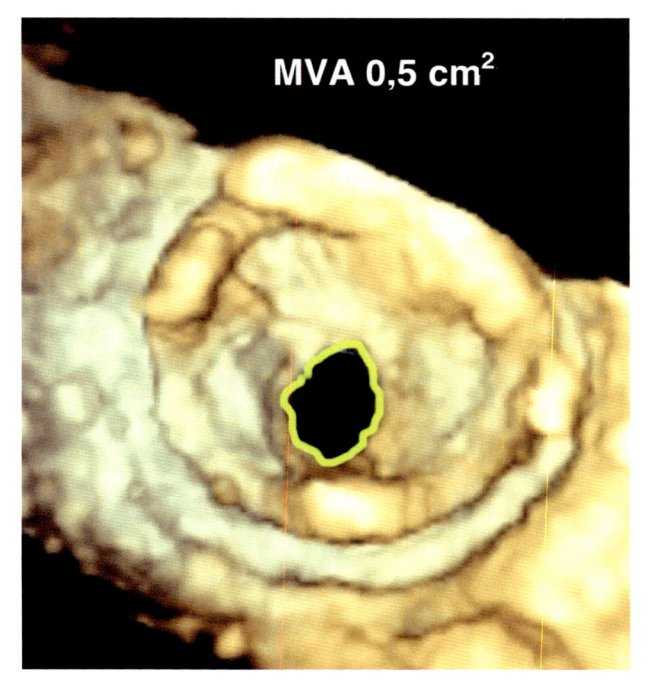

Fig. 5.65 Com o uso de uma reconstrução biplanar, o orifício foi identificado, e uma planimetria foi usada para medir a área da valva mitral (MVA) de 0,5 cm².

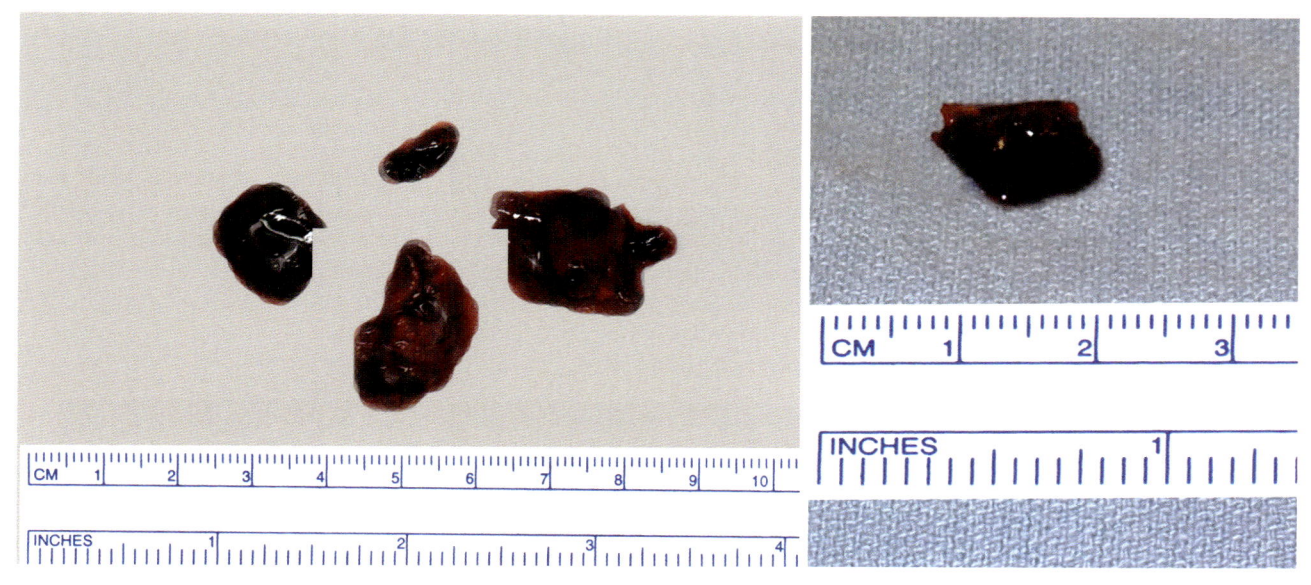

Fig. 5.66 Múltiplos trombos removidos da valva. A prótese foi deixada *in situ*, e funcionou bem após desmame ventilatório.

Comentários

Trombose aguda de uma valva bioprotética logo após o implante é rara, mas ocorre e está possivelmente associada à falta de endotelização dos folhetos bioprotéticos e anel de sutura. No caso atual, a trombose foi facilitada pela estagnação sanguínea nas câmaras esquerdas em razão do uso de ECMO. Trombólise não é indicada para trombose valvar esquerda por causa do risco de embolia sistêmica. O rápido diagnóstico e intervenção cirúrgica neste paciente levaram a um resultado clínico favorável, sem um evento embólico sistêmico. As atuais diretrizes indicam que a anticoagulação com varfarina é aceitável nos 3 primeiros meses após a substituição de valva mitral por bioprótese (Classe IIa) e pode ser considerada nos 3 primeiros meses após substituição de valva aórtica por bioprótese (Classe IIb).

Leitura Sugerida

1. Nishimura RA, Otto CM, Bonow RO, et al: American College of Cardiology/American Heart Association Task Force on Practice Guidelines: 2014 AHA/ACC guideline for the management of patients with valvular heart disease: executive summary: a report of the American College of Cardiology/American Heart Association Task Force on Practice Guidelines, J Am Coll Cardiol 63(22):2438–2488, 2014.

2. Griffin BP, Rodriguez R, Tan C, et al: Early bioprosthetic valve failure: mechanistic insights via correlation between echocardiographic and operative findings, J Am Soc Echocardiogr 28(10): 1131–1148, 2015.

CASO 5-12
Regurgitação de Valva Mitral Bioprotética

Esta mulher de 40 anos de idade foi primeiro submetida a uma substituição de valva mitral aos 23 anos de idade para doença reumática da valva mitral, com nova substituição de valva mitral aos 30 anos de idade com uma valva bioprotética com sustentação. Aos 36 anos, ela desenvolveu sintomas de insuficiência cardíaca após o nascimento de seu primeiro filho, seguido por um novo episódio de fibrilação atrial. Seu curso clínico tem sido complicado por diabetes, hipotireoidismo, anemia e apneia do sono. A ecocardiografia mostrou uma movimentação exagerada dos folhetos da valva protética, com regurgitação mitral grave. Ela foi encaminhada para uma nova substituição valvar.

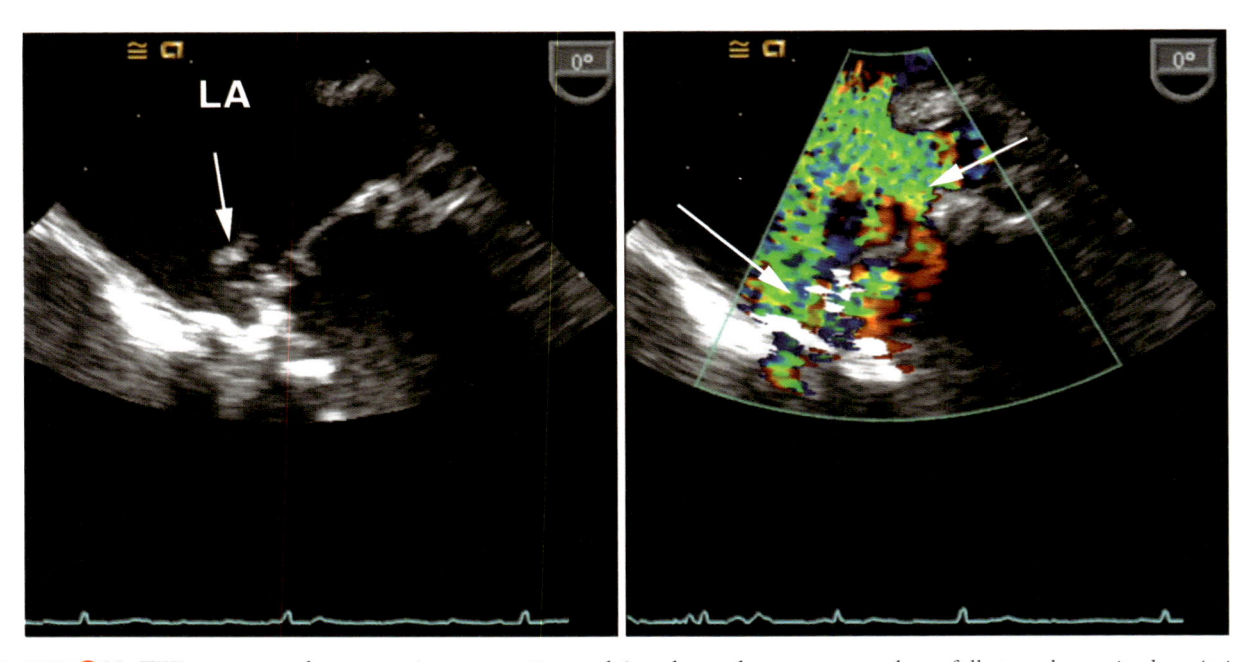

Fig. 5.67 ⬤ Na TEE com corte de quatro câmaras em 0 grau, há prolapso da massa anexada ao folheto valvar mitral no átrio esquerdo na sístole (*à esquerda*) com o Doppler em cores (*à direita*), mostrando pelo menos dois jatos regurgitantes, um paravalvar medialmente e um pela área central dos folhetos valvares (*setas*)

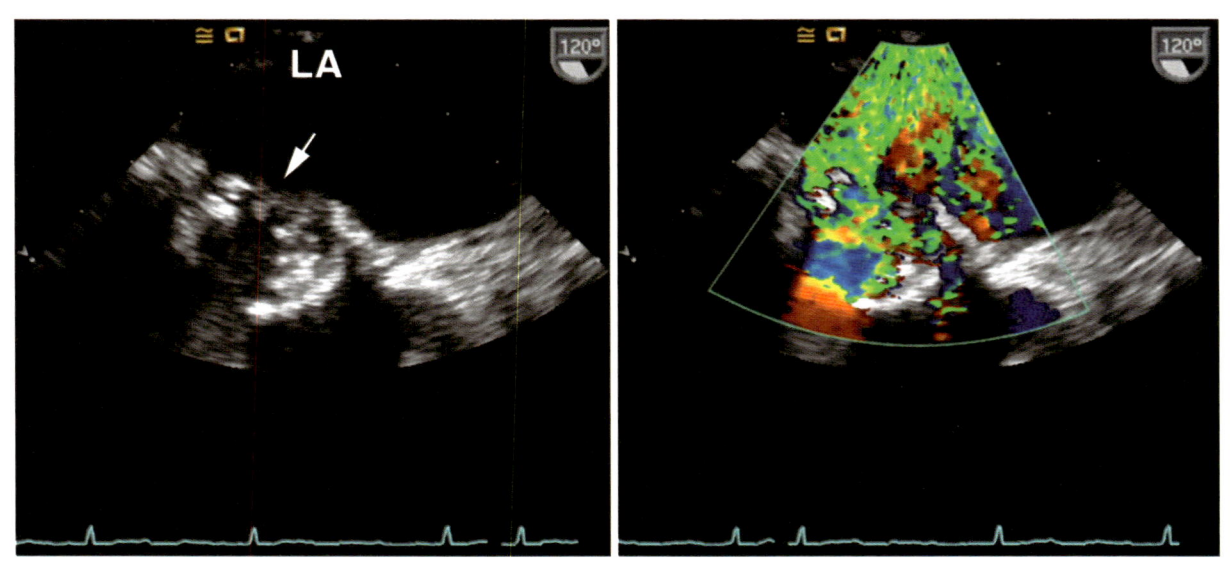

Fig. 5.68 ⬤ No corte de eixo longo a 120 graus, acentuada irregularidade dos folhetos da valva protética (*seta*) e regurgitação grave são novamente observadas.

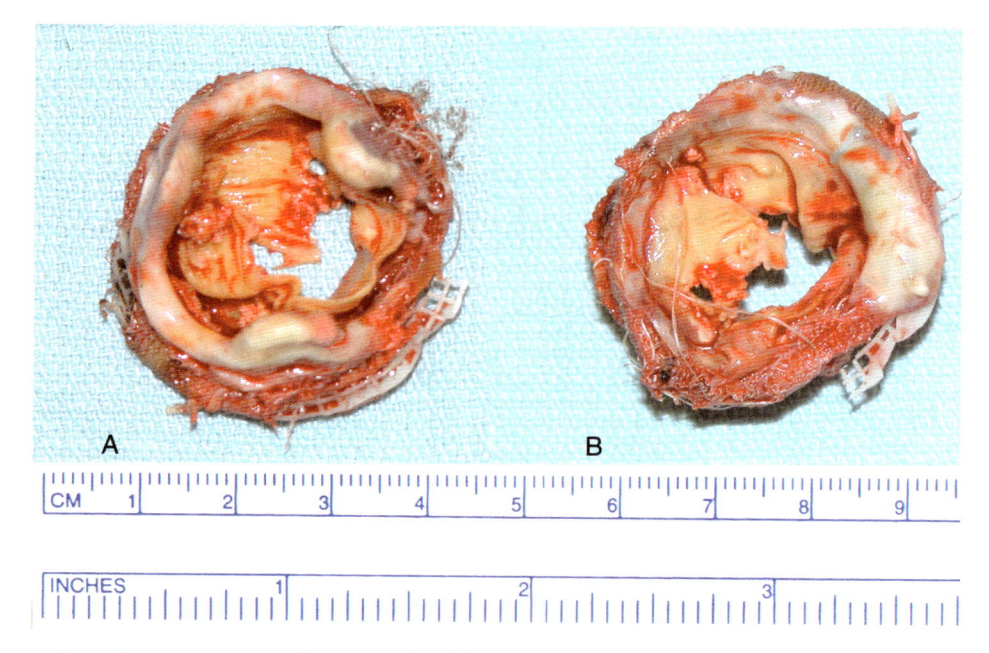

Fig. 5.69 A valva explantada mostra severa destruição dos folhetos valvares quando visualizada a partir da superfície ventricular esquerda (**A**) ou atrial esquerda (**B**) da valva.

Comentários

Esta mulher teve insuficiência estrutural de uma bioprótese mitral apenas 10 anos após a substituição valvar, com sintomas compatíveis com disfunção da valva protética desde 6 anos após o implante da valva. A longevidade dos modelos mais antigos de valvas bioprotéticas era inversamente relacionada com a idade do paciente no momento da cirurgia. Por exemplo, a taxa de 10 anos de ausência de deterioração estrutural em pacientes com mais de 70 anos de idade era de aproximadamente 90%, comparado a apenas 10% em pacientes de 16 a 39 anos e 35% em pacientes de 40 a 49 anos de idade. Permanece controverso se a gravidez acelera a taxa de deterioração da valva bioprotética, mas uma monitorização cuidadosa da função da valva bioprotética durante a gravidez é necessária, dada à rápida taxa de deterioração estrutural em mulheres nesta faixa etária. No entanto, a escolha da valva ideal em adultos mais jovens está em transição, visto que a disponibilidade do implante percutâneo *valve-in-valve* para deterioração estrutural das valvas bioprotéticas.

Leitura Sugerida

1. Yun KL, Miller DC, Moore KA, et al: Durability of the Hancock MO bioprosthesis compared with standard aortic valve bioprostheses, Ann Thorac Surg 60(2 Suppl):S221–S228, 1995.
2. Johnston DR, Soltesz EG, Vakil N, et al: Long-term durability of bioprosthetic aortic valves: implications from 12,569 implants, Ann Thorac Surg 99(4):1239–1247, 2015.
3. Lawley CM, Lain SJ, Algert CS, et al: Prosthetic heart valves in pregnancy, outcomes for women and their babies: a systematic review and meta-analysis, BJOG 122(11):1446–1455, 2015.

CASO 5-13
Endocardite de Valva Mitral Bioprotética com Regurgitação Paravalvar

Este homem de 52 anos de idade foi submetido a uma substituição de valva mitral por endocardite 15 anos antes, com nova substituição de valva mitral 2 meses atrás por degeneração tecidual da prótese. Seu curso pós-operatório foi complicado por infecção da ferida do esterno, síndrome da dificuldade respiratória do adulto (ARDS), septicemia por *Staph. aureus* e insuficiência renal aguda. Naquele momento, os ecocardiogramas transtorácico e transesofágico mostraram função valvar normal, sem evidência de infecção. Ele foi tratado com antibióticos IV e desbridamento da ferida do esterno, mas teve deterioração clínica progressiva. Ele foi transferido para nosso centro médico em choque cardiogênico agudo com regurgitação mitral grave, presumivelmente por causa de uma endocardite de valva protética.

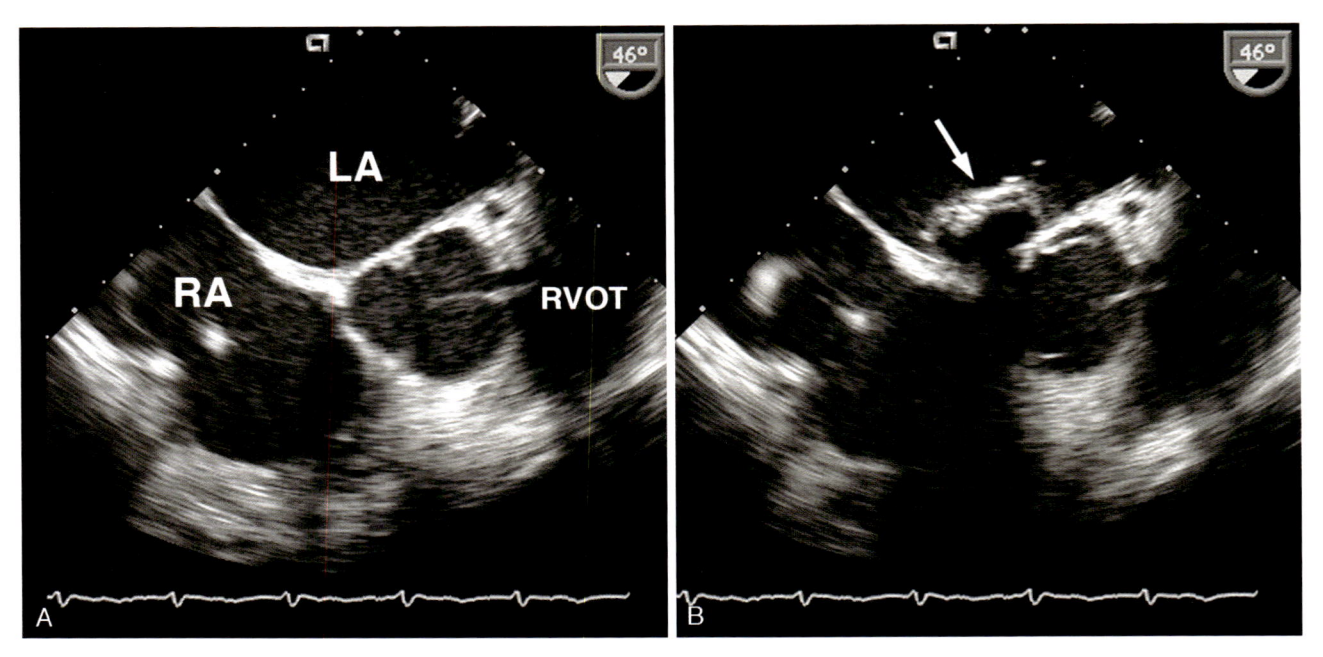

Fig. 5.70 ● Corte de eixo curto ao nível da valva aórtica (rotação de 46 graus) na diástole (**A**) mostra a valva aórtica fechada e o átrio esquerdo (LA) normal. Um cateter está presente no átrio direito (RA). Na sístole (**B**), há prolapso de uma grande massa ecodensa no LA (*seta*), presumivelmente proveniente da prótese valvar mitral.

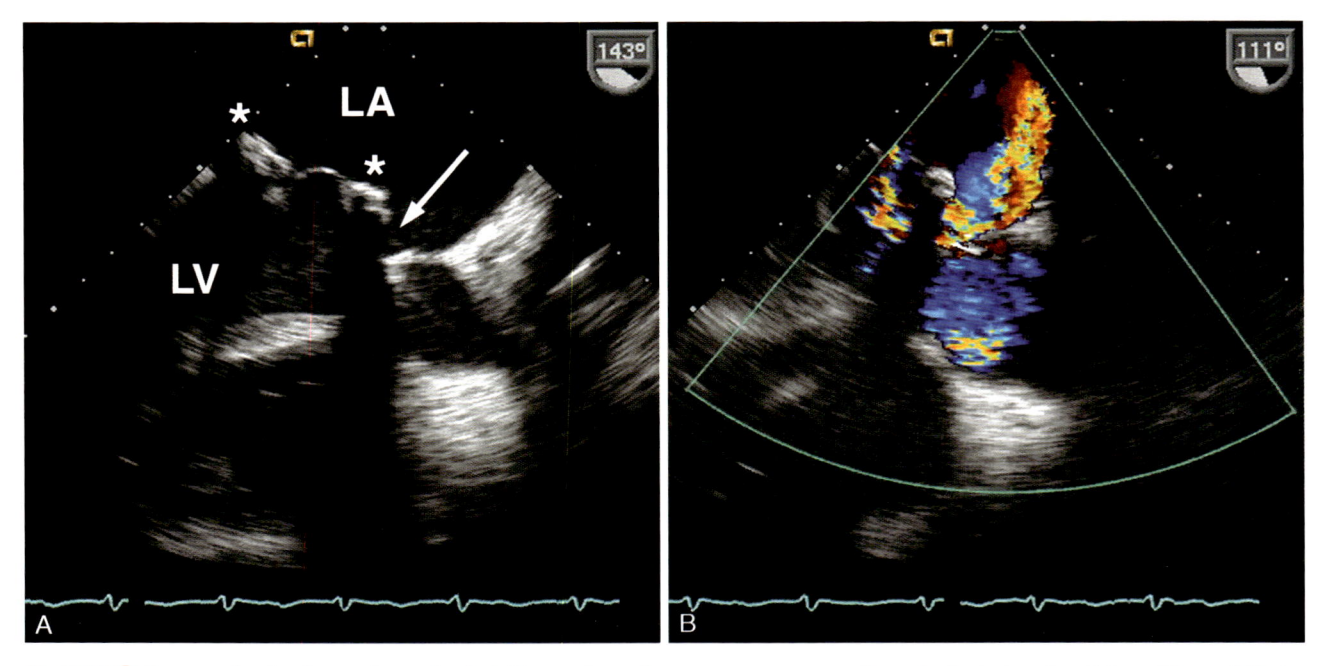

Fig. 5.71 ● O corte de eixo longo (rotação de 143 graus) confirma que a massa prolapsada (*asteriscos*) está inserida no folheto mitral. A seta indica o local onde a valva apresenta deiscência a partir do ânulo (**A**). A fluxometria em cores (**B**) demonstra regurgitação mitral significativa. Na cirurgia, a prótese valvar mitral estava envolvida por vegetações e apresenta deiscência a partir do ânulo, sendo mantida no local apenas por duas compressas remanescentes na superfície posterolateral do ânulo. O exame patológico demonstrou vegetações com cocos Gram-positivos. Culturas do tecido valvar mostraram ausência de crescimento. Embora tenha ocorrido crescimento de *Candida albicans* nas culturas do tecido mediastinal, não havia formas fúngicas no tecido valvar.

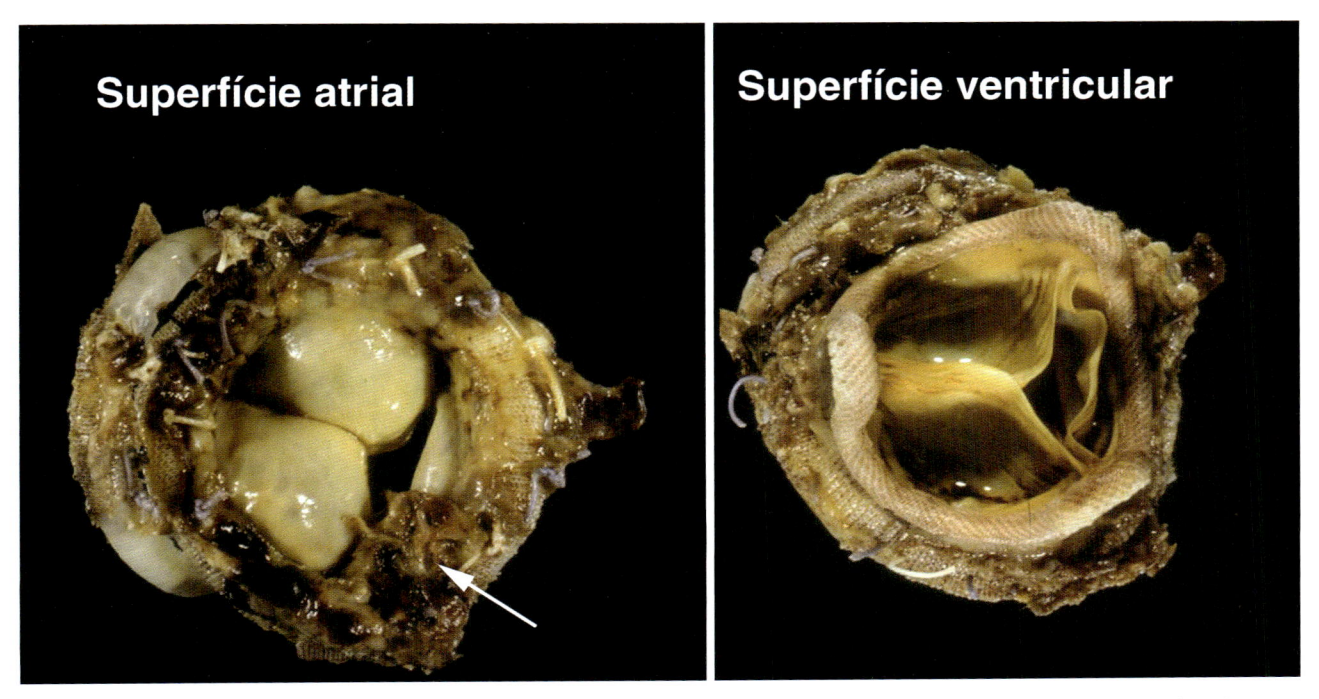

Fig. 5.72 Exame patológico da valva revelou tecido inflamatório circunferencialmente ao redor da borda metálica da valva, bem como uma lesão se projetando sobre uma das cúspides (*seta*). O exame patológico foi compatível com vegetação bacteriana. As três cúspides estavam intactas.

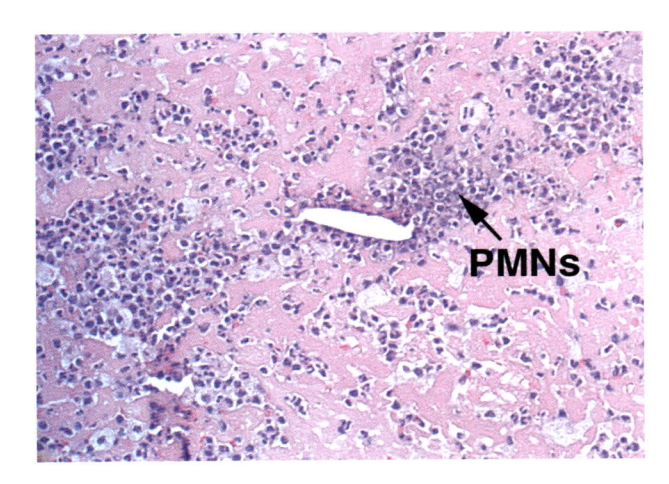

Fig. 5.73 Exame microscópico do tecido ao redor do ânulo revelou inflamação ativa, com camadas de leucócitos polimorfonucleares (PMNs).

Comentários

Este paciente tem endocardite precoce de valva protética, com uma vegetação grande sobre o folheto valvar e infecção do anel de sutura, resultando em deiscência valvar. A maioria dos casos de endocardite de valva protética requer remoção da prótese, além de antibioticoterapia prolongada. Neste paciente, com infecção fúngica do mediastino e uma vegetação grande sobre a valva protética, suspeitou-se de endocardite fúngica. No entanto, o exame patológico foi mais compatível com endocardite por *Staph. aureus*, enfatizando que amplas vegetações podem ser observadas nas endocardites bacteriana e fúngica. *Staph. aureus* é um microrganismo muito virulento, e há uma alta prevalência de abscesso paravalvar e resultados desfavoráveis em pacientes com endocardite por *Staph. aureus*.

Leitura Sugerida

1. Cahill TJ, Prendergast BD: Infective endocarditis, Lancet 387(10021):882–893, 2016.
2. Kang DH: Timing of surgery in infective endocarditis, Heart 101(22):1786–1791, 2015.

CASO 5-14
Estenose de Valva Mitral Bioprotética com Perfuração de Folheto

Este homem de 49 anos de idade relatou que houve piora significativa de tolerância ao exercício, com falta de ar aos mínimos esforços ao longo dos últimos meses. Ele foi submetido à substituição com valvas mitral e aórtica bioprotéticas por endocardite 10 anos antes e, então, uma nova substituição de valva aórtica bioprotética anos após sua cirurgia original. A TTE recente demonstra estenose mitral bioprotética grave.

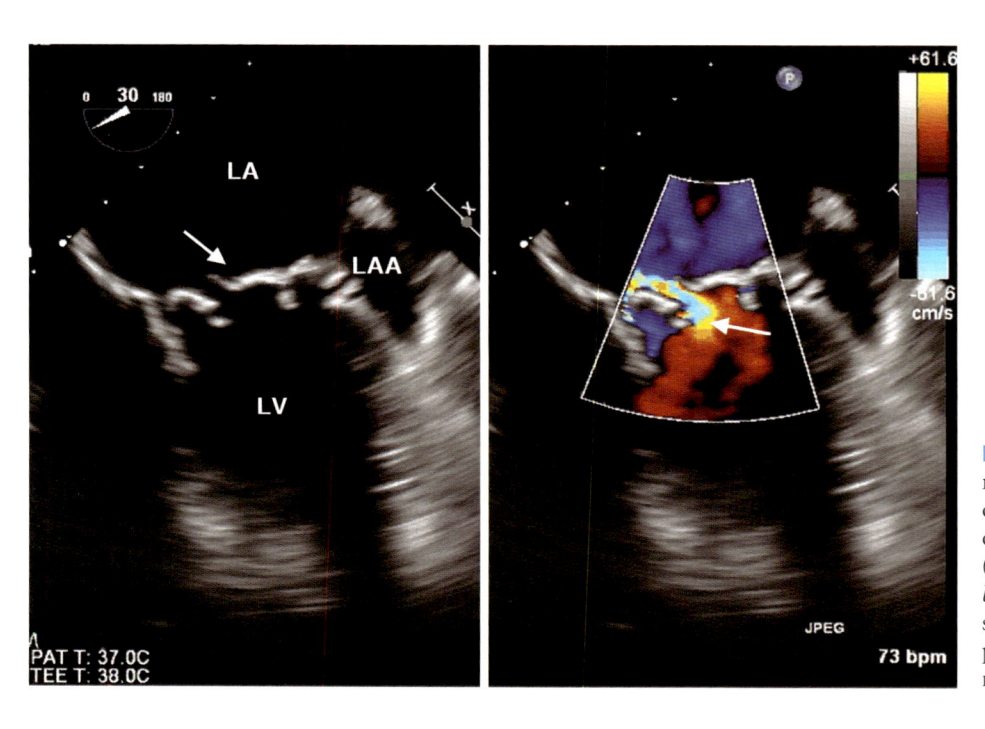

Fig. 5.74 ◐ No corte do plano médio-esofágico a 30 graus, observa-se prolapso do folheto ou de uma porção do folheto (*imagem à esquerda, seta branca*). Na imagem à direita, a seta branca indica o jato periférico de regurgitação mitral.

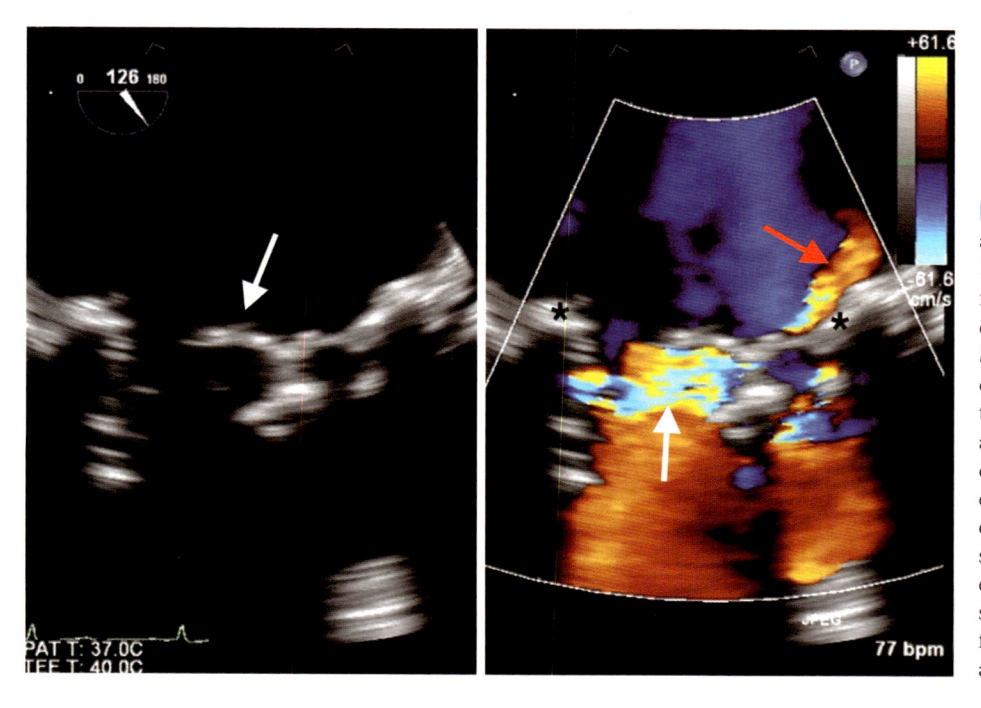

Fig. 5.75 ◐ Com o transdutor agora virado para um ângulo de 126 graus, a imagem à esquerda novamente demonstra ruptura da coaptação sistólica (*seta branca*). O Doppler em cores demonstra o mesmo jato transvalvar central da figura anterior, mas agora há evidência de um jato menor direcionado excentricamente, que parece ser originado no interior do anel de sutura (*seta vermelha*). E excentricidade do jato levanta a suspeita de perfuração de folheto. Os asteriscos marcam o anel de sutura da valva.

CASO 5-14 Estenose de Valva Mitral Bioprotética com Perfuração de Folheto 187

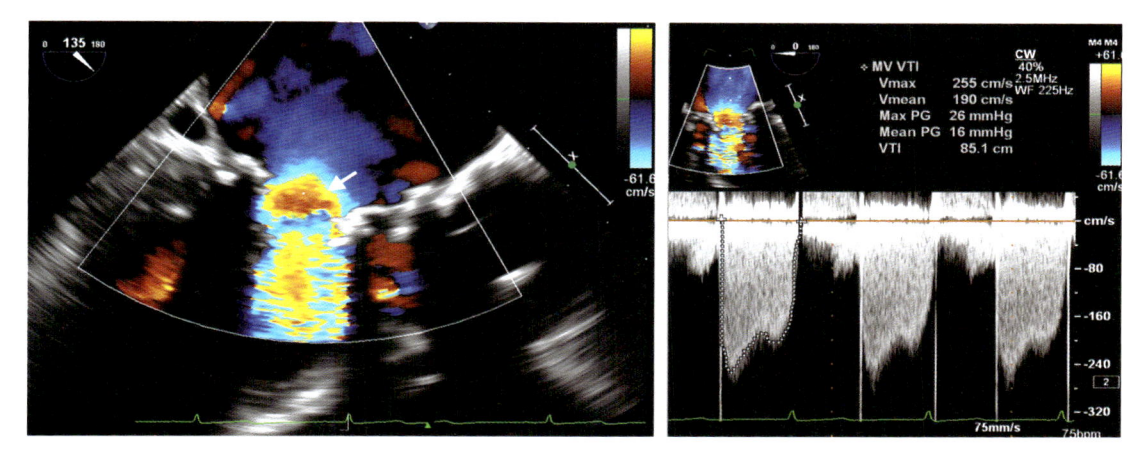

Fig. 5.76 A figura à esquerda demonstra a aceleração do fluxo (*seta*) no orifício mitral. Na figura à direita, o Doppler de CW mostra o gradiente médio de 16 mm Hg, indicativo de estenose grave de valva protética.

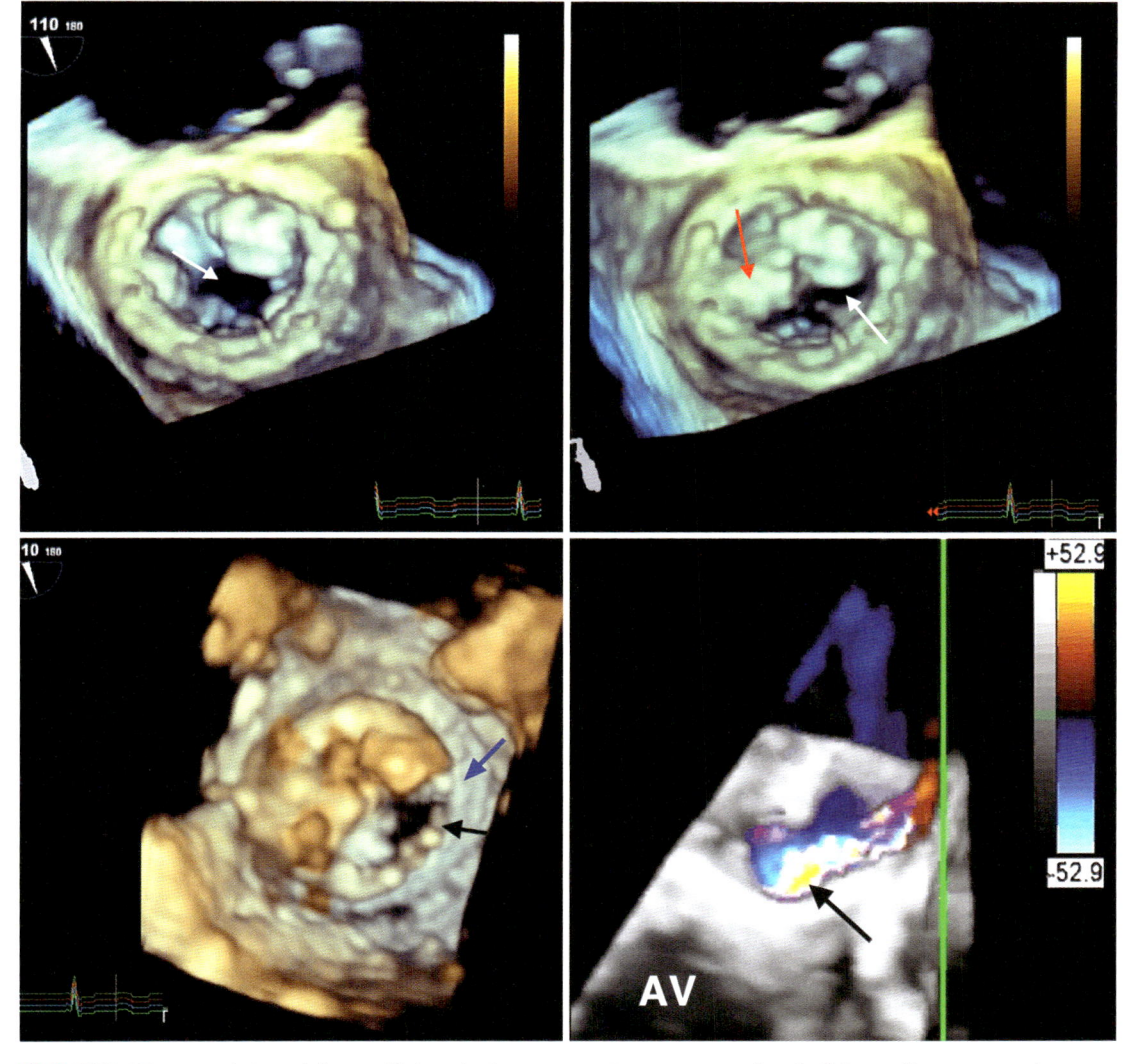

Fig. 5.77 ▶ ▶ TEE 3D na posição médio-esofágica. As imagens estão na perspectiva do LA nas figuras superior esquerda (diástole) e superior direita (sístole), e na perspectiva do LV na figura inferior esquerda. O orifício diastólico é pequeno (*seta branca*), e durante a sístole há coaptação incompleta (*seta branca*). A porção calcificada de um dos folhetos (*seta vermelha*) é observada prolapsando livremente em tempo real. Na perspectiva do LV, a seta preta aponta para o defeito que é mais provável uma perfuração de folheto; está claramente no interior do anel de sutura da valva (*seta azul*). Na figura inferior direita, o Doppler em cores 3D mostra que o jato periférico está direcionado em direção anterolateral.

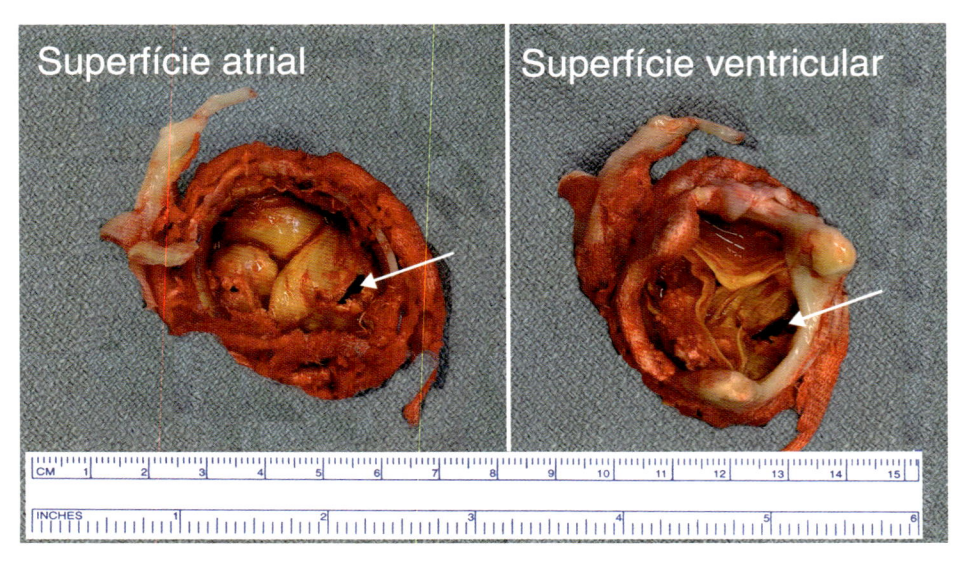

Fig. 5.78 Valva explantada é vista nas perspectivas atrial e ventricular. Há espessamento generalizado dos folhetos, e perfuração de folheto é observada.

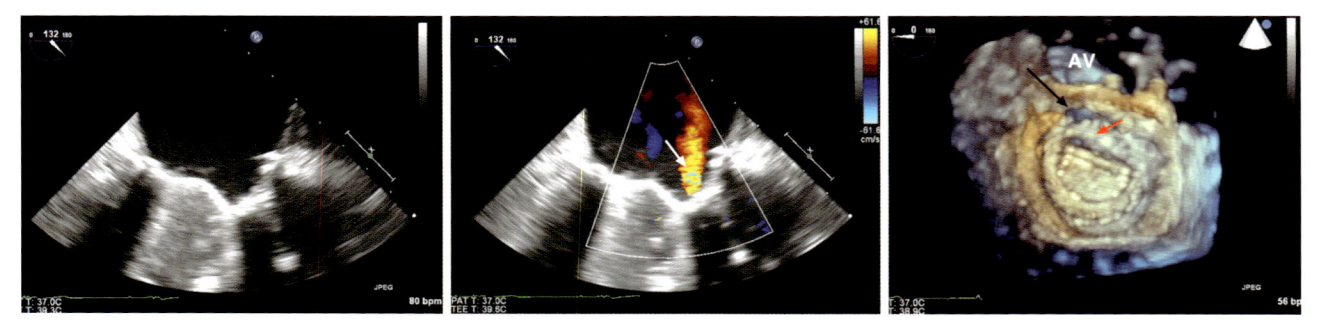

Fig. 5.79 ▶ ▶ A prótese mecânica de duplo folheto foi colocada (*imagem à esquerda*), mas após o desmame ventilatório, um jato regurgitante perivalvar anterolateral foi observado (*seta branca, imagem central*). A TEE 3D (*imagem à direita*) mostra onde o anel de sutura (*seta vermelha*) foi afastado do ânulo nativo, criando um defeito (*seta preta*). O paciente retornou para a ventilação mecânica, e o defeito foi fechado.

Comentário

Este caso ilustra o uso de imagens 3D para demonstrar uma perfuração de folheto de uma valva mitral bioprotética degenerada. Embora os dados do Doppler tenha sugerido que a fístula tenha sido causada por uma disfunção de folheto, o diagnóstico não pode ser estabelecido com imagens 2D. É importante a distinção entre regurgitações transvalvar e paravalvar, pois as opções terapêuticas para uma fístula paravalvar incluem reparo cirúrgico (como neste caso) ou fechamento com um dispositivo por meio de uma abordagem percutânea (ver Capítulo 14).

Leitura Sugerida

1. Lang R, Tsang W: 3D echocardiography: principles of image acquisition, display and analysis. In Otto CM, editor: The practice of clinical echocardiography, ed 5, Philadelphia, 2016, Elsevier.

CASO 5-15
Regurgitação de Valva Tricúspide Bioprotética

O paciente se apresentou quase 20 anos antes desta hospitalização com traumatismo por veículo automotor que resultou em regurgitação tricúspide grave, necessitando de uma substituição com valva bioprotética. Ele agora apresenta fadiga crescente, regurgitação tricúspide grave com aumento importante do RA. Na CT, foi constatado que o paciente tem um RV muito aumentado, com várias aderências contra o esterno. Por causa disto, uma toracotomia direita limitada foi proposta, com abordagem minimamente invasiva com canulação inguinal.

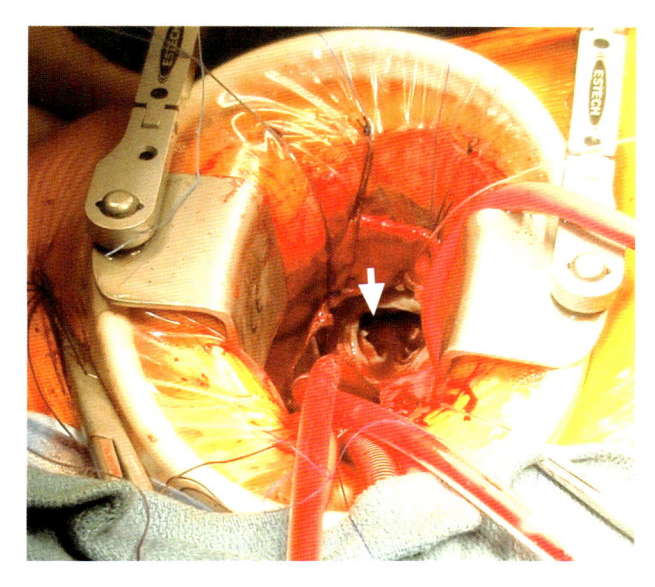

Fig. 5.80 Através da toracotomia direita, o átrio direito é incisado, e a valva tricúspide é exposta (*seta*).

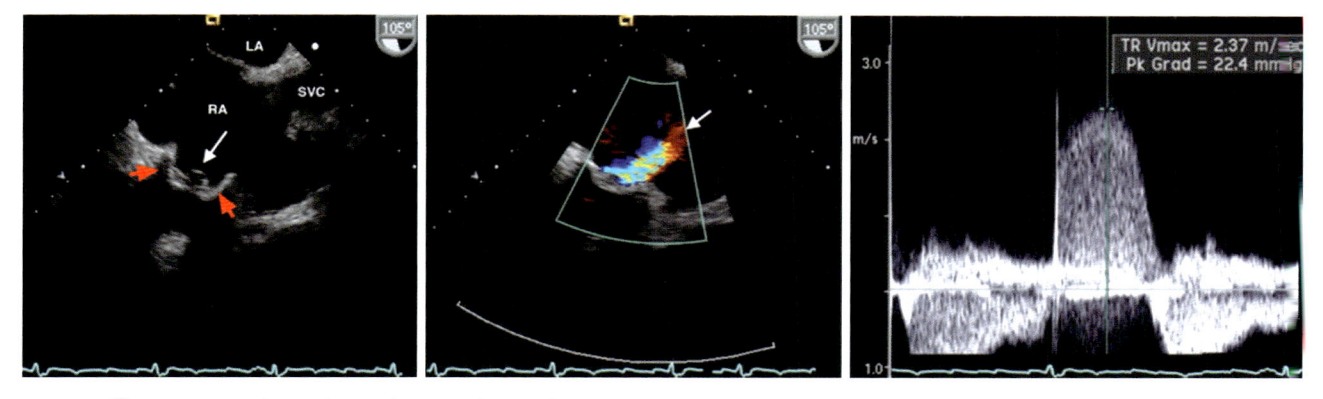

Fig. 5.81 ⊙ Neste corte bicaval, no plano médio-esofágico e ligeiramente girado medialmente para incluir a valva tricúspide, a figura à esquerda ilustra movimentação exagerada de uma porção da bioprótese tricúspide (*seta branca*). Setas vermelhas indicam duas das três colunas valvares. Na figura central, jato periférico de TR é observado (*seta branca*). A largura do jato sugere uma regurgitação pelo menos moderada. O Doppler de CW na figura à direita mostra uma velocidade anterógrada de 2,37 m/s.

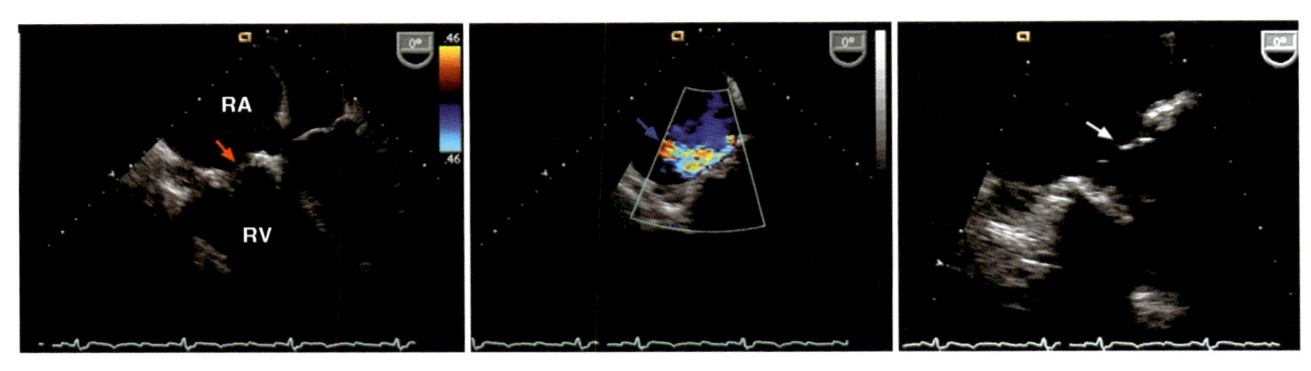

Fig. 5.82 ◐ Na imagem à esquerda, o corte de quatro câmaras no plano médio-esofágico novamente mostra a bioprótese tricúspide com folheto espessado (*seta vermelha, figura à esquerda*). Na imagem central, a seta azul indica o jato de TR. A figura à direita é uma imagem em modo *zoom* da bioprótese tricúspide; calcificação é observada.

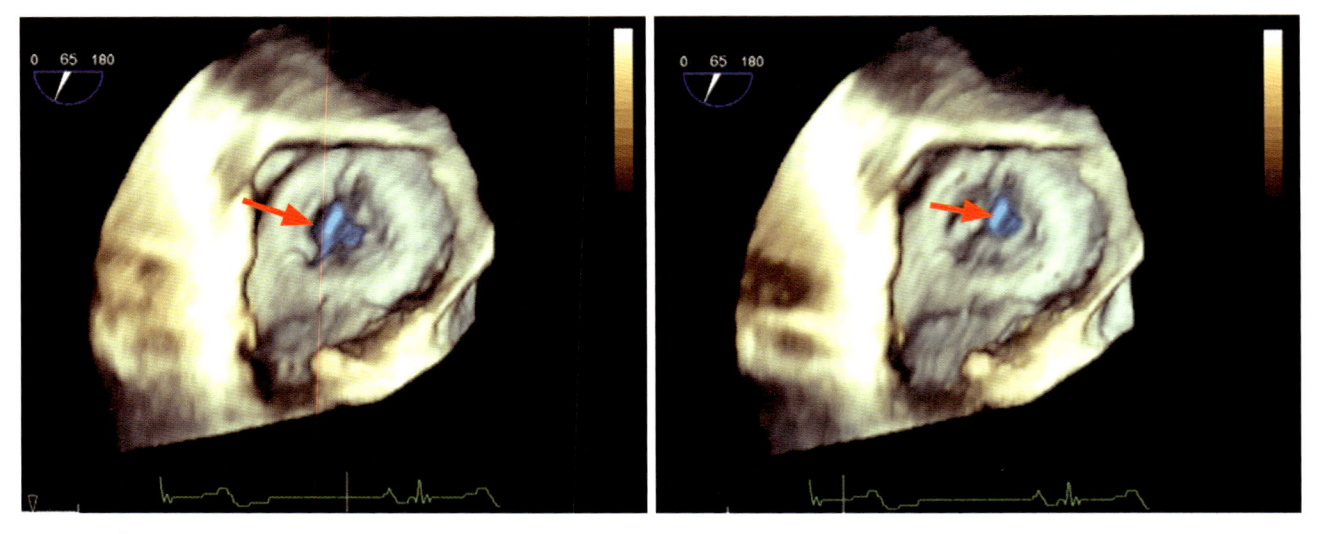

Fig. 5.83 ◐ A TEE 3D da prótese tricúspide é vista na perspectiva atrial direita na diástole (*imagem à esquerda*) e na sístole (*imagem à direita*). As setas vermelhas indicam o orifício valvar, que aparenta ser menor do que o anel de sutura na diástole, compatível com estenose leve. Além disso, a valva não fecha completamente na sístole com um orifício regurgitante grande.

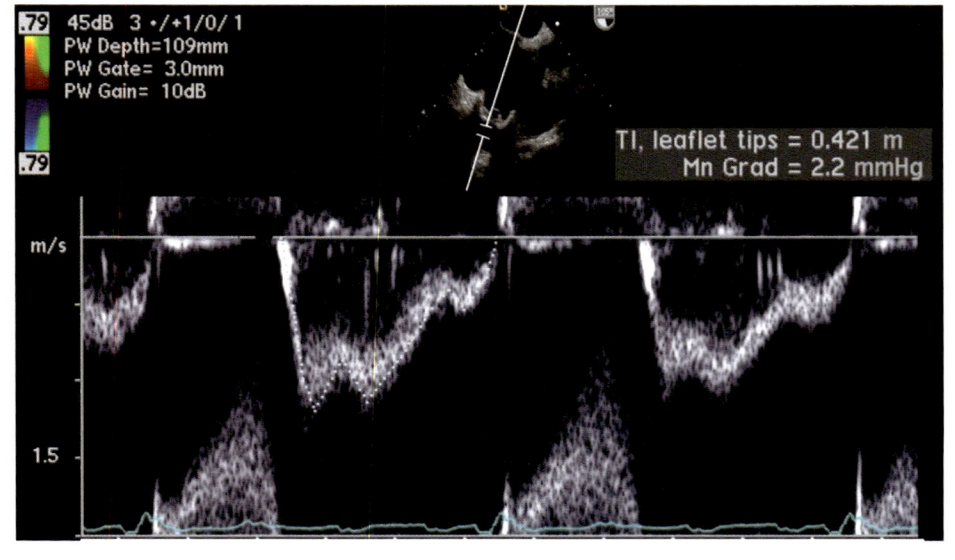

Fig. 5.84 O gradiente médio de influxo tricúspide, obtido a partir de um corte de quatro câmaras no plano médio-esofágico, foi de apenas 2,2 mm Hg, compatível com uma regurgitação sendo a lesão hemodinâmica primária neste paciente.

CASO 5-15 Regurgitação de Valva Tricúspide Bioprotética

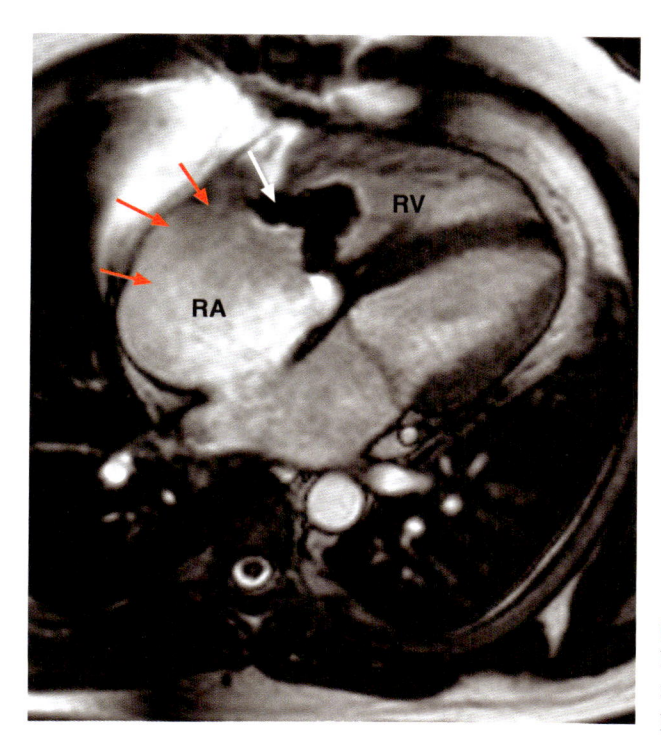

Fig. 5.85 ▶ A MRI cardíaca mostra dilatação da câmara direita, bem como a bioprótese tricúspide (*seta branca*). Em tempo real, o jato da TR pode ser visualizado na parte do RA indicada pelas setas vermelhas.

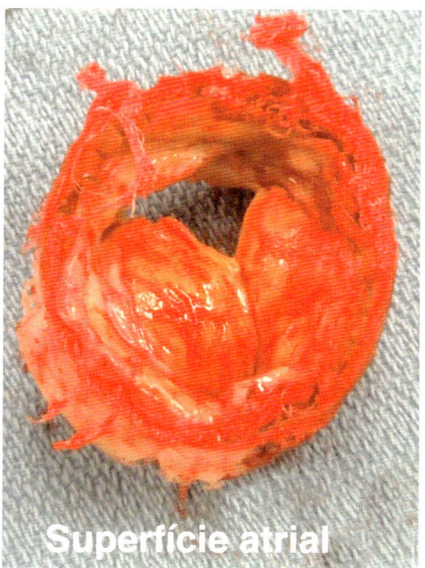

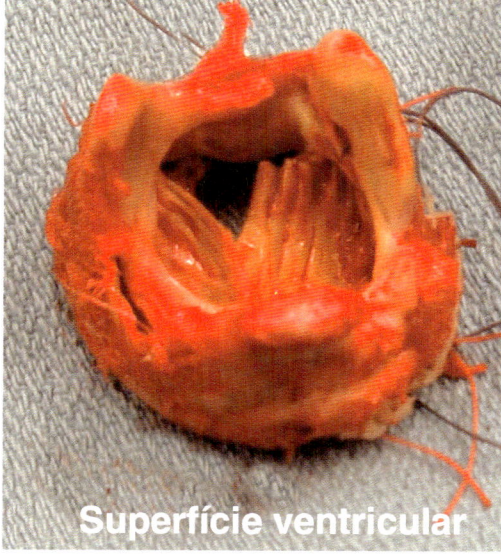

Fig. 5.86 Valva explantada é vista nas perspectivas atrial e ventricular. Há espessamento dos folhetos, e um dos três folhetos está retraído, sendo responsável pela ampla área de orifício regurgitante.

Comentários

A avaliação de uma valva tricúspide bioprotética pode ser difícil, pois os gradientes podem ser baixos, mesmo quando uma estenose grave está presente, se as velocidades de fluxo forem baixas. Regurgitação tricúspide grave pode não ser reconhecida, pois o baixo gradiente de pressão entre o RV e RA resulta em um fluxo de ida e volta relativamente laminar através da ampla área do orifício regurgitante, em vez de um jato significativo ao Doppler em cores como observado com um jato regurgitante mitral de alta velocidade. Neste caso, o registro de Doppler pulsado do fluxo através da valva tricúspide (Fig 5.84) também mostra um fluxo retrógrado laminar na sístole, que sofre *aliasing*, de forma que aparece na parte inferior da escala de velocidade.

Leitura Sugerida

1. Lee SH, Kim SA, Jo SH, et al: Combined traumatic tricuspid regurgitation and acute myocardial infarction after fist blows to the chest, Circulation 129(20):e496–e498, 2014.

2. Avegliano G, Corneli M, Conde D, Ronderos R: Traumatic rupture of the tricuspid valve and multi-modality imaging, Cardiovasc Diagn Ther 4(5):401–405, 2014.

Valvas Protéticas Mecânicas: Disfunção

CASO 5-16
Regurgitação Aórtica Paravalvar

Este homem de 55 anos de idade foi submetido a uma substituição de valva aórtica 6 meses antes, com uma valva mecânica de duplo folheto. Ele agora apresentou um novo sopro diastólico e uma ecocardiografia mostrando regurgitação aórtica grave. Ele foi encaminhado para tratamento cirúrgico.

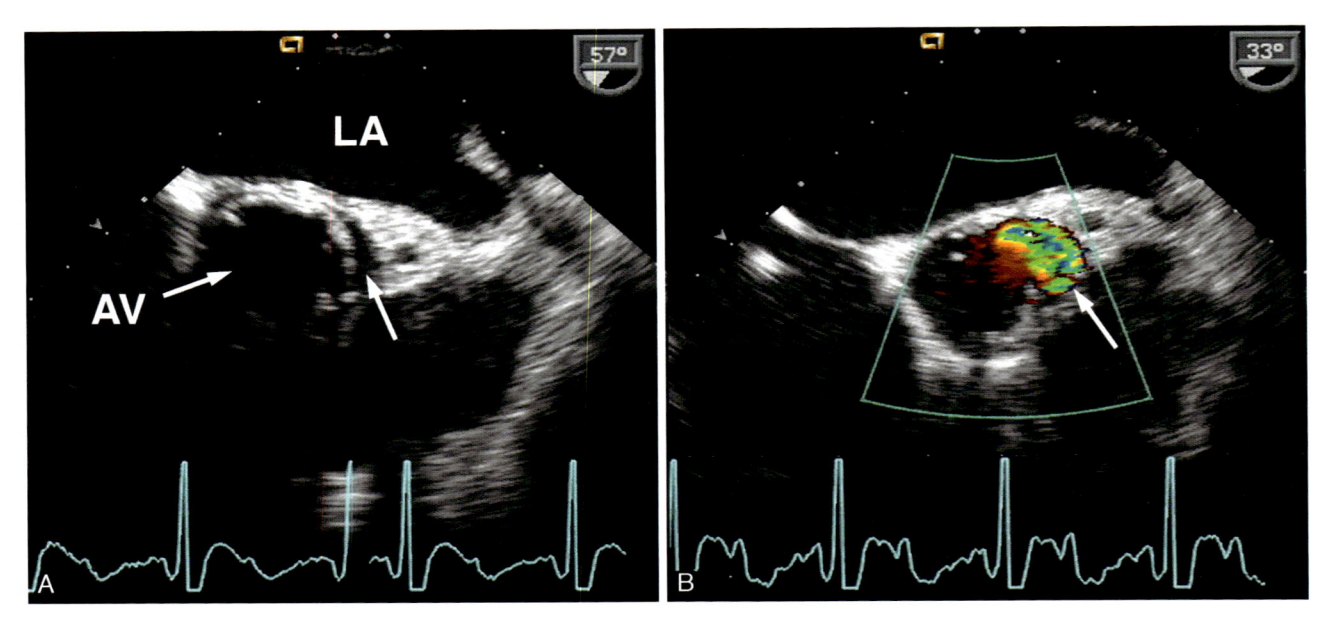

Fig. 5.87 ◗ TEE com corte de eixo curto (**A**) a 57 graus mostra uma área ecolucente em forma de meia-lua (*seta*) ao redor da face da cúspide coronariana esquerda do anel de sutura. O Doppler em cores (**B**) mostra fluxo diastólico nesta região, compatível com regurgitação aórtica (*seta*). Isto representa a *vena contracta* em eixo curto no nível da valva.

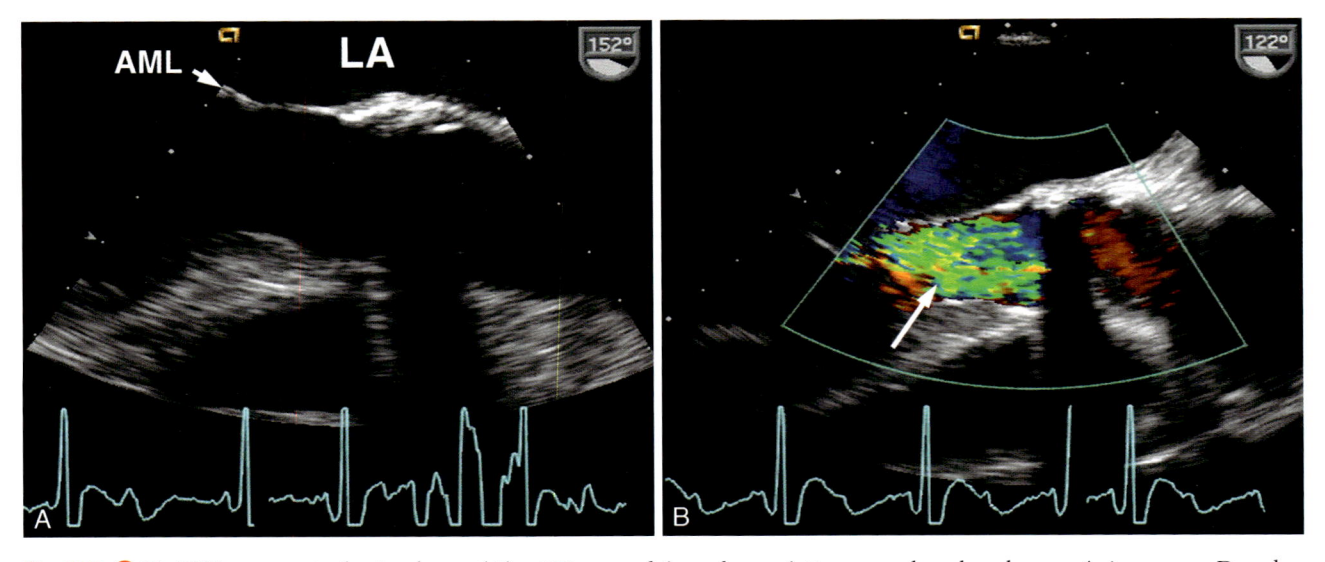

Fig. 5.88 ◗ Na TEE com corte de eixo longo (**A**) a 152 graus, há sombra acústica causada pela valva mecânica, mas o Doppler em cores (**B**) mostra um jato amplo (*seta*) da regurgitação aórtica que preenche a LVOT.

CASO 5-16 Regurgitação Aórtica Paravalvar

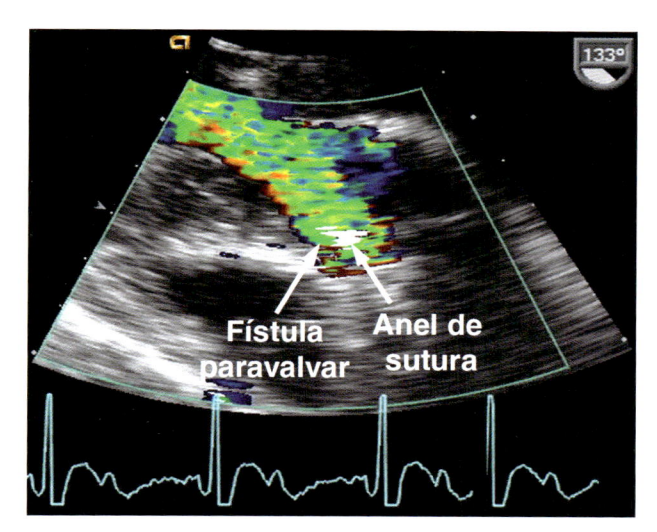

Fig. 5.89 ▶ Um corte transgástrico de eixo longo foi obtido, começando no corte transgástrico de eixo curto a 0 grau e, então, girando o plano de imagem para 133 graus e virando o transdutor medialmente. O Doppler em cores mostra um jato regurgitante aórtico amplo. Este corte é útil com valvas aórticas protéticas, visto que a valva não obscurece a via de saída neste ângulo.

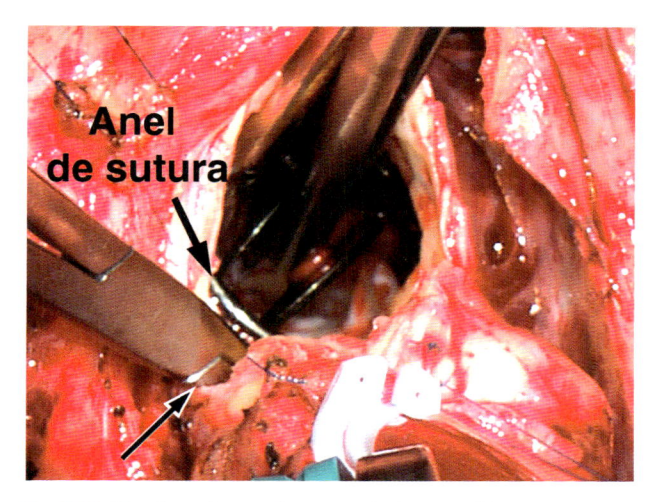

Fig. 5.90 Na cirurgia, a valva parecia intacta. No entanto, em uma inspeção bastante próxima, havia uma área de deiscência (*seta*, instrumento na área de deiscência) se estendendo da superfície imediatamente abaixo do tronco da artéria coronária esquerda lateralmente até a junção das comissuras nativas esquerda e direita. Por causa do fato de que não havia evidência de infecção, isto foi considerado como sendo falha mecânica e sensível ao reparo.

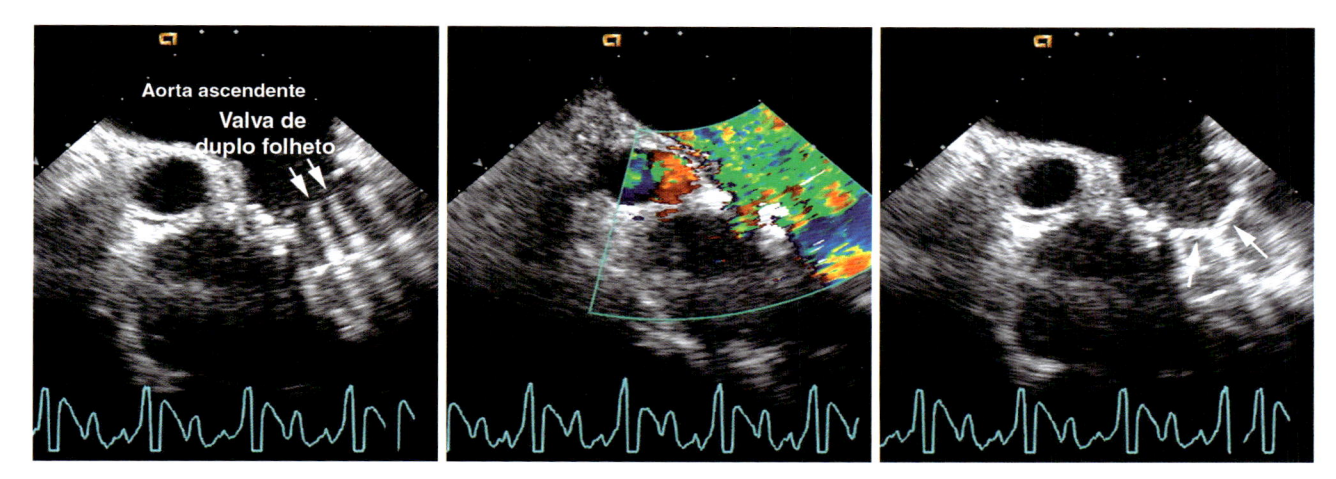

Fig. 5.91 ▶ Escaneamento epiaórtico após correção na sístole mostra mobilidade completa dos folhetos mecânicos (*imagem à esquerda*) e fluxo anterógrado normal (*imagem central*). A imagem à direita na diástole mostra um ângulo normal e ligeiramente obtuso de fechamento dos folhetos (não 180 graus) (*setas*).

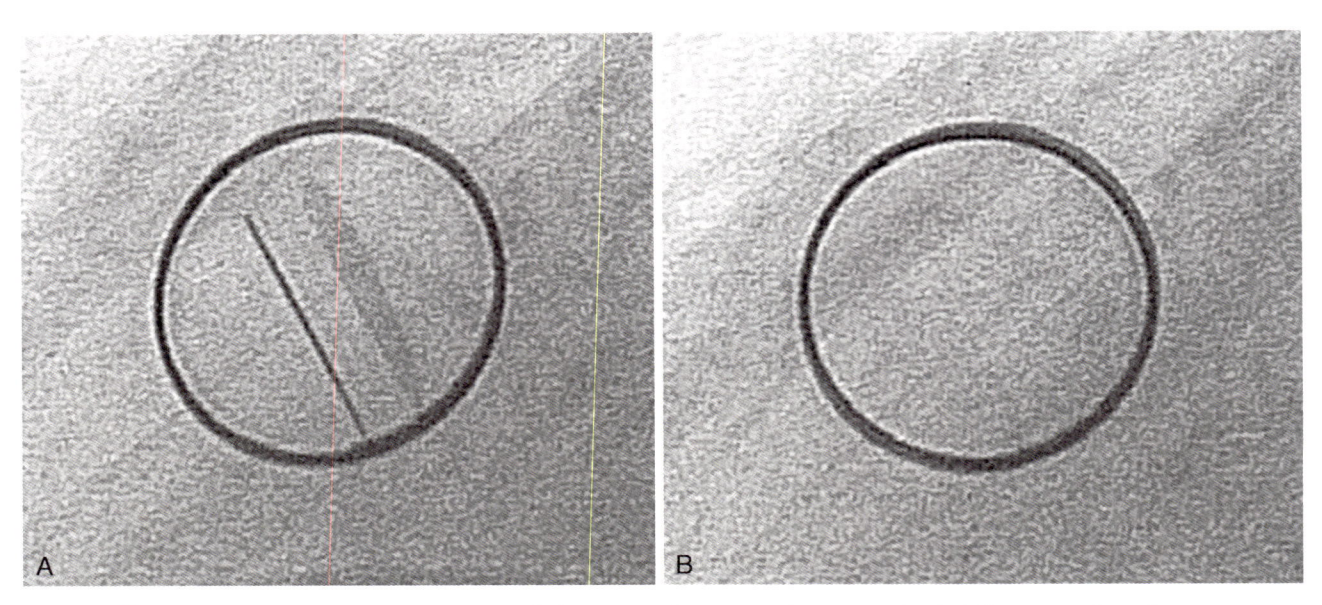

Fig. 5.92 ⏵ A fluoroscopia pós-operatória mostra folhetos completamente abertos na sístole (**A**) e não visíveis durante a diástole (**B**), por causa do ângulo relativo dos folhetos valvares e fonte de raios X.

Comentários

Valvas mecânicas têm uma taxa muito baixa de deterioração estrutural primária, com a interface entre o anel de sutura da valva e o tecido anular nativo sendo o local mais vulnerável para disfunção. Neste paciente, as suturas fixando a valva ao ânulo aórtico foram rompidas. No pós-operatório imediato, a ruptura de suturas pode ocorrer por causa do atrito, caso haja qualquer movimento do anel valvar, ou se o ânulo estiver fibrótico ou calcificado, que é a explicação mais provável neste caso. No pós-operatório tardio, o rompimento mecânico das suturas é menos provável em razão do crescimento de tecido no anel de sutura. A causa mais comum de regurgitação paravalvar tardia é infecção, com formação de abscesso paravalvar.

Regurgitação de uma valva aórtica mecânica é geralmente mais bem avaliada com uma abordagem transtorácica, pois a valva é adequadamente visualizada nesta posição, e a via de saída não é obscurecida pela valva. Com a imagem transesofágica para valvas aórticas protéticas, cautela é necessária para demonstrar regurgitação aórtica. Como neste caso, os cortes transgástricos podem ser úteis para demonstração por Doppler em cores da regurgitação. O exame por Doppler de onda contínua também pode ser diagnóstico.

A imagem epiaórtica e a fluoroscopia da valva demonstram a abertura e fechamento normal desta valva de duplo folheto.

Leitura Sugerida

1. Konoske R, Whitener G, Nicoara A: Intraoperative evaluation of paravalvular regurgitation by transesophageal echocardiography, Anesth Analg 121(2):329–336, 2015.

CASO 5-17
Regurgitação Mitral Paravalvar

Este homem de 55 anos de idade tinha um histórico cardíaco complexo, com três procedimentos cirúrgicos anteriores na valva mitral. Ele foi internado por anemia hemolítica, com sintomas de vertigem e um episódio de síncope. A ecocardiografia transtorácica mostrou regurgitação mitral paravalvar e foi encaminhado para avaliação cirúrgica.

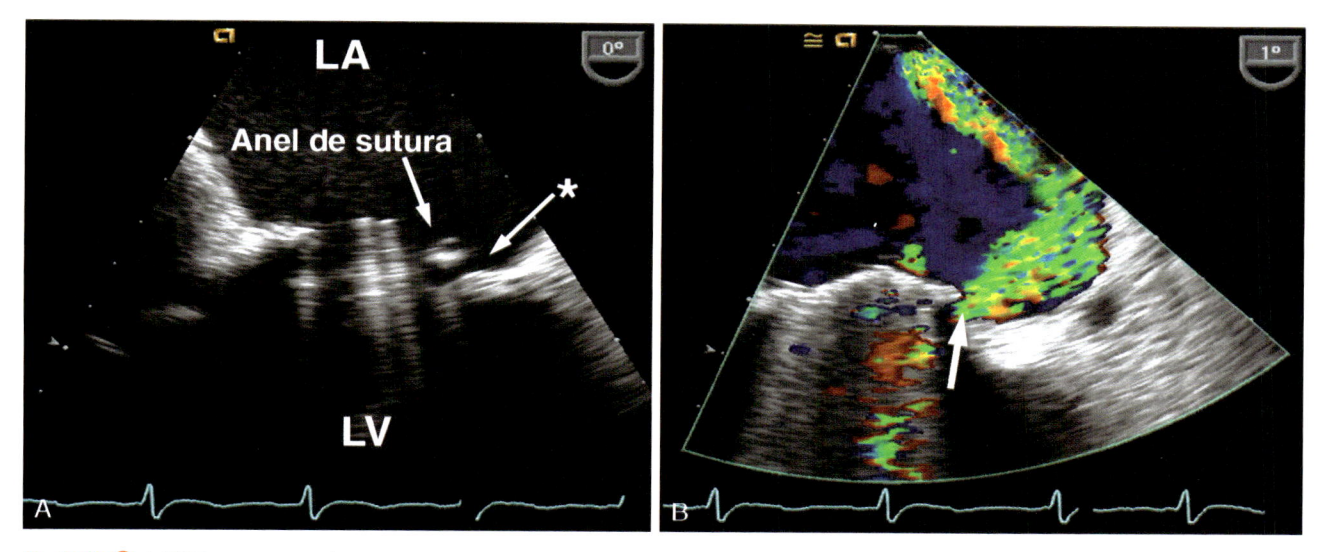

Fig. 5.93 ● A TEE com corte de quatro câmaras a 0 grau mostra a valva mitral de duplo folheto aberta na diástole (A), com uma área de aparente descontinuidade (seta) na lateral do anel de sutura. O Doppler em cores durante a sístole (B, seta) mostra um jato grande de regurgitação mitral paravalvar se originando neste sítio, que é periférico e se estende ao longo da parede lateral do átrio esquerdo. Uma *vena contracta* de 5 mm de largura (seta) é compatível com uma regurgitação pelo menos moderada.

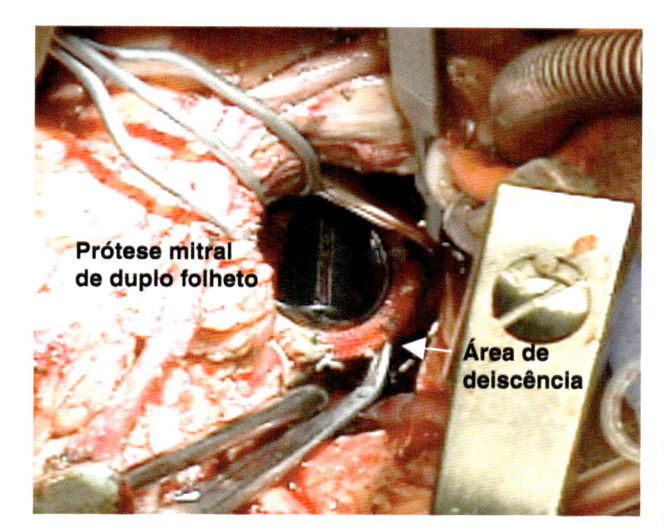

Fig. 5.94 ● Na cirurgia, a visualização a partir da superfície atrial esquerda da valva mostrou uma área de deiscência paravalvar.

Comentários

Este paciente teve regurgitação paravalvar recorrente por causa de um ânulo de calcificação e fibrótico, resultando em ruptura das suturas, sem evidência de infecção. Regurgitação de valvas protéticas mecânicas na posição mitral é mais bem avaliada por imagem transesofágica. Neste caso, é óbvio que a regurgitação é patológica, pois se origina fora do anel de sutura, a *vena contracta* é ampla, e o jato é periférico e turbulento. Compare o jato regurgitante patológico neste exemplo com o jato regurgitante normal observado no Caso 5-4.

Anemia hemolítica é mais comum com a regurgitação paravalvar da valva mecânica na posição mitral, como neste caso. A gravidade da regurgitação é geralmente de apenas leve à moderada, como neste caso, com sintomas secundários à anemia, não à regurgitação. Alguns casos de anemia hemolítica podem ser tratados de modo conservador com reposição de folato e ferro, e ocasional transfusão, mas uma anemia mais grave, refratária à terapia médica, requer intervenção cirúrgica.

Leitura Sugerida

1. Mahjoub H, Pibarot P, Dumesnil JG: Echocardiographic evaluation of prosthetic heart valves, Curr Cardiol Rep 17(6):48, 2015.

CASO 5-18
Movimento Comprometido do Oclusor, Posição Mitral

Este homem de 69 anos de idade havia sido submetido 10 anos antes a um reparo de valva mitral para doença mixomatosa da valva mitral, com ressecção da P2 e anel para anuloplastia. Ao longo dos 3 a 4 meses anteriores à sua admissão hospitalar, ele notou um aumento na falta de ar e uma redução significativa na tolerância ao exercício. Uma TTE mostrou regurgitação aórtica grave, e um jato periférico anteriormente direcionado no reparo mitral prévio. Ele foi agendado para substituição de valvas aórtica e mitral.

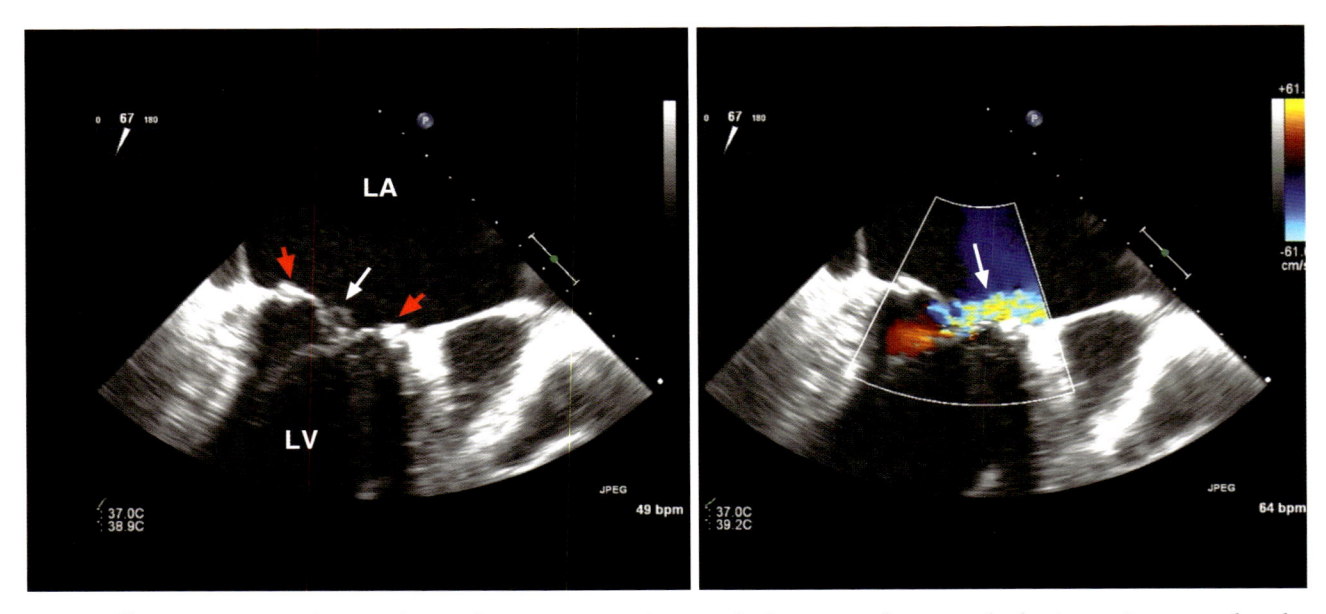

Fig. 5.95 ⊙ Neste corte no plano médio-esofágico, a imagem à esquerda ilustra o anel para anuloplastia previamente colocado na posição mitral (*setas vermelhas*). A seta branca indica prolapso do tecido valvar. Na imagem à direita, a seta branca indica o jato periférico de regurgitação mitral.

CASO 5-18 Movimento Comprometido do Oclusor, Posição Mitral   197

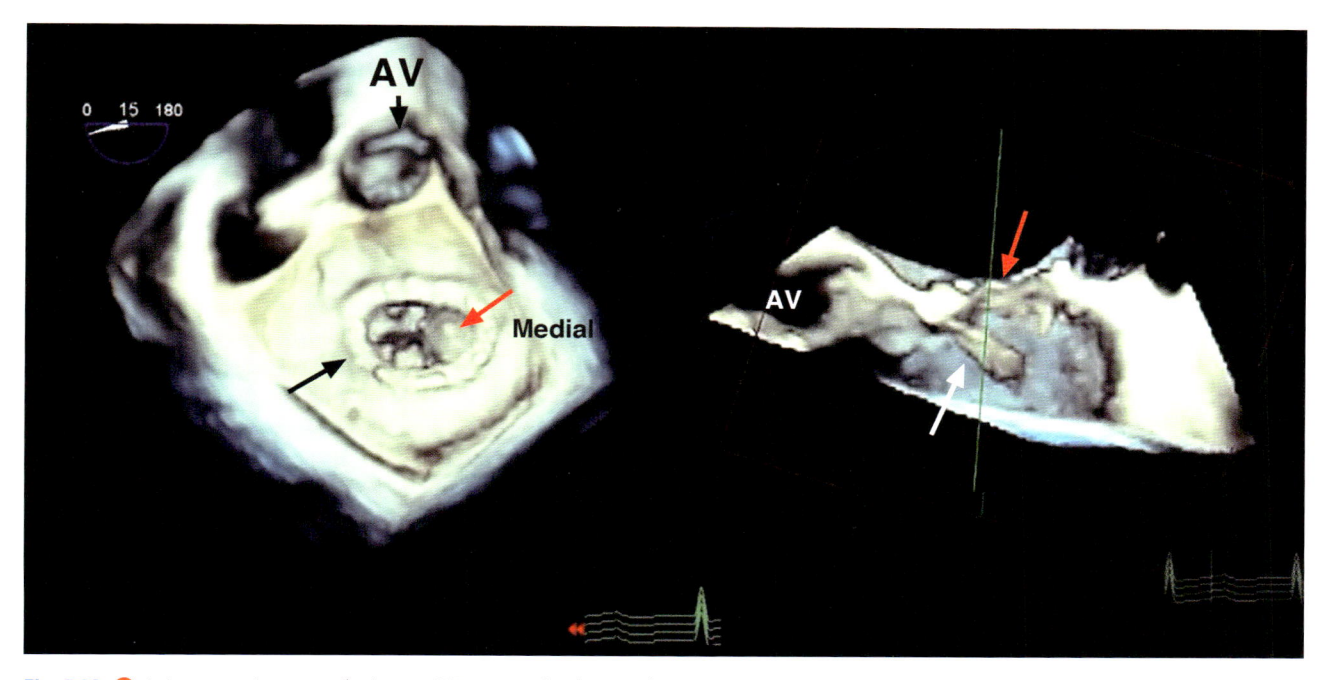

Fig. 5.96 ▶ A imagem à esquerda é uma TEE 3D, obtida no plano médio-esofágico, da valva mitral a partir do átrio esquerdo. O anel para anuloplastia é visto (*seta preta*) em razão do seu prolapso no tecido dos folhetos (*seta vermelha*). A imagem à direita mostra a valva cortada na superfície medial. A porção prolapsada provém do folheto posterior.

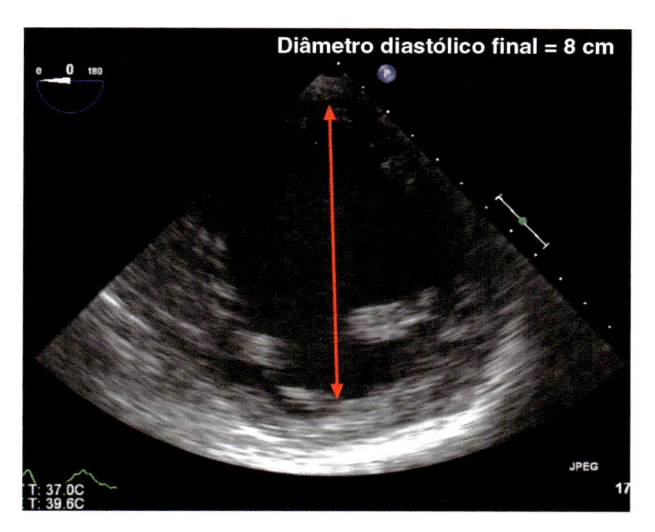

Fig. 5.97 ▶ No quadro diastólico da imagem transgástrica de eixo curto do ventrículo esquerdo, o diâmetro diastólico final está elevado, com 8 cm. Em tempo real, a função sistólica geral é reduzida.

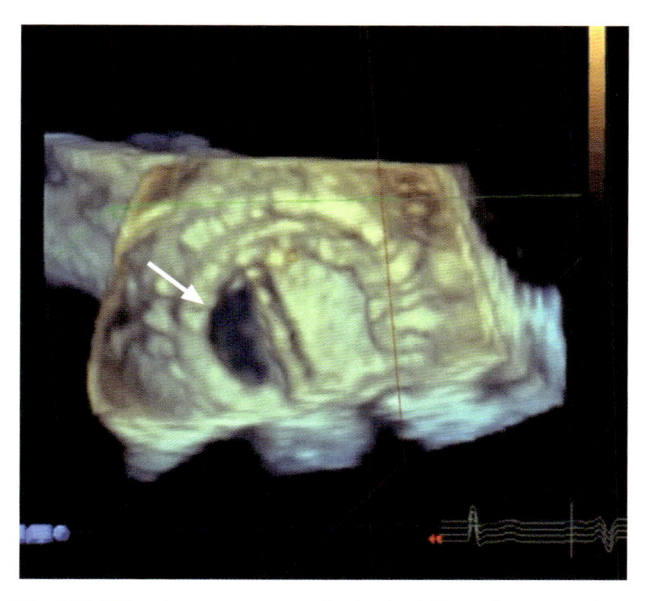

Fig. 5.98 ▶ Prótese mecânica de duplo folheto foi colocada na posição mitral; entretanto, apenas um dos folhetos abre normalmente na diástole, mostrando um orifício diastólico semicircular escuro (*seta branca*). O outro folheto permanece fechado na diástole.

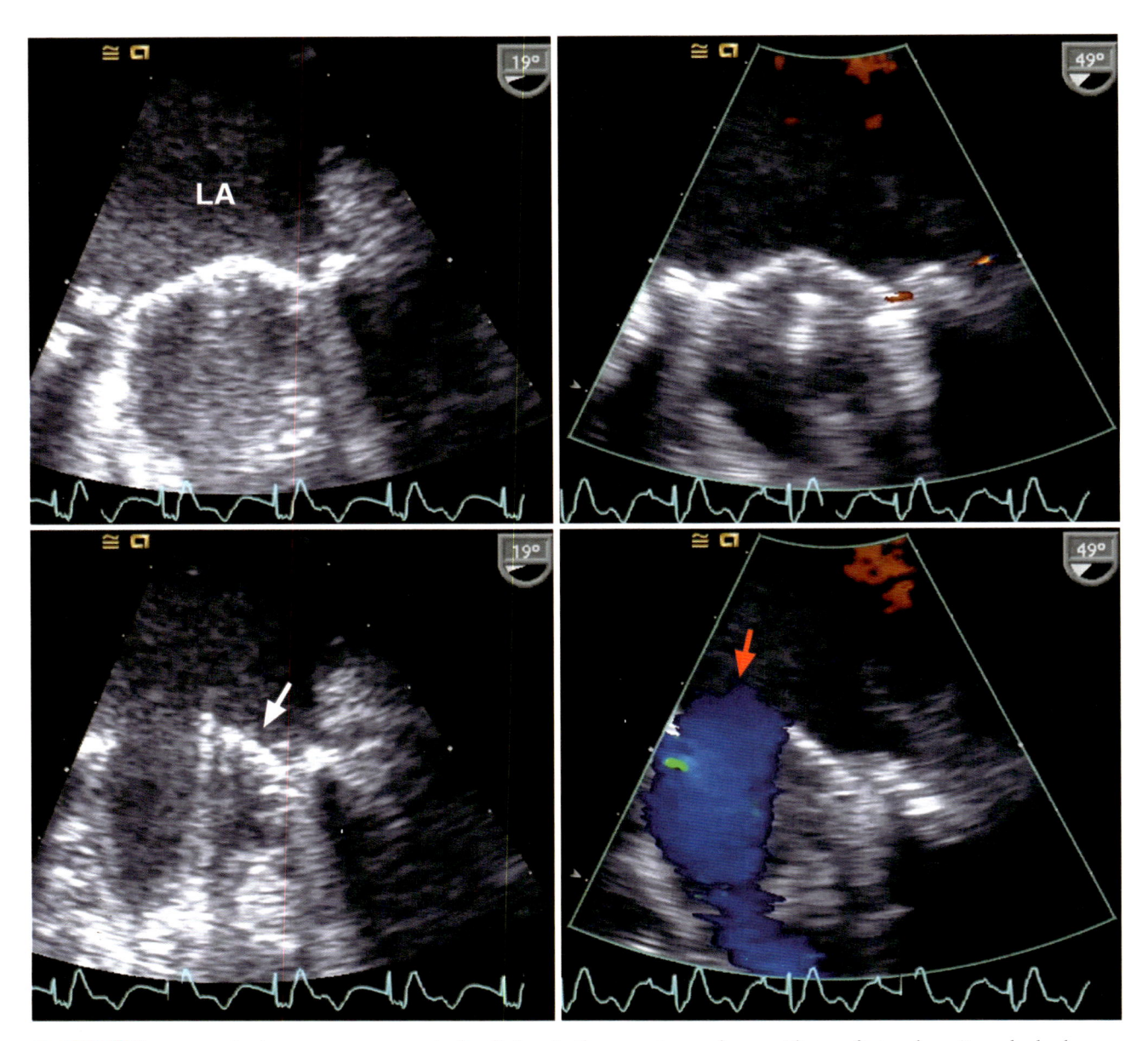

Fig. 5.99 ▶ Em um paciente com uma apresentação clínica similar, o corte no plano médio-esofágico da prótese de duplo folheto demonstra fechamento adequado durante a sístole (*imagens superiores*) sem regurgitação, porém folheto parado durante a diástole (*imagens inferiores, seta branca*), com confirmação por Doppler em cores de influxo mitral unilateral (*seta vermelha*).

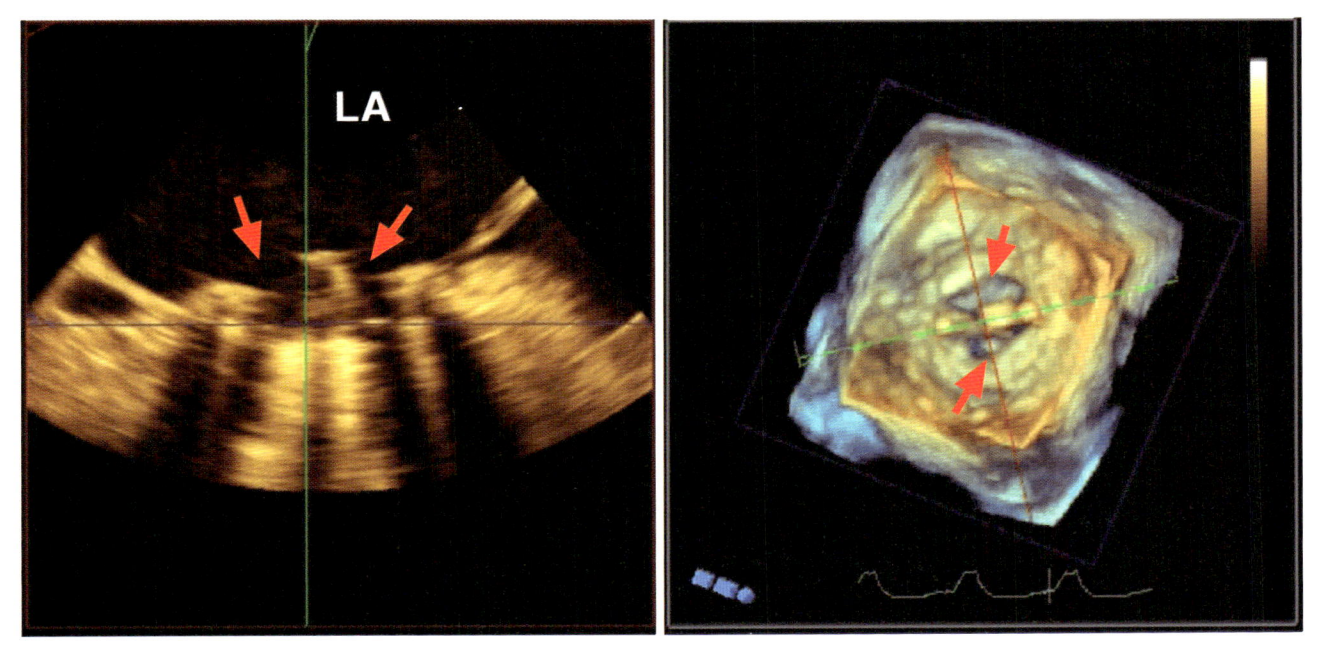

Fig. 5.100 ⊙ O paciente foi colocado de volta na circulação extracorpórea, e a valva girada para a posição anatômica; subsequentemente, ambos os folhetos se movimentaram livremente e possibilitaram um orifício com influxo mais completo (*setas vermelhas*).

Comentários

Os mecanismos mais comuns da disfunção valvar mecânica são infecção e trombose. Trombose valvar pode ser aguda, por exemplo, trombo nas dobradiças de uma valva de duplo folheto limitando a mobilidade discal, ou crônica, com um trombo crescendo lentamente e resultando em comprometimento da mobilidade discal. Além disso, a neoformação de tecido (ou *pannus*) em torno do ânulo, na superfície a montante da valva, como observado neste caso, pode evitar a abertura e/ou fechamento normal do disco. Os fatores de risco para *pannus* não foram estudados. Em alguns casos, o *pannus* parece estar associado a uma anticoagulação subótima a longo prazo, sugerindo um padrão de trombose repetida e neoformação tecidual. No entanto, outros casos não parecem estar relacionados com a adequação da anticoagulação. O exame patológico do tecido é inespecífico, mostrando tecido fibroso.

Leitura Sugerida

1. Bouzas-Mosquera A, Álvarez-García N: Orientation of bileaflet mechanical aortic valve prostheses for optimal evaluation by transthoracic echocardiography, J Th orac Cardiovasc Surg 150(2):428–430, 2015.

CASO 5-19
Movimento Comprometido do Oclusor, Posição Tricúspide

Esta mulher de 28 anos de idade com cardiopatia congênita complexa foi previamente submetida a uma substituição da valva tricúspide e um *shunt* de Glenn clássico por causa da anomalia de Ebstein na infância. Ela tem um histórico de várias malformações vasculares arteriovenosas do pulmão direito com cianose, bloqueio cardíaco completo com um eletrodo atrial transvenoso e um eletrodo ventricular epicárdico, e disfunção sistólica significativa do LV. Ela foi tratada para insuficiência cardíaca congestiva, com uma melhora em sua fração de ejeção de 15% para 45%. No entanto, ela continua a ter sintomas e sinais persistentes de insuficiência cardíaca direita e desloca-se com cadeira de rodas por causa das limitações ao esforço. A ecocardiografia transtorácica mostra um gradiente médio de aproximadamente 12 mm Hg através da valva tricúspide mecânica e regurgitação tricúspide grave. Ela é encaminhada à cirurgia para a realização de um *shunt* de Glenn bidirecional, inserção de novos eletrodos de marca-passos atrial e ventricular e consideração de uma nova substituição de valva tricúspide.

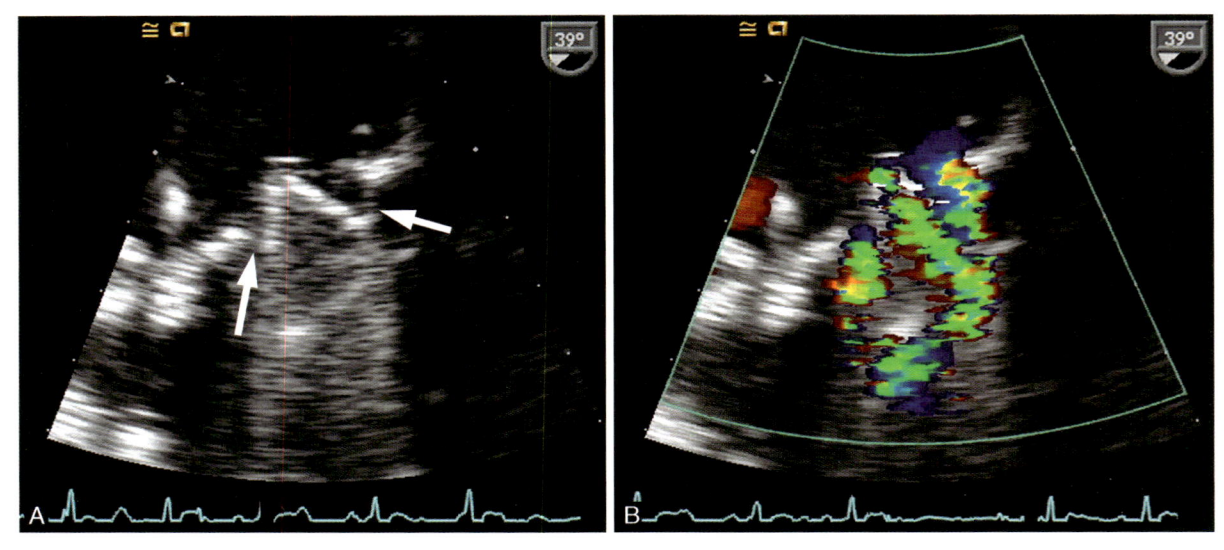

Fig. 5.101 ◗ Visualização da prótese tricúspide em uma rotação de 39 graus mostra redução na abertura máxima dos folhetos na diástole (**A**, *setas*). Em vez do alinhamento paralelo, os folhetos abrem apenas parcialmente em um ângulo agudo. O Doppler em cores (**B**) do fluxo anterógrado mostra três jatos estreitos, em vez do padrão normal de fluxo anterógrado através da valva de duplo folheto.

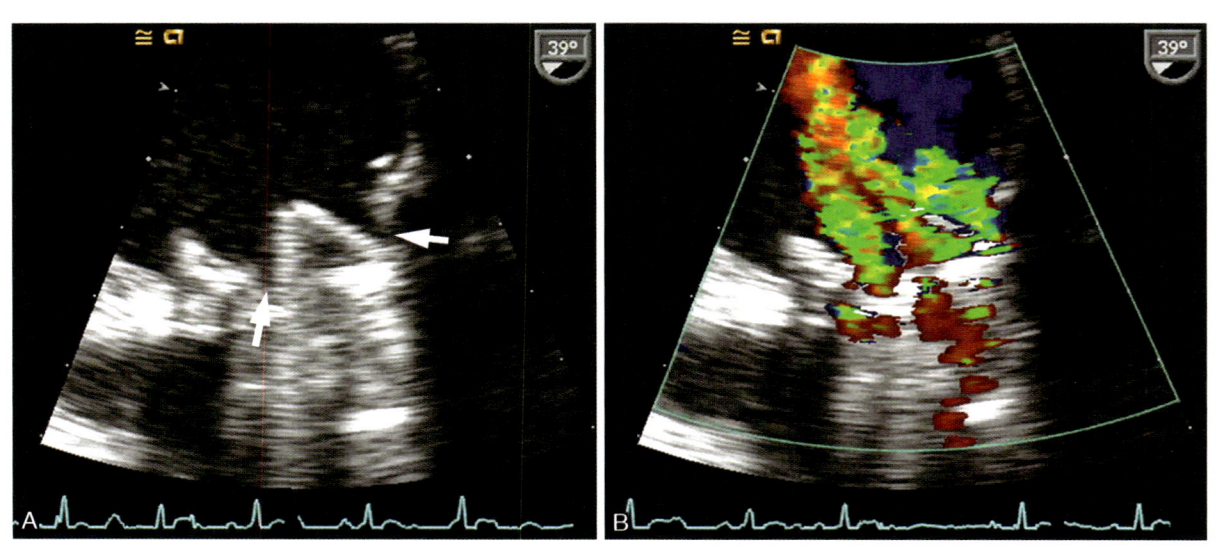

Fig. 5.102 ◗ Na mesma orientação, os folhetos valvares falham em fechar na sístole (**A**, *setas*) com o Doppler em cores (**B**) mostrando regurgitação tricúspide grave.

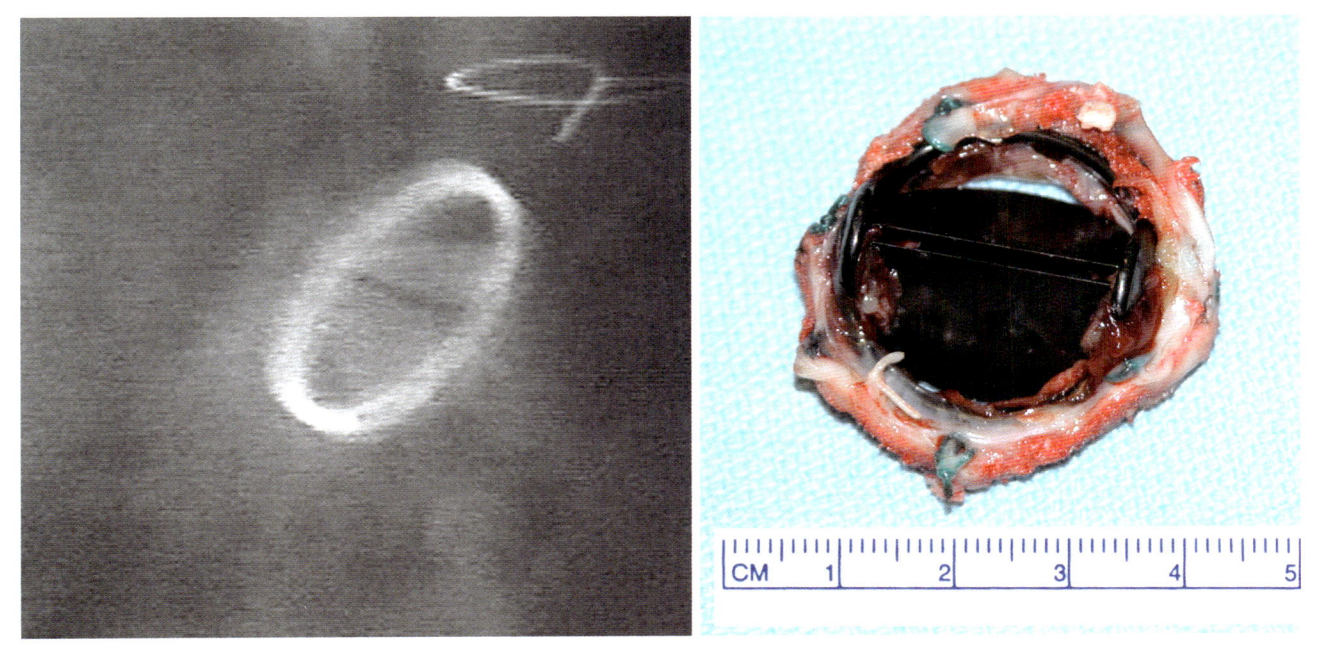

Fig. 5.103 ▶ Fluoroscopia da valva mostra a posição dos folhetos; em tempo real, os folhetos falham em se movimentar durante o ciclo cardíaco. Na imagem à direita, a valva removida demonstra *pannus*, particularmente na região das "dobradiças" dos folhetos, com resultante restrição da movimentação dos folhetos. A valva foi substituída por uma prótese de tecido pericárdico de 27 mm. A paciente teve uma melhora clínica significativa após a cirurgia, com melhora substancial na tolerância a exercícios.

Comentários

Nesta paciente com cardiopatia congênita cianótica complexa, foi difícil diferenciar se os sintomas eram decorrentes da disfunção de valva tricúspide ou fluxo sanguíneo pulmonar inadequado. Na cirurgia, ela passou por outra cirurgia de valva tricúspide e restauração da conexão entre as artérias pulmonares direita e esquerda, de modo que o fluxo do *shunt* de Glenn agora abastece ambos os pulmões. A valva tricúspide removida era claramente disfuncional, portanto, é provável que sua melhora clínica tenha sido por causa, pelo menos em parte, da melhora na função da valva tricúspide. Em razão do risco de degeneração tecidual das valvas na posição tricúspide, ela precisará de avaliação ecocardiográfica periódica da função da valva tricúspide.

Leitura Sugerida

1. Quevedo HC, Samson R, Li Z, et al: Role of four-dimensional transesophageal echocardiography in diagnosis of mechanical tricuspid valve obstruction due to thrombus, Echocardiography 32(8):1307–1310, 2015.

CASO 5-20
Movimento Sistólico do Folheto Anterior após Substituição da Valva Mitral Mecânica

Este homem de 29 anos de idade foi submetido 12 anos antes a um implante de prótese mecânica de duplo folheto, com preservação do folheto mitral anterior, e agora apresenta dispneia crescente ao esforço e fadiga. Uma ecocardiografia transtorácica revelou uma fração de ejeção reduzida, de 40%, com um gradiente máximo de 82 mm Hg na via de saída do ventrículo esquerdo.

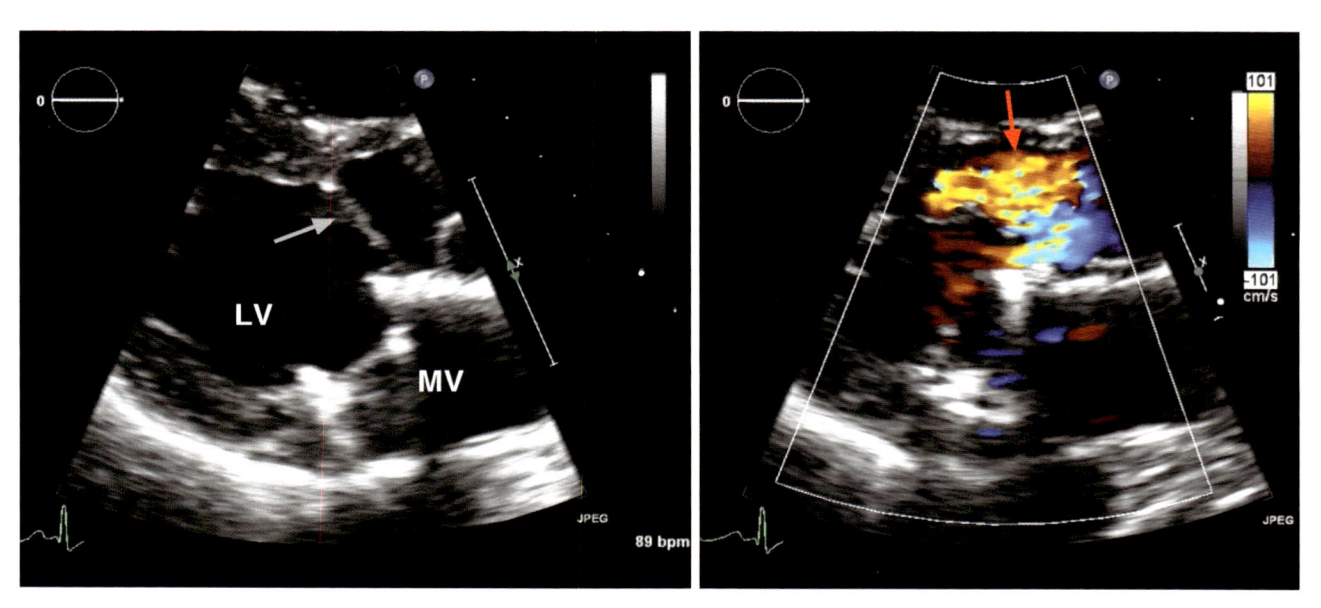

Fig. 5.104 ◗ Na figura à esquerda, a imagem transtorácica paraesternal de eixo longo mostra a prótese mitral, bem como uma obstrução da LVOT pelo folheto mitral anterior nativo residual (*seta*). Na figura à direita, há aceleração do fluxo na LVOT (*seta vermelha*), mesmo na velocidade de *aliasing* de 101 cm/s.

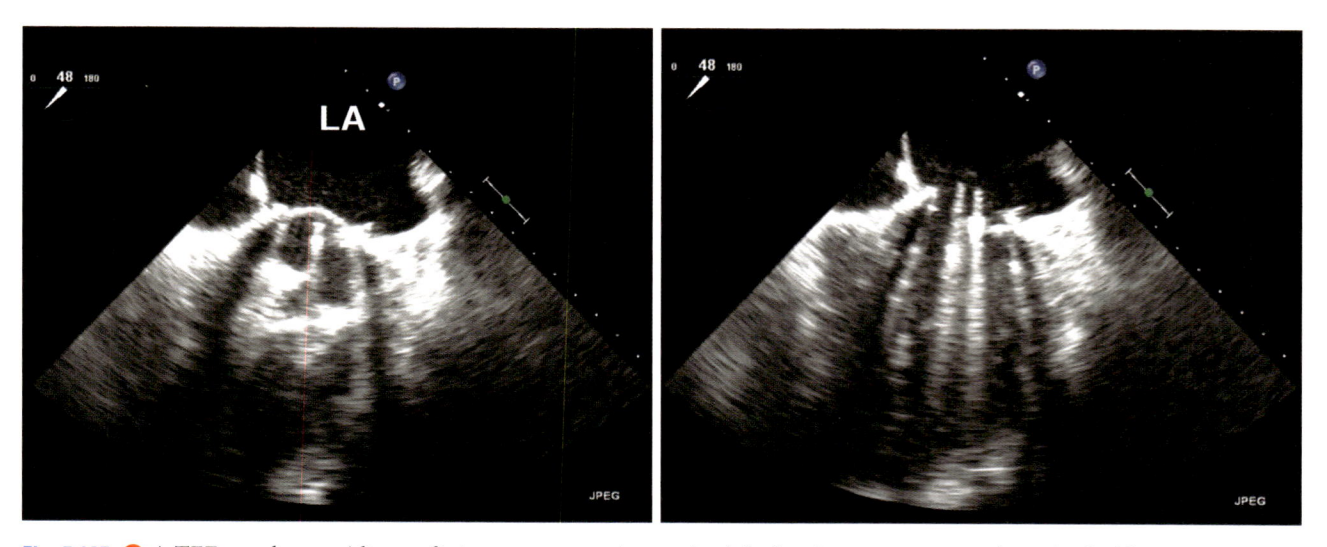

Fig. 5.105 ◗ A TEE no plano médio-esofágico mostra a prótese mitral de funcionamento normal na sístole (*figura à esquerda*) e diástole (*figura à direita*).

CASO 5-20 Movimento Sistólico do Folheto Anterior após Substituição da Valva Mitral Mecânica

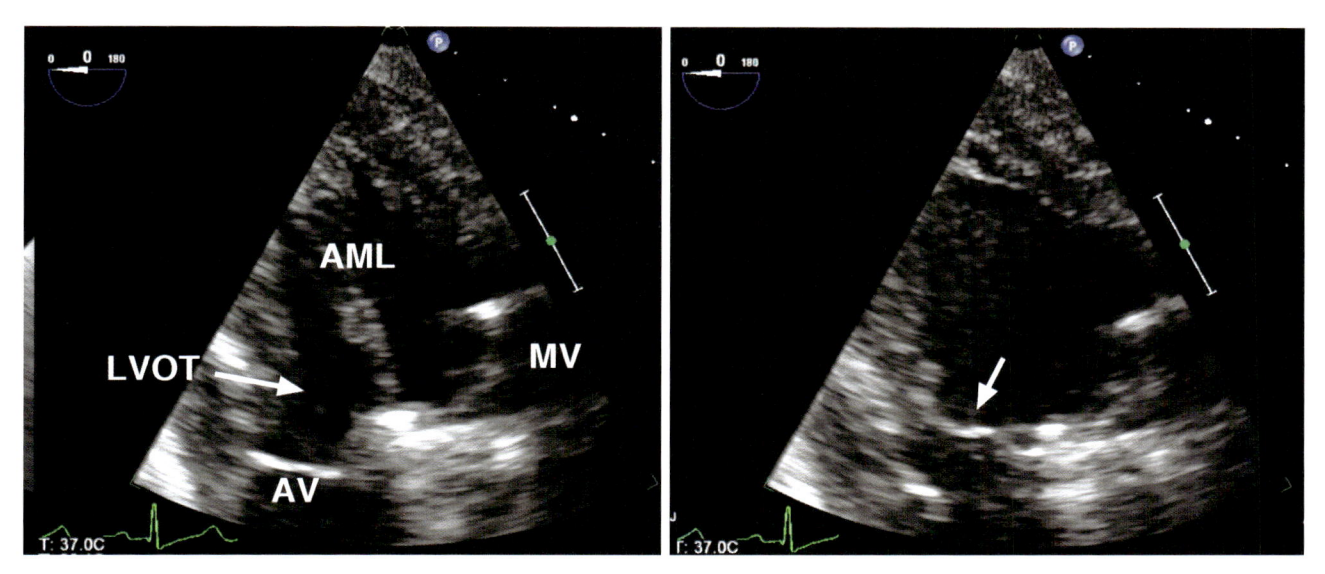

Fig. 5.106 ▶ Neste corte transgástrico profundo, o AML nativo residual é visto durante a diástole (*figura à esquerda*), que é deslocado anteriormente durante a sístole (*figura à direita*), causando obstrução da LVOT. Em tempo real, a valva aórtica é vista "vibrando", compatível com obstrução da LVOT.

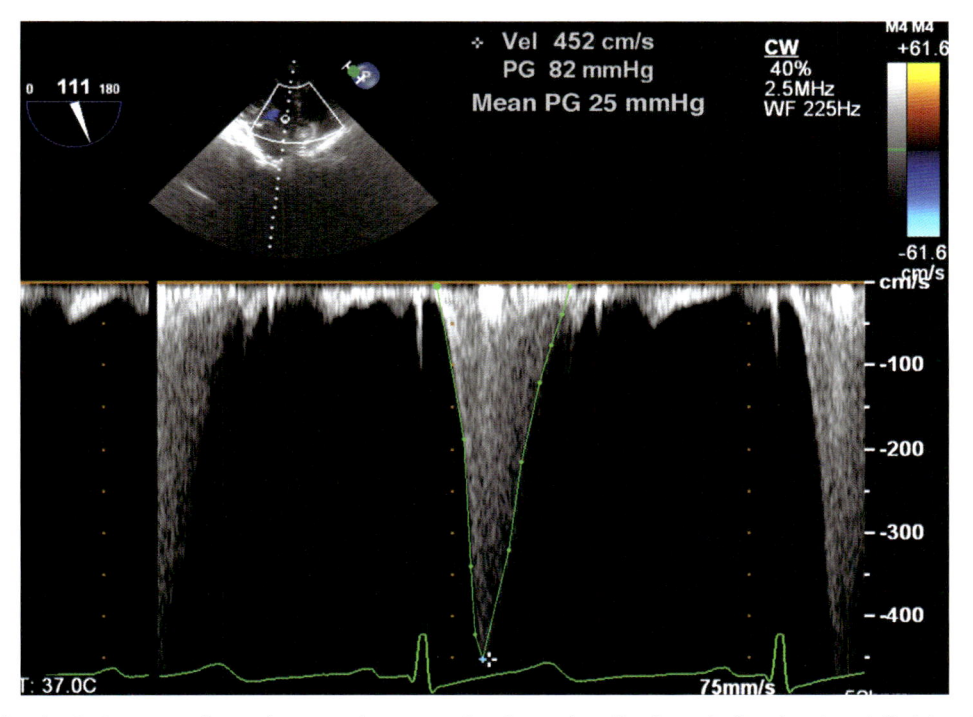

Fig. 5.107 Doppler de CW a partir da janela transgástrica profunda revela o "padrão de furador de gelo" típico da obstrução dinâmica do LVOT, com gradientes de pressão máximo e médio elevados.

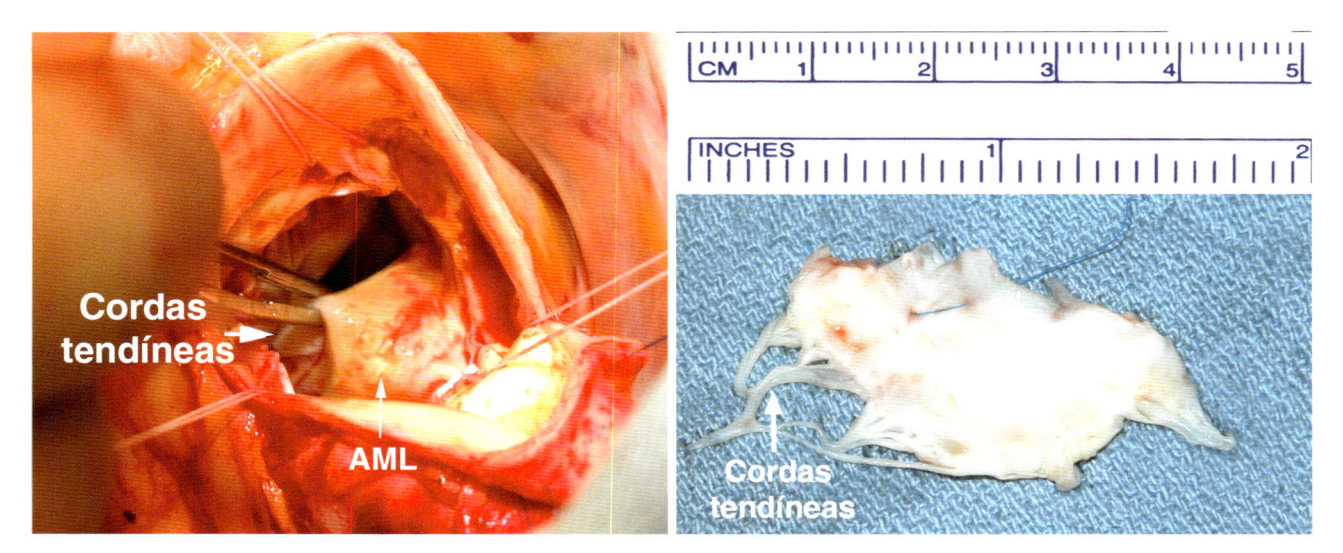

Fig. 5.108 Anatomia da valva mitral e abordagem cirúrgica são ilustradas em pacientes diferentes sendo submetidos à substituição de valva aórtica. Nesta incidência cirúrgica, a valva aórtica nativa foi excisada, expondo o folheto mitral anterior (AML) (*à esquerda*). No paciente apresentado aqui, uma aortotomia ascendente foi realizada, os folhetos aórticos foram abertos, e o folheto mitral anterior residual excisado (*à direita*). Isto evitou uma abordagem mais complicada pelo átrio esquerdo.

Comentários

Preservação da continuidade entre o ânulo mitral e os músculos papilares ajuda a manter a função sistólica ventricular esquerda normal após a cirurgia de valva mitral. Quando um reparo valvar não é possível, ainda é preferível preservar os folhetos valvares nativos no momento da substituição valvar. O folheto posterior é facilmente retido, com uma baixa probabilidade de interferência com a função da valva mitral. O folheto anterior é frequentemente dividido, com os dois segmentos posicionados de modo que não interfiram com a função da valva mecânica. Neste caso, é provável que o folheto anterior nativo preservado não estivesse inicialmente obstruindo a via de saída do LV, mas o folheto tenha se tornado mais redundante com o passar do tempo, resultando em movimento sistólico anterior e obstrução subaórtica. Tipicamente, esta complicação se apresenta no momento da cirurgia com hipotensão pós-operatória e dificuldade no desmame ventilatório. Esta complicação é reconhecida na ecocardiografia pela presença de uma velocidade aumentada na região subaórtica, como ilustrado aqui.

Leitura Sugerida

1. Matsuno Y, Mori Y, Umeda Y, Takiya H: Bioprosthetic mitral valve dysfunction due to native valve preserving procedure, Asian Cardiovasc Thorac Ann 24(3):276–279, 2016.

6 Doença Valvar Direita

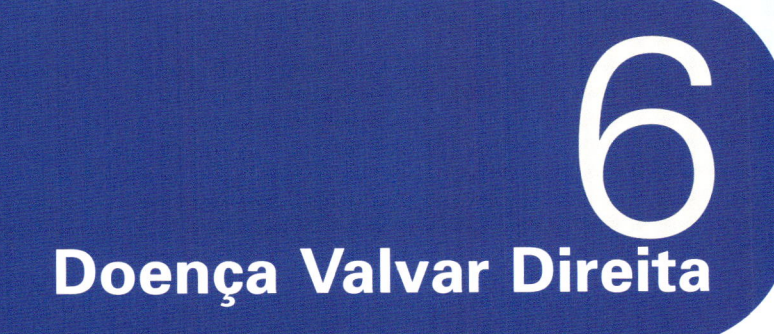

Valvas Tricúspide e Pulmonar Normais
Caso 6-1   Valvas Tricúspide e Pulmonar Normais

Cardiopatia Reumática
Caso 6-2   Doença Tricúspide e Reumática Mista Associada à Estenose Mitral
Caso 6-3   Regurgitação Tricúspide Reumática em Paciente com Valva Aórtica Bioprotética

Anuloplastia Tricúspide
Caso 6-4   Anuloplastia Tricúspide para Regurgitação Tricúspide Secundária

Anomalia de Ebstein
Caso 6-5   Anomalia de Ebstein
Caso 6-6   Anomalia de Ebstein e Forame Oval Patente

Movimentação exagerada/Prolapso da Valva Tricúspide
Caso 6-7   Regurgitação Tricúspide Traumática
Caso 6-8   Prolapso da Valva Tricúspide

Doença Valvar Carcinoide
Caso 6-9   Doença Valvar Carcinoide

Valva Pulmonar
Caso 6-10   Regurgitação Pulmonar Grave
Caso 6-11   Estenose/Regurgitação do Homoenxerto Pulmonar após o Procedimento de Ross

QUADRO 6-1
Melhores Cortes para Avaliar a Valva Tricúspide

Corte de quatro câmaras no ME	Com a sonda antevertida, o folheto septal será visto adjacente ao septo interventricular e o folheto anterior adjacente à parede livre do ventrículo direito. Retroflexão permitirá a visualização do folheto posterior adjacente à parede livre.
Corte do influxo e efluxo RV no ME	Com o ângulo do transdutor inclinado para aproximadamente 50-80 graus, o folheto anterior e o folheto posterior são vistos.
Cortes TG	Corte transgástrico de eixo curto da valva tricúspide com os três folhetos pode ser visto com o ângulo do transdutor inclinado para aproximadamente 0-30 graus. Corte transgástrico de eixo longo a 90-120 graus, com a sonda girada para o lado direito do paciente, mostra os folhetos anterior e posterior. Avançando e flexionando a sonda permite a visualização pulmonar, além das valvas tricúspides.
Ecocardiografia 3D	Obtém a visualização da valva tricúspide a partir do corte de quatro câmaras no plano médio-esofágico 0-30 graus inclinado de forma que a valva fique centralizada no plano de imagem, ou corte transgástrico com anteflexão. Aquisição com o uso de um ângulo estreito e modo em batimento único. Diretrizes indicam que a TTE pode ser preferível à TEE para imagem 3D da valva tricúspide.

QUADRO 6-2
Melhores Cortes para Avaliar a Valva Pulmonar

Corte do influxo e efluxo RV no ME	Com o ângulo do transdutor inclinado para aproximadamente 50-80 graus a partir do corte de quatro câmaras médio-esofágico, dois folhetos da valva pulmonar são vistos anterior à valva aórtica.
Cortes esofágicos altos	Imagem da aorta descendente no eixo longitudinal plano médio-esofágico (aproximadamente 70-110 graus). Retirar a sonda até o nível do arco aórtico. Girar a sonda em sentido horário para aquisição de imagem da valva pulmonar e da RVOT. Inclinação da posição do transdutor de volta para aproximadamente 0 grau e ajuste da flexão e profundidade do transdutor permitem que a valva pulmonar, o tronco da PA e sua bifurcação sejam vistos.
Cortes TG	Corte transgástrico de eixo longo a 90-120 graus, com a sonda girada para o lado direito do paciente, mostra os folhetos anterior e posterior da valva tricúspide. Avançando e flexionando a sonda permite a visualização pulmonar, além das valvas tricúspides.
Ecocardiografia 3D	Obtém a visualização da valva pulmonar a partir de 90 graus, plano esofágico alto ou 120 graus no corte de três câmaras do médio-esofágico girado para centralizar a valva pulmonar. Aquisição com o uso de um ângulo estreito e modo de batimento único. Diretrizes indicam que a TTE pode ser preferível à TEE para imagem 3D da valva pulmonar.

Valvas Tricúspide e Pulmonar Normais

CASO 6-1
Valvas Tricúspide e Pulmonar Normais

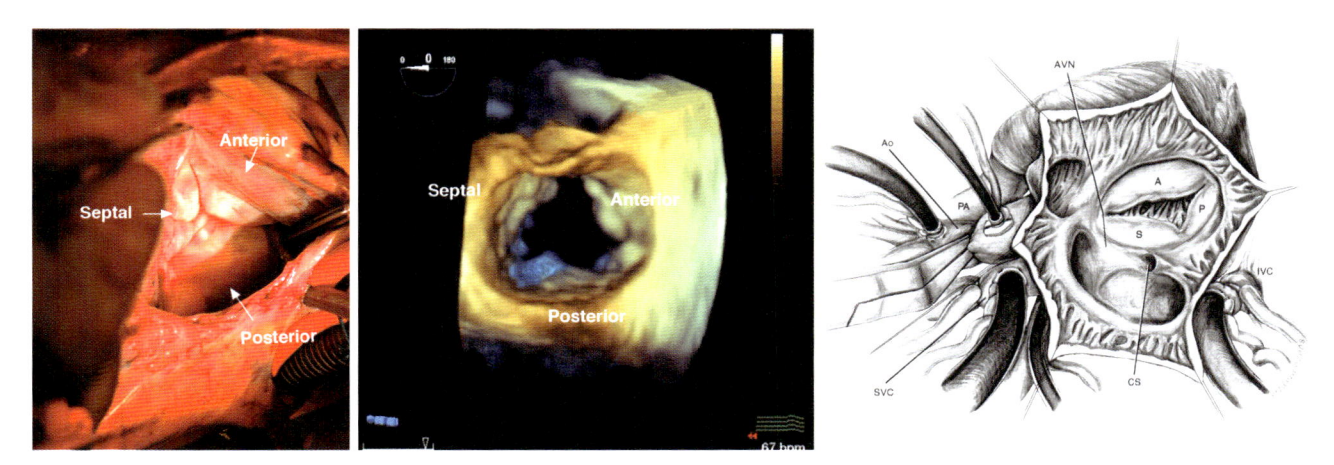

Fig. 6.1 ▶ A figura à esquerda mostra três folhetos da valva tricúspide no momento da cirurgia, com folhetos normais de aspecto delgado e liso e completa coaptação na sístole. Na figura central, a imagem TEE 3D correspondente é vista a partir da superfície atrial direita. O videoclipe mostra as superfícies atrial direita (*à esquerda*) e ventricular direita (*à direita*) da valva. A figura à direita mostra exposição da valva tricúspide após a atriotomia direita. A posição aproximada do AVN é exibida. O AVN é suscetível à lesão durante procedimentos na valva tricúspide. (Reproduzida com permissão de Elsevier Limited, Kidlington, Oxford, Reino Unido). Ao = aorta; CS = seio coronário; IVC = veia cava inferior; PA = artéria pulmonar; AVN = nodo atrioventricular; S, A, P = folhetos septal, anterior e posterior da valva tricúspide; SVC = veia cava superior. (A figura à direita é usada com permissão de Elsevier).

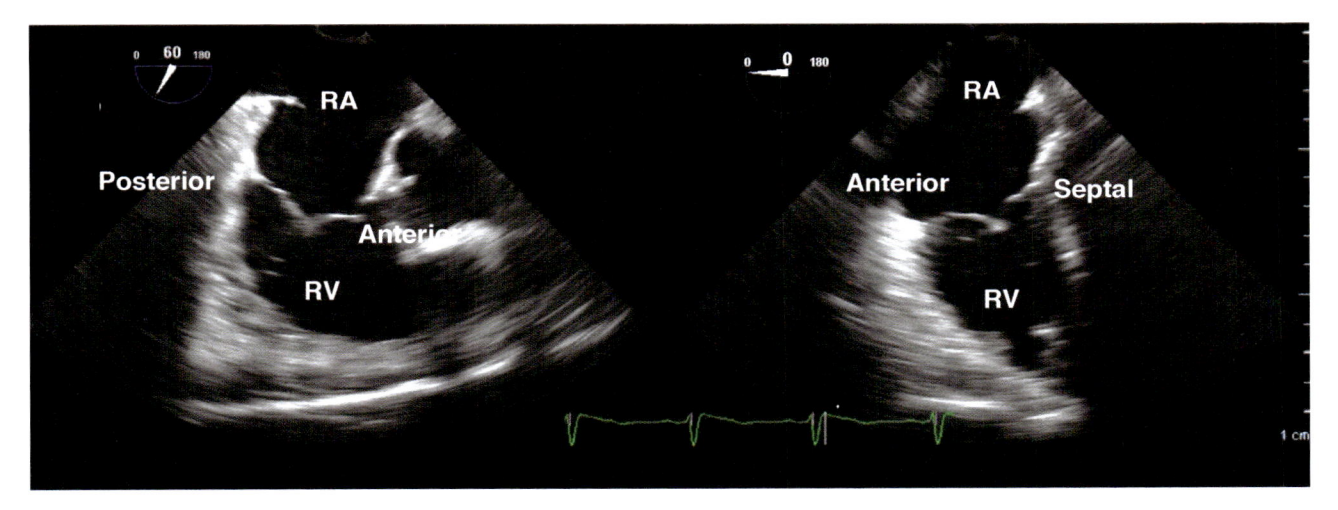

Fig. 6.2 ▶ Com a sonda na posição médio-esofágica e antefletida, o corte de quatro câmaras (*figura à direita*) mostra os folhetos anterior e septal. A 60 graus, os folhetos anterior e posterior são observados.

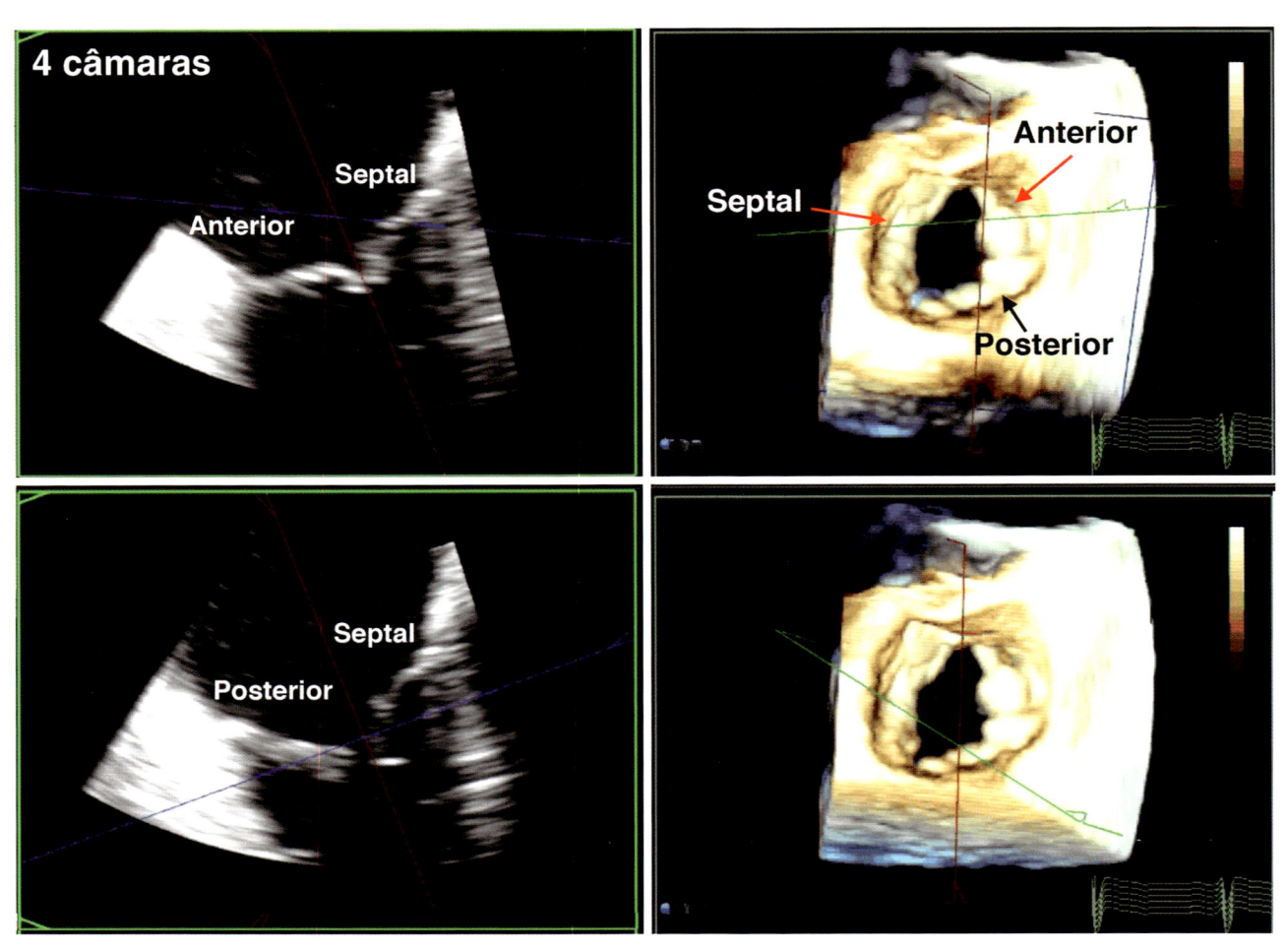

Fig. 6.3 ⊙ O uso de ecocardiografia 3D permite a identificação definitiva dos folhetos tricúspides. Nas duas imagens superiores, com a sonda antefletida, o plano verde é visto cruzando os folhetos anterior e septal; nas duas imagens inferiores, com a sonda retrofletida, o plano verde é visto cruzando os folhetos posterior e septal.

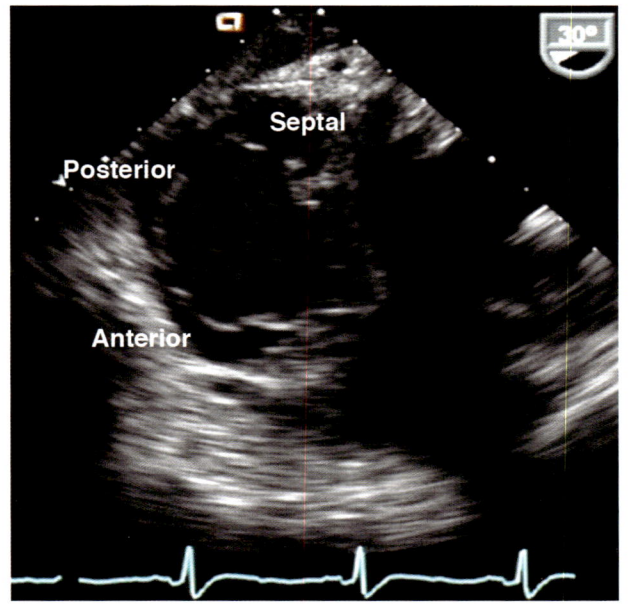

Fig. 6.4 ⊙ A partir de uma posição transgástrica, a imagem da valva tricúspide é obtida em um corte de eixo curto a 30 graus, demonstrando os três folhetos.

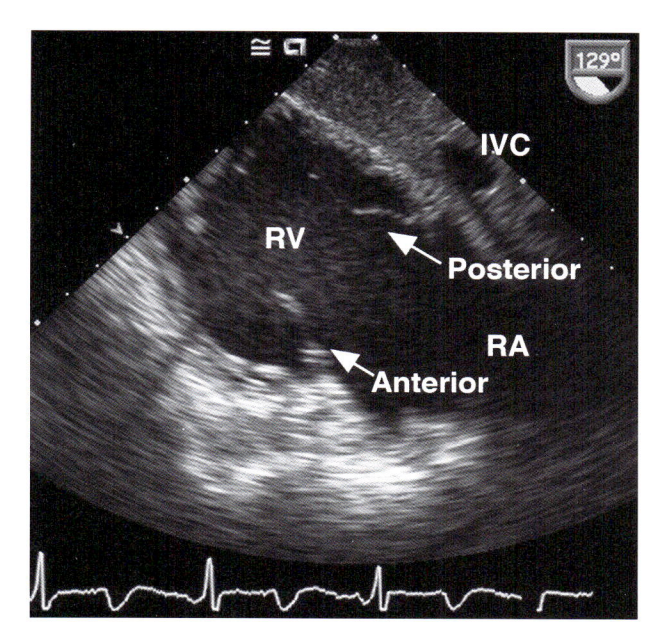

CASO 6-1 Valvas Tricúspide e Pulmonar Normais   209

Fig. 6.5 ● No corte transgástrico, a visualização do influxo ventricular direito é obtida iniciando-se no corte de eixo curto do ventrículo esquerdo, girando o plano de imagem para aproximadamente 120 graus, e inclinando ligeiramente o transdutor para o lado direito do paciente. Os folhetos anterior e posterior da valva tricúspide são observados. A via de saída proximal também é frequentemente vista, e um leve avanço da sonda pode permitir a obtenção de imagem e pesquisa por Doppler da valva pulmonar.

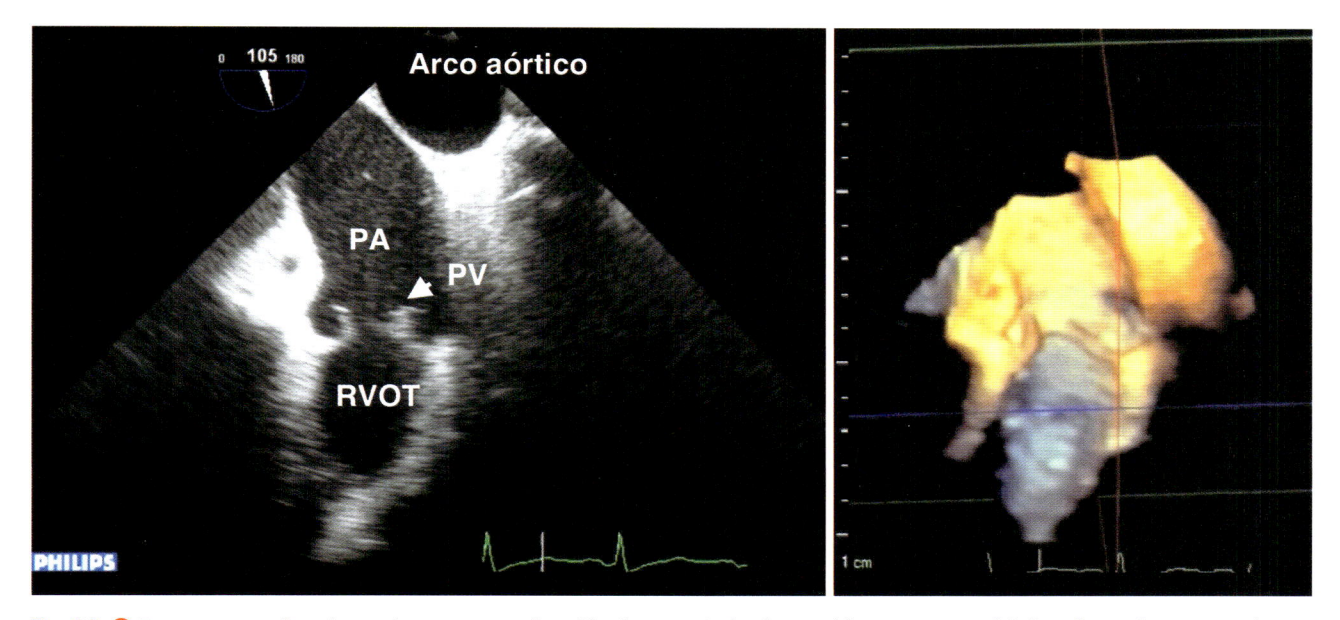

Fig. 6.6 ● Esta imagem da valva pulmonar e via de saída do ventrículo direito (*figura à esquerda*) foi adquirida a partir de uma posição esofágica muito alta. Na figura à direita, a imagem 3D comparável é observada.

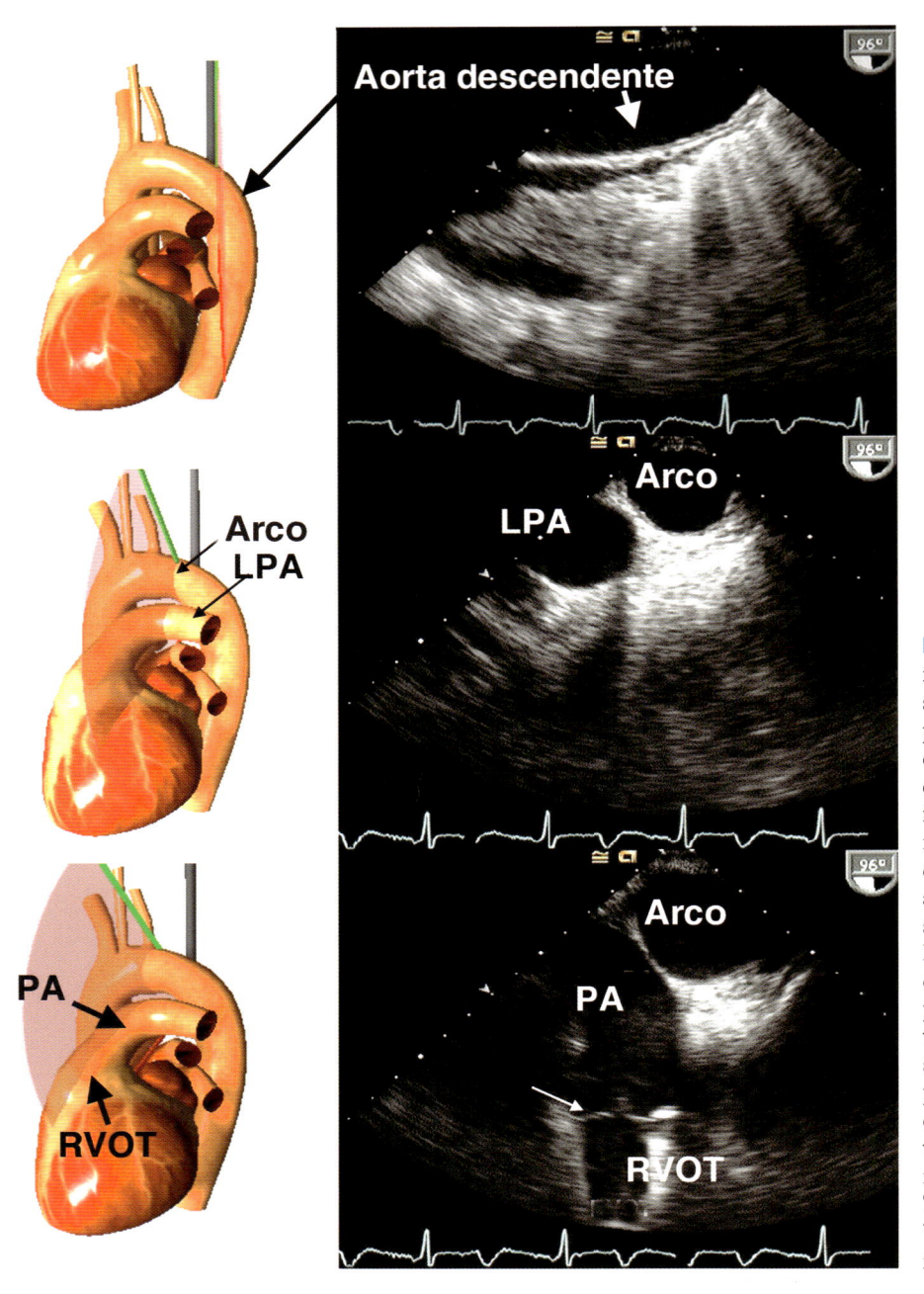

Fig. 6.7 Etapas para obtenção de imagem da valva pulmonar e via de saída do RV a partir de uma posição esofágica alta. *1.* Imagem da aorta descendente no eixo longo e, então, lenta remoção da sonda fazendo-se pequenos ajustes rotacionais para manter a aorta centralizada. *2.* À medida que o arco é abordado, a imagem deste será adquirida no eixo curto. Iniciar girando a sonda para o lado direito do paciente. A artéria pulmonar esquerda será visualizada. *3.* Continuar girando a sonda até que o tronco da artéria pulmonar, a valva pulmonar (*seta*) e a via de saída do RV sejam visualizados. (A animação 3D foi reproduzida com permissão de TEE *Simulation* no *website* da Virtual TEE no endereço http://pie.med.utoronto.ca/TEE).

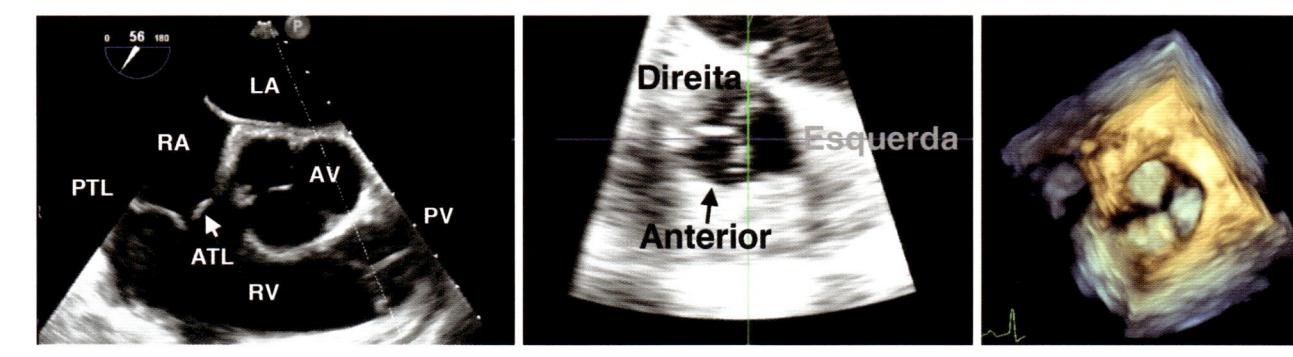

Fig. 6.8 Na figura à esquerda na posição esofágica média, o plano de imagem está girado em aproximadamente 50 a 80 graus a partir do corte de quatro câmaras, a fim de obter o corte de influxo e efluxo do RV. O corte ortogonal da valva pulmonar na figura central mostra três folhetos da valva pulmonar. A figura à direita mostra a imagem 3D comparável.

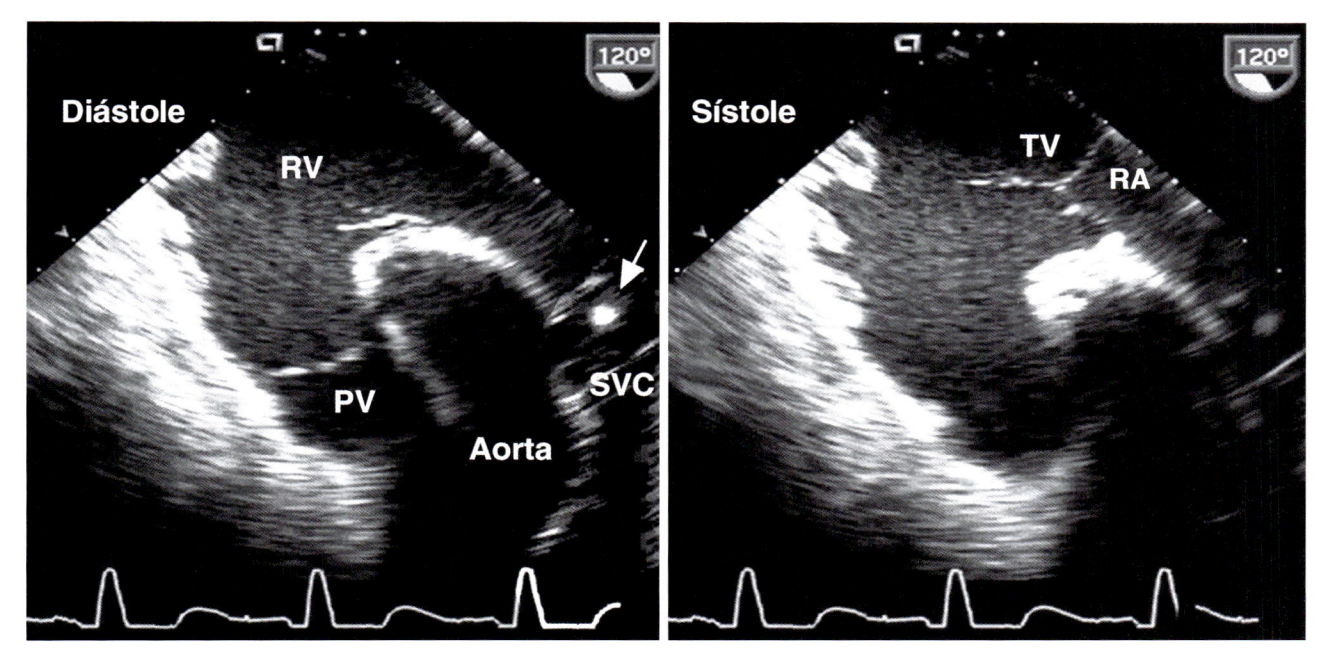

Fig. 6.9 ▶ Ao mover o transdutor para a posição imediatamente sobre a superfície gástrica da junção gastroesofágica, a imagem das valvas tricúspide e pulmonar (demonstradas na diástole à *esquerda* e na sístole à *direita*) pode ser obtida. Note que este plano de imagem é o mesmo que aquele exibido na Fig. 6.8, girado no sentido anti-horário a 90 graus, por causa da posição diferente do transdutor na posição transgástrica, quando comparado à posição médio-esofágica. A seta aponta para o cateter venoso central na veia cava superior.

Comentários

A valva tricúspide é rotineiramente avaliada na TEE em pelo menos dois cortes. Geralmente, o corte de quatro câmaras e o corte de eixo curto ("influxo e efluxo") são usados, com imagem 2D da espessura e mobilidade dos folhetos e tamanho do ânulo, com avaliação por Doppler em cores da regurgitação. Quando regurgitação está presente, a gravidade é avaliada com base na largura da *vena contracta*. Além disso, a velocidade é registrada com o uso do Doppler de onda contínua, embora a velocidade possa ser subestimada, visto que nem sempre é possível obter um ângulo de interseção paralelo entre o feixe de ultrassom e a direção do jato regurgitante tricúspide no exame de TEE. Cortes adicionais da valva tricúspide são tipicamente obtidos apenas se as imagens iniciais estiverem anormais ou se houver uma suspeita clínica de envolvimento da valva tricúspide, como um paciente com suspeita de endocardite. A imagem 3D, seja TEE ou TTE, pode ser útil para assegurar a correta identificação dos três folhetos valvares (Fig. 6.3).

A valva pulmonar é rotineiramente avaliada no corte de eixo longo a partir dos cortes de influxo e efluxo médio-esofágicos (Fig. 6.8). Quando indicado, imagens da valva pulmonar e da via de saída do RV podem ser obtidas a partir da posição esofágica alta (Fig. 6.7) ou da posição transgástrica (Fig. 6.9).

Cardiopatia Reumática

CASO 6-2
Doença Tricúspide e Reumática Mista Associada à Estenose Mitral

Esta mulher de 36 anos de idade tinha um longo histórico de cardiopatia valvar secundária à febre reumática. Ela havia sofrido um AVE 15 anos antes de sua admissão hospitalar, que foi considerado ser de natureza embólica, e foi tratada com varfarina. Ela agora apresentava fadiga e falta de ar crescente e evidência clínica de insuficiência cardíaca congestiva.

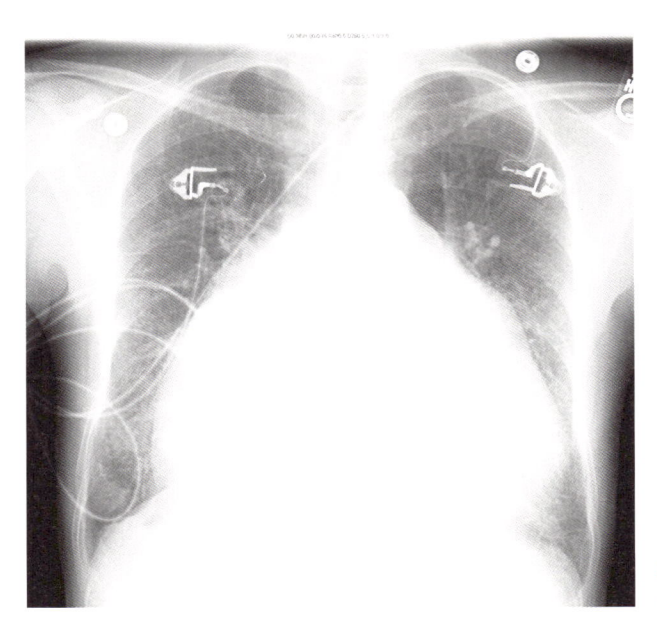

Fig. 6.10 Radiografia torácica revelou cardiomegalia global e congestão pulmonar central.

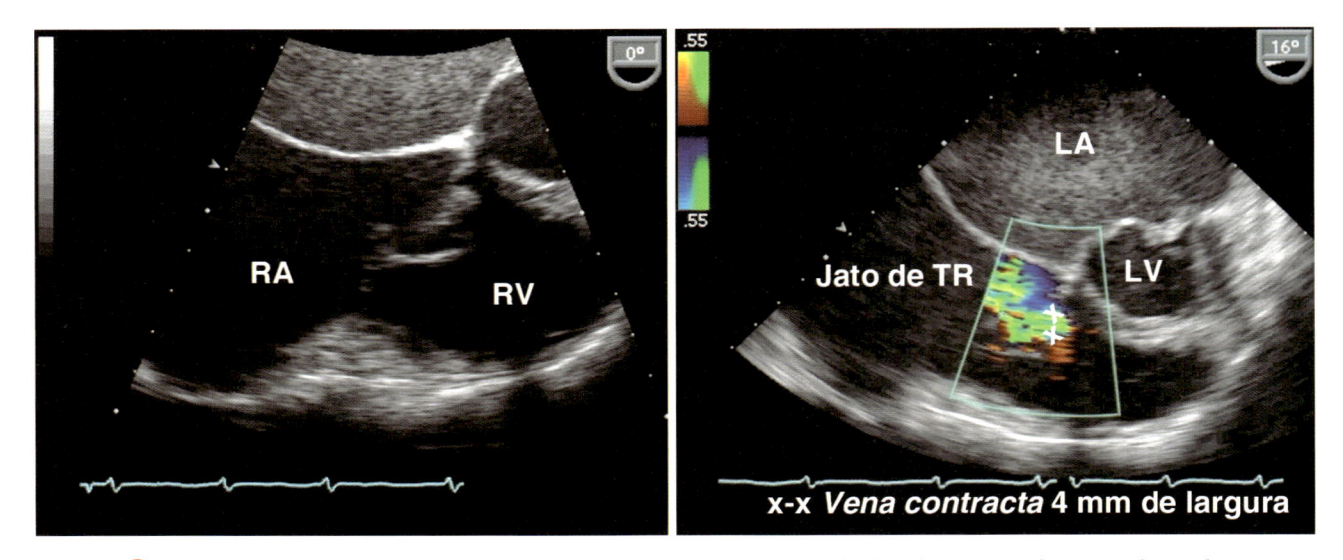

Fig. 6.11 ● Na TEE de quatro câmaras com rotação a 0 grau, a imagem ampliada da valva tricúspide na sístole revela espessamento significativo dos folhetos. O estudo dopplerfluxométrico demonstra regurgitação tricúspide moderada, com *vena contracta* de 4 mm de largura. Há estenose mitral coexistente, com contraste espontâneo visível no átrio esquerdo aumentado.

CASO 6-2 Doença Tricúspide e Reumática Mista Associada à Estenose Mitral   213

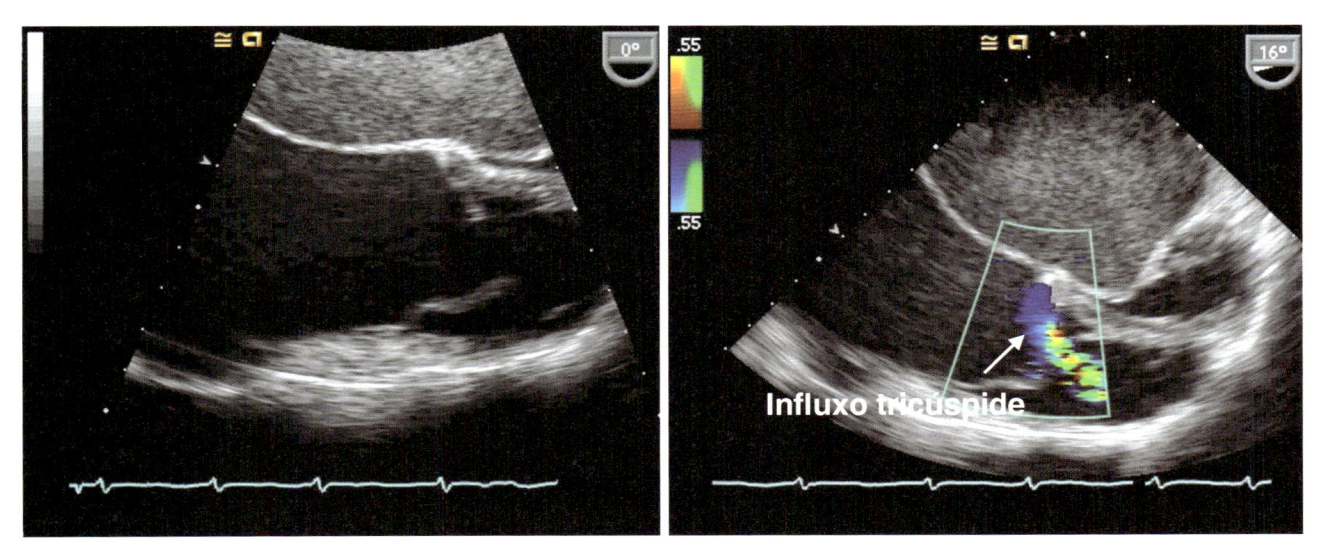

Fig. 6.12 ▶ No mesmo plano de imagem da Fig. 6.11, a imagem diastólica mostra folhetos tricúspides em cúpula, compatível com doença reumática, com o feixe de fluxo anterógrado estreito sugerindo estenose tricúspide.

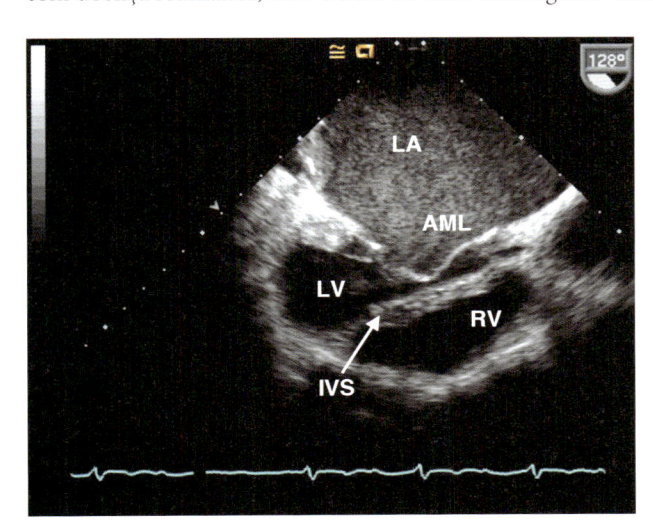

Fig. 6.13 ▶ Com a sonda agora inclinada a 120 graus, a cúpula diastólica (ocasionalmente chamada de "forma em taco de hóquei") do folheto mitral anterior é típica da doença valvar reumática. O septo interventricular se curva em direção ao LV durante a sístole e diástole, de modo que o LV aparece em um formato de "D" no corte de eixo curto (ver vídeo), característico de sobrecarga pressórica do RV.

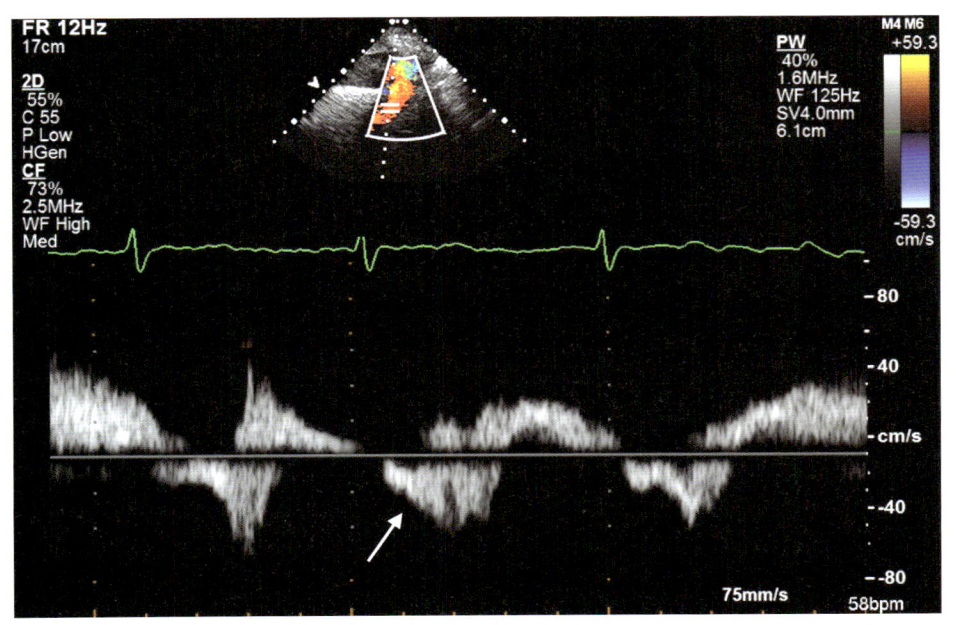

Fig. 6.14 Com a sonda agora avançada na posição transgástrica e girada para 70 graus, o Doppler de onda pulsada da veia hepática demonstra reversão do fluxo sistólico (*seta*), que é típica da regurgitação tricúspide grave. No entanto, este achado é apenas específico para regurgitação tricúspide grave quando um ritmo sinusal normal está presente. Nesta paciente, não há onda P na ECG ou uma velocidade A no Doppler, pois a paciente está em fibrilação atrial. Portanto, este achado é compatível com outros achados que sugerem uma regurgitação tricúspide moderada.

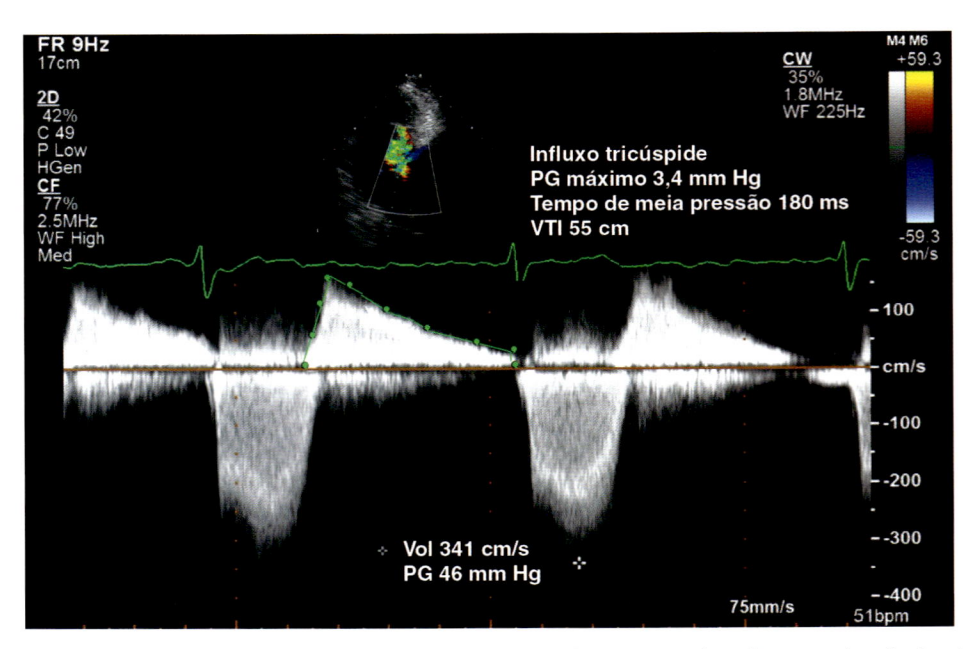

Fig. 6.15 O transdutor na posição transgástrica apical, o Doppler de onda contínua do influxo tricúspide demonstra um gradiente médio de 3,4 mm Hg, e um tempo de meia pressão de 180 ms, compatível com estenose tricúspide leve. A densidade do sinal sistólico da regurgitação tricúspide é menos densa do que a do fluxo anterógrado, compatível com regurgitação tricúspide moderada. A velocidade do jato de regurgitação tricúspide é de 3,4 m/s, compatível com um gradiente sistólico máximo entre o RV e RA de 46 mm Hg. Adicionado à pressão venosa central de 15 mm Hg rende uma pressão sistólica RV de 61 mm Hg.

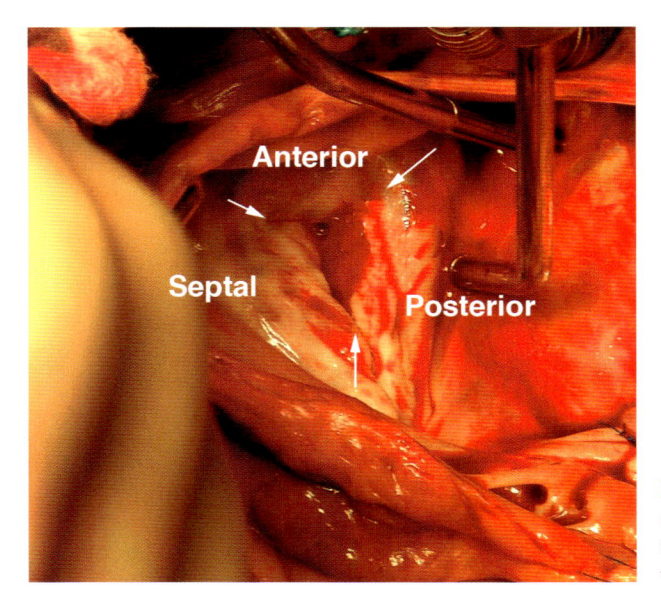

Fig. 6.16 Na cirurgia, três folhetos de valva tricúspide são observados; todos estão gravemente espessados, com fusão das três comissuras (*setas*), o que é patognomônico para doença valvar reumática.

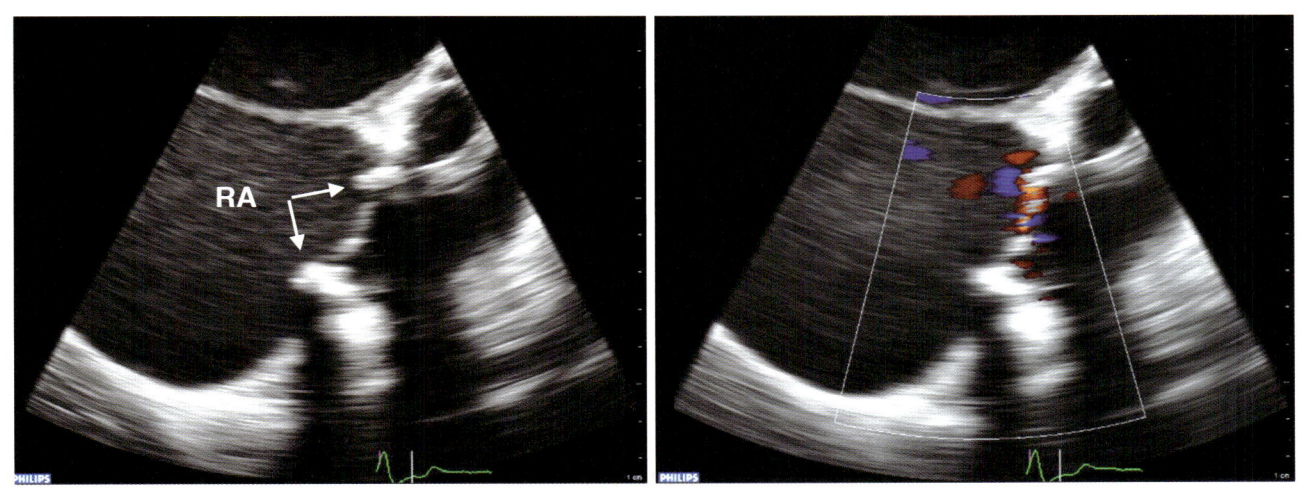

CASO 6-2 Doença Tricúspide e Reumática Mista Associada à Estenose Mitral   215

Fig. 6.17 ▶ No corte de quatro câmaras pós-operatório, duas colunas da prótese valvar tricúspide são observadas (*setas*). Na figura à direita, o Doppler em cores mostra só uma regurgitação tricúspide leve.

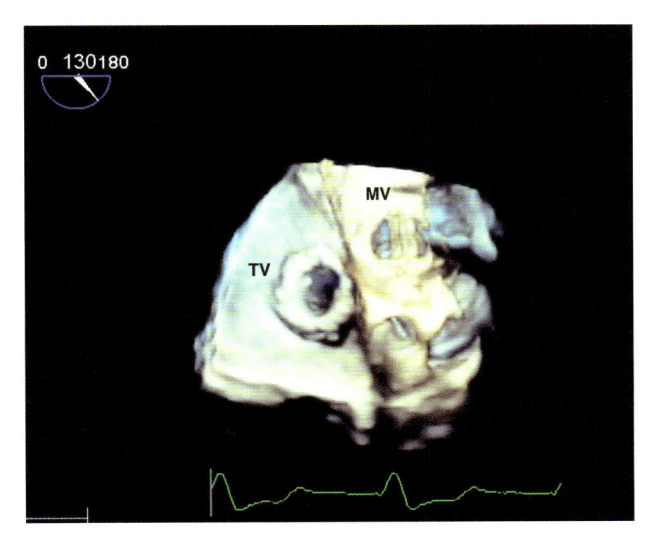

Fig. 6.18 ▶ Na perspectiva atrial, a TEE 3D possibilita a projeção frontal da prótese tricúspide biológica, bem como da prótese mecânica de duplo folheto na posição mitral.

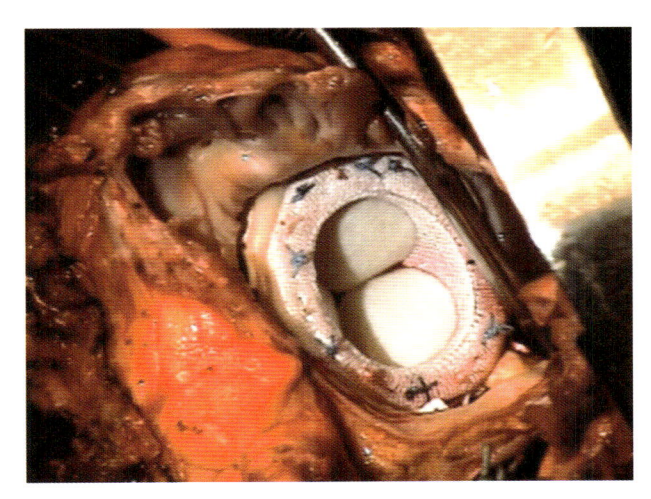

Fig. 6.19 Visão cirúrgica com o átrio direito ainda aberto mostra a prótese biológica de três folhetos na posição da valva tricúspide.

Comentários

A valva tricúspide é afetada pelo processo reumático em aproximadamente 5 a 10% dos pacientes com doença valvar mitral reumática. O envolvimento reumático da valva tricúspide resulta em espessamento dos folhetos, fusão comissural e fusão e encurtamento das cordas, embora os achados sejam geralmente discretos quando comparados aos da valva mitral. O envolvimento reumático da valva tricúspide pode causar estenose decorrente da fusão comissural, ou regurgitação proveniente do encurtamento e fusão das cordas, mas estenose grave é incomum. Geralmente, há uma combinação de estenose e regurgitação, que pode resultar em sintomas mesmo quando a lesão, tomada isoladamente, não seja considerada grave. Com a doença valvar mitral reumática esquerda, intervenção para envolvimento tricúspide ou dilatação anular grave é recomendada com qualquer grau de disfunção valvar, pois doença tricúspide progressiva geralmente ocorre tardiamente após a cirurgia para doença valvar mitral reumática.

Leitura Sugerida

1. Lin G, Bruce CJ, Connolly HM: Diseases of the tricuspid and pulmonic valves. In Otto CM, Bonow RO, editors: Valvular heart disease, ed 4, Philadelphia, 2014, Elsevier, pp 375–395.

CASO 6-3
Regurgitação Tricúspide Reumática em Paciente com Valva Aórtica Bioprotética

Um homem de 28 anos de idade apresentou um histórico de 2 meses de dispneia crescente e edema de membros inferiores. A história médica pregressa era notável para substituição de valva aórtica bioprotética 10 anos antes por regurgitação aórtica sintomática grave. A ecocardiografia revelou estenose e regurgitação da valva aórtica protética, bem como alterações anatômicas compatíveis com doença reumática das valvas mitral e tricúspide com regurgitação/estenose mista de ambas as valvas atrioventriculares. Havia dilatação grave do LV, com função sistólica normal.

Cateterismo cardíaco direito revelou uma pressão média do RA de 8 mm Hg, pressão do RV de 46/6 mm Hg, pressão da PA de 46/23 mm Hg com média de 30 mm Hg, pressão de oclusão de 17 mm Hg, gradiente transpulmonar de 13 mm Hg, resistência vascular pulmonar (Fick) de 4,5 unidades Wood e resistência vascular sistêmica (Fick) de 1384 dsc-5.

Intervenção cirúrgica foi recomendada para disfunção sintomática da valva protética e doença valvar mitral reumática recorrente. Após realização das substituições das valvas mitral e aórtica, a atenção foi voltada para a valva tricúspide. Uma tentativa em reparar a valva foi malsucedida e, portanto, a valva tricúspide foi substituída por uma valva bioprotética.

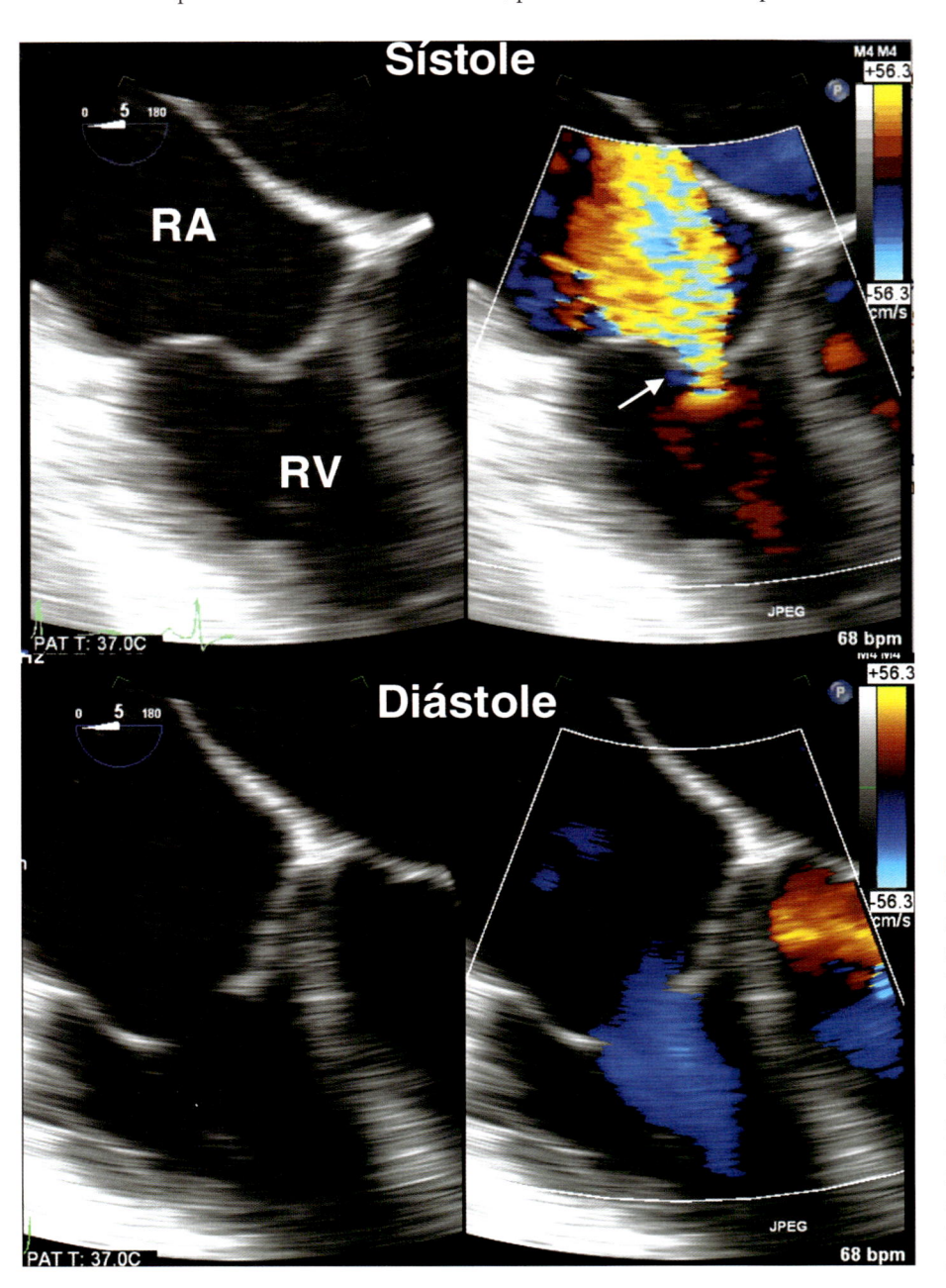

Fig. 6.20 ▶ No corte de quatro câmaras no plano médio-esofágico, os dois folhetos com maior probabilidade de serem visualizados são o septal e o anterior, visto que a sonda está antefletida. Durante a sístole, o jato de regurgitação tricúspide (*seta*) é visto com uma *vena contracta* de 8 mm de largura. Durante a diástole, um movimento limitado dos folhetos com cúpula diastólica e imobilidade relativa do folheto septal são observados.

CASO 6-3 Regurgitação Tricúspide Reumática em Paciente com Valva Aórtica Bioprotética

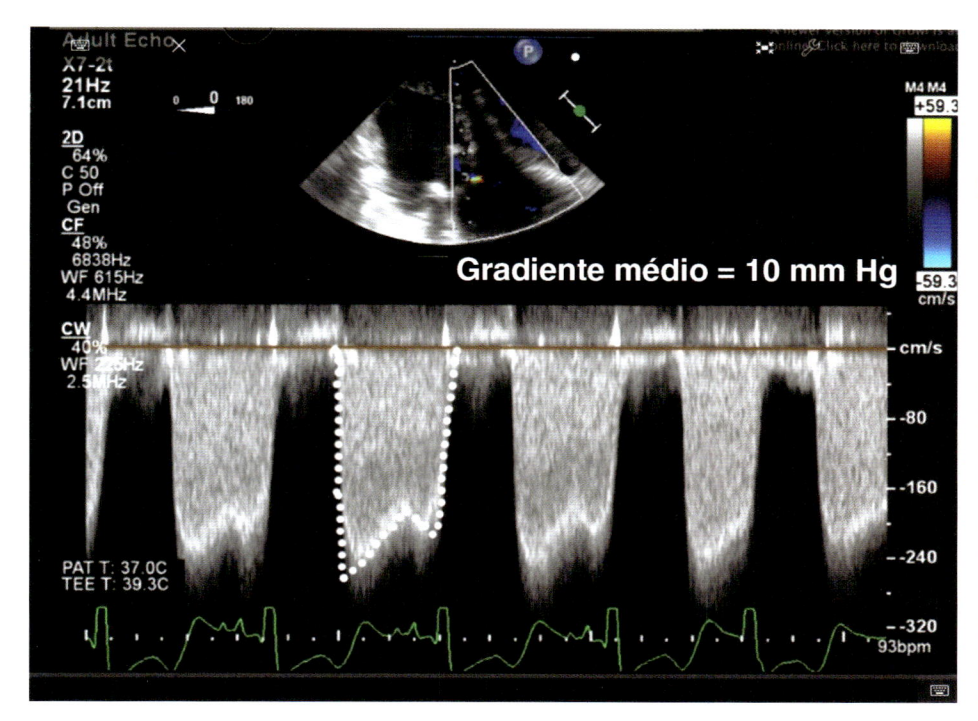

Fig. 6.21 O Doppler de onda contínua mostra um gradiente diastólico médio de 10 mm Hg, compatível com uma alta velocidade de fluxo transvalvar, provavelmente secundário à regurgitação tricúspide. A medida do tempo de meia pressão é difícil neste paciente por causa do curto período de preenchimento diastólico (frequência cardíaca rápida), e a velocidade atrial sobreposta obscurece a curva de desaceleração diastólica precoce. No entanto, a curva parece compatível com uma estenose tricúspide leve à moderada.

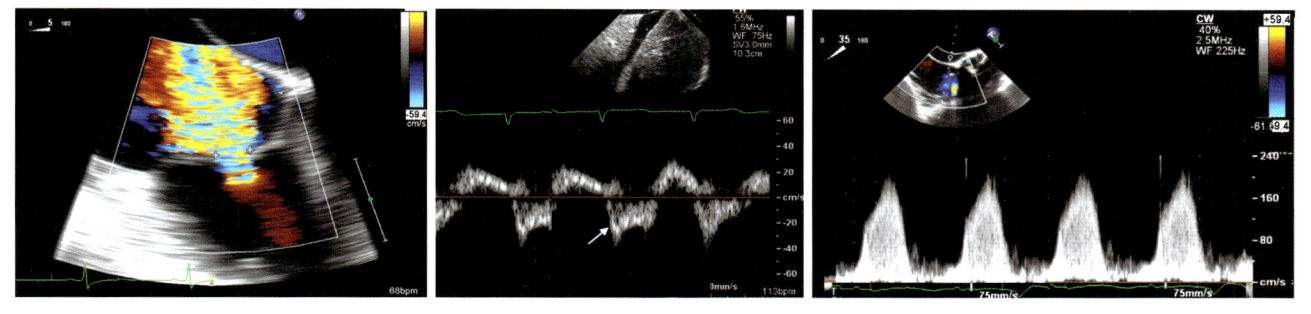

Fig. 6.22 A *vena contracta* do jato regurgitante tricúspide é medida em 8 mm com o uso do modo *zoom* para mostrar a faixa estreita entre a região de aceleração do fluxo no tamanho RV da valva e o jato de turbulência no RA. Reversão holossistólica do fluxo está presente na veia hepática (*seta*). Tanto a *vena contracta* de largura > 7 mm como a reversão de fluxo sistólico nas veias hepáticas (com o paciente em ritmo sinusal) são específicas para TR grave. O Doppler de onda contínua do jato regurgitante tricúspide (*à direita*) mostra um jato denso e de pico precoce, também compatível com regurgitação tricúspide grave.

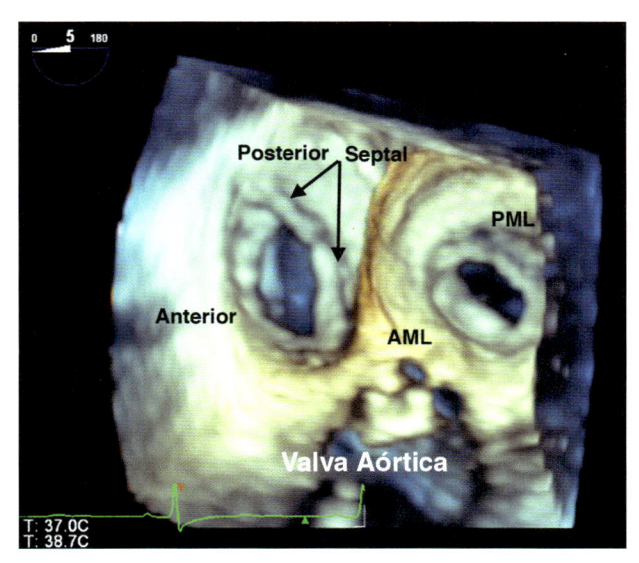

Fig. 6.23 ⬤ A ecocardiografia 3D na perspectiva atrial revela uma valva mitral reumática de aspecto típico, com espessamento de ambos os folhetos. Os folhetos da valva tricúspide também estão espessados, e a valva aparece com aspecto bicúspide proveniente da fusão dos folhetos septal e anterior. Em tempo real, há coaptação incompleta dos folhetos tricúspides.

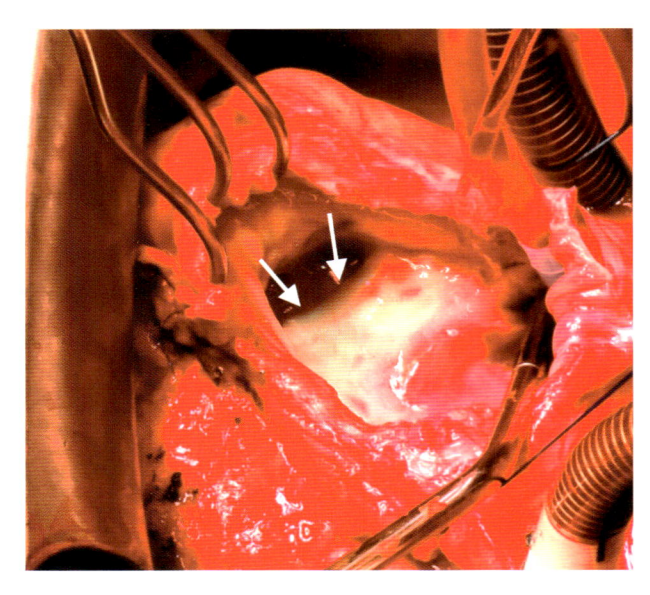

Fig. 6.24 Durante a aortotomia direita observa-se espessamento grave do aparelho tricúspide. As setas indicam a fusão dos folhetos posterior e septal.

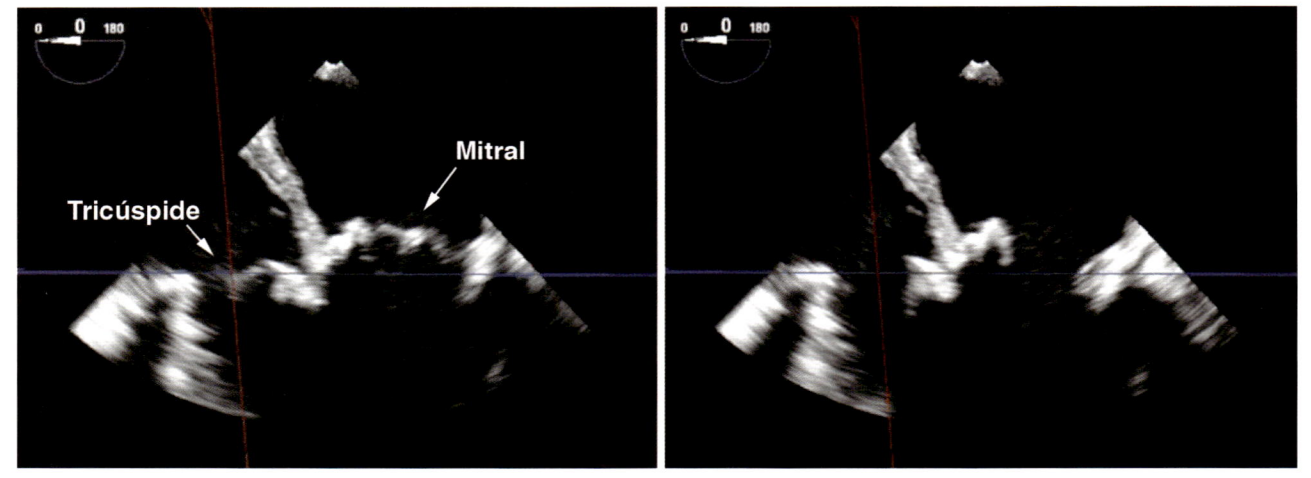

Fig. 6.25 ● No pós-operatório, próteses biológicas foram colocadas nas posições tricúspide e mitral. Nesta imagem de quatro câmaras, as valvas biológicas são vistas na sístole (*figura à esquerda*) e diástole (*figura à direita*).

Comentários

A maioria dos pacientes com estenose mitral reumática tem regurgitação tricúspide significativa. A causa de regurgitação tricúspide pode ser o envolvimento reumático dos folhetos e cordas valvares tricúspides, mas geralmente os folhetos valvares não são afetados pela doença reumática. Regurgitação tricúspide funcional está presente em aproximadamente 80% dos pacientes com estenose mitral reumática, e aproximadamente 40% daqueles com regurgitação mitral reumática grave.

Nestes pacientes, hipertensão pulmonar crônica secundária à estenose mitral resulta em dilatação anular da tricúspide e do ventrículo direito. Com a dilatação anular grave, os folhetos tricúspides normais não são capazes de fechar completamente na sístole, resultando em regurgitação tricúspide. Postula-se que a sobrecarga volêmica adicional do ventrículo direito causada pela regurgitação tricúspide resulta em adicional aumento do ventrículo direito e regurgitação tricúspide progressiva. Além disso, pode haver um envolvimento reumático discreto dos folhetos tricúspides que deve ser avaliado mais detalhadamente pela ecocardiografia 3D.

Leitura Sugerida

1. Bruce CJ, Connolly HM: Right-sided valve disease in adults. In Otto CM, editor: The practice of clinical echocardiography, ed 5, Philadelphia, 2016, Elsevier.

Anuloplastia Tricúspide

CASO 6-4
Anuloplastia Tricúspide para Regurgitação Tricúspide Secundária

Este homem de 49 anos de idade, com prévia comissurotomia mitral por doença valvar mitral reumática, apresentou insuficiência cardíaca direita, fibrilação atrial, estenose mitral recorrente e regurgitação tricúspide grave. Ele foi encaminhado para substituição de valva mitral, anuloplastia tricúspide e ablação por radiofrequência da fibrilação atrial.

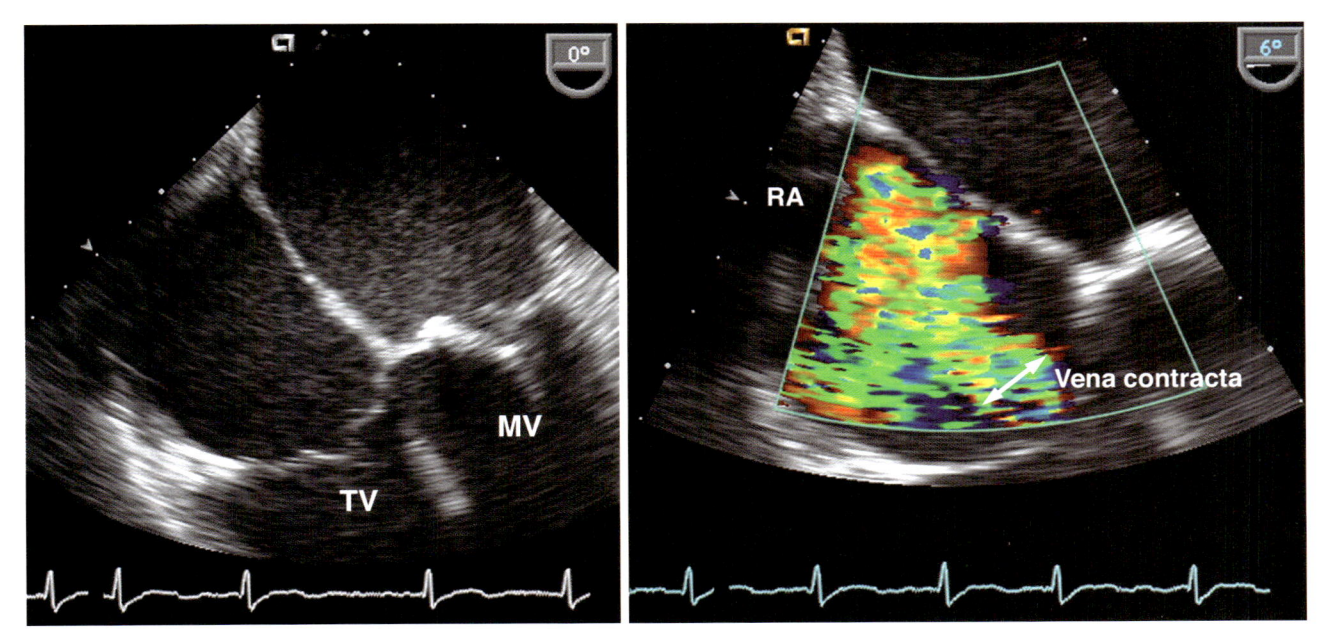

Fig. 6.26 No corte de quatro câmaras, doença valvar mitral reumática é observada, mas os folhetos tricúspides aparecem finos com mobilidade normal. O ânulo tricúspide está gravemente dilatado. Regurgitação tricúspide central é demonstrada pelo Doppler em cores.

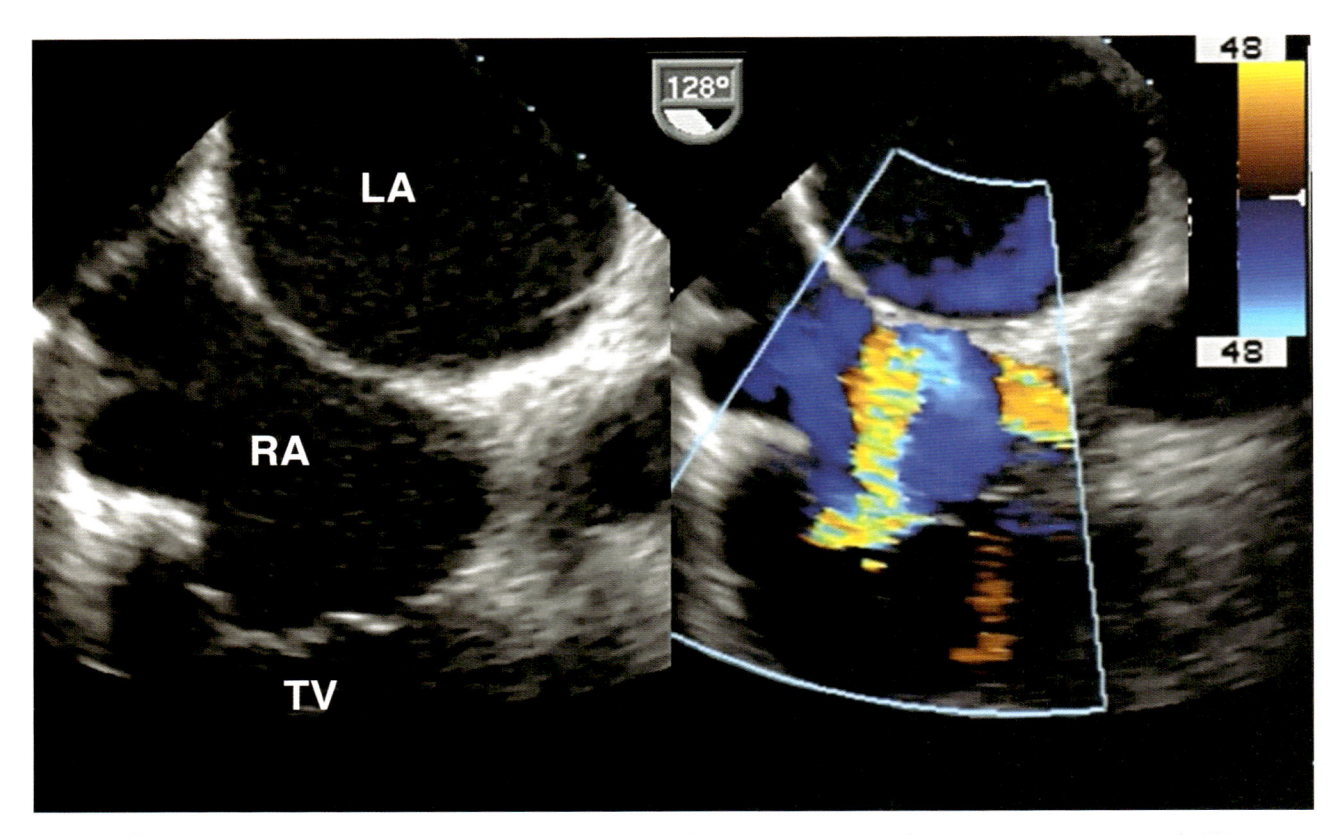

Fig. 6.27 ● No corte bicaval, a sonda foi girada para a esquerda do paciente, e o Doppler em cores mostrou jato de TR moderado. A RVSP foi estimada em 51 mm Hg.

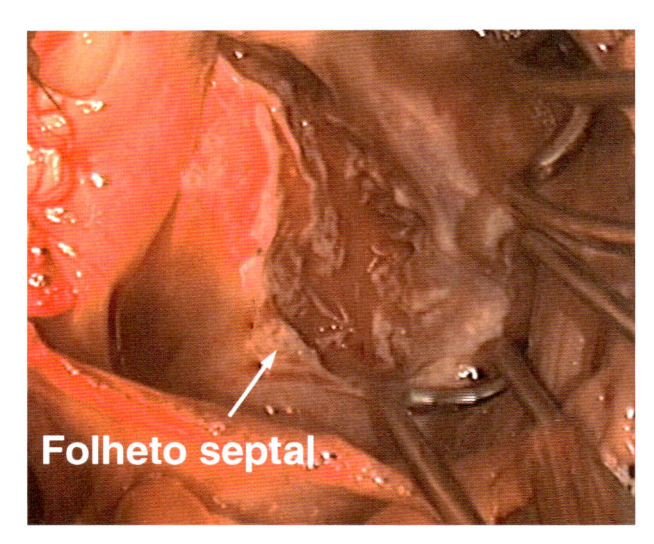

Fig. 6.28 Na inspeção direta, a espessura dos folhetos tricúspides estava normal, sem evidência de fusão comissural. Entretanto, o ânulo estava dilatado em 40 mm.

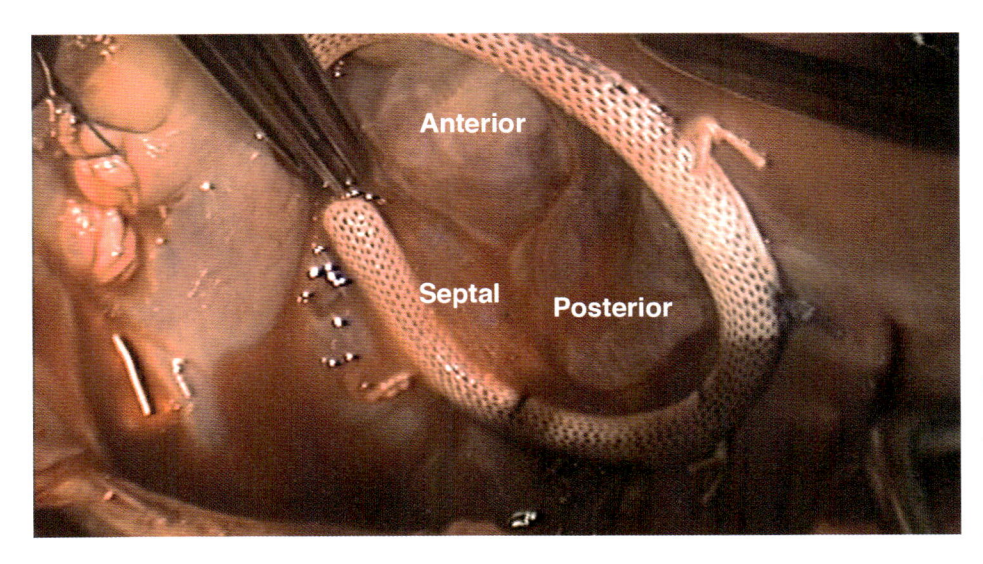

Fig. 6.29 ⬤ Após a substituição de valva mitral, um anel valvar tricúspide de 32 mm foi colocado. O anel em forma de "C" é colocado de forma a evitar a sutura no nodo AV.

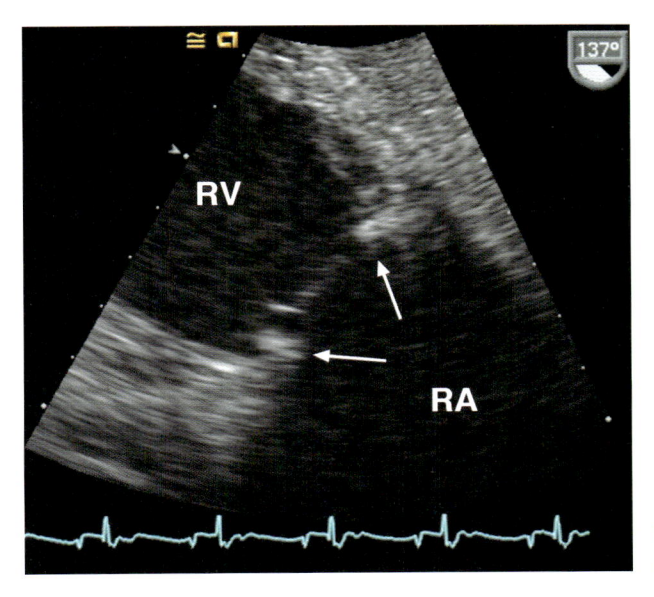

Fig. 6.30 ⬤ No corte transgástrico de eixo longo da TV, os folhetos e o anel de anuloplastia (*setas*) são vistos.

Comentários

Reparo ou substituição de valva tricúspide é recomendado em pacientes com regurgitação tricúspide sintomática grave secundária a uma doença dos folhetos valvares. Em pacientes sendo submetidos a uma cirurgia valvar esquerda, a cirurgia de valva tricúspide é recomendada para pacientes sintomáticos e assintomáticos com regurgitação tricúspide funcional grave. Mesmo com regurgitação tricúspide reumática leve à moderada, o reparo de valva tricúspide é recomendado durante a cirurgia valvar esquerda quando há dilatação anular tricúspide significativa (> 40 mm na TTE ou > 70 mm na inspeção cirúrgica direta), ou quando há hipertensão pulmonar significativa.

Quando uma intervenção cirúrgica valvar tricúspide é necessária, o reparo de valva tricúspide é preferível à substituição valvar sempre que possível. O reparo da valva tricúspide geralmente inclui a colocação de um anel para reduzir o tamanho do ânulo, o que é particularmente eficaz para o tratamento da regurgitação tricúspide funcional quando hipertensão pulmonar e dilatação anular estão presentes. Quando substituição valvar é necessária, a valva bioprotética é geralmente escolhida, por causa do risco mais elevado de trombose com as próteses valvares mecânicas direitas.

Leitura Sugerida

1. Nishimura RA, Otto CM, Bonow RO, et al: ACC/AHA Task Force Members: 2014 AHA/ACC guideline for the management of patients with valvular heart disease: A report of the American College of Cardiology/American Heart Association Task Force on Practice Guidelines, Circulation 129(23):e521–e643, 2014.
2. Dreyfus GD, Martin RP, Chan KM, Dulguerov F, Alexandrescu C: Functional tricuspid regurgitation: A need to revise our understanding, JACC 65(21):2331–2336, 2015.

Anomalia de Ebstein

CASO 6-5
Anomalia de Ebstein

Esta mulher de 40 anos de idade com anomalia de Ebstein da valva tricúspide foi encaminhada para intervenção cirúrgica por causa da crescente falta de ar associada a uma crescente regurgitação tricúspide.

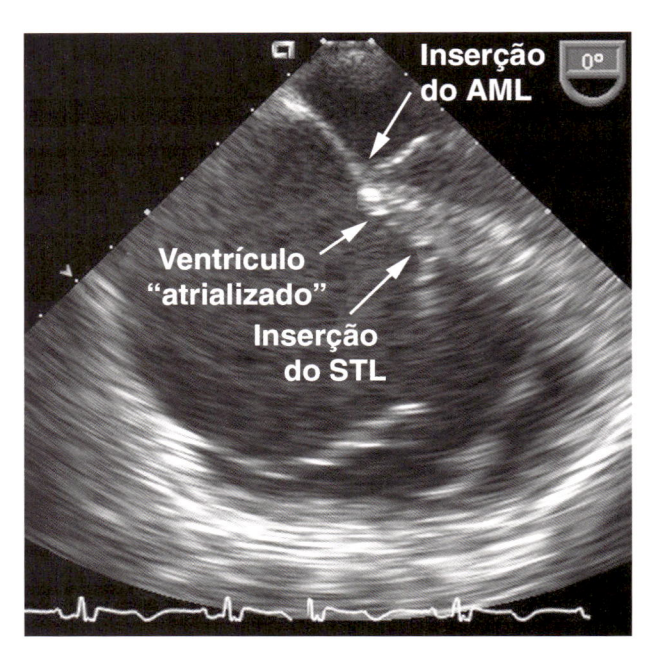

Fig. 6.31 O corte de quatro câmaras mostra deslocamento apical do folheto septal da valva tricúspide (STL), comparado ao ponto de inserção do folheto anterior da valva mitral (AML). A distância normal entre os pontos de inserção mitral e tricúspide é menor que 1 cm. Uma distância maior, como neste caso, sugere anomalia de Ebstein. Aumento atrial e ventricular direito também pode ser visualizado neste corte. O segmento do miocárdio ventricular direito na superfície atrial da valva tricúspide deslocada é considerado "atrializado", pois exibe atividade elétrica ventricular, mas é exposto às pressões atriais.

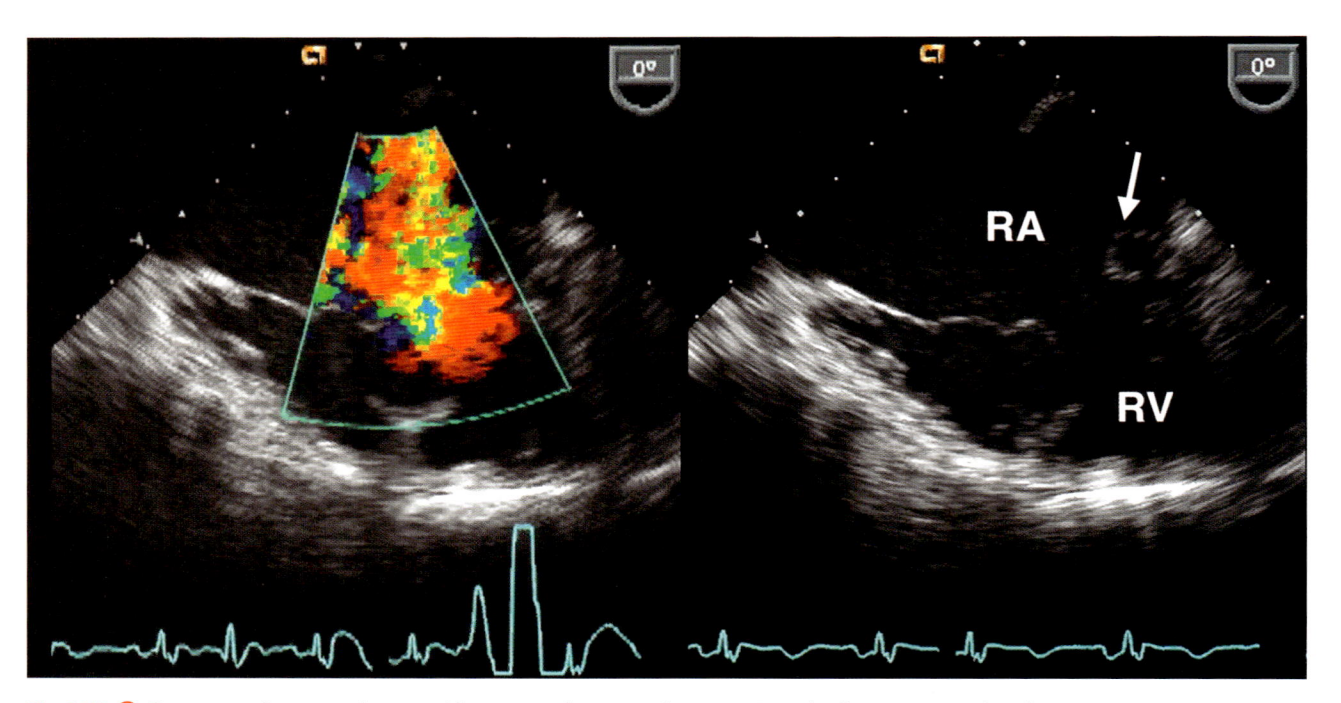

Fig. 6.32 Com a sonda avançada no esôfago e virada para a direita, a Dopplerfluxometria colorida mostra regurgitação tricúspide grave com *vena contracta* ampla, medindo 18 mm. A seta indica o folheto septal.

CASO 6-5 Anomalia de Ebstein   223

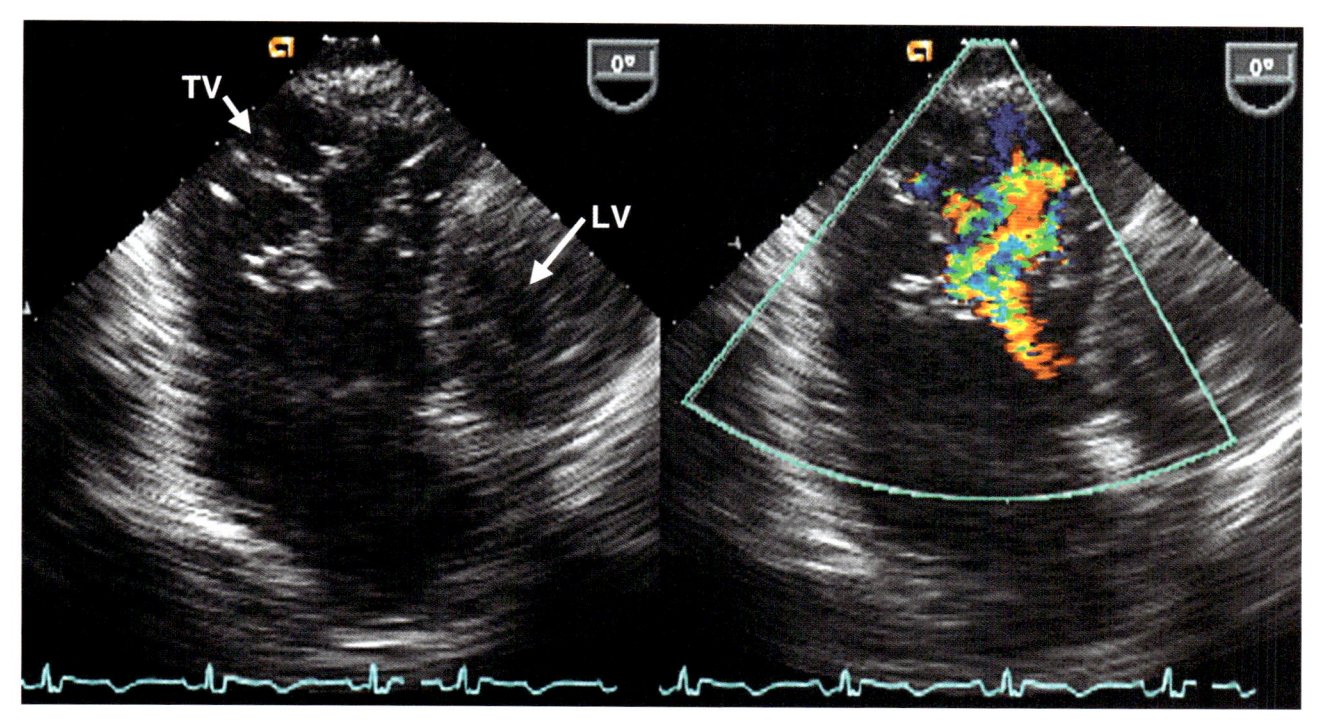

Fig. 6.33 ▶ O corte transgástrico de eixo curto da valva tricúspide mostra aumento grave da câmara direita, quando comparada ao tamanho normal do ventrículo esquerdo. A fluxometria em cores demonstra regurgitação tricúspide central grave.

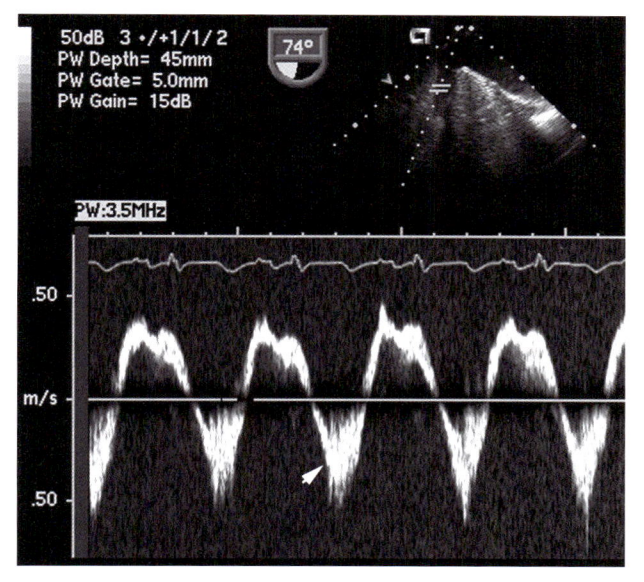

Fig. 6.34 A imagem da veia hepática é adquirida a partir da posição transgástrica. O Doppler pulsado mostra fluxo normal no átrio direito na diástole (maior do que a linha de base), com reversão do fluxo na sístole (*ponta de seta*). Este achado é compatível com regurgitação tricúspide grave. Entretanto, a correlação com outras medidas de gravidade regurgitante é necessária, pois uma reversão do fluxo sistólico pode ser observada na ausência de regurgitação tricúspide grave em pacientes com pressões venosas gravemente elevadas ou com fibrilação atrial.

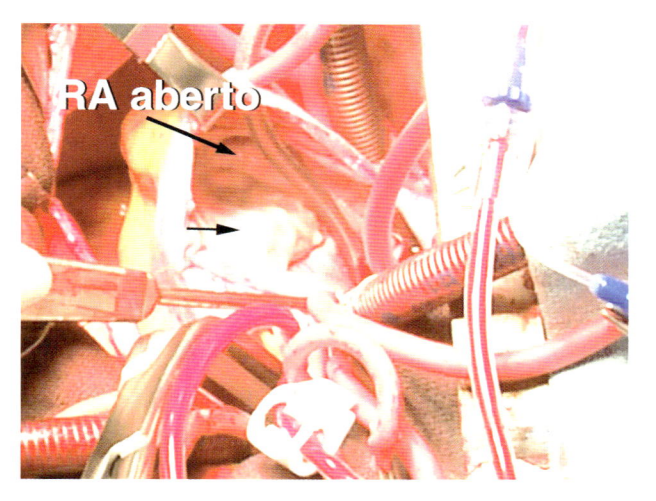

Fig. 6.35 Inspeção intraoperatória da valva demonstra folhetos valvares tricúspides alongados e apicalmente deslocados (*seta*). O reparo valvar não foi bem-sucedido nesta paciente, portanto, ela foi submetida a uma substituição de valva tricúspide.

Comentários

Alguns pacientes com anomalia de Ebstein que chegam à vida adulta sem um prévio procedimento cirúrgico permanecem assintomáticos, sem evidência clínica de insuficiência cardíaca direita, apesar de uma regurgitação tricúspide moderada à grave. Em alguns casos, a gravidade da regurgitação aumenta ou uma sobrecarga volêmica direita crônica leva a sintomas de insuficiência cardíaca direita, induzindo a uma intervenção cirúrgica.

A anomalia de Ebstein pode estar associada a defeitos septais atriais em aproximadamente um terço dos pacientes, e um forame oval patente é comum naqueles sem um defeito septal atrial. Pressões elevadas do átrio direito provocadas por regurgitação tricúspide podem resultar em *shunt* direita-esquerda ao nível atrial, com dessaturação arterial sistêmica e cianose. A anomalia de Ebstein também está associada a uma pré-excitação ventricular (p. ex., síndrome de Wolff-Parkinson-White).

Pacientes com a anomalia de Ebstein são improváveis de terem hipertensão pulmonar. Entretanto, o sinal aparente de jato regurgitante tricúspide é geralmente difícil de interpretar por causa do efeito de movimento da valva tricúspide grande e deslocada, e pode haver uma superestimativa errônea das pressões pulmonares por Doppler. Quando hipertensão pulmonar for suspeita em pacientes com anomalia de Ebstein, cateterismo do coração direito deve ser realizado para medida direta das pressões pulmonares.

Leitura Sugerida

1. Booker OJ, Nanda NC: Echocardiographic assessment of Ebstein's anomaly, Echocardiography 32(Suppl 2):S177–S188, 2015.

2. Bruce CJ, Connolly HM: Right-sided valve disease in adults. In Otto CM, editor: The practice of clinical echocardiography, ed 5, Philadelphia, 2016, Elsevier.

CASO 6-6
Anomalia de Ebstein e Forame Oval Patente

Este homem de 55 anos de idade, com anomalia de Ebstein da valva tricúspide e sem prévia cirurgia cardíaca, apresentou sintomas de insuficiência cardíaca direita progressiva, fibrilação atrial, exacerbação da hipóxia (saturação de oxigênio de 85%) e edema periférico grave. A ecocardiografia demonstrou um forame oval patente com *shunt* direita-esquerda, anomalia de Ebstein com aumento grave do RA e RV e função sistólica do ventrículo direito moderadamente reduzida. No cateterismo cardíaco direito, as pressões pulmonares foram de 22/9 (média de 15) mm Hg. Após uma discussão cautelosa, ele foi encaminhado para intervenção cirúrgica.

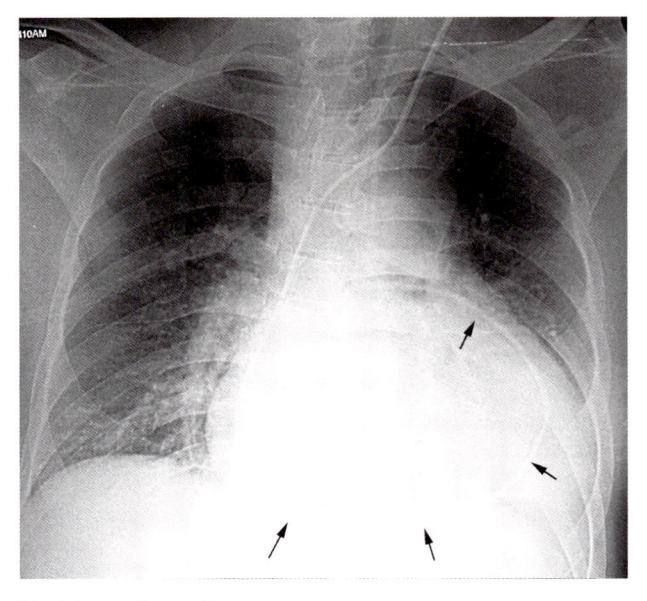

Fig. 6.36 Radiografia torácica pós-operatória mostra o cateter de artéria pulmonar (*setas*) no coração direito bastante aumentado.

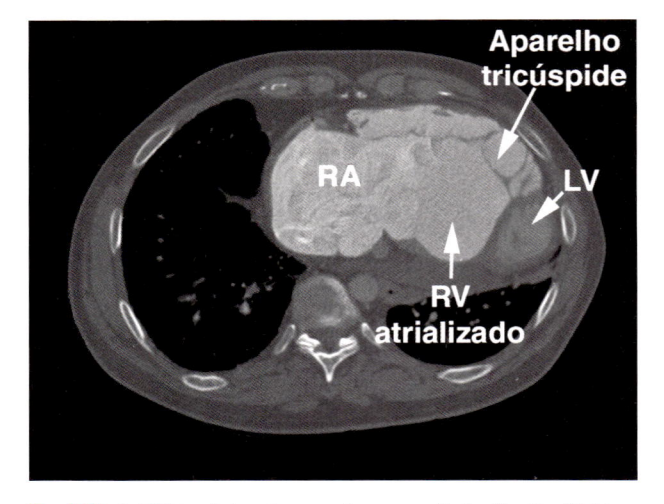

Fig. 6.37 A CT torácica demonstrou um átrio direito (RA) aumentado, um aparelho valvar tricúspide apicalmente deslocado e um segmento atrializado do ventrículo direito (RV). Para comparação, note o tamanho do ventrículo esquerdo (LV).

CASO 6-6 Anomalia de Ebstein e Forame Oval Patente 225

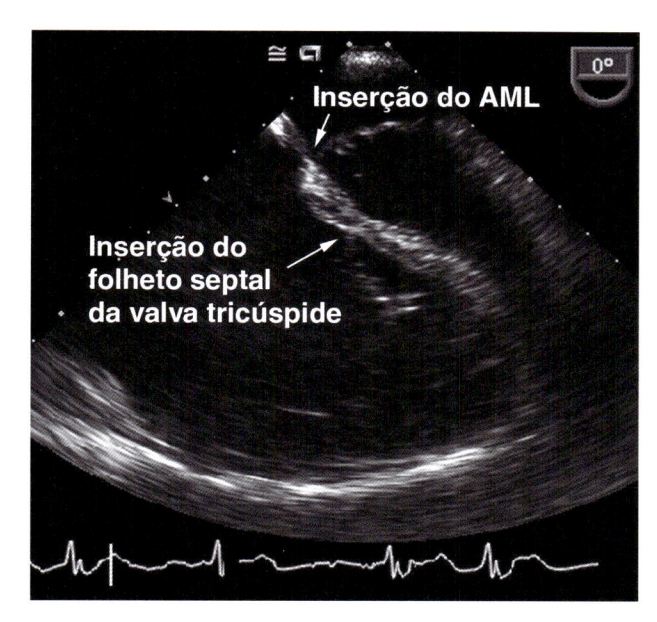

Fig. 6.38 A TEE em corte de quatro câmaras mostra um grave aumento do coração direito, com deslocamento apical do folheto septal da valva tricúspide, comparado ao folheto anterior da valva mitral (AML).

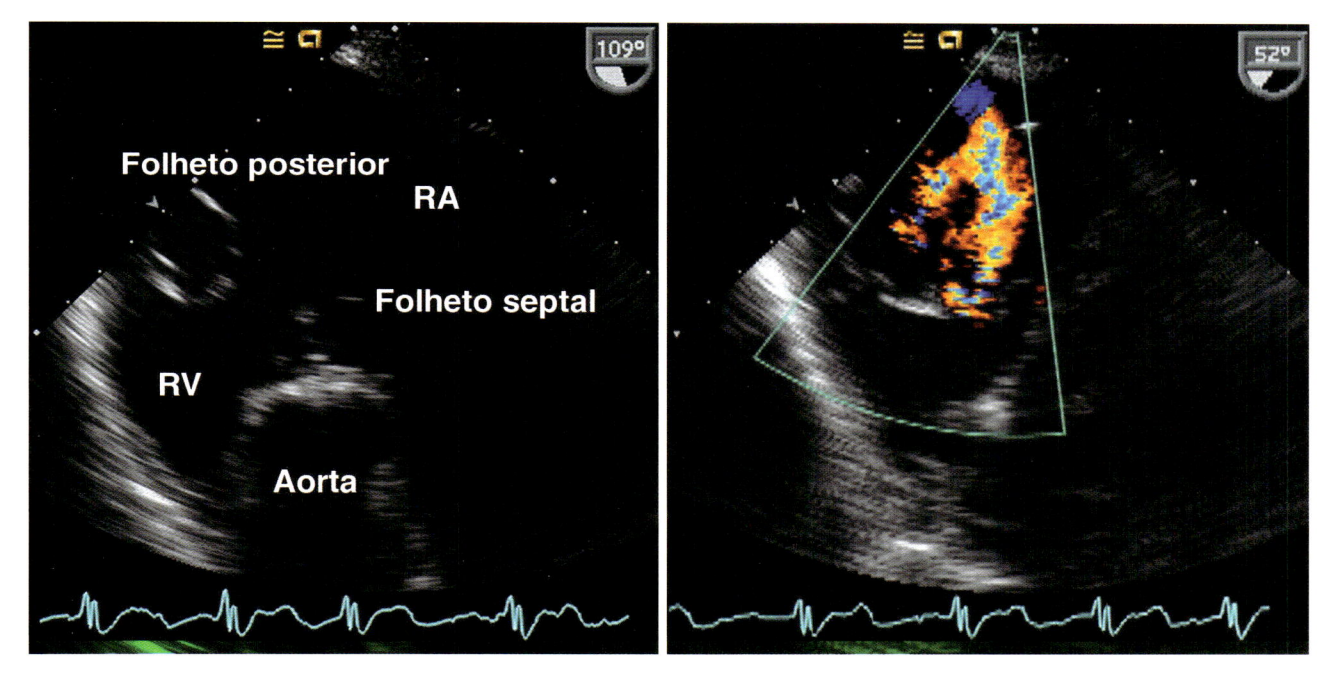

Fig. 6.39 ▶ A incidência transgástrica, com corte de eixo longo do coração direito, mostra folhetos valvares tricúspides apicalmente deslocados, com a fluxometria em cores indicando uma regurgitação tricúspide pelo menos moderada.

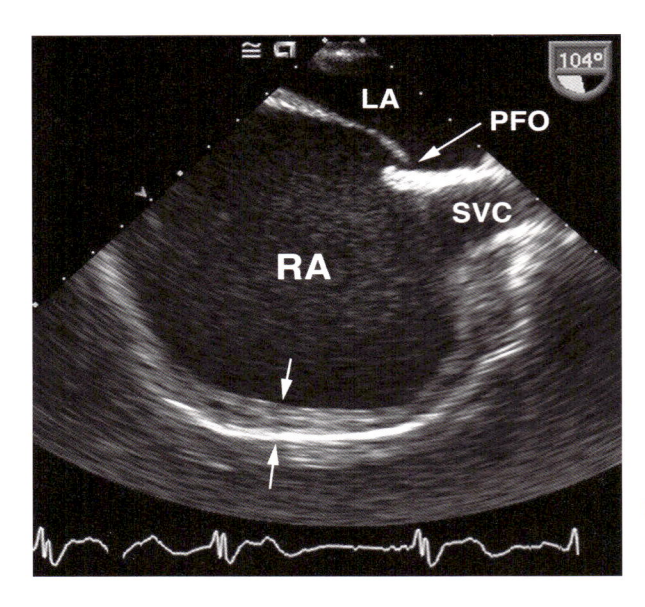

Fig. 6.40 A TEE com corte atrial direito mostra espessura aumentada da parede atrial direita (*setas*) e forame oval patente (PFO) no septo atrial.

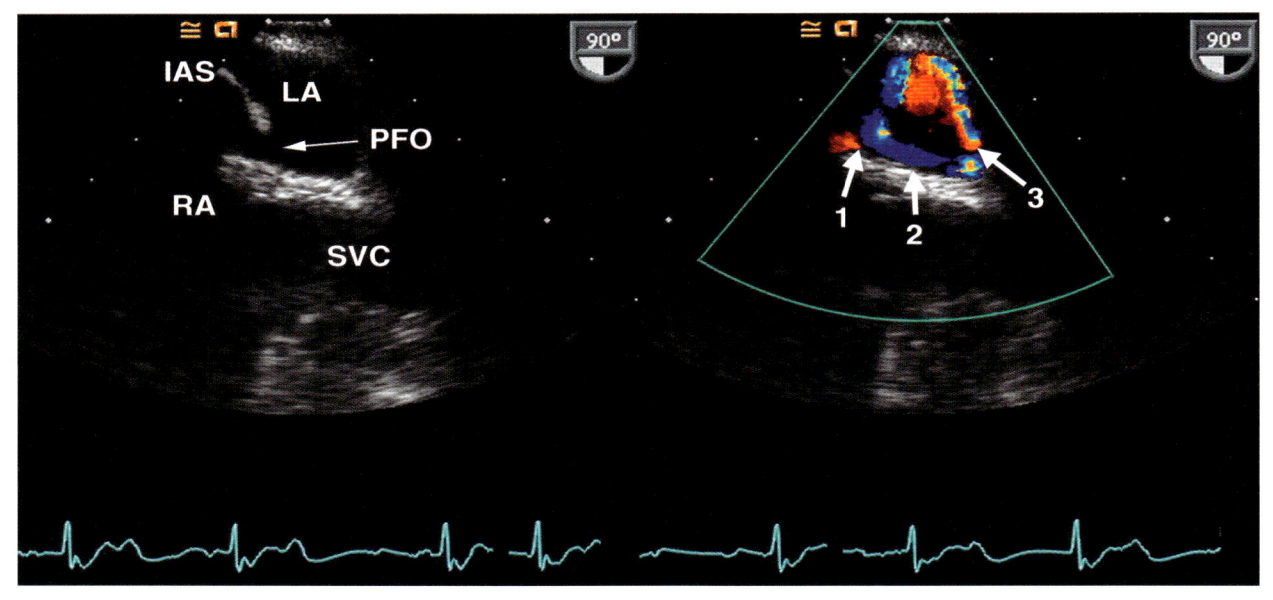

Fig. 6.41 ▶ A fluxometria em cores através do PFO é demonstrada. A seta 1 indica o fluxo indo do átrio direito para o átrio esquerdo através do defeito; a seta 2 indica o fluxo circundando a superfície atrial esquerda do septo interatrial (IAS); a seta 3 indica o fluxo rumando em direção à cúpula do átrio esquerdo.

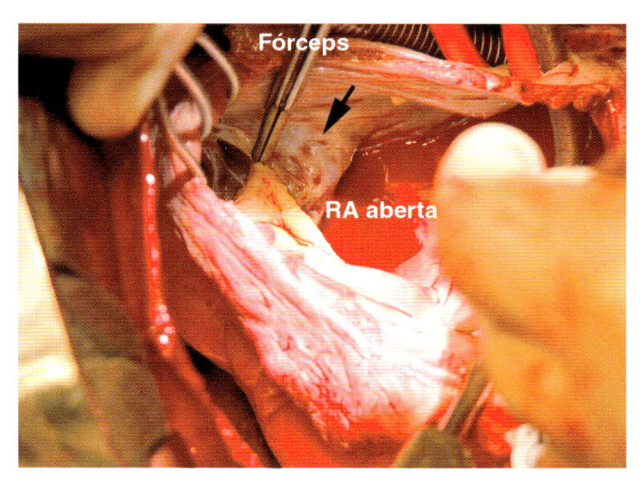

Fig. 6.42 ▶ Na cirurgia, o segmento atrializado do ventrículo direito é visto (*seta*), com trabeculação ventricular na superfície atrial da valva tricúspide. A pinça é observada segurando o folheto tricúspide.

CASO 6-6 Anomalia de Ebstein e Forame Oval Patente   227

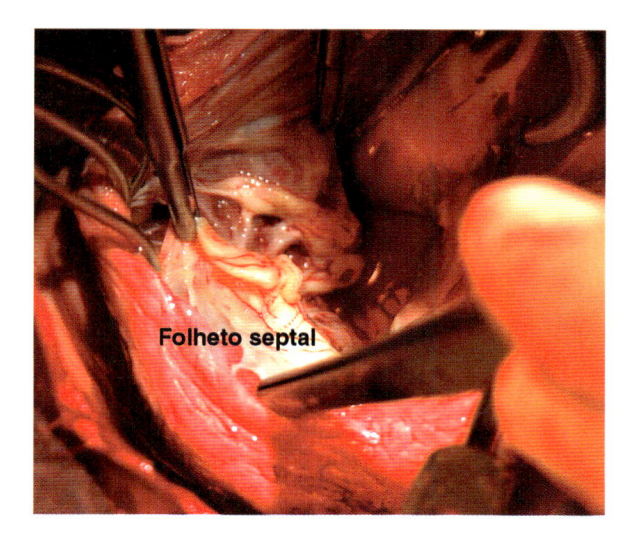

Fig. 6.43 ▶ Folheto septal da valva tricúspide alongado e apicalmente deslocado. A borda do folheto, elevada pela pinça, está espessada.

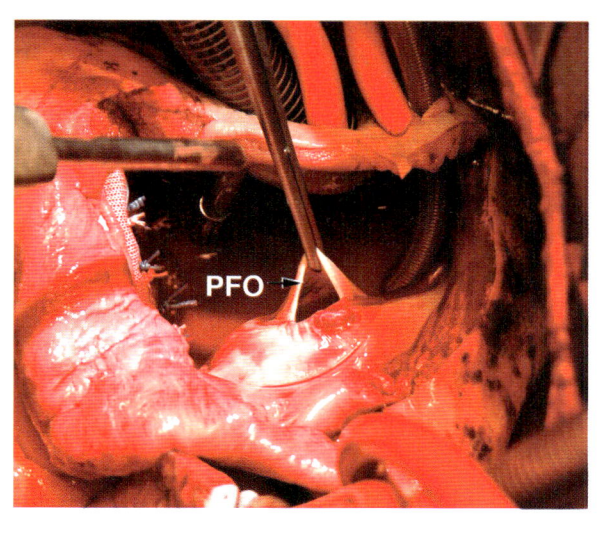

Fig. 6.44 ▶ O forame oval patente pode ser facilmente estirado, como demonstrado.

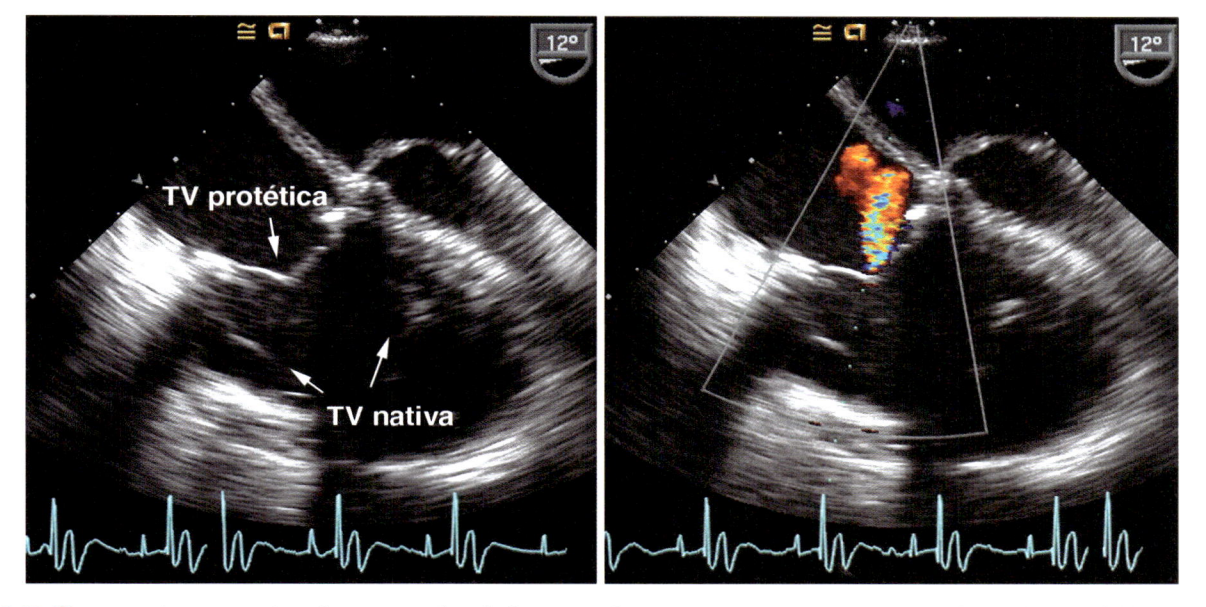

Fig. 6.45 ▶ Após substituição da valva tricúspide e fechamento do PFO, a prótese é vista no nível do ânulo com folhetos valvares nativos residuais apicalmente (*à esquerda*). O Doppler em cores demonstra uma pequena quantidade de regurgitação central (*à direita*). Não há fluxo através do septo interatrial.

Comentários

Durante muitos anos, este paciente tolerou uma regurgitação tricúspide grave causada pela anomalia de Ebstein, sem sintomas de insuficiência cardíaca. Eventualmente, a sobrecarga volêmica resultou em aumento do RA, com estiramento do forame oval patente. A pressão do RA excedeu a pressão do LA (em razão da regurgitação tricúspide), com consequente *shunt* direita-esquerda através do forame oval patente e dessaturação de oxigênio arterial.

Embora o reparo da valva tricúspide seja geralmente possível em pacientes pediátricos, é menos provável de ser bem-sucedido em pacientes adultos, por causa da fibrose das estruturas valvares e aderência dos folhetos apicalmente deslocados na parede ventricular subjacente.

Leitura Sugerida

1. Davies RR, Pasquali SK, Jacobs ML, et al: Current spectrum of surgical procedures performed for Ebstein's malformation: an analysis of the Society of Thoracic Surgeons Congenital Heart Surgery Database, Ann Thorac Surg 96(5):1703–1709, 2013.

Movimentação exagerada/Prolapso da Valva Tricúspide

CASO 6-7
Regurgitação Tricúspide Traumática

O paciente é um homem de 25 anos de idade, com saúde previamente boa até aproximadamente 1 mês antes da atual admissão hospitalar, quando ele se envolveu em um acidente com veículo automotor em alta velocidade, em que ele era o passageiro no carro que atingiu um poste, acionando os *airbags*. Ele chegou ao nosso centro de traumatismo nível I, onde foi constatado ter fraturas do terceiro e quarto arcos costais à direita, e do sexto ao décimo arcos costais à esquerda, bem como fratura do esterno, laceração esplênica, pneumotórax bilateral e efusões pleurais que foram tratadas com drenagem pleural. Na ecocardiografia, observou-se que ele tinha regurgitação tricúspide grave, com *vena contracta* ampla e reversão do fluxo sistólico nas veias hepáticas. Seu RV estava dilatado, com função sistólica normal.

Atualmente, o paciente se queixa de dor no esterno e costelas. Ele nega ter falta de ar, dispneia ao esforço, ortopneia ou edema das extremidades inferiores.

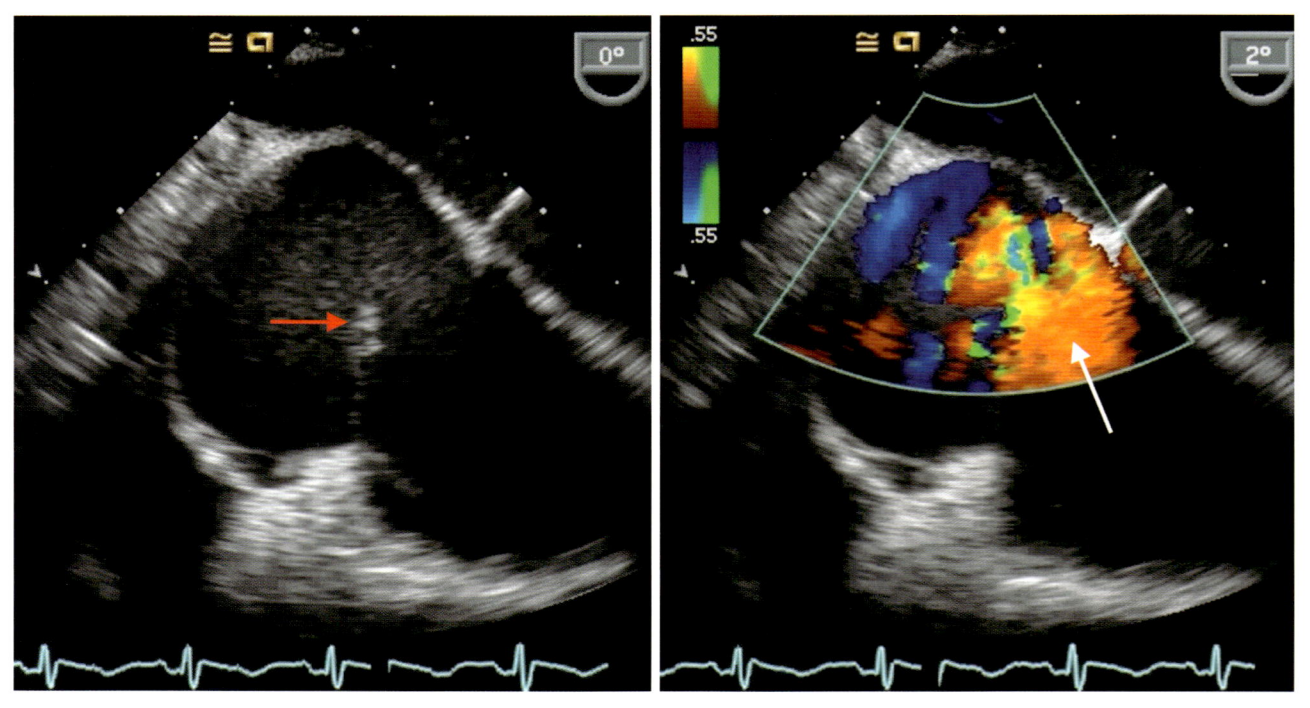

Fig. 6.46 ▶ Neste corte de quatro câmaras, o quadro sistólico mostra movimentação exagerada do folheto tricúspide, provavelmente o folheto anterior (*seta vermelha*). Há uma massa na ponta, o que é provavelmente uma porção de músculo papilar rompido. O RA e o RV estão dilatados. Na figura à direita, a seta branca indica um amplo jato de regurgitação tricúspide, com fluxo retrógrado e anterógrado de baixa velocidade através da valva.

CASO 6-7 Regurgitação Tricúspide Traumática   229

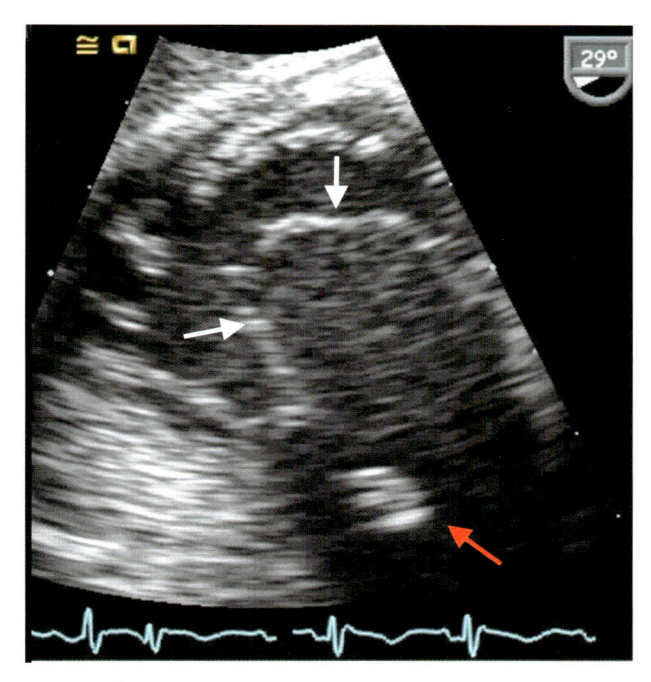

Fig. 6.47 ▶ Nesta imagem transgástrica da valva tricúspide, as setas brancas indicam as bordas dos folhetos durante a diástole, e a seta vermelha indica o que é provavelmente um músculo papilar lesionado inserido no folheto anterior.

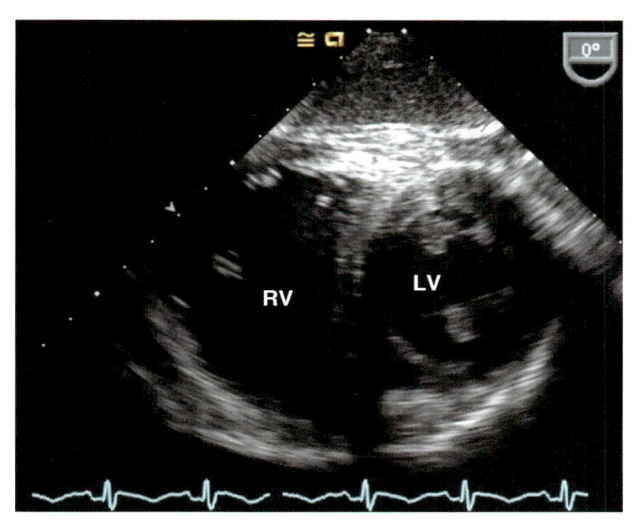

Fig. 6.48 ▶ Neste corte transgástrico de eixo curto dos ventrículos direito e esquerdo, o ventrículo direito está significativamente dilatado com movimento paradoxal do septo interventricular, compatível com sobrecarga volêmica do ventrículo direito.

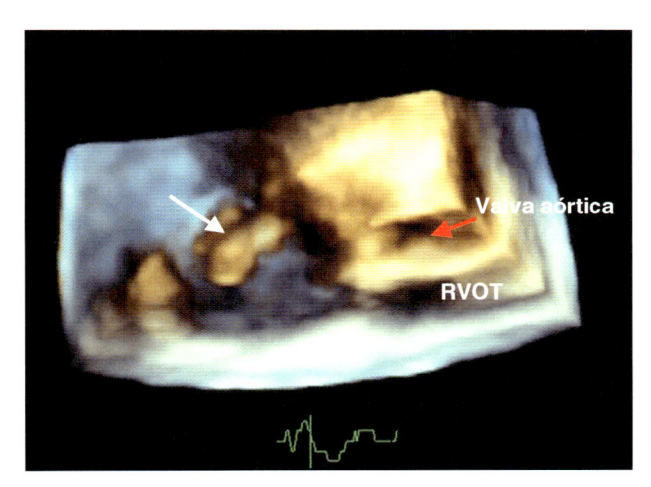

Fig. 6.49 ▶ Esta imagem 3D mostra movimentação exagerada do folheto anterior (*seta*).

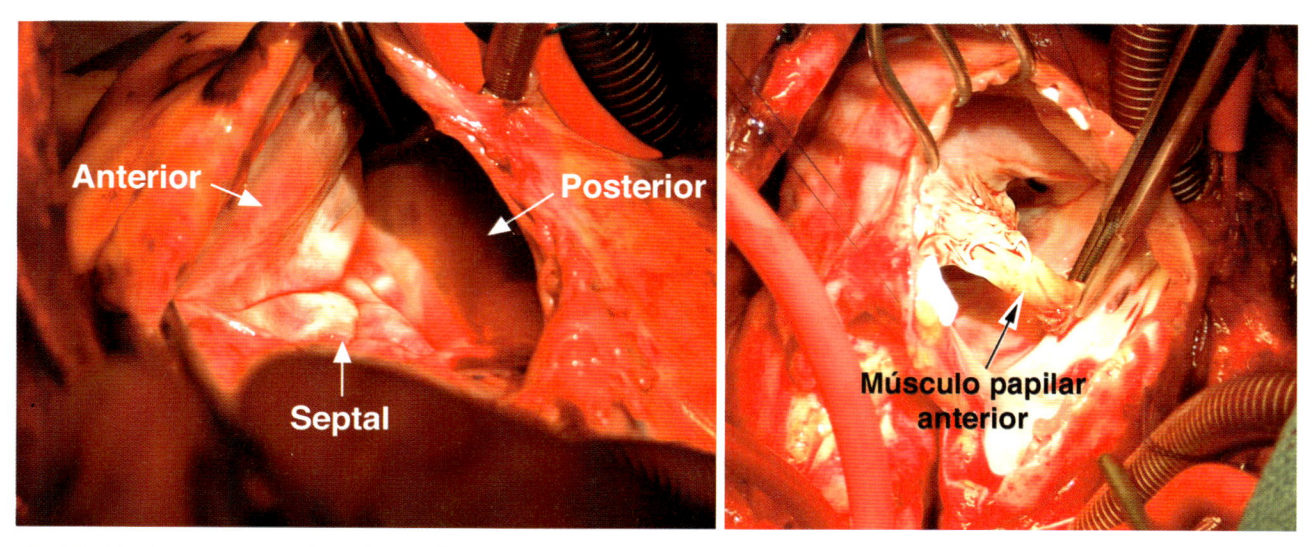

Fig. 6.50 Na cirurgia, com o átrio direito aberto, o músculo papilar rompido inserido no folheto anterior é demonstrado. O cirurgião está segurando a extremidade com uma pinça. A figura à esquerda mostra a valva tricúspide normal para comparação.

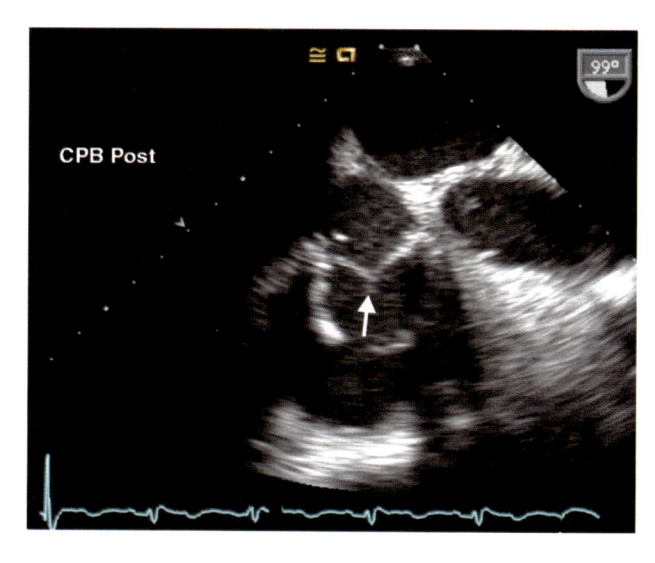

Fig. 6.51 ▶ Depois do desmame da circulação extracorpórea (CPB), após substituição da valva tricúspide por uma bioprótese, esta incidência a 99 graus, com a sonda girada na direção do lado direito do paciente, mostra dois folhetos da valva bioprotética coaptando normalmente na sístole (*seta branca*). Nenhuma regurgitação tricúspide foi identificada.

Comentários

Trauma fechado na parede torácica pode resultar em regurgitação tricúspide grave decorrente da ruptura das cordas ou do músculo papilar, como neste caso. Alguns pacientes toleram a regurgitação tricúspide e podem-se apresentar anos depois com dilatação progressiva do RV e disfunção sistólica. Outros apresentam a regurgitação mais agudamente, com sinais de insuficiência cardíaca direita e débito cardíaco anterógrado reduzido. Regurgitação tricúspide também pode ser causada por lesão iatrogênica de folhetos ou cordas durante procedimentos cardíacos com cateter. Eletrodos de marca-passo permanente também estão associados à regurgitação tricúspide, em razão do comprometimento da movimentação normal dos folhetos pelos cabos ou às aderências fibrosas que se desenvolvem ao longo do tempo.

Leitura Sugerida

1. Lee SH, Kim SA, Jo SH, et al: Combined traumatic tricuspid regurgitation and acute myocardial infarction after fist blows to the chest, Circulation 129(20):e496–e498, 2014.
2. Looi JL, Lee AP, Wong RH, Yu CM: 3D echocardiography for traumatic tricuspid regurgitation, JACC Cardiovasc Imaging 5(12):1285–1287, 2012.
3. Frizzell JD, West MB, Snider RL: Severe tricuspid regurgitation with giant C-v waves after pacer implantation, Circulation 130(4):e23–e25, 2014.

CASO 6-8
Prolapso da Valva Tricúspide

Este homem de 33 anos de idade, com doença valvar mistral mixomatosa e movimentação exagerada parcial do folheto posterior com regurgitação mitral grave, foi encaminhado para reparo de valva mitral. A valva tricúspide foi avaliada no intraoperatório por causa da suspeita de envolvimento mixomatoso da valva tricúspide.

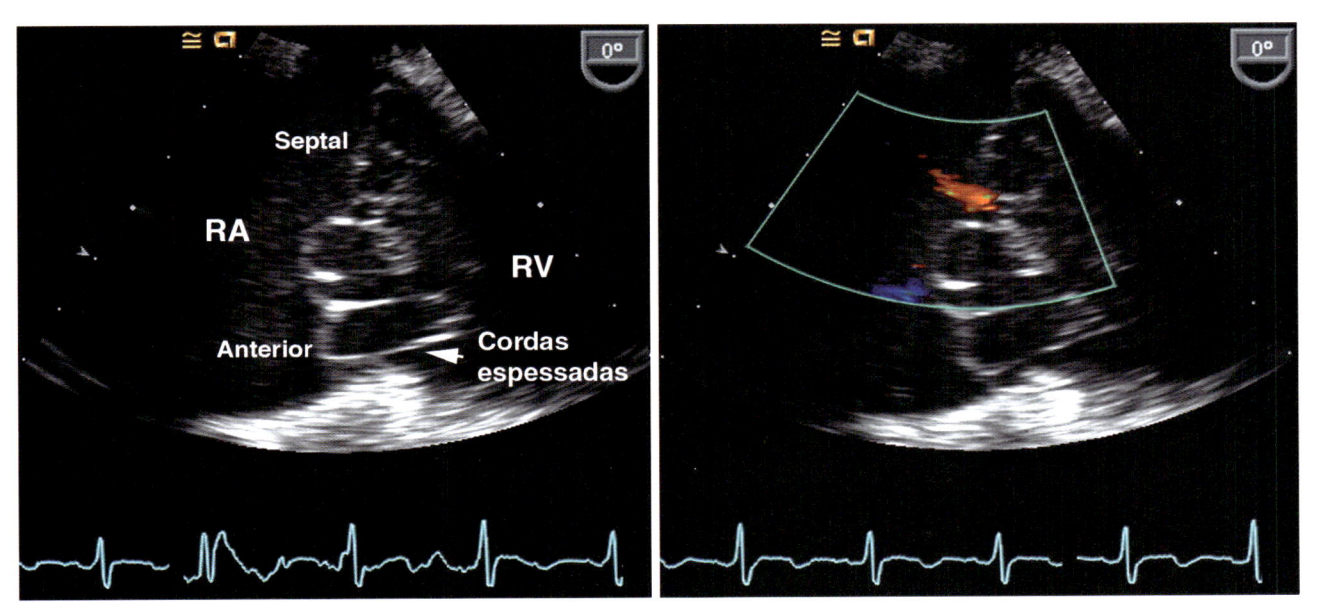

Fig. 6.52 ⊙ O corte da TEE baixo da valva tricúspide, em uma orientação de quatro câmaras, mostra folhetos redundantes levemente espessados, com prolapso dos folhetos anterior e septal e cordas espessadas proeminentes. O Doppler em cores (*à direita*) demonstra um pequeno jato de regurgitação.

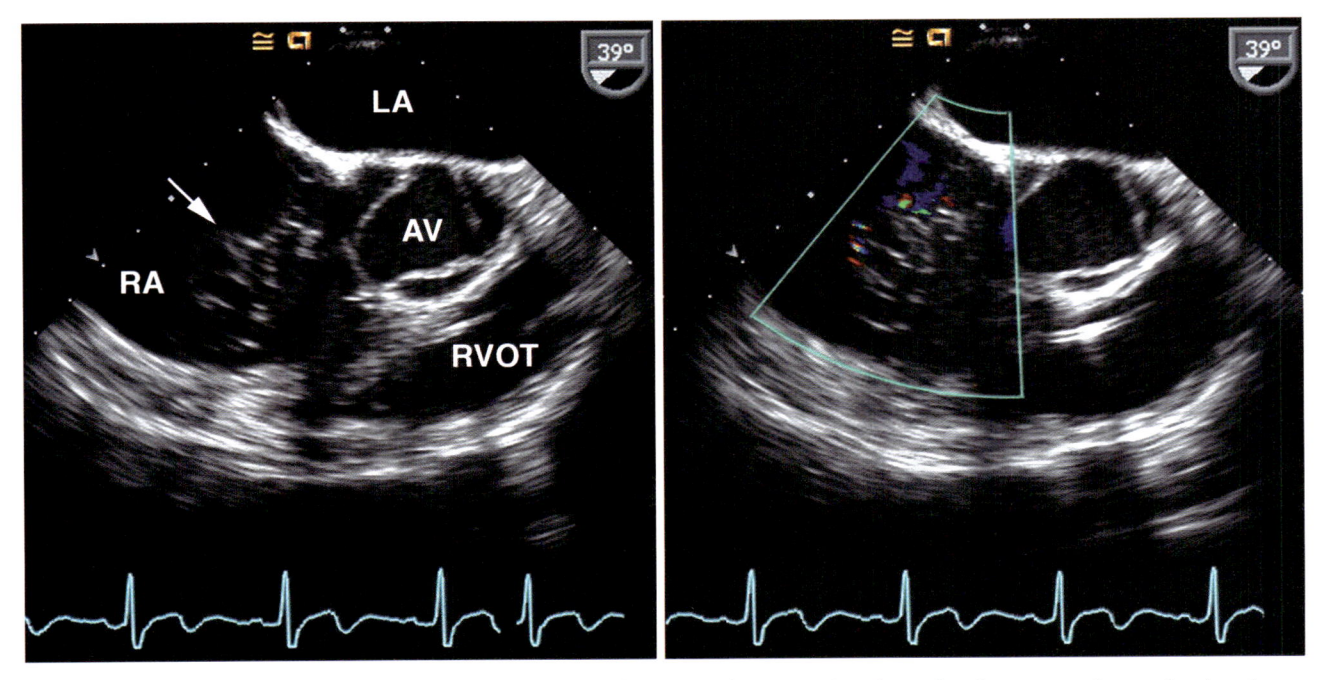

Fig. 6.53 ⊙ Com o plano de imagem inclinado a 39 graus, folhetos valvares tricúspides redundantes são observados (*seta*) em uma orientação similar ao corte transtorácico de eixo curto no nível da valva aórtica. Novamente, uma regurgitação leve é demonstrada.

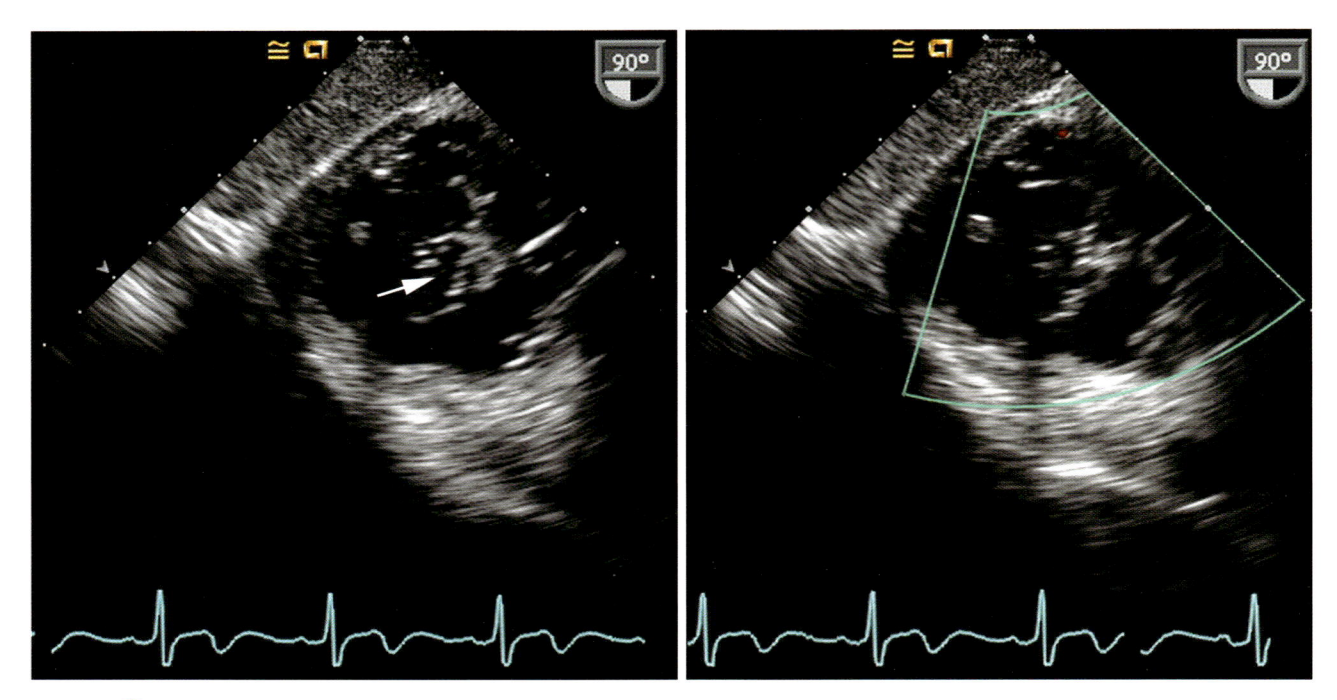

Fig. 6.54 ⊙ O corte transgástrico de eixo curto dos folhetos tricúspides (*seta*) novamente mostra suas redundâncias.

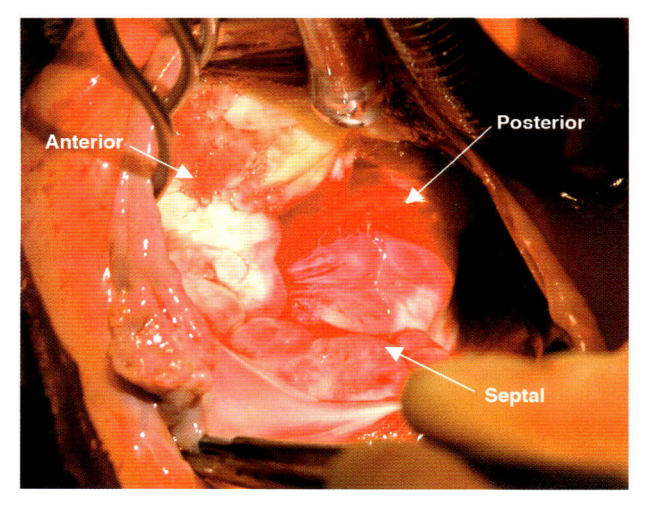

Fig. 6.55 ⊙ A inspeção intraoperatória da valva demonstra uma aparência mixomatosa dos folhetos valvares, com redundância e prolapso dos três folhetos.

Comentários

A doença valvar mixomatosa geralmente afeta a valva mitral, mas outras valvas também podem ser afetadas. Em pacientes com prolapso da valva mitral, aproximadamente um terço tem prolapso da valva tricúspide, embora a disfunção valvar geralmente seja apenas leve. A valva pulmonar também pode ser afetada em pacientes com prolapso da valva mitral.

Leitura Sugerida

1. Elsayed M, Thind M, Nanda NC: Two- and three-dimensional transthoracic echocardiographic assessment of tricuspid valve prolapse with mid-to-late systolic tricuspid regurgitation, Echocardiography 32(6):1022–1025, 2015.

2. Haake RM, Maqsood MA, et al: Tricuspid regurgitation of varying severity: leaflet prolapse or pacemaker lead–induced obstruction? J Cardiothorac Vasc Anesth 25(4):753–754, 2011.

Doença Valvar Carcinoide

CASO 6-9
Doença Valvar Carcinoide

Este homem de 71 anos de idade apresentou sinais e sintomas progressivos de insuficiência cardíaca direita ao longo dos últimos 5 meses. Dez anos antes de sua admissão hospitalar, o paciente foi submetido a uma ressecção de cólon por tumor carcinoide. Foi subsequentemente observado que o paciente apresentava rubor facial e diarreia e, naquela época, ele foi submetido a duas explorações abdominais para excisão de metástases hepáticas, após o qual ele ficou assintomático até o desenvolvimento dos sintomas atuais.

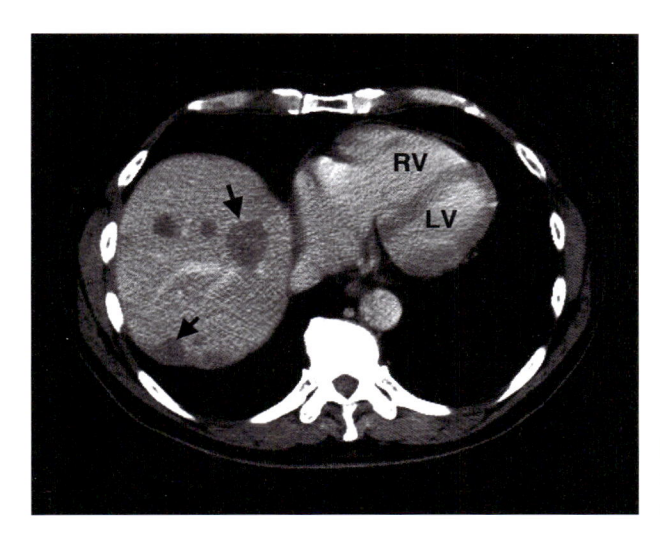

Fig. 6.56 A CT abdominal revela diversas metástases hepáticas (*setas*) provenientes do prévio carcinoide intestinal; isto é quase sempre observado quando a síndrome carcinoide está presente.

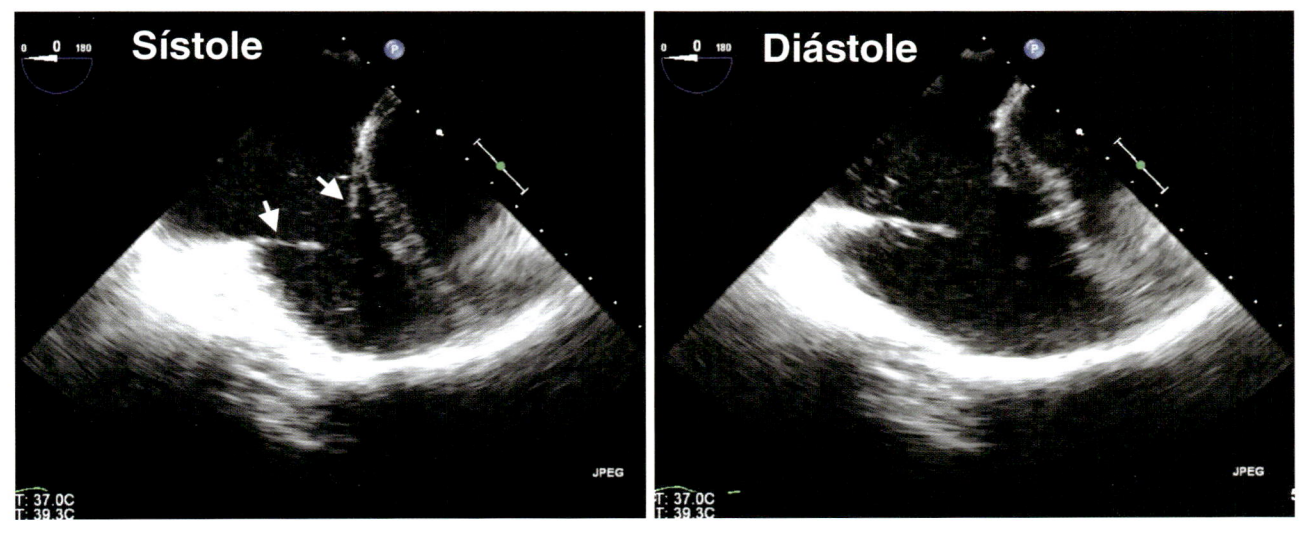

Fig. 6.57 ◯ Neste corte de quatro câmaras, os folhetos da valva tricúspide estão rígidos e fixos (*setas*) durante ambas as fases do ciclo cardíaco, tal como é típico na doença cardíaca carcinoide. Isto geralmente resulta em regurgitação e estenose tricúspide. O RA e o RV estão dilatados. Em tempo real, há movimento paradoxal do septo interventricular, compatível com sobrecarga volêmica do ventrículo direito.

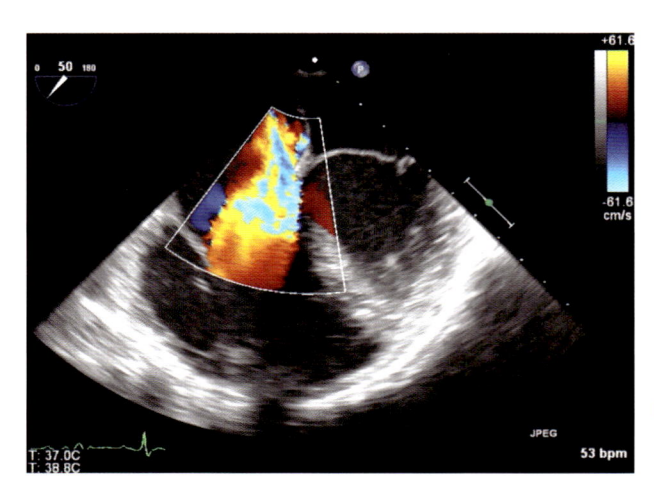

Fig. 6.58 O Doppler em cores mostra regurgitação tricúspide grave com baixa velocidade refletindo pressões sistólicas pulmonar e do RV normais.

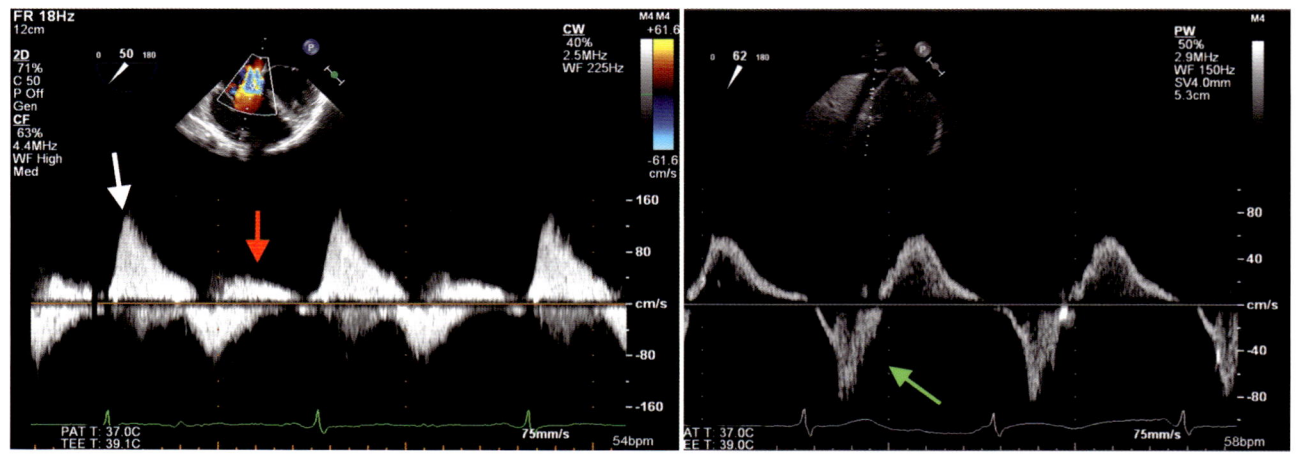

Fig. 6.59 O Doppler de onda contínua e pulsada da valva tricúspide e veia hepática, respectivamente, mostra a gravidade da regurgitação tricúspide. O jato de regurgitação tricúspide alcança o seu máximo na sístole (*seta branca*), e é denso e com formato triangular. A seta vermelha mostra a presença de regurgitação diastólica. Na veia hepática, há reversão sistólica (*seta verde*).

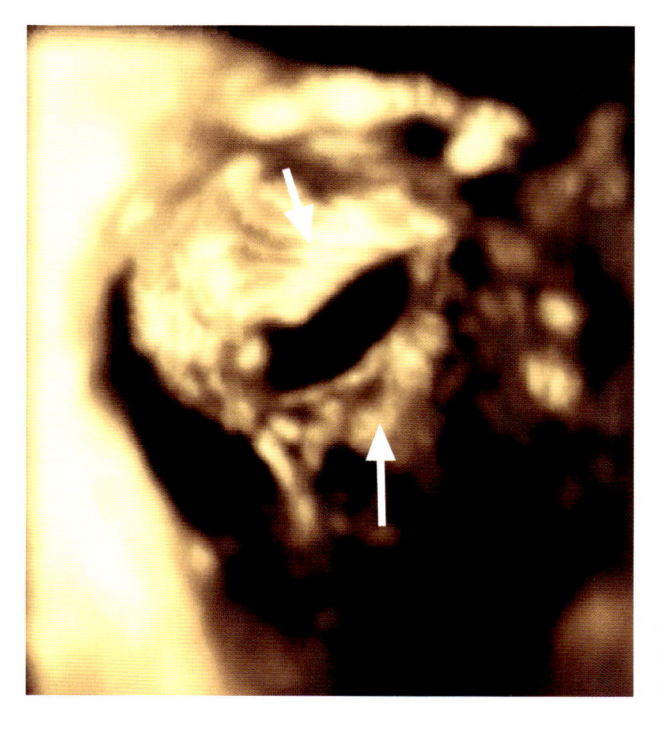

Fig. 6.60 A imagem 3D da superfície ventricular da valva tricúspide (*setas*) durante a sístole mostra coaptação incompleta.

CASO 6-9 Doença Valvar Carcinoide 235

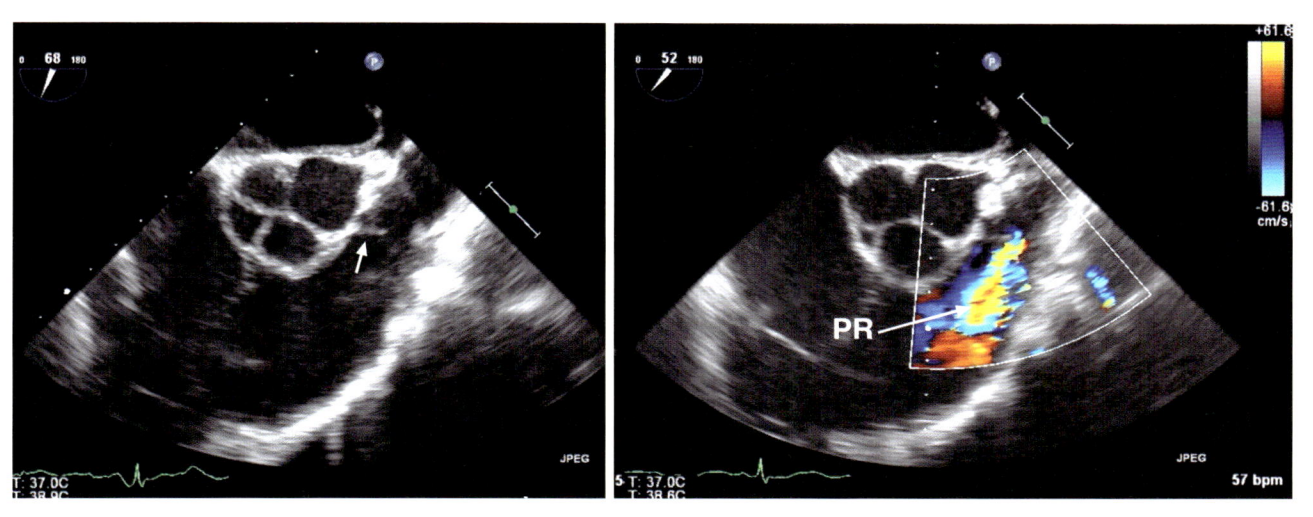

Fig. 6.61 ▶ Neste corte de influxo e efluxo ventricular direito, um folheto da valva pulmonar é observado (*seta*). O folheto está espessado, e há regurgitação pulmonar grave.

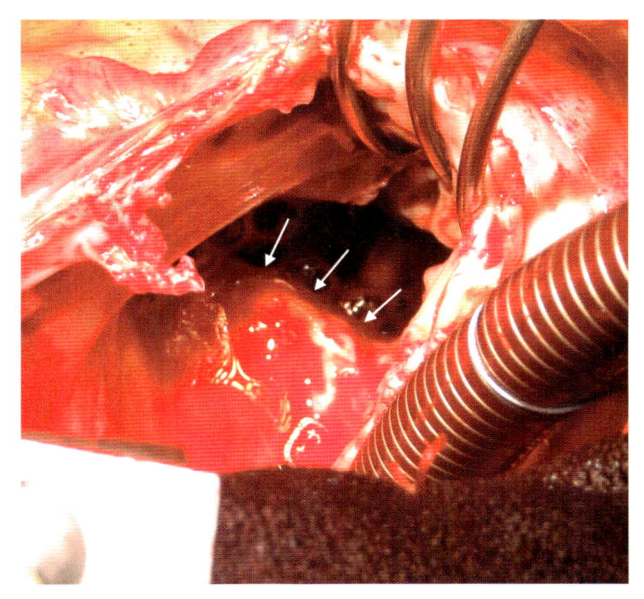

Fig. 6.62 Na cirurgia, após incisão da parede atrial direita, uma valva tricúspide espessada é vista. As setas indicam uma borda grosseiramente espessada de um dos folhetos.

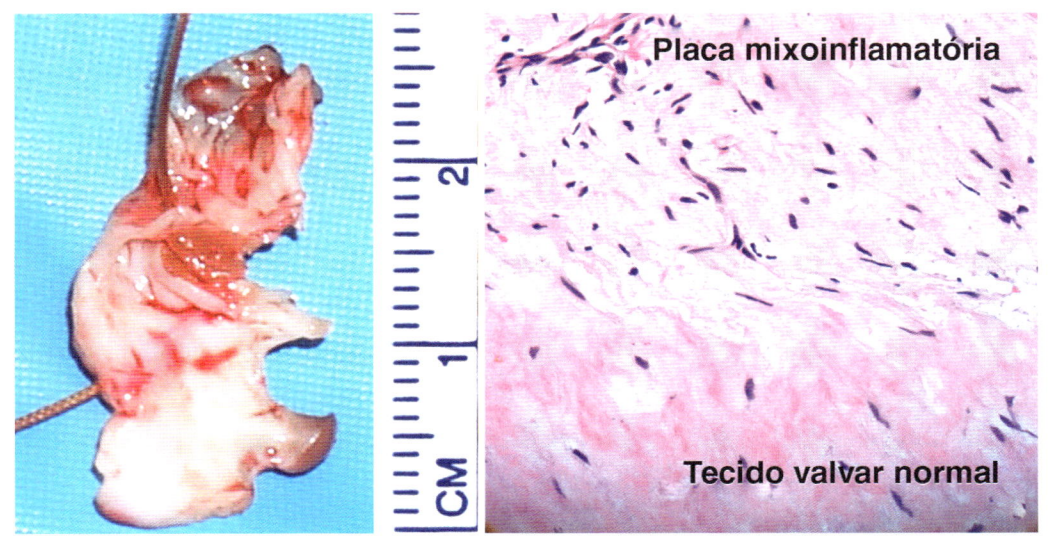

Fig. 6.63 Em outro caso com apresentação similar, a valva tricúspide explantada mostra espessamento difuso e encurtamento dos folhetos. O corte histológico na imagem à direita demonstra tecido valvar tricúspide normal, com placas superficiais de material mixoinflamatório, compatível com doença cardíaca carcinoide.

Comentários

Doença valvar carcinoide é rara, porém possui um aspecto patognomônico na ecocardiografia, com espessamento, encurtamento e retração dos folhetos valvares tricúspides. Doença valvar carcinoide é observada em pacientes com tumor carcinoide metastático no fígado e é considerada ser decorrente dos níveis elevados de substâncias vasoativas, como serotonina (5-hidroxitriptamina), 5-hidroxitriptofano, histamina, bradicinina, taquicininas e prostaglandina. A apresentação clínica tipicamente inclui alterações vasomotoras (rubor da face ou instabilidade da pressão sanguínea), embora uma insuficiência cardíaca direita possa estar presente na doença de estágio terminal. Com o envolvimento cardíaco, mais de 90% têm regurgitação tricúspide grave, e a maioria também tem envolvimento da valva pulmonar, com estenose e regurgitação combinada. Envolvimento do lado esquerdo é raro e está tipicamente associado a um forame oval patente ou metástases pulmonares, caso contrário os agentes vasoativos são inativados nos pulmões.

Leitura Sugerida

1. Miles LF, Leong T, McCall P, Weinberg L: Carcinoid heart disease: correlation of echocardiographic and histopathological findings, BMJ Case Rep November 24, 2014.

2. Patel C, Mathur M, Escarcega RO, Bove AA: Carcinoid heart disease: current understanding and future directions, Am Heart J 167(6):789–795, 2014.

Valva Pulmonar

CASO 6-10
Regurgitação Pulmonar Grave

Este homem de 26 anos de idade foi submetido a um reparo cirúrgico para tetralogia de Fallot quando criança, com fechamento do defeito septal ventricular e valvotomia pulmonar. Ele agora apresenta falta de ar crescente e *flutter* atrial. A ecocardiografia mostrou regurgitação pulmonar grave com aumento severo do RV, mas uma função sistólica do RV apenas levemente reduzida. A pressão sistólica pulmonar estimada estava normal pela ecocardiografia, que foi confirmada no cateterismo, sem evidência de estenose dos ramos da artéria pulmonar. Ele foi encaminhado para substituição de valva pulmonar.

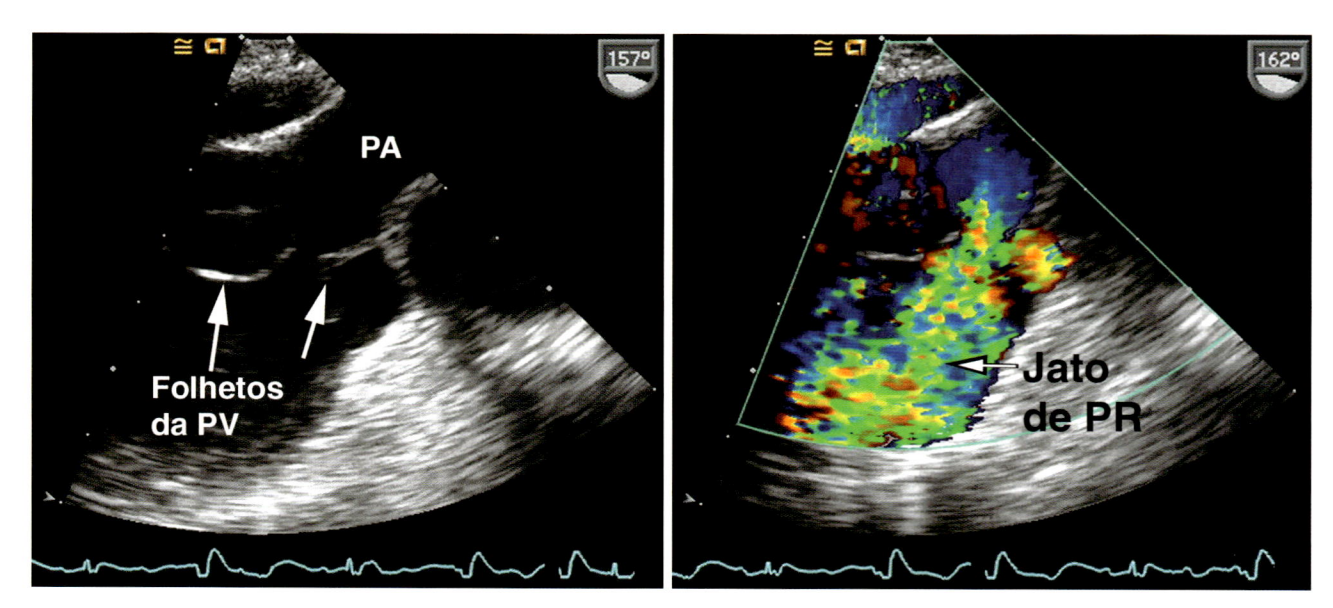

Fig. 6.64 Corte de TEE alto da valva pulmonar em eixo longo, com o plano de imagem inclinado a 157 graus, mostra os folhetos da valva pulmonar (PV) com acentuado adelgaçamento e prolapso de um folheto (*à esquerda*). A fluxometria em cores mostra regurgitação pulmonar grave, com o jato regurgitante quase preenchendo a RVOT.

CASO 6-10 Regurgitação Pulmonar Grave **237**

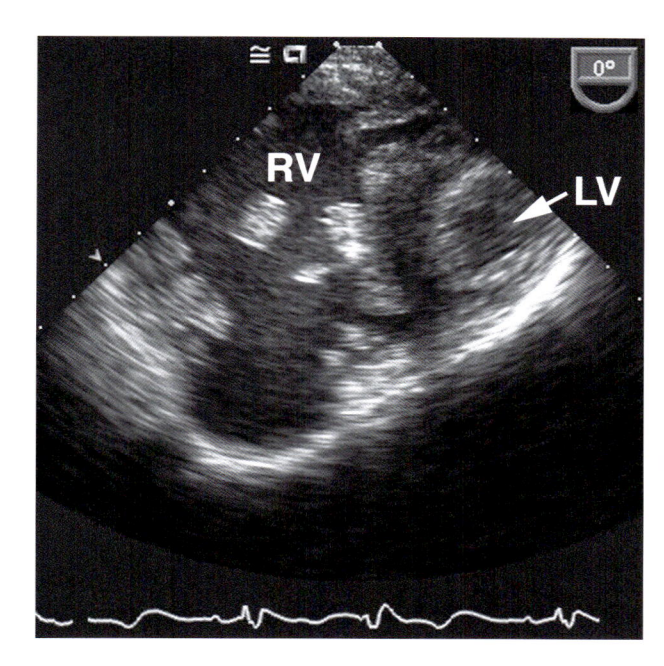

Fig. 6.65 ▶ O corte transgástrico demonstrou dilatação ventricular direita grave. Embora as pressões pulmonares estivessem normais, a parede ventricular direita aparece hipertrofiada. Note o ventrículo esquerdo relativamente muito menor. Em tempo real, há movimento septal paradoxal e achatamento diastólico septal, compatível com sobrecarga do ventrículo direito.

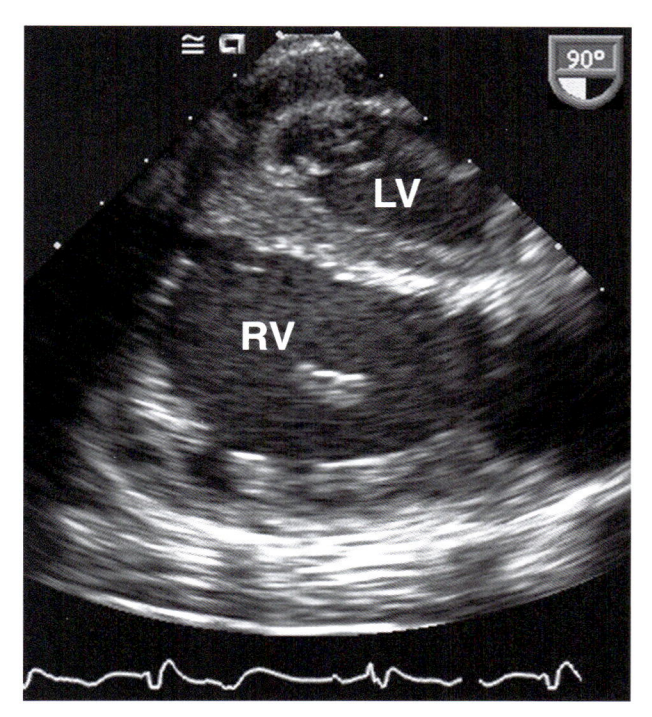

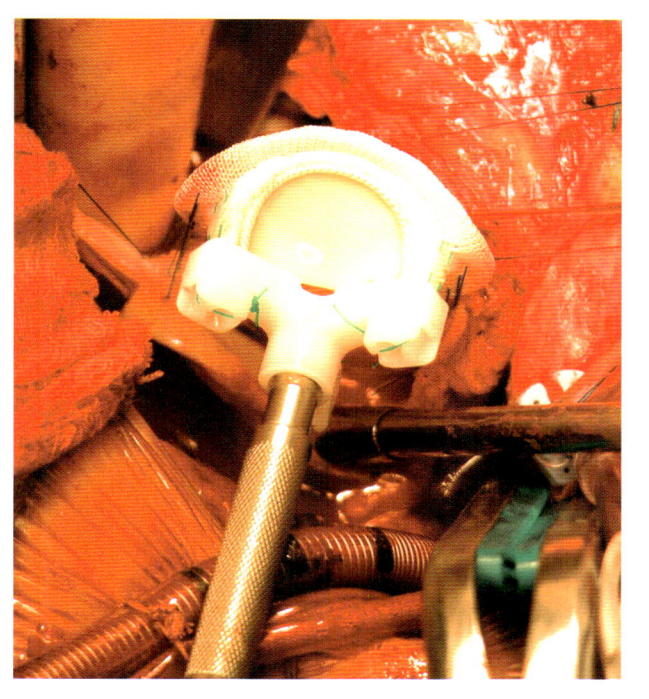

Fig. 6.66 ▶ Esta imagem transgástrica basal a 90 graus parece mais com 0 grau por causa da orientação anormal do coração; este último fenômeno está relacionado com a discrepância nos tamanhos das câmaras direita e esquerda. Hipertrofia ventricular direita é novamente observada. Em tempo real, o movimento paradoxal do septo interventricular e o achatamento diastólico septal associado à sobrecarga volêmica ventricular são observados.

Fig. 6.67 Prótese valvar biológica com suporte é preparada para implante.

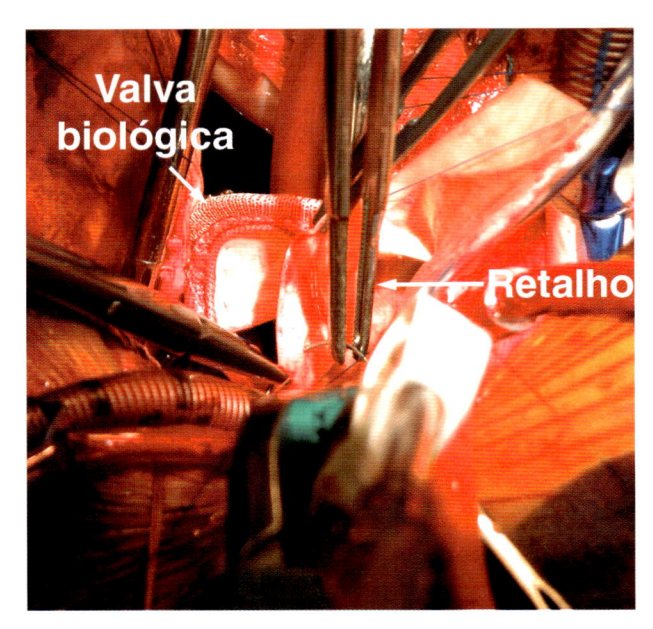

Fig. 6.68 Com a valva na posição, um retalho é usado para alargar o ânulo pulmonar.

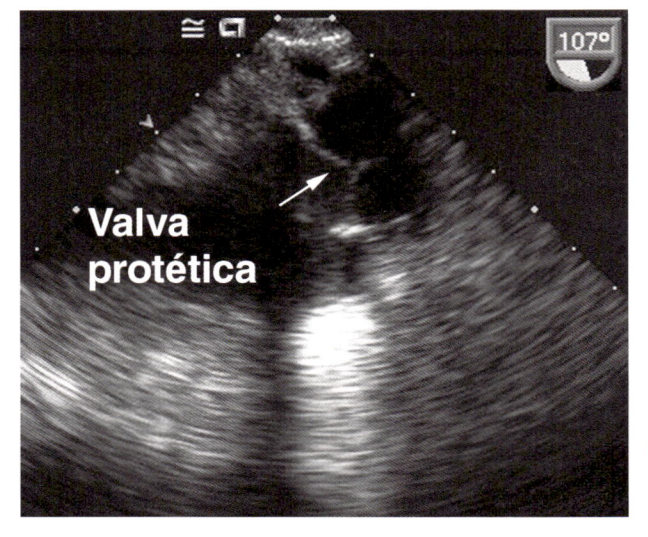

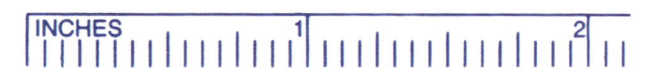

Fig. 6.69 Folheto valvar excisado é dismórfico e fino. Apenas um folheto foi identificado. Dos outros dois folhetos, apenas remanescentes danificados foram vistos.

Fig. 6.70 ▶ A valva bioprotética nas imagens da TEE após o procedimento mostra folhetos finos com movimentação normal. Não havia regurgitação.

Comentários

Regurgitação pulmonar tardiamente após um reparo da tetralogia de Fallot é comum, com regurgitação moderada à grave em até 50% dos pacientes. A consequente sobrecarga volêmica do ventrículo direito resulta em aumento progressivo do RV e eventual disfunção sistólica. No entanto, a avaliação da gravidade da regurgitação pulmonar pode ser problemática. A largura do feixe de fluxo diastólico pelo Doppler em cores é útil, com um jato estreito sendo compatível com regurgitação leve, e um jato que preenche a RVOT sendo compatível com regurgitação grave. Pelo fato de a velocidade de regurgitação pulmonar ser baixa, quando as pressões pulmonares são normais, a regurgitação pode não ser detectada pelo Doppler em cores, a menos que o examinador esteja ciente desta possibilidade. Outros parâmetros úteis são a intensidade do sinal regurgitante ao Doppler de onda contínua, em relação ao fluxo anterógrado, e a curva (ou tempo de meia pressão) do sinal diastólico. Reversão holodiastólica do fluxo no tronco da artéria pulmonar, secundário à regurgitação pulmonar grave, deve ser diferenciada do fluxo diastólico secundário à persistência do canal arterial.

Leitura Sugerida

1. Cuypers JA, Menting ME, Konings EE, et al: Unnatural history of tetralogy of Fallot: prospective follow-up of 40 years after surgical correction, Circulation 130(22):1944–1953, 2014.

2. Swamy P, Bharadwaj A, Varadarajan P, Pai RG: Echocardiographic evaluation of tetralogy of Fallot, Echocardiography 32(Suppl 2): S148–S156, 2015.

CASO 6-11
Estenose/Regurgitação do Homoenxerto Pulmonar após o Procedimento de Ross

Esta mulher de 29 anos de idade com histórico de doença valvar reumática foi submetida ao procedimento de Ross e substituição de valva mitral 8 anos antes. Ela apresentou um histórico recente de falta de ar crescente, caquexia cardíaca e insuficiência cardíaca congestiva direita com ascite, e foi constatada ter regurgitação tricúspide grave e insuficiência grave da valva pulmonar. Seu enxerto autólogo da aorta e sua valva mitral protética estavam funcionando adequadamente.

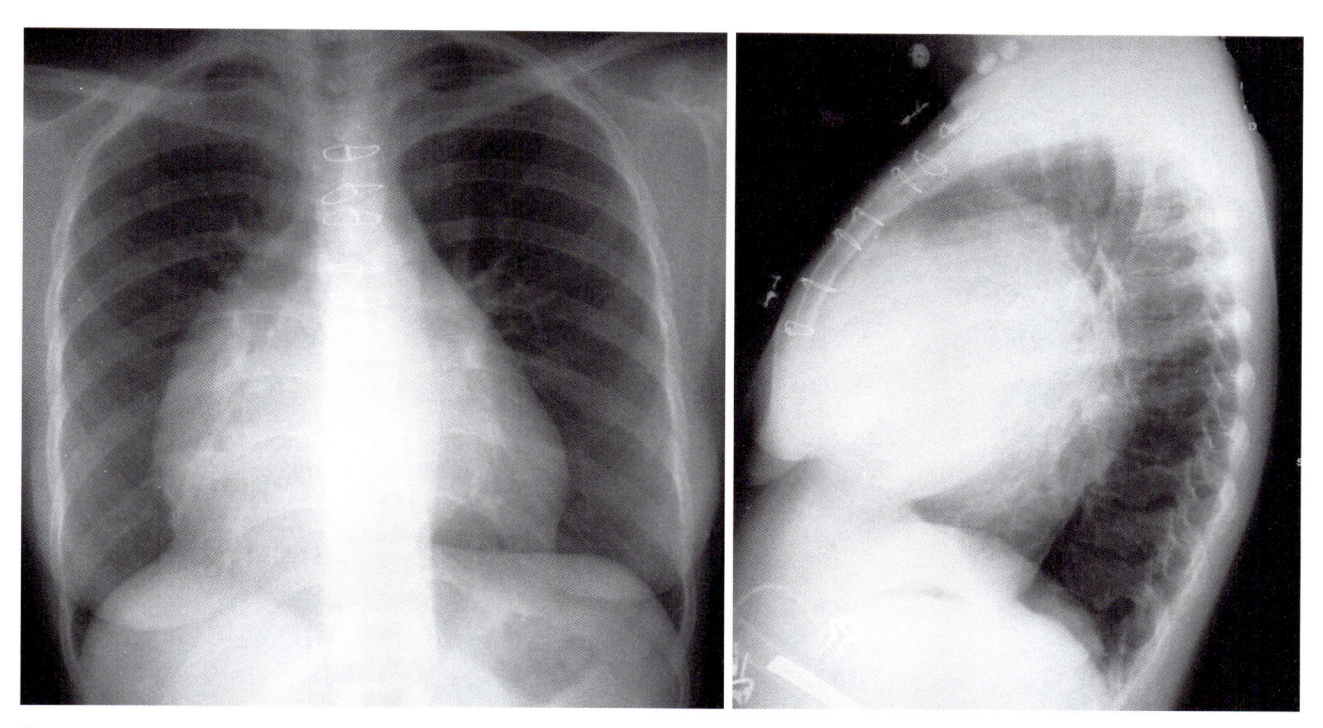

Fig. 6.71 Radiografias torácicas PA e lateral mostram aumento generalizado das câmaras direitas.

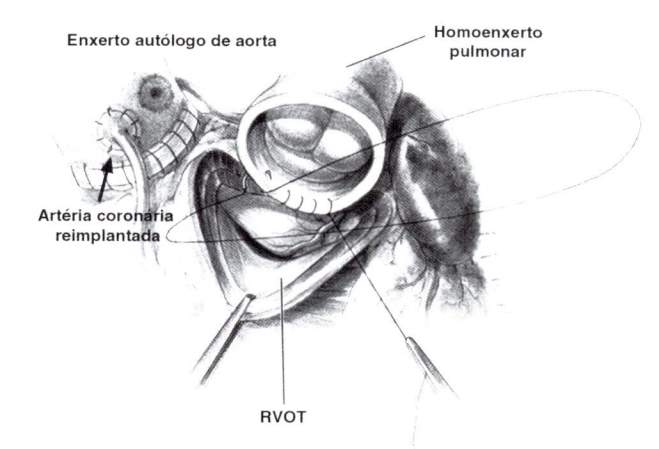

Fig. 6.72 Nesta ilustração, a valva aórtica nativa foi excisada, e a raiz pulmonar nativa foi removida imediatamente proximal à sua bifurcação nas artérias pulmonares direita e esquerda, e transplantada para a aorta. As artérias coronárias foram reimplantadas no enxerto autólogo de aorta. O homoenxerto pulmonar está sendo suturado no devido local. (Reproduzida com permissão de Elsevier Limited, Kidlington, Oxford, Reino Unido.)

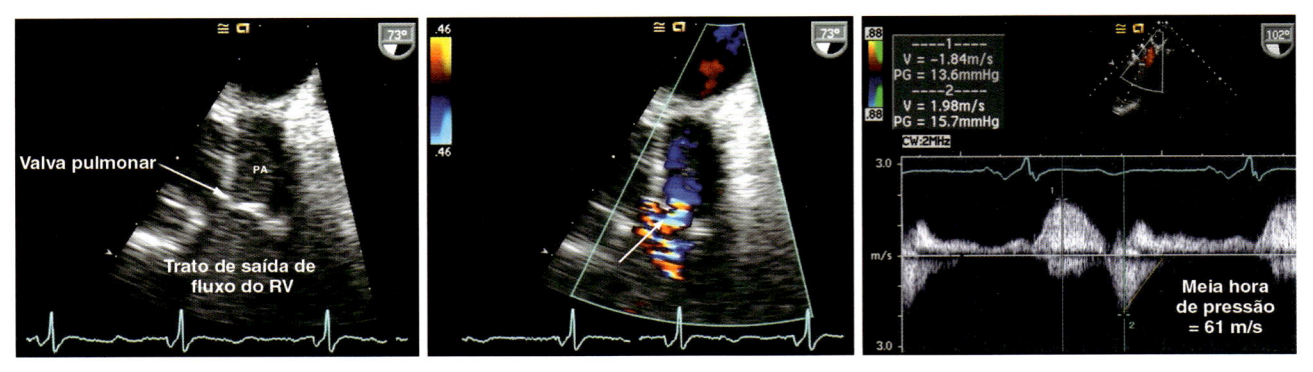

Fig. 6.73 ▸ Na posição esofágica alta, regurgitação pulmonar é observada (*seta, figura central*). O Doppler de CW é visto na figura à direita. A velocidade anterógrada é de, aproximadamente, 2 m/s, enquanto que o tempo de meia pressão do jato regurgitante é de 61 ms, compatível com regurgitação pulmonar grave.

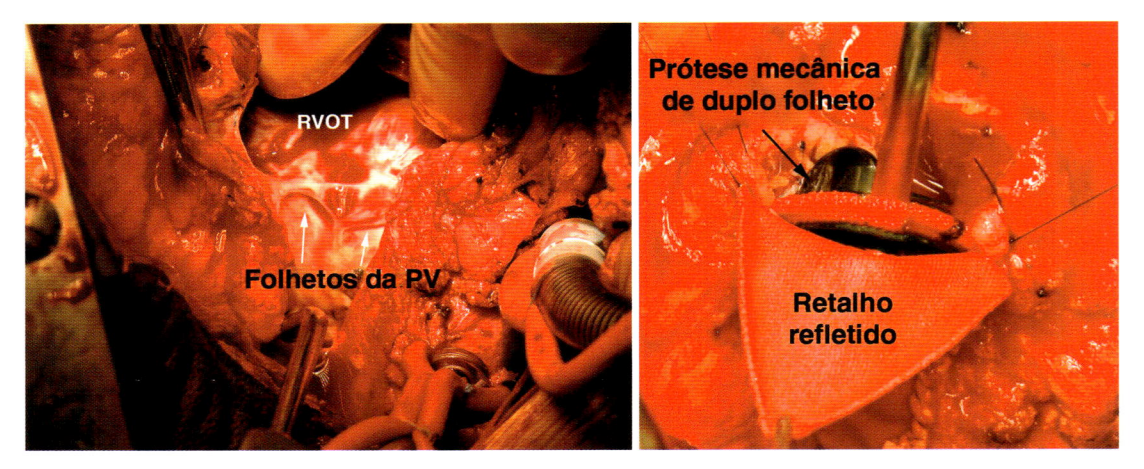

Fig. 6.74 ▸ Após incisão da via de saída do RV, folhetos espessados do homoenxerto pulmonar são observados. À direita, os folhetos foram excisados, uma valva mecânica de duplo folheto colocada, e a via de saída fechada com retalho de pericárdio.

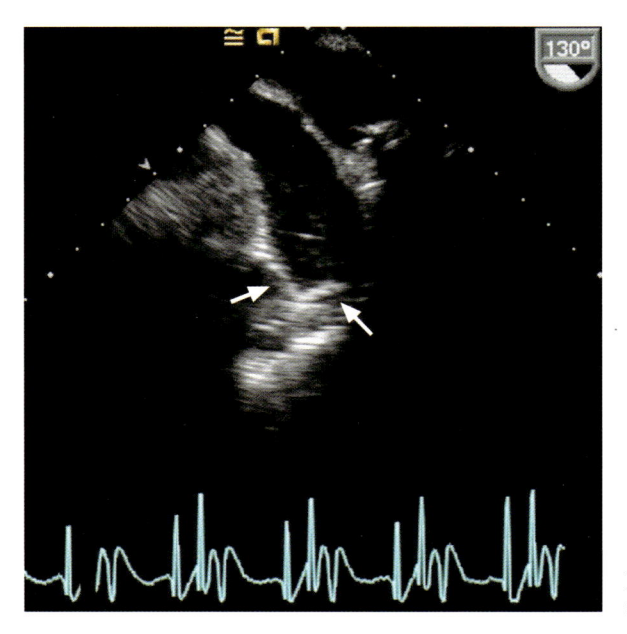

Fig. 6.75 ▸ A imagem esofágica alta pós-operatória mostra a prótese mecânica de duplo folheto na diástole, com folhetos fechados (*setas*).

Leitura Sugerida

1. Oury J, Maxwell M: An appraisal of the Ross procedure: goals and technical guidelines, Oper Tech Thorac Cardiovasc Surg 2(4):289–301, 1997.

7 Cardiopatia Congênita em Adultos

Defeitos Septais Atriais
- Caso 7-1   Anatomia e Aquisição de Imagens do Septo Atrial
- Caso 7-2   Forame Oval Patente
- Caso 7-3   Aneurisma de Septo Atrial
- Caso 7-4   Defeito de Septo Atrial do Tipo *Secundum*
- Caso 7-5   Defeito de Septo Atrial do Tipo *Primum*
- Caso 7-6   Defeito de Septo Atrial do Tipo *Primum* com Prévio Reparo de Defeito do Canal Atrioventricular
- Caso 7-7   Defeito de Septo Atrial do Tipo Seio Venoso
- Caso 7-8   Defeito de Septo Atrial do Tipo Seio Coronário

Defeitos Septais Ventriculares
- Caso 7-9   Anatomia e Imagem do Septo Ventricular
- Caso 7-10   VSD Membranoso
- Caso 7-11   VSD Muscular
- Caso 7-12   VSD Supracristal

Anormalidades dos Grandes Vasos
- Caso 7-13   Coarctação da Aorta
- Caso 7-14   Veia Cava Superior Esquerda Persistente
- Caso 7-15   Estenose da Artéria Pulmonar Direita

Cardiopatia Congênita Complexa
- Caso 7-16   Membrana Subaórtica
- Caso 7-17   Transposição Corrigida das Grandes Artérias (Inversão Ventricular)
- Caso 7-18   Atresia Tricúspide com Fisiologia de Fontan
- Caso 7-19   Regurgitação Pulmonar Grave após Valvotomia Pulmonar Remota

Defeitos Septais Atriais

CASO 7-1
Anatomia e Aquisição de Imagens do Septo Atrial

O septo atrial está próximo da posição do transdutor da TEE e é adequadamente visualizado, visto que a orientação normal é perpendicular ao feixe de ultrassom. A partir de uma posição alta única da sonda da TEE, o septo atrial inteiro pode ser examinado, iniciando-se em um corte de quatro câmaras e, então, girando adicionalmente o plano de imagem até a projeção bicaval em uma rotação de aproximadamente 90 a 120 graus. A imagem 3D é especialmente útil para a visualização do septo atrial inteiro e posicionamento dos dispositivos percutâneos de fechamento.

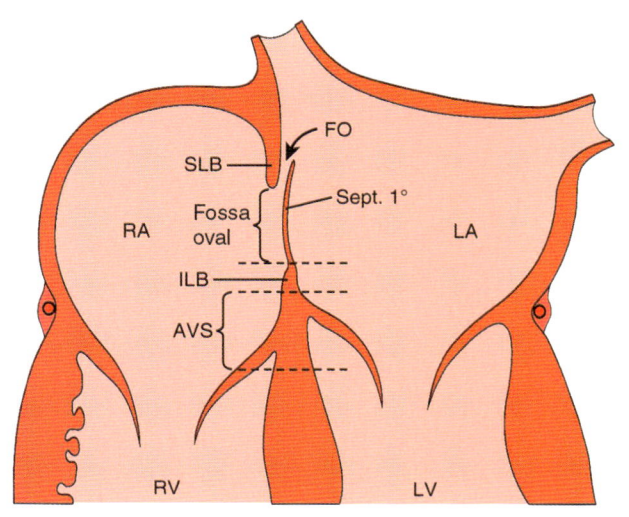

Fig. 7.1 Diagrama dos componentes septais atriais, mostrando o forame oval (FO), septo *primum* (Sept 1º), átrio esquerdo (RA), ventrículo esquerdo (LV), fossa oval, feixes límbicos superiores (SLB) e feixes límbicos inferiores (ILB), septo atrioventricular (AVS), átrio direito (RA), ventrículo direito (RV). (Adaptada de Keane JF, Lock JE, Fyler DC (eds.): Nadas Pediatric Cardiology, 2e, Philadelphia, 2006, Elsevier/Saunders.)

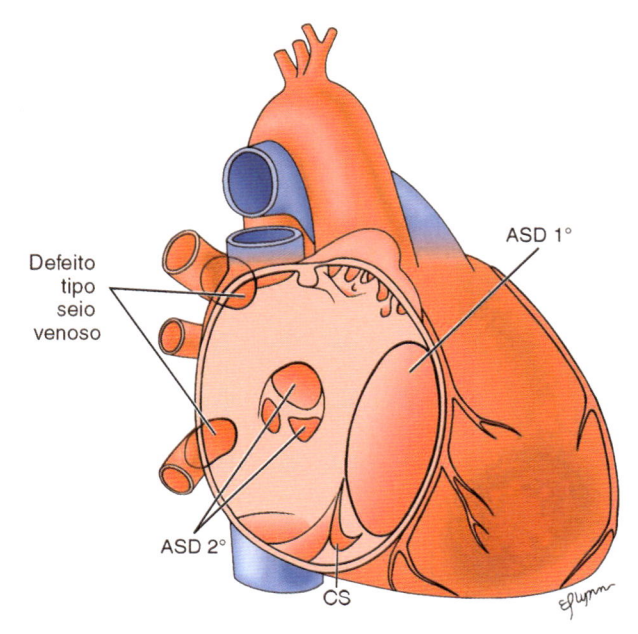

Fig. 7.2 Diagrama do septo atrial mostrando vários tipos de defeitos septais atriais. (Adaptada de Keane JF, Lock JE, Fyler DC (eds.): Nadas Pediatric Cardiology, 2e, Philadelphia, 2006, Elsevier/Saunders.)

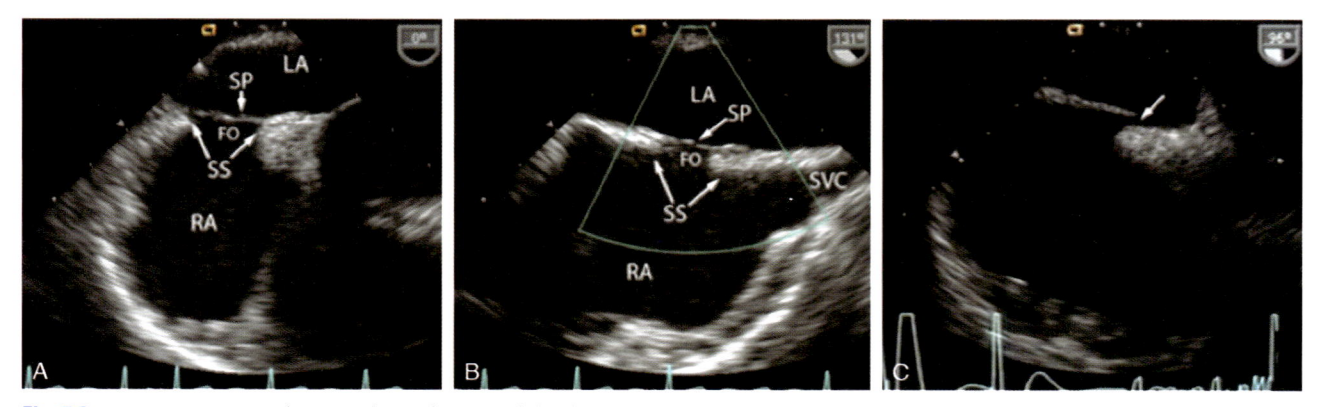

Fig. 7.3 Em uma posição da TEE alta, a fossa oval (FO) é vista nos cortes de quatro câmaras (**A**) e bicaval (**B**). No ângulo de rotação entre 60 e 90 graus, a abertura entre os septos *primum* e *secundum* (seta) ou o forame oval patente é observada. LA = átrio esquerdo, RA = átrio direito, SP = septo primum, SS = septo *secundum*, FO = fossa oval.

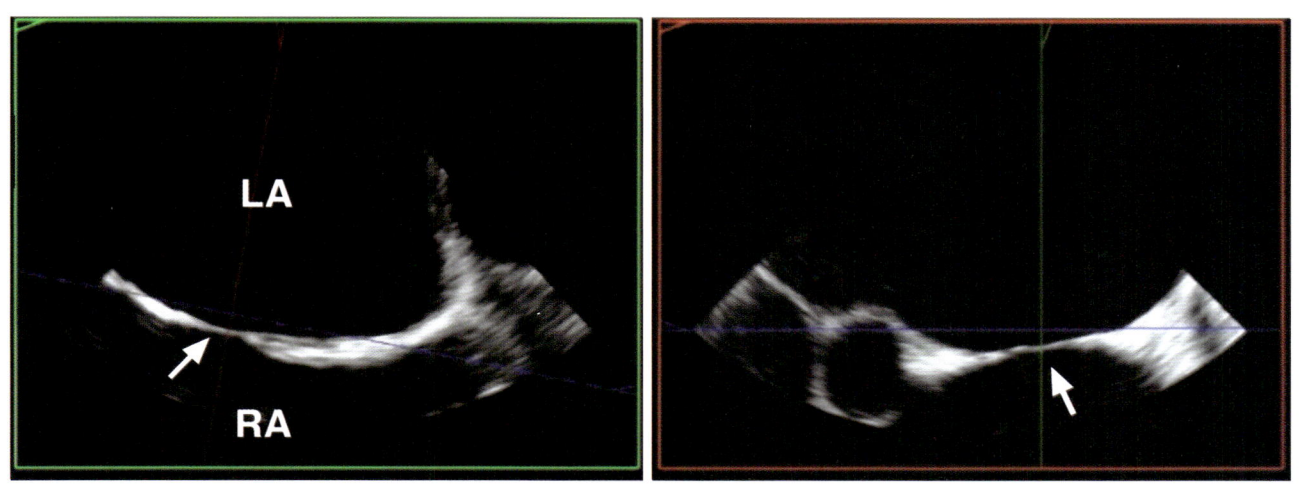

Fig. 7.4 ▶ Na posição médio-esofágica, os cortes ortogonais a 110 graus (*à esquerda*) e 20 graus (*à direita*) serão usados para construir a imagem 3D. O conjunto de dados truncados piramidais (3D Zoom, QLAB; Philips, Medical Systems) inclui o septo atrial inteiro (ver Fig. 7.5).

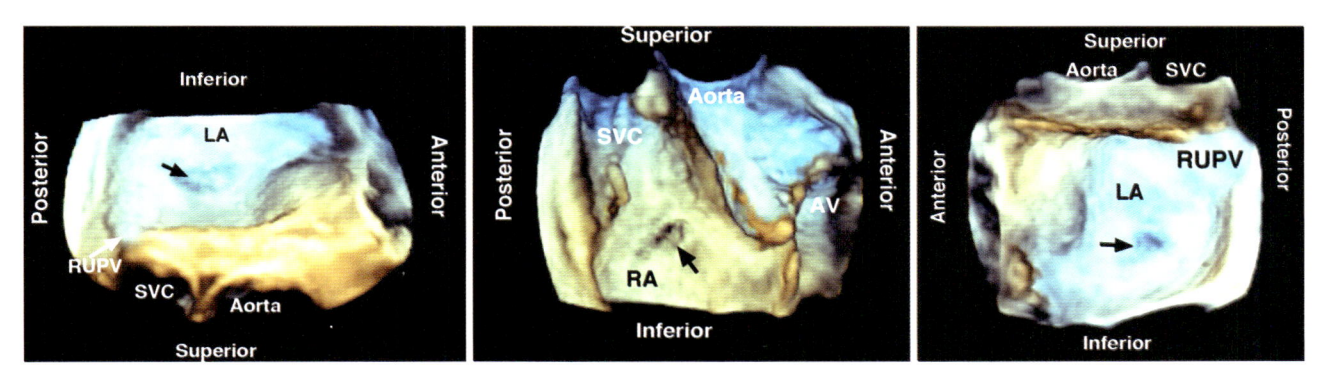

Fig. 7.5 ▶ Com o uso da modalidade de reconstrução multiplanar de base (QLAB; Philips, Medical Systems), a imagem 3D inicial (*figura à esquerda*) mostra o septo atrial na perspectiva atrial esquerda. Girando a imagem ao longo de seu eixo horizontal (*figura central*) permite a aquisição de imagem do septo atrial na perspectiva atrial direita; a proximidade da aorta ascendente pode ser observada, um conceito fundamental na punção septal periprocedimento. Rotação subsequente da imagem ao longo do seu eixo vertical permite melhor apreciação do septo atrial pela perspectiva do átrio esquerdo. Nas três figuras, a seta preta indica a fossa oval.

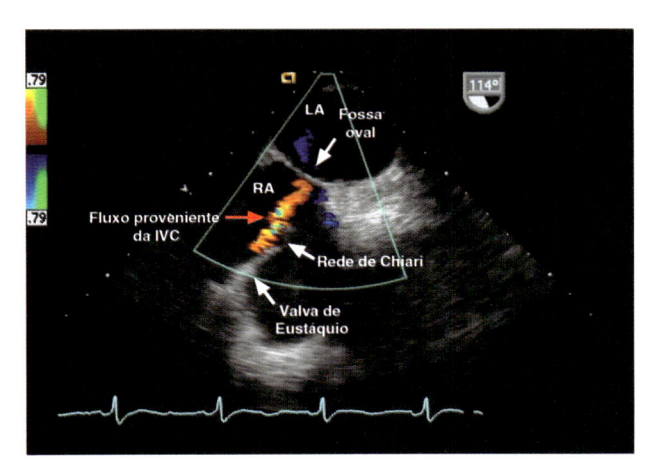

Fig. 7.6 ▶ Neste corte médio-esofágico a 114 graus, há persistência dos remanescentes fetais; Valva de Eustáquio e Rede de Chiari. A seta vermelha indica o fluxo da IVC para o átrio direito. Como pode ser observado, o sinal do Doppler em cores (*seta vermelha*) é direcionado por estas estruturas para a fossa oval. No útero, isto possibilita que o sangue oxigenado que retorna da placenta chegue ao átrio esquerdo através do forame oval patente.

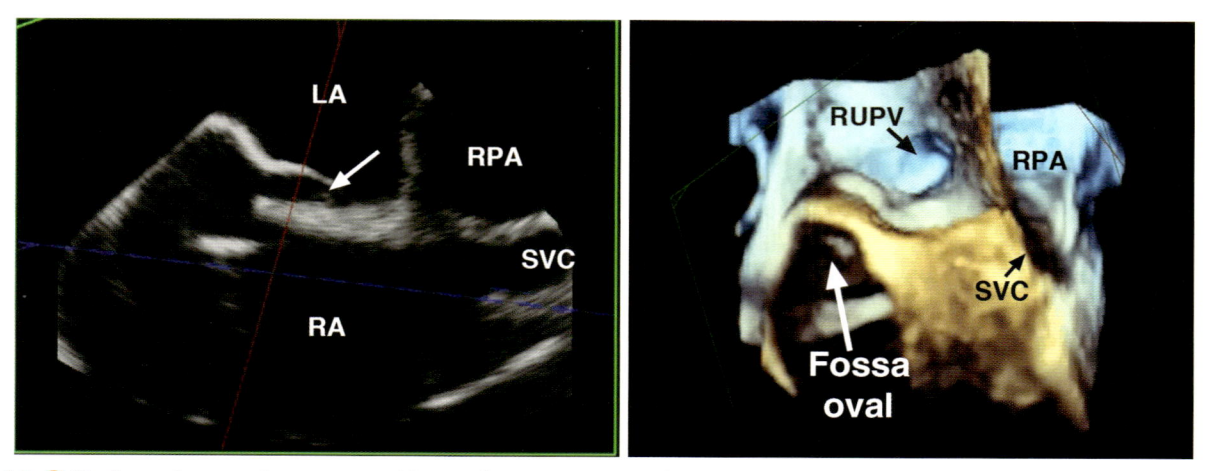

Fig. 7.7 ▶ Na figura à esquerda, o corte médio-esofágico a aproximadamente 110 graus mostra o PFO (*seta*). A figura à direita é a imagem 3D correspondente. No vídeo, as bolhas são vistas passando do RA para o LA, indicativo de um *shunt* através do PFO.

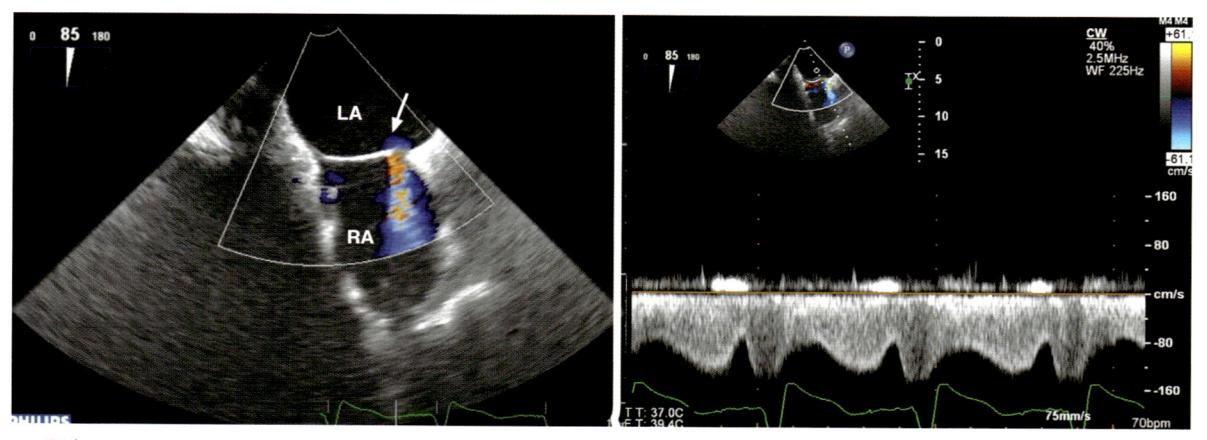

Fig. 7.8 ▶ À esquerda, o Doppler em cores mostra o fluxo através do FPO. A seta indica a convergência do fluxo na superfície atrial esquerda; o Doppler espectral (*à direita*) e em cores indicam que o fluxo é do átrio esquerdo para o átrio direito.

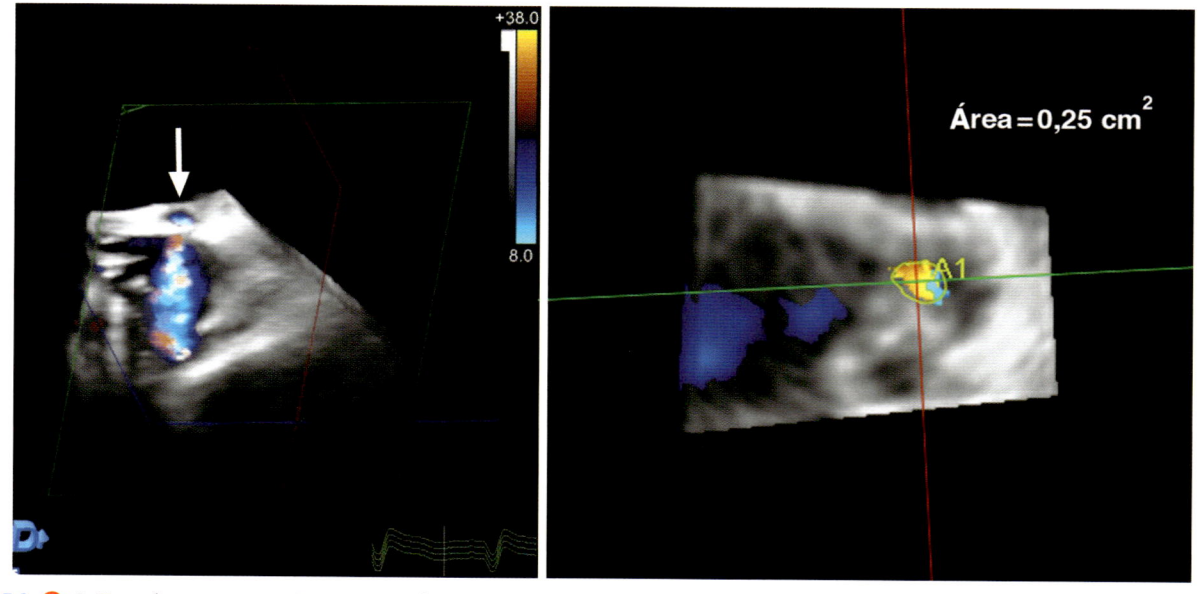

Fig. 7.9 ▶ O Doppler em cores 3D mostra o formato hemisférico da aceleração do fluxo (*seta*). À direita, a reconstrução multiplanar é usada para calcular a dimensão do PFO.

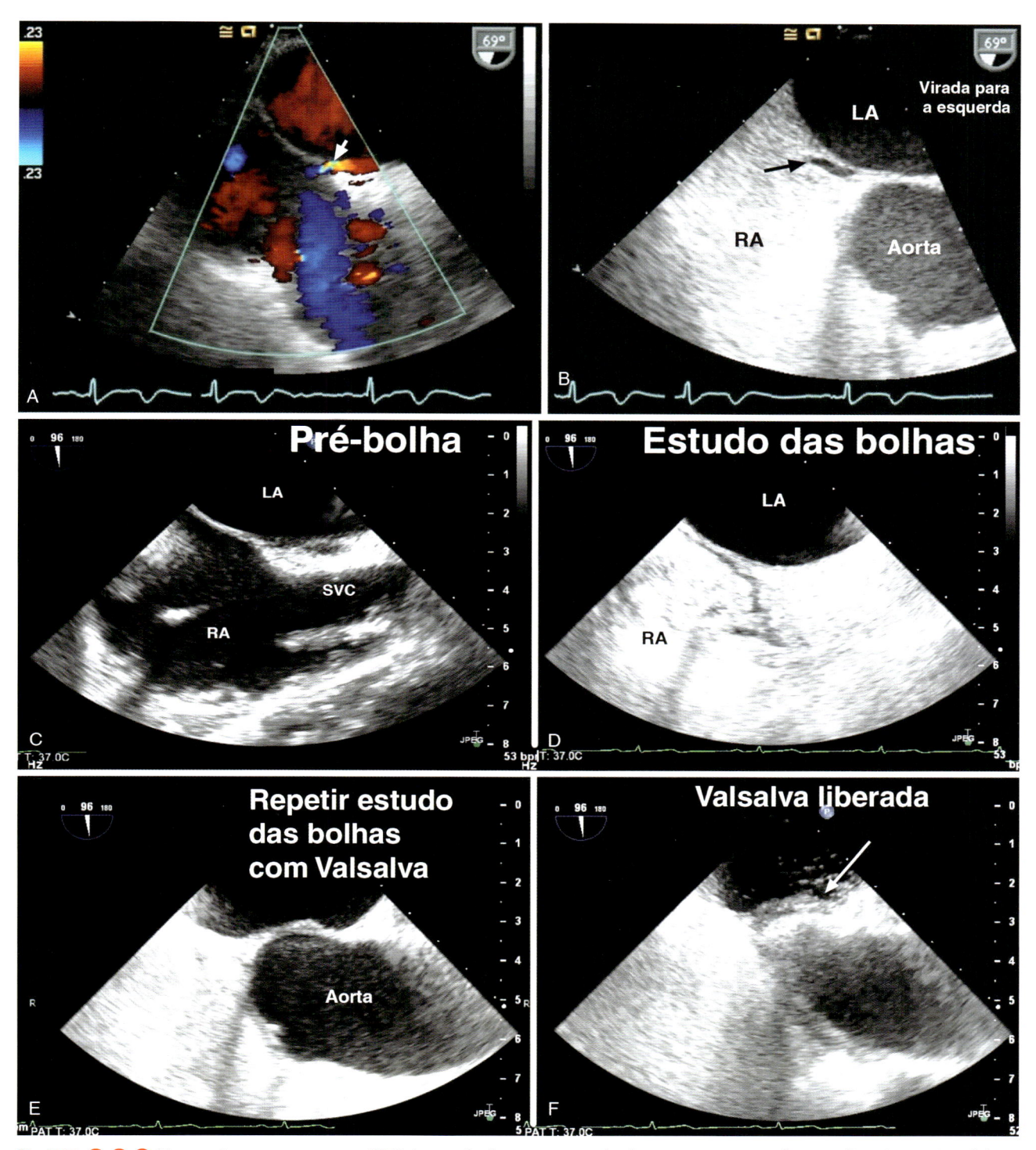

CASO 7-1 Anatomia e Aquisição de Imagens do Septo Atrial 245

Fig. 7.10 ▶ ▶ ▶ Nos pacientes em que um PFO é suspeitado, mas o estudo de contraste com solução salina é negativo, há várias estratégias diagnósticas. Nas figuras **A** e **B**, a sonda está na posição médio-esofágica, com leve inclinação para o lado esquerdo do paciente; a evidência ao Doppler em cores de *shunt* esquerda-direita é confirmada pela presença de "contraste negativo" (*seta preta*) no átrio direito. Nas figuras **C** a **F**, o primeiro estudo de contraste com solução salina é inequivocamente negativo; entretanto, a injeção de contraste com a manobra de Valsalva é seguida rapidamente pela liberação da Valsalva, subsequente aumento na pressão atrial direita e aparecimento de microbolhas no átrio esquerdo; a seta vermelha no vídeo indica contraste negativo do fluxo da IVC.

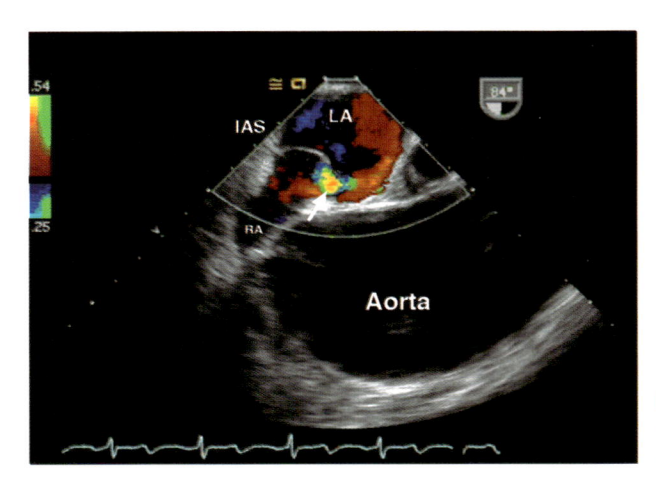

Fig. 7.11 ▶ Em outro paciente com pressão atrial direita elevada secundária à hipertensão pulmonar, o Doppler em cores indica fluxo do átrio direito para o átrio esquerdo.

CASO 7-2
Forame Oval Patente

Ecocardiografia transesofágica (TEE) intraoperatória em um paciente sendo submetido à revascularização miocárdica demonstrou um forame oval patente (PFO).

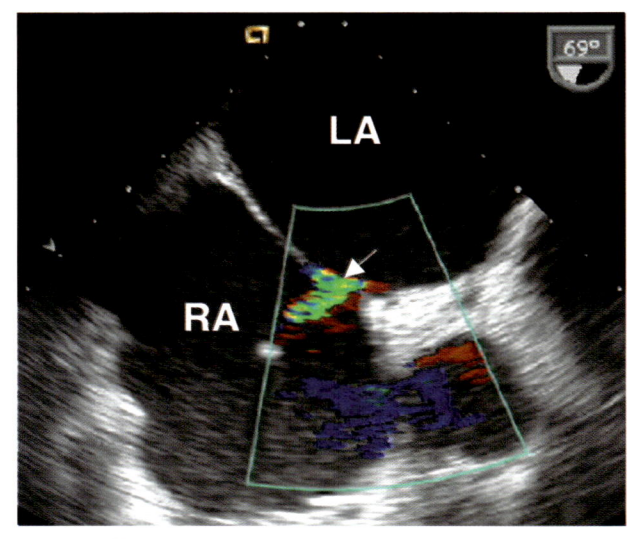

Fig. 7.12 ▶ Visão do átrio esquerdo (LA) e átrio direito (RA), a partir da posição esofágica alta a 69 graus de rotação, demonstra um PFO no limbo da fossa oval, com o Doppler em cores mostrando um pequeno jato de fluxo da esquerda para a direita (*seta*).

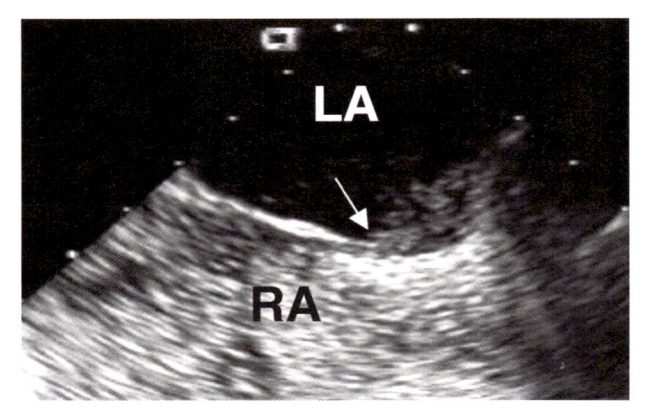

Fig. 7.13 ▶ Injeção de solução salina agitada na veia periférica causa opacificação do coração direito por causa do efeito das microbolhas. As microbolhas na solução salina agitada manualmente não atravessam os capilares pulmonares, deixando o coração esquerdo sem opacificação na ausência de *shunt* intracardíaco. Neste caso, a imagem magnificada, obtida a aproximadamente 70 graus de rotação, mostra passagem do contraste da direita para a esquerda através do forame oval patente (*seta*).

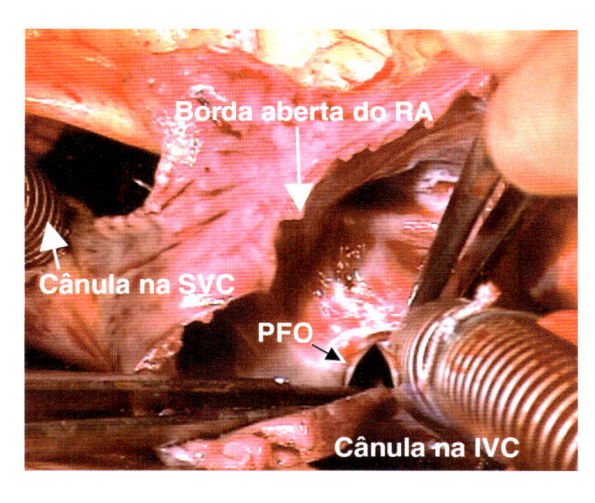

Fig. 7.14 Visão intraoperatória, com o átrio direito (RA) aberto, demonstra o PFO no septo interatrial.

Comentários

Um PFO pode ser demonstrado na TEE em 20 a 25% dos adultos. O PFO é tipicamente mais bem observado a partir de um corte esofágico alto do septo atrial, com o transdutor inclinado entre 60 e 90 graus. O PFO é observado na junção do septo *secundum* (recobrindo a fossa oval) e do septo *primum*. Na maioria dos pacientes, o PFO é pequeno e funciona como uma "valva oscilante", sem fluxo através do septo quando as pressões atriais são baixas, e a pressão atrial esquerda é ligeiramente mais elevada do que a pressão atrial direita. Com uma elevação transitória na pressão atrial direita, por exemplo, com a manobra de Valsalva, a valva oscilante abre, e o sangue pode fluir da direita para a esquerda. Com a elevação crônica na pressão atrial, o PFO pode-se tornar estirado com um defeito entre os átrios direito e esquerdo permitindo o fluxo, mesmo no repouso. Um PFO pequeno é tipicamente um achado incidental benigno, sem sintomas ou sinais clínicos associados. No entanto, existe uma associação entre a presença de um PFO e de um AVE criptogênico, com estudos em andamento, testando a hipótese de que o fechamento do PFO reduzirá o risco de AVE recorrente.

Leitura Sugerida

1. Asrress KN, Marciniak M, Marciniak A, Rajani R, Clapp B: Patent foramen ovale: the current state of play, Heart 101(23): 1916–1925, 2015.

2. Gupta SK, Shetkar SS, Ramakrishnan S, Kothari SS: Saline contrast echocardiography in the era of multimodality imaging— importance of "bubbling it right". Echocardiography 32(11): 1707–1719, 2015.

CASO 7-3
Aneurisma de Septo Atrial

Esta mulher de 48 anos de idade com eventos neurológicos recorrentes foi diagnosticada com aneurisma de septo atrial, com evidência de *shunt* direita-esquerda na ecocardiografia intracardíaca, realizada com o uso de solução salina agitada para contraste do coração direito.

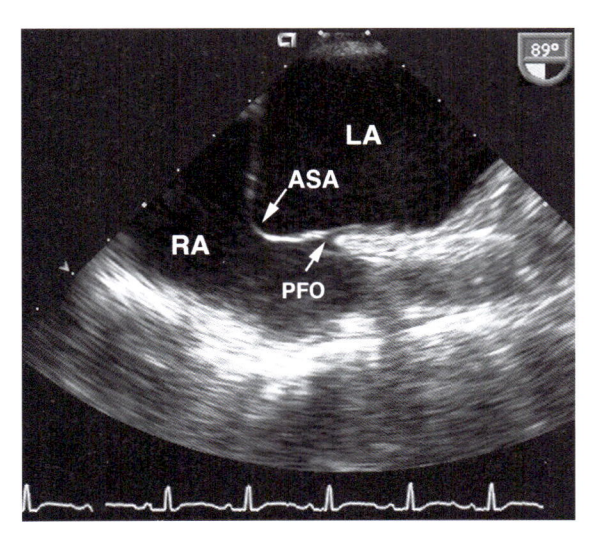

Fig. 7.15 ▶ No corte da TEE alto a aproximadamente 90 graus de rotação, abaulamento do septo atrial para o interior do RA é observado. A curvatura do septo atrial excede 1,5 cm e persiste na sístole e diástole, compatível com o diagnóstico de aneurisma de septo atrial (ASA). Veja também o pequeno forame oval patente.

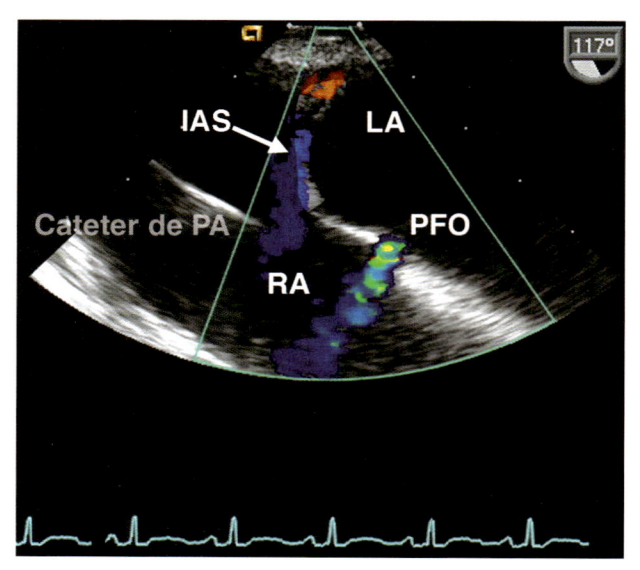

Fig. 7.16 ○ O Doppler em cores demonstra um fluxo de esquerda para a direita através do PFO.

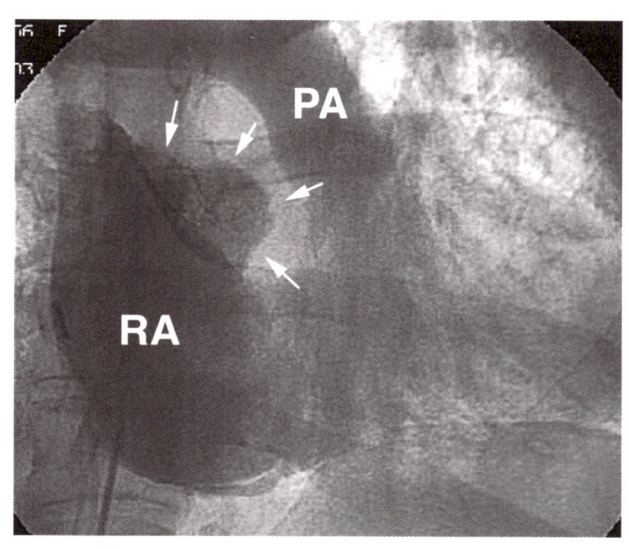

Fig. 7.17 ○ A angiografia atrial direita mostra opacificação do átrio direito, com abaulamento do septo para o interior do átrio esquerdo. Com elevação da pressão atrial direita durante a angiografia, há reversão da curvatura septal (*setas*) (ver Fig. 7.15).

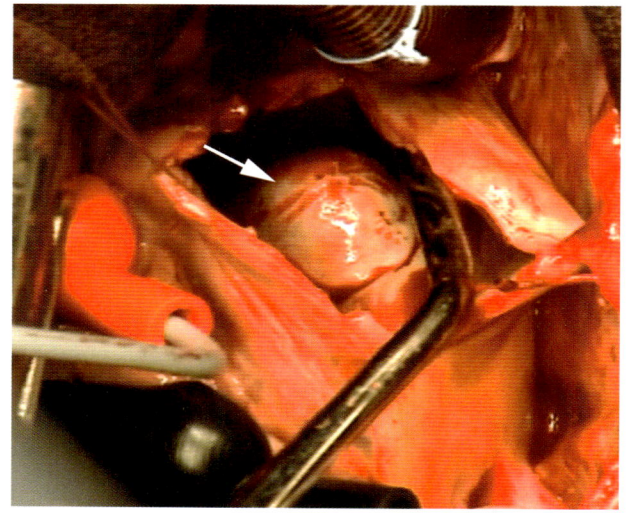

Fig. 7.18 ○ A visualização intraoperatória do átrio direito aberto mostra abaulamento do septo central (*seta*) para dentro do átrio direito.

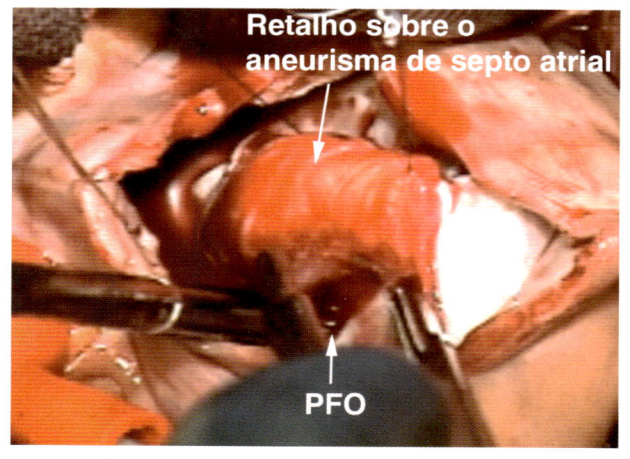

Fig. 7.19 ○ Na cirurgia, com o átrio direito aberto, o aneurisma grande de septo atrial e o pequeno defeito de septo atrial foram plicados e fechados com o uso de um retalho de pericárdio

Comentários

Além de um PFO, esta paciente tem um aneurisma de septo atrial, definido como abaulamento transitório superior a 1,5 cm da região da fossa oval, na ausência de pressões atriais esquerda ou direita cronicamente elevadas. A presença de um aneurisma de septo atrial está associada a um maior risco de AVE embólico do que um PFO isolado, provavelmente por causa da alta (> 90%) prevalência de fenestrações do septo em pacientes com um aneurisma septal. Em pacientes com eventos neurológicos recorrentes, apesar de terapia medicamentosa adequada, o fechamento do PFO pode ser considerado, tanto cirurgicamente, como com o uso de um dispositivo de fechamento inserido percutaneamente.

Leitura Sugerida

1. McGrath ER, Paikin JS, Motlagh B, et al: Transesophageal echocardiography in patients with cryptogenic ischemic stroke: a systematic review, Am Heart J 168(5):706–712, 2014.

CASO 7-4
Defeito de Septo Atrial do Tipo *Secundum*

Este homem de 50 anos de idade apresentou falta de ar crescente ao esforço. Após uma avaliação pulmonar negativa, ele foi submetido a um ecocardiograma, que demonstrou um defeito de septo atrial (ASD) do tipo *secundum*.

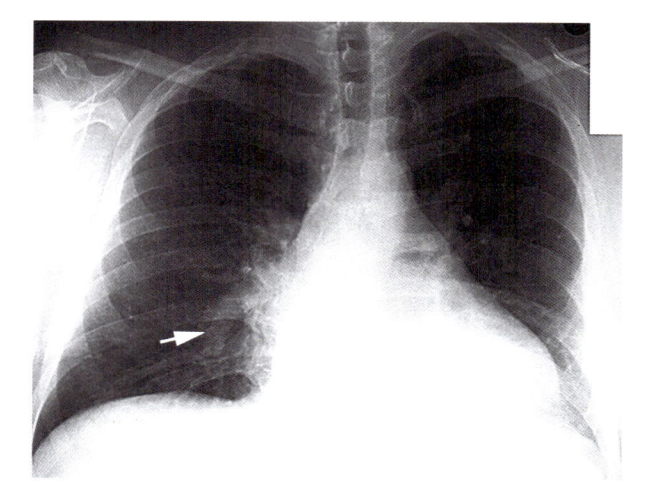

Fig. 7.20 A radiografia torácica PA mostra cardiomegalia com uma borda atrial direita proeminente e artéria pulmonar direita aumentada (*seta*).

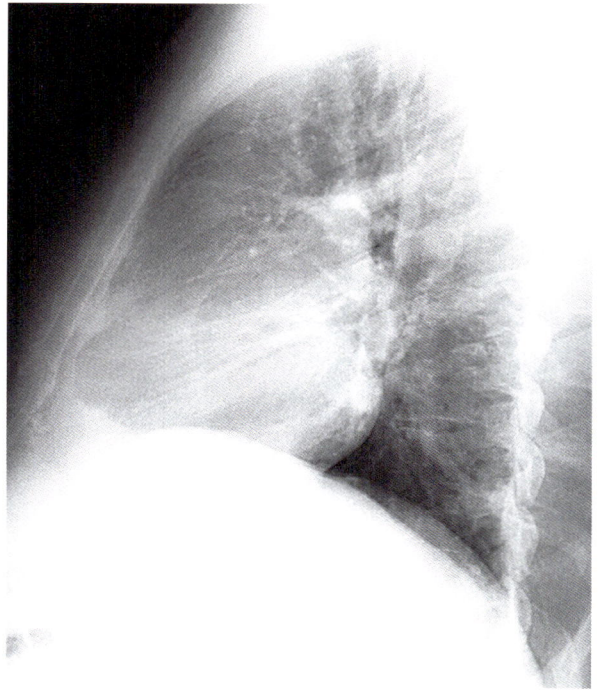

Fig. 7.21 Na radiografia torácica lateral, o aumento do ventrículo direito é evidente, com opacificação do espaço retroesternal pelo ventrículo direito aumentado.

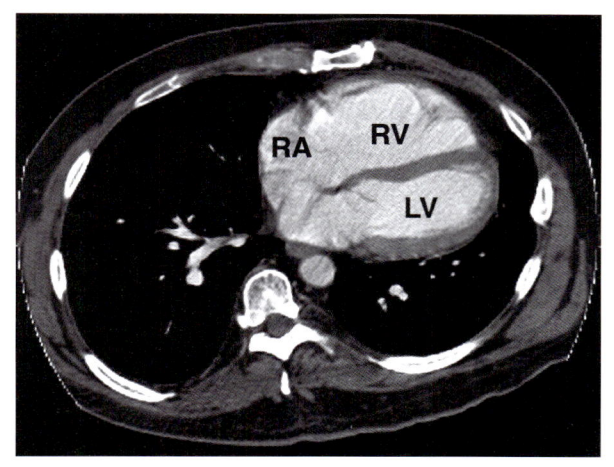

Fig. 7.22 A CT torácica demonstra aumento atrial direito e ventricular direito grave.

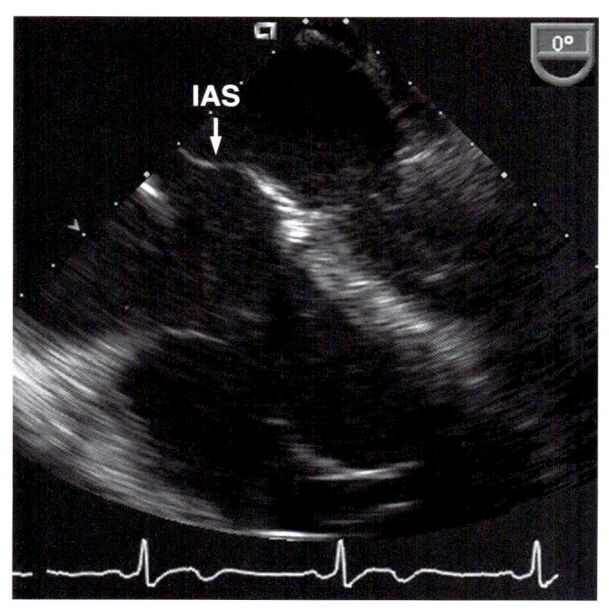

Fig. 7.23 ▶ A TEE de quatro câmaras mostra o átrio e ventrículo direitos aumentados, embora o septo atrial apareça intacto neste plano de imagem.

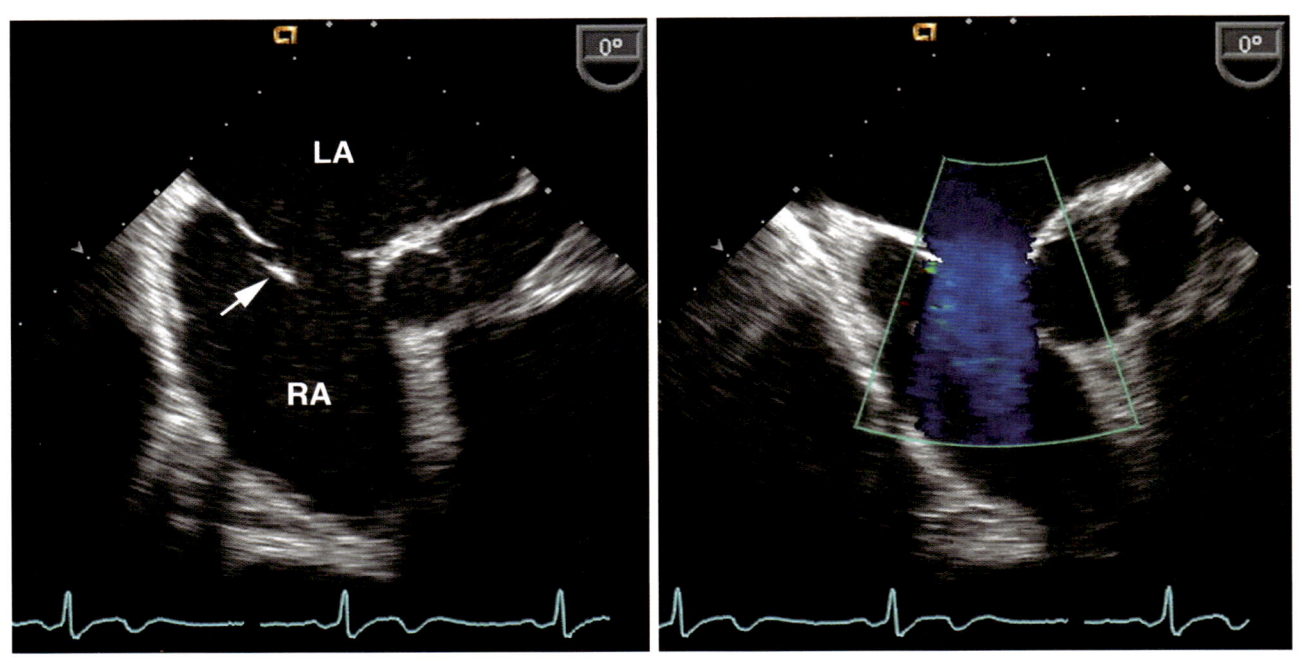

Fig. 7.24 ⏵ Leve anteflexão da sonda, com o plano de imagem agora incluindo a valva aórtica, demonstra um ASD com fluxo esquerda-direita e diâmetro do defeito de 18 mm. A seta indica o cateter de artéria pulmonar no átrio direito.

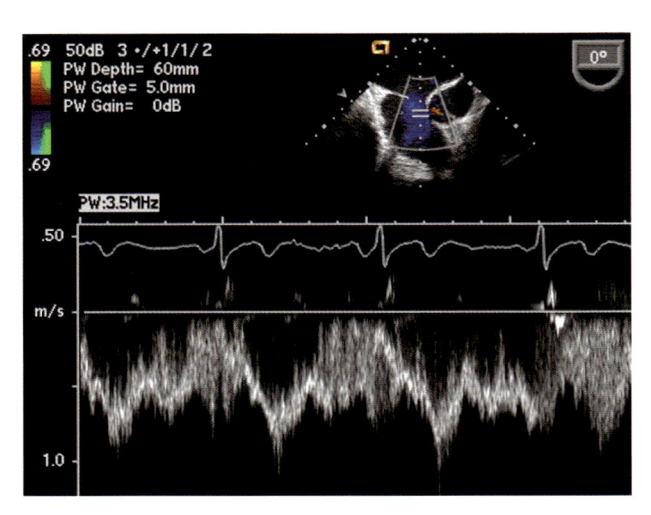

Fig. 7.25 Doppler pulsado confirma o fluxo esquerda-direita na sístole e diástole.

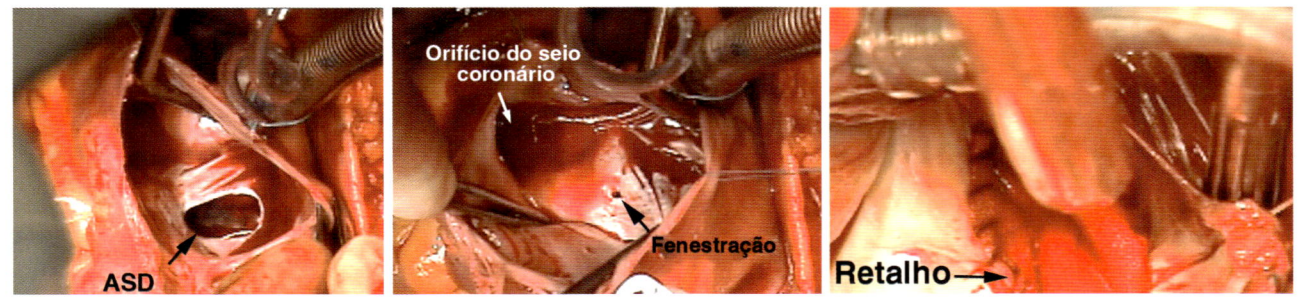

Fig. 7.26 ⏵ Após a esternotomia, foi observado que o apêndice atrial direito estava mais vermelho do que o usual, compatível com desvio do sangue atrial esquerdo oxigenado. Através do átrio direito aberto, um ASD de 2 × 1 cm foi identificado (*figura à esquerda*). Além disso, um defeito menor, porém separado, foi notado adjacente ao tendão de Todaro (na origem do seio coronário) (*centro*). Ambos os defeitos foram fechados com um único retalho de pericárdio, com a imagem pós-operatória demonstrando o retalho através do defeito (*figura à direita*). O paciente teve um *flutter* atrial 5 dias após a cirurgia e foi facilmente cardiovertido com retorno a ritmo sinusal. No entanto, subsequentemente teve um *flutter* atrial recorrente, que foi tratado com ablação por cateter de radiofrequência do istmo cavo-tricúspide.

Comentários

O tipo mais comum de defeito de septo atrial (ASD) é um ASD do tipo *secundum*, com o defeito localizado centralmente no septo, tipicamente medindo ≥1 cm de diâmetro. Embora a maioria dos ASDs seja diagnosticada e tratada na infância, um número significativo não é reconhecido até a vida adulta, com alguns diagnosticados apenas mais tardiamente, como neste caso.

As características na TEE de um defeito septal atrial são as consequências da sobrecarga volêmica direita. O sangue flui da esquerda para a direita através do defeito atrial, de modo que o coração direito bombeia uma maior quantidade de volume sistólico do que o coração esquerdo. A gravidade do *shunt* é medida como a relação entre o fluxo pulmonar (Qp) e o fluxo sistêmico (Qs), em que 1 é normal. Uma relação Qp/Qs > 1,5:1 está associada a um aumento ventricular e atrial direito progressivo. Além disso, a curvatura septal ventricular é invertida, com movimento septal "paradoxal". Hipertensão pulmonar é incomum com um ASD do tipo *secundum*. A TTE é capaz de demonstrar o próprio defeito atrial, com o Doppler em cores exibindo um fluxo esquerda-direita. Um exame com contraste pode ser realizado quando o aumento do coração direito está presente, e as imagens do septo atrial são subótimas.

A TEE fornece imagens melhores do septo interatrial e é útil quando um fechamento percutâneo é planejado, para medir o tamanho do defeito e avaliar a borda do tecido que irá ancorar o dispositivo.

Leitura Sugerida

1. Brickner ME, Hillis LD, Lange RA: Congenital heart disease in adults. First of two parts, N Engl J Med 342:256–263, 2000.
2. Brickner ME, Hillis LD, Lange RA: Congenital heart disease in adults. Second of two parts, N Engl J Med 342:334–342, 2000.
3. Faletra FF, Pedrazzini G, Pasotti E, et al: 3D TEE during catheter-based interventions, JACC Cardiovasc Imaging 7(3):292–308, 2014.

CASO 7-5
Defeito de Septo Atrial do Tipo *Primum*

Um sopro foi incidentalmente constatado nesta mulher assintomática de 34 anos de idade, que incitou a realização de um ecocardiograma. Este exame revelou um grande ASD do tipo *primum*, com fluxo esquerda-direita e uma relação Qp/Qs de 2,5:1. Além disso, uma fenda do folheto anterior da valva mitral, com regurgitação mitral moderada, foi demonstrada.

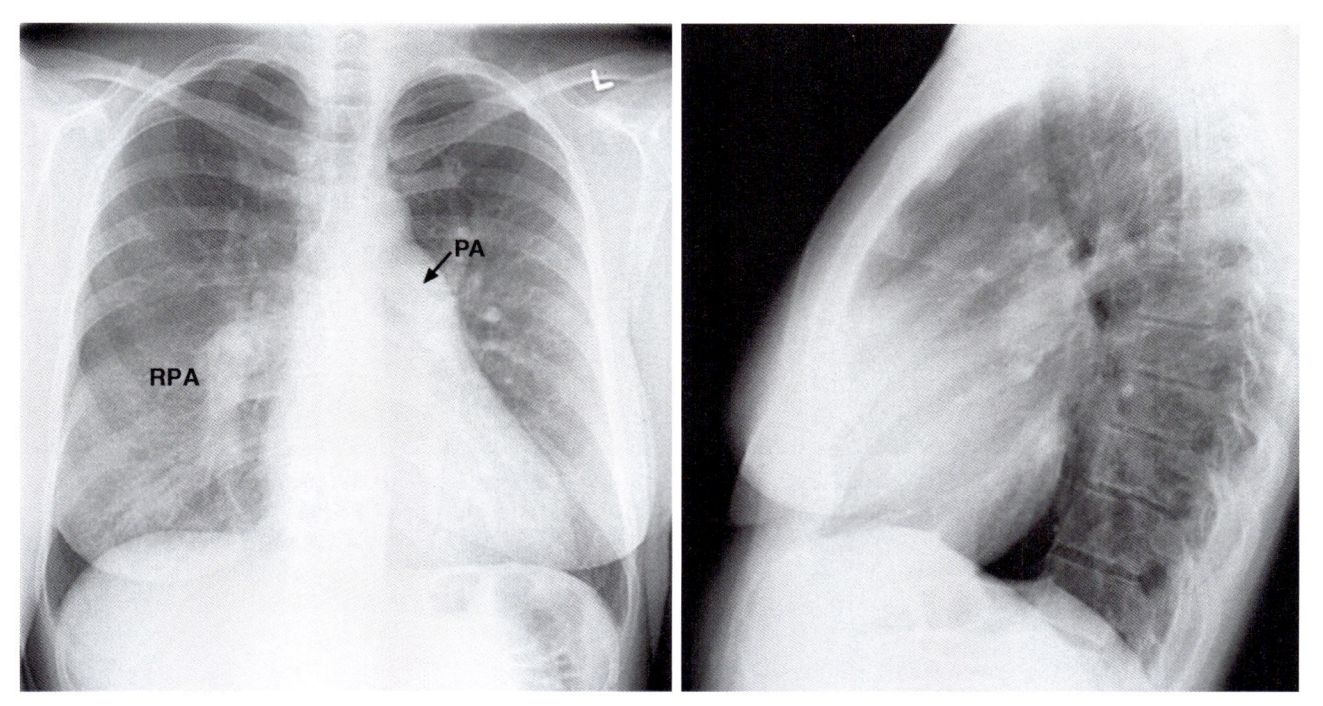

Fig. 7.27 A radiografia torácica mostra aumento dos átrios direito e esquerdo, ventrículo direito e artéria pulmonar, com aumento do fluxo sanguíneo pulmonar.

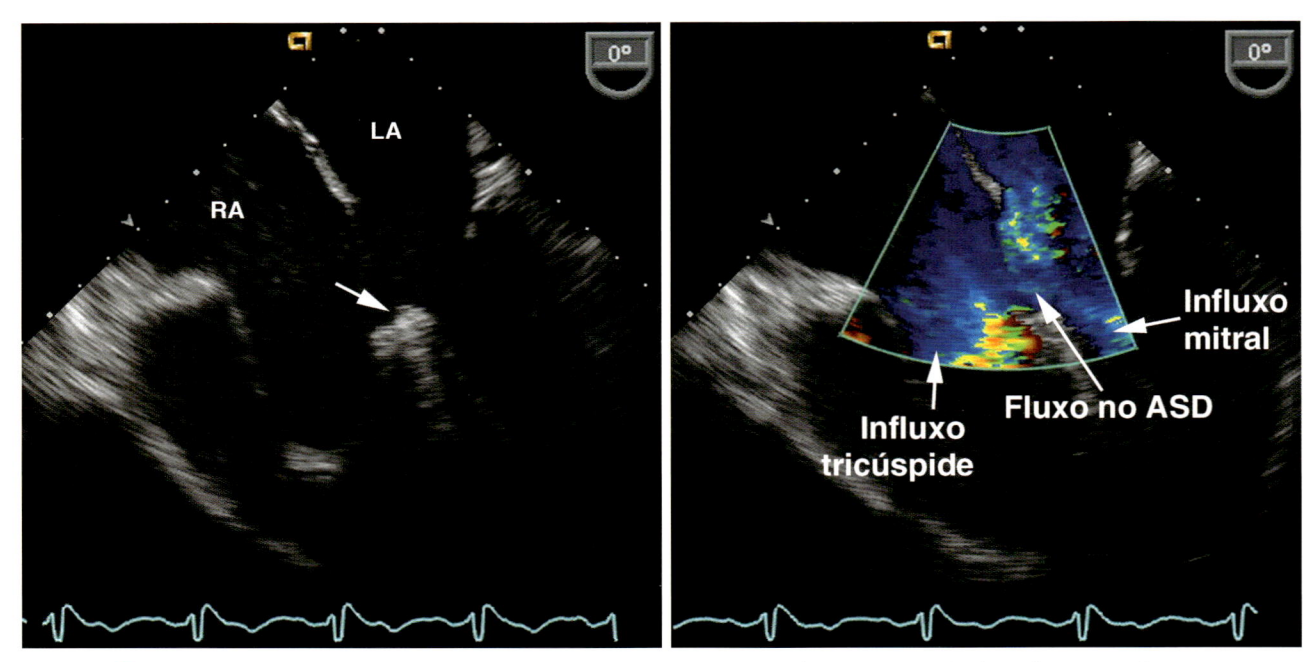

Fig. 7.28 ⏵ No corte de quatro câmaras, obtido na diástole em 2D (*à esquerda*) e em cores (*à direita*), a crista do septo ventricular é vista (*seta*), com as valvas mitral e tricúspide abertas em ambos os lados. Com as valvas mitral e tricúspide abertas e um defeito atrial grande, as quatro câmaras cardíacas têm pressões iguais na diástole.

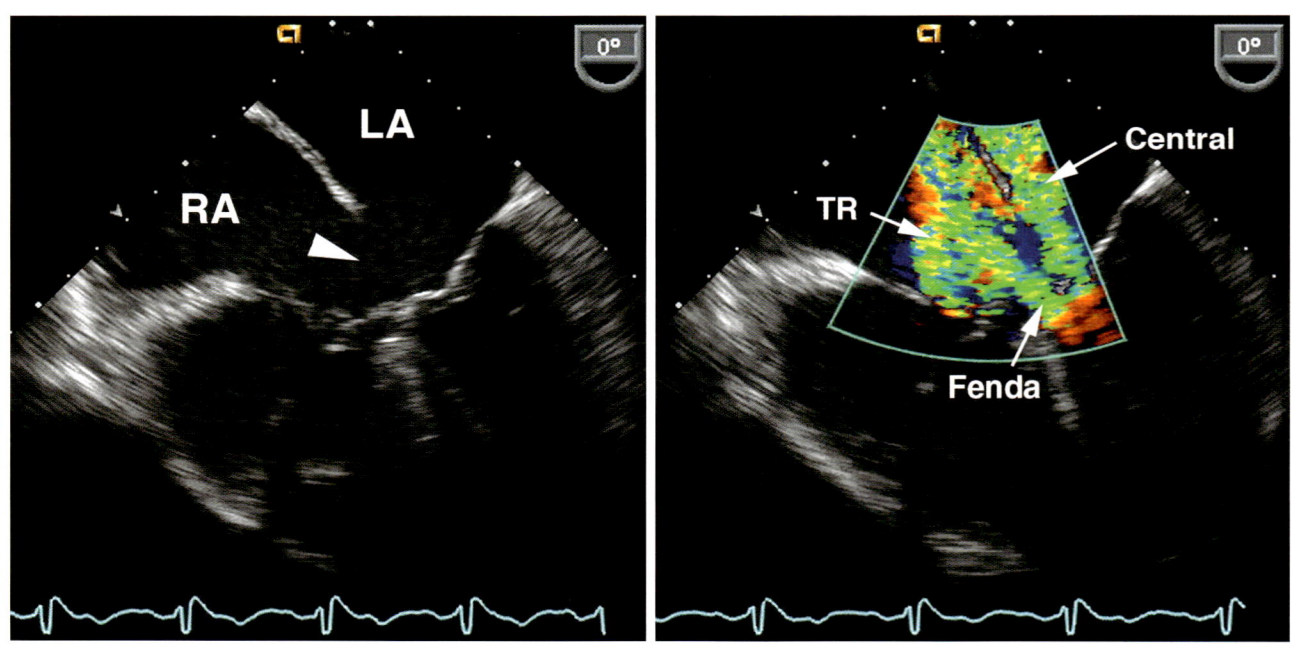

Fig. 7.29 ⏵ No mesmo corte na sístole, as valvas mitral e tricúspide estão fechadas. A ponta de seta indica o ASD. Regurgitação mitral moderada à grave é observada, em parte por causa da fenda no folheto anterior da valva mitral.

CASO 7-5 Defeito de Septo Atrial do Tipo *Primum* 253

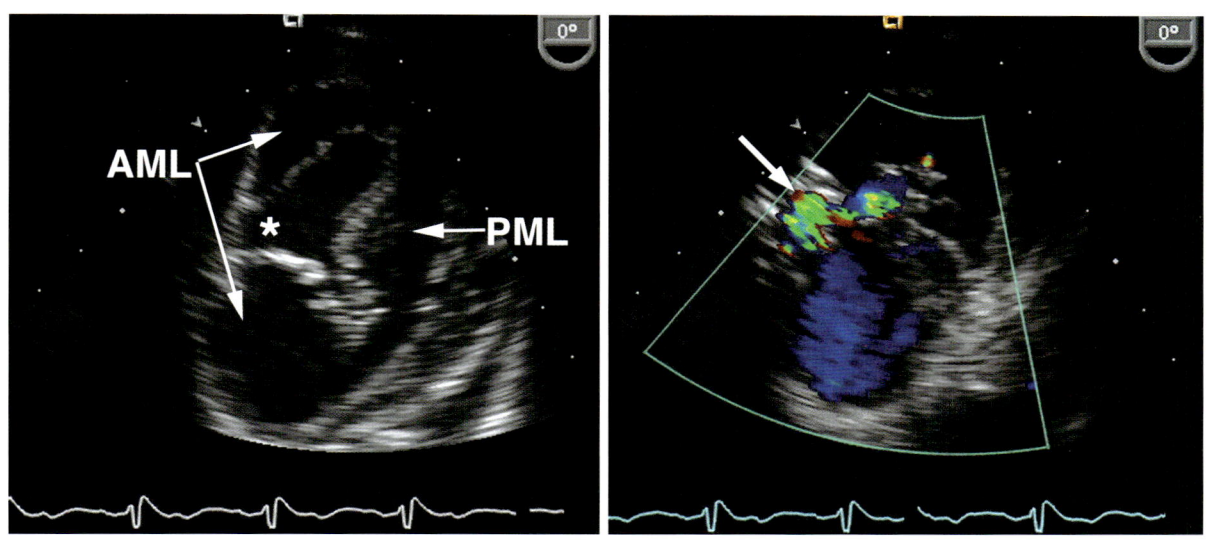

Fig. 7.30 ▶ O corte de eixo curto da valva mitral, obtido com a sonda retrofletida na posição imediatamente distal à junção gastroesofágica, demonstra uma fenda (*asterisco*) no folheto anterior da valva mitral (AML). À direita, o fluxo regurgitante é observado pela fenda (*seta*).

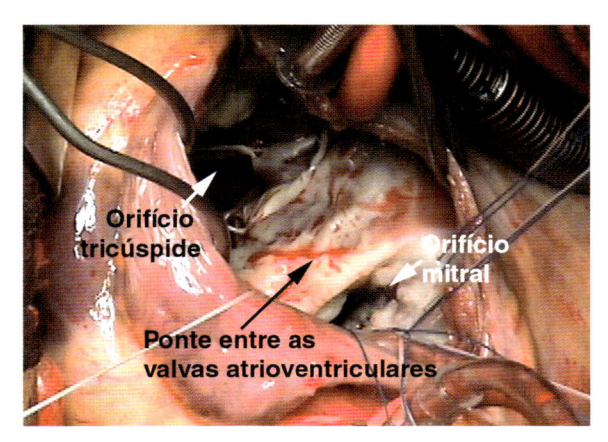

Fig. 7.31 ▶ Na cirurgia, a abertura do átrio direito revela ausência do septo *primum*, e duas valvas atrioventriculares.

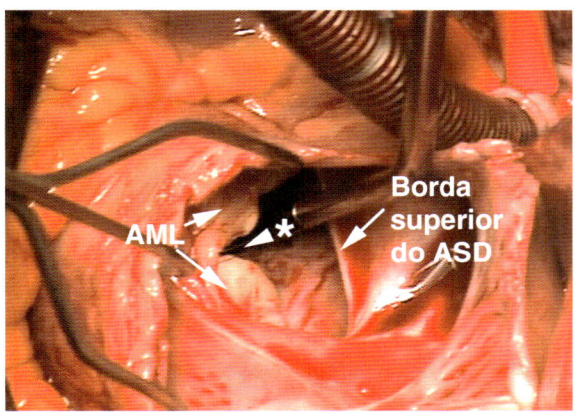

Fig. 7.32 ▶ Fenda no folheto anterior da valva mitral é demonstrada (*asterisco*).

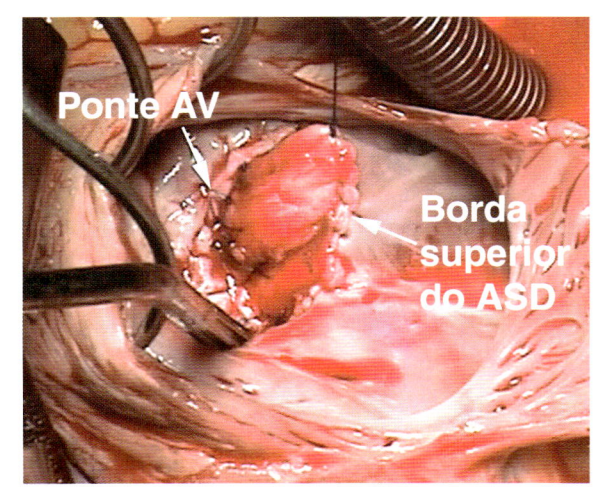

Fig. 7.33 ▶ Na cirurgia, o defeito do tipo *ostium primum* foi fechado com retalho de pericárdio.

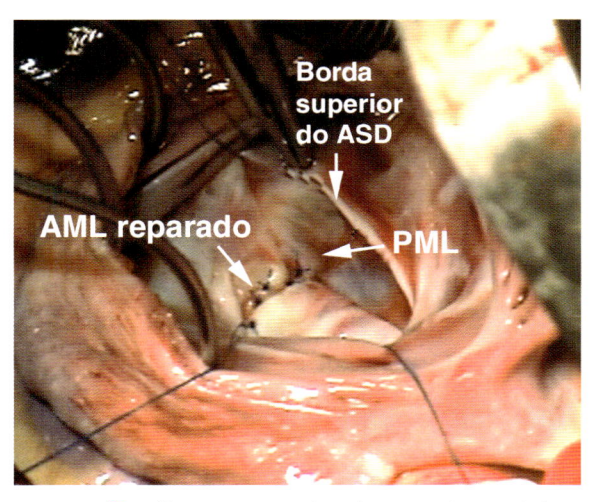

Fig. 7.34 ▶ Folheto anterior da valva mitral (AML) foi reparado por meio de sutura da fenda do folheto e colocação de um anel de anuloplastia de 30 mm.

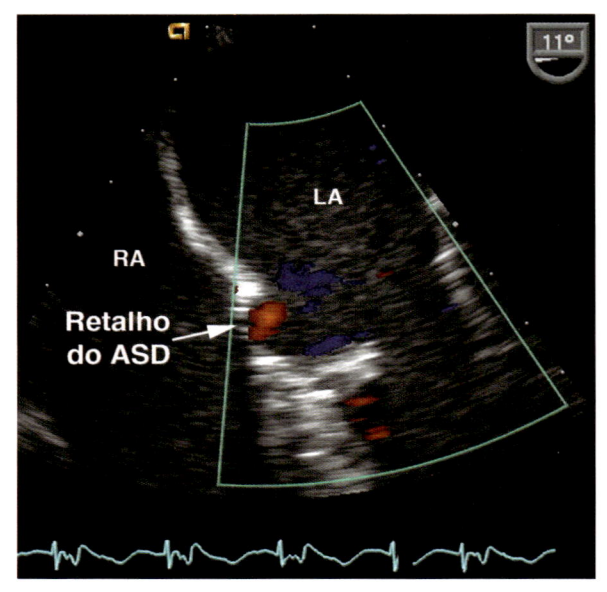

Fig. 7.35 ● O corte de quatro câmaras pós-procedimento mostra retalho do ASD sem fluxo residual.

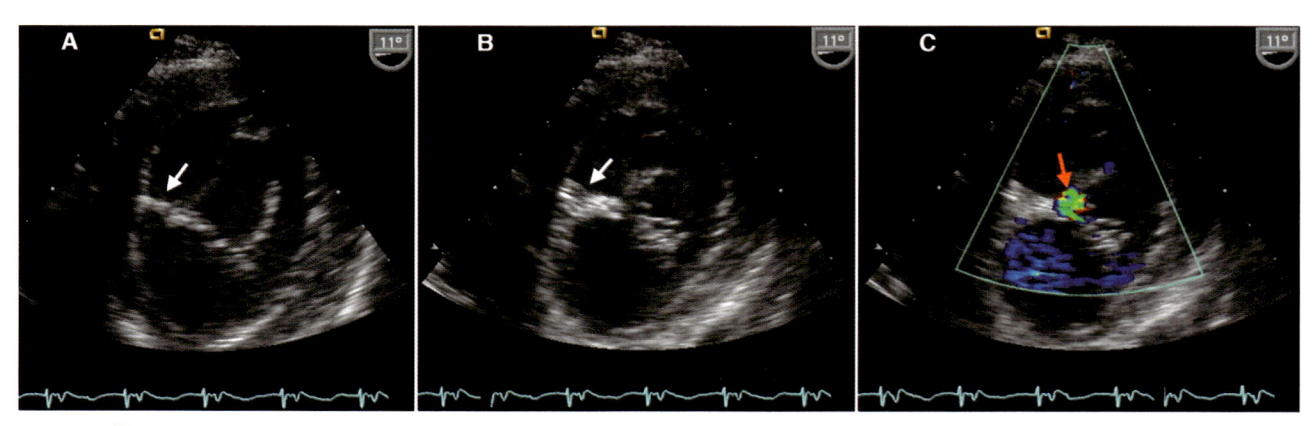

Fig. 7.36 ● O corte de eixo curto pós-procedimento da valva mitral na diástole (**A**), e na mesma orientação que a Fig. 7.30, mostra o reparo da fenda do folheto (*seta branca*). Na sístole (**B**), o reparo da fenda do folheto (*seta branca*) é novamente observado, com certa regurgitação mitral central residual vista no Doppler em cores (**C**, *seta vermelha*).

Comentários

Um ASD do tipo *primum* na base do septo, adjacente ao plano da valva atrioventricular, é, para todos os efeitos, um defeito do canal atrioventricular parcial. O defeito é mais bem observado em um corte de quatro câmaras, tanto na imagem 2D, quanto no Doppler em cores. Estes defeitos são grandes, tipicamente necessitando de fechamento cirúrgico com a colocação de um retalho. Muitos pacientes têm anormalidades associadas da valva atrioventricular, comumente uma fenda do folheto anterior da valva mitral. Algumas fendas de folhetos podem ser reparadas pela aproximação dos dois segmentos, mas outras requerem uma substituição se a valva está deformada ou se há tensão excessiva quando os segmentos são unidos por sutura. O ecocardiografista deve também analisar com cautela a presença de defeito de septo ventricular (VSD) em pacientes com um ASD do tipo *primum*.

Leitura Sugerida

1. Mahmood F: Perioperative transesophageal echocardiography: Current status and future direction, Heart 102:1159–1167, 2016.
2. Randolph GR, Hagler DJ, Connolly HM, et al: Intraoperative transesophageal echocardiography during surgery for congenital heart defects, J Thorac Cardiovasc Surg 124:1176–1182, 2002.

CASO 7-6
Defeito de Septo Atrial do Tipo *Primum* com Prévio Reparo de Defeito do Canal Atrioventricular

A paciente, uma mulher de 29 anos de idade, que teve um defeito de canal atrioventricular reparado quando criança, apresenta falta de ar crescente e, na TTE, foi observado um desvio esquerda-direita residual no nível atrial, provavelmente de um defeito de septo atrial residual. Regurgitação mitral e uma veia cava superior esquerda persistente também estavam presentes.

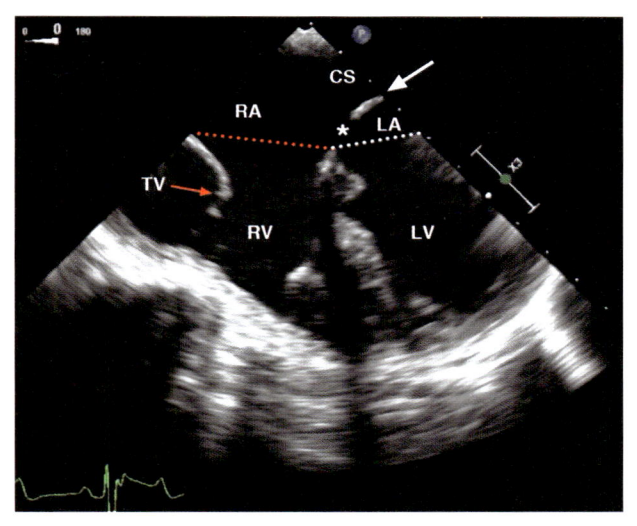

Fig. 7.37 ● Anatomia complexa é demonstrada neste corte de quatro câmaras obtido no plano médio-esofágico na diástole. A linha pontilhada vermelha indica o ânulo tricúspide, enquanto que a linha pontilhada branca indica o ânulo mitral. A seta branca indica o septo interatrial e o asterisco o ASD do tipo *primum*. Um seio coronário (CS) grande pode ser observado esvaziando no átrio direito, imediatamente acima da valva tricúspide.

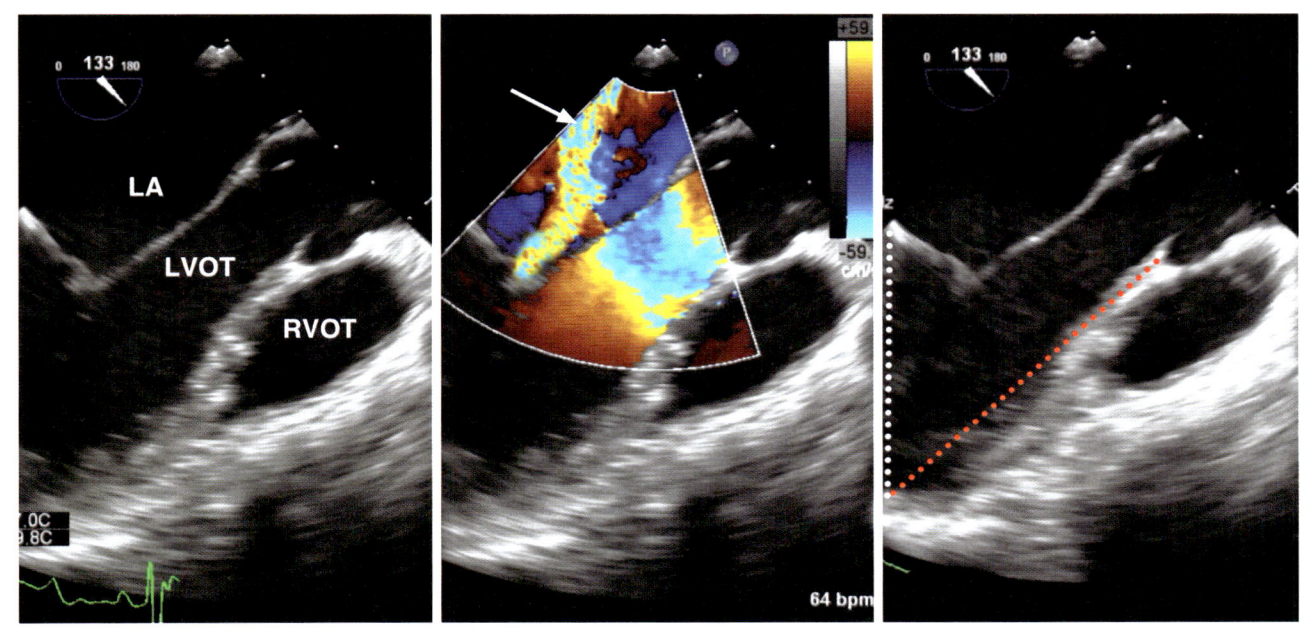

Fig. 7.38 ● Neste corte de eixo longo médio-esofágico, obtido durante a sístole, as figuras à esquerda e central mostram jato central de regurgitação mitral (*seta*), e fluxo na via de saída do ventrículo esquerdo. A figura à direita demonstra a chamada deformidade em "gancho", em que a distância entre o ápice ventricular esquerdo e o ânulo mitral posterior (*linha pontilhada branca*) é 20 a 25% menor do que a distância entre o ápice ventricular esquerdo e o ânulo aórtico (*linha pontilhada vermelha*).

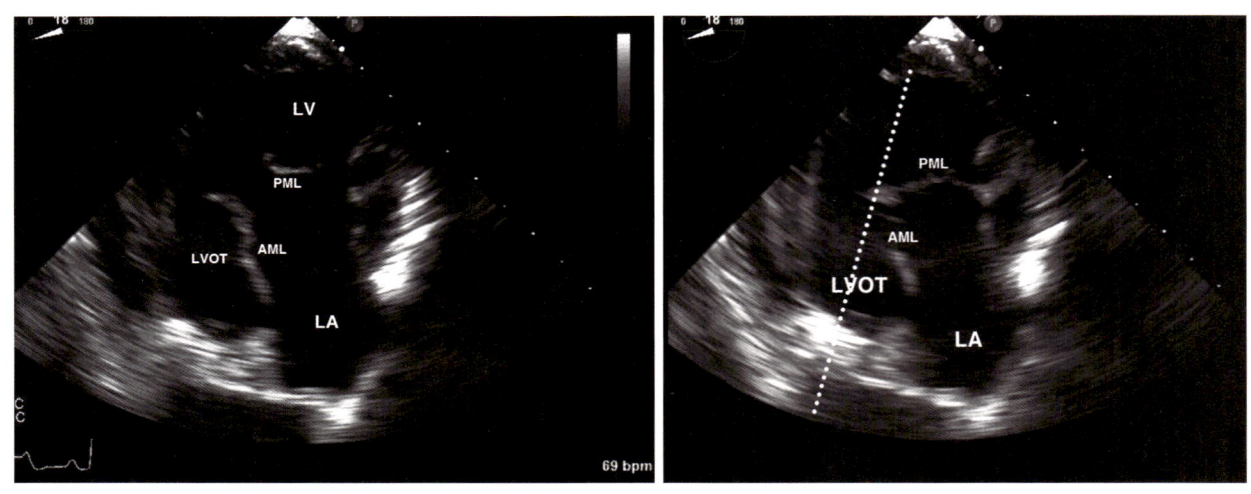

Fig. 7.39 ▶ Nesta imagem transgástrica profunda, a figura à esquerda está em diástole. Na figura em sístole à direita, a linha pontilhada indica que o Doppler de onda contínua pode ser satisfatoriamente alinhado de modo paralelo ao fluxo, a fim de medir o gradiente na via de saída do ventrículo esquerdo (LVOT).

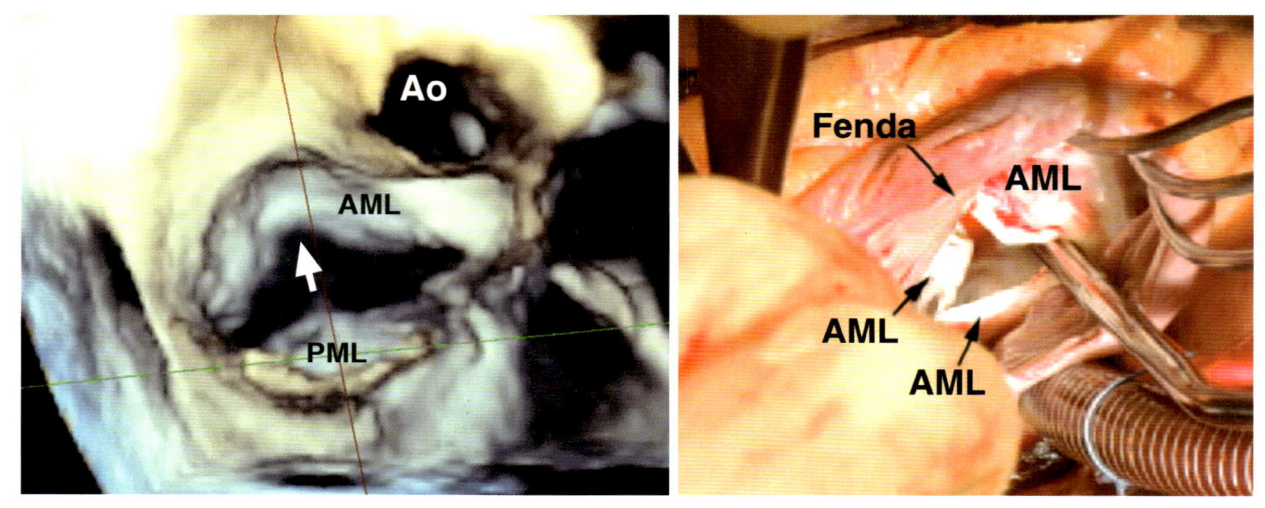

Fig. 7.40 ▶ À esquerda está uma TEE 3D da valva mitral na perspectiva atrial esquerda, em que uma fenda parcial no folheto anterior da valva mitral é observada (*seta*). À direita está a valva como é vista no campo cirúrgico.

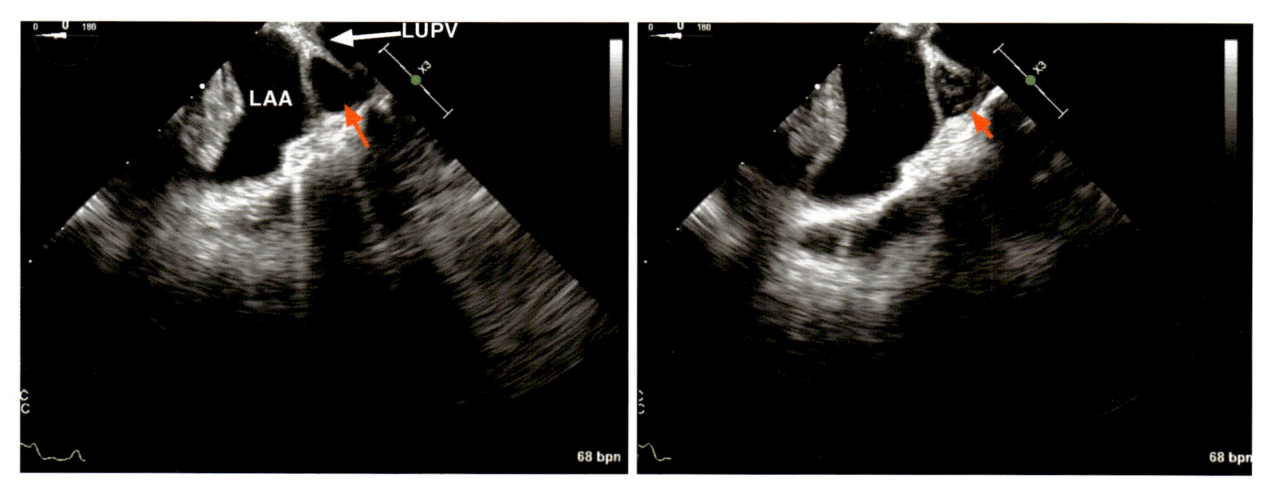

Fig. 7.41 ▶ Nesta imagem médio-esofágica, girada para o lado esquerdo do paciente, o apêndice atrial esquerdo, a veia pulmonar superior esquerda (LUPV) e a veia cava superior esquerda persistente (*seta vermelha*) são observados. À direita, a solução salina agitada é vista na veia cava superior esquerda persistente após injeção da solução salina na veia antecubital esquerda.

CASO 7-6 Defeito de Septo Atrial do Tipo *Primum* com Prévio Reparo de Defeito do Canal Atrioventricular

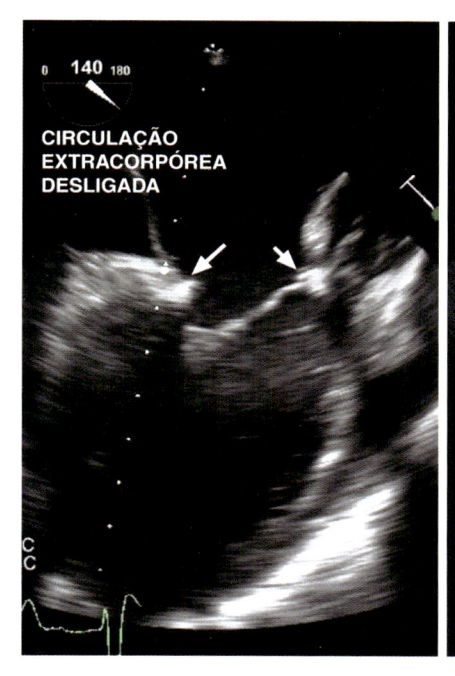

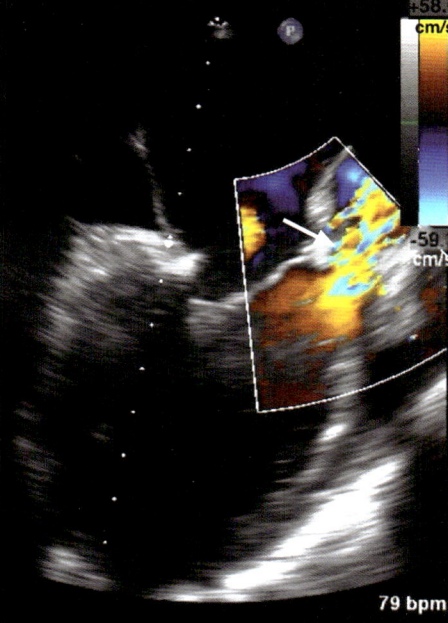

Fig. 7.42 ▶ No intraoperatório, o defeito de septo atrial foi fechado com sucesso com um retalho de pericárdio, a fenda no folheto anterior da valva mitral foi reparada, e o anel de anuloplastia mitral foi colocado. No entanto, como observado neste corte de eixo longo médio-esofágico, o anel de anuloplastia (*setas brancas*) está deslocado anteriormente, produzindo estreitamento e turbulência na via de saída do ventrículo esquerdo.

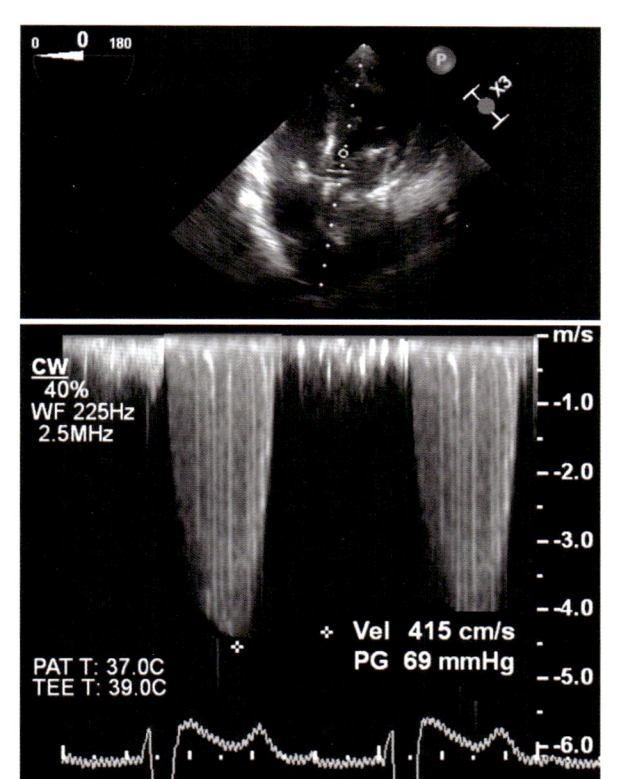

Fig. 7.43 No corte transgástrico profundo, uma velocidade sistólica de pico tardia na via de saída do ventrículo esquerdo de 4,2 m/s, correspondendo a um gradiente de pico de 69 mm Hg, foi medida.

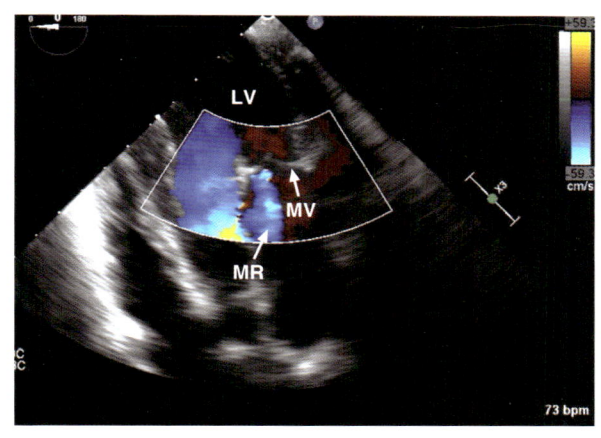

Fig. 7.44 ▶ A paciente foi colocada novamente na circulação extracorpórea. Em razão do gradiente na via de saída, o anel de anuloplastia foi removido. Após uma segunda separação da circulação extracorpórea, não houve mais evidência de obstrução na via de saída, com um fluxo laminar azul normal observado neste corte apical transgástrico. Uma quantidade apenas leve à moderada de regurgitação mitral (MR) persistiu.

Comentários

Este caso ilustra a utilidade da orientação por TEE intraoperatória durante a cirurgia de uma cardiopatia congênita complexa. O reconhecimento de obstrução subaórtica, causada pelo impacto do anel de anuloplastia na via de saída do LV nesta paciente com um histórico de defeito do canal AV, resultou em correção imediata no mesmo procedimento cirúrgico.

Leitura Sugerida

1. De Mey N, Couture P, Denault AY, et al: Subaortic stenosis after atrioventricular septal defect repair, Anesth Analg 113:236–238, 2011.

2. Kutty S, Smallhorn JF: Evaluation of atrioventricular septal defects by three-dimensional echocardiography: benefits of navigating the third dimension, J Am Soc Echocardiogr 25(9): 932–944, 2012.

CASO 7-7
Defeito de Septo Atrial do Tipo Seio Venoso

Este homem de 34 anos de idade apresentou fadiga crescente, falta de ar e palpitações. Após um episódio de fibrilação atrial, ele foi submetido a um ecocardiograma, que mostrou um provável ASD com aumento moderado do ventrículo direito e átrio direito. A TEE demonstrou a anatomia do defeito tipo seio venoso, com um diâmetro máximo de 2,4 cm. Cateterismo do coração direito mostrou pressões normais do coração direito com uma relação Qp/Qs de 2,5:1.

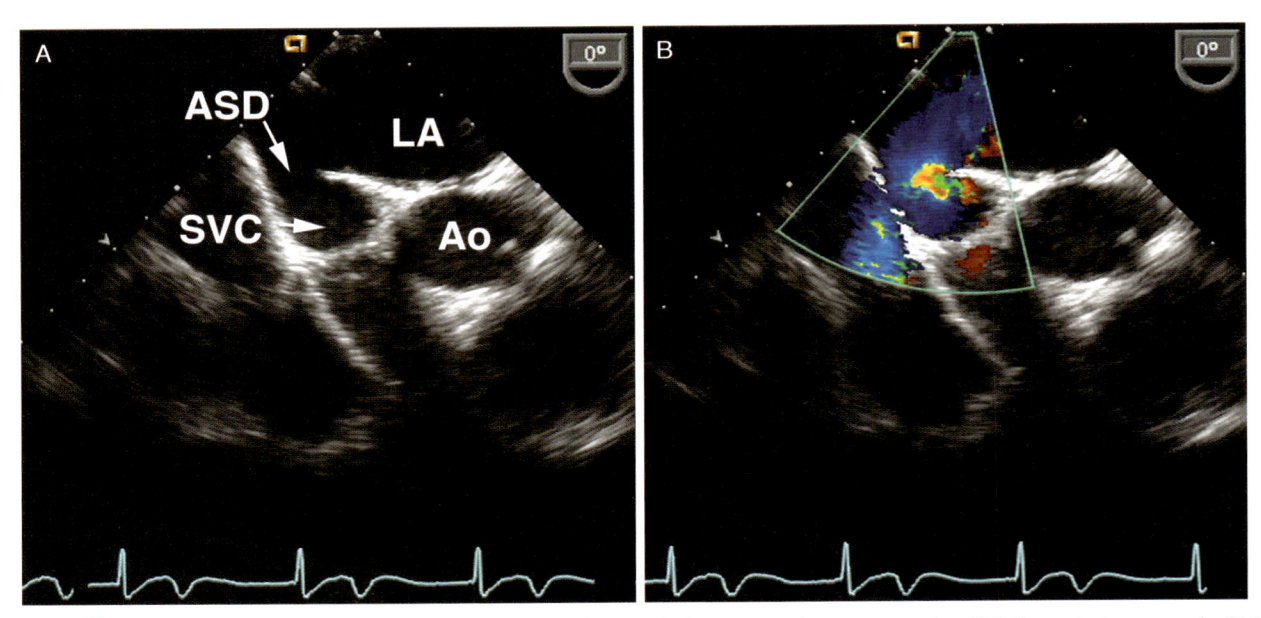

Fig. 7.45 ▶ Na posição TEE alta a 0 grau, a comunicação (*seta*, ASD) entre a veia cava superior (SVC) e o átrio esquerdo (LA) é vista (**A**). A fluxometria em cores demonstra um fluxo de baixa velocidade através desta região (**B**).

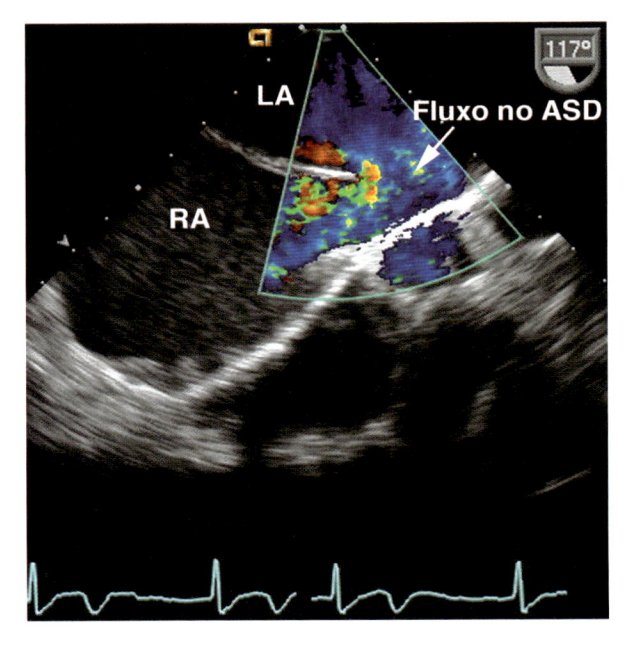

Fig. 7.46 ▶ A fluxometria em cores demonstra fluxo entre os dois átrios na superfície superior do septo atrial.

CASO 7-7 Defeito de Septo Atrial do Tipo Seio Venoso

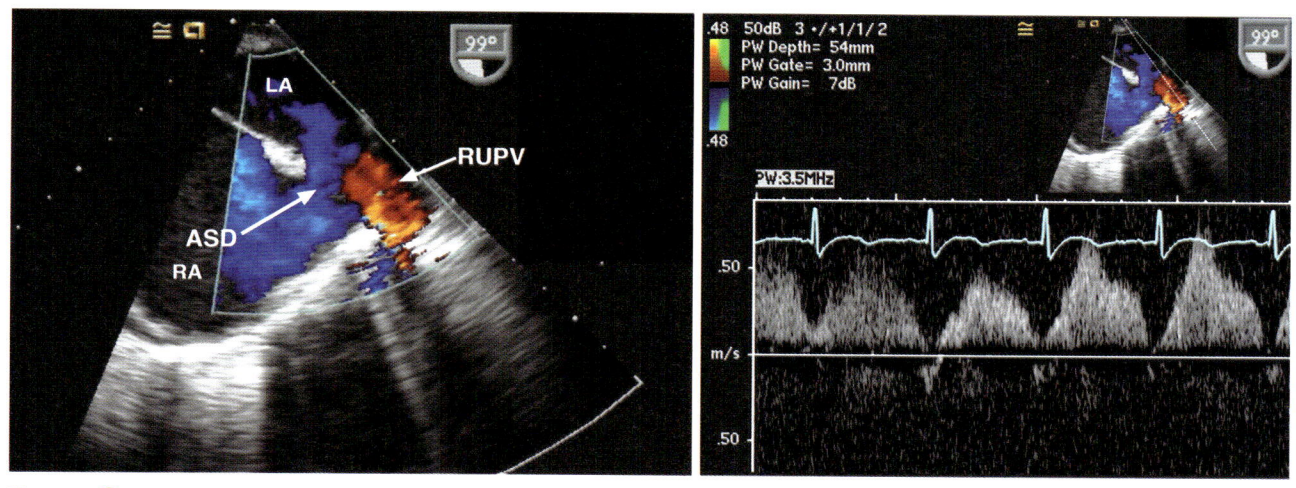

Fig. 7.47 ▶ Com a sonda girada para o lado direito do paciente, o fluxo venoso pulmonar superior direito, bem como o fluxo no defeito septal atrial, é observado. O Doppler de onda pulsada revela um traçado venoso pulmonar característico.

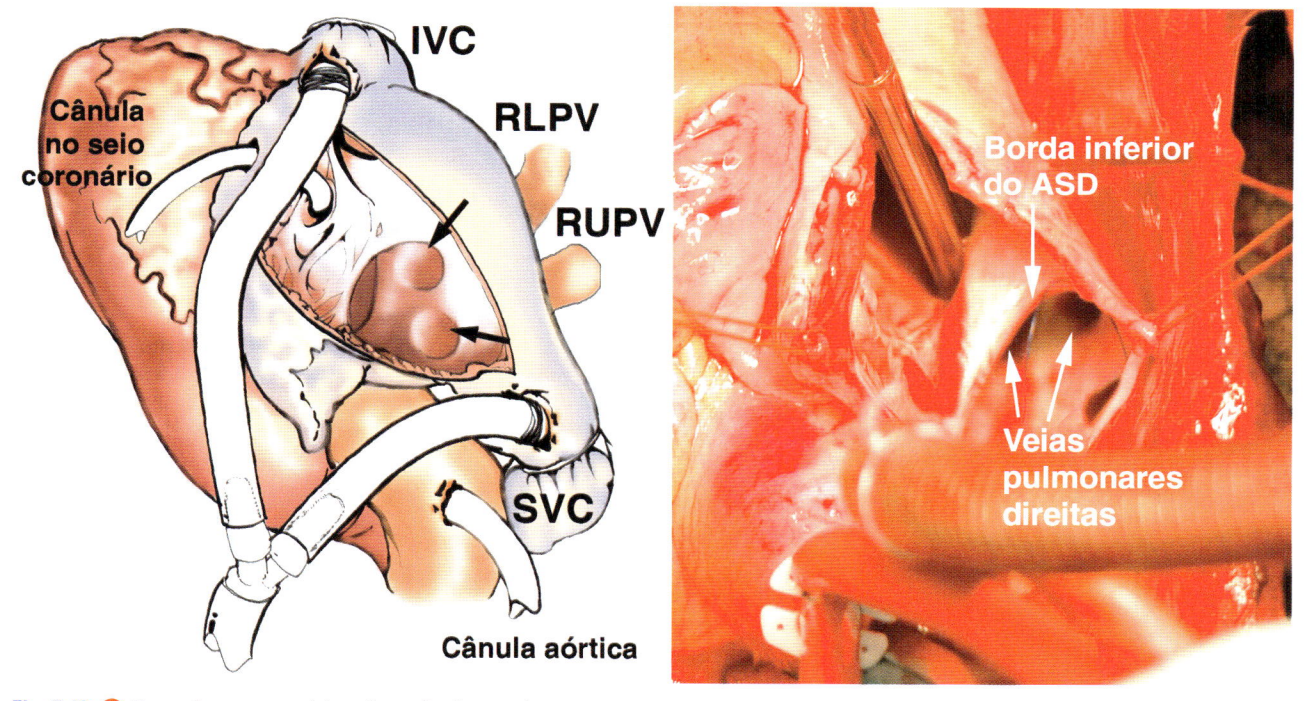

Fig. 7.48 ▶ Desenho esquemático dos achados cirúrgicos, com o ASD acometendo as veias pulmonares direitas superior e inferior (*setas*). Cânulas estão presentes nas veias cavas superior e inferior, e na aorta ascendente para circulação extracorpórea. À direita está a fotografia intraoperatória correspondente. (Cortesia de Starr Kaplan.)

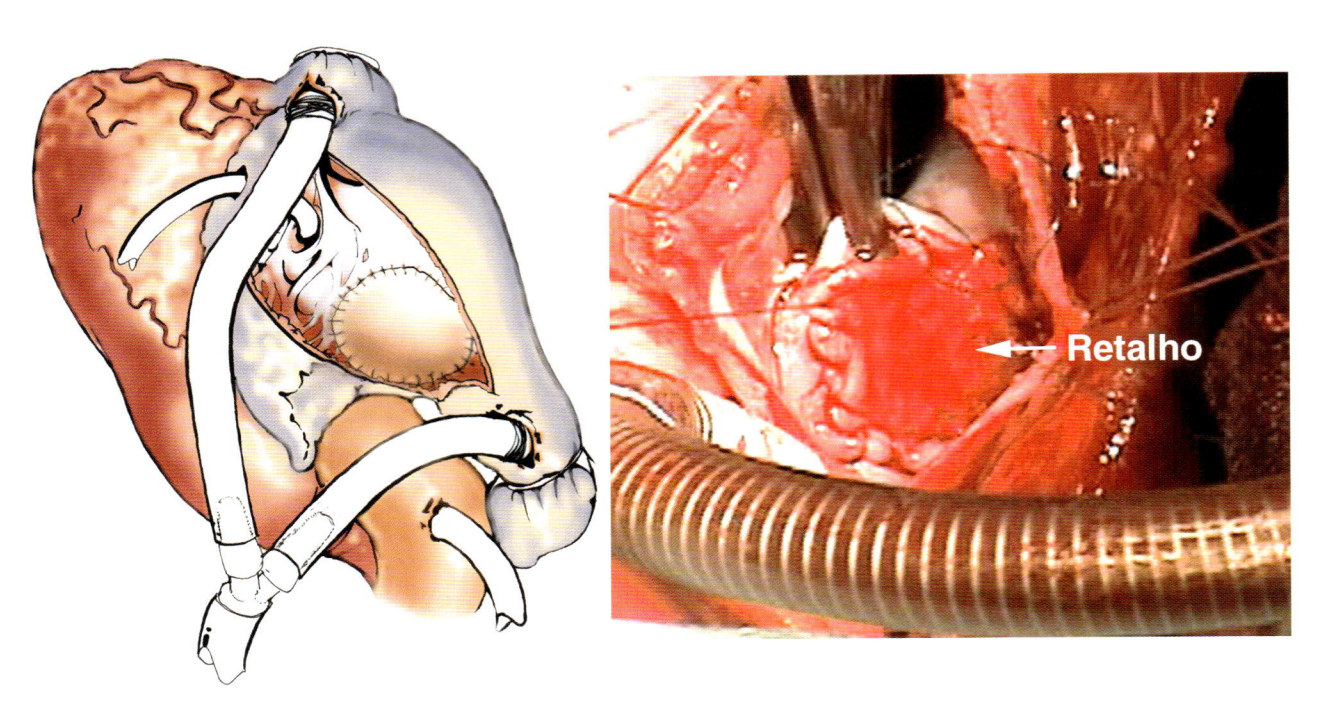

Fig. 7.49 ▶ Tal como demonstrado neste desenho esquemático, o defeito foi fechado com o uso da técnica de reparo com retalho duplo, incluindo o reposicionamento da drenagem venosa pulmonar para o lado esquerdo do septo. À direita está a fotografia intraoperatória correspondente. (Desenho cortesia de Starr Kaplan.)

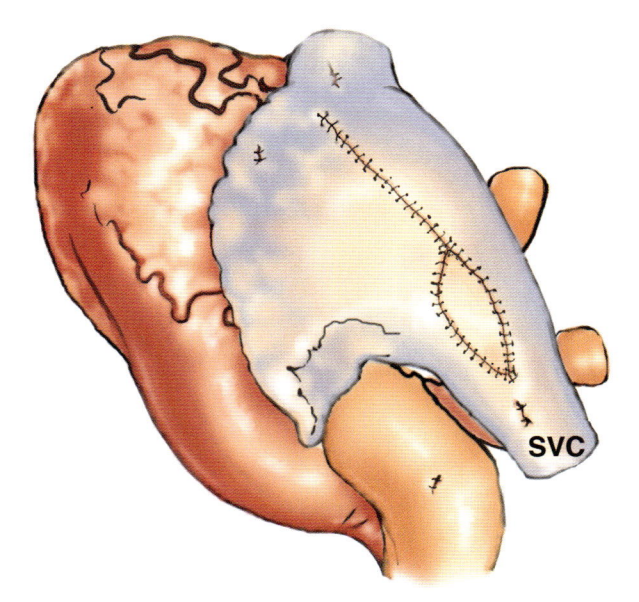

Fig. 7.50 O coração é decanulado. O fechamento do átrio direito se estende para incluir a parte distal da veia cava superior (SVC). (Cortesia de Starr Kaplan.)

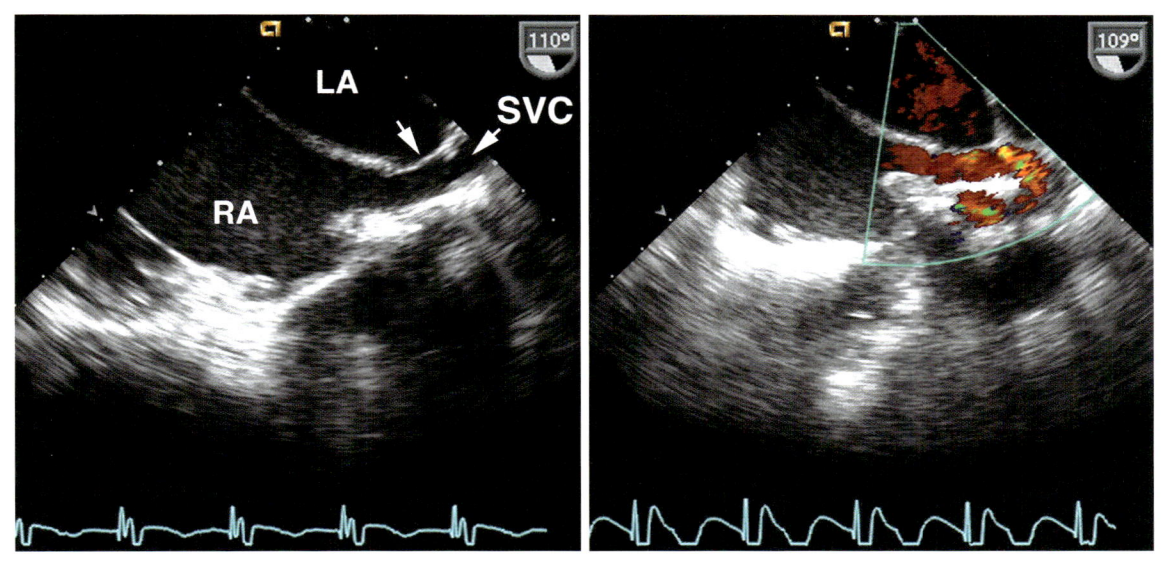

Fig. 7.51 ▶ Imagem da TEE pós-operatória a 110 graus mostra o reparo do defeito com retalho (*seta*), sem fluxo interatrial residual (*à direita*) no Doppler em cores.

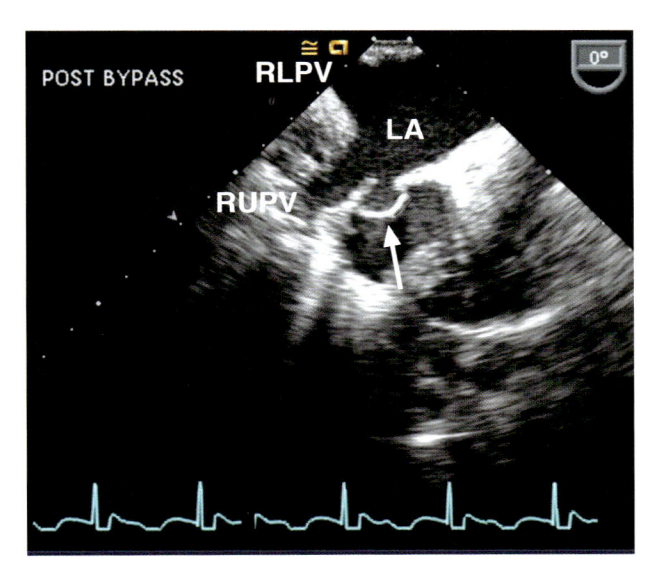

Fig. 7.52 ▶ Imagem da TEE pós-operatória a 0 grau mostra o reparo do defeito com retalho (*seta*). Ambas as veias pulmonares direitas drenam para o átrio esquerdo.

Comentários

Defeitos do tipo seio venoso estão frequentemente localizados na superfície superior do septo atrial, próximo da junção com a veia cava superior, embora alguns sejam encontrados próximos da junção da veia cava inferior e átrio direito. O diagnóstico pode ser difícil na ecocardiografia transtorácica (TEE), pois o septo atrial aparece intacto na maioria das incidências. Geralmente, o diagnóstico é suspeitado com base na presença de aumento do coração direito e um exame com contraste positivo, com o próprio defeito sendo visualizado apenas na TEE. Mesmo com TEE, estes defeitos podem passar despercebidos, a menos que cautela seja usada para examinar o septo atrial inteiro, incluindo o segmento na entrada das veias cavas superior e inferior. Defeitos do tipo seio venoso podem estar associados à entrada anômala de uma ou mais veias pulmonares no átrio direito, como neste caso. Na TEE, o examinador deve reservar tempo para identificar as quatro veias pulmonares e os átrios em que estas drenam.

Leitura Sugerida

1. Martin SS, Shapiro EP, Mukherjee M: Atrial septal defects— clinical manifestations, echo assessment, and intervention, Clin Med Insights Cardiol 8(Suppl 1):93–98, 2015.

CASO 7-8
Defeito de Septo Atrial do Tipo Seio Coronário

Um homem de 35 anos de idade apresentou falta de ar crescente e episódios de fibrilação atrial paroxística. Na ecocardiografia transtorácica, um estudo com microbolhas foi positivo sem um PFO evidente, nem defeito de septo atrial do tipo *secundum*. Exames adicionais mostraram um seio coronário acentuadamente aumentado, um defeito de septo atrial do tipo seio coronário sem teto e a ausência de uma veia cava superior esquerda. O cálculo da relação entre seu fluxo pulmonar e fluxo sanguíneo sistêmico foi estimado em 1,9:1. Havia aumento do RA e RV.

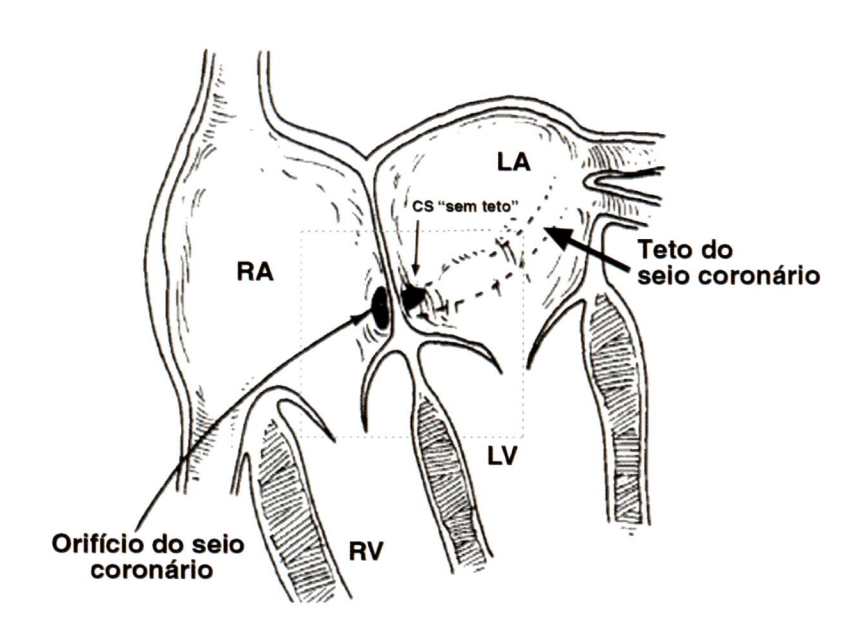

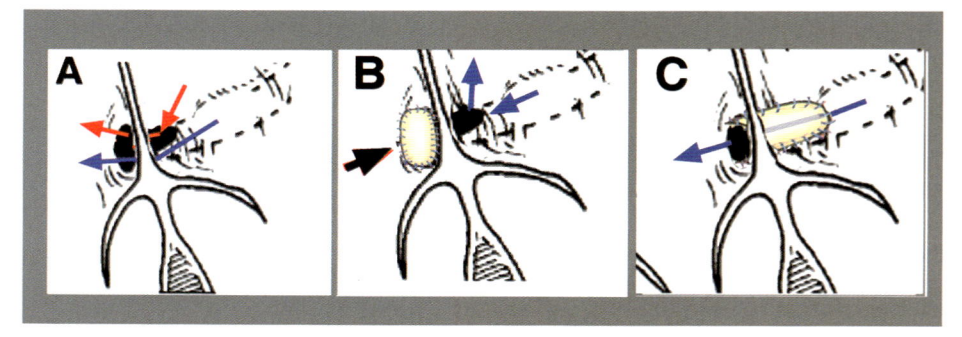

Fig. 7.53 Nesta ilustração, fenestração ou "marsupialização" da porção do seio coronário é demonstrada. Na inserção da esquerda, os átrios direito e esquerdo podem-se comunicar pela porção do seio coronário sem teto e do óstio do seio coronário (*seta vermelha*). As setas azuis representam o fluxo do seio coronário que drena normalmente através do óstio do seio coronário para dentro do átrio direito. Na inserção central, o retalho cobre o óstio do seio coronário, de modo que o sangue no seio coronário é desviado pela porção sem teto para dentro do átrio esquerdo; na presença de veia cava superior esquerda persistente, esta opção é contraindicada por causa do grande desvio que resultaria. Na inserção da direita, o túnel pericárdico cobre a porção sem teto do seio coronário, e a sutura do túnel ao óstio do seio coronário direciona todo o sangue do seio coronário para o átrio direito, ao mesmo tempo em que previne qualquer desvio interatrial. Esta opção é indicada na persistência de veia cava superior esquerda. (Fonte: Quaegebeur J, Kirklin JW, Pacifico AD, Bargeron Jr LM: Surgical experience with unroofed coronary sinus. Ann Thor Surg 27:418-425, 1979. Usado com permissão.)

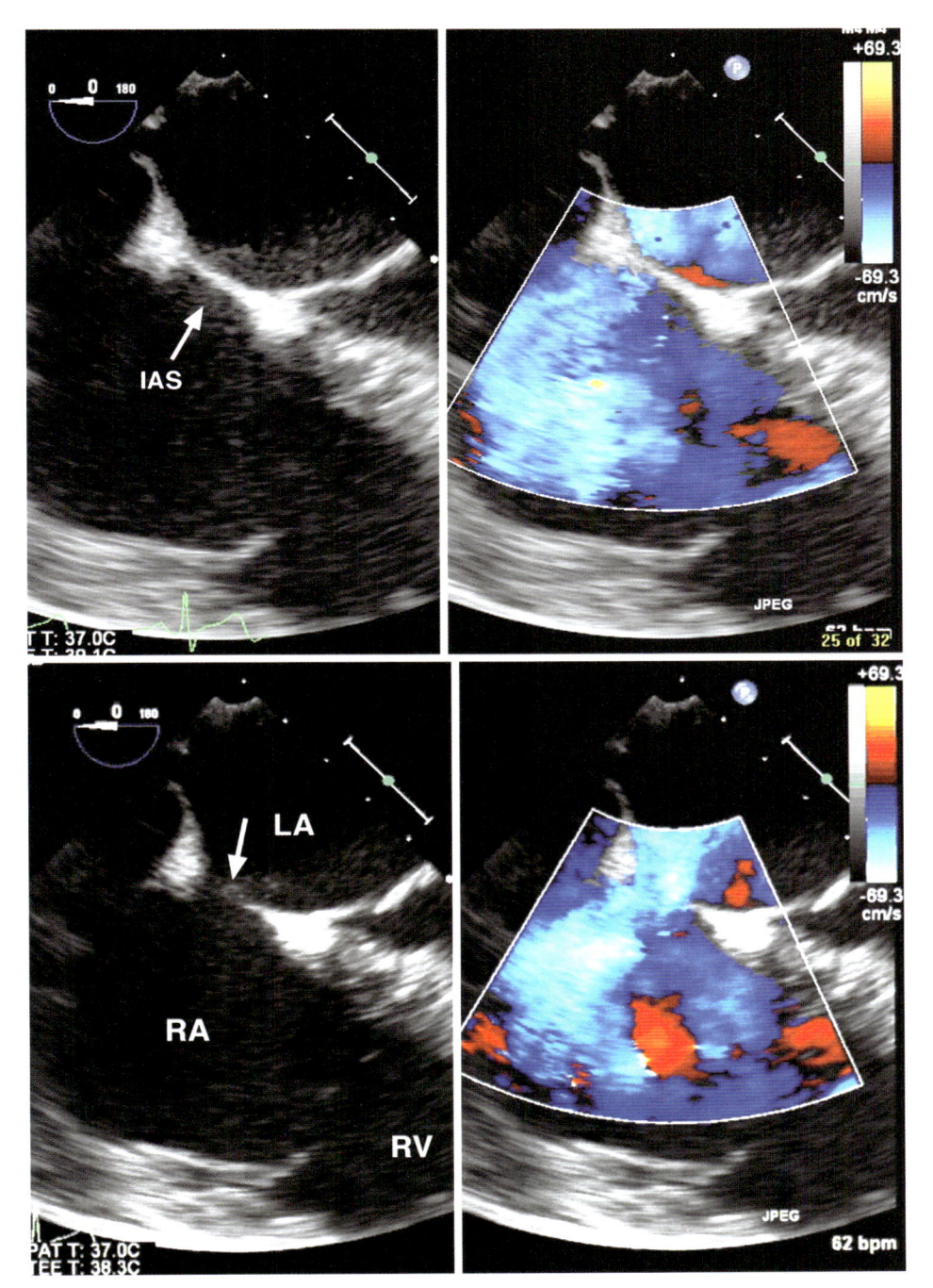

Fig. 7.54 Nas duas imagens superiores, o corte de quatro câmaras médio-esofágico mostra um septo interatrial intacto; no entanto, quando a sonda é retrofletida (*duas imagens inferiores*), um seio coronário grande é demonstrado (*seta*), sugerindo uma veia cava superior esquerda persistente ou um seio coronário sem teto, ou ambos.

264 Cardiopatia Congênita em Adultos

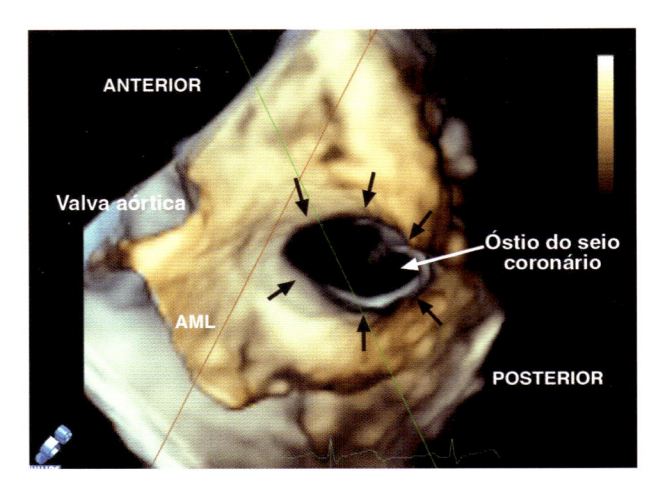

Fig. 7.55 Nesta TEE 3D obtida na perspectiva atrial esquerda, o átrio esquerdo foi recortado até a porção sem teto (*setas pretas*), que se comunica diretamente com o seio coronário.

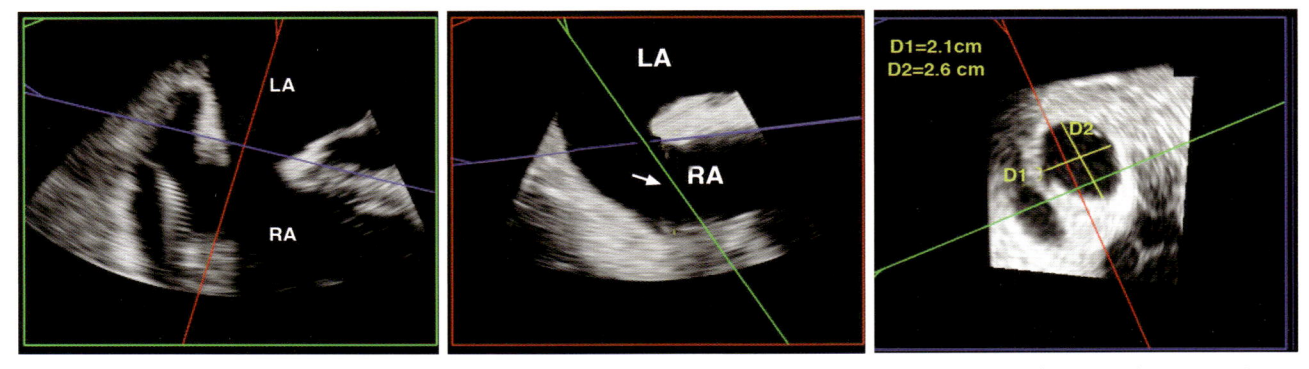

Fig. 7.56 Usando uma reconstrução multiplanar, os planos azuis nas imagens à esquerda e central definem os diâmetros da porção sem teto do seio coronário. Na imagem à direita, a representação transversal desta área é demonstrada.

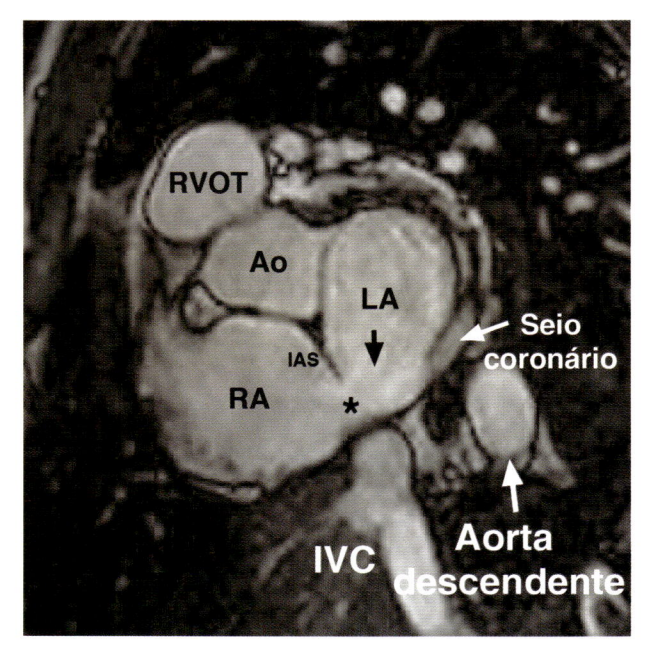

Fig. 7.57 ▶ A MRI mostra a marsupialização do seio coronário (*seta*) e o óstio do seio coronário (*asterisco*).

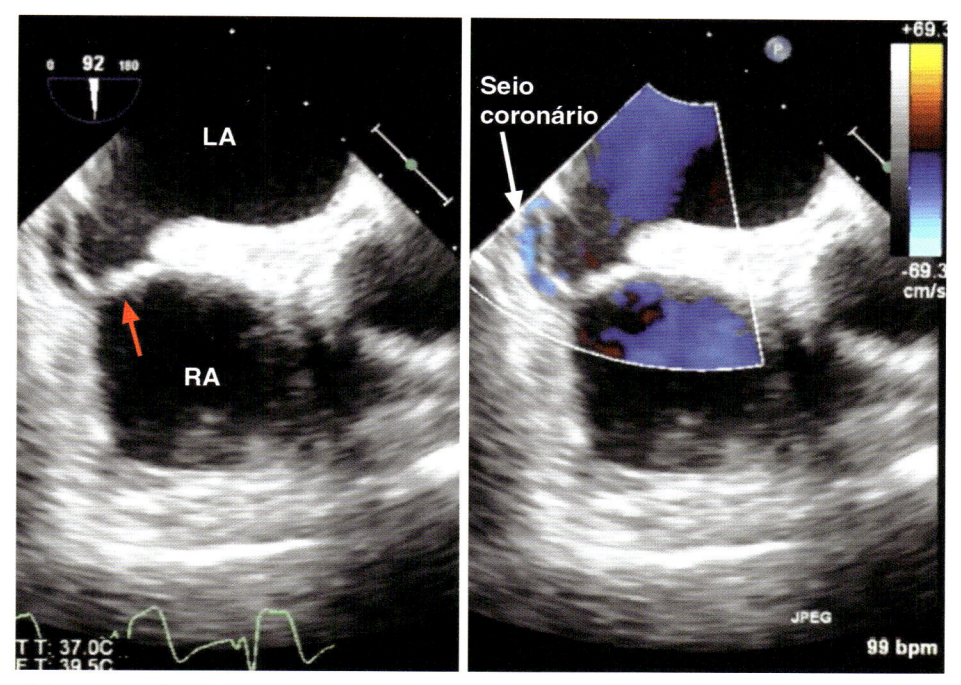

Fig. 7.58 ● O túnel (*seta vermelha*) fecha a comunicação interatrial, e direciona todo o fluxo no seio coronário para o átrio direito.

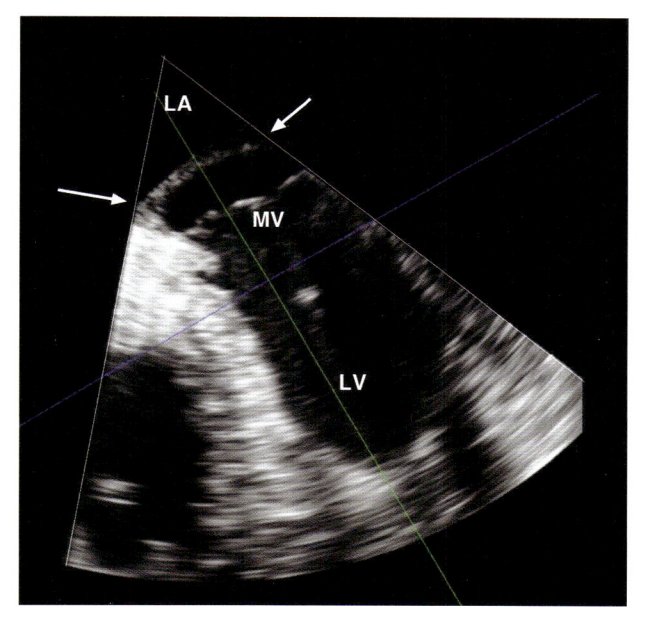

Fig. 7.59 ● Neste corte de quatro câmaras médio-esofágico com a sonda retrofletida, o túnel pode ser visto no átrio esquerdo (*setas*).

Comentários

Um defeito de septo atrial causado por um seio coronário "sem teto" é muito incomum, mas foi reconhecido neste caso por exames de imagem que demonstraram a comunicação interatrial em imagens 2D e com o Doppler em cores.

Leitura Sugerida

1. Joffe DC, Oxorn DC, Rivo J: Coronary sinus atrial septal defect, Anesth Analg 107:1163–1165, 2008.

Defeitos Septais Ventriculares

CASO 7-9
Anatomia e Imagem do Septo Ventricular

Ao planejar procedimentos envolvendo o septo ventricular, existem vários cortes importantes, tanto 2D como 3D. Os segmentos septais são nomeados de acordo com as diretrizes da AHA (Ver Standardized myocardial segmentation and nomenclature for tomographic imaging of the heart: A statement for healthcare professionals from the Cardiac Imaging Committee of the Council on Clinical Cardiology of the American Heart Association. Circulation 2002; 105:539-542.)

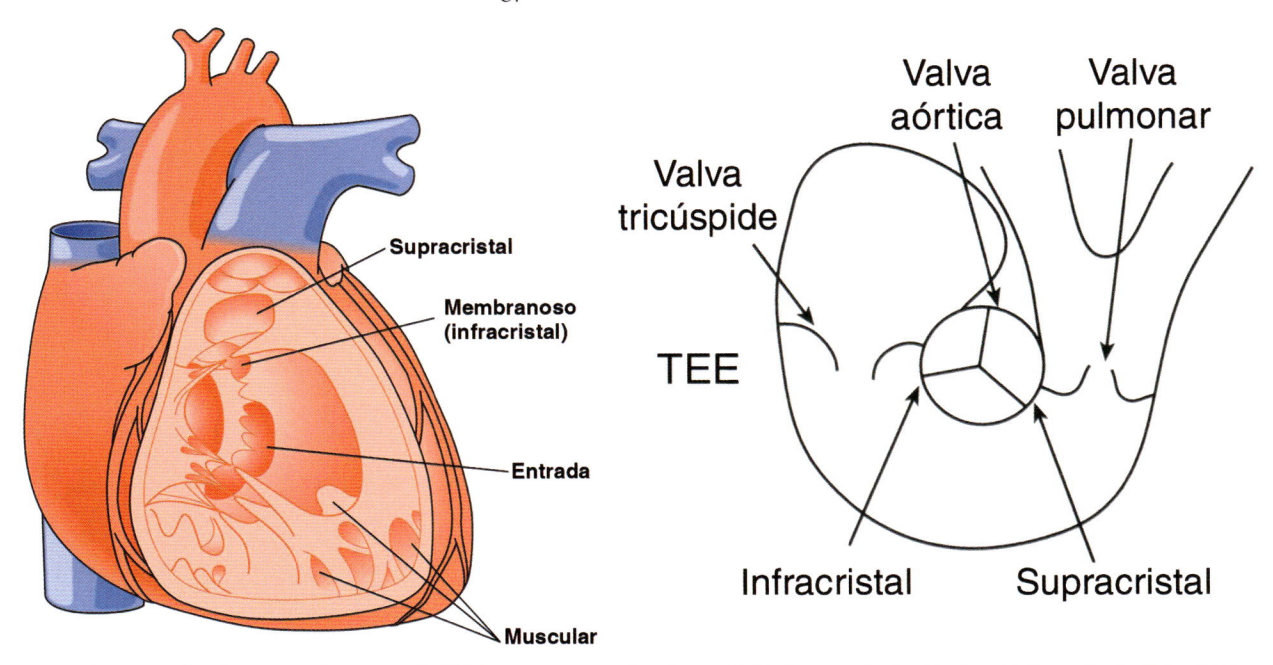

Fig. 7.60 À esquerda, diagrama dos tipos de VSDs, como visualizado na TEE do ventrículo direito. (Adaptada de Fyler DC (ed.): Nadas Pediatric Cardiology, 2e, Philadelphia: 1992, Hanley & Belfus.) À direita, posição de diferentes VSDs, como visto na TEE. (Reproduzida com permissão de Linker D: Practical Echocardiography of Congenital Heart Disease, Philadelphia: 2000, Churchill Livingstone. Elsevier Inc.)

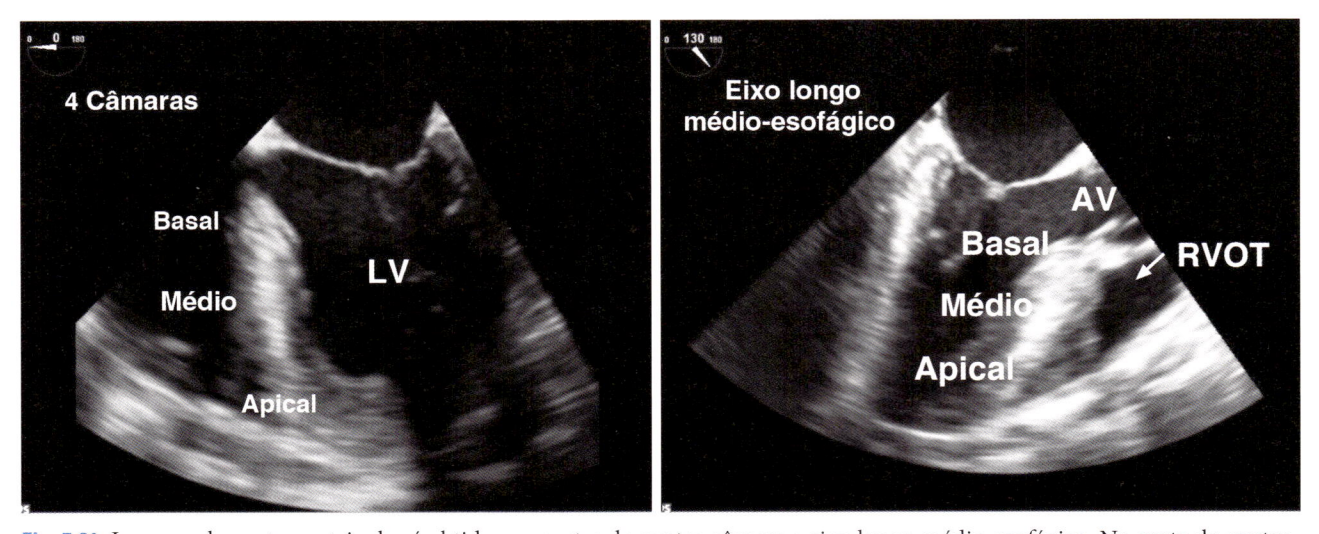

Fig. 7.61 Imagem do septo ventricular é obtida nos cortes de quatro câmara e eixo longo médio-esofágico. No corte de quatro câmaras, o septo inferior é visto com porção do septo anterior observada, se o plano de imagem for inclinado anteriormente para incluir a valva aórtica. No corte de eixo longo, o septo anterior é observado.

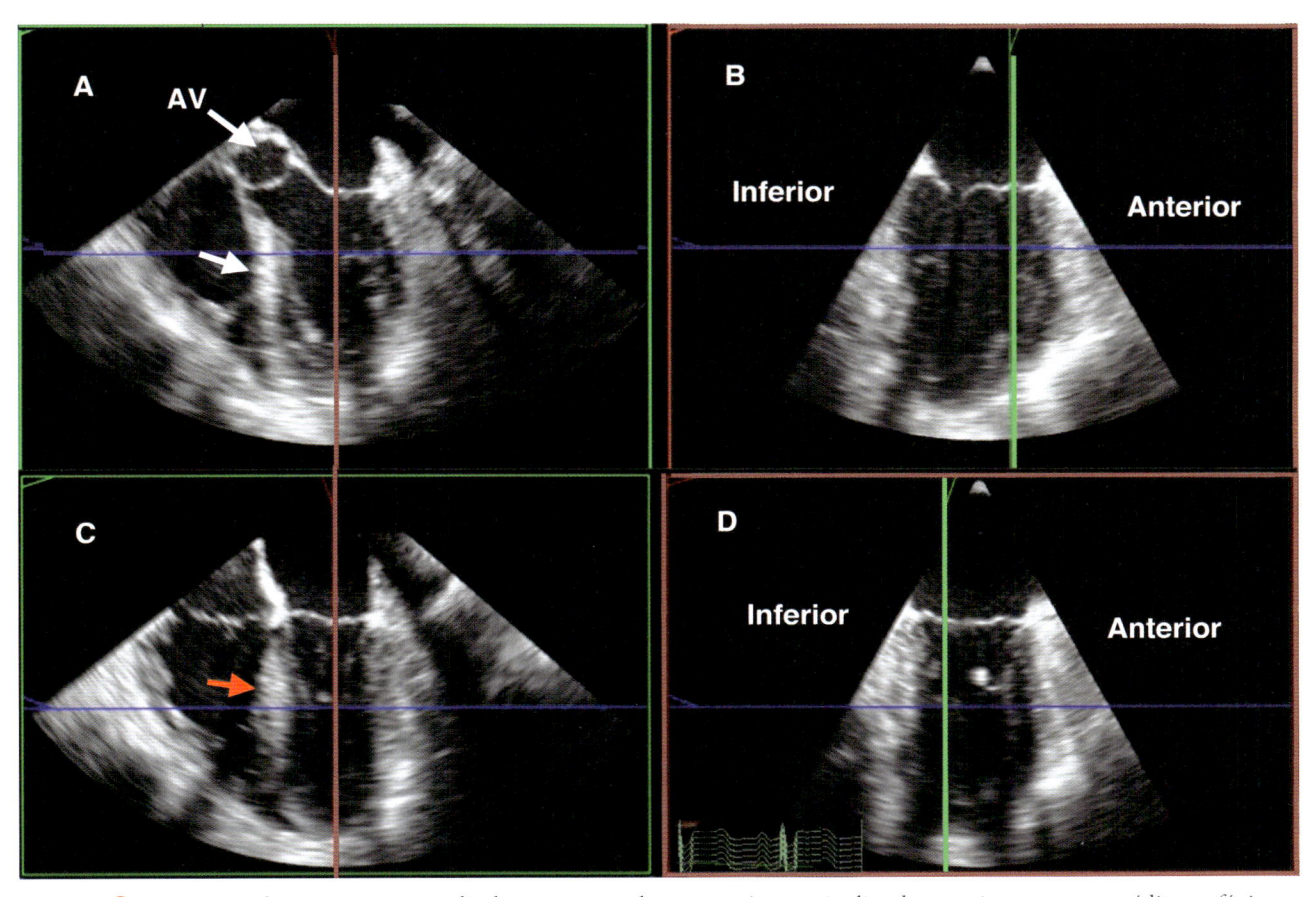

Fig. 7.62 ◐ Com o uso de reconstrução multiplanar, o corte de quatro câmaras inclinado anteriormente no médio-esofágico está no quadrante superior esquerdo, e o corte de quatro câmaras no médio-esofágico no quadrante superior direito. Movimento do plano verde em direção à parede anterior (**B**) permite que se conclua que o septo visto em (**A**) (*seta branca*) é, na verdade, anterior. Movimento subsequente do plano verde em direção à parede inferior (**D**) permite que se conclua que o septo visto em (**C**) (*seta vermelha*) é, na verdade, inferior.

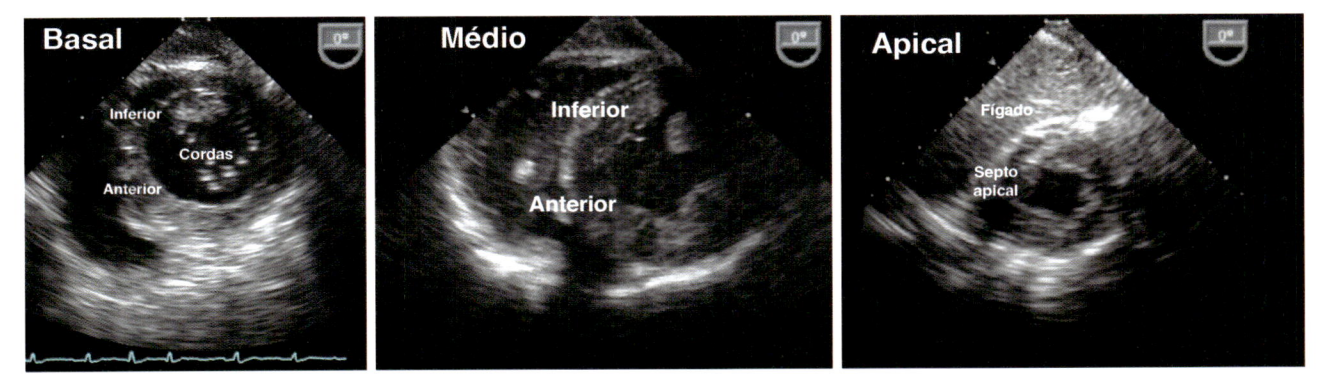

Fig. 7.63 Os cortes transgástricos de eixo curto permitem a obtenção de imagem de todos os componentes do septo ventricular. Após a obtenção de imagem na base, a sonda é progressivamente avançada e retrofletida para obter os cortes papilar médio e apical.

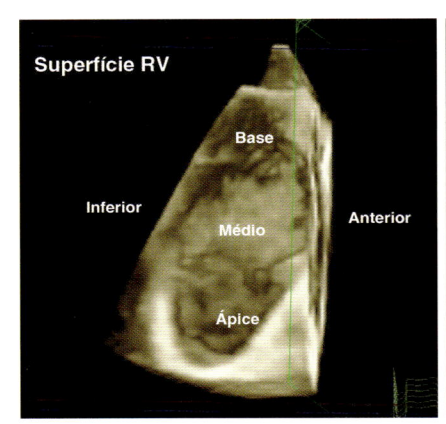

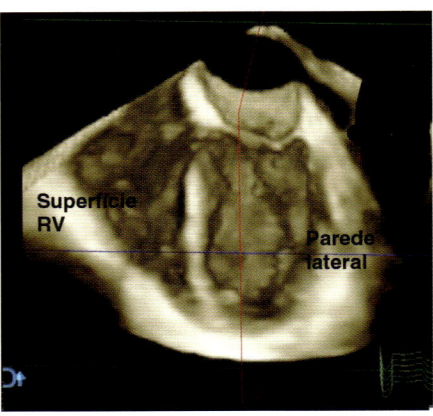

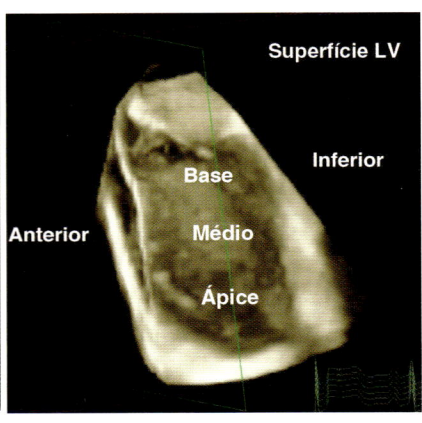

Fig. 7.64 ● Técnicas de aquisição 3D podem ser usadas para obter imagens do septo ventricular. Nós escolhemos utilizar o modo volume completo. A imagem central mostra ambos os ventrículos, com a parte anterior do coração recortada no plano coronal. Girando esta imagem em sentido anti-horário ao longo de seu eixo vertical, recortando a parede livre do RV, e restaurando a porção anterior do coração que foi inicialmente recortada, permite a visualização completa da superfície ventricular direita do septo (*seta*). De modo similar, girando a imagem central em sentido horário ao longo de seu eixo vertical, recortando a parede lateral do LV e restaurando a porção anterior do coração que foi inicialmente recortada, permite a visualização completa da superfície ventricular esquerda do septo.

Comentários

Imagem 3D em tempo real de seção estreita pode ser usada na avaliação inicial do defeito de septo ventricular, mas imagens melhores são obtidas recortando-se uma aquisição 3D de volume completo, como ilustrado por este caso. A abordagem para o fechamento percutâneo de um defeito de septo ventricular depende da localização e tamanho do defeito, de modo que a aquisição da imagem é crucial no sucesso deste procedimento. Também é importante garantir que defeitos septais ventriculares adicionais não estejam presentes.

Leitura Sugerida

1. Cossor W, Cui VW, Roberson DA: Th ree-dimensional echocardiographic en face views of ventricular septal defects: Feasibility, accuracy, imaging protocols and reference image collection, J Am Soc Echocardiogr 28:1020–1029, 2015.

CASO 7-10
VSD Membranoso

Este homem de 41 anos de idade com diabetes e hipertensão tinha um pequeno VSD diagnosticado desde a infância. Depois que um arranhão em seu tornozelo se tornou infectado, ele desenvolveu endocardite por *Staphylococcus aureus*, com vegetações envolvendo o lado direito do VSD. Seu curso clínico foi complicado por choque séptico, embolia pulmonar séptica, síndrome da dificuldade respiratória do adulto e lesão aguda do miocárdio com elevação do segmento ST, com uma angiografia coronária normal. Ele se recuperou completamente e foi encaminhado para fechamento do VSD.

CASO 7-10 VSD Membranoso 269

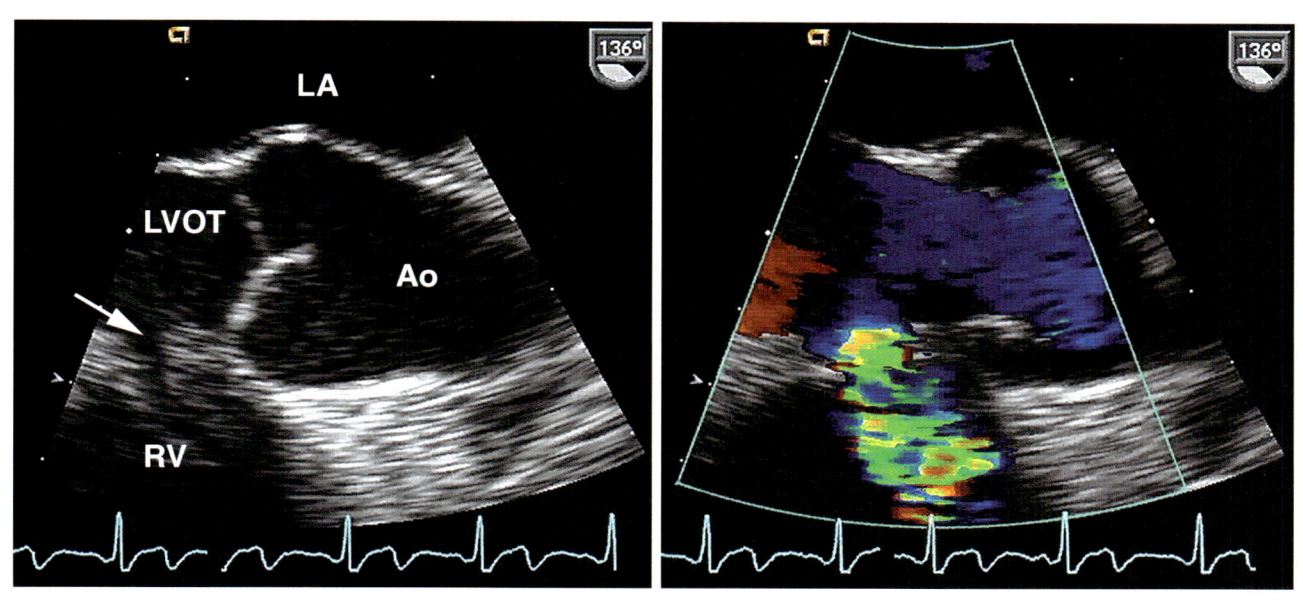

Fig. 7.65 ▶ No corte de eixo longo a 135 graus da via de saída do ventrículo esquerdo (LVOT), uma perda aparente da continuidade é observada na região do septo ventricular membranoso (*seta*). Há um aneurisma móvel tipo palmilha na superfície ventricular direita.

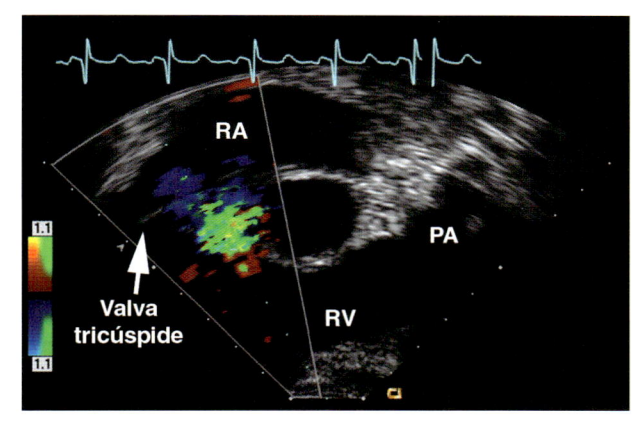

Fig. 7.66 No estudo transtorácico, reorientado para simular o estudo da TEE, o fluxo do VSD é visto entrando no RV adjacente à valva tricúspide.

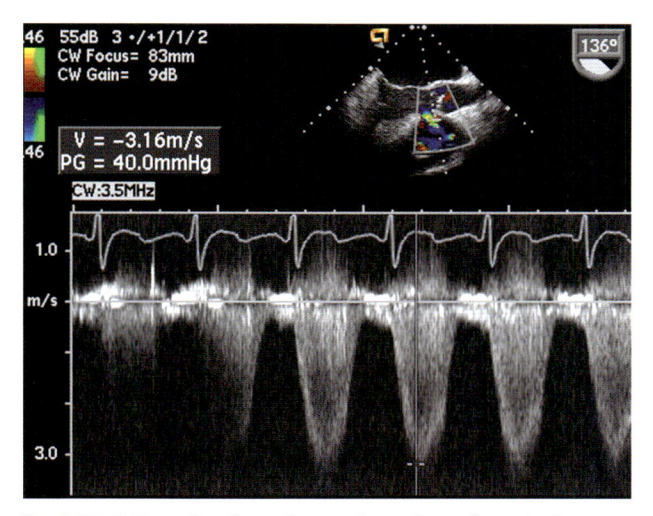

Fig. 7.67 O Doppler de onda contínua deste fluxo indica uma velocidade de ejeção sistólica de pelo menos 3,2 m/s. Isto é compatível com um fluxo do ventrículo esquerdo para o ventrículo direito (diferença de pressão estimada pelo Doppler de 40 mm Hg), embora a diferença de pressão possa ser subestimada por causa do ângulo de interseção não paralelo entre o feixe de ultrassom e a direção do fluxo sanguíneo.

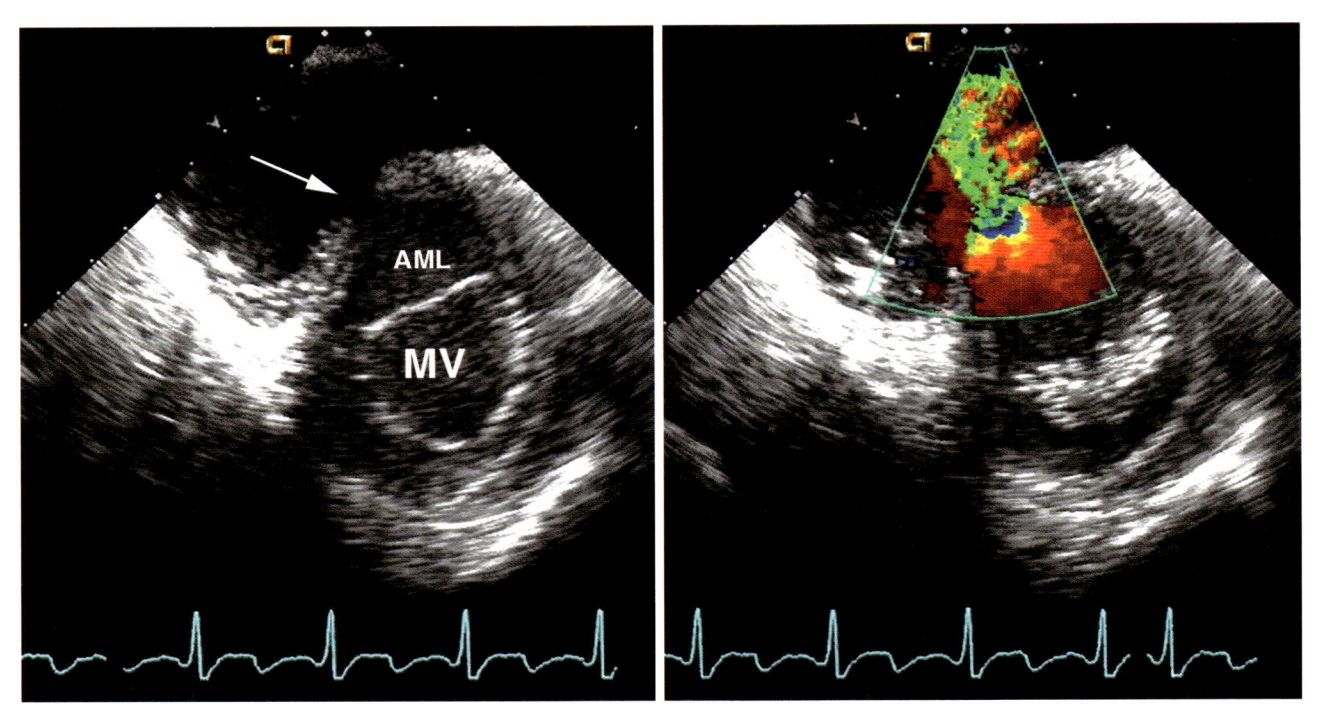

Fig. 7.68 Imagens epicárdicas foram adquiridas pelo cirurgião, com o transdutor de ultrassom em uma bainha estéril, para adicional avaliação da anatomia do defeito. Há descontinuidade (*seta*) no septo, imediatamente apical à valva aórtica (note o folheto anterior da valva mitral nesta incidência), e a fluxometria em cores demonstra um fluxo esquerda-direita através deste defeito.

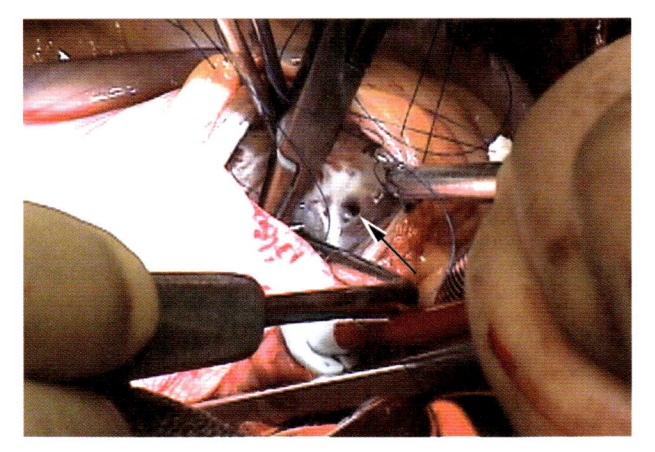

Fig. 7.69 ▶ O VSD (*seta*) foi inspecionado primeiro por uma incisão na artéria pulmonar. O defeito tinha 8 mm de diâmetro, sem evidência de infecção ativa.

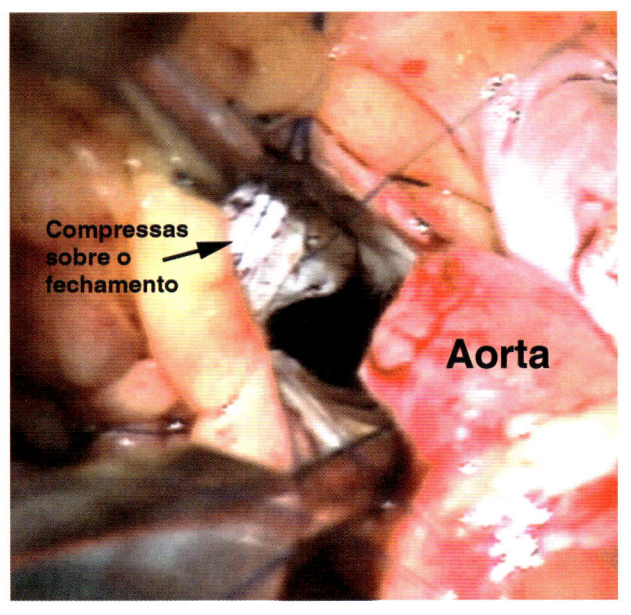

Fig. 7.70 ▶ Em seguida, uma aortotomia foi realizada, e o defeito visualizado a partir da superfície esquerda do septo. Novamente, não havia evidência de infecção ativa. Por causa do pequeno tamanho do defeito, este foi reparado com fechamento primário.

CASO 7-10 VSD Membranoso

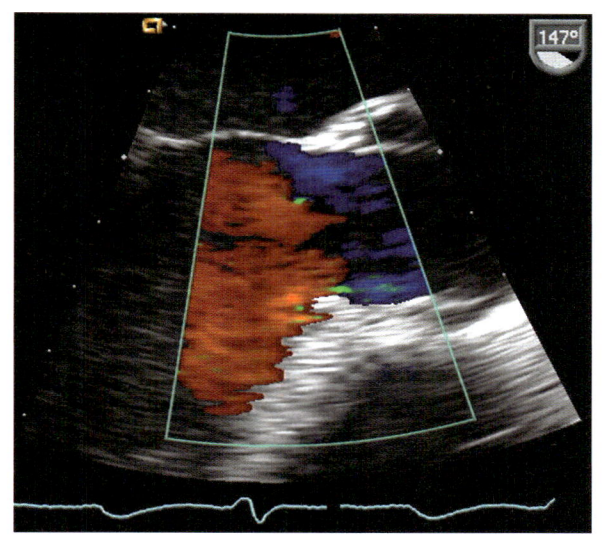

Fig. 7.71 ▶ Imagens ecocardiográficas pós-procedimento mostraram ausência de defeito residual.

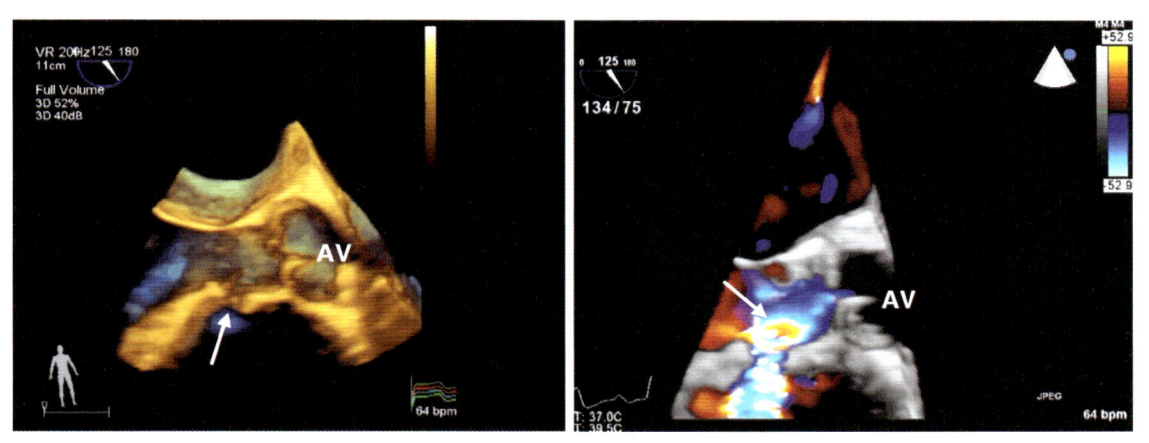

Fig. 7.72 ▶ Em outro paciente com uma apresentação clínica similar, a TEE 3D (*à esquerda*) claramente demonstra um defeito ventricular membranoso (*seta*). À direita, durante a contração isovolumétrica, o aumento na pressão do LV inicia o fluxo através do VSD; a seta indica a área de convergência do fluxo.

Comentários

Em adultos, um VSD membranoso pequeno é tipicamente assintomático. O diagnóstico se baseia na presença de um sopro sistólico alto, com confirmação ecocardiográfica do diagnóstico. Muitos defeitos membranosos são parcialmente fechados por tecido fino, possivelmente relacionado com o aparelho valvar tricúspide, com um aspecto ecocardiográfico descrito como um "aneurisma" septal ventricular, embora este tecido seja normal. A maioria dos VSDs membranosos pequenos não é fechada, visto que estes defeitos são bem tolerados hemodinamicamente, sem dados que sugiram resultados cardiovasculares adversos. No entanto, pacientes com um VSD correm um maior risco de endocardite e devem receber profilaxia antibiótica. Quando ocorre endocardite, as vegetações estão tipicamente localizadas na área de turbulência do jato, na superfície ventricular direita do defeito e da valva tricúspide. Quando ocorre endocardite, o fechamento do defeito é geralmente recomendado para prevenir infecção recorrente.

Leitura Sugerida

1. Walpot J, Peerenboom P, van Wylick A, et al: Aneurysm of the membranous septum with ventricular septal defect and infective endocarditis, Eur J Echocardiogr 5:391–393, 2004.

2. Charakida M, Pushparajah K, Anderson D, Simpson JM: Insights gained from three-dimensional imaging modalities for closure of ventricular septal defects, Circ Cardiovasc Imaging 7(6): 954–961, 2014.

CASO 7-11
VSD Muscular

Um sopro sistólico foi observado neste bebê prematuro de 32 semanas.

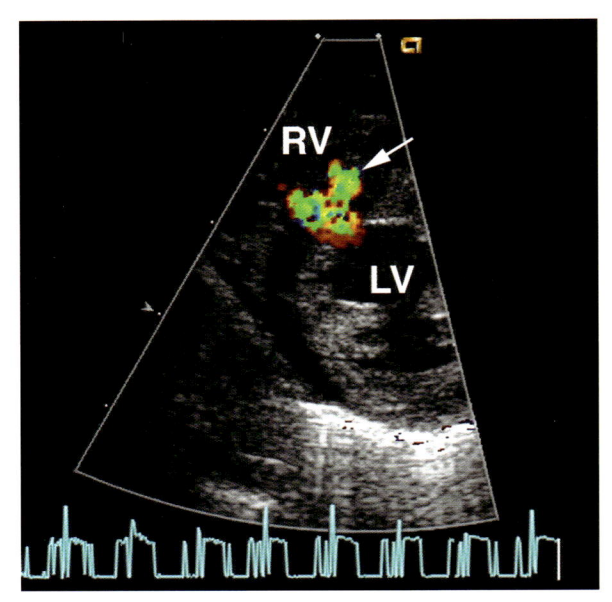

Fig. 7.73 ◉ O corte transtorácico de eixo curto demonstra um VSD pequeno no segmento médio do septo, com fluxo esquerda-direita na sístole (*seta*).

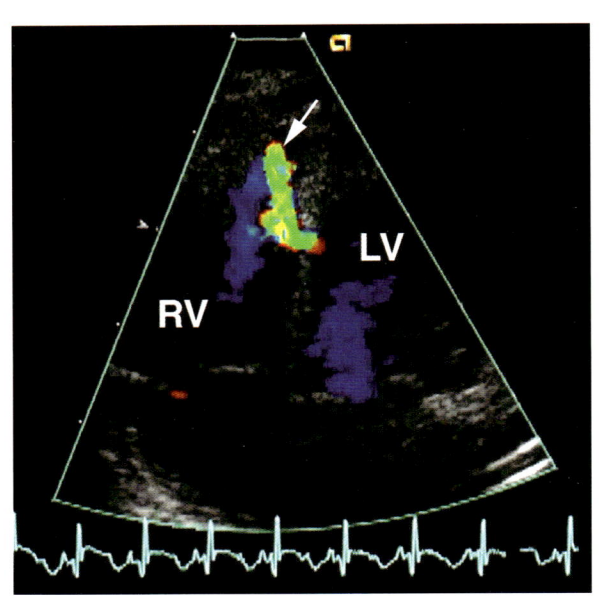

Fig. 7.74 ◉ No corte transtorácico de quatro câmaras, o VSD é novamente observado, com uma área localizada de fluxo esquerda-direita (*seta*).

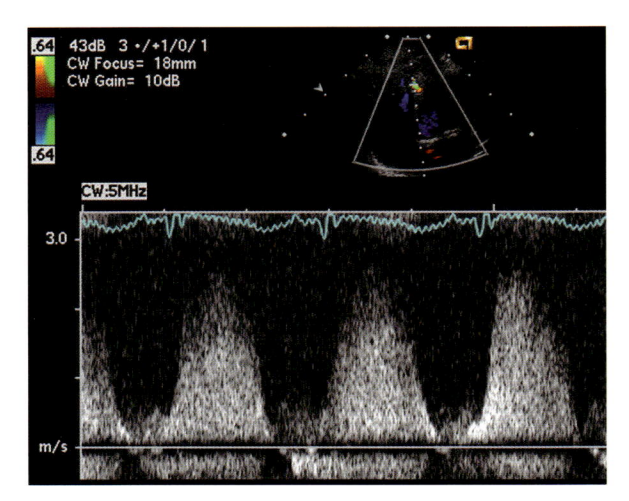

Fig. 7.75 O Doppler de onda contínua mostra um sinal de alta velocidade, embora a velocidade máxima esteja provavelmente subestimada por causa do ângulo de interseção não paralelo.

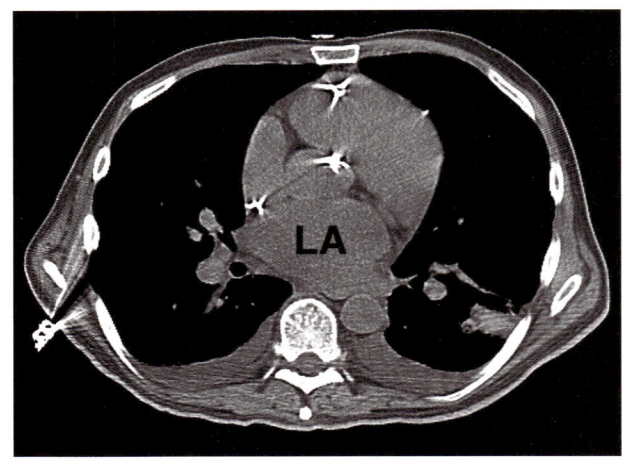

Fig. 7.76 Em um paciente diferente, sendo submetido a uma cirurgia para estenose aórtica, a CT pré-operatória mostrou um átrio esquerdo grande.

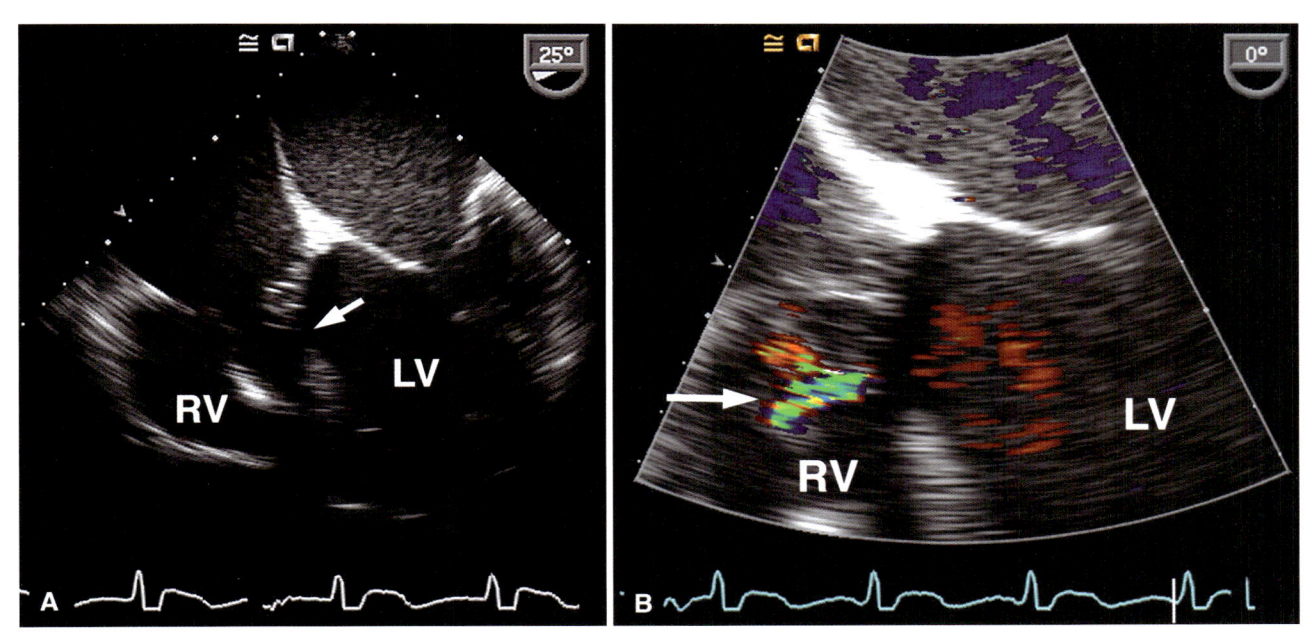

Fig. 7.77 ⏵ Neste paciente, um VSD muscular pequeno foi encontrado na imagem 2D (**A**, *seta*), confirmado pelo Doppler em cores (**B**, *seta*), e fechado pela raiz aórtica durante a substituição de valva aórtica.

Comentários

A maioria dos VSDs musculares é pequena, e muitos fecham espontaneamente na infância. Neste bebê, o sopro se resolveu aos 18 meses de idade. Ocasionalmente, um VSD muscular congênito pequeno é observado em um adulto. Entretanto, a maioria dos defeitos de septo muscular em adultos é adquirida como um resultado da endocardite ou de uma ruptura septal ventricular após infarto do miocárdio (Ver Capítulo 1).

Leitura Sugerida

1. Zhang J, Ko JM, Guileyardo JM, Roberts WC: A review of spontaneous closure of ventricular septal defect, Proc (Bayl Univ Med Cent) 28(4):516–520, 2015.

2. Anderson RH, Brown NA, Mohun TJ: Insights regarding the normal and abnormal formation of the atrial and ventricular septal structures, Clin Anat 29(3):290–304, 2016.

CASO 7-12
VSD Supracristal

Este homem de 51 anos de idade com um VSD e aumento dos seios de Valsalva foi encaminhado para reparo do VSD e substituição da raiz aórtica.

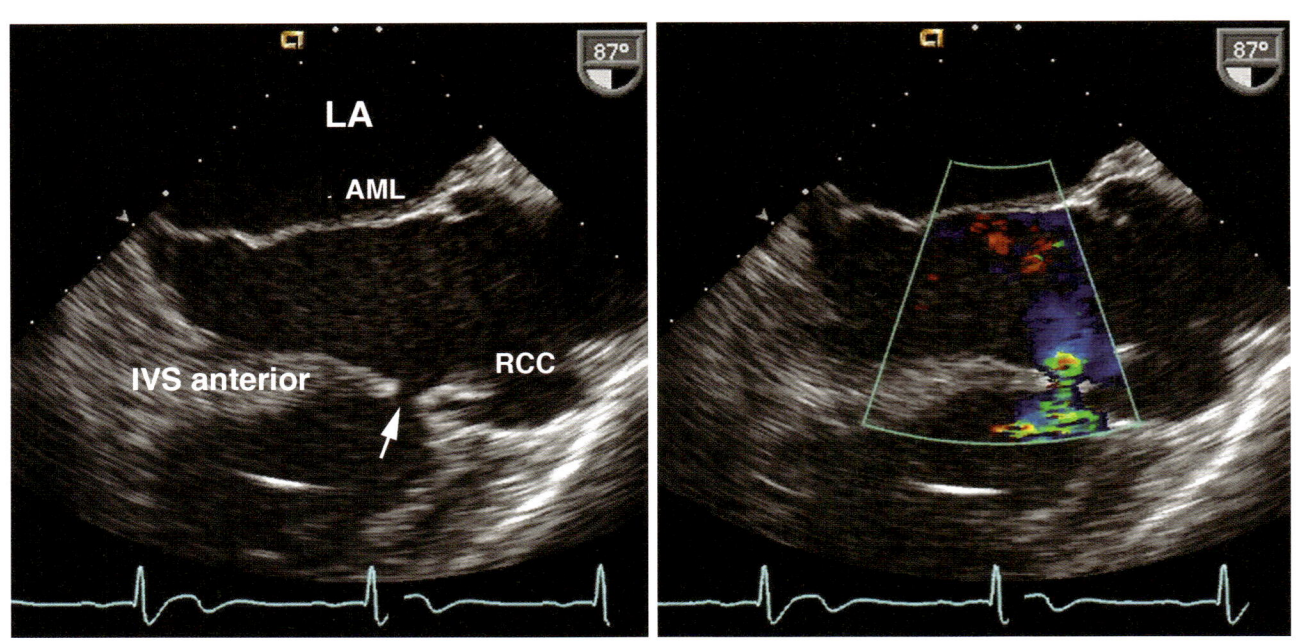

Fig. 7.78 ▶ No corte de eixo longo da valva aórtica, o defeito pequeno no septo interventricular (IVS) anterior é visto imediatamente adjacente à cúspide coronariana direita (RCC) da valva aórtica, com o Doppler em cores (*à direita*) demonstrando um fluxo esquerda-direita através desta região. Compare esta imagem com a Fig. 7.65 e note a posição do defeito em relação à valva aórtica. Seios de Valsalva são de 53 mm de diâmetro neste corte.

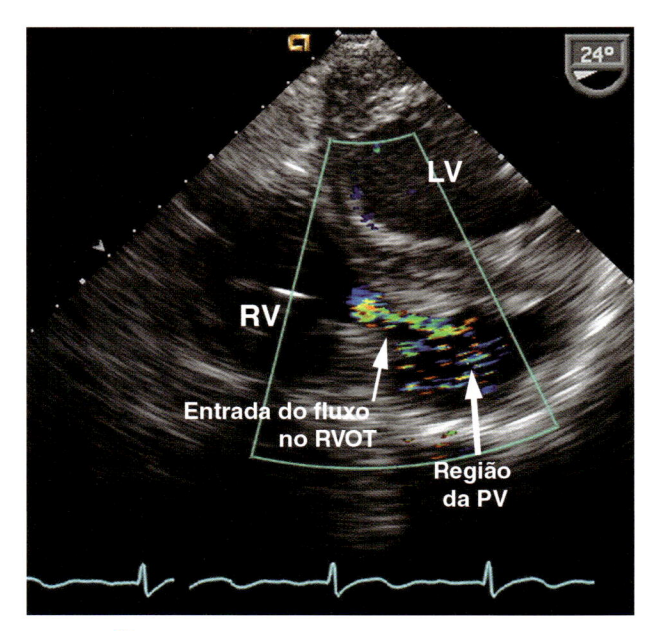

Fig. 7.79 ▶ No corte transgástrico da RVOT, entrada do fluxo do VSD imediatamente proximal à valva pulmonar é observada.

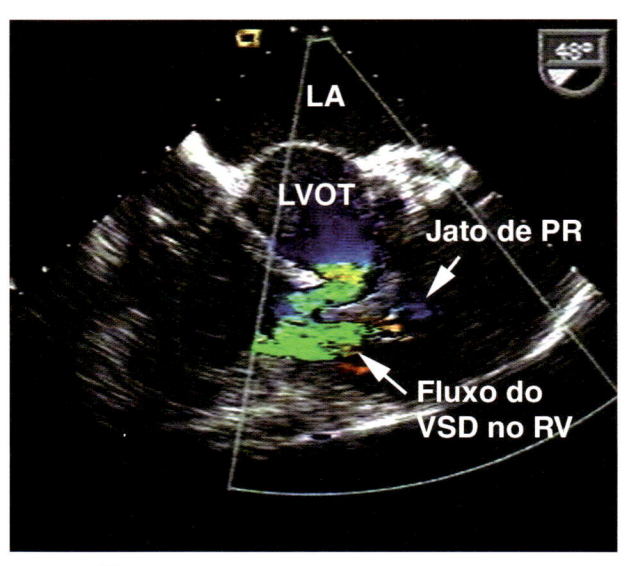

Fig. 7.80 ▶ No corte de eixo curto, o VSD é visto esvaziado no ventrículo direito, imediatamente abaixo da valva pulmonar.

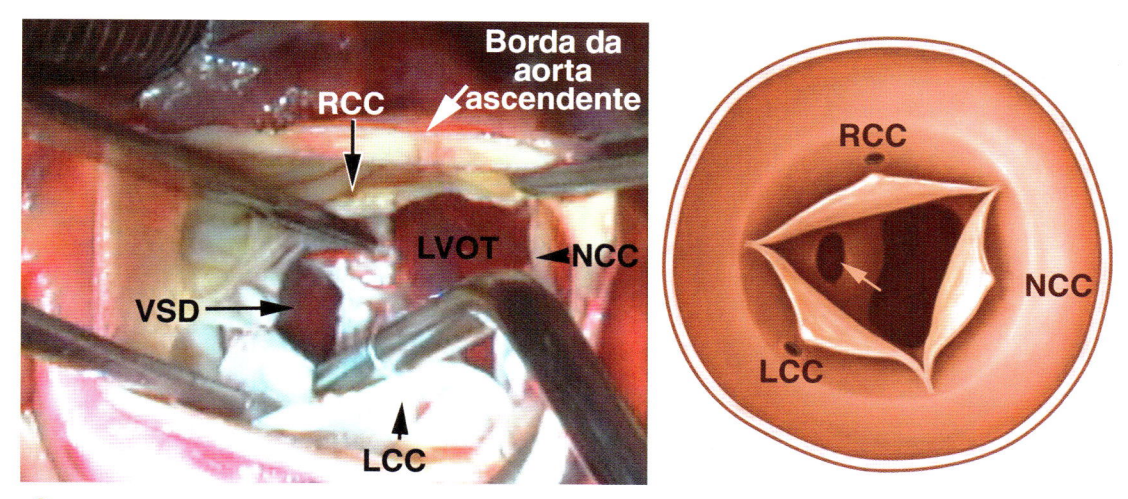

Fig. 7.81 ◐ Na cirurgia e no desenho correspondente (*seta*), o VSD é visto por uma incisão de aortotomia realizada imediatamente adjacente à valva aórtica.

Comentários

VSDs supracristais são raros quando comparados aos VSDs membranosos em adultos. Um VSD supracristal está localizado imediatamente inferior à valva pulmonar e, como neste caso, está geralmente associado a uma anatomia anormal dos seios aórticos e/ou disfunção da valva aórtica por causa da falta de suporte do ânulo aórtico.

Um corte de eixo curto da valva aórtica é muito útil para diferenciar os tipos de VSDs. No corte de eixo curto, um VSD membranoso é observado imediatamente adjacente à cúspide coronariana direita (próximo da valva tricúspide). Em contraste, um VSD supracristal está localizado mais próximo da cúspide coronariana esquerda, adjacente à valva pulmonar (ver Fig. 7.60).

Leitura Sugerida

1. Hartlage GR, Consolini MA, Pernetz MA, et al: Intraoperative transesophageal echocardiography for paediatric cardiac surgery— an audit of 200 cases, Anaesth Intensive Care 27:591–595, 1999.

2. Hartlage GR, Consolini MA, Pernetz MA, et al: Bad company: Supracristal VSD presenting with ruptured sinus of valsalva aneurysm. A case presentation with echocardiographic depiction and an analysis of contemporary literature, Echocardiography 32(3):575–583, 2015.

Anormalidades dos Grandes Vasos

CASO 7-13
Coarctação da Aorta

Este homem de 29 anos de idade, com um histórico de reparo de coarctação aos 5 anos de idade, apresentou hipertensão e foi constatado ter uma coarctação recorrente.

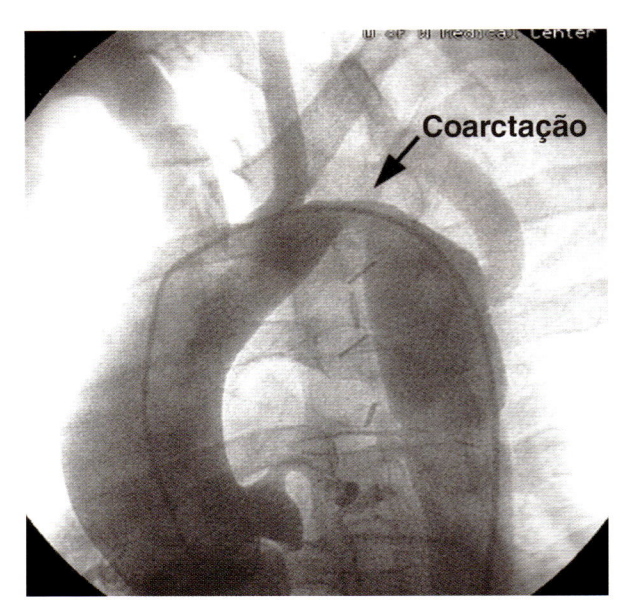

Fig. 7.82 A aortografia com contraste mostra coarctação grave da aorta no arco distal.

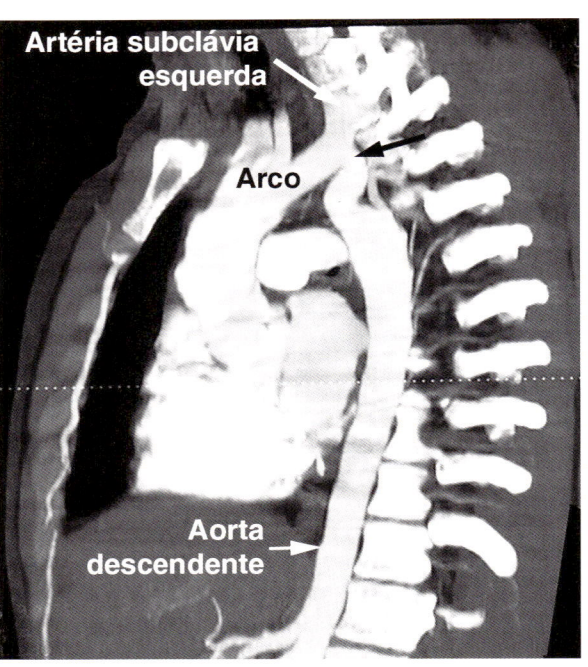

Fig. 7.83 A CT sagital mostra coarctação (*seta*) imediatamente distal à artéria subclávia esquerda.

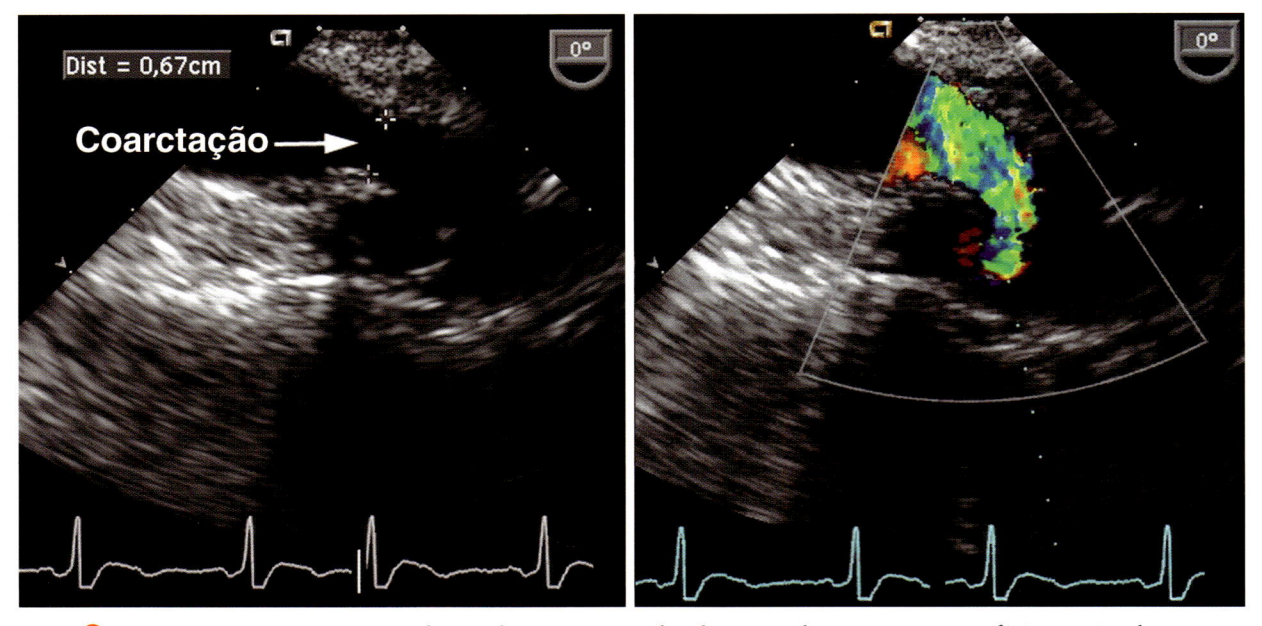

Fig. 7.84 ◐ Na TEE intraoperatória, a incidência do arco aórtico distal a partir de uma posição esofágica muito alta mostra estreitamento (*à esquerda*) e velocidade do fluxo elevada (*à direita*) no sítio de coarctação.

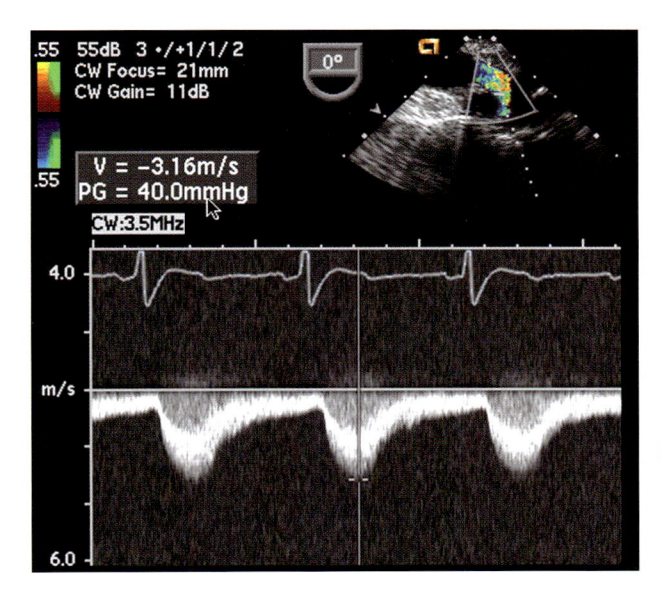

Fig. 7.85 O Doppler de onda contínua desta região mostra um sinal de alta velocidade com um padrão de velocidade em decrescendo persistente na diástole, compatível com coarctação grave. O pico de velocidade anterógrada é provavelmente subestimada.

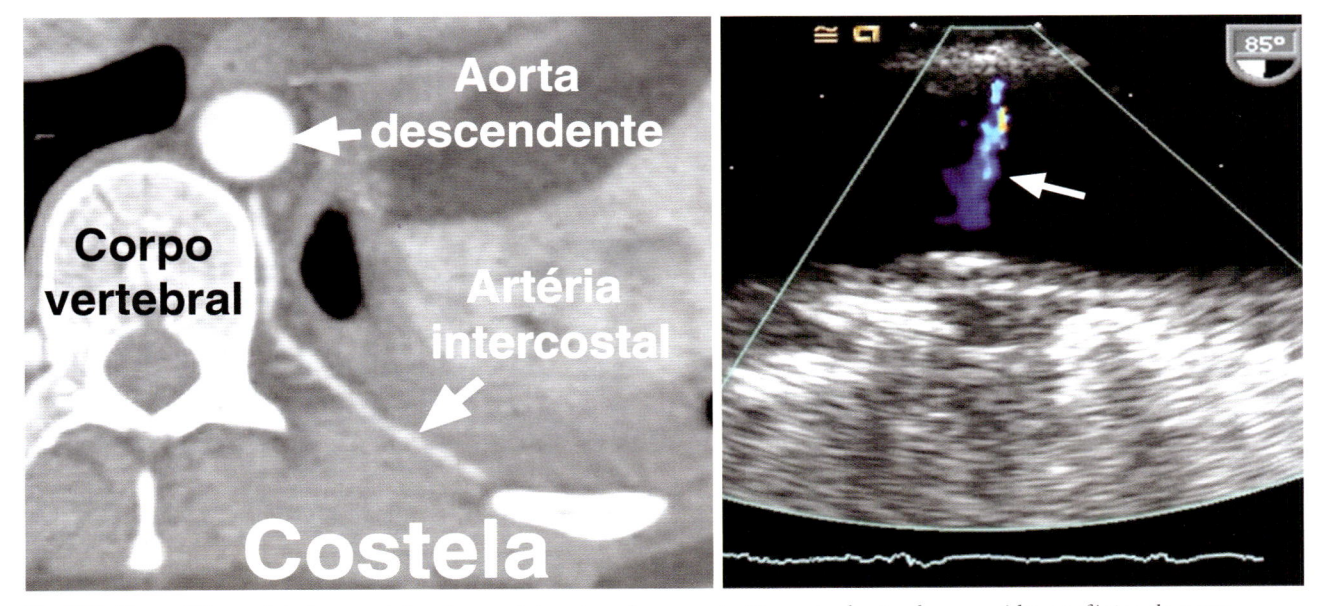

Fig. 7.86 Nesta CT, a artéria intercostal pode ser vista entrando na aorta. No corte de eixo longo médio-esofágico da aorta torácica descendente, um fluxo colateral proveniente da artéria intercostal é visto entrando na aorta (*seta*).

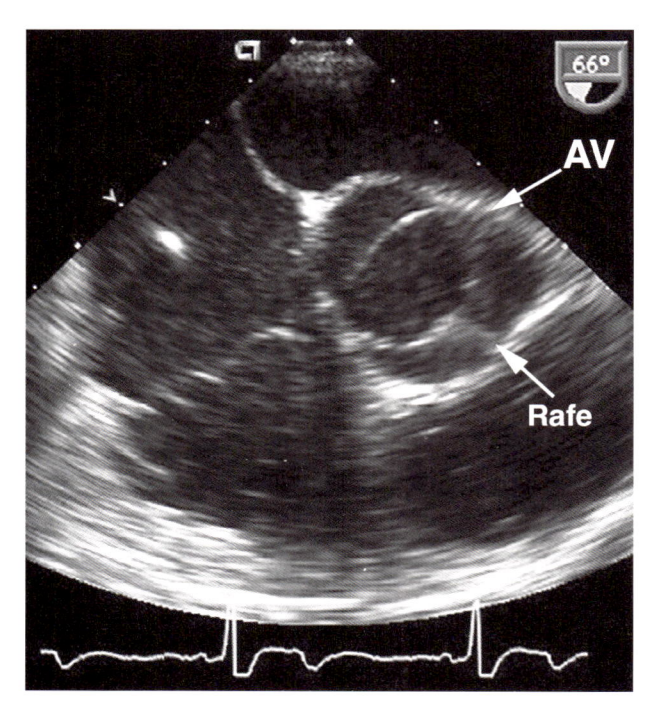

Fig. 7.87 ▶ A imagem de eixo curto da valva aórtica demonstra uma valva bicúspide com orientação anteroposterior dos folhetos e rafe no folheto maior (correspondendo à fusão das cúspides coronarianas direita e esquerda).

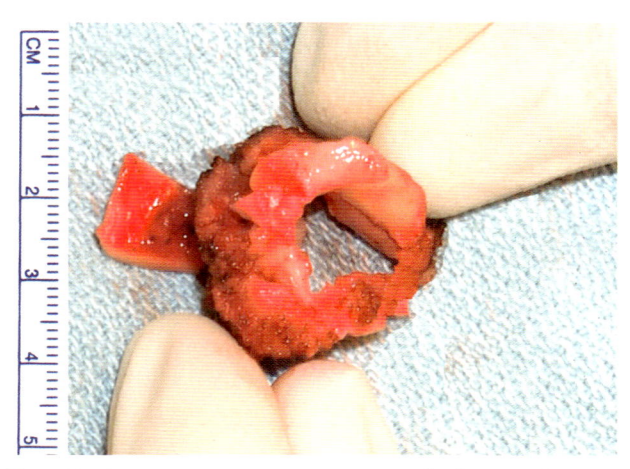

Fig. 7.88 Na cirurgia, o segmento estreitado da aorta foi ressecado, e a aorta foi reconstruída com tubo de Dácron.

Comentários

Em pacientes com coarctação da aorta, 50% têm uma valva aórtica bicúspide. Por outro lado, aproximadamente 10% dos pacientes com uma valva aórtica bicúspide têm coarctação da aorta. Em pacientes com a síndrome de Turner, há uma alta prevalência de valva aórtica bicúspide e coarctação da aorta. Embora o mecanismo exato desta associação não seja conhecido, pois ambas as condições são hereditárias, pressupõe-se que este fenótipo represente um distúrbio de desenvolvimento subjacente da valva aórtica e aorta. Similar a outros pacientes com uma valva aórtica bicúspide, aqueles com coarctação aórtica associada também estão em risco de dilatação progressiva da aorta. A implicação clínica desta associação é que a anatomia da valva aórtica deve ser avaliada em pacientes com uma coarctação da aorta. Além disso, o exame ecocardiográfico em pacientes com uma valva aórtica bicúspide inclui o registro do sinal de velocidade na aorta torácica descendente, bem como uma medida das pressões arteriais dos membros superiores e inferiores.

Leitura Sugerida

1. Aboulhosn J, Child JS: Echocardiographic evaluation of congenital left ventricular outflow obstruction, Echocardiography 32(Suppl 2):S140–S147, 2015.

CASO 7-14
Veia Cava Superior Esquerda Persistente

Esta mulher de 49 anos de idade foi encaminhada para avaliação de hipertensão e de um sopro cardíaco. Uma diferença de 40 mm Hg na pressão arterial foi observada entre o braço e a perna, e a ecocardiografia transtorácica mostrou uma coarctação da aorta. Na cirurgia, a coarctação estava localizada entre as artérias carótida esquerda e subclávia esquerda. A coarctação foi reparada por meio de reparo com retalho. Incidentalmente, uma veia cava superior esquerda persistente foi observada.

CASE 7-14 Veia Cava Superior Esquerda Persistente   279

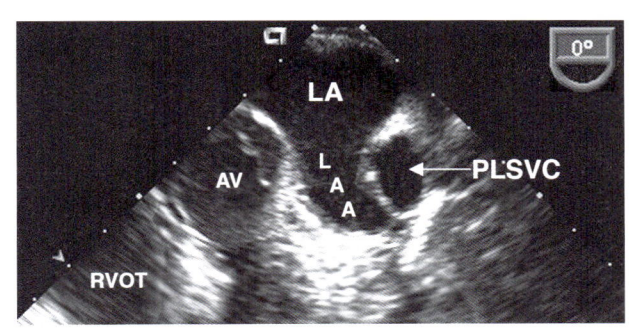

Fig. 7.89 Corte esofágico alto a 0 grau mostra uma estrutura circular anecoica, veia cava superior esquerda persistente (PLSVC) lateral ao apêndice atrial esquerdo (LAA).

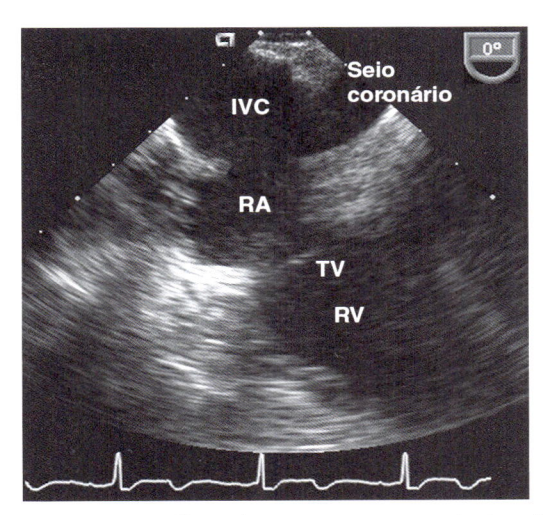

Fig. 7.90 O corte esofágico baixo mostra a entrada do seio coronário aumentado no átrio direito.

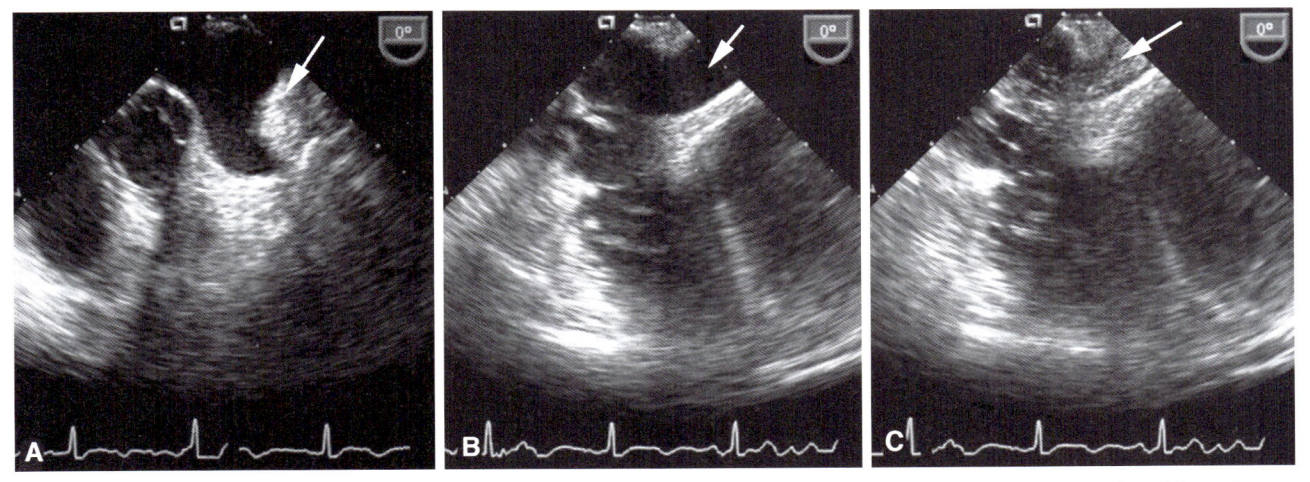

Fig. 7.91 ▶ Injeção de contraste através do braço esquerdo mostra o aparecimento de contraste na estrutura (*seta*) lateral ao apêndice atrial esquerdo (**A**) e contraste entrando no átrio direito através do seio coronário (*setas*) (**B** e **C**). Estes achados são compatíveis com veia cava superior esquerda persistente.

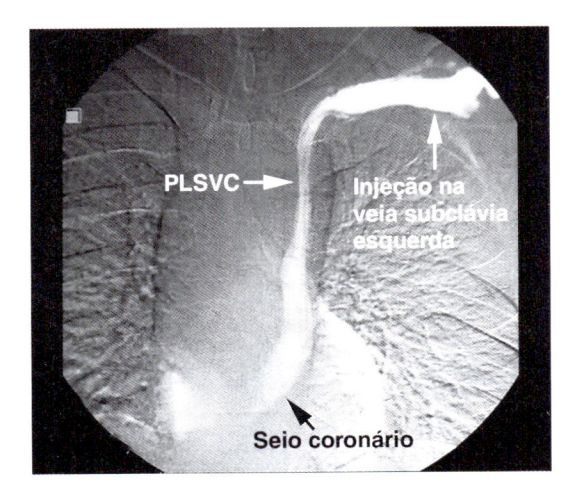

Fig. 7.92 Venografia com injeção de contraste na veia subclávia esquerda mostra a veia cava superior esquerda entrando no seio coronário.

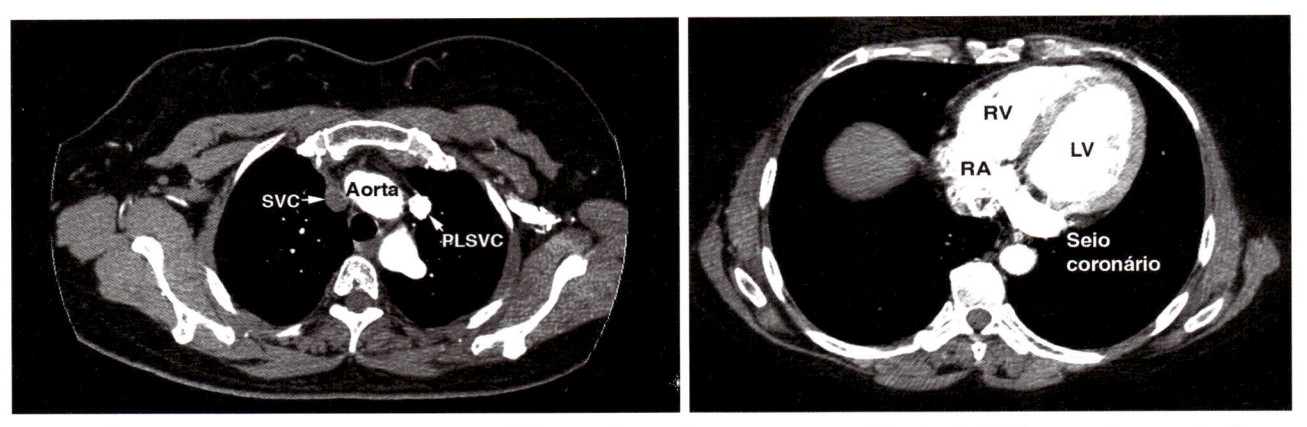

Fig. 7.93 À esquerda, a CT com contraste ao nível da aorta descendente mostra opacificação da SVC esquerda, mas não da SVC direita, visto que o contraste foi injetado pelo braço esquerdo. À direita, a CT no nível do coração mostra um seio coronário dilatado.

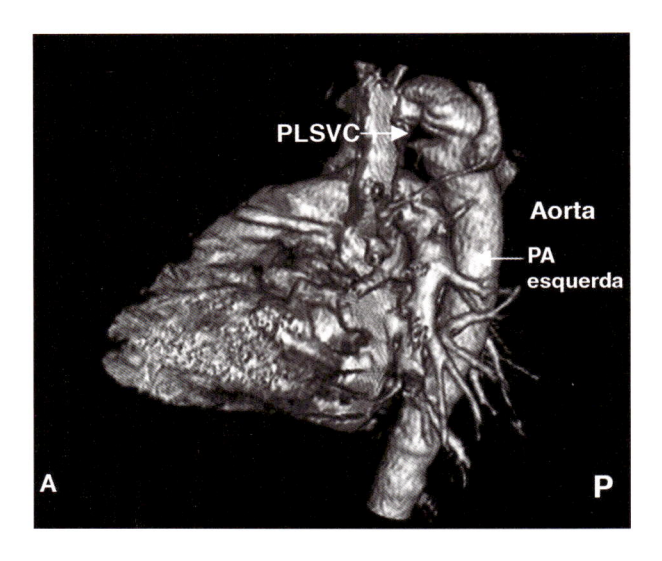

Fig. 7.94 A reconstrução 3D das imagens de CT, com o coração girado para a esquerda, mostra a PLSVC.

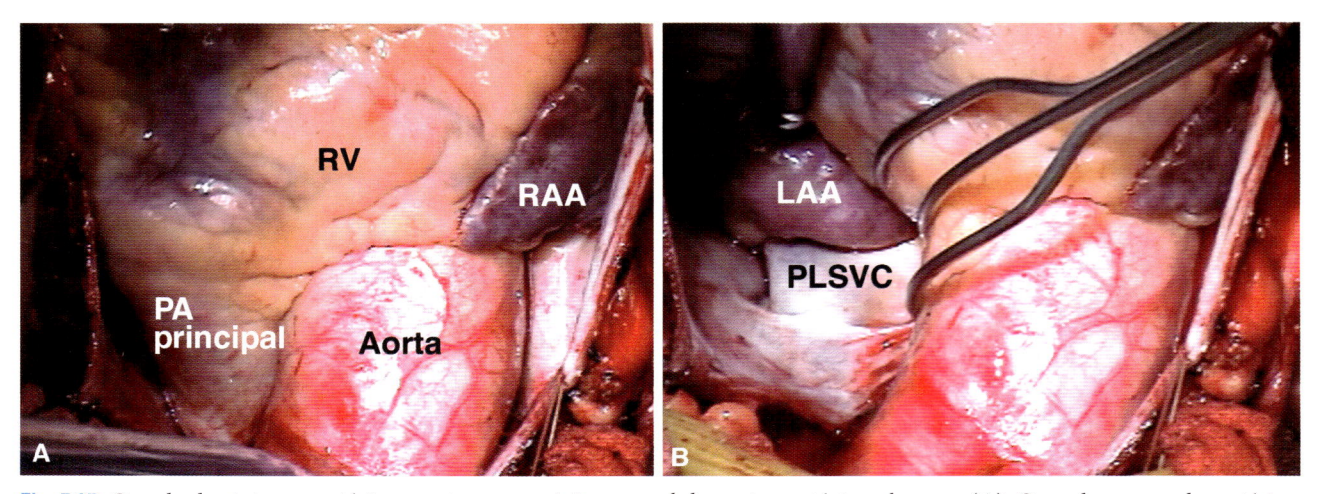

Fig. 7.95 Os achados intraoperatórios mostram a posição normal da aorta e artéria pulmonar (A). Quando as grandes artérias são retraídas gentilmente, a PLSVC e o LAA podem ser observados (B).

CASE 7-14 Veia Cava Superior Esquerda Persistente

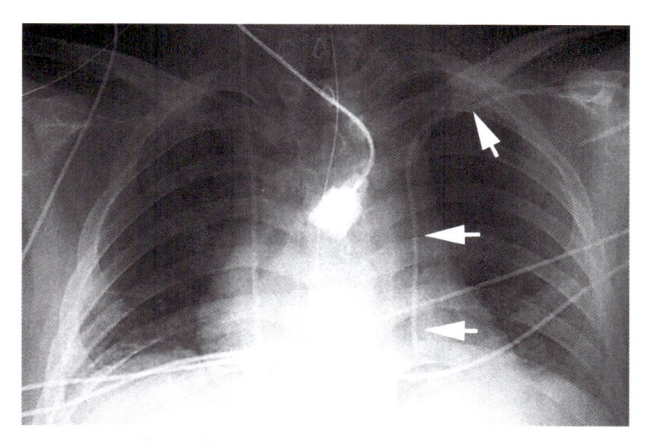

Fig. 7.96 Radiografia torácica mostrando o cateter venoso central na PLSVC (*setas*).

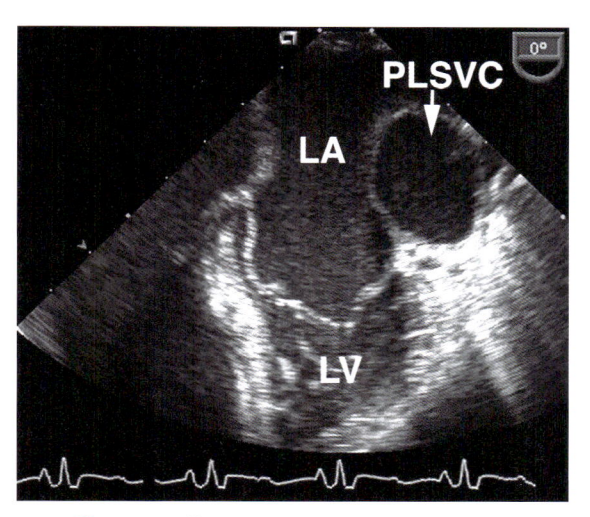

Fig. 7.97 ▶ Esta mulher de 22 anos de idade havia sido previamente submetida a um reparo da tetralogia de Fallot quando criança, e agora se apresentou para substituições da valva tricúspide e pulmonar para regurgitação valvar. Este corte de quatro câmaras médio-esofágico mostra uma PLSVC grande lateral ao LA.

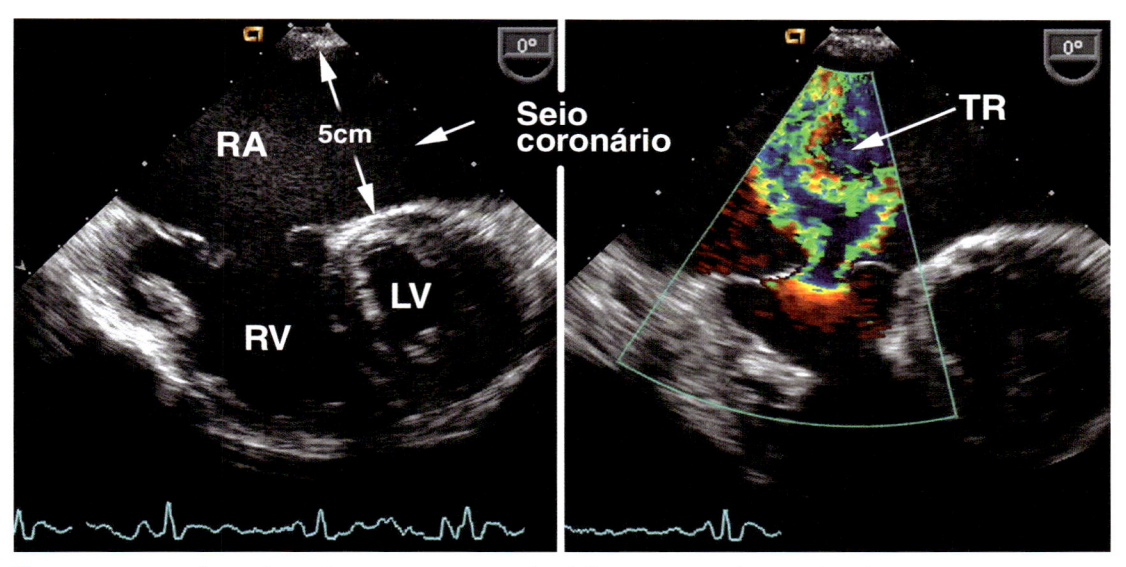

Fig. 7.98 ▶ Neste corte esofágico baixo há a não coaptação dos folhetos tricúspides, resultando em TR grave. O seio coronário mede 5 cm de diâmetro.

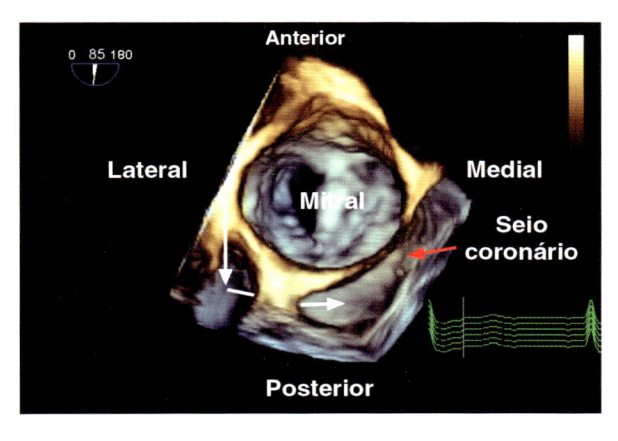

Fig. 7.99 ▶ Em outro paciente com SVC esquerda persistente, as setas brancas indicam o trajeto da injeção de solução salina agitada para dentro da veia antecubital esquerda; descendendo da SVC esquerda para o seio coronário distendido. Em tempo real, o movimento de "bolhas" pode ser visto mais claramente.

Comentários

Aproximadamente 0,5% dos adultos tem uma veia cava superior normal proveniente da superfície direita do mediastino e entrando no átrio direito, bem como uma veia cava superior esquerda persistente. Esta PLSVC tipicamente drena para o seio coronário e, a partir daí, para o átrio direito. Pelo fato de o padrão de fluxo sanguíneo ser normal, não há sintomas ou sinais clínicos associados a uma PLSVC. A maioria destes pacientes é diagnosticada quando se tornam doentes, caso uma ecocardiografia seja realizada ou quando um cateter venoso central é inserido no átrio direito a partir de uma posição mediastinal esquerda.

Na ecocardiografia, uma PLSVC é reconhecida com base no achado de um seio coronário aumentado. O seio coronário é observado no eixo curto em um corte de eixo longo ventricular esquerdo. No corte de quatro câmaras padrão, o transdutor pode ser avançado no esôfago e retrofletido para visualizar o seio coronário ao longo de seu eixo longo. Este corte mostra a entrada do seio coronário no átrio direito. Tipicamente, o tamanho do seio coronário dilatado é de 1 a 2 cm. O aumento maciço do seio coronário no segundo caso é mais provável por causa de uma pressão atrial direita gravemente elevada.

Se o diagnóstico de uma PLSVC for incerto, uma injeção de contraste na veia do braço esquerdo demonstrará o contraste no seio coronário antes que seja visto no átrio direito. Uma CT ou MRI torácica também pode ser utilizada para definir em mais detalhes a anatomia da veia cava.

Durante a cirurgia cardíaca aberta, a presença de uma PLSVC com um seio coronário aumentado anulará a eficácia da cardioplegia retrógrada.

Leitura Sugerida

1. Goyal SK, Punnam SR, Verma G, Ruberg FL: Persistent left superior vena cava: A case report and review of literature, Cardiovasc Ultrasound 6:50, 2008.

2. Gonzalez-Juanatey C, Testa A, Vidan J, et al: Persistent left superior vena cava draining into the coronary sinus: report of 10 cases and literature review, Clin Cardiol 27:515–518, 2004.

CASO 7-15
Estenose da Artéria Pulmonar Direita

Este homem de 59 anos de idade com cardiopatia congênita complexa tinha um histórico de tetralogia de Fallot com várias cirurgias anteriores, a mais recente sendo de uma prótese valvar aórtica mecânica de duplo folheto, realizada 10 anos atrás. Aproximadamente 7 meses antes de sua atual admissão hospitalar, ele sofreu uma parada cardíaca presenciada, para a qual um marca-passo-desfibrilador foi colocado. No entanto, após o implante do AICD, ele continuou a se queixar de fadiga e falta de ar ao esforço leve. Cateterismo direito e angiografia pulmonar revelaram pressões direitas elevadas, estenose ostial significativa da artéria pulmonar direita, e uma circulação pulmonar esquerda hipoplásica com grave supressão distal dos vasos. A ecocardiografia revelou disfunção biventricular, regurgitação pulmonar grave e regurgitação tricúspide. Ele foi encaminhado para cirurgia.

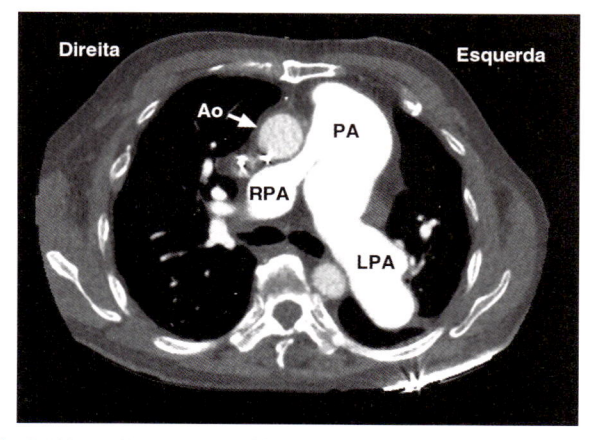

Fig. 7.100 A CT mostrou dilatação do tronco pulmonar esquerdo e da artéria pulmonar esquerda, e uma origem estenótica da artéria pulmonar direita. O pulmão esquerdo é muito menor do que o direito.

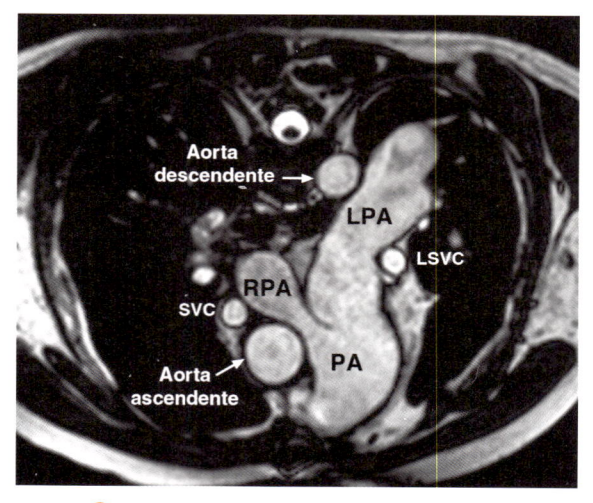

Fig. 7.101 ⬤ A MRI foi girada para corresponder à imagem vista com a TEE. Além dos achados na CT, ambas as veias cavas superiores direita e esquerda são observadas.

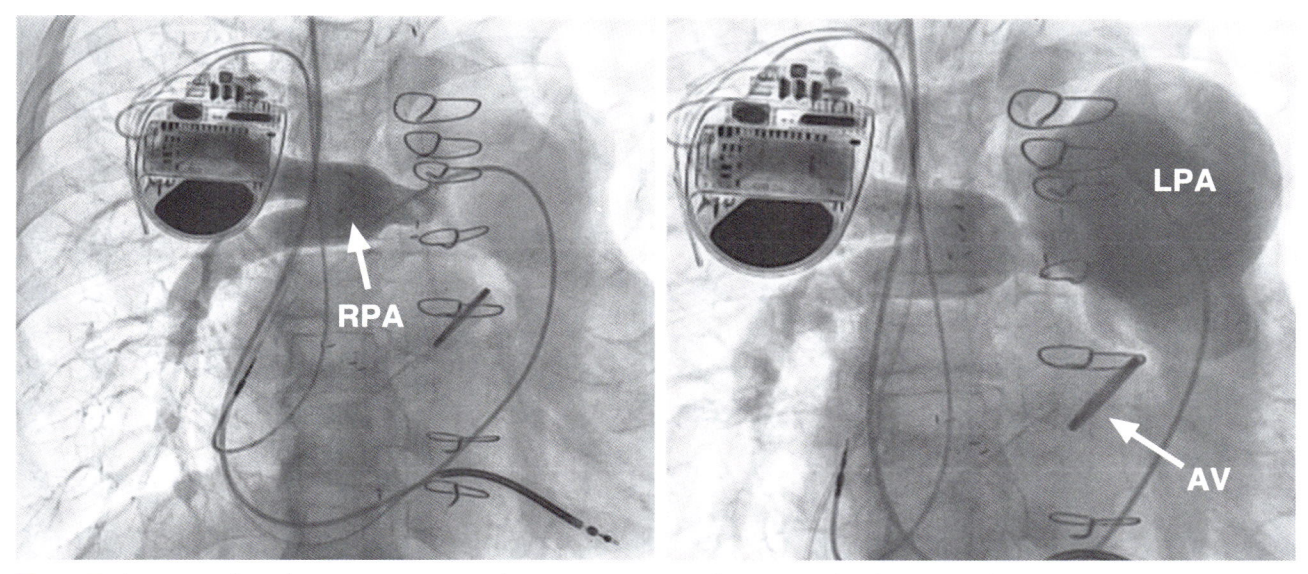

Fig. 7.102 A angiografia pulmonar mostra uma discrepância acentuada no tamanho dos ramos da artéria pulmonar. A valva aórtica protética também é visualizada.

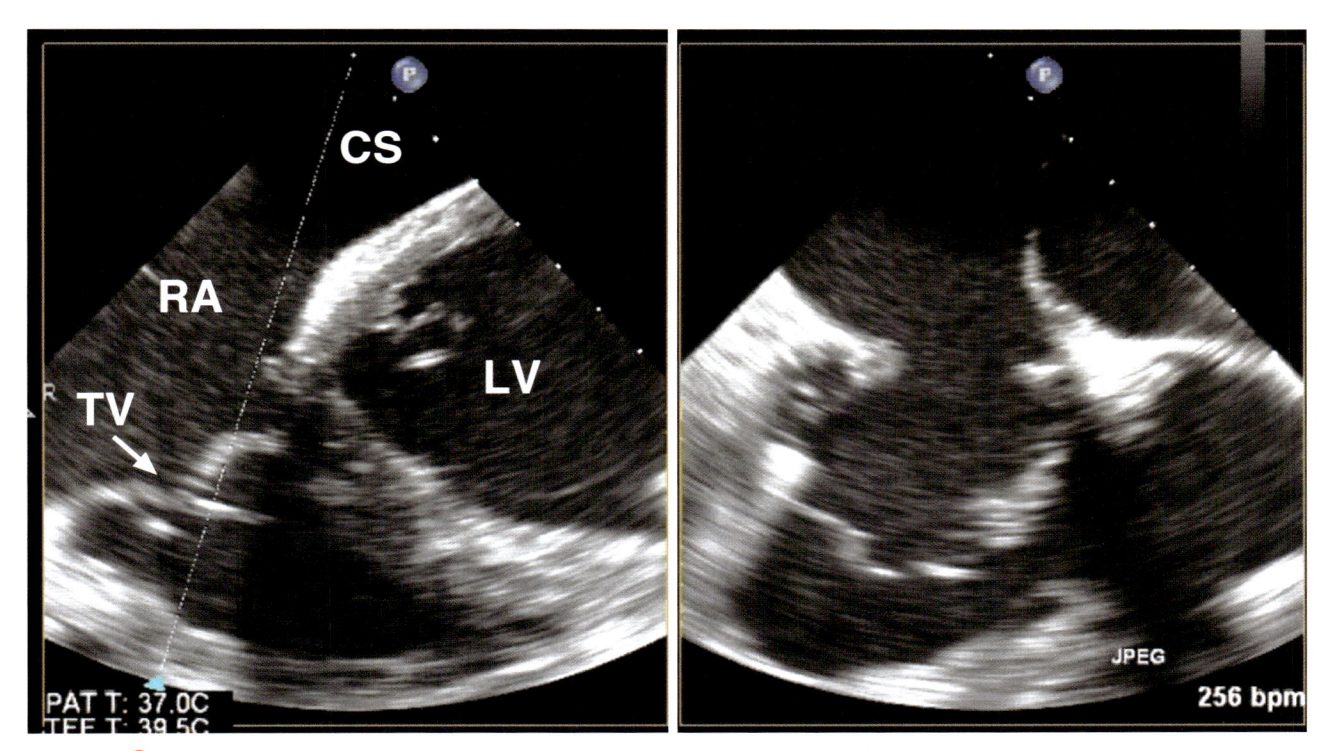

Fig. 7.103 ▶ Seio coronário aumentado, compatível com SVC esquerda, é observado.

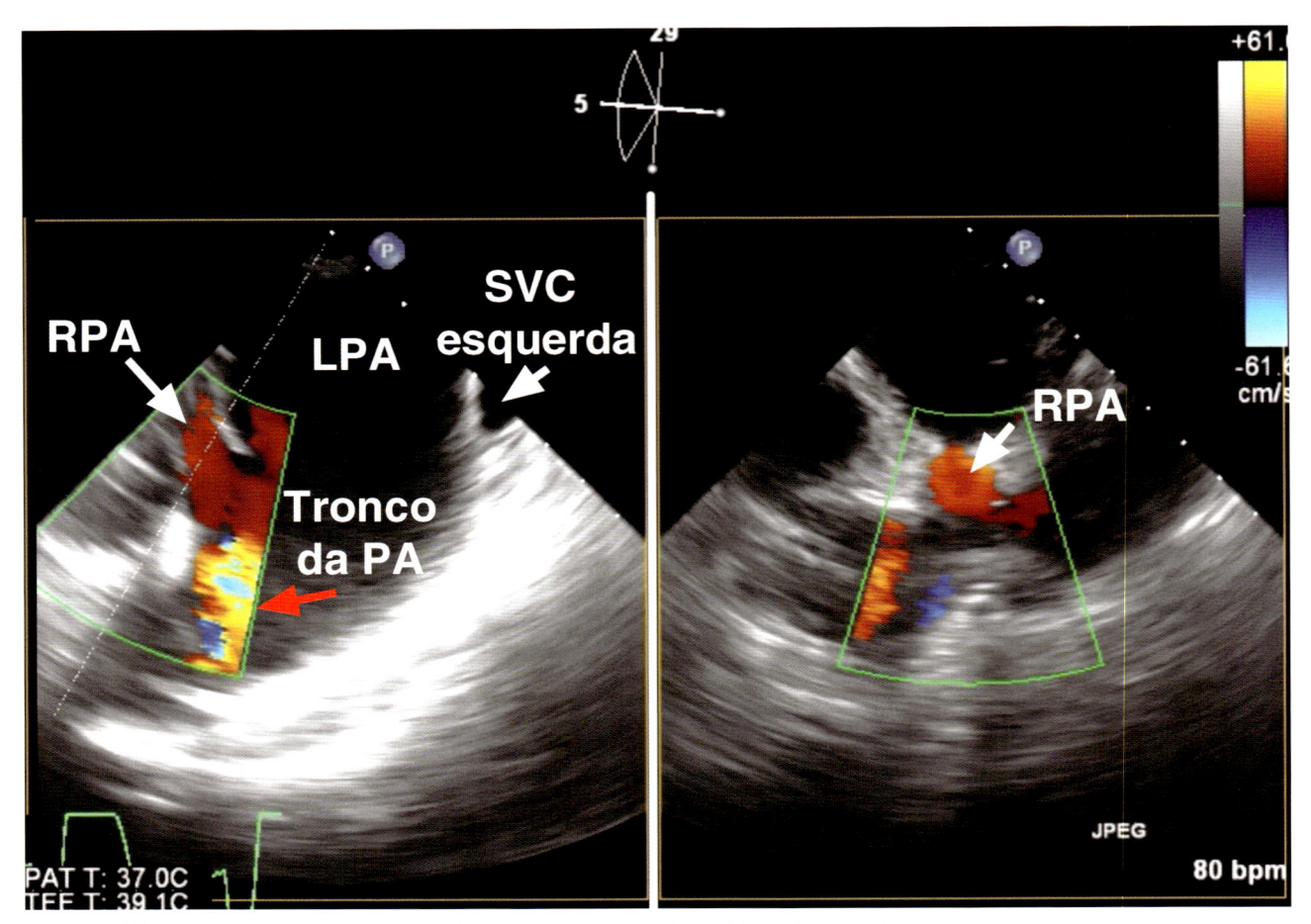

Fig. 7.104 ● Nesta TEE esofágica alta, uma bifurcação anormal da artéria pulmonar é vista.

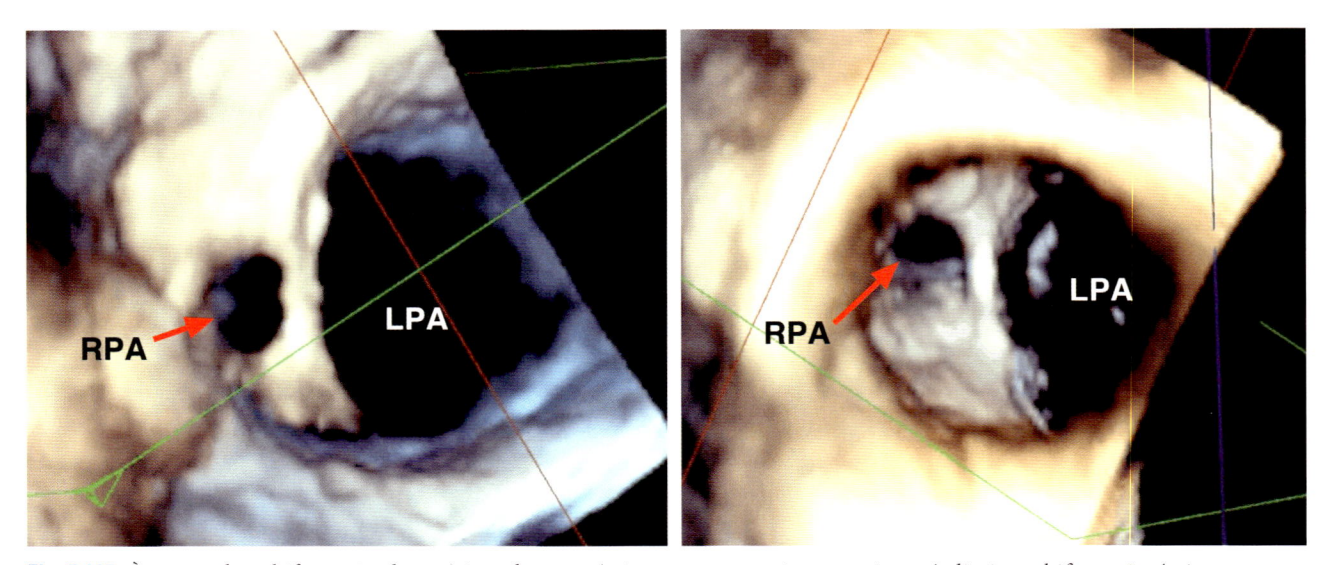

Fig. 7.105 À esquerda, a bifurcação da artéria pulmonar é vista na perspectiva superior e, à direita, a bifurcação é vista na perspectiva da via de saída do ventrículo direito.

CASO 7-15 Estenose da Artéria Pulmonar Direita   285

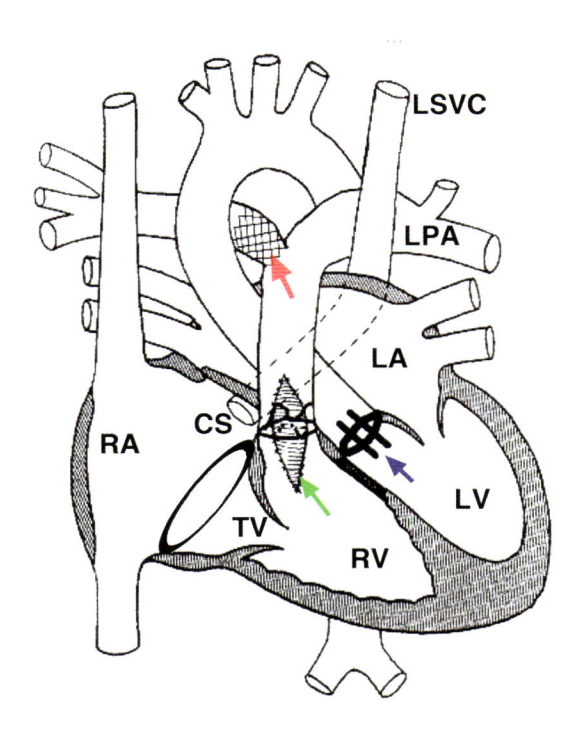

Fig. 7.106 O diagrama esquemático mostra os componentes do procedimento: incisão da RVOT e substituição da valva pulmonar (*seta verde*), introdução de *stent* (*seta vermelha*) na artéria pulmonar direita através da incisão na RVOT, e anel para anuloplastia tricúspide. A prótese valvar aórtica mecânica de duplo folheto preexistente é indicada pela seta azul.

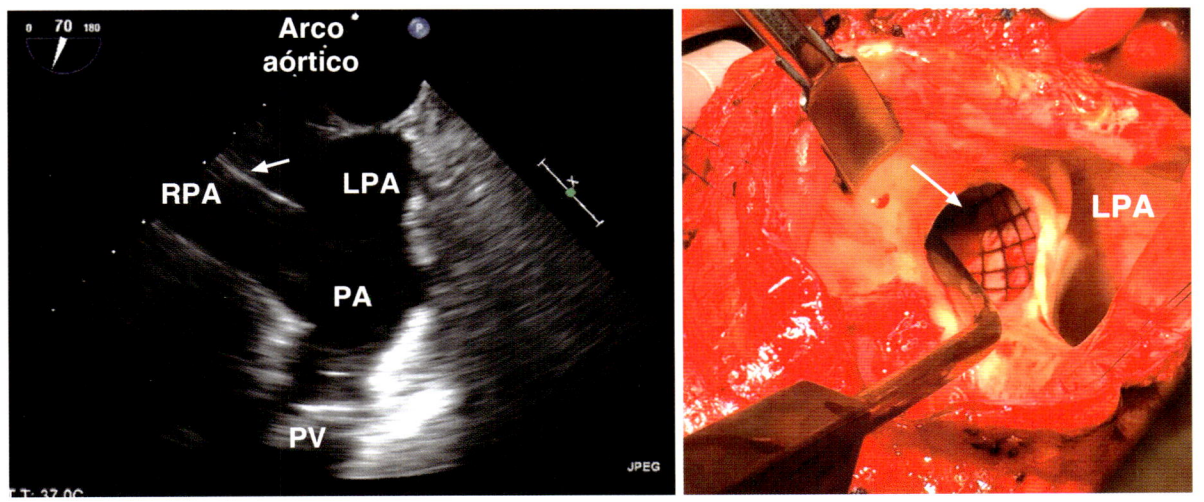

Fig. 7.107 ▶ Nesta TEE esofágica alta, o *stent (seta)* é visto formando uma ponte no orifício da artéria pulmonar direita. À direita é a imagem *in vivo* mostrando o *stent* na artéria pulmonar direita.

Comentários

Estenose de ramos da artéria pulmonar geralmente acompanha a tetralogia de Fallot, podendo resultar em sintomas clínicos como neste caso. O diagnóstico por TTE pode ser desafiador por causa da visualização limitada dos ramos da artéria pulmonar, mas estenose pode ser suspeitada quando um sinal de velocidade alta do fluxo sistólico é encontrado no Doppler. Este caso ilustra a utilidade da TEE para visualização dos ramos da artéria pulmonar e para orientação da colocação do *stent* para aliviar a estenose.

Leitura Sugerida

1. Maskatia SA, Spinner JA, Morris SA, et al: Effect of branch pulmonary artery stenosis on right ventricular volume overload in patients with tetralogy of Fallot after initial surgical repair, Am J Cardiol 111(9):1355–1360, 2013.
2. Narayan HK, Glatz AC, Rome JJ: Bifurcating stents in the pulmonary arteries: A novel technique to relieve bilateral branch pulmonary artery obstruction, Catheter Cardiovasc Interv 86(4):714–718, 2015.
3. Wilder TJ, Van Arsdell GS, Pham-Hung E, et al: Aggressive patch augmentation may reduce growth potential of hypoplastic branch pulmonary arteries after tetralogy of Fallot repair, Ann Thorac Surg 101(3):996–1004, 2016.

Cardiopatia Congênita Complexa

CASO 7-16
Membrana Subaórtica

Esta mulher de 25 anos de idade se apresentou durante a gravidez com crescente dispneia ao esforço. O exame revelou um sopro sistólico 4/6 na base se irradiando para a região das carótidas. A ecocardiografia transtorácica demonstrou uma membrana subaórtica com uma velocidade anterógrada de 5,4 m/s.

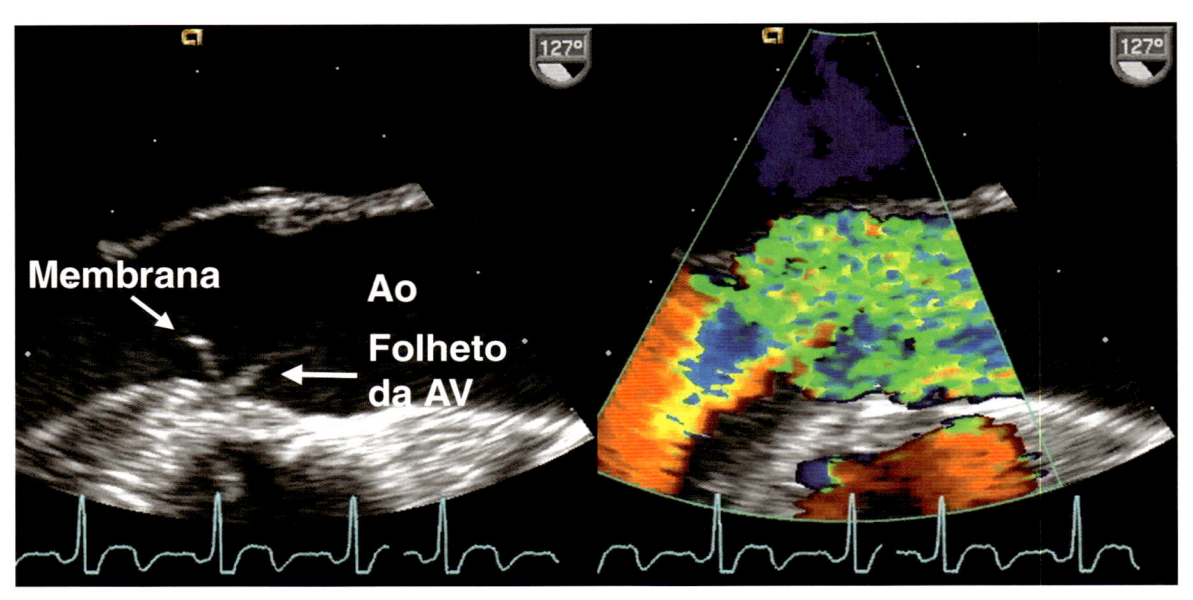

Fig. 7.108 ▶ Na TEE com corte de eixo longo a 127 graus, um eco linear compatível com uma membrana subaórtica é visto adjacente à cúspide coronariana direita da valva aórtica. O Doppler em cores (*à direita*) mostra sobreposição espectral no nível da membrana, sugerindo velocidade aumentada decorrente da obstrução do fluxo sanguíneo. Em tempo real, uma pequena quantidade de regurgitação aórtica é visualizada.

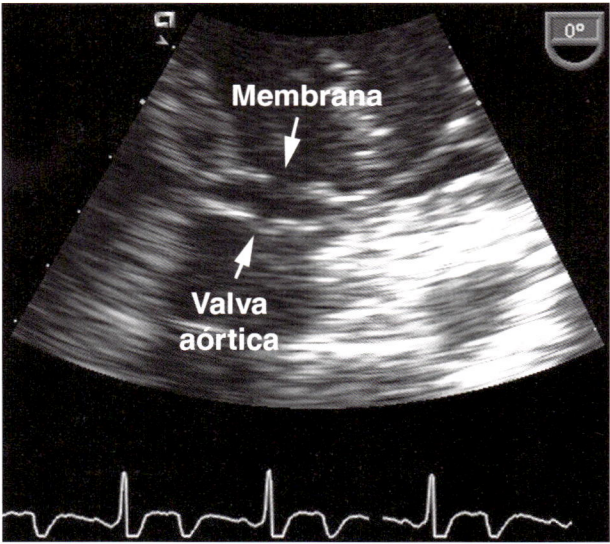

Fig. 7.109 ▶ No corte apical transgástrico, angulado anteriormente para obtenção de imagem da valva aórtica, uma membrana linear é observada a uma distância de aproximadamente 0,5 cm proximal ao plano da valva aórtica. Em tempo real, um corte transgástrico de eixo longo mostra convergência proximal do fluxo no nível da membrana.

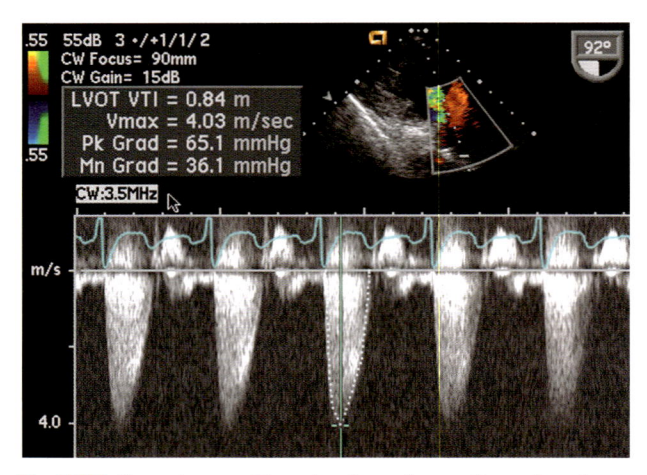

Fig. 7.110 Pesquisa por Doppler de onda contínua da valva aórtica, com corte transgástrico de eixo longo, demonstra uma velocidade máxima de pelo menos 4,0 m/s, com gradiente médio de 36 mm Hg.

CASO 7-16 Membrana Subaórtica

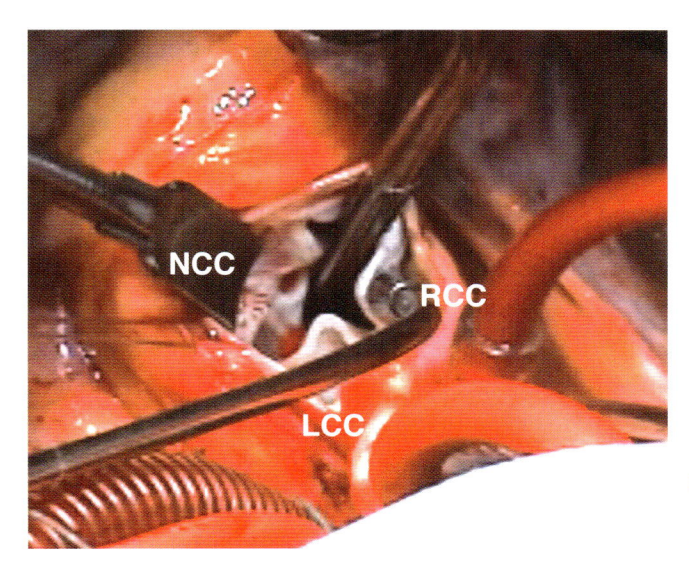

Fig. 7.111 ▶ Fotografia intraoperatória da valva aórtica, com as cúspides não coronariana (NCC), coronariana direita (RCC) e coronariana esquerda (LCC).

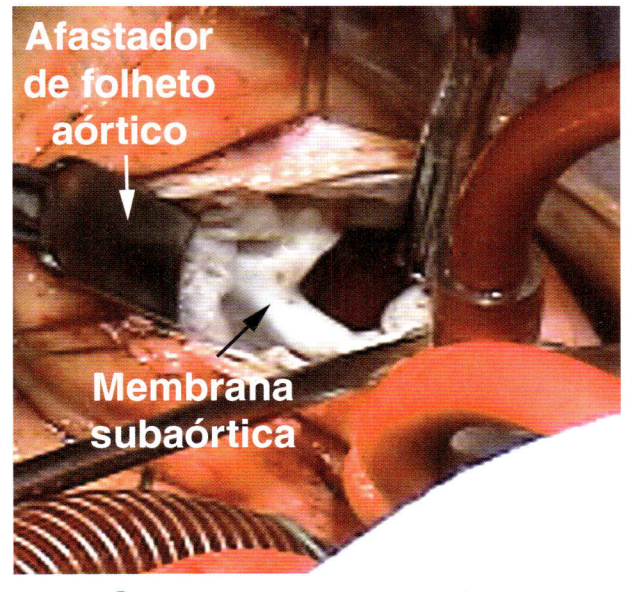

Fig. 7.112 ▶ Com os folhetos aórticos retraídos, uma membrana subaórtica branca é vista. A membrana foi removida.

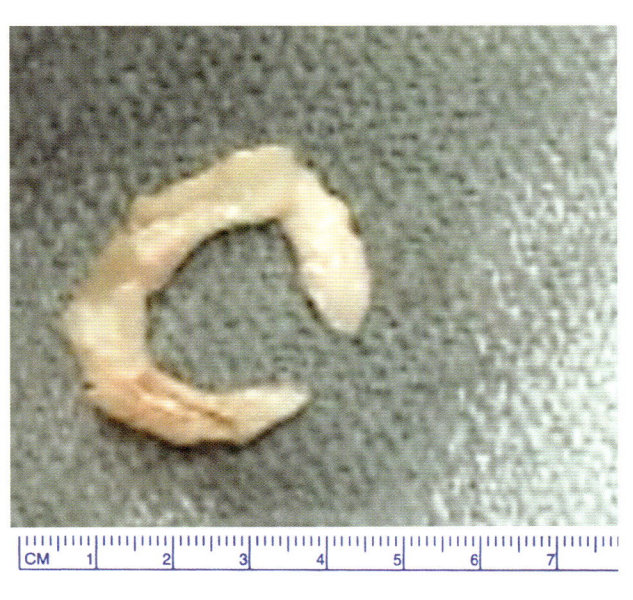

Fig. 7.113 Membrana removida, mostrando o formato em "C" que quase rodeou a via de saída. A ecocardiografia realizada 1 mês após a cirurgia mostrou apenas uma pequena área de maior ecogenicidade ao longo do septo ventricular na região subaórtica, sem evidência de obstrução significativa do fluxo.

Comentários

Os sintomas e achados no exame físico das membranas subaórticas são similares aos da estenose valvar aórtica, e este diagnóstico deve ser considerado em pacientes mais jovens sem evidência de obstrução da via de saída do ventrículo esquerdo. A membrana por si só pode ser difícil de visualizar na imagem transtorácica. No entanto, evidência ao Doppler pulsado e em cores de aceleração do fluxo na região proximal à valva aórtica sugere esta possibilidade. Regurgitação aórtica pode estar presente se uma turbulência causada pela estenose subaórtica tenha danificado os folhetos valvares. A TEE confirma o diagnóstico e permite o delineamento da anatomia da membrana. Aspectos importantes no planejamento cirúrgico incluem o tipo de obstrução subaórtica (muscular *versus* membranosa), a distância entre a membrana e a valva aórtica, a presença de gravidade da regurgitação aórtica e qualquer evidência de conexões entre a membrana e os folhetos valvares. Quando a função da valva aórtica é normal, a membrana subaórtica tipicamente pode ser removida com preservação da valva aórtica, como neste caso.

Leitura Sugerida

1. Mancuso AJ, Clark J, Mahmood F: Left ventricular outflow tract obstruction: Is it the valve or something else? J Cardiothorac Vasc Anesth 28(3):848–849, 2014.
2. Anderson MJ, Arruda-Olson A, Gersh B, Geske J: Subaortic membrane mimicking hypertrophic cardiomyopathy, BMJ Case Rep 2015.
3. Pickard SS, Geva A, Gauvreau K, et al: Long-term outcomes and risk factors for aortic regurgitation after discrete subvalvular aortic stenosis resection in children, Heart 101(19):1547–1553, 2015.

CASO 7-17
Transposição Corrigida das Grandes Artérias (Inversão Ventricular)

Esta mulher de 19 anos de idade, com transposição congenitamente corrigida dos grandes vasos, foi encaminhada para substituição de valva atrioventricular sistêmica por regurgitação grave com piora da função ventricular sistêmica e sintomas progressivos de insuficiência cardíaca. O exame físico mostrou uma pressão arterial de 103/55 mm Hg, frequência cardíaca regular de 118 bpm, peso de 48 kg, um precórdio hiperdinâmico, e um sopro holossistólico 3/6 auscultado no precórdio.

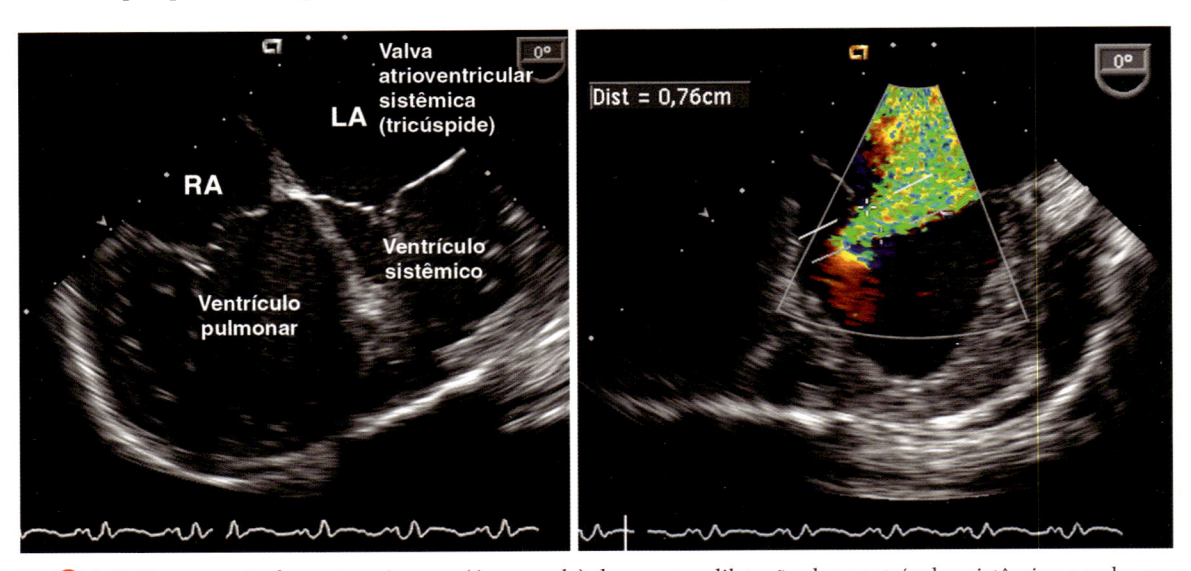

Fig. 7.114 ● A TEE com corte de quatro câmaras (à esquerda) demonstra dilatação dos ventrículos sistêmico e pulmonar. O ventrículo sistêmico é o ventrículo direito anatômico que ejeta para a aorta. O ventrículo pulmonar é o ventrículo esquerdo anatômico que ejeta para a artéria pulmonar. O ventrículo pulmonar está acentuadamente dilatado, com função sistólica severamente reduzida. O ventrículo sistêmico está levemente dilatado, com hipocinesia global moderada. O Doppler em cores (à direita) demonstra regurgitação grave da valva atrioventricular sistêmica (valva tricúspide anatômica), com *vena contracta* de 0,8 cm de largura.

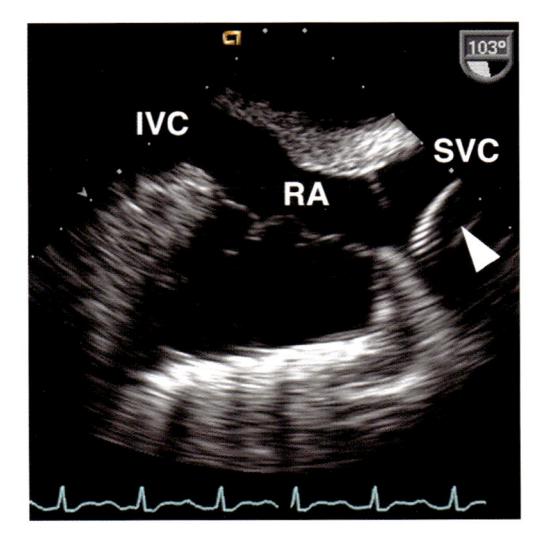

Fig. 7.115 O corte bicaval mostra a veia cava superior e a veia cava inferior (SVC, IVC) entrando no átrio direito (RA). A cânula de drenagem venosa (*ponta de seta*) é observada na SVC.

CASO 7-17 Transposição Corrigida das Grandes Artérias (Inversão Ventricular)

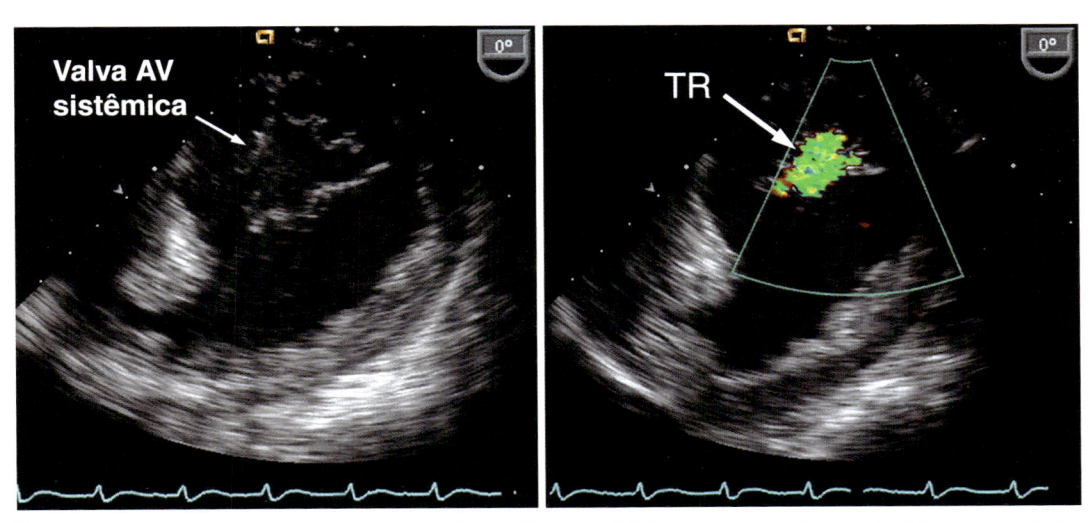

Fig. 7.116 O corte transgástrico de eixo curto na diástole (*à esquerda*) demonstra a valva tricúspide no ventrículo sistêmico. Na sístole (*à direita*), o jato regurgitante central é visualizado.

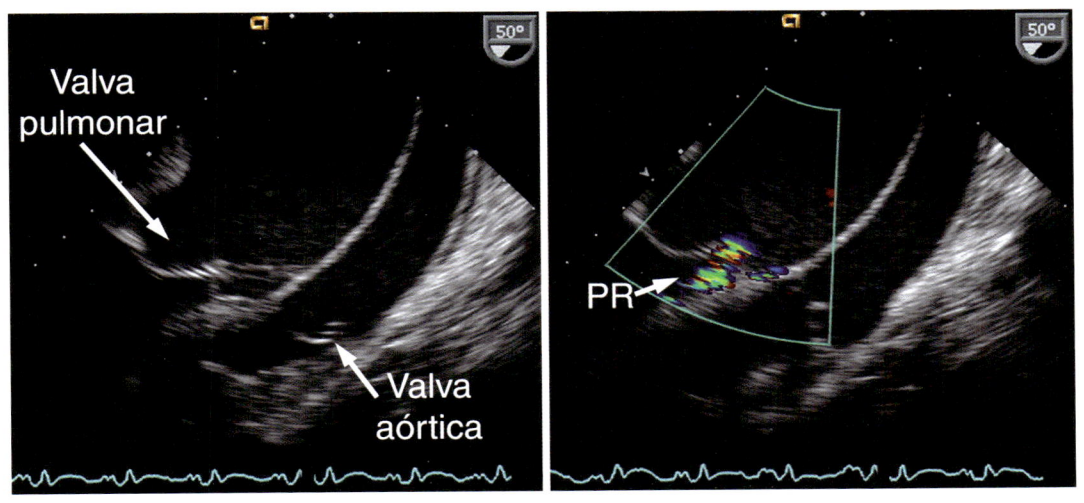

Fig. 7.117 Corte de eixo longo da aorta mostra que as valvas aórtica e pulmonar são observadas no eixo longo no mesmo plano de imagem, e os grandes vasos estão paralelos um ao outro. A artéria pulmonar está acentuadamente dilatada, quando comparada à aorta menor. O Doppler em cores (*à direita*) mostra uma regurgitação pulmonar (PR) leve.

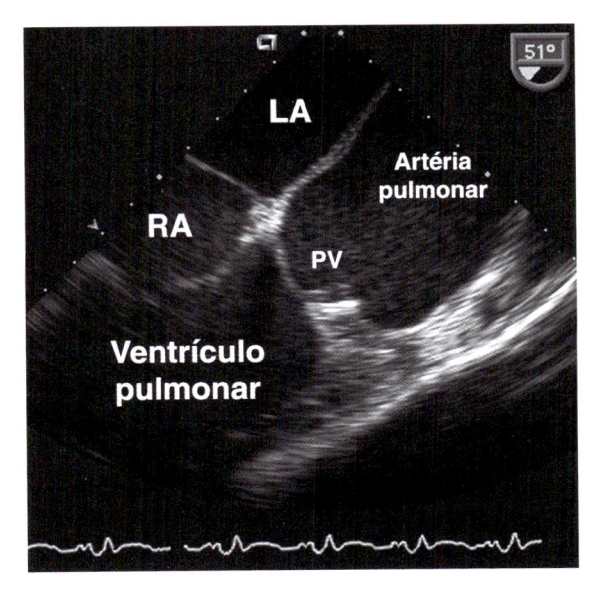

Fig. 7.118 Mudando o ângulo de pesquisa para 51 graus, com leve giro da sonda para a direita, fornece a visualização do átrio direito (RA), ventrículo pulmonar, valva pulmonar (PV) e artéria pulmonar, similar ao corte de eixo longo.

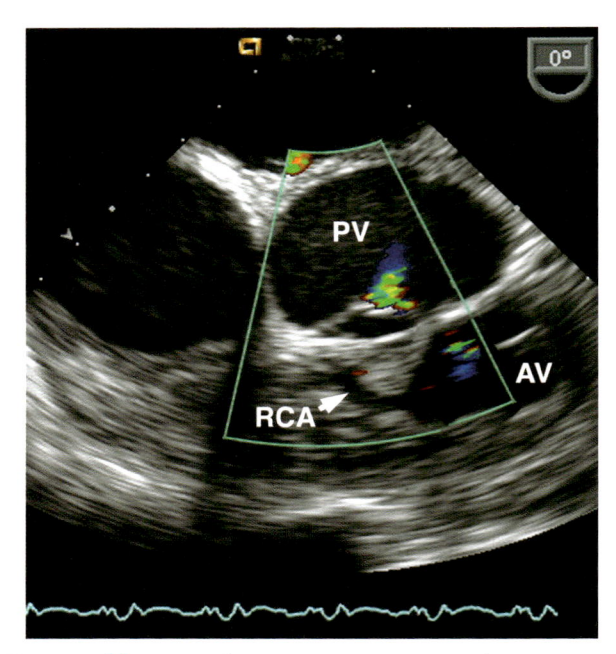

Fig. 7.119 ▶ O corte de eixo curto mostra as valvas aórtica e pulmonar no mesmo plano de imagem. A origem da artéria coronária direita (RCA) também é visualizada.

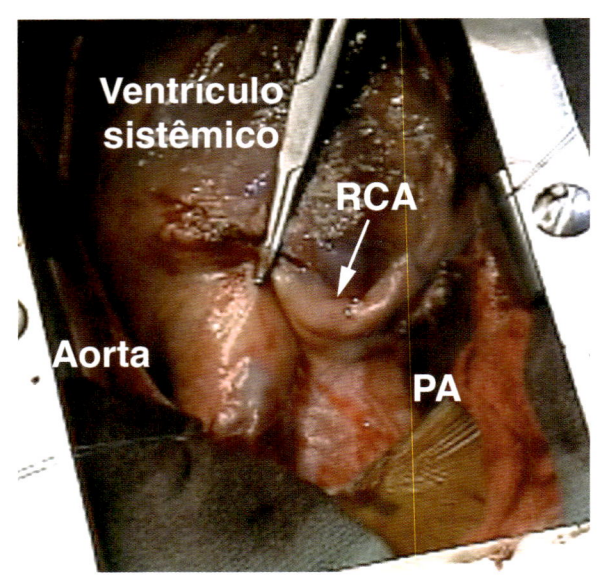

Fig. 7.120 A fotografia intraoperatória mostra os grandes vasos alinhados com a artéria anterior (note a artéria coronária direita se originando na aorta).

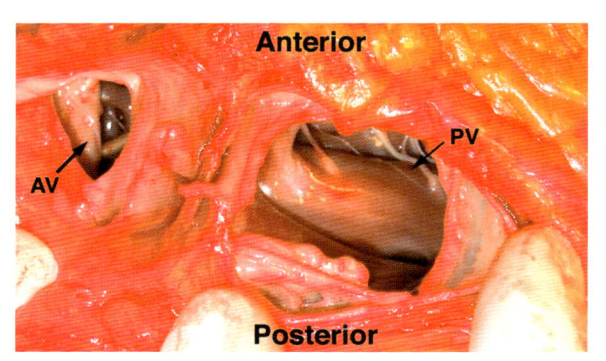

Fig. 7.121 Em outro paciente com anatomia similar, e que foi submetido a um transplante cardíaco, a fotografia do coração explantado com os grandes vasos removidos mostra as valvas pulmonar e aórtica alinhadas.

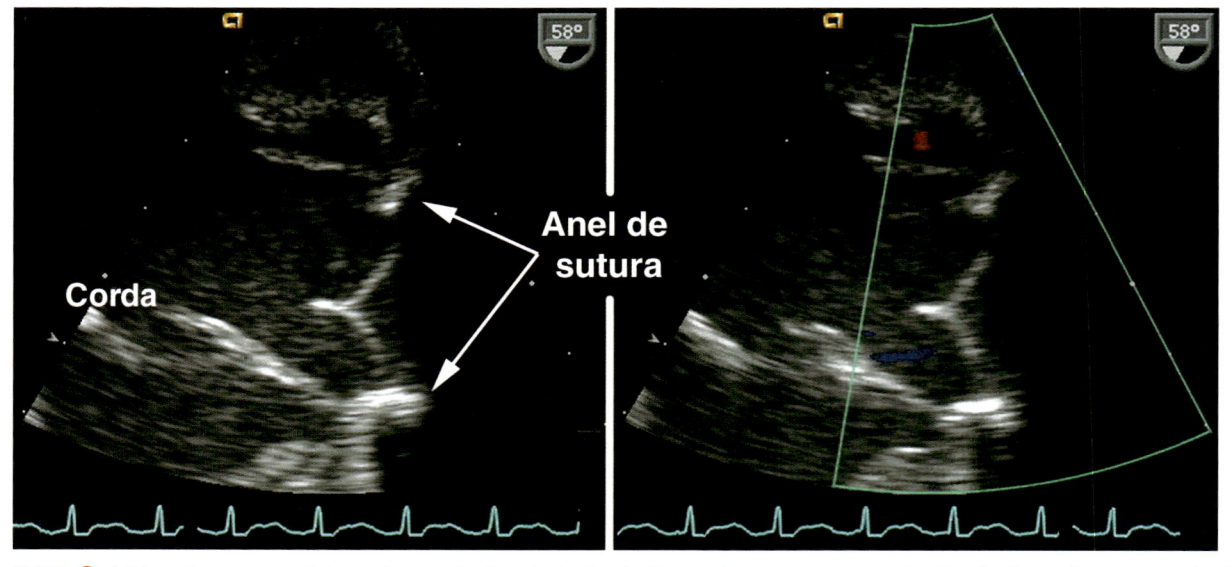

Fig. 7.122 ▶ A bioprótese na posição atrioventricular sistêmica é observada no corte transgástrico de duas câmaras na sístole. Algumas das cordas valvares foram retidas para ajudar a preservar a função ventricular. O Doppler em cores (*à direita*) demonstrou ausência de regurgitação.

Comentários

Com a cardiopatia congênita complexa, o ecocardiografista deve buscar definir o trajeto do fluxo sanguíneo e identificar cada câmara e valva cardíaca. Com a transposição congenitamente corrigida dos grandes vasos, o sangue venoso sistêmico retorna ao átrio direito, flui através da valva mitral para o ventrículo esquerdo e, então, é ejetado na artéria pulmonar através da valva pulmonar. As veias pulmonares drenam para o átrio esquerdo, sangue oxigenado atravessa a valva tricúspide e entra no ventrículo direito e então é ejetado na aorta pela valva aórtica. Portanto, o movimento do sangue oxigenado é normal, apenas dos ventrículos está invertido; portanto, esta condição é algumas vezes chamada de "inversão ventricular". Estes pacientes tipicamente procuram atendimento médico em razão dos defeitos associados, como regurgitação tricúspide (valva atrioventricular sistêmica), VSD, estenose pulmonar e bloqueio cardíaco.

A identificação do átrio direito se baseia na entrada da IVC e da SVC nesta câmara. As veias pulmonares normalmente drenam para o átrio esquerdo.

O formato e espessura da parede não podem ser usados para diferenciar os ventrículos direito e esquerdo quando há transposição dos grandes vasos, visto que a dilatação e a hipertrofia alteram a geometria de ambos os ventrículos. Entretanto, as valvas atrioventriculares permanecem nas câmaras ventriculares correspondentes, de modo que a valva mitral identifica o ventrículo esquerdo anatômico, e a valva tricúspide identifica o ventrículo direito anatômico, embora seja importante diferenciar uma fenda na valva mitral de uma valva tricúspide com três folhetos. Outras características que identificam o ventrículo direito anatômico incluem:

O plano anular da valva tricúspide é ligeiramente mais apical do que o ânulo mitral (Fig. 7.114).

O ventrículo direito tem uma banda moderadora e trabeculação mais proeminente.

A anatomia dos grandes vasos é determinada seguindo-se os vasos distalmente. A artéria pulmonar é identificada com base na bifurcação em ramos que abastecem os vasos pulmonares. A aorta é identificada pelo arco, cabeça e colo dos vasos. As valvas semilunares estão posicionadas no grande vaso correspondente: por exemplo, a valva aórtica na aorta e a valva pulmonar na artéria pulmonar. Ao contrário da orientação perpendicular normal dos planos valvares aórtico e pulmonar, ambas as valvas estão no mesmo plano com transposição dos grandes vasos. A aorta e a artéria pulmonar estão alinhadas (com a aorta anterior), ao contrário da relação cruzada normal com a artéria pulmonar anteriormente.

Leitura Sugerida

1. Placci A, Lovato L, Bonvicini M: Congenitally corrected transposition of the great arteries in an 83-year-old asymptomatic patient: Description and literature review, BMJ Case Rep 2014.

2. Mah K, Friedberg MK: Congenitally corrected transposition of the great arteries: Situs solitus or inversus, Circ Cardiovasc Imaging 7(5):849–851, 2014.

CASO 7-18
Atresia Tricúspide com Fisiologia de Fontan

Este homem de 42 anos de idade com atresia tricúspide foi submetido a uma cirurgia paliativa quando criança, com conexão do átrio direito à artéria pulmonar. Portanto, todo o retorno venoso sistêmico foi direcionado para a artéria pulmonar sem um ventrículo interveniente (p. ex., fisiologia de Fontan). A artéria pulmonar foi suturada imediatamente distal à valva pulmonar, de modo que todo o débito ventricular fosse direcionado para a circulação sistêmica. Ele ficou bem por muitos anos, resultando em uma vida ativa, incluindo ciclismo. Ele foi capaz de terminar a faculdade, seguido uma carreira profissional de tempo integral.

Sua maior limitação cardíaca foi decorrente de arritmias atriais recorrentes, que foram tratadas com medicamento, um marca-passo e vários procedimentos ablativos. No entanto, aumento progressivo do átrio direito foi associado à piora das arritmias, sinais e sintomas de insuficiência cardíaca direita e evidência de uma enteropatia perdedora de proteínas. Ele foi encaminhado para redução atrial direita, com revisão cirúrgica do conduto de Fontan.

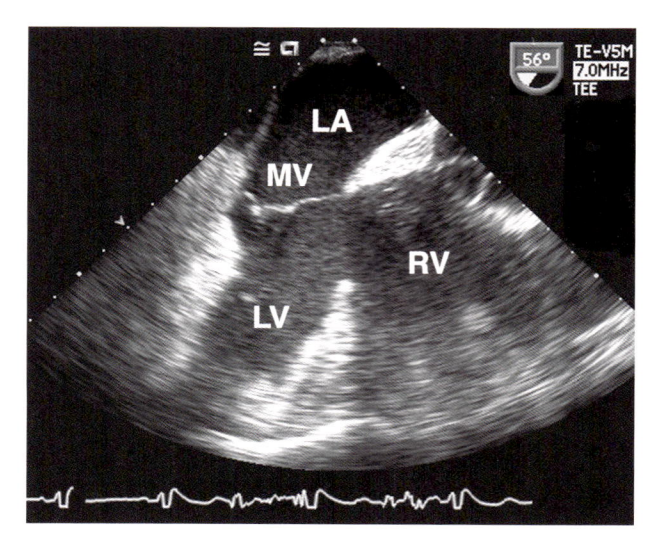

Fig. 7.123 ▶ Corte de TEE a 56 graus demonstra o átrio esquerdo, a valva mitral e o ventrículo esquerdo. Um defeito septal ventricular grande está presente, de modo que os ventrículos esquerdo e direito funcionam como uma câmara comum.

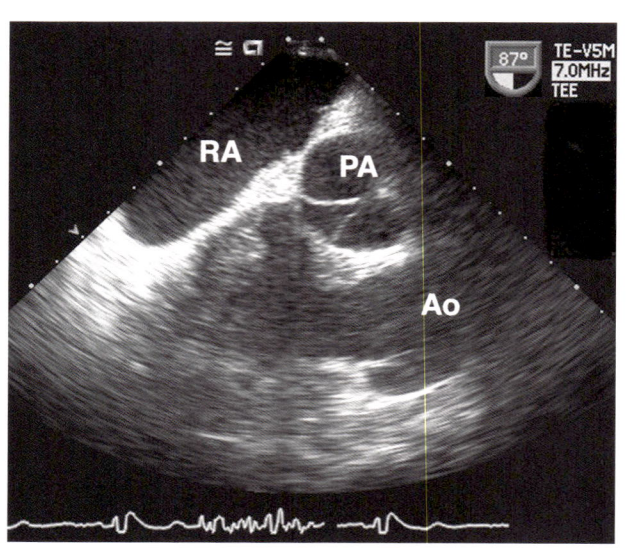

Fig. 7.124 ▶ Com o plano de imagem inclinado para 87 graus, a artéria pulmonar (PA) e a aorta (Ao) são visualizadas. Neste paciente, a artéria pulmonar havia sido suturada imediatamente distal à valva pulmonar. Embora exista algum movimento da valva pulmonar bicúspide, não há um fluxo anterógrado significativo. Ambas as valvas pulmonar e aórtica se originam da câmara ventricular comum.

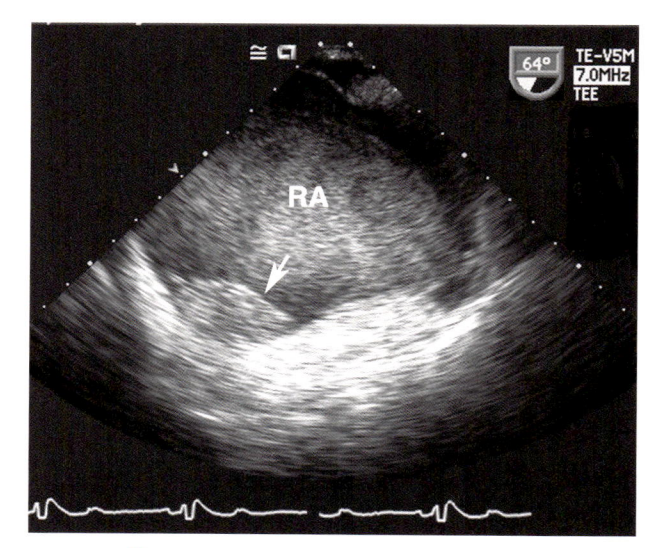

Fig. 7.125 ▶ Com o transdutor virado em direção ao lado direito do paciente no plano de imagem a 64 graus, um átrio direito (RA), gravemente aumentado com acentuado contraste espontâneo e trombo mural *(seta)*, é observado.

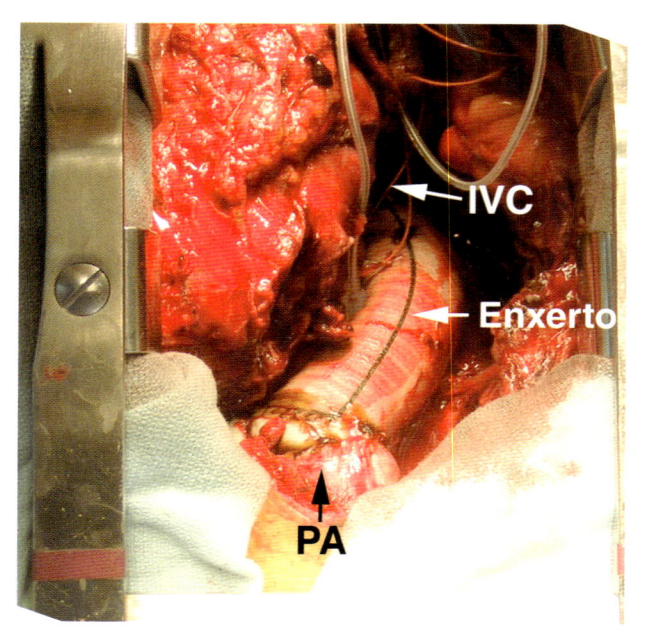

Fig. 7.126 Na cirurgia, o tamanho atrial direito estava reduzido e um átrio comum formado com as câmaras direita e esquerda. O conduto de Dácron não valvulado foi colocado da IVC até o tronco da PA, como observado nesta fotografia. A SVC foi conectada diretamente à PA direita.

CASO 7-18 Atresia Tricúspide com Fisiologia de Fontan 293

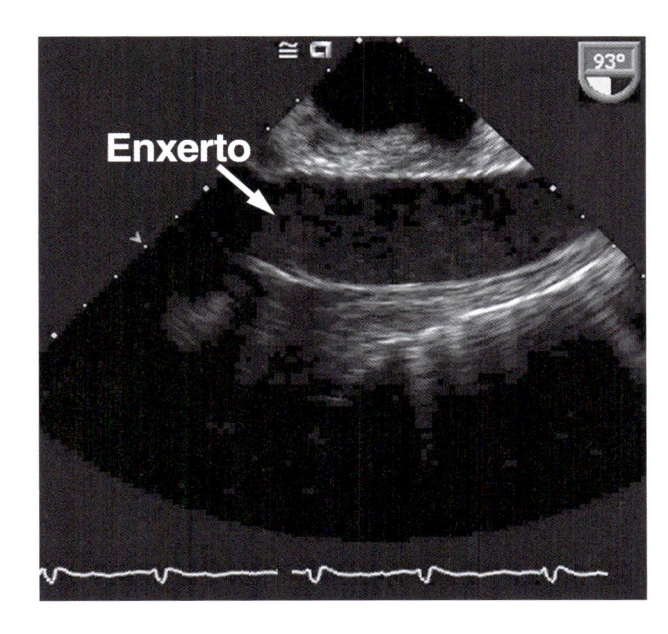

Fig. 7.127 O enxerto é visualizado na TEE, usando um plano de imagem a 93 graus com o transdutor virado em direção ao lado direito do paciente.

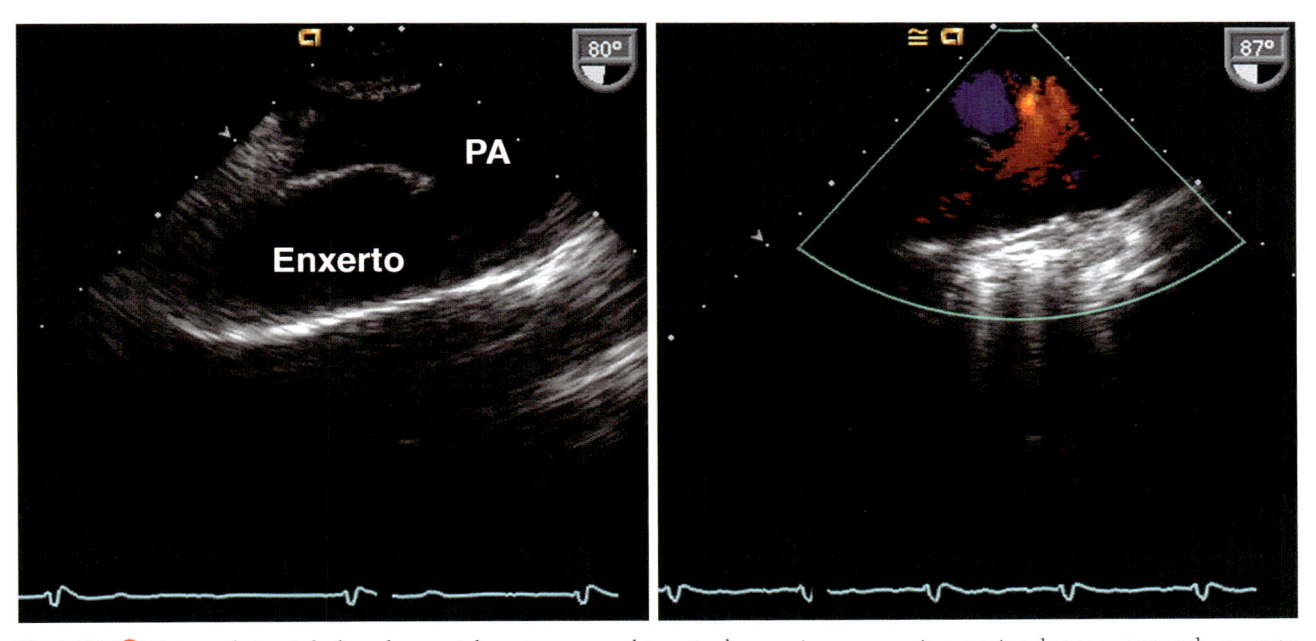

Fig. 7.128 ● O transdutor é deslocado cranialmente para a obtenção de uma imagem mais superior dos segmentos do enxerto e da conexão à PA. O Doppler em cores mostra ausência de obstrução ao fluxo na anastomose distal do enxerto.

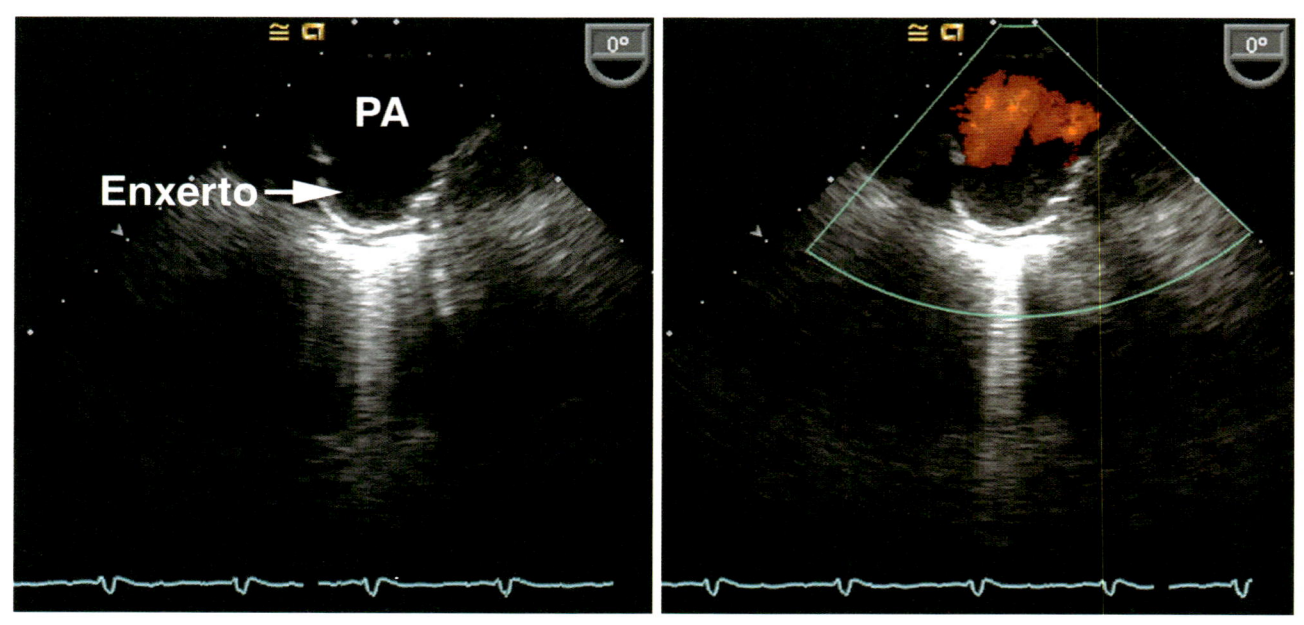

Fig. 7.129 ▶ Rotação do plano de imagem a 0 grau fornece um corte de eixo curto do enxerto na entrada da PA.

Comentários

Na cardiopatia congênita complexa com apenas um ventrículo funcional, como neste paciente com atresia tricúspide, uma opção cirúrgica é direcionar o retorno venoso sistêmico para a vasculatura pulmonar sem um ventrículo interveniente. Deste modo, o fluxo sanguíneo pulmonar não é pulsátil, e um fluxo anterógrado adequado depende de uma pressão venosa sistêmica mais elevada do que a pressão atrial esquerda, um padrão do fluxo pulmonar geralmente chamado de fisiologia de Fontan. No início da história deste procedimento, as conexões das veias cavas eram mantidas intactas, e o átrio direito era conectado à artéria pulmonar. Entretanto, à medida que estes pacientes alcançavam a vida adulta, o átrio direito aumentava progressivamente, resultando em arritmias atriais refratárias, pressões venosas sistêmicas elevadas e compressão das veias pulmonares. A abordagem cirúrgica atual inclui conectar a SVC e a IVC mais diretamente à artéria pulmonar, a fim de evitar o aumento progressivo do átrio direito. Em pacientes com a versão antiga do procedimento, como neste paciente, uma revisão do procedimento de Fontan para eliminar o átrio direito pode ser considerada quando as arritmias são refratárias ou quando há sintomas de insuficiência cardíaca direita progressiva.

Leitura Sugerida

1. Kutty S, Rathod RH, Danford DA, Celermajer DS: Role of imaging in the evaluation of single ventricle with the Fontan palliation, Heart 102(3):174–183, 2016.

2. Zaragoza-Macias E, Schwaegler RG, Stout KK: Echocardiographic evaluation of univentricular physiology and cavopulmonary shunts, Echocardiography 32(Suppl 2):S166–S176, 2015.

CASO 7-19
Regurgitação Pulmonar Grave após Valvotomia Pulmonar Remota

Esta mulher de 53 anos de idade, com um histórico de uma valvotomia pulmonar aos 5 anos de idade por estenose pulmonar congênita, foi encaminhada por causa de um histórico de 6 meses de falta de ar crescente, síncope, retenção de líquidos e fadiga generalizada. Anterior aos últimos 6 meses, ela estava bem, com mínima limitação. A TTE mostrou regurgitação tricúspide e pulmonar crescente, bem como aumento ventricular direito.

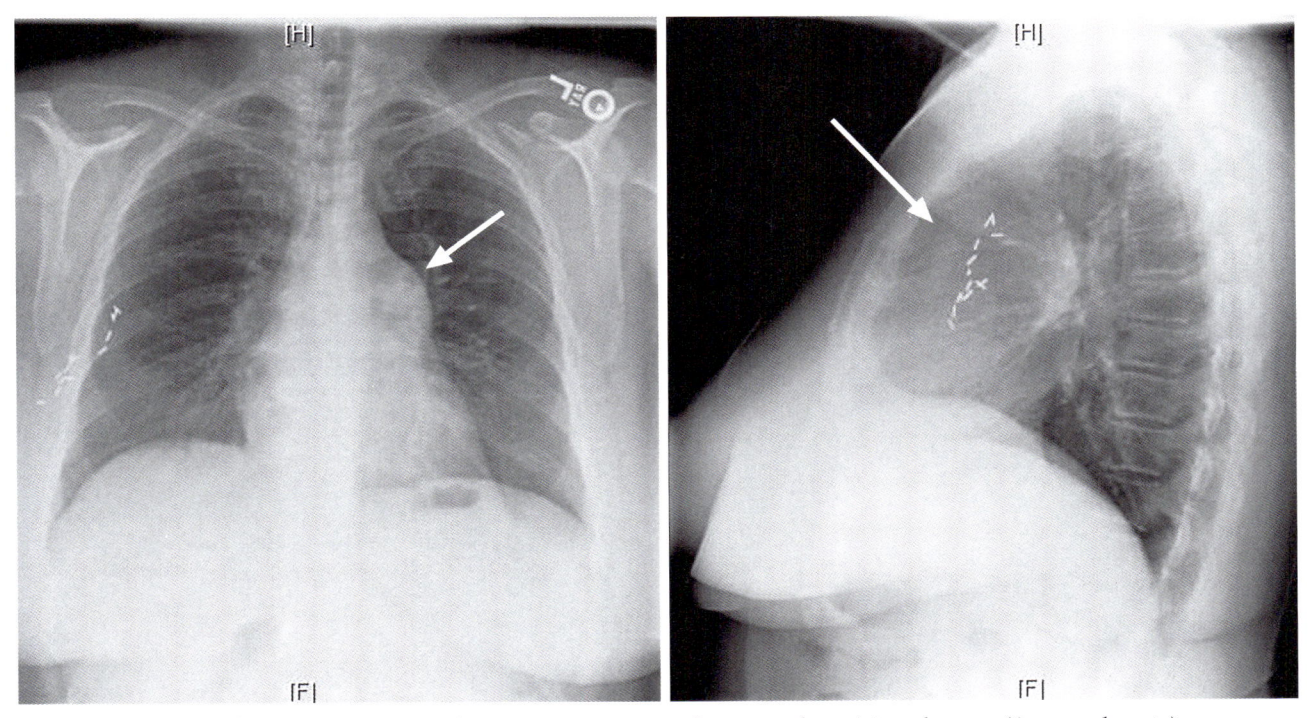

Fig. 7.130 A radiografia torácica pré-operatória mostrou aumento do tronco da artéria pulmonar (*à esquerda, seta*), e diminuição do espaço aéreo retroesternal, sugestivo de aumento ventricular direito (*à direita, seta*).

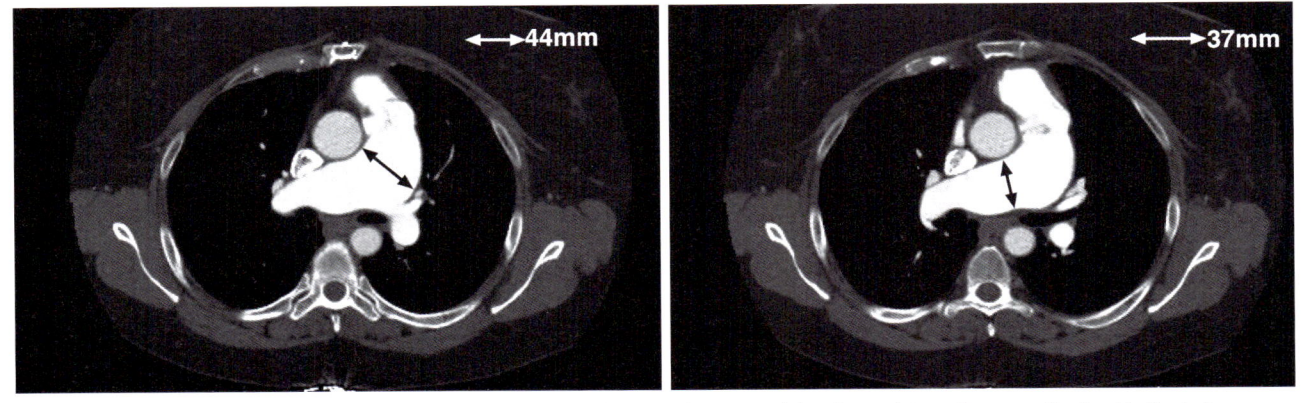

Fig. 7.131 A CT mostrou aumento do tronco da artéria pulmonar (*à esquerda*) e da artéria pulmonar direita (*à direita*).

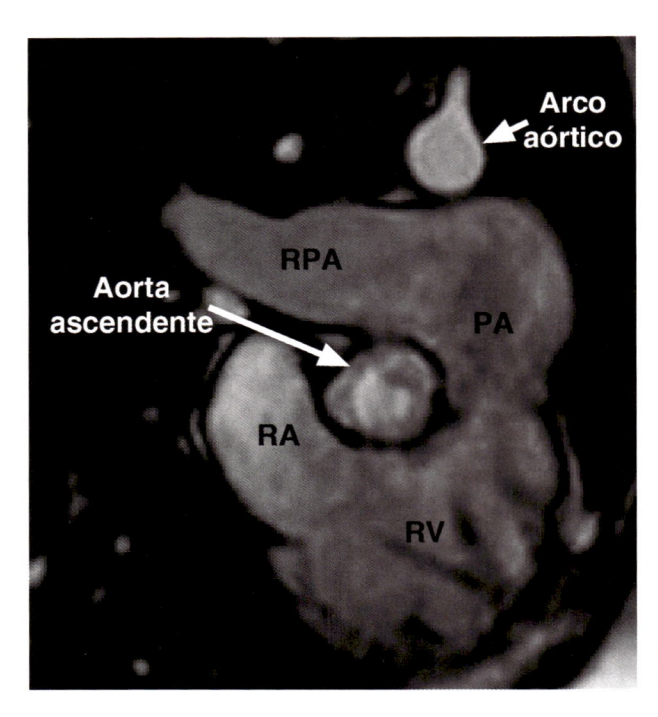

Fig. 7.132 ◐ A MRI pré-operatória mostrou aumento de todas as estruturas cardíacas direitas.

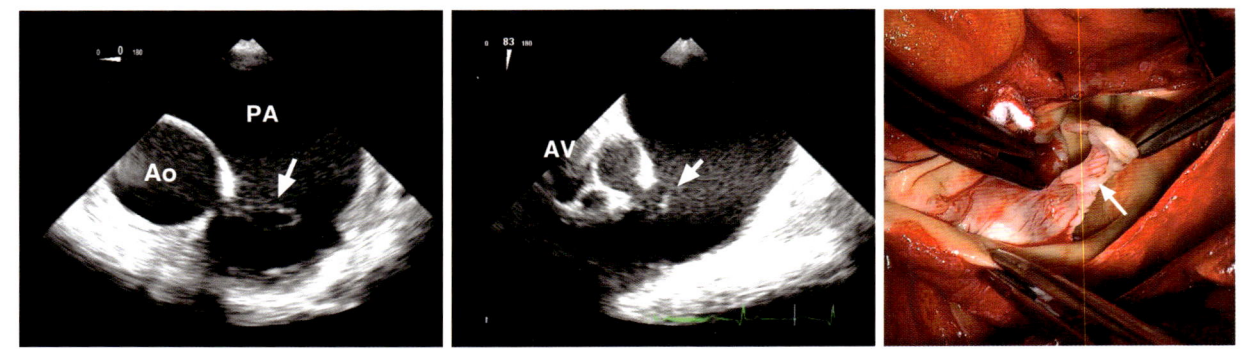

Fig. 7.133 ◐ Em uma janela esofágica alta, cortes ortogonais da artéria pulmonar são visualizados. Em ambos, um tecido valvar funcional não foi identificado; há apenas remanescentes da valva pulmonar. À direita, a imagem intraoperatória mostra o cirurgião retraindo o tecido valvar pulmonar, imediatamente antes de removê-lo.

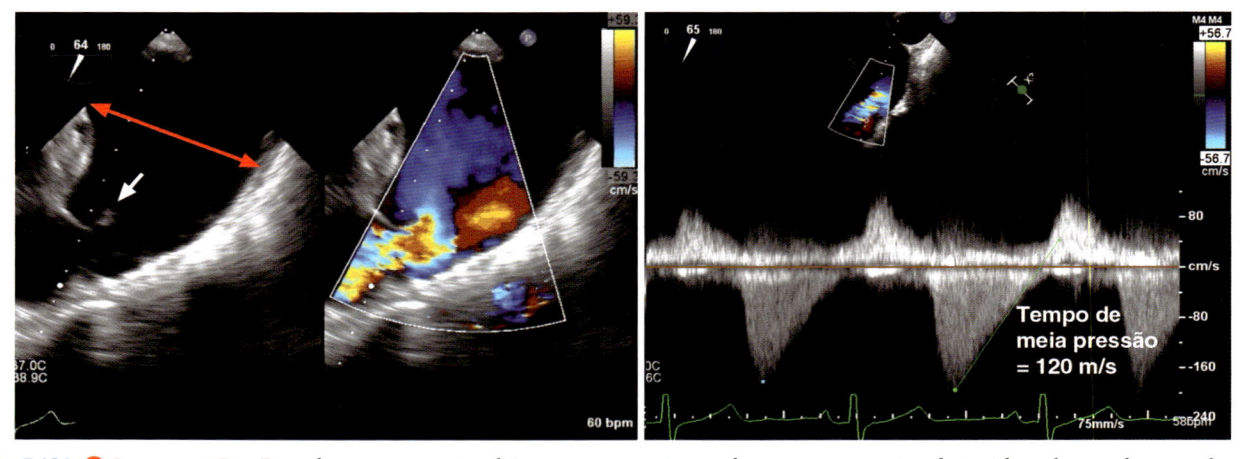

Fig. 7.134 ◐ Imagens 2D e Doppler em cores simultâneas novamente revelam remanescentes de tecido valvar pulmonar, bem como um jato amplo de regurgitação pulmonar. O diâmetro do tronco da artéria pulmonar é medido em 44 mm (*seta vermelha*). À direita, o Doppler de onda contínua demonstra regurgitação pulmonar, e o jato mostra uma curva de desaceleração pronunciada com tempo de meia pressão de 120 ms, compatível com regurgitação pulmonar grave.

CASO 7-19 Regurgitação Pulmonar Grave após Valvotomia Pulmonar Remota 297

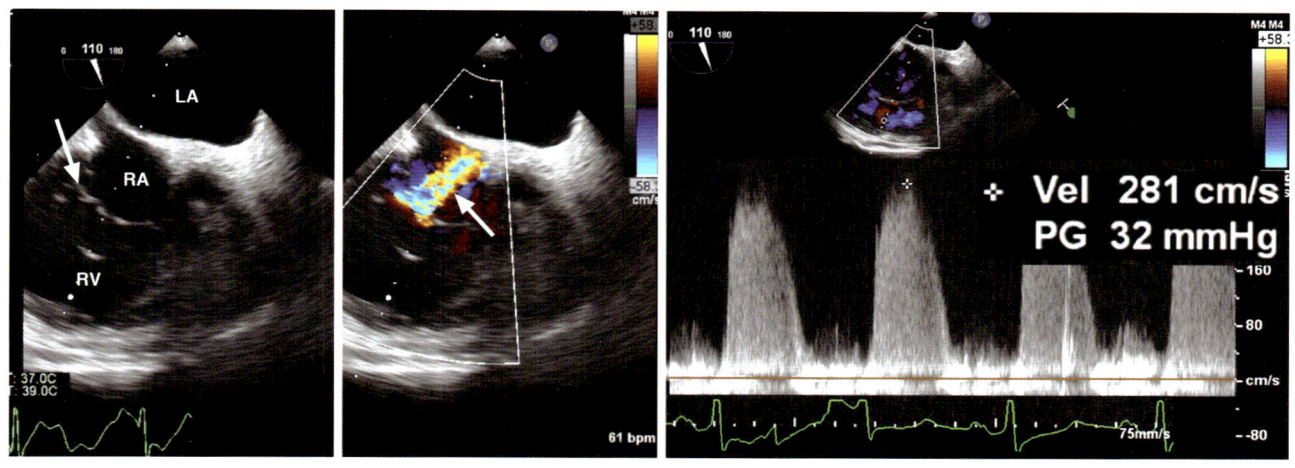

Fig. 7.135 ● No corte bicaval médio-esofágico com rotação para o lado esquerdo do paciente, o jato de TR é visto. O diâmetro anular tricúspide foi medido em 48 mm. O Doppler de onda contínua mostrou uma relação de gradiente sistólico ventricular e atrial direito de 32 mm Hg; adicionado à CVP de 15 resulta em uma RVSP de 47 mm Hg.

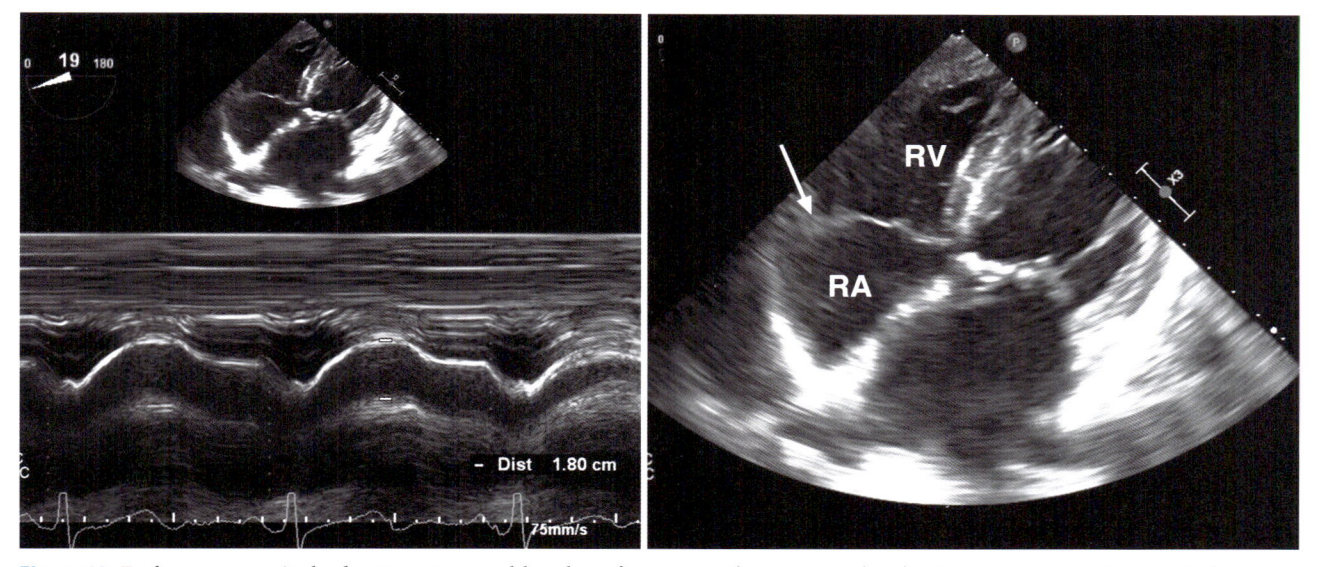

Fig. 7.136 Embora o ventrículo direito estivesse dilatado, a função sistólica ventricular direita estava normal, como indicado pela TAPSE de 1,8 cm. Como visto no exemplo da figura à direita, a medida pode ser realizada com a TEE a partir de uma posição transgástrica profunda, com a sonda inclinada para o lado direito do paciente. O ânulo tricúspide lateral é indicado pela seta.

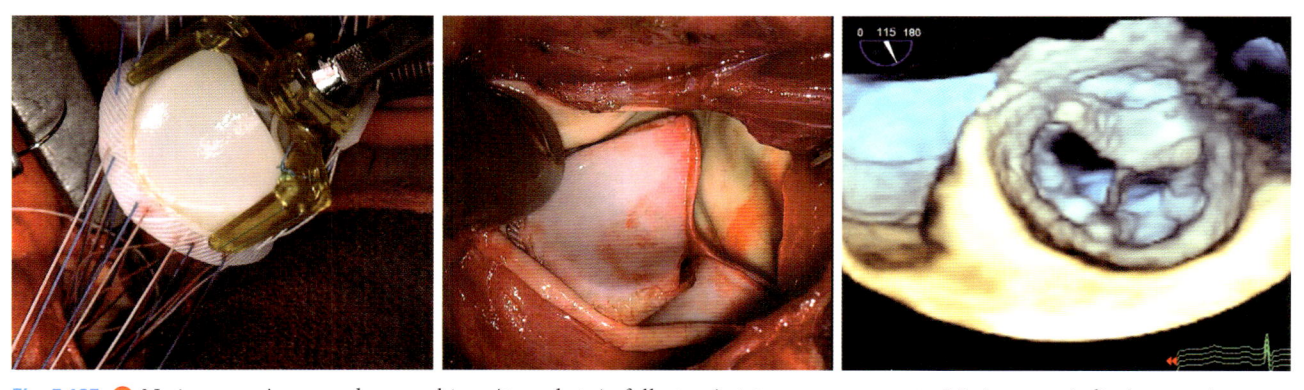

Fig. 7.137 ● Na imagem à esquerda, uma bioprótese de três folhetos é vista em seu suporte. Na imagem à direita, a prótese valvar é observada em sua posição final. À direita está uma TEE 3D da bioprótese na diástole.

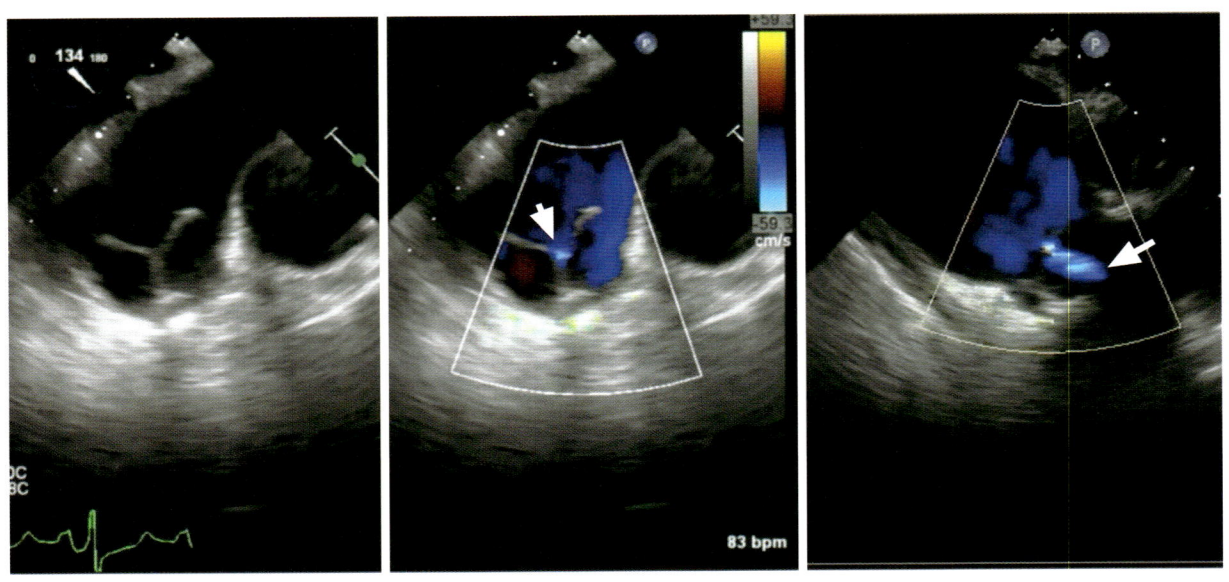

Fig. 7.138 A TEE 2D após implante da valva pulmonar mostra uma regurgitação pulmonar central leve (*setas*) nas imagens de eixo curto (*centro*) e eixo longo (*à direita*).

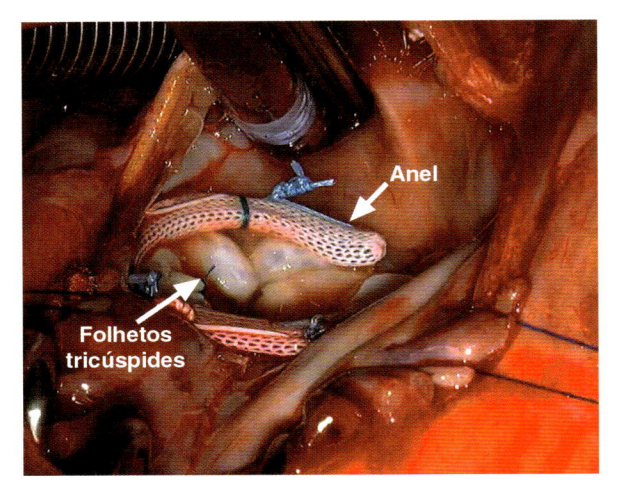

Fig. 7.139 A anuloplastia tricúspide foi realizada com um anel em forma de "C", com uma regurgitação tricúspide apenas residual leve, sendo observada na TEE 2D.

Comentários

Regurgitação pulmonar é a complicação a longo prazo mais comum após uma valvotomia para estenose pulmonar isolada, ou após reparo da tetralogia de Fallot. O acompanhamento a longo prazo do tamanho ventricular direito e da função sistólica é essencial para otimizar o momento de uma nova intervenção, com o objetivo de substituir a valva pulmonar antes do início de uma disfunção sistólica do RV irreversível. O papel da anuloplastia de valva tricúspide durante a substituição da valva pulmonar permanece controverso, pois a regurgitação da valva tricúspide pode diminuir após a substituição da valva pulmonar por causa do remodelamento do RV que se encontrava previamente com sobrecarga de volume.

Leitura Sugerida

1. Zdradzinski MJ, Qureshi AM, Stewart R, et al: Comparison of long-term postoperative sequelae in patients with tetralogy of Fallot versus isolated pulmonic stenosis, Am J Cardiol 114(2): 300–304, 2014.
2. Bashore TM: Adult congenital heart disease: Right ventricular outflow tract lesions, Circulation 115:1933–1947, 2007.
3. Jassal DS, Th akrar A, Schaff er SA, et al: Percutaneous balloon valvuloplasty for pulmonic stenosis: The role of multimodality imaging, Echocardiography 25:231–235, 2008.
4. Kogon B, Patel M, Leong M, McConnell M: Book management of moderate functional tricuspid valve regurgitation at the time of pulmonary valve replacement: Is concomitant tricuspid valve repair necessary? Pediatr Cardiol 31:843–848, 2010.
5. Stephane David J, Tousignant C, Bowry R: Tricuspid annular velocity in patients undergoing cardiac operation using transesophageal echocardiography, J Am Soc Echocardiogr 19:329–334, 2006.

8. Cardiomiopatia Hipertrófica

Caso 8-1   Transplante para Cardiomiopatia Hipertrófica
Caso 8-2   Miomectomia para Obstrução Dinâmica do Trato de Saída do Ventrículo Esquerdo
Caso 8-3   Miomectomia para Obstrução Dinâmica do Trato de Saída do Ventrículo Esquerdo com Investigação por Imagens 3D TEE
Caso 8-4   Defeito do Septo Ventricular após Miomectomia

CASO 8-1
Transplante para Cardiomiopatia Hipertrófica

Esta paciente de 26 anos de idade com cardiomiopatia hipertrófica e síndrome de QT longo foi encaminhada para transplante cardíaco por insuficiência cardíaca de débito baixo com sintomas clínicos de fadiga e intolerância acentuada ao exercício, com sintomas de classe III conforme a New York Heart Association (NYHA), apesar da terapia medicamentosa máxima. O cateterismo do coração direito documentou pressão da artéria pulmonar em 24/9 mm Hg com pressão pulmonar encunhada de 10 mm Hg. O débito cardíaco era de 5,8 L/min, com índice cardíaco de 2,9 L/min.

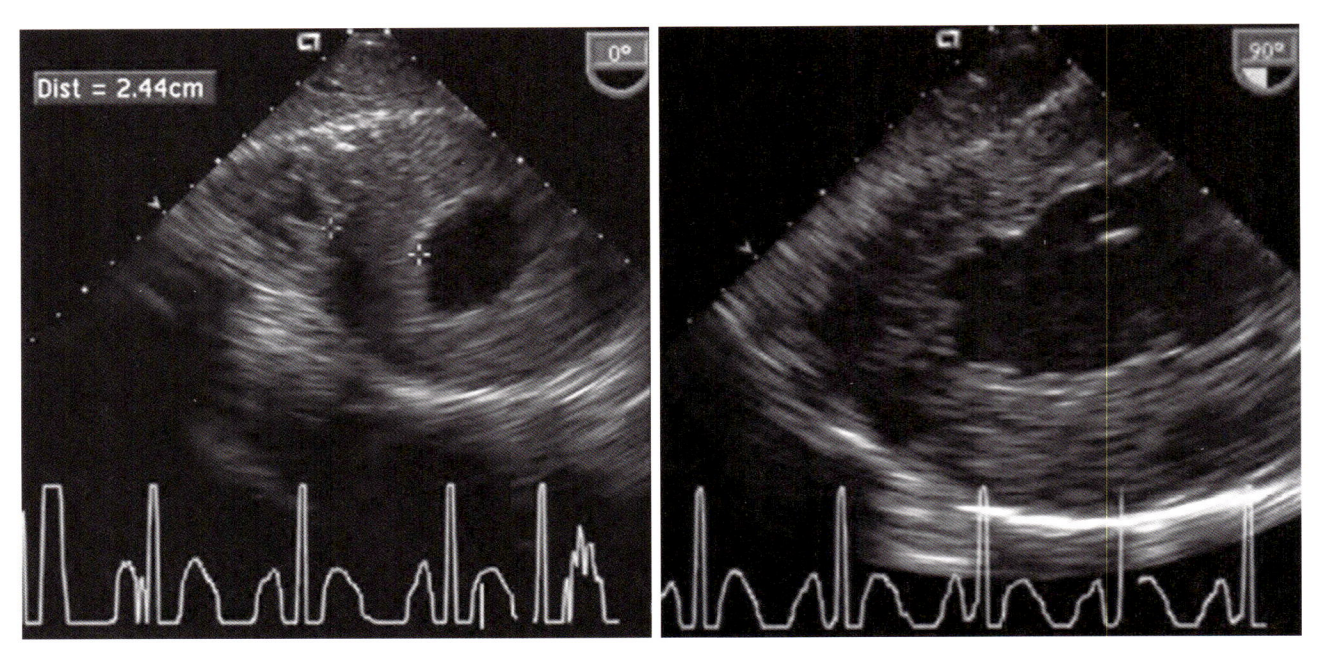

Fig. 8.1 ▶ Projeção transgástrica em eixo curto mostrando hipertrofia grave do ventrículo esquerdo com espessura do septo de 2,4 cm (*à esquerda*). A projeção transgástrica em eixo longo (*à direita*) também mostra hipertrofia grave do ventrículo esquerdo.

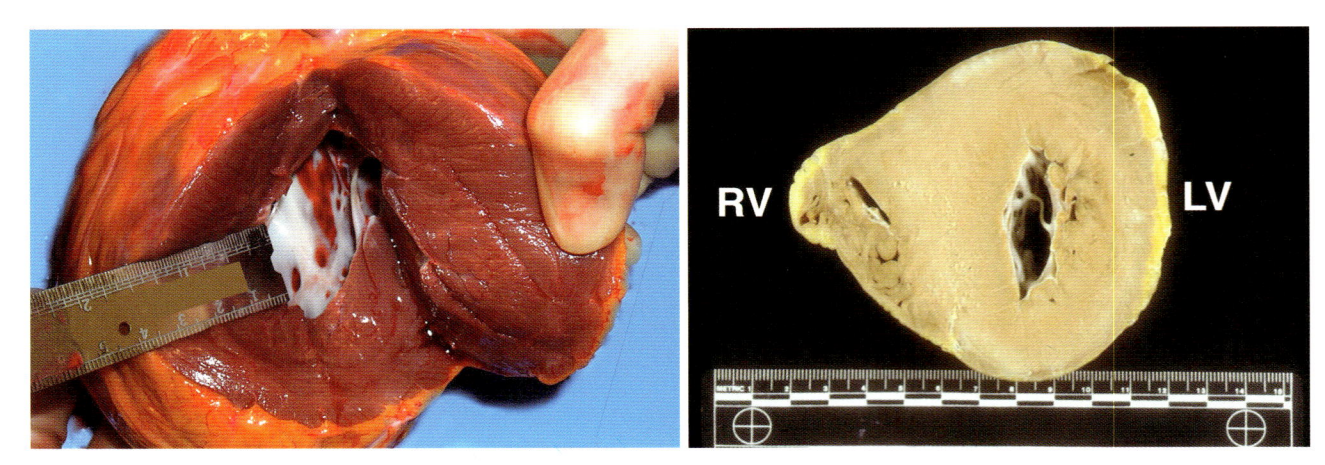

Fig. 8.2 Corte através do ápice de coração fresco explantado (*à esquerda*) demonstrando hipertrofia grave do miocárdio ventricular. No exame patológico (*à direita*) o coração mostrou hipertrofia significativa (massa cardíaca = 655 g), com padrão típico para cardiomiopatia hipertrófica; a cavidade ventricular esquerda era extremamente pequena.

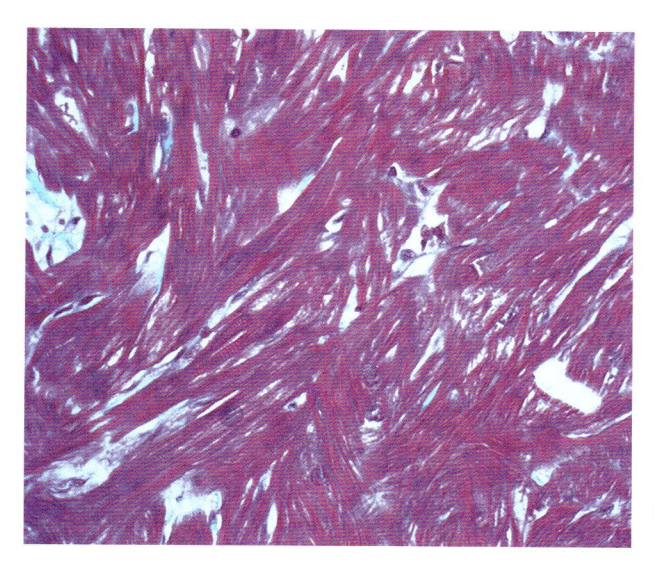

Fig. 8.3 O exame histológico revelou desarranjo substancial de cardiomiócitos, com fibrose intersticial de leve à moderada.

CASO 8-2
Miomectomia para Obstrução Dinâmica do Trato de Saída do Ventrículo Esquerdo

Este paciente de 64 anos foi encaminhado para intervenção cirúrgica por cardiomiopatia hipertrófica com grave obstrução dinâmica subaórtica. Ele tinha história de oito meses de dispneia de esforço crescente, dor torácica e síncope. A ecocardiografia mostrou cardiomiopatia hipertrófica com obstrução grave do fluxo de saída e regurgitação intensa da válvula AV esquerda (mitral). A angiografia coronariana não mostrou doença significativa da artéria coronária epicárdica.

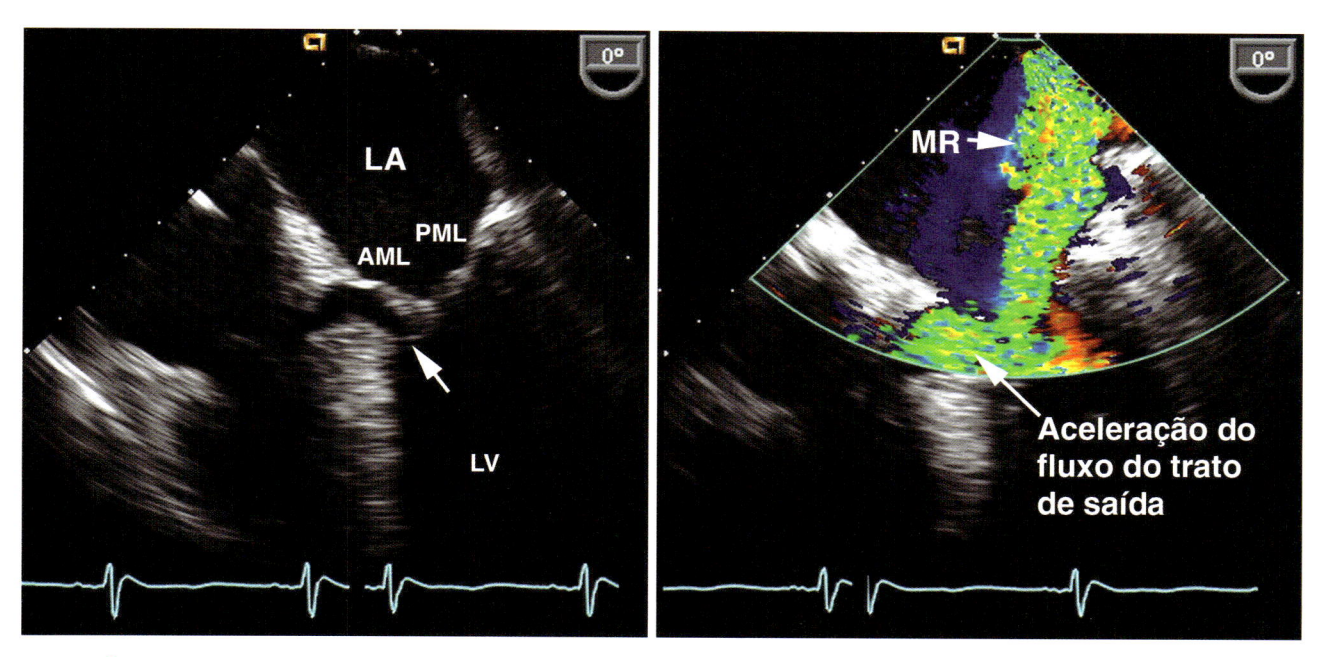

Fig. 8.4 ▶ Projeção TEE de quatro câmaras (*à esquerda*) demonstrando movimento sistólico anterior da cúspide da válvula AV esquerda (mitral) (*seta*). O Doppler colorido (*à direita*) mostra a velocidade aumentada do fluxo do trato de saída (o *verde* indica variação decorrente da alta velocidade de fluxo com artifício [*aliasing*] de sinal) e regurgitação mitral grave (MR).

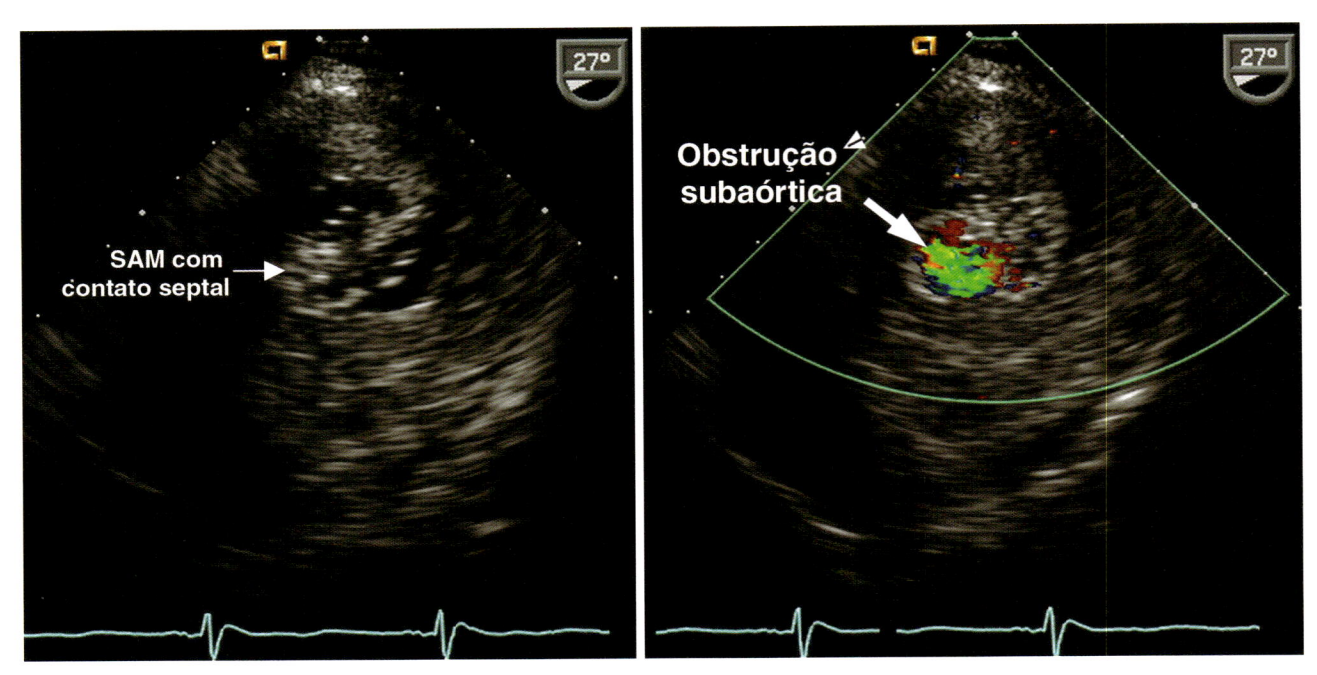

Fig. 8.5 Projeção transgástrica em eixo curto ao nível da válvula AV esquerda (mitral) mostrando ventrículo esquerdo com hipertrofia grave; observa-se movimento sistólico anterior (SAM) da cúspide mitral anterior com contato septal interventricular (*à esquerda*) e fluxo colorido (*à direita*) demonstrando obstrução subaórtica.

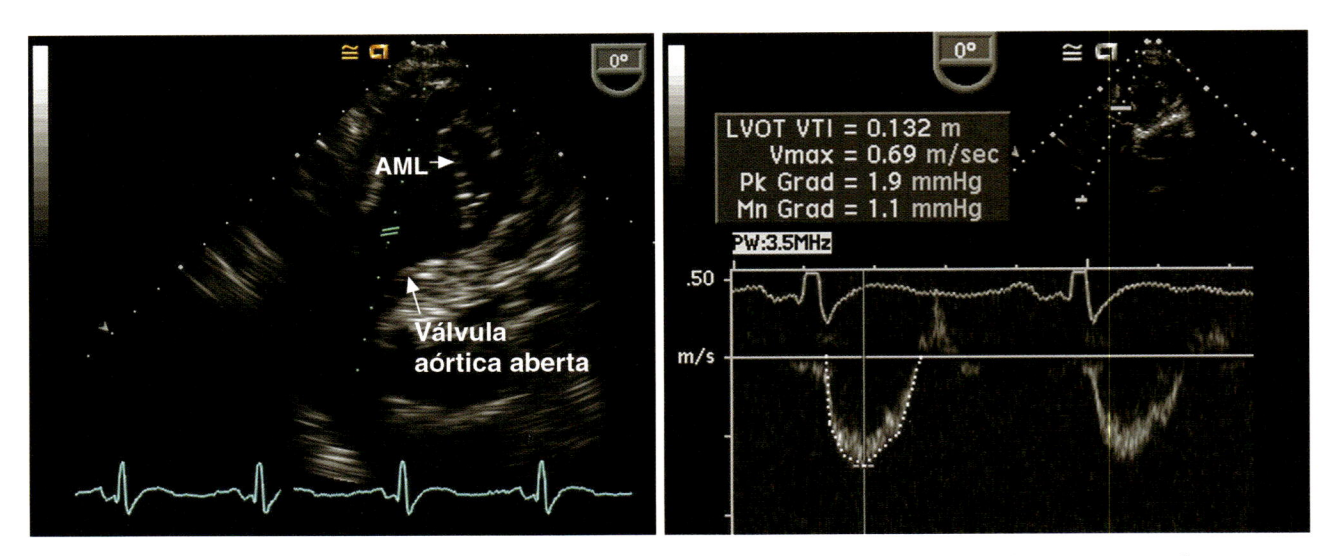

Fig. 8.6 Em paciente diferente sem cardiomiopatia hipertrófica, é mostrado um exemplo do uso da projeção apical transgástrica para avaliação de fluxo de saída do ventrículo esquerdo. O plano da imagem está em ângulo anterior a partir da projeção transgástrica profunda de quatro câmaras para mostrar a válvula aórtica (*à esquerda*). A seguir, registra-se o exame de fluxo com Doppler pulsado ou de ondas contínuas, neste caso mostrando velocidade normal de 0,7 m/s (*à direita*). Nessa abordagem, a velocidade máxima pode ser subestimada, pois nem sempre é possível obter um ângulo de intercepção paralelo entre o feixe de ultrassom e a direção do fluxo sanguíneo. Entretanto, a velocidade real é, pelo menos, tão alta quanto a velocidade registrada.

CASO 8-2 Miomectomia para Obstrução Dinâmica do Trato de Saída do Ventrículo Esquerdo 303

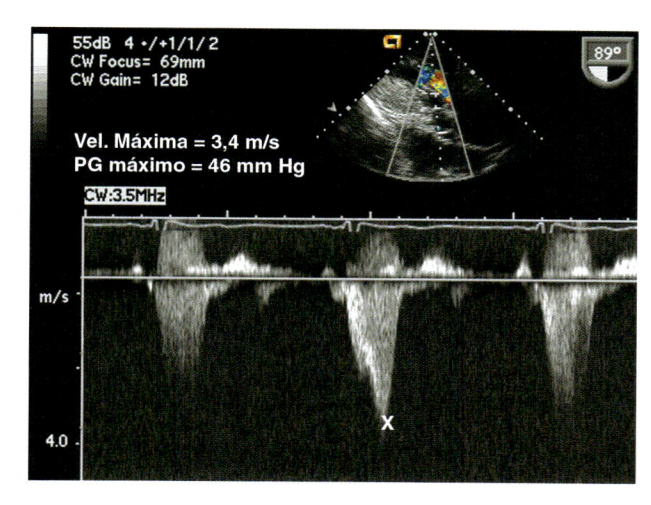

Fig. 8.7 Neste paciente com cardiomiopatia hipertrófica, o Doppler de ondas contínuas da projeção transgástrica em eixo longo demonstra pico tardio, sinal sistólico de alta velocidade com velocidade máxima de 3,4 m/s, correspondendo ao gradiente máximo de pressão (PG) de 46 mm Hg. O PG poderá ser até mais alto, quando o paciente estiver acordado e ativo.

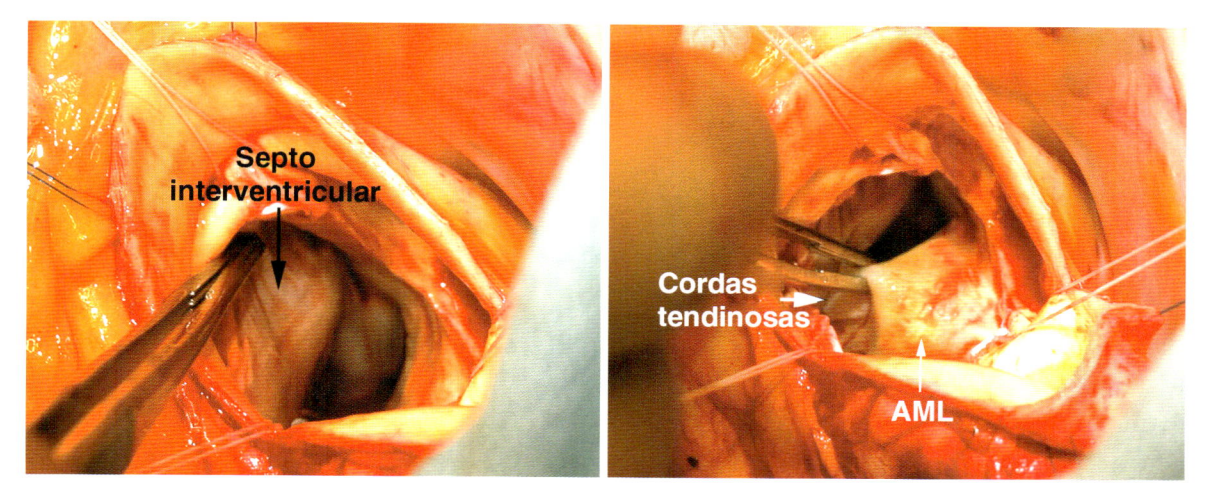

Fig. 8.8 Na cirurgia, o fluxo do trato de saída do ventrículo esquerdo é abordado pela aorta ascendente e através da válvula aórtica passivamente aberta. Em um exemplo normal em que a válvula aórtica foi removida, as estruturas visíveis em LVOT incluem: septo interventricular (*à esquerda*) anteriormente e AML (*à direita*) posteriormente.

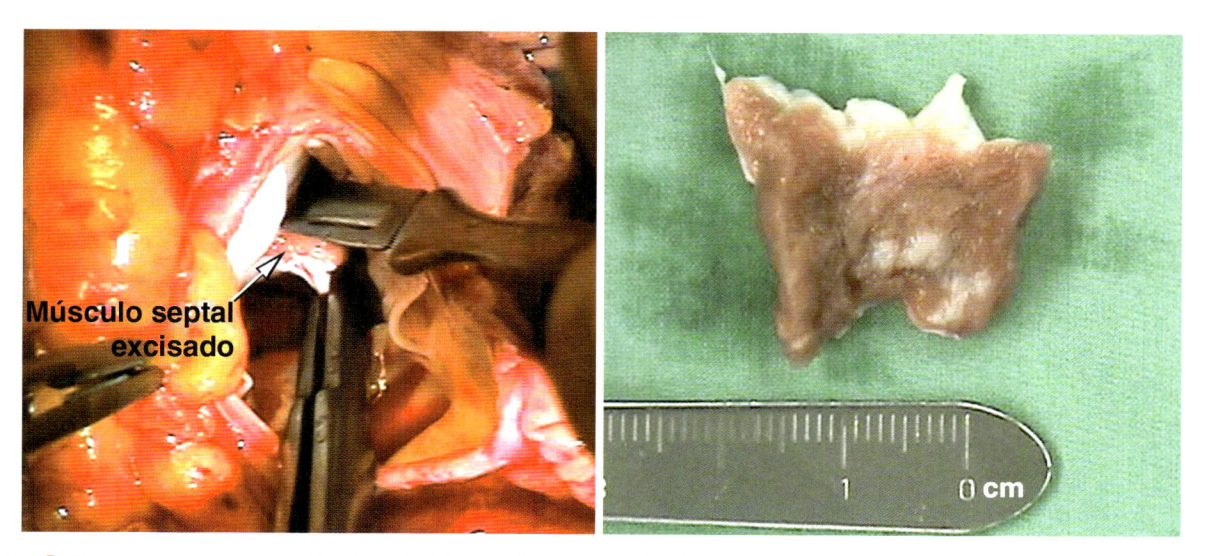

Fig. 8.9 ◯ Neste paciente com cardiomiopatia hipertrófica, uma calha do miocárdio septal foi removida anteriormente com profundidade e extensão aproximadas de 1 cm, com cuidado para evitar a criação de defeito septal ventricular (VSD). Por causa da obstrução subaórtica significativa com movimento sistólico anterior do AML, a válvula AV esquerda (mitral) foi substituída por uma válvula mecânica discreta. Tanto as cordas anterior e posterior foram preservadas, mas a cúspide anterior foi parcialmente excisada, com resíduos de AML incorporados às linhas de suturas medial e lateral.

Comentários

A cardiomiopatia hipertrófica é uma doença hereditária autossômica dominante caracterizada por hipertrofia assimétrica do ventrículo esquerdo, disfunção diastólica e, em um subconjunto de pacientes, por obstrução subaórtica dinâmica. Há vários padrões diferentes de hipertrofia do ventrículo esquerdo, mas todos eles têm em comum a característica de poupar relativamente o segmento basal da parede inferoposterior desse ventrículo. Em alguns casos, os sintomas são, predominantemente, o resultado da disfunção diastólica, como no primeiro Caso 8-1. Tipicamente, o relaxamento diminui precocemente na doença, enquanto a conformidade ocorre tardiamente no curso da doença. A função diastólica está associada a pressões de enchimento elevadas e débito cardíaco direto reduzido, resultando em sintomas de fadiga e dispneia de esforço.

A obstrução dinâmica do fluxo de saída que ocorre em alguns pacientes está relacionada com o movimento sistólico anterior das cúspides da válvula AV esquerda (mitral) e a uma válvula mitral anatomicamente anormal. Com frequência, observa-se a regurgitação coexistente dessa válvula, por causa da má coaptação das cúspides no sítio de movimento sistólico anterior. Sintomas de angina, dispneia e síncope ocorrem em alguns, mas não em todos, pacientes com obstrução de fluxo de saída. Essa obstrução é dinâmica porque varia durante o período de ejeção, com a obstrução máxima na fase tardia da sístole. Além disso, o grau de obstrução do fluxo de saída varia com as condições de carga: tipicamente, ele aumenta com a redução no volume ventricular (p. ex., hipovolemia), com a redução na resistência vascular sistêmica (p. ex., com vasodilatadores) ou com um aumento na contratilidade (p. ex., com esforço).

As opções de tratamento incluem terapia clínica, ablação percutânea do miocárdio septal em pacientes selecionados e a miomectomia cirúrgica, às vezes junto com a substituição da válvula AV esquerda (mitral).

Leitura Sugerida

1. Woo A: Hypertrophic cardiomyopathy: echocardiography in diagnosis and management of patients (including stress testing). In Otto CM, editor: The Practice of Clinical Echocardiography, ed 5, Philadelphia, 2016, Elsevier.
2. Gersh BJ, Maron BJ, Bonow RO, et al: 2011 ACCF/AHA guideline for the diagnosis and treatment of hypertrophic cardiomyopathy: executive summary: a report of the American College of Cardiology Foundation/American Heart Association Task Force on Practice Guidelines, Circulation 124(24):2761, 2011.
3. Caselli S, Maron MS, Urbano-Moral JA, et al: Differentiating left ventricular hypertrophy in athletes from that in patients with hypertrophic cardiomyopathy, Am J Cardiol 114(9):1383–1389, 2014.
4. Hensley N, Dietrich J, Nyhan D, et al: Hypertrophic Cardiomyopathy: A Review, Anesthesia Analgesia 120:554–559, 2015.

CASO 8-3
Miomectomia para Obstrução Dinâmica do Trato de Saída do Ventrículo Esquerdo com Investigação por Imagens 3D TEE

Esta paciente de 52 anos foi diagnosticada com cardiomiopatia hipertrófica aos 35 anos e tratada clinicamente com disopiramida, com sucesso inicial; com o tempo a dose precisou ser regularmente aumentada. Ela chegou a atingir a dose máxima, mas ainda se queixava de falta de ar crescente mediante esforço, a ponto de só conseguir andar 15 metros antes de parar. A paciente foi encaminhada para avaliação cirúrgica, e uma miotomia-miectomia cirúrgica foi planejada para alívio dos sintomas. Na cirurgia foram removidos 3 cm^3 de tecido miocárdico septal, conforme medido pelo deslocamento de soro fisiológico em um cilindro esterilizado e graduado. Além disso, havia um cordão curto e espesso desde a cúspide anterior da válvula AV esquerda (mitral) e dois cordões menores acessórios diretamente ligados ao septo interventricular. Esses cordões foram divididos para aliviar a obstrução do fluxo de saída.

CASO 8-3 Miomectomia para Obstrução Dinâmica do Trato de Saída do Ventrículo Esquerdo... 305

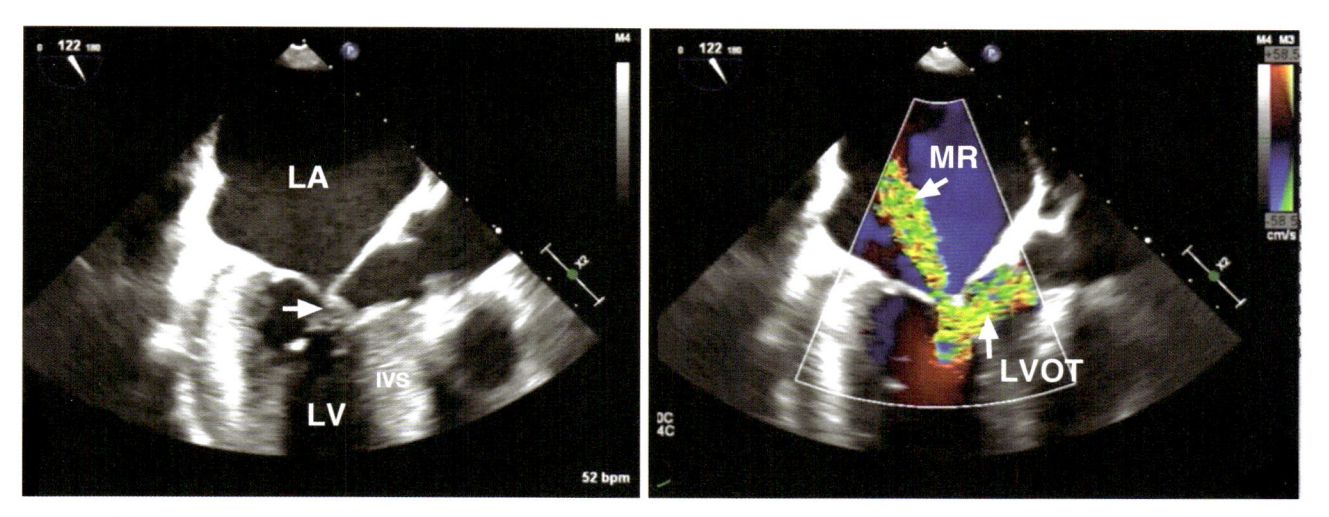

Fig. 8.10 ▶ Nesta projeção em eixo longo médio-esofágico observa-se movimento anterior sistólico do ponto de coaptação mitral (*seta*) que faz contato com o septo interventricular (IVS). À direita, observar a aceleração colorida do fluxo no trato de saída do ventrículo esquerdo (LVOT), assim como a regurgitação mitral (MR).

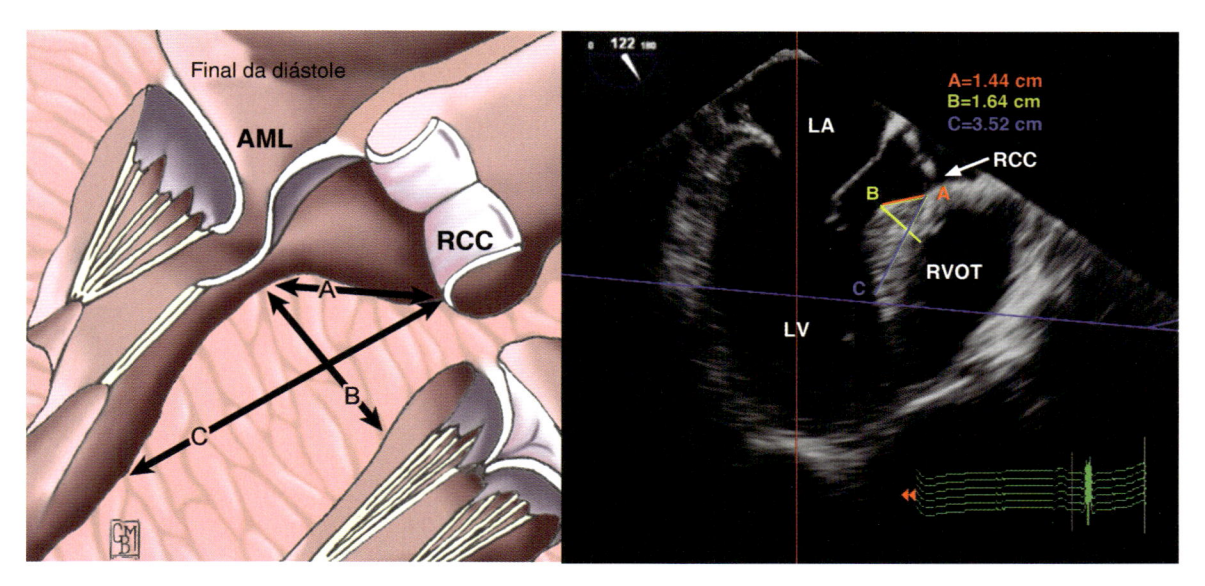

Fig. 8.11 No quadro à esquerda, uma interpretação artística correspondendo à projeção médio-esofágica em eixo longo é observada. Várias medições são feitas para ajudar o cirurgião a determinar a extensão da ressecção do septo; (**A**) é a distância da base da extremidade da coronária direita para o ponto de contato com o septo, (**B**) largura septal máxima, e (**C**) distância da base da extremidade da coronária direita até o ponto distal do espessamento do septo. No quadro à direita, é mostrada uma projeção médio-esofágica em eixo longo representativo com medições. Todas as medições são feitas no final da diástole. (Desenho cortesia de Annete Vegas, MD.)

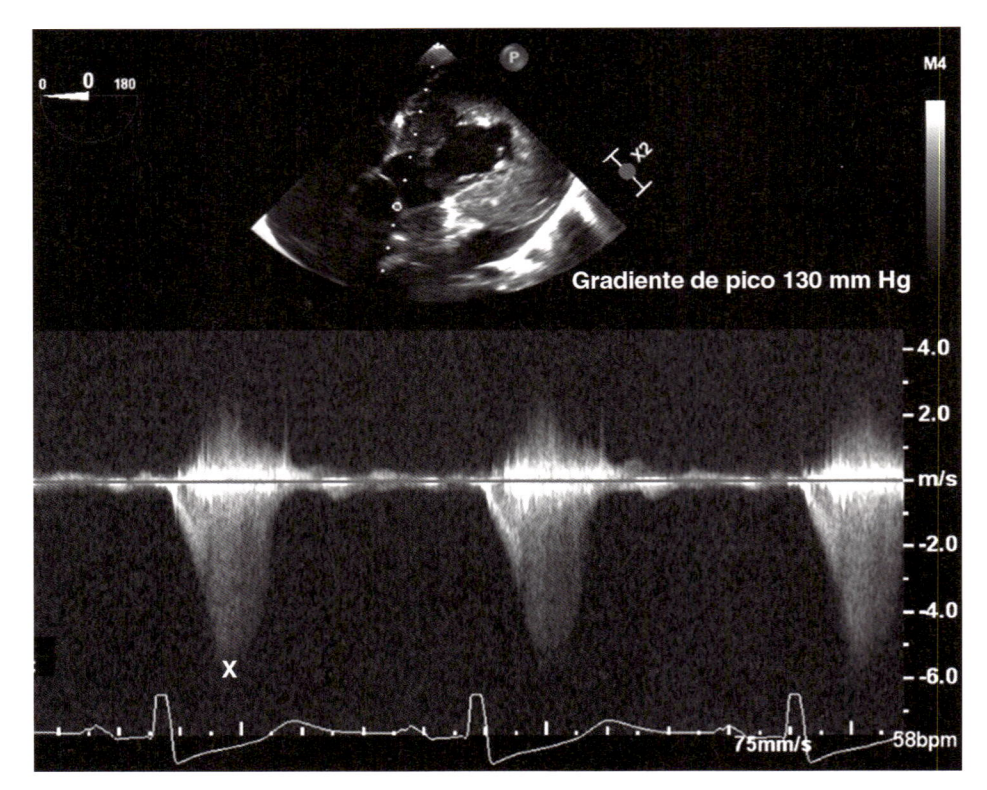

Fig. 8.12 Investigação por imagens transgástricas profundas e Doppler de ondas contínuas permitem medir velocidade pelo fluxo do trato de saída do ventrículo esquerdo. Observam-se pico tardio, alta velocidade e aparência de sinal sistólico típico de obstrução dinâmica do trato de saída. O gradiente de pico é de 130 mm Hg.

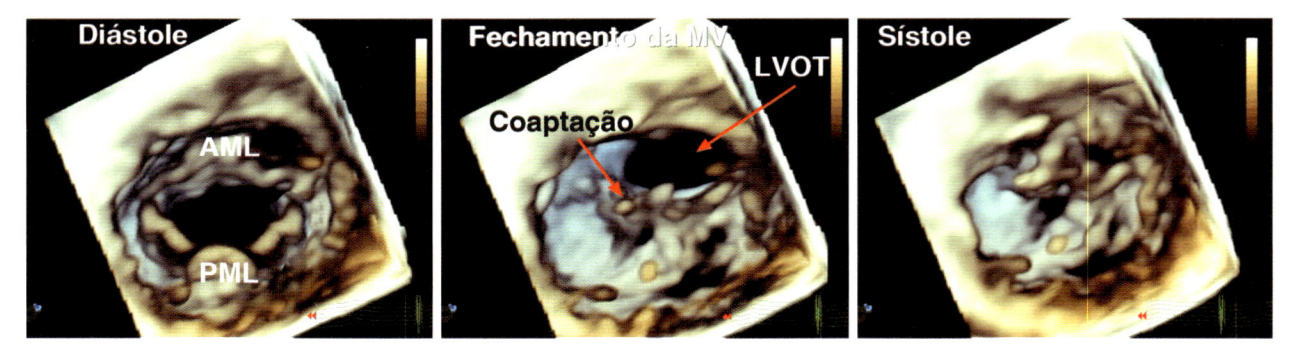

Fig. 8.13 Projeções em 3D à TEE da válvula AV esquerda mitral observada a partir do lado ventricular esquerdo. À esquerda, a cúspide mitral anterior (AML) e a cúspide mitral posterior (PML) estão abertas durante a diástole. No painel do meio, o fluxo do trato de saída LV é a área escura anterior à válvula AV esquerda (mitral), com o fechamento mitral e coaptação normal durante o início da sístole. Na sístole tardia (*à direita*) o ponto de coaptação se moveu anteriormente na direção do septo interventricular, resultando no contato das cúspides mitrais com o septo, obstruindo a ejeção do sangue para fora do LV pela válvula aórtica. A dinâmica é particularmente óbvia no vídeo em tempo real.

CASO 8-4 Defeito do Septo Ventricular após Miomectomia   307

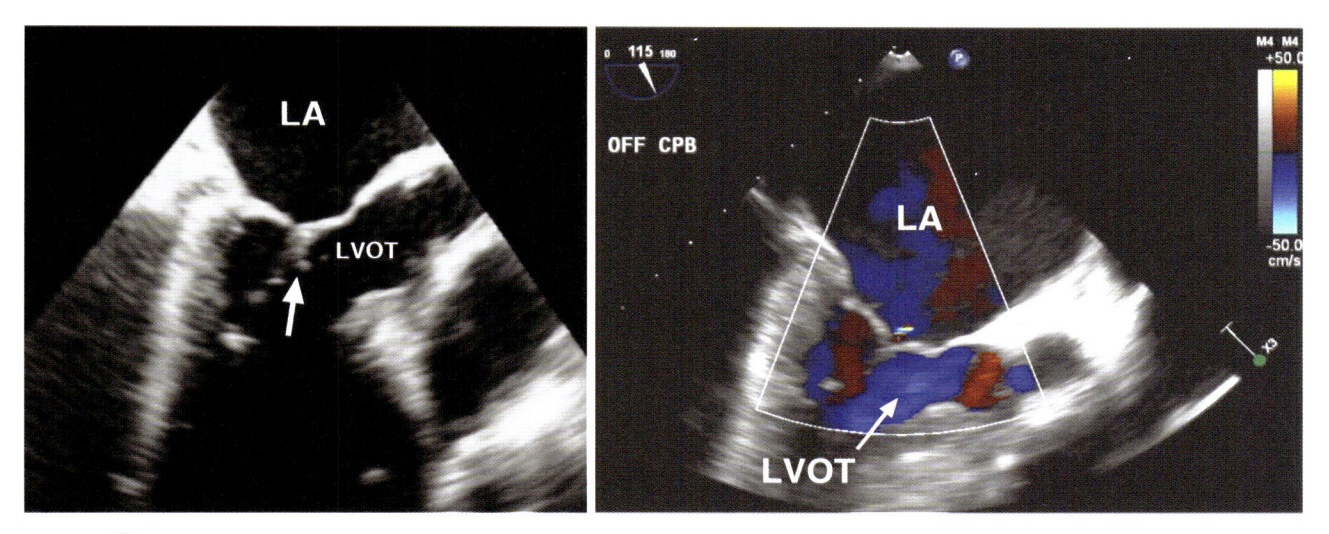

Fig. 8.14 ▶ Esta projeção médio-esofágica em eixo longo foi obtida após miomectomia e separação da derivação cardiopulmonar. À esquerda, o ponto de coaptação mitral não se moveu em direção ao septo interventricular, e à direita não são observadas nem a aceleração de fluxo no trato de saída do ventrículo esquerdo nem regurgitação mitral.

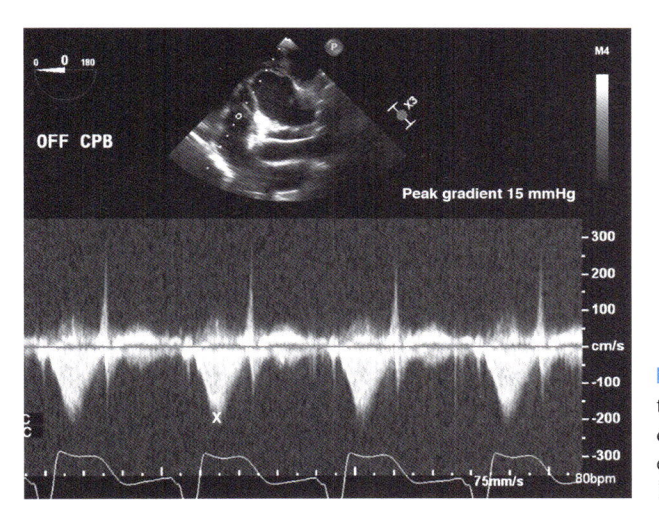

Fig. 8.15 Investigação pós-operatória por imagens transgástricas profundas e medição de velocidade por Doppler de ondas contínuas pelo fluxo do trato de saída do ventrículo esquerdo mostram gradiente de pico muito reduzido de 15 mm Hg.

CASO 8-4
Defeito do Septo Ventricular após Miomectomia

O paciente de 71 anos vinha notando falta de ar crescente e dispneia mediante esforço. Ele também se queixava de dor torácica leve ao esforço, assim como de episódios de pré-síncope. O cateterismo cardíaco mostrou doença coronariana não obstrutiva mínima. Um ecocardiograma de esforço não mostrou estenose aórtica e gradiente no fluxo do trato de saída de 12 mm Hg, que aumentou para 120 mm Hg mediante exercício. Foi observada hipertrofia septal basal proeminente. O paciente foi encaminhado para miomectomia cirúrgica.

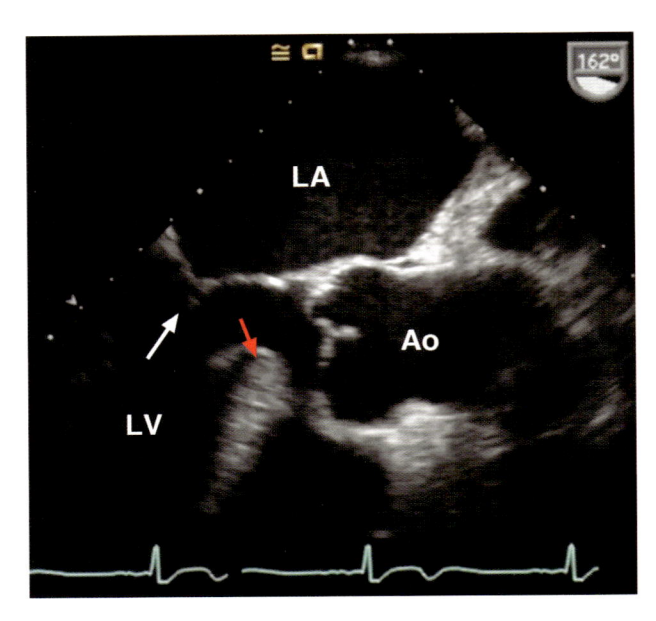

Fig. 8.16 TEE pré-operatória mostrou função normal da válvula aórtica na projeção em eixo longo médio-esofágica. O ponto de coaptação moveu-se para perto do topo do septo interventricular, mas sem contato com ele (*seta branca*). Observa-se hipertrofia septal basal proeminente (*seta vermelha*).

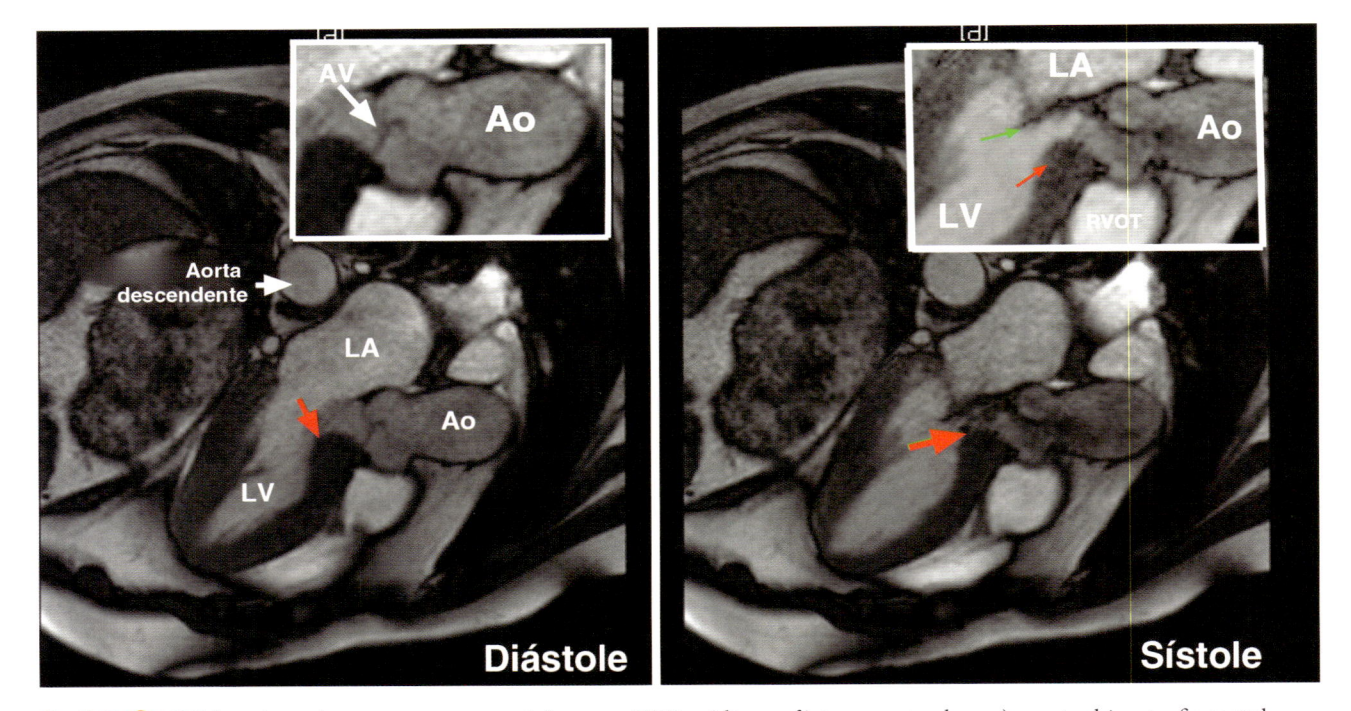

Fig. 8.17 MRI (reorientada para a mesma posição que a TEE médio-esofágica em eixo longo) mostra hipertrofia septal basal proeminente na diástole (*seta vermelha*). O destaque mostra a válvula aórtica mais claramente. O fluxo do trato de saída do ventrículo esquerdo fica estreitado durante a sístole (*seta verde*), observado mais nitidamente em tempo real.

CASO 8-4 Defeito do Septo Ventricular após Miomectomia 309

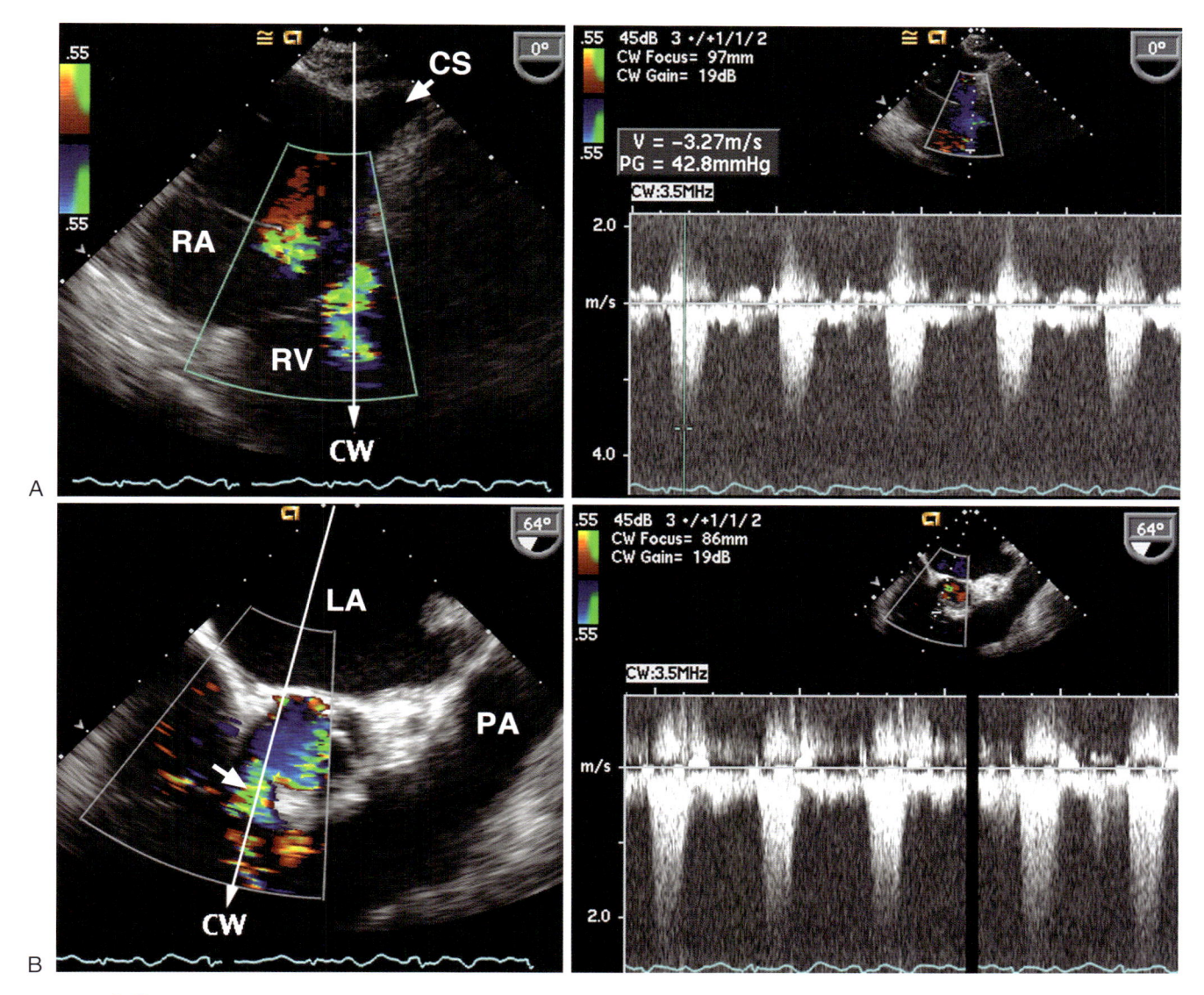

Fig. 8.18 ▶▶ (**A**) Após miomectomia do septo, o Doppler colorido da posição médio-esofágica com retroflexão da sonda (*à esquerda*) mostrou jato colorido na sístole no lado do RV da válvula AV direita tricúspide. Doppler de CW (*à direita*) mostrou jato de alta velocidade movimentando-se para longe da sonda. (**B**). Doppler colorido após leve retirada e anteflexão da sonda mostrou perturbação do fluxo ao Doppler colorido, compatível com defeito septal ventricular no septo basal com fluxo para RV, adjacente à válvula AV direita tricúspide (*seta branca*). Doppler de CW mostra sinal de alta velocidade com ritmo e formato semelhantes ao registro de Doppler de CW da posição médio-esofágica. Esse achado é compatível com defeito septal ventricular pós-miectomia, embora a velocidade de pico seja provavelmente subestimada em ambos os traçados por causa do ângulo de interceptação não paralelo.

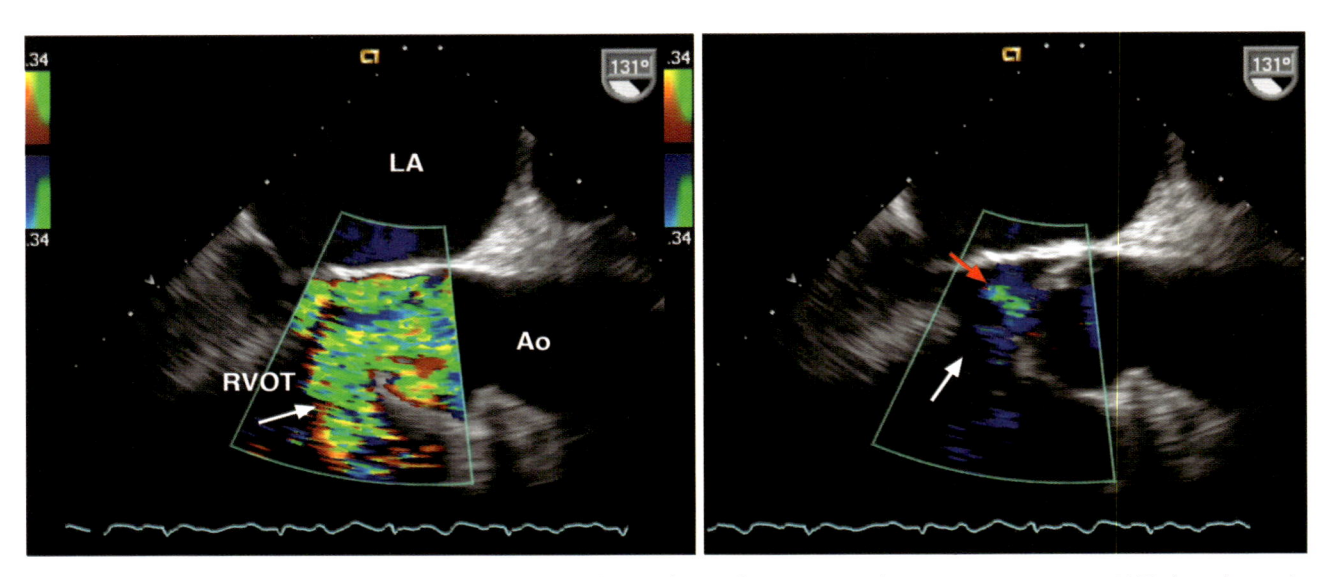

Fig. 8.19 ● Investigação por imagens em eixo longo médio-esofágico durante a sístole mostrou novamente VSD (*seta branca*). À direita, durante a sístole, o defeito é observado (*seta branca*), pois é um pequeno volume de regurgitação aórtica (*seta vermelha*).

Comentários

A verificação com esforço é recomendada em pacientes com cardiomiopatia hipertrófica e sintomas ao esforço, mas sem obstrução em repouso, como é este caso. Achados anormais descobertos na verificação com esforço em pacientes com cardiomiopatia hipertrófica incluem sintomas de dor torácica ou pré-síncope, um provável gradiente subaórtico, pressão arterial embotada ou reduzida, arritmias, alterações de ST no ECG e aumento na intensidade da regurgitação mitral.

Na cirurgia, a remoção adequada do tecido septal é necessária para alívio da obstrução subaórtica dinâmica em pacientes com cardiomiopatia hipertrófica. Entretanto, dependendo da espessura e da curvatura do septo, ela pode ser uma linha fina entre aliviar a obstrução e criar inadvertidamente um defeito septal ventricular. Com base na TEE intraoperatória basal, é importante definir a extensão espacial e as espessuras da hipertrofia septal, assim como a curvatura do septo, pois este é visualizado olhando-se para baixo, através da válvula aórtica. Após o procedimento, é importante buscar cuidadosamente por um defeito septal ventricular, por obstrução residual do fluxo de saída e por quaisquer alterações da função da válvula aórtica.

Leitura Sugerida

1. Woo A: Hypertrophic cardiomyopathy: echocardiography in diagnosis and management of patients (including stress testing). In Otto CM, editor: The Practice of Clinical Echocardiography, ed 5, Philadelphia, 2016, Elsevier.
2. Gersh BJ, Maron BJ, Bonow RO, et al: 2011 ACCF/AHA guideline for the diagnosis and treatment of hypertrophic cardiomyopathy: executive summary: a report of the American College of Cardiology Foundation/American Heart Association Task Force on Practice Guidelines, Circulation 124(24):2761, 2011.
3. Caselli S, Maron MS, Urbano-Moral JA, et al: Diff erentiating left ventricular hypertrophy in athletes from that in patients with hypertrophic cardiomyopathy, Am J Cardiol 114(9):1383–1389, 2014.
4. Hensley N, Dietrich J, Nyhan D, et al: Hypertrophic Cardiomyopathy: A Review, Anesthesia Analgesia 120:554–559, 2015.

9
Doença Pericárdica

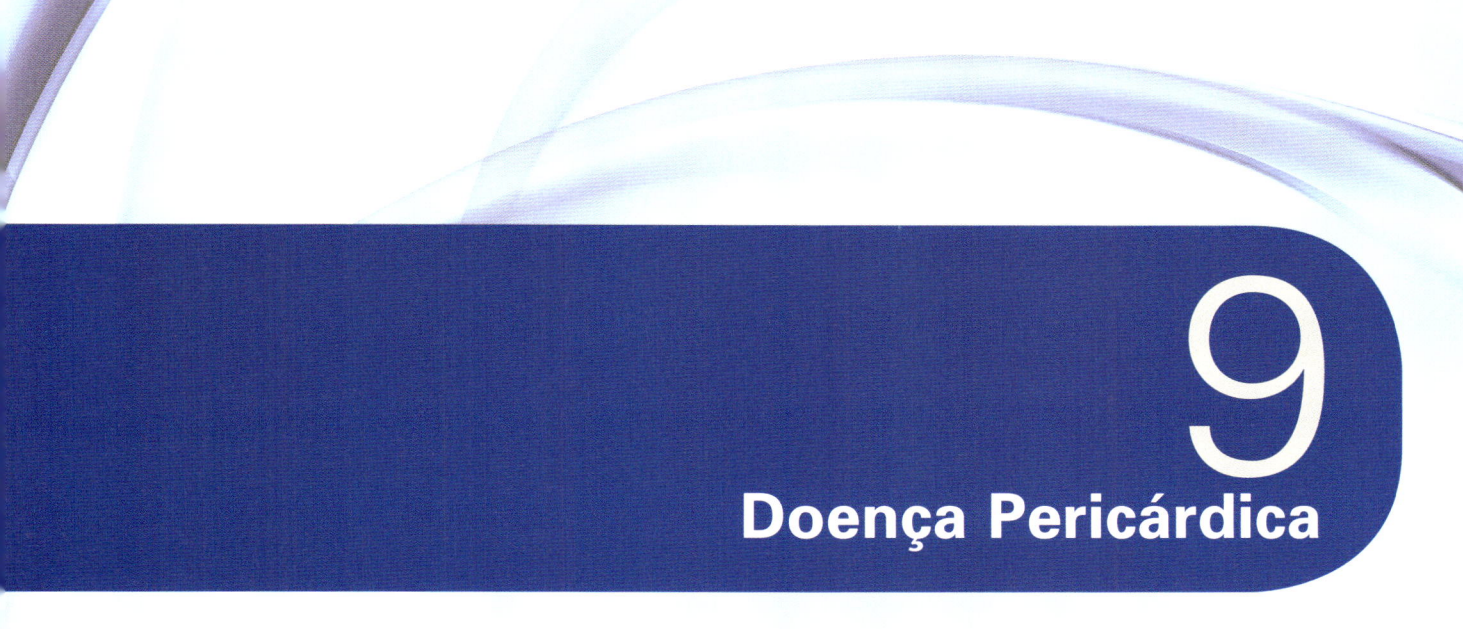

Caso 9-1   Efusão Pericárdica
Caso 9-2   Constrição Pericárdica
Caso 9-3   Tamponamento Pericárdico durante Intervenção Coronariana Percutânea

CASO 9-1
Efusão Pericárdica

São mostrados a seguir exemplos de efusões pericárdicas observadas na TEE intraoperatória em vários pacientes diferentes.

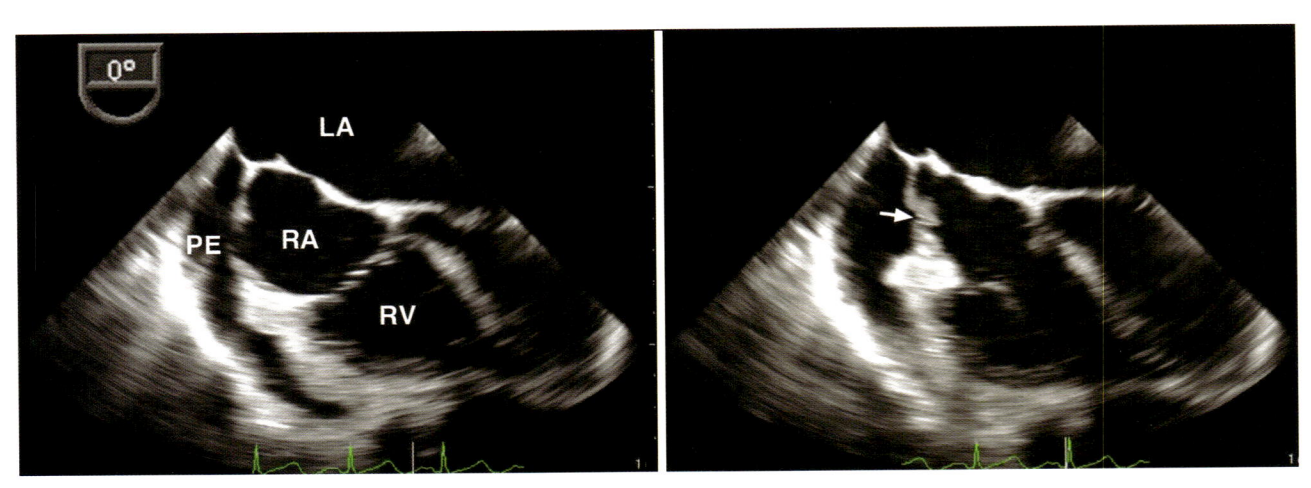

Fig. 9.1 ● A partir da posição transesofágica alta, o espaço sem eco é visualizado adjacente ao átrio direito na projeção de quatro câmaras. O paciente está em diástole; a parede livre do átrio direito (*à esquerda*) mostra contorno convexo normal. Na sístole ventricular inicial (*à direita*) o "colapso" do átrio direito está presente com aparência côncava de parede livre de RA, porque a pressão pericárdica é mais alta do que a pressão de RA durante a diástole atrial.

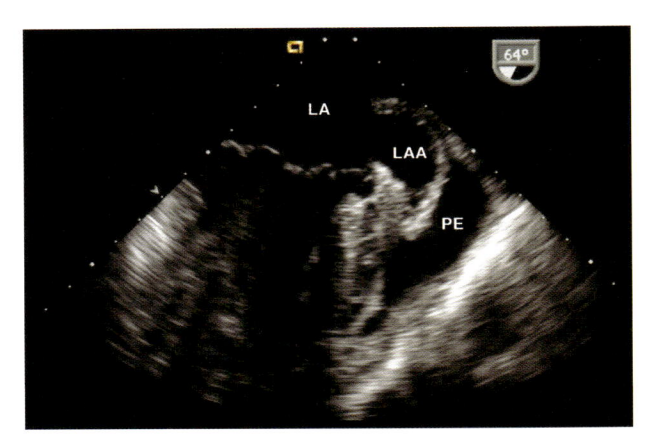

Fig. 9.2 ● Na projeção comissural médio-esofágica, o apêndice atrial esquerdo (LAA) é cercado por efusão pericárdica dentro do seio pericárdico transverso.

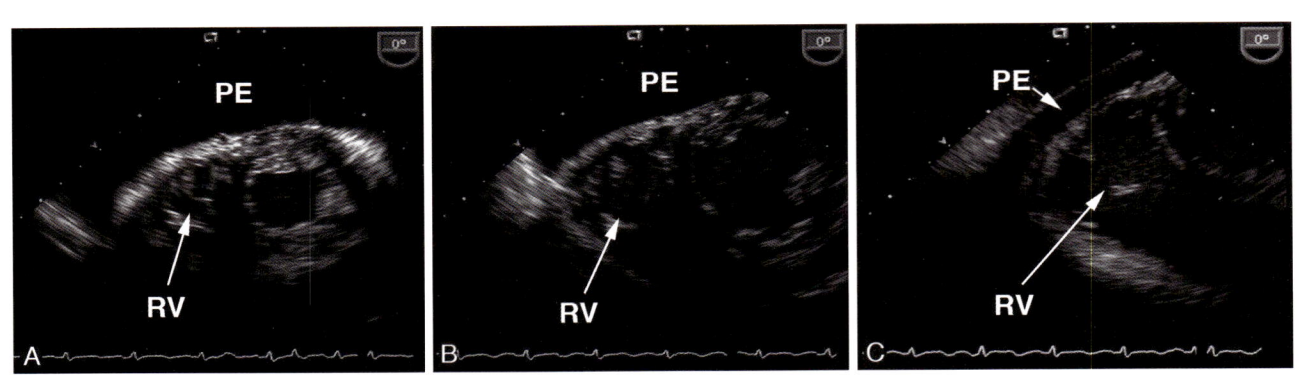

Fig. 9.3 ● Esta série de imagens transgástricas na projeção em eixo curto da esquerda para a direita mostra efusão pericárdica (PE) com redução de tamanho, porque o fluido é removido por pericardiocentese percutânea. Observar que o tamanho dos ventrículos esquerdo e direito aumenta, à medida que o fluido pericárdico é removido, sugerindo que pressões intrapericárdicas altas evitaram o enchimento ventricular diastólico normal, como na fisiologia de tamponamento pericárdico.

CASO 9-1 Efusão Pericárdica 313

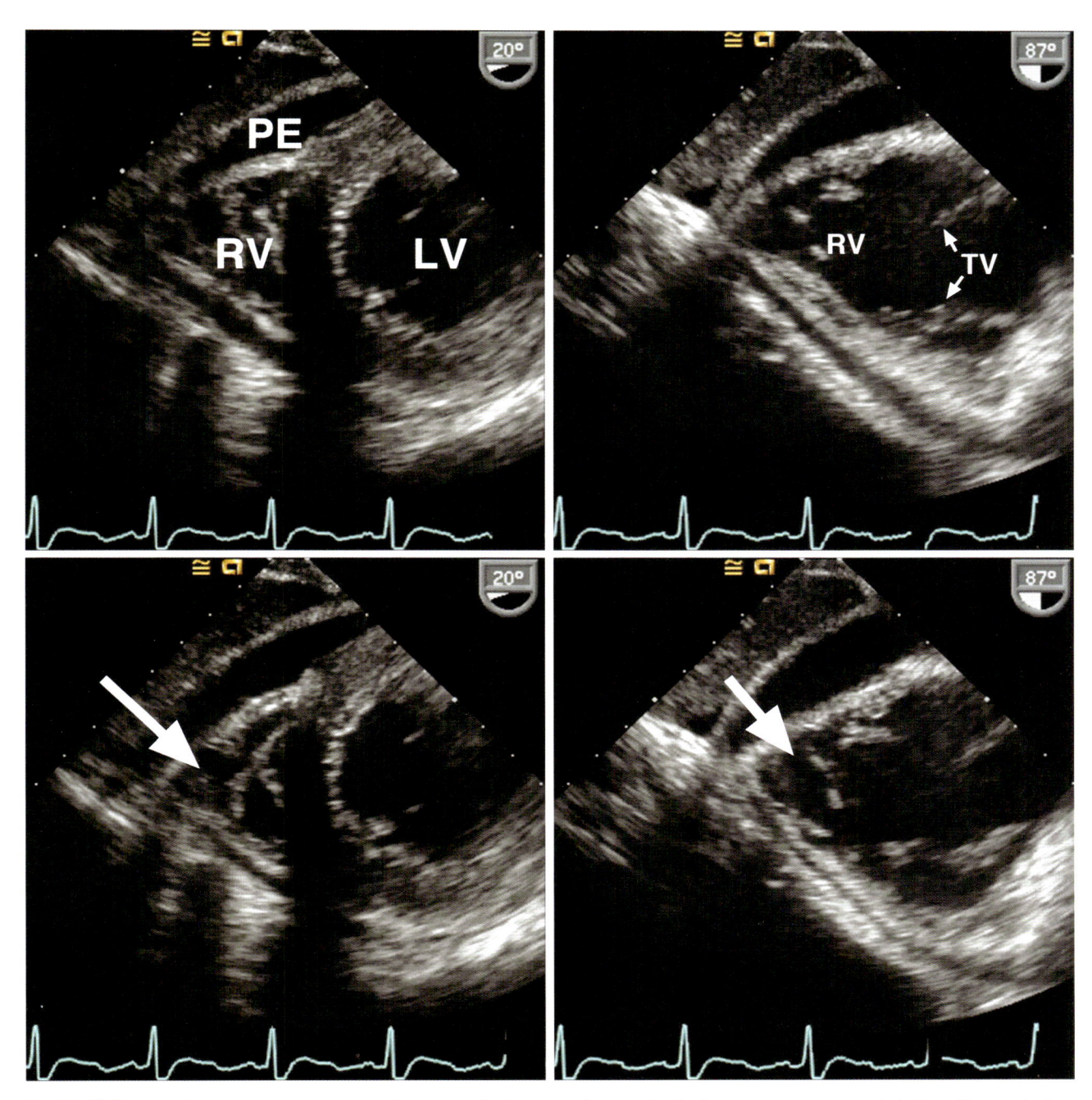

Fig. 9.4 ⊙ Este paciente se apresentou com dissecção aórtica ascendente e sinais de tamponamento pericárdico. Nas projeções transgástricas em eixo curto (*superior, à esquerda*) e na projeção no eixo longo (*superior, à direita*) a efusão pericárdica está presente. Embora a efusão seja somente pequena à moderada, a pressão pericárdica pode ser alta por causa do acúmulo rápido de fluido pericárdico. A fisiologia de tamponamento é confirmada nos dois painéis inferiores, que mostram o "colapso" diastólico ventricular direito decorrente da pressão pericárdica mais alta do que a pressão diastólica de RV. Esse fenômeno é mais bem apreciado no vídeo. A compressão de RV resulta em baixo volume sistólico e hipotensão.

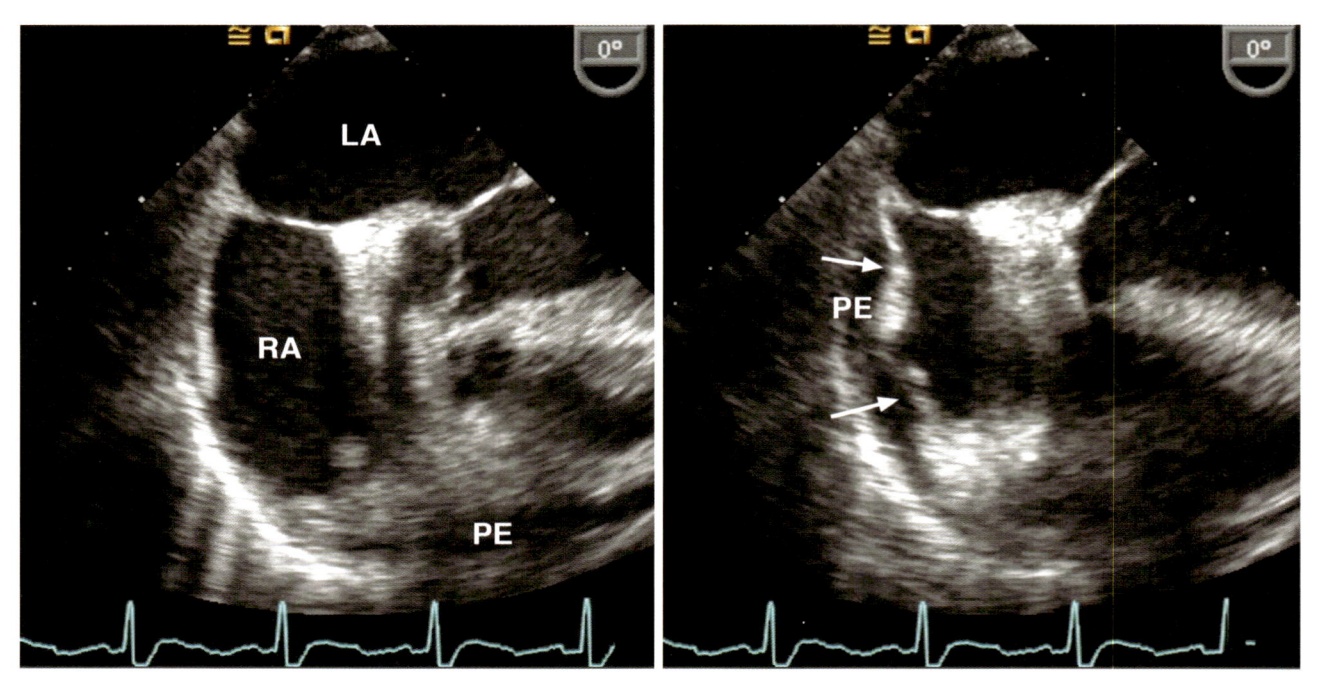

Fig. 9.5 ▶ No mesmo paciente que na Fig. 9.1d, o colapso atrial direito é visualizado na imagem à direita (*setas*).

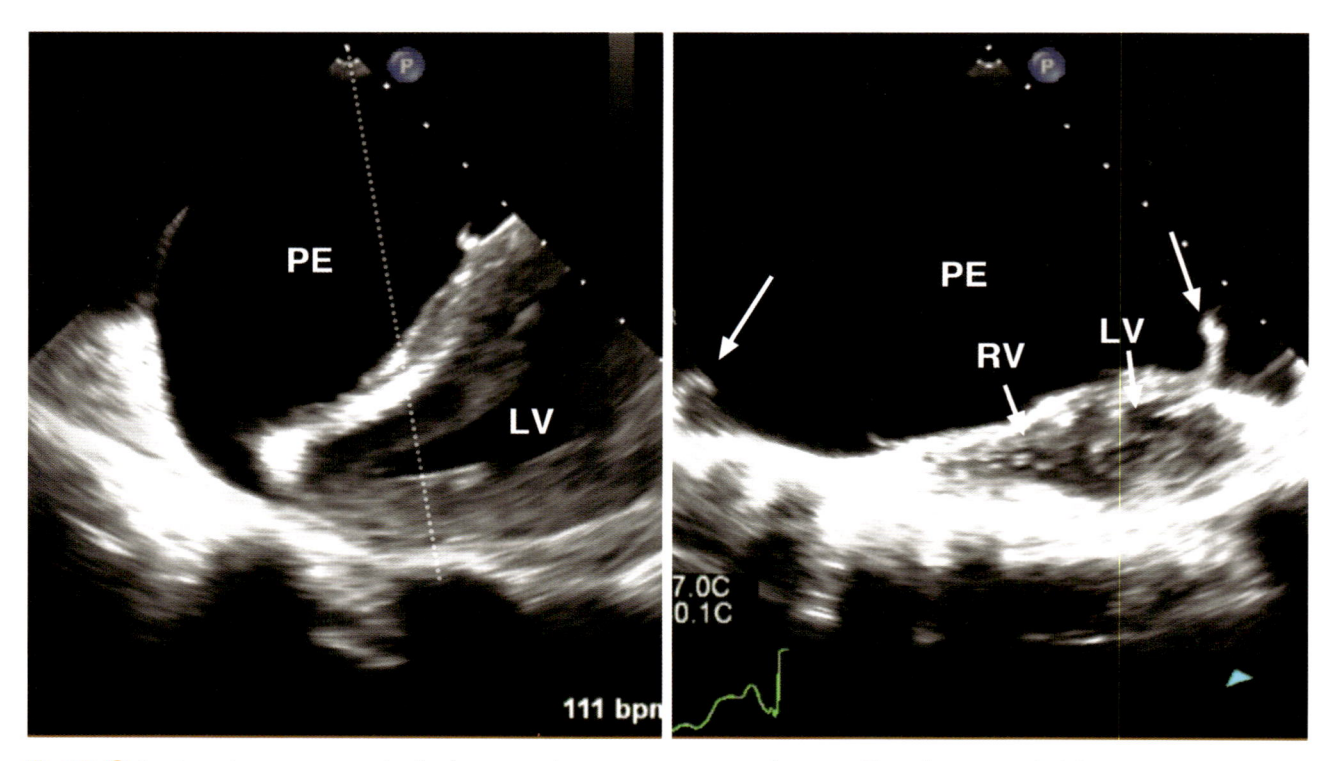

Fig. 9.6 ▶ As cinco imagens a seguir são de um paciente em que o transplante cardíaco foi executado há três semanas. A efusão pericárdica foi detectada no acompanhamento por TTE. Duas tentativas de drenagem subxifoide tinham sido feitas com resultados insatisfatórios. Para evitar refazer a esternotomia, foi planejada uma abordagem cirúrgica torácica do lado esquerdo, com assistência por vídeo para drenar a efusão. A TEE biplanar na posição transgástrica revelou efusão pericárdica substancial; à esquerda, projeção no eixo longo mostra cavidade LV extremamente pequena e à direita são observados ventrículos pequenos ao nível do ápice. Filamentos fibrinosos são visualizados dentro da efusão (*seta*).

CASO 9-1 Efusão Pericárdica   315

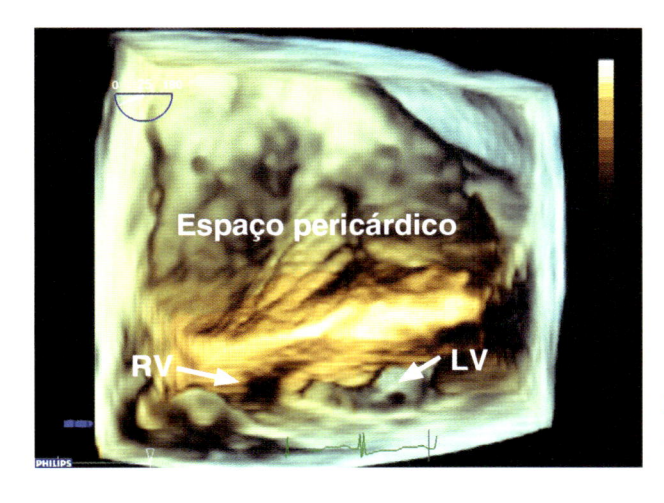

Fig. 9.7 ▶ Mesma visualização da Fig. 9.6. usando investigação por imagens em 3D. Observa-se grande efusão pericárdica posterior.

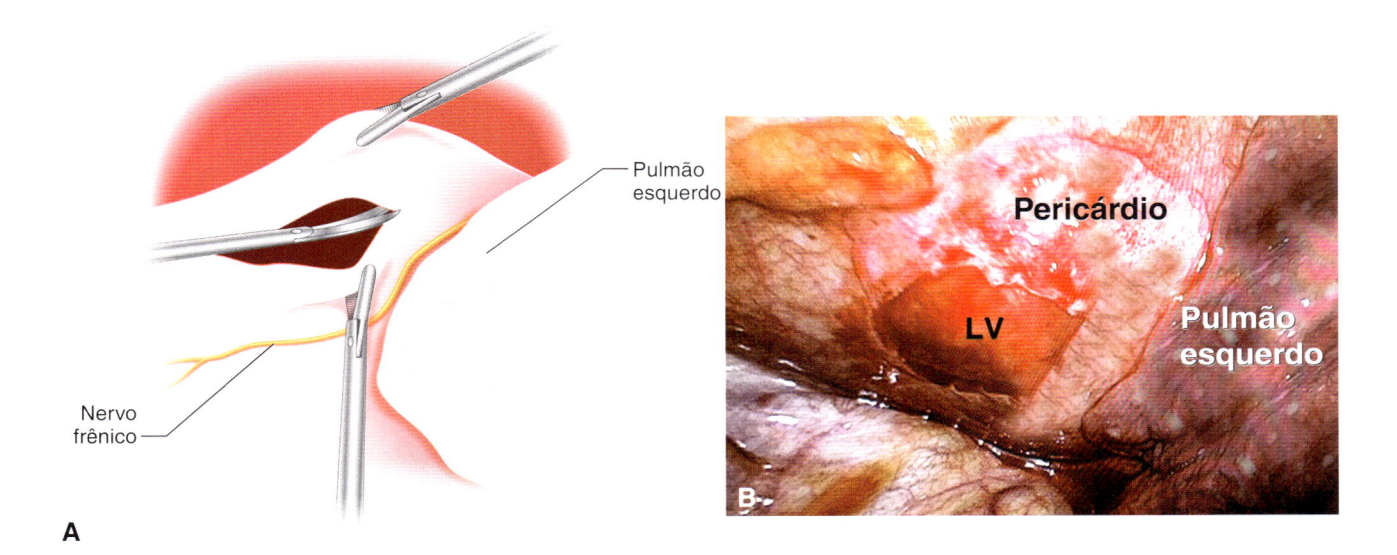

Fig. 9.8 À esquerda, um desenho da visão típica do toracoscópio mostrando a pinça, que é colocada pela mesma incisão do toracoscópio às 6 horas nesta foto, e uma pinça adicional colocada pela incisão do terceiro espaço intercostal à 1 hora. Essas duas pinças são usadas para elevar e separar o pericárdio, que é dividido usando uma tesoura de dissecção padrão colocada pela incisão mais anterior do quinto espaço intercostal. Atenção especial é dada para evitar o nervo frênico esquerdo durante esta dissecção. À direita, a visão do cirurgião com o toracoscópio. (De Oper Techniques Thorac Cardiovasc Surg 2001; 6: 132–139. Com permissão.)

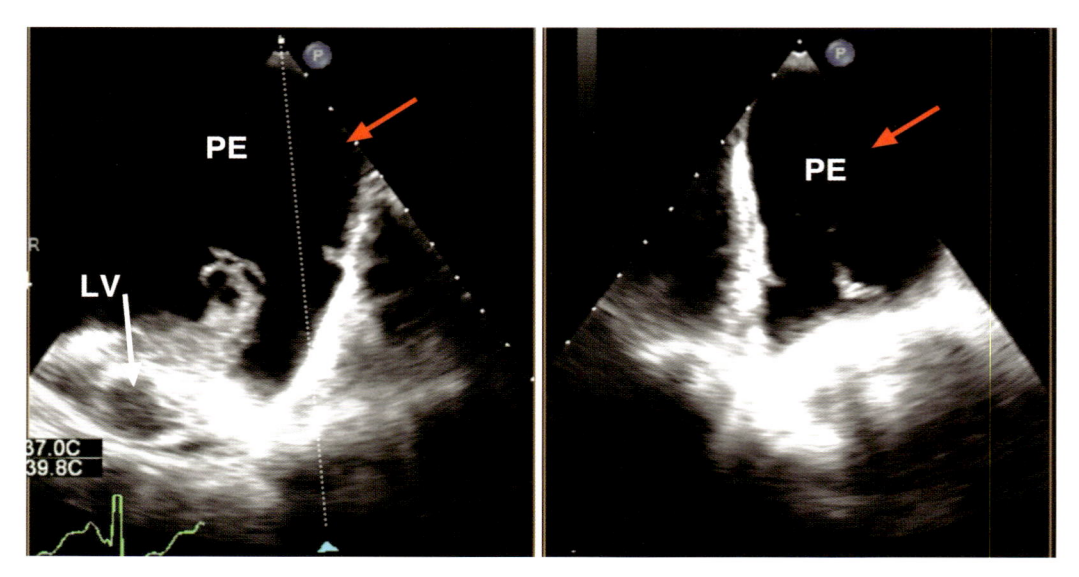

Fig. 9.9 ▶ Investigação por imagem biplanar transgástrica de eixo curto à esquerda. O cirurgião indentou manualmente o saco pericárdico ao nível das setas vermelhas, confirmando abordagem direta à efusão; a seguir ele incisou o pericárdio e drenou mais de 1 L de fluido pericárdico.

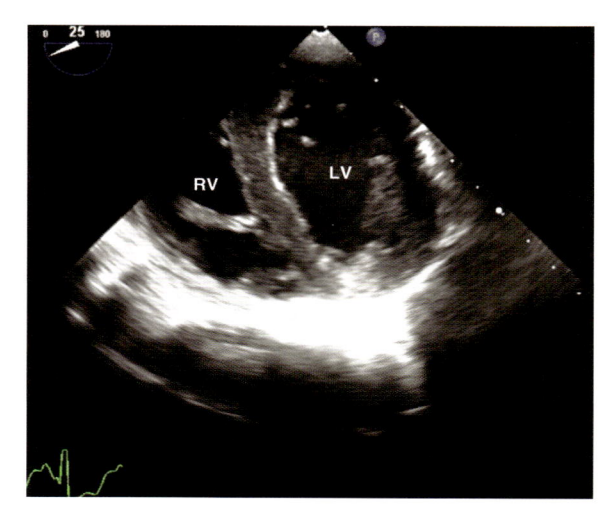

Fig. 9.10 ▶ Após a drenagem, os volumes ventriculares direito e esquerdo são restaurados, sem evidência de compressão de RV. A hemodinâmica do paciente respondeu apropriadamente com aumento no débito cardíaco e na pressão arterial. Essas alterações não são confiáveis em pacientes que recebem ventilação por pressão positiva.

Comentários

A efusão pericárdica é diagnosticada com base no achado ecocardiográfico de uma área de eco brilhante ao redor do coração. Em geral, as efusões pericárdicas são circunferenciais, com o fluido preenchendo todo o espaço pericárdico ao redor dos ventrículos direito e esquerdo, embora possam também se mostrar assimétricas por causa de adesões resultando em áreas de fluido loculado, especialmente em pacientes com procedimentos cirúrgicos cardíacos anteriores.

O espaço pericárdico se estende até a origem dos grandes vasos, com o seio transverso estreito do pericárdio se estendendo posterior à aorta e artéria pulmonar, e adjacente ao apêndice atrial esquerdo. No seio transverso o fluido é incomum, mas pode ser visto na TEE, como é o exemplo aqui. O espaço pericárdico também engloba o átrio direito, com reflexões pericárdicas nas junções de SVC e IVC com o átrio direito, de modo que é comum observar o fluido adjacente ao átrio direito. Uma pequena bolsa de fluido pericárdico também pode ser visualizada posterior ao átrio esquerdo, onde o seio oblíquo do pericárdio se estende para a região entre as quatro veias pulmonares.

A efusão pericárdica é diferenciada da efusão pleural por sua localização. O fluido pericárdico é visto posterior ao ventrículo e átrio esquerdos, mas anterior à aorta torácica descendente, enquanto o fluido pleural se estende posterior à aorta descendente. O fluido adjacente ao átrio direito pode ser ou pleural ou pericárdico, com este último deduzido da presença de uma efusão pericárdica em outras projeções. A presença de um pulmão comprimido no espaço de eco brilhante ajuda a confirmar o diagnóstico de efusão pleural.

O fluido pericárdico pode ser bem tolerado, se a pressão dentro do espaço pericárdico for baixa, por exemplo, no caso de uma efusão crônica que se acumulou lentamente. Mesmo as efusões crônicas muito grandes podem estar associadas à hemodinâmica normal. Entretanto, se a pressão no espaço pericárdico exceder a pressão diastólica nas câmaras cardíacas, alterações hemodinâmicas serão visualizadas. Quando a pressão pericárdica excede a pressão atrial direita, a parede livre do átrio direito se inverte ou "entra em colapso", e os volumes de enchimento atrial direito são reduzidos. Da mesma forma, o átrio esquerdo e o ventrículo direito podem ser comprimidos quando a pressão pericárdica exceder a pressão naquela câmara cardíaca. A fisiologia de tamponamento pode até ocorrer com efusões loculadas, se houver compressão de uma das câmaras cardíacas. O diagnóstico de tamponamento decorrente de uma efusão loculada pode ser desafiador. Além disso, o colapso da câmara pode não ser visualizado, mesmo quando as pressões pericárdicas são altas, se a parede da câmara estiver espessada ou fibrótica.

Junto com o colapso da câmara, uma pressão pericárdica alta restringe o volume cardíaco total. Por isto, quando as câmaras do lado direito aumentam de tamanho com a inspiração, por causa de pressões intratorácicas negativas e retorno venoso aumentado, as câmaras do lado esquerdo são comprimidas com redução acentuada do débito cardíaco. Essas alterações inspiratórias recíprocas nos enchimentos diastólicos ventriculares direito e esquerdo resultam na queda da pressão arterial observada na inspiração, ou *pulsus paradoxus*. Tais alterações não são confiáveis em pacientes recebendo ventilação com pressão positiva.

Leitura Sugerida

1. Welch T: Pericardial disease. In Otto CM, editor: The practice of clinical echocardiography, ed 5, Philadelphia, 2016, Elsevier.
2. Klein AL, Abbara S, Agler DA, et al: American Society of Echocardiography clinical recommendations for multimodality cardiovascular imaging of patients with pericardial disease: endorsed by the Society for Cardiovascular Magnetic Resonance and Society of Cardiovascular Computed Tomography, J Am Soc Echocardiogr 26(9):965–1012, e15, 2013.
3. Silbiger JJ, Garg V, Moss N, et al: Protruding fat from the posterior atrioventricular groove: a novel echocardiographic finding useful in distinguishing pericardial effusions from left pleural effusions, J Am Soc Echocardiogr 28(1):116–117, 2015.

CASO 9-2
Constrição Pericárdica

Este paciente de 57 anos foi encaminhado para cirurgia de derivação de artéria coronária com implante de enxerto e pericardiectomia para constrição pericárdica. Há cerca de quatro anos, ele apresentou dispneia de esforço e edema em extremidade inferior. A ecocardiografia mostrou pericárdio espessado com aumento da pressão venosa central e evidência de alterações respiratórias recíprocas nos enchimentos diastólicos ventriculares direito e esquerdo. O tamanho e a função sistólica dos ventrículos esquerdo e direito eram normais, e a pressão sistólica pulmonar estimada era de 30 mm Hg. A cateterização cardíaca confirmou equalização das pressões diastólicas ventriculares direita e esquerda com o sinal de raiz quadrada ($\sqrt{}$) na curva da pressão diastólica ventricular. Não se identificou a etiologia para essa doença pericárdica. Especificamente, não havia história de pericardite, cirurgia ou trauma torácico, radioterapia ou doença reumatológica. O paciente negou história de tuberculose, e um PPD foi negativo.

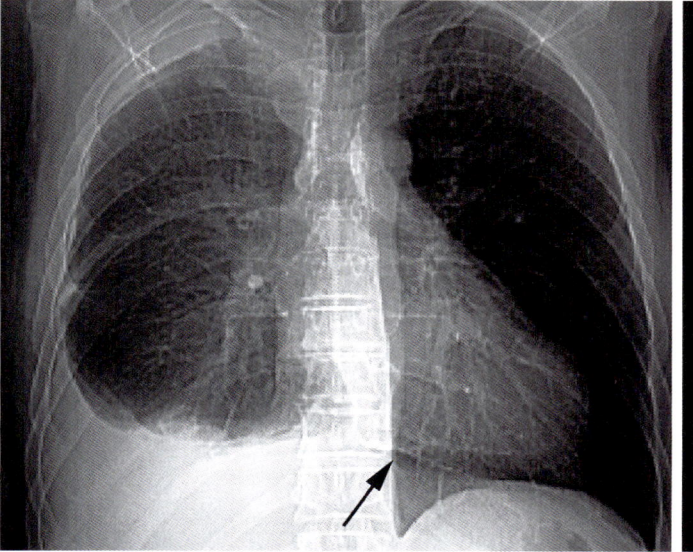

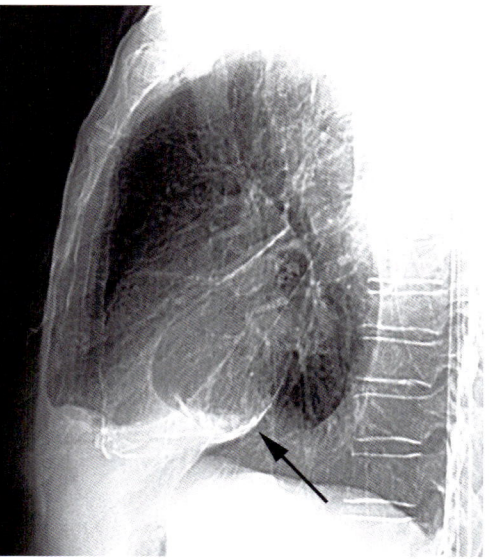

Fig. 9.11 Radiografia PA do tórax (*à esquerda*) mostrando efusão pleural direita e linha muito falha de calcificação (*seta*) no aspecto inferior do ventrículo esquerdo. A radiografia lateral do tórax (*à direita*) mostra área de calcificação pericárdica densa (*seta*) ao longo do aspecto posterior do ventrículo esquerdo.

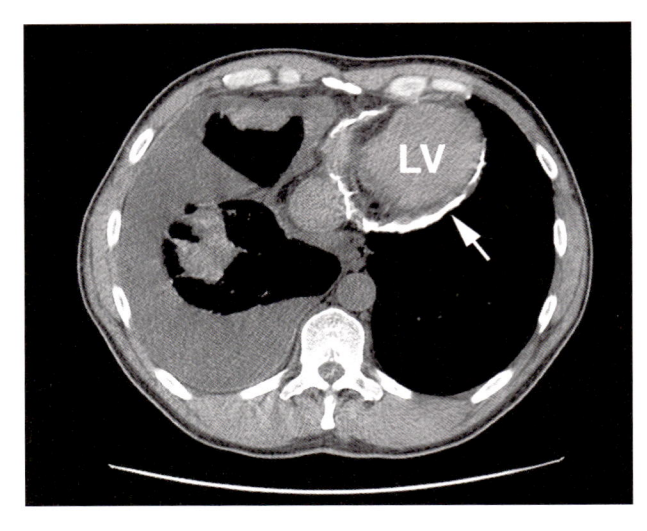

Fig. 9.12 Varredura por CT do tórax mostrando espessamento acentuado e densidade aumentada do pericárdio, compatível com espessamento e calcificação pericárdicos. Observa-se efusão pleural à direita de tamanho moderado e atelectasia compressiva leve do lobo inferior direito. Os achados de CT do paciente também incluíram cirrose hepática e esplenomegalia, sugerindo hipertensão porta provavelmente relacionada com a pericardite constritiva.

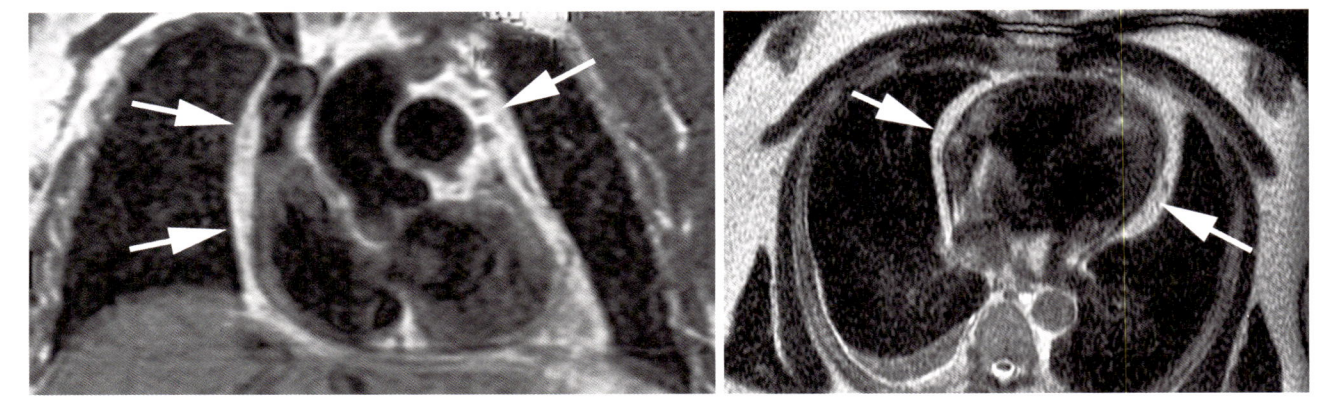

Fig. 9.13 MRI demonstrando pericárdio espessado (*setas*) em ambas as projeções coronal (*à esquerda*) e axial (*à direita*).

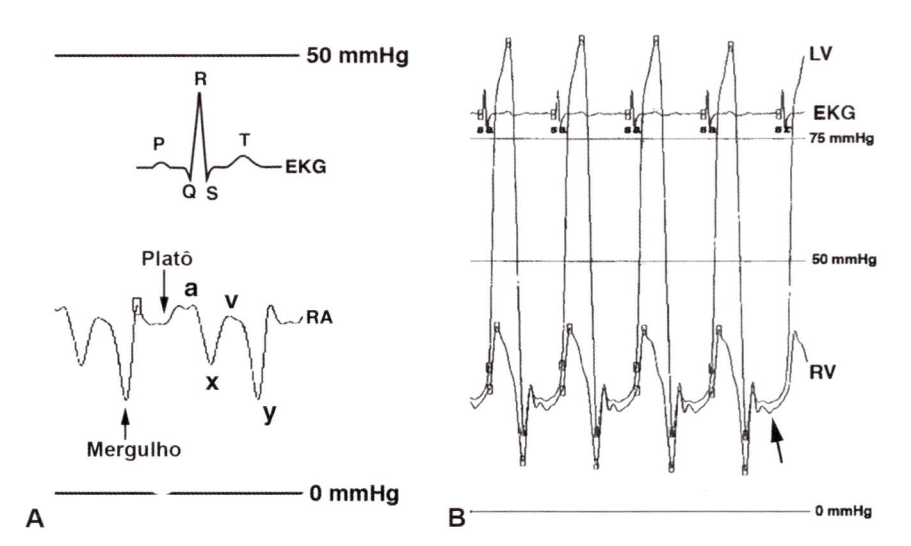

Fig. 9.14 (**A**) Traçado de pressão atrial direita. Mergulho diastólico precoce e platô diastólico retardado formam o sinal de raiz quadrada (√) típico de pericardite constritiva. (**B**) Observa-se equalização da pressão diastólica de RV e LV *(seta)*, também típica na pericardite constritiva.

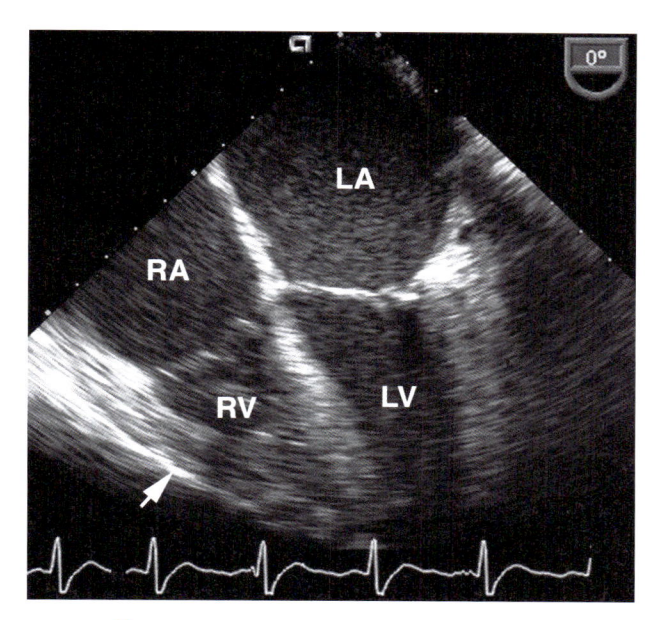

Fig. 9.15 ▶ Nesta projeção de quatro câmaras, os átrios estão dilatados, e as câmaras ventriculares são pequenas, como esperado em constrição pericárdica. Observa-se área de espessamento pericárdico ao longo da parede livre do ventrículo direito (*seta*).

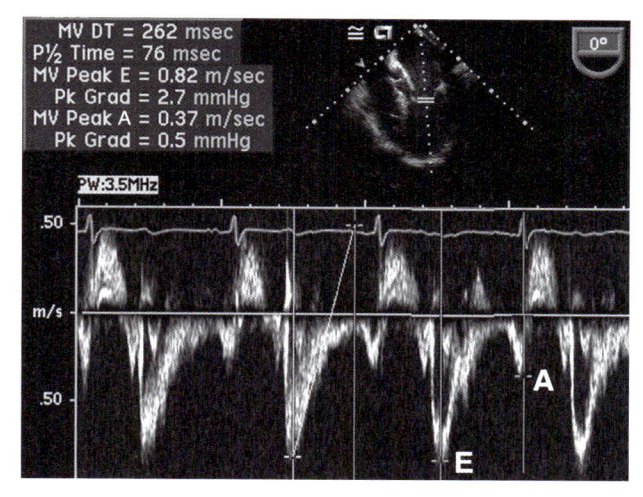

Fig. 9.16 Padrão de enchimento diastólico ventricular esquerdo mostrando alta proporção E/A e inclinação de desaceleração íngreme. Esse padrão de enchimento diastólico é coerente com o enchimento diastólico precoce rápido, com o enchimento diastólico lento prejudicado decorrente, neste caso, da constrição pericárdica. Esse padrão de enchimento diastólico é também observado na disfunção diastólica ventricular esquerda severa causada por redução na complacência.

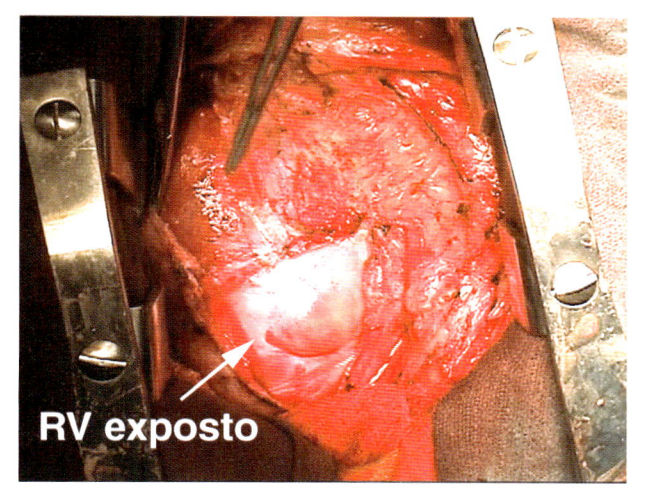

Fig. 9.17 ▶ Na cirurgia, o pericárdio se mostrou intensamente espessado e calcificado. Ele foi afastado do nervo frênico para o nervo frênico lateralmente.

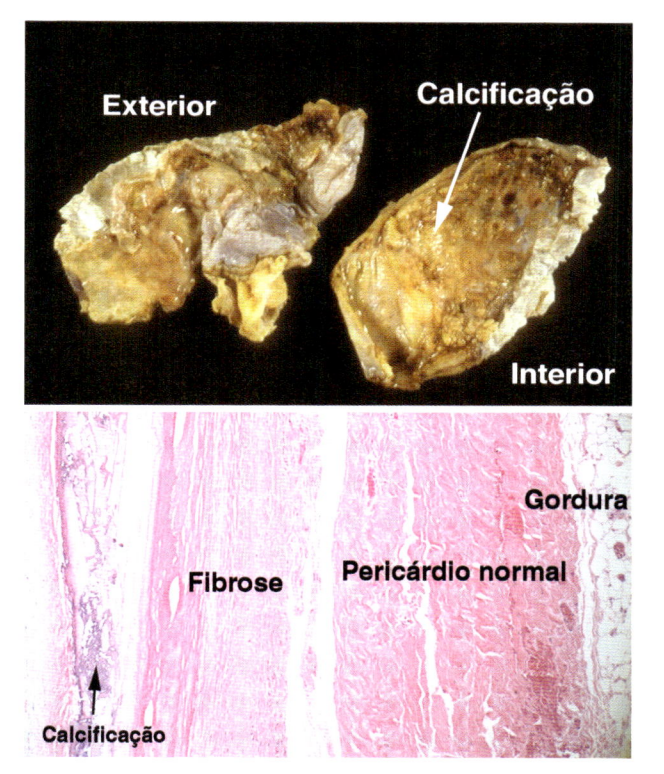

Fig. 9.18 No estudo patológico os achados macroscópicos foram segmentos de pericárdio fibrótico, com espessura variando de 0,3 a 1,4 cm. O exame microscópico mostrou fibrose, calcificação e inflamação crônica irregular compatível com pericardite constritiva.

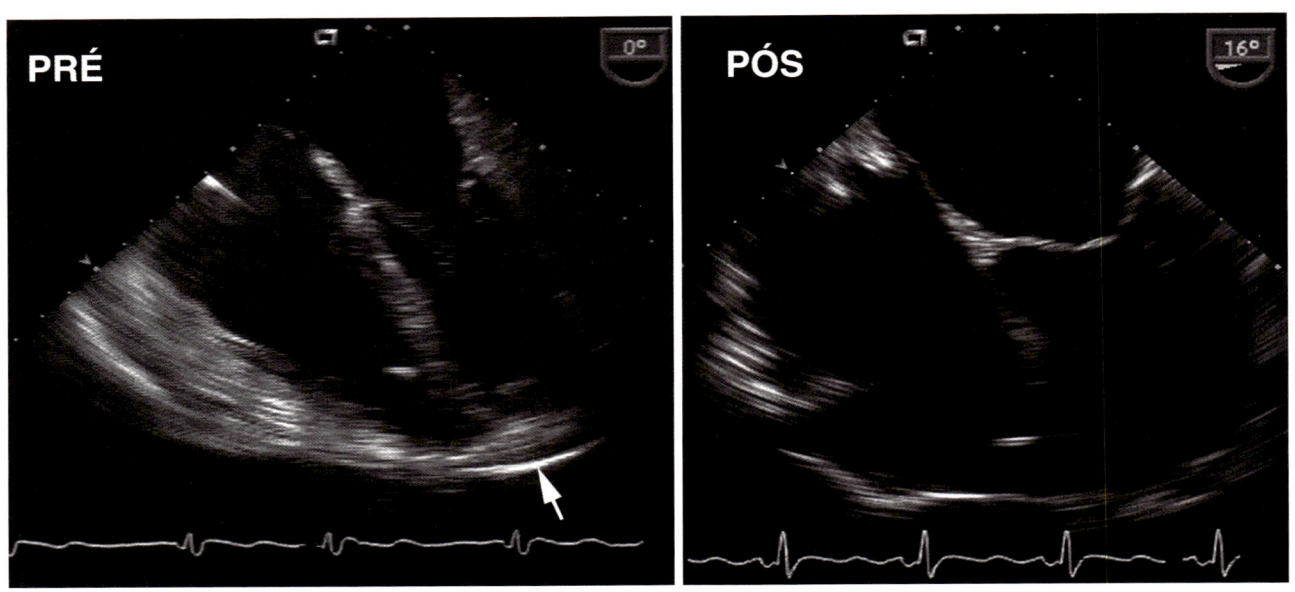

Fig. 9.19 ▶ Comparação entre projeções de quatro câmaras de pré (*à esquerda*) e pós-pericardiectomia (*à direita*) usando pequena escala de profundidade mostra aumento no tamanho das câmaras ventriculares após alívio da fisiologia constritiva. A seta indica pericárdio espessado.

Comentários

A pericardite constritiva pode ser causada por um quadro de pericardite infecciosa anterior (tuberculosa ou viral), trauma ou cirurgia cardíaca, transtornos reumatológicos, neoplasia ou irradiação mediastinal, mas, em muitos casos, a causa não é encontrada. A fisiopatologia básica da constrição é a de que a aderência, espessamento e fibrose do pericárdio resultam na incapacidade dos ventrículos de se preencher adequadamente na diástole. O problema principal no diagnóstico clínico é diferenciar constrição pericárdica de cardiomiopatia restritiva. Ambas são caracterizadas por ventrículos pequenos com função sistólica normal, padrões anormais de enchimento diastólico, dilatação biatrial e pressão venosa central elevada. Entretanto, na cardiomiopatia restritiva, as pressões pulmonares são sempre elevadas, o pericárdio mostra espessura normal, e as pressões diastólicas nos ventrículos direito e esquerdo não são iguais.

A característica principal de constrição pericárdica é um pericárdio espessado, como neste caso. Embora a ecocardiografia geralmente sugira primeiro o diagnóstico de constrição, a avaliação da presença e da intensidade de espessamento pericárdico pela ecocardiografia é limitada. Tanto a CT quanto a MRI fornecem melhor definição da anatomia pericárdica e deverão ser consideradas quando a ecocardiografia sugerir esse diagnóstico.

Em ambos os casos de constrição pericárdica e cardiomiopatia restritiva, o padrão de enchimento do ventrículo em um único ciclo cardíaco é caracterizado por enchimento diastólico precoce rápido e contribuição atrial reduzida a esse enchimento. Entretanto, examinando-se múltiplos batimentos, não se observam alterações respiratórias significativas em pacientes com cardiomiopatia restritiva. Ao contrário, em pacientes com constrição pericárdica, observam-se alterações respiratórias recíprocas acentuadas nos enchimentos diastólicos ventriculares esquerdo e direito. O pericárdio rígido e aderente limita o volume cardíaco total, de modo que o enchimento do lado direito aumenta com a inspiração e o ventrículo esquerdo é comprimido, reduzindo o enchimento do lado esquerdo. As alterações opostas ocorrem com a expiração. (Essas alterações não são confiáveis em pacientes recebendo ventilação por pressão positiva). A avaliação dos tecidos via Doppler também ajuda no diagnóstico de pericardite constritiva.

Na cateterização cardíaca ocorre equalização das pressões diastólicas nas câmaras cardíacas com constrição pericárdica. A demonstração de que pressões diastólicas nos ventrículos direito e esquerdo são iguais (dentro de 5 mm Hg uma da outra) após carga de volume é diagnóstica para constrição. A curva de pressão diastólica também mostra, classicamente, um mergulho diastólico precoce, por causa do gradiente inicial de pressão elevado do átrio para o ventrículo, seguido por equalização rápida de pressões, à medida que o ventrículo constrito se enche rapidamente até a sua capacidade. A fase diastólica tardia do platô é uniforme, pois não há enchimento ventricular adicional nem alteração na pressão ventricular. Isto resulta em uma curva de pressão parecida com o símbolo matemático de raiz quadrada.

Leitura Sugerida

1. Amaki M, Savino J, Ain DL, et al: Diagnostic concordance of echocardiography and cardiac magnetic resonance-based tissue tracking for differentiating constrictive pericarditis from restrictive cardiomyopathy, Circ Cardiovasc Imaging 7(5):819–827, 2014.
2. Alraies MC, Kusunose K, Negishi K, et al: Relation between echocardiographically estimated and invasively measured filling pressures in constrictive pericarditis, Am J Cardiol 113(11):1911–1916, 2014.
3. Welch TD, Ling LH, Espinosa RE, et al: Echocardiographic diagnosis of constrictive pericarditis: Mayo Clinic criteria, Circ Cardiovasc Imaging 7(3):526–534, 2014.

CASO 9-3
Tamponamento Pericárdico durante Intervenção Coronariana Percutânea

Este paciente de 78 anos tinha história de CABG oito anos antes da internação em nosso hospital. Nos últimos meses ele se sentia incomodado por dor torácica crescente e falta de ar. Uma varredura de perfusão miocárdica revelou evidência de isquemia na parede inferior. Seus sintomas persistiram apesar do tratamento clínico otimizado e, portanto, ele foi encaminhado para uma angiografia coronariana. Foi descoberto que o enxerto venoso para a artéria coronária direita tinha uma estenose focal de 90%. Um *stent* com eluição medicamentosa foi implantado no enxerto no terço médio da veia safena; entretanto, ele se tornou diaforético, hipoxêmico, hipotenso e evoluiu com elevação do segmento ST nas derivações inferiores. A obstrução do enxerto venoso recebeu um *stent*, sem melhora clínica. O paciente foi entubado e submetido a uma TEE.

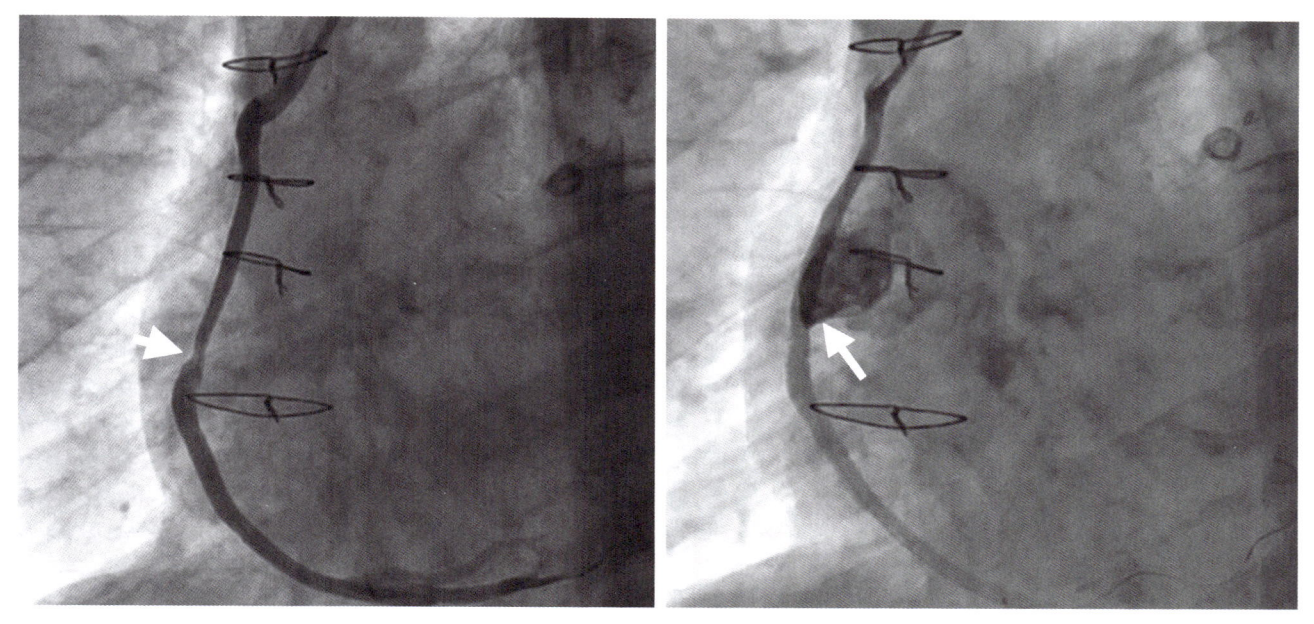

Fig. 9.20 ◐ ◐ À esquerda, a seta indica estenose focal no enxerto da veia para a artéria coronária direita. À direita, observa-se o extravasamento livre do contraste.

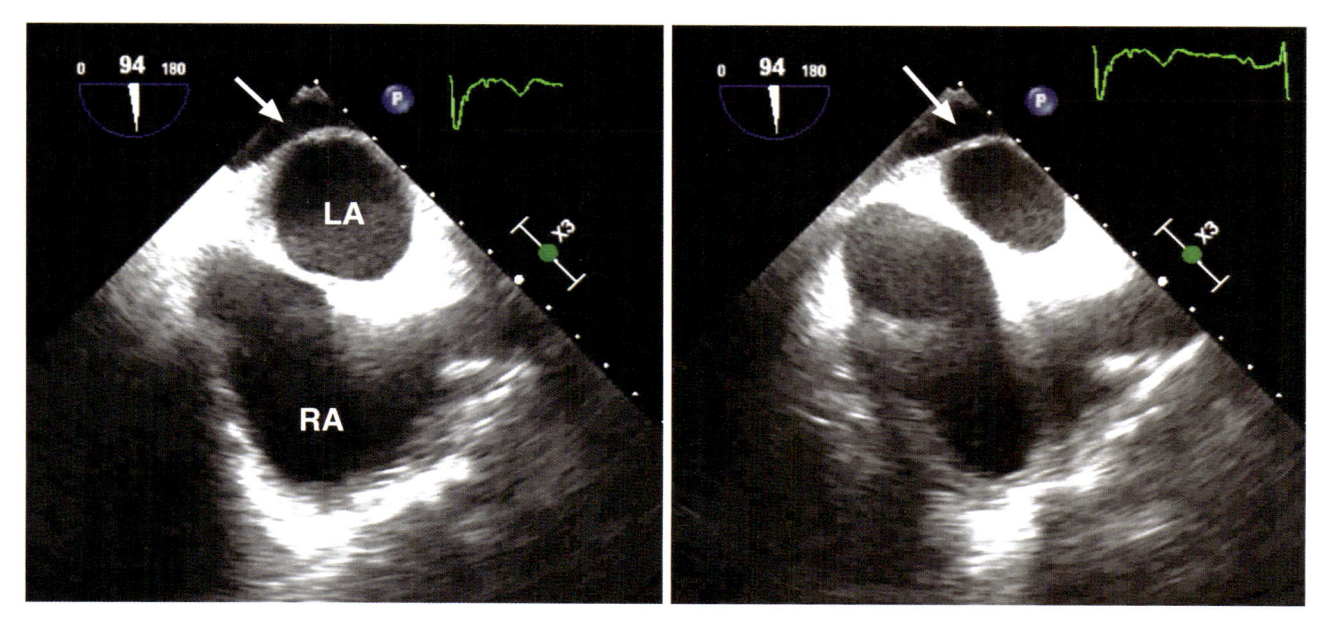

Fig. 9.21 ◐ Projeção médio-esofágica bicaval. Observa-se efusão pericárdica atrás do átrio esquerdo (*seta*); presença de colapso atrial esquerdo.

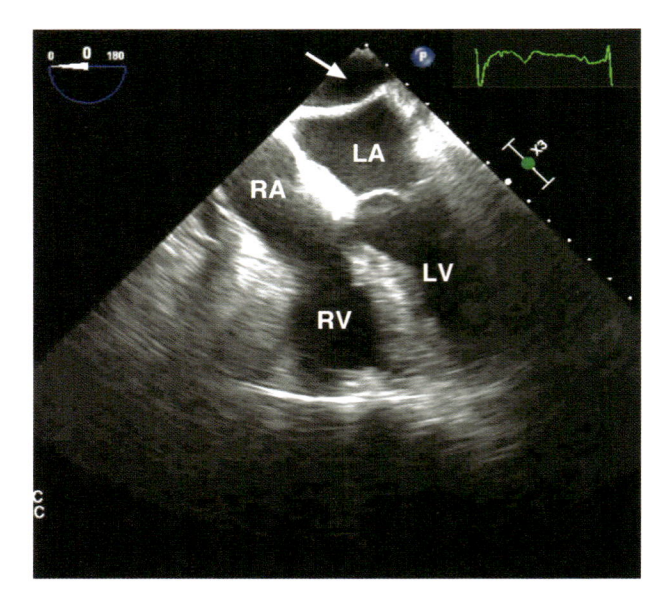

Fig. 9.22 ▶ Projeção médio-esofágica de quatro câmaras mostrando compressão do átrio esquerdo posteriormente por efusão pericárdica.

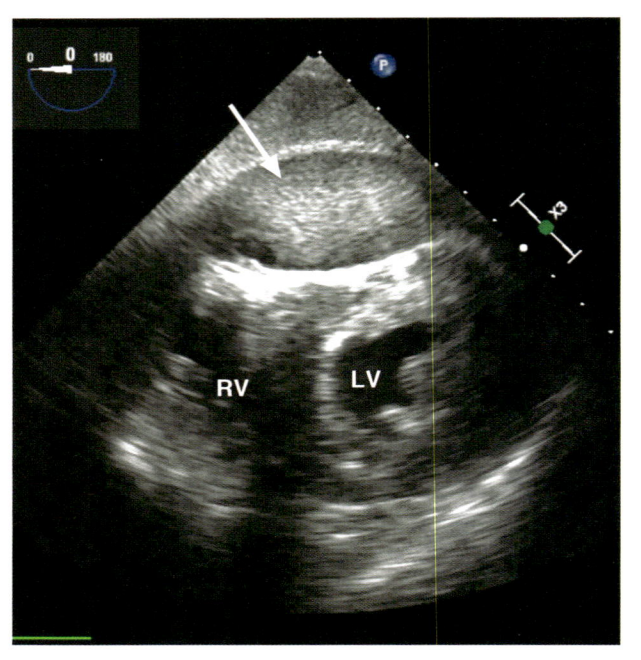

Fig. 9.23 ▶ Nesta projeção transgástrica em eixo curto observa-se uma coleção (*seta*). Há compressão de LV e RV. O paciente foi encaminhado para cirurgia. Após esternotomia e drenagem de sangue pericárdico, ocorreu melhora hemodinâmica imediata. Um novo enxerto de veia safena foi inserido na artéria coronária direita.

Comentários

Como ilustrado por este caso, uma efusão pericárdica aguda localizada pode resultar em fisiologia parecida à de um tamponamento, mesmo na ausência de fluido pericárdico circunferencial. Pode ser difícil reconhecer efusões localizadas por várias razões. Primeiro, uma vez que a efusão seja causada por sangramento agudo para o espaço pericárdico, o contraste espontâneo decorrente do fluxo de baixa velocidade e formação de trombo na efusão aguda pode ser confundido com uma massa, em vez de com fluido pericárdico. Segundo, várias projeções são necessárias para identificar o fluido, porque a efusão é localizada. Terceiro, em alguns casos a efusão pode inverter a parede atrial de modo tão intenso que o fluido por si mesmo parece ser o átrio, com a parede atrial repousando próxima ao septo atrial e a válvula atrioventricular. Nessa situação, o Doppler colorido pode mostrar uma câmara atrial tipo fenda. Se o diagnóstico ainda for incerto, pode-se usar soro fisiológico ou contraste de eco do lado esquerdo para opacificar as câmaras cardíacas. A possibilidade de uma efusão localizada comprimindo uma ou mais câmaras cardíacas deverá ser considerada em todos os procedimentos cirúrgicos e intervencionistas com deterioração súbita e sem explicação em termos hemodinâmicos.

Leitura Sugerida

1. Aggarwal C, Varghese J, Uretsky BF: Left atrial inflow and outflow obstruction as a complication of retrograde approach for chronic total occlusion: report of a case and literature review of left atrial hematoma after percutaneous coronary intervention, Catheter Cardiovasc Interv 82(5):770–775, 2013.

2. Bagur R, Bernier M, Kandzari DE, et al: A novel application of contrast echocardiography to exclude active coronary perforation bleeding in patients with pericardial effusion, Catheter Cardiovasc Interv 82(2):221–229, 2013.

10
Doenças dos Grandes Vasos

Pseudoaneurismas
- Caso 10-1   Pseudoaneurisma Aórtico após AVR com Extensão Anterior
- Caso 10-2   Pseudoaneurisma Aórtico após AVR com Extensão Posterior
- Caso 10-3   Pseudoaneurisma Aórtico após Deiscência Ascendente de Enxerto Aórtico

Dissecção da Aorta
- Caso 10-4   Dissecção Ascendente e do Arco Aórtico
- Caso 10-5   Válvula Bicúspide e Dissecção da Aorta

Complicações da Dissecção Aórtica
- Caso 10-6   Dissecção Aórtica com Regurgitação Aórtica Intensa
- Caso 10-7   Efusão e Tamponamento Pericárdico
- Caso 10-8   Comprometimento da Artéria Coronária Direita
- Caso 10-9   Envolvimento da Coronária Direita e da Válvula Aórtica

Aneurismas dos Seios de Valsalva
- Caso 10-10   Aneurisma do Seio de Valsalva da Coronária Direita com Obstrução RVOT
- Caso 10-11   Aneurisma do Seio de Valsalva da Coronária Direita com Ruptura para RVOT

Outras Patologias da Aorta e Procedimentos
- Caso 10-12   Ateroma Aórtico
- Caso 10-13   Úlcera Penetrante da Aorta Ascendente
- Caso 10-14   Substituição de Válvula Aórtica com Reimplante de Artéria Coronária (Procedimento de David)

Patologia da Artéria Pulmonar
- Caso 10-15   Tromboendarterectomia Pulmonar
- Caso 10-16   Dois Casos de Incompatibilidade Doador-Receptor de Artéria Pulmonar após Transplante Cardíaco Ortotópico

Pseudoaneurismas

CASO 10-1
Pseudoaneurisma Aórtico após AVR com Extensão Anterior

Este paciente de 41 anos de idade com síndrome de Reiter foi submetido à substituição da válvula aórtica por uma prótese mecânica há nove anos, por causa de regurgitação aórtica. Há quatro meses, ele desenvolveu endocardite da prótese valvar. Foi tratado com antimicrobianos e uma nova substituição da válvula aórtica tendo o procedimento complicado por um abscesso paravalvar que exigiu colocação de um remendo pericárdico na região perianular. Após a cirurgia, ele apresentou regurgitação paravalvar persistente, e a ecocardiografia de controle mostrou "*rocking*" (balanço) da prótese e possível pseudoaneurisma. Um ecocardiograma transesofágico pré-operatório demonstrou deiscência da válvula com fluxo sanguíneo da aorta para um espaço anterior sem eco que também se comunicava com o ventrículo esquerdo. O paciente foi encaminhado para a cirurgia.

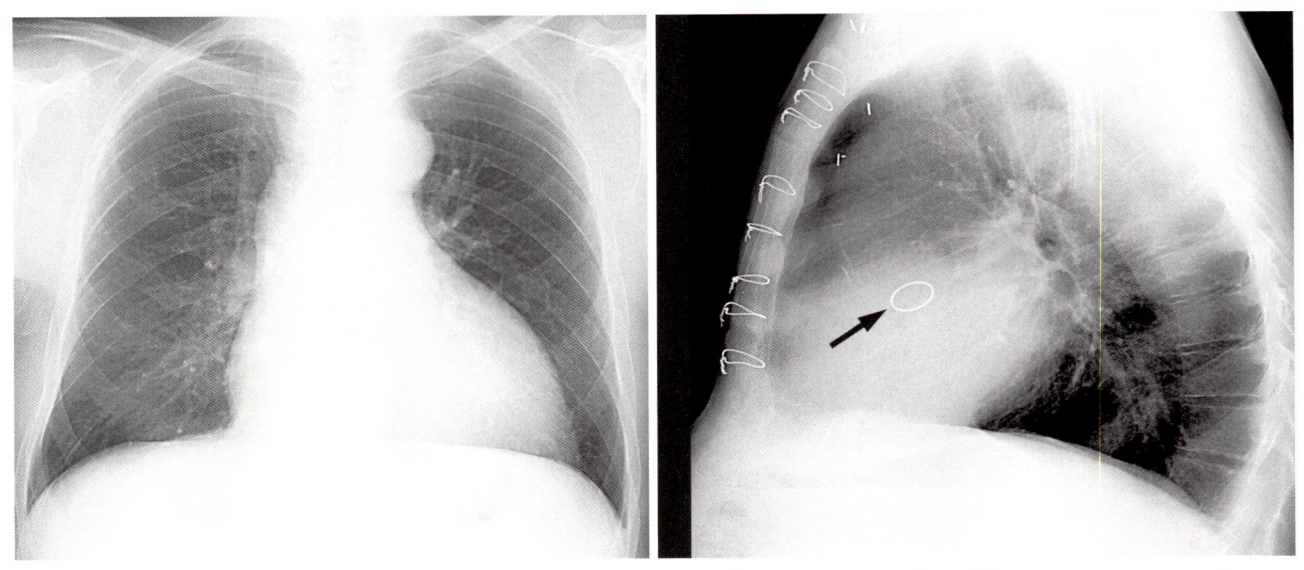

Fig. 10.1 Radiografia do tórax mostrando proeminência da aorta ascendente. A projeção lateral demonstra aorta ascendente dilatada com opacificação do espaço retroesternal e presença de anel radiopaco da prótese (*seta*).

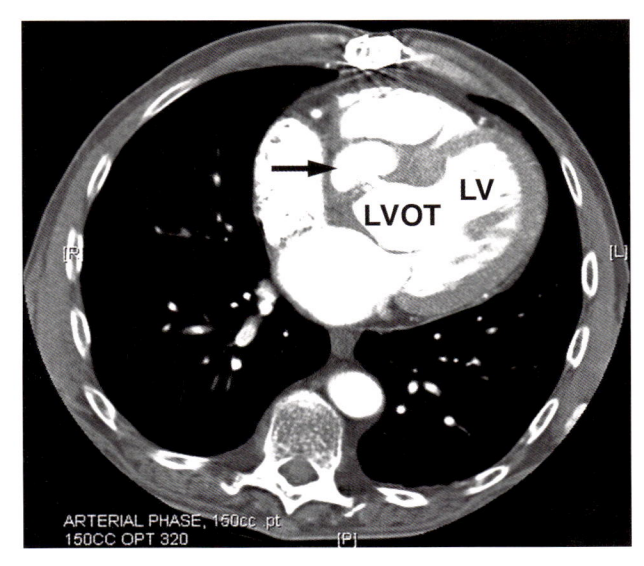

Fig. 10.2 CT do tórax com contraste ao nível do ventrículo esquerdo mostra área anormal (*seta*) preenchida com contraste que se comunica anteriormente com LVOT.

CASO 10-1 Pseudoaneurisma Aórtico após AVR com Extensão Anterior 325

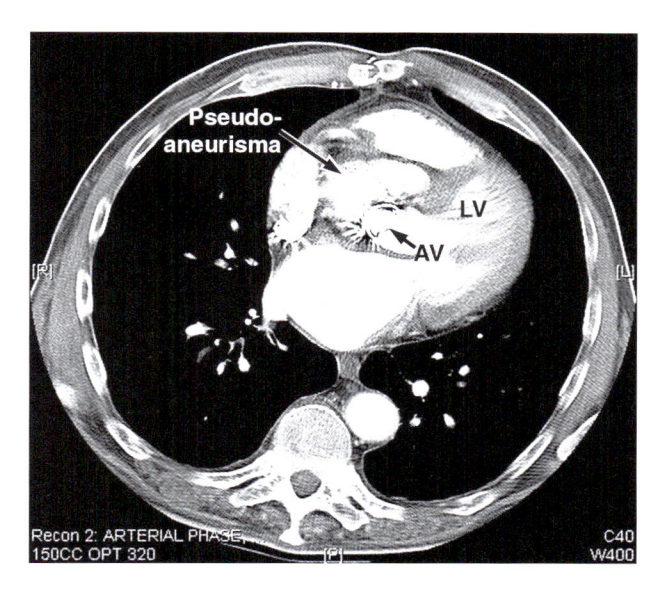

Fig. 10.3 CT do tórax com contraste ao nível da prótese de válvula aórtica (AV). Anterior a essa prótese existe uma coleção de contraste com bordas irregulares, que é extraluminal e mede 2,3 × 4,2 cm. Esses achados são compatíveis com pseudoaneurisma da aorta.

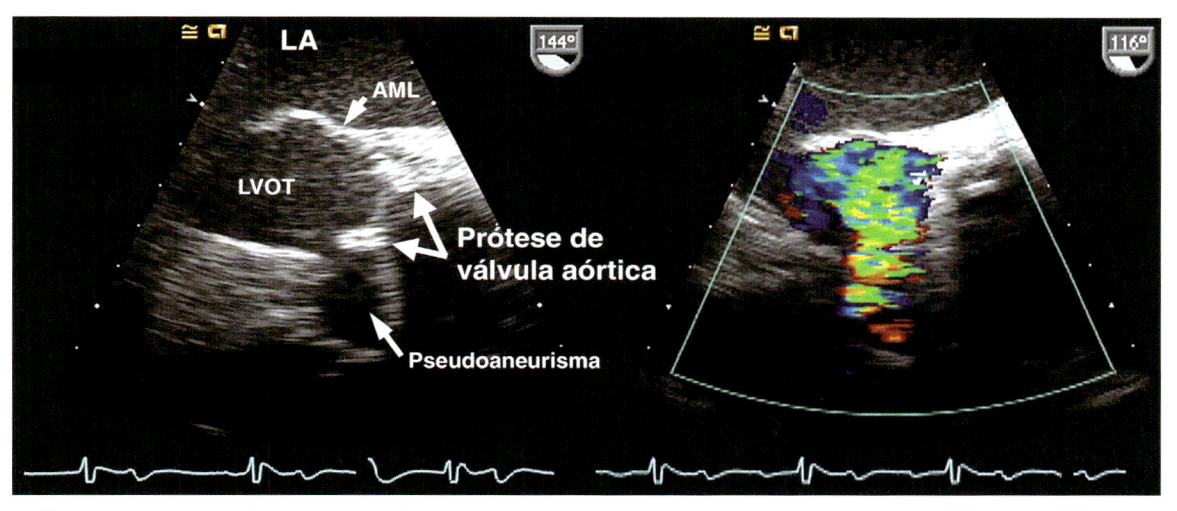

Fig. 10.4 ▶ No plano de eixo-longo da TEE (na rotação a 144 graus), o pseudoaneurisma é visualizado anterior à prótese da válvula aórtica. O Doppler colorido (*à direita*) demonstra fluxo para dentro e para fora do pseudoaneurisma proveniente do trato de saída do LV.

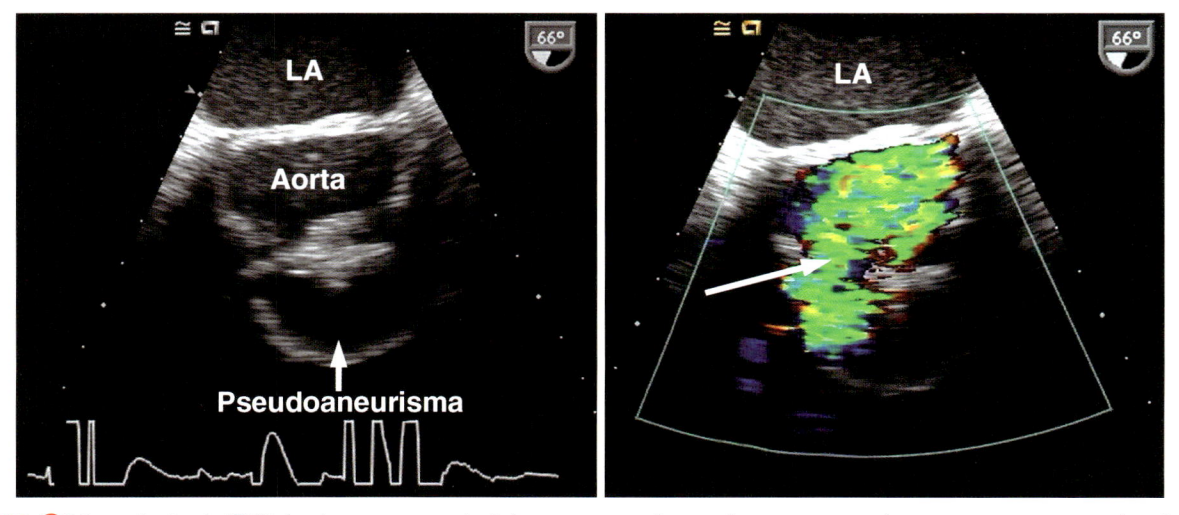

Fig. 10.5 ▶ Na projeção de TEE de eixo curto ao nível da aorta ascendente, observa-se grande espaço sem eco com bordas irregulares, coerente com pseudoaneurisma.

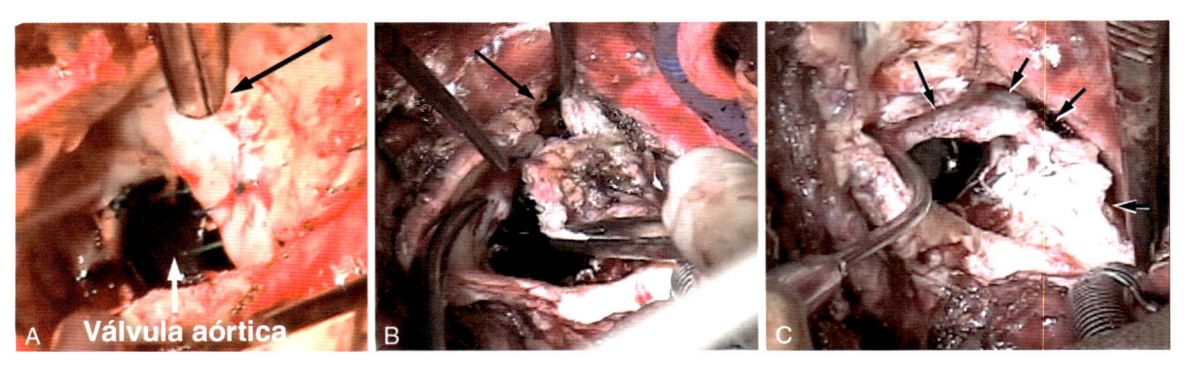

Fig. 10.6 ▶ Na cirurgia, a aorta aberta revelou orifício da artéria coronária direita (*seta*) logo acima da prótese da válvula aórtica (**A**). Em (**B**), a parede aórtica anterior foi retraída para revelar a entrada no pseudoaneurisma (*seta*). Após remoção da parede aórtica anterior (**C**) foi observado um pseudoaneurisma muito grande (*setas*) originário da artéria coronária principal direita subjacente e estendendo-se para baixo e para o meio do seio não coronariano.

CASO 10-2
Pseudoaneurisma Aórtico após AVR com Extensão Posterior

Há 12 anos, antes da internação, este paciente de 44 anos de idade foi submetido a um AVR por bioprótese decorrente de uma endocardite. Sete anos depois, ele passou por nova esternotomia e segunda substituição por causa de insuficiência da bioprótese da válvula aórtica. Quatro dias antes dessa internação, ele apresentou falta de ar crescente e chegou ao Pronto-Socorro, onde um exame mostrou edema pulmonar e dados laboratoriais incluindo nível elevado de peptídeos natriuréticos do tipo B em 386 pg/mL (Normal < 101). A TTE e a TEE revelaram LV dilatado com regurgitação aórtica grave e bioprótese instável com deiscência posterior e pseudoaneurisma aórtico posterior. Seu EF era de 50-55%. Ele negou dor torácica, síncope, PND, ortopneia, inchaço, DOE significativo, febre, calafrios, náusea, vômito, diarreia e erupção cutânea. Na cirurgia, a prótese valvar foi retirada, a abertura do pseudoaneurisma fechado com um retalho, e nova prótese biológica foi colocada.

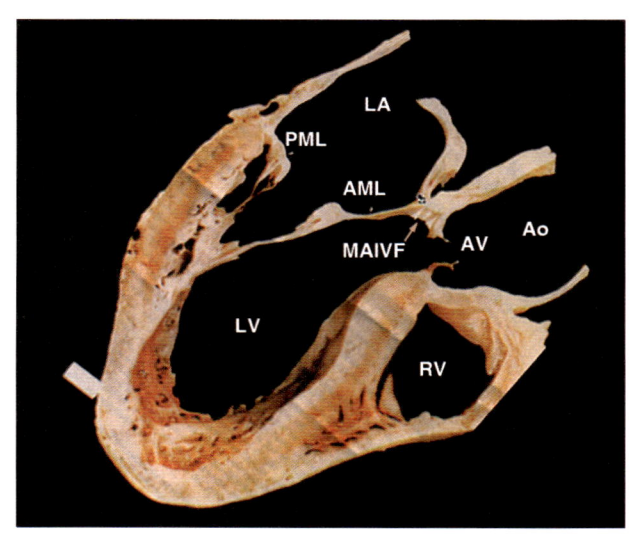

Fig. 10.7 Esta amostra anatômica normal está orientada no plano do eixo longo. Observar que o esqueleto fibroso do coração é caracterizado por continuidade entre a parede posterior da raiz aórtica e a base da cúspide mitral anterior. Com infecção nesta região, pode-se formar um aneurisma que se estende posterior à raiz aórtica. (Reproduzida com autorização de Karalis DG *et al*.: Transesophageal echocardiographic recognition of subaortic complications in aortic valve endocarditis. Circulation 1992;86:353-623, 1992 American Heart Association.)

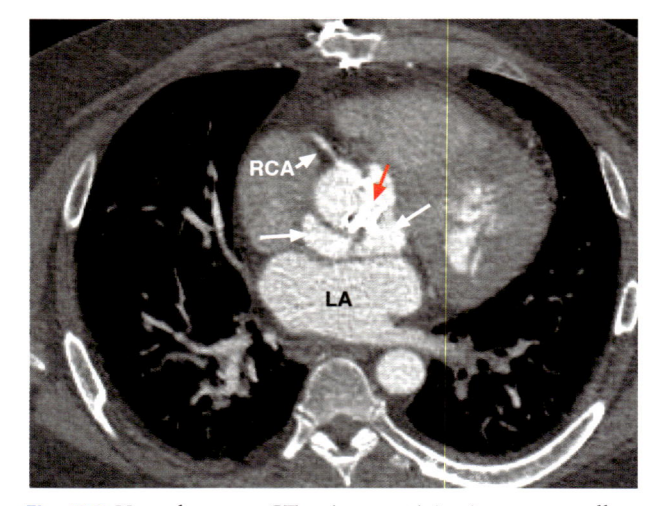

Fig. 10.8 Varredura por CT pré-operatória. A seta vermelha indica a prótese. As setas brancas indicam pseudoaneurisma posterior, que parece ter duas áreas separadas de coleção de fluido e que impinge no átrio esquerdo.

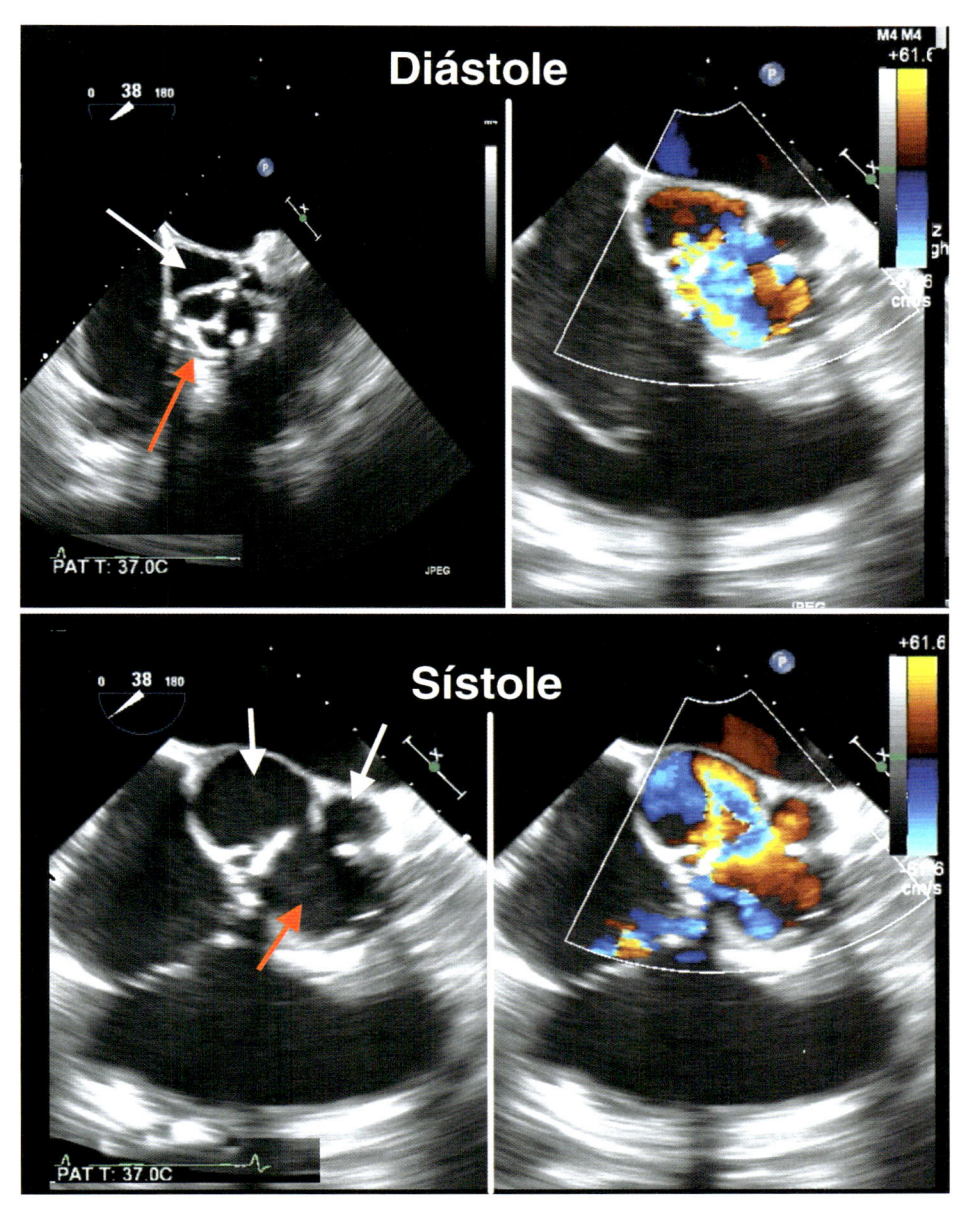

Fig. 10.9 ▶ Projeção em eixo curto médio-esofágica. No painel esquerdo superior, a seta vermelha indica a prótese aórtica, e a seta branca, o pseudoaneurisma. O painel direito superior mostra fluxo diastólico proveniente tanto da válvula regurgitante quanto do esvaziamento do pseudoaneurisma no trato de saída do LV. Na sístole, o Doppler colorido mostra o pseudoaneurisma (*setas brancas*) preenchendo-se a partir de LVOT, o que é indicado pela seta vermelha.

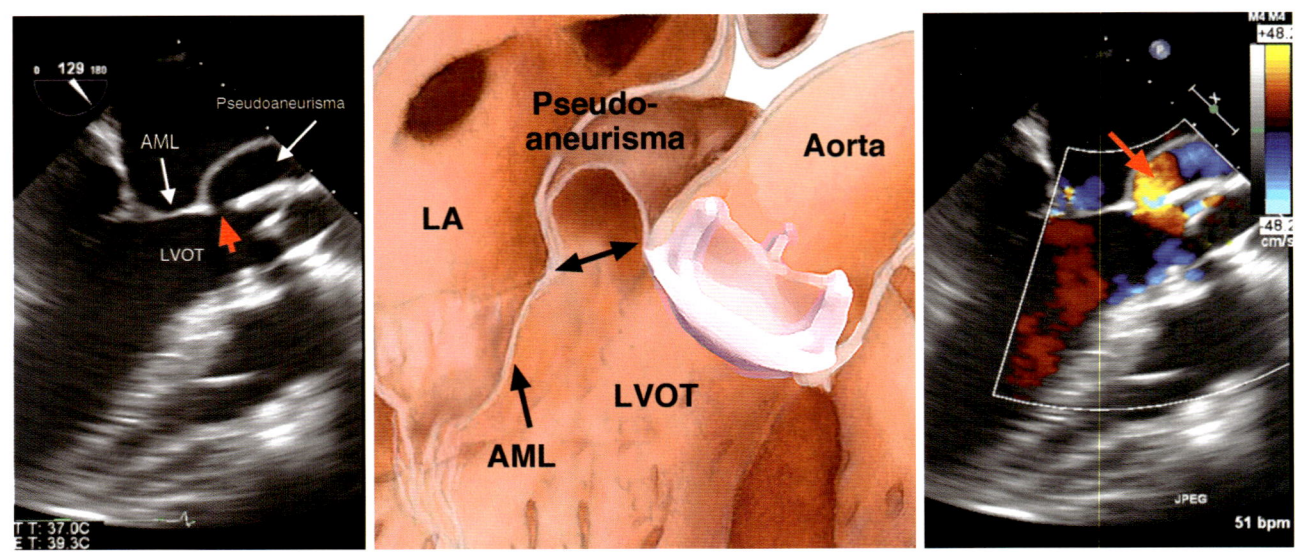

Fig. 10.10 ⊙ No painel esquerdo, a projeção de eixo longo médio-esofágica demonstra área de deiscência entre a prótese aórtica e o ânulo nativo (*seta vermelha*). Isto sugere que, além do pseudoaneurisma aórtico, o paciente tem aneurisma da fibrosa intravascular aórtico-mitral com cavidade adicional adjacente ao pseudoaneurisma aórtico, com comunicação entre essas cavidades. O painel do meio é uma demonstração gráfica disso. No painel direito, o Doppler colorido demonstra fluxo entre LVOT e o pseudoaneurisma (*seta vermelha*). (Figura cortesia de Zoghbi W: Echocardiographic recognition of unusual complications after surgery on great vessels and cardiac valves. Em Otto CM, editor: The practice of clinical echocardiography, ed 3, 2007, Elsevier, p. 618).

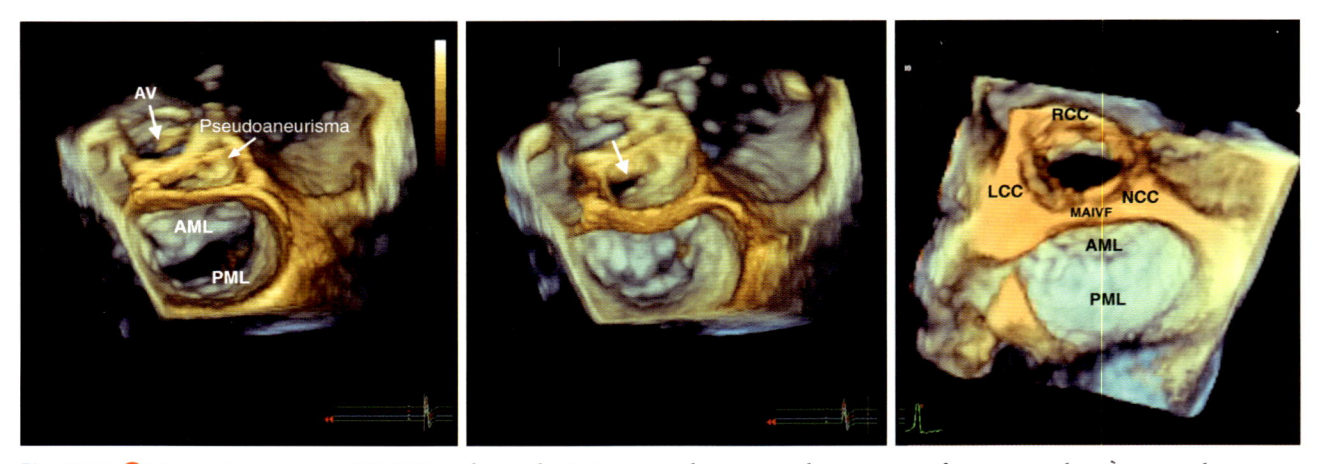

Fig. 10.11 ⊙ Nessas imagens em 3D TEE, o domo do átrio esquerdo e o pseudoaneurisma foram cortados. À esquerda, na diástole, o pseudoaneurisma é comprimido entre a prótese e o átrio esquerdo. No painel do meio, durante a sístole, o pseudoaneurisma se expande, e a comunicação entre ele e o trato de saída LV é observada (*seta branca*). Isto pode ser mais bem visualizado no *videoclip* correspondente. À direita está a imagem normal para comparação. Observar a aproximação das válvulas aórtica e AV esquerda (mitral) no coração normal em comparação à separação da válvula aórtica da válvula mitral pelo pseudoaneurisma neste caso.

CASO 10-2 Pseudoaneurisma Aórtico após AVR com Extensão Posterior

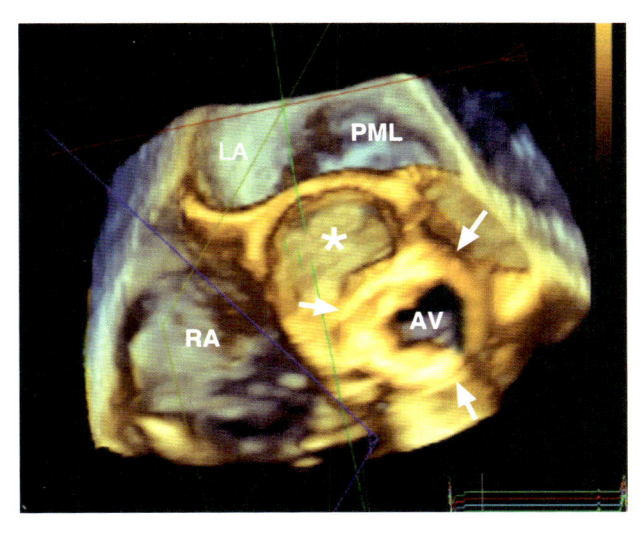

Fig. 10.12 ▶ Da perspectiva anterior, durante a sístole, a prótese de válvula aórtica é indicada por três setas brancas, e o pseudoaneurisma pelo asterisco.

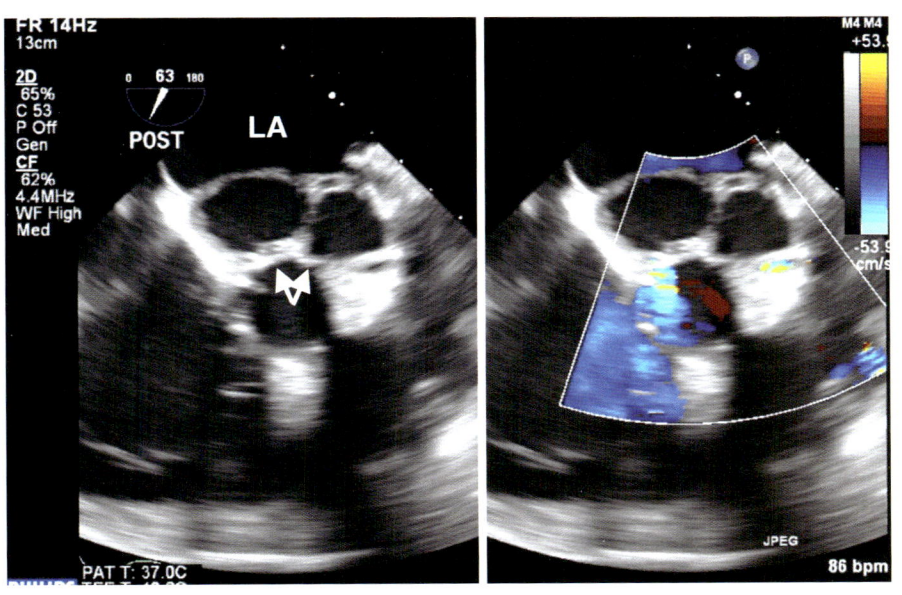

Fig. 10.13 ▶ O paciente foi encaminhado ao Centro Cirúrgico. A aortotomia ascendente foi realizada e a prótese de válvula aórtica foi removida. A entrada para os pseudoaneurismas foi reparada, e uma prótese de tecidos novos foi instalada. Na visualização médio-esofágica de eixo curto, os reparos são indicados por setas. No Doppler colorido observa-se comunicação mínima.

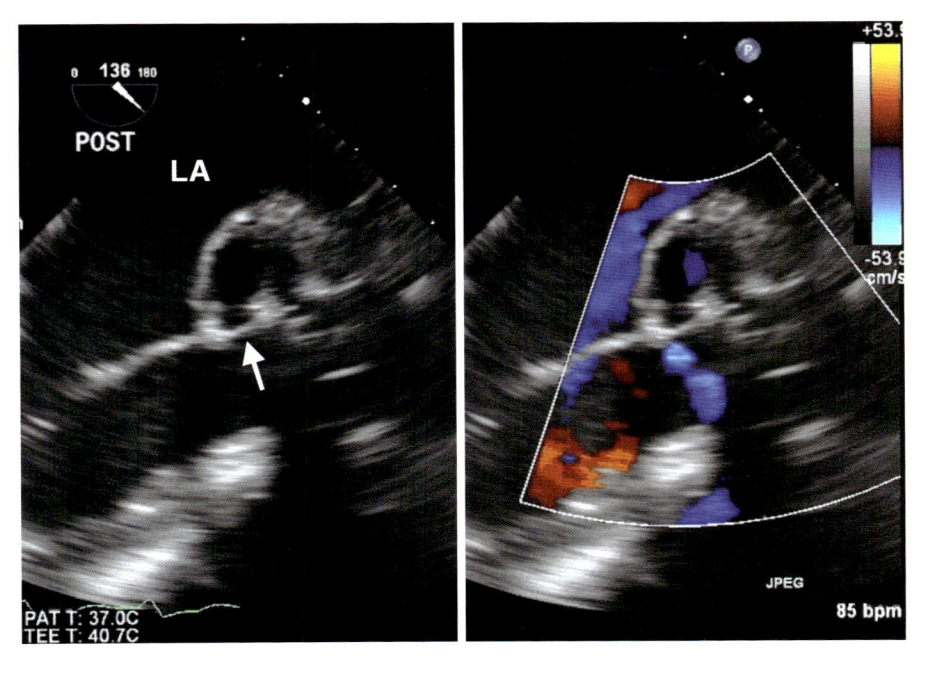

Fig. 10.14 ▶ Na projeção em eixo longo médio-esofágica correspondente, observa-se novamente o reparo (*seta branca*). No Doppler colorido, não houve fluxo residual entre a aorta ou LV e a cavidade do pseudoaneurisma.

CASO 10-3
Pseudoaneurisma Aórtico após Deiscência Ascendente de Enxerto Aórtico

Este paciente de 43 anos já tinha se apresentado há dois anos, antes da internação atual, com dissecção aórtica aguda Tipo A que se originou acima da válvula aórtica e se estendeu para a bifurcação ilíaca. Nessa época, sua aorta ascendente foi substituída por um enxerto em tubo, e a válvula aórtica nativa foi preservada. O paciente foi readmitido em nossa instituição com dor torácica e bacteriemia por *Staph. aureus*. A varredura por CT revelou um grande hematoma mediastinal; pseudoaneurismas anterior e posterior foram observados na extremidade proximal do enxerto aórtico.

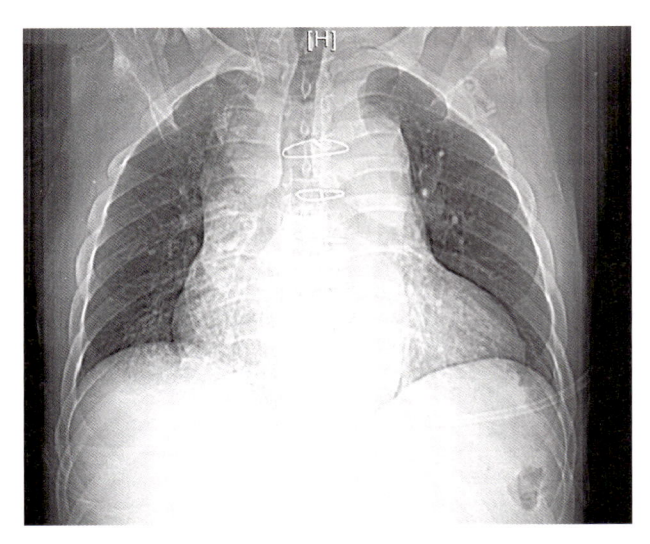

Fig. 10.15 Radiografia PA do tórax mostrando mediastino dilatado.

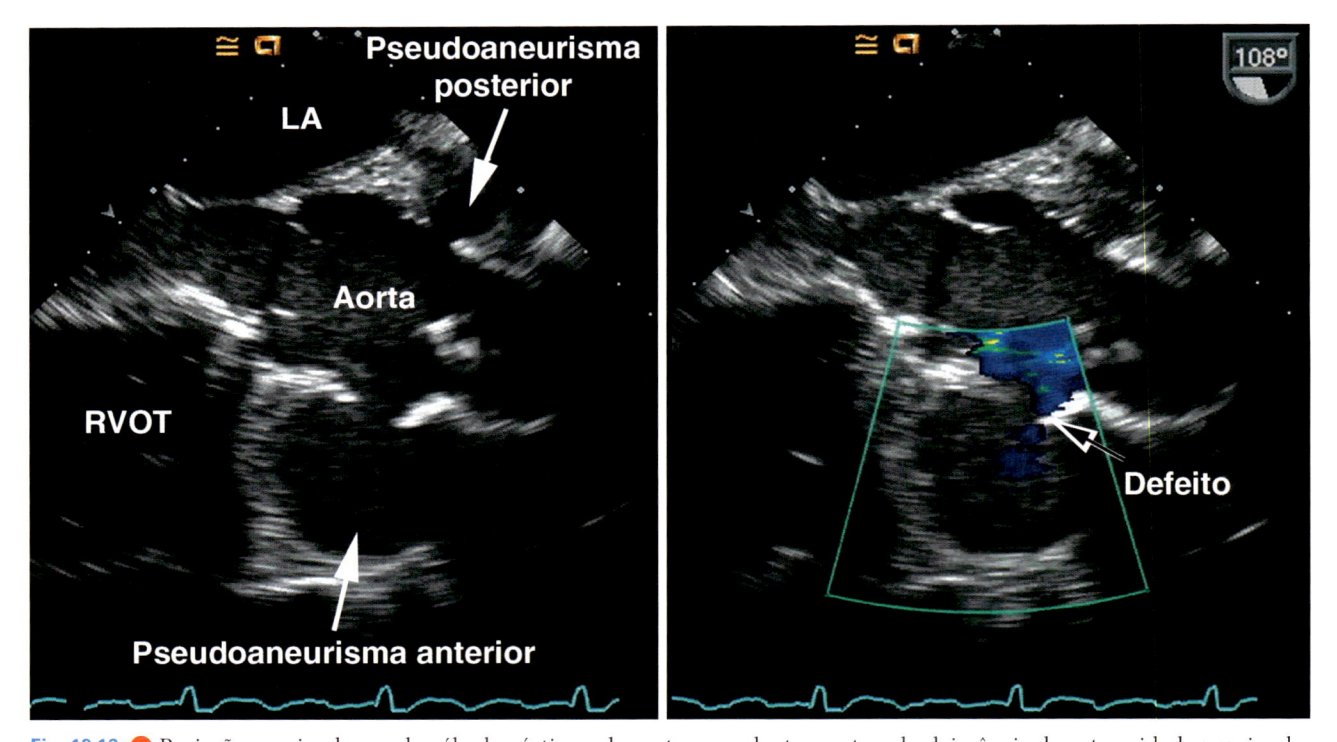

Fig. 10.16 ⊙ Projeção no eixo longo da válvula aórtica e da aorta ascendente mostrando deiscência da extremidade proximal do enxerto aórtico e pseudoaneurismas tanto anterior quanto posterior. O Doppler colorido (*à direita*) revela fluxo da aorta através do defeito e para o pseudoaneurisma anterior.

CASO 10-3 Pseudoaneurisma Aórtico após Deiscência Ascendente de Enxerto Aórtico

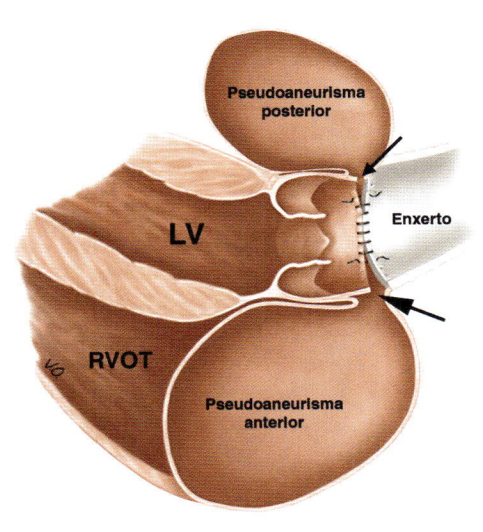

Fig. 10.17 Este desenho, correspondendo à TEE no eixo longo na Fig. 10.16, demonstra a origem (*setas*) de pseudoaneurismas anterior e posterior.

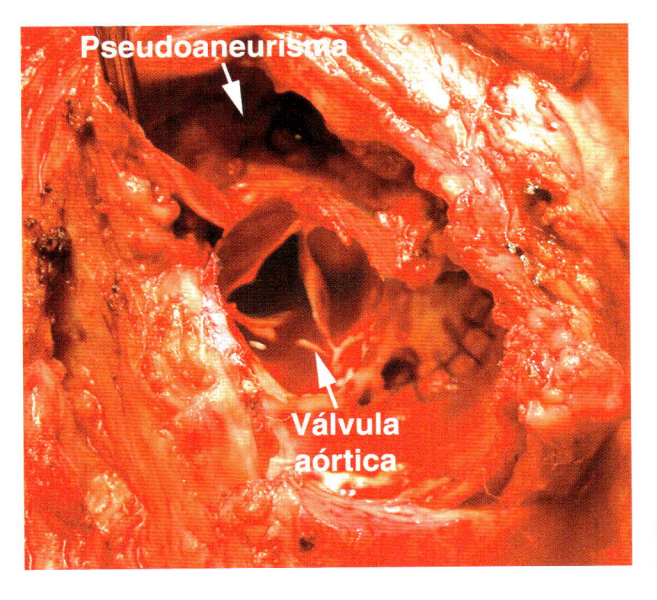

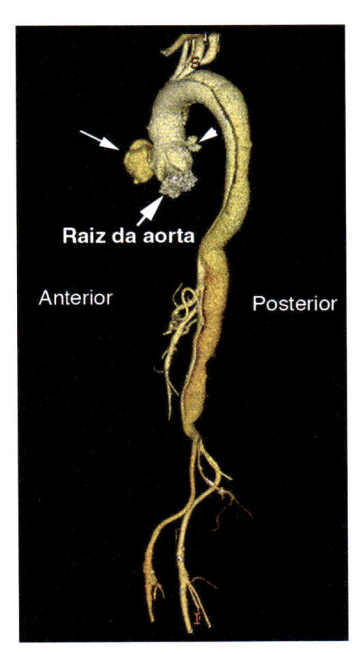

Fig. 10.18 Reconstrução por CT em 3D mostrando pseudoaneurismas (*setas*) em relação à raiz da aorta.

Fig. 10.19 Na cirurgia, um grande pseudoaneurisma foi visto anterior à raiz aórtica.

Comentários

Pseudoaneurisma é uma ruptura aórtica contida que pode ser resultado da infecção de uma prótese de válvula aórtica com formação de abscesso e destruição de tecido ou de deiscência de uma linha de sutura na anastomose de um enxerto de tubo aórtico. No sítio da ruptura, aderências e cicatrização limitam o extravasamento do sangue, resultando em um espaço contido. Na maioria dos casos, a única comunicação é aquela da aorta para o espaço do pseudoaneurisma. Entretanto, quando a deiscência da válvula se estende tanto para cima quanto para baixo do plano valvular, o sangue penetra no pseudoaneurisma a partir da aorta e sai para o trato de saída do LV, simulando um quadro de regurgitação aórtica. Em contraste com um aneurisma verdadeiro, as paredes do pseudoaneurisma não são compostas de tecido aórtico. Uma vez que o pseudoaneurisma se deve à ruptura da aorta, embora "contido", o tratamento é cirúrgico.

Leitura Sugerida

1. Evangelista A: Imaging aortic aneurysmal disease, Heart 100:909–915, 2014.
2. Ekici F, Kocabaş A, Aktaş D, Çetin I, Eminoğlu S: Native aortic valve endocarditis complicated by pseudoaneurysm of mitral-aortic intervalvular fibrosa, Echocardiography 31:E60–E63, 2014.

Dissecção da Aorta

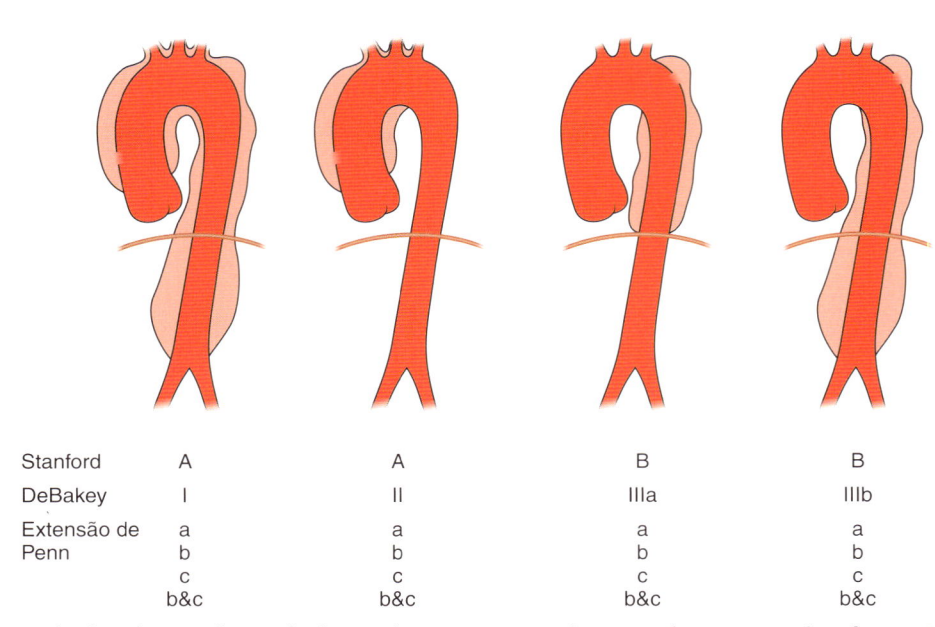

Stanford	A	A	B	B
DeBakey	I	II	IIIa	IIIb
Extensão de Penn	a	a	a	a
	b	b	b	b
	c	c	c	c
	b&c	b&c	b&c	b&c

Fig. 10.20 Esquemas de classificação de Stanford, DeBakey e Penn para dissecção de aorta. Na classificação Penn, a dissecção de aorta Tipo A de Stanford é integrada à DeBakey I (com envolvimento da aorta descendente) e DeBakey II (sem envolvimento da aorta descendente). Da mesma forma, para a dissecção aórtica Tipo B de Stanford, a extensão na aorta descendente pode ser só no tórax (DeBakey III extensão A) ou no tórax e abdome (DeBakey III extensão B). A categorização adicional se baseia na extensão da apresentação clínica com perfil pós-isquêmico; a, ausência de isquemia; b, má perfusão de vaso de ramificação; c, colapso circulatório; e b e c, ambos má perfusão de vaso de ramificação e colapso circulatório. Dentro das categorias Tipo B de Stanford ou DeBakey III, a classificação de Penn pode ser subdividida em alto risco (Tipo I) ou baixo risco (Tipo II) de complicações, dependendo das características ecoanatômicas.
(De Tan CN, Fraser AG: Perioperative transesophageal echocardiography for aortic dissection. *Can J Anesth* 61:362-378,2014. Com autorização.)

CASO 10-4
Dissecção Ascendente e do Arco Aórtico

Este paciente de 57 anos se apresentou em um hospital com início súbito de dor torácica retroesternal, descrita como constante, sem irradiação e que piorava com o movimento. Ele não tinha sofrido dor semelhante no passado e negou trauma, falta de ar, náusea, vômito, entorpecimento, formigamento, fraqueza, dor nas costas, dor abdominal ou síncope. Seu único fator de risco para doença coronariana era a hipertensão. Ele foi levado de urgência para o laboratório de hemodinâmica para realização de cateterismo com suspeita de infarto agudo do miocárdio e descobriu-se que seu sistema coronário esquerdo era normal. O sistema coronário direito não pode ser envolvido; entretanto, um retalho de dissecção foi visto na aorta ascendente. O paciente foi submetido urgentemente à angiotomografia computadorizada (CTA) da aorta, que demonstrou um quadro de dissecção aórtica aguda Tipo A estendendo-se desde os seios aórticos até a aorta ascendente, ao redor do arco e descendo para a aorta torácica descendente. O diâmetro dos seios aórticos estava gravemente alargado em 5,3 cm. À época da varredura por CTA, não houve efusão pericárdica significativa ou envolvimento dos vasos cranianos. O paciente foi transferido para nossa instituição para tratamento definitivo. Na cirurgia, os seios aórticos e a aorta ascendente foram ressecados e substituídos por um enxerto composto de válvula, raiz e enxerto aórtico. As artérias coronárias foram implantadas no enxerto.

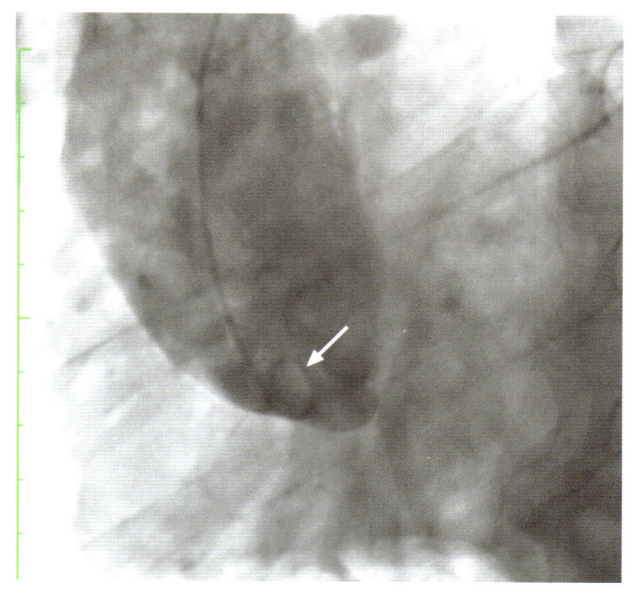

Fig. 10.21 ▶ Injeção na raiz aórtica com cateter *pigtail* (*seta*) falha em opacificar os seios, sugerindo que o cateter está em um lúmen falso de dissecção de aorta, com seios aórticos conectados ao lúmen verdadeiro.

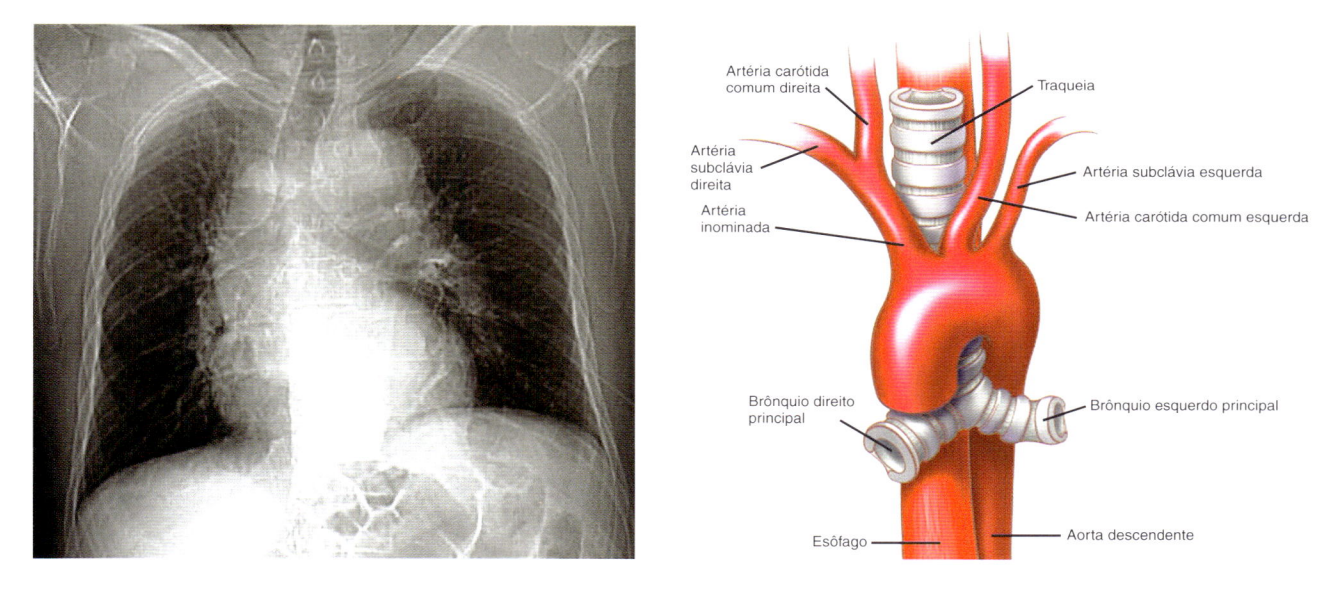

Fig. 10.22 Radiografia do tórax mostrando mediastino dilatado e angulação obtusa dos brônquios principais, como resultado da pressão pela aorta ascendente dilatada. (Imagem à direita cortesia de Minnich DJ, Mathisen, DJ: Anatomy of the trachea, carina and bronchi. Thorac Surg Clin 17:571-585, 2007. Com autorização.)

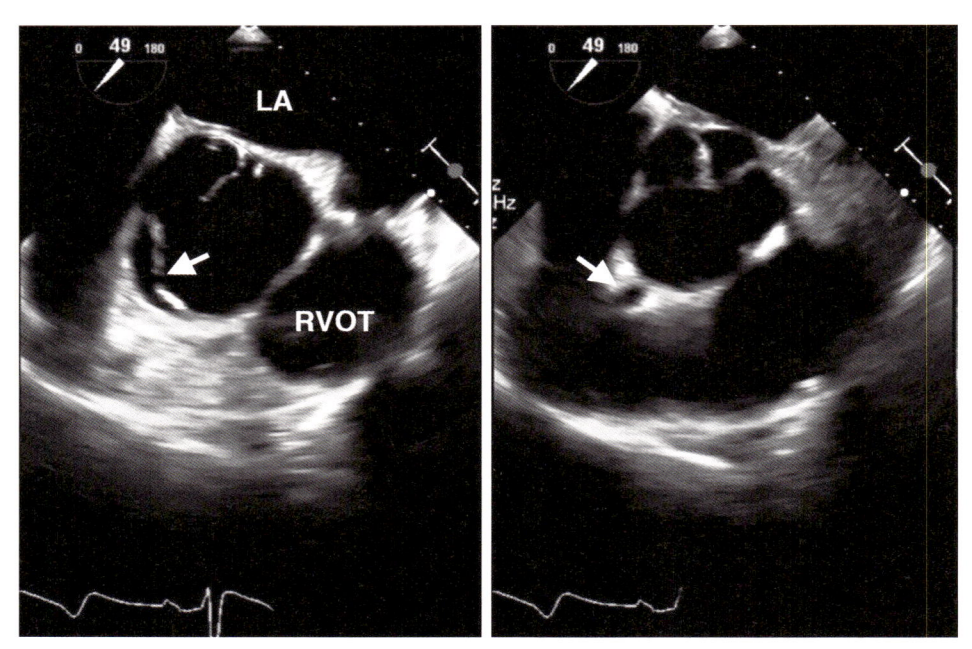

Fig. 10.23 ▸ Nesta projeção no eixo curto médio-esofágica, o retalho de dissecção fenestrada é visto durante a sístole (*seta, à esquerda*). Na diástole (*à direita*), é visualizada a artéria coronária direita (*seta*).

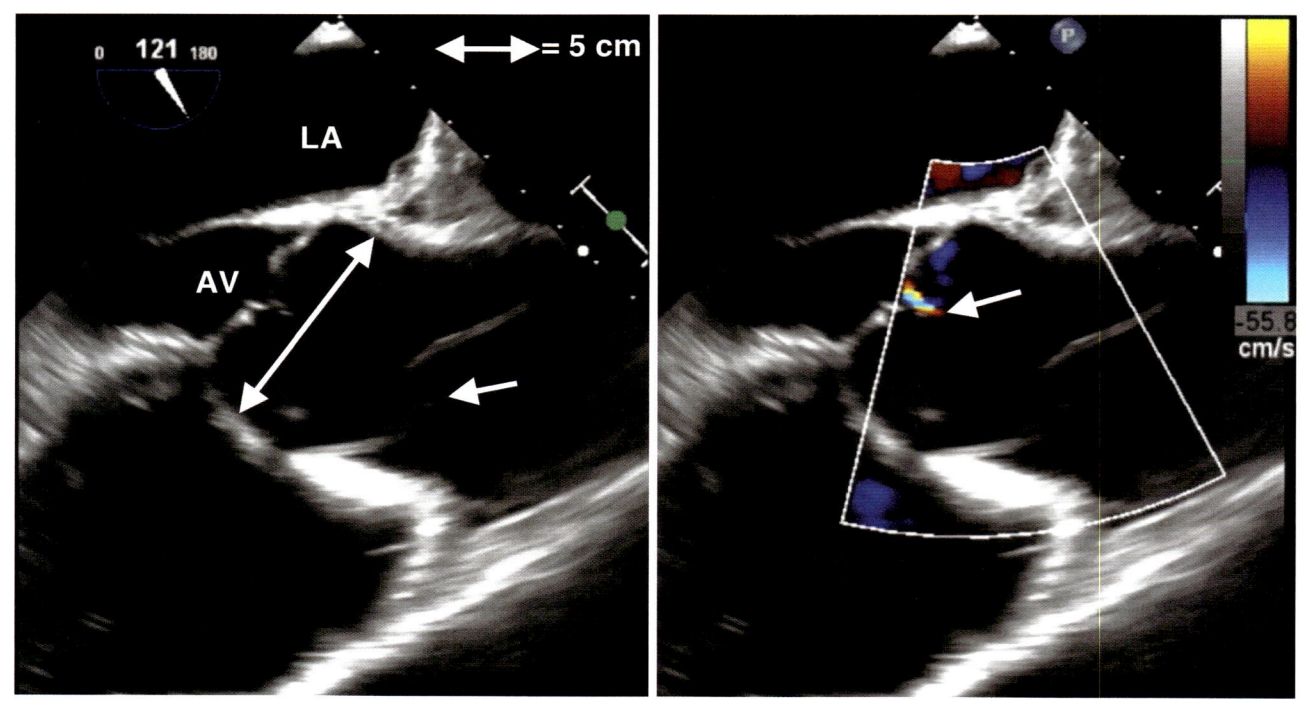

Fig. 10.24 ▸ Nesta projeção no eixo longo médio-esofágica, a imagem esquerda mostra claramente a dissecção (*seta*). Além disso, o diâmetro aórtico ao nível dos seios de Valsalva está aumentado em 5 cm. À direita a seta indica regurgitação aórtica de traço.

CASO 10-4 Dissecção Ascendente e do Arco Aórtico   335

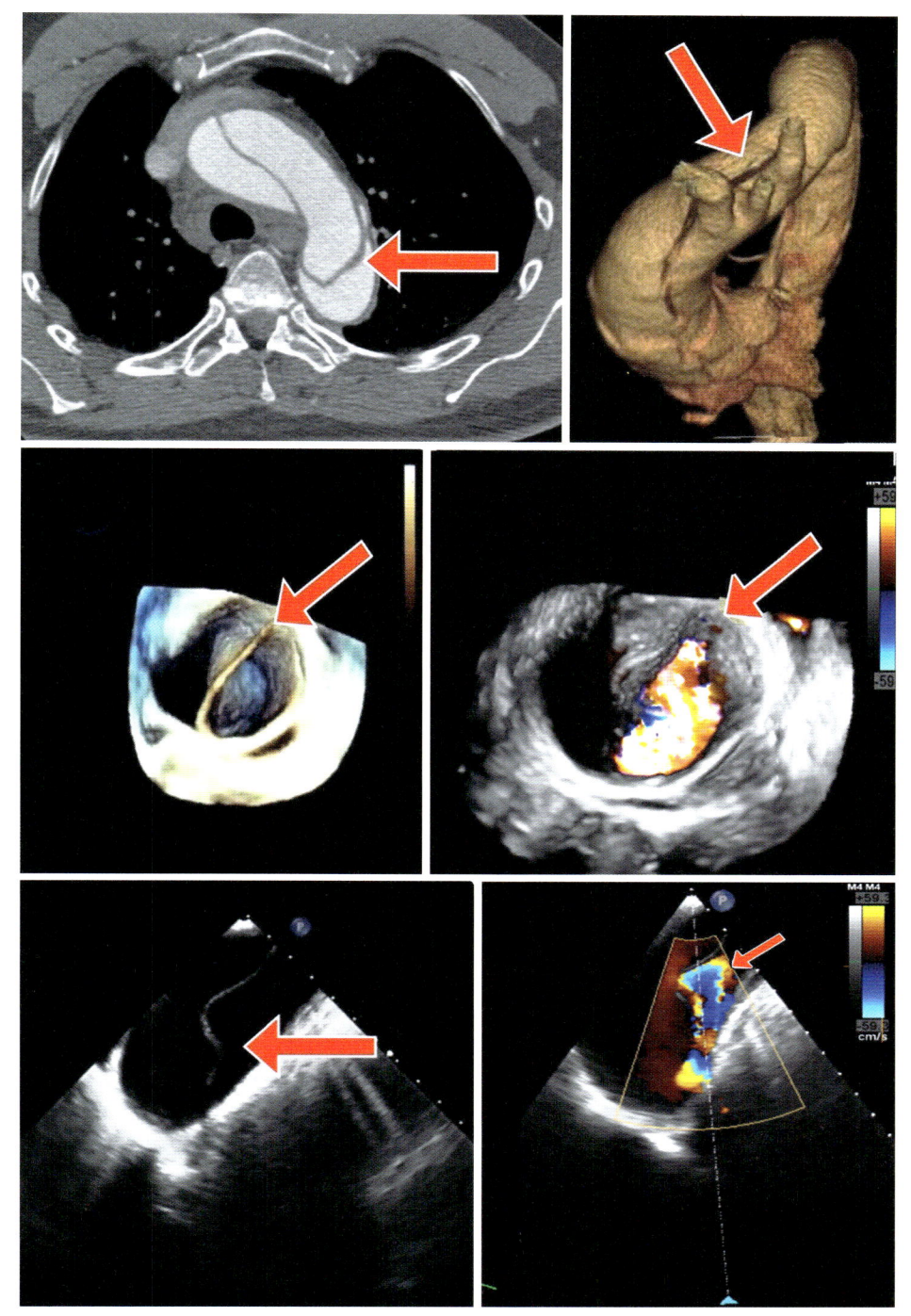

Fig. 10.25 ▶▶▶ Investigação por imagens multimodais do arco aórtico. Em cada momento, a seta vermelha indica retalho de dissecção. As duas imagens superiores são uma varredura por CT, assim como a CT reconstruída em 3D. As duas imagens do meio são representações da TEE em 3D do arco, com Doppler colorido preenchendo o que é presumivelmente um falso lúmen; em tempo real, o movimento ondulante do retalho pode ser apreciado. As duas imagens inferiores são representações à TEE 2D do arco; à direita, Doppler colorido turbulento está novamente preenchendo o que se presume ser um falso lúmen, que é mais bem visualizado em tempo real.

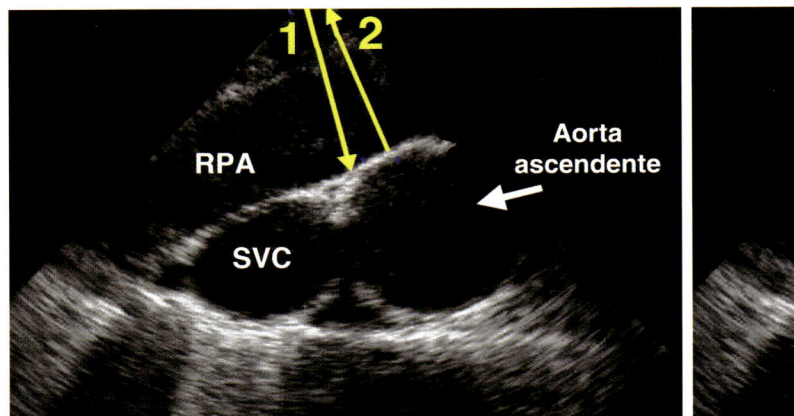

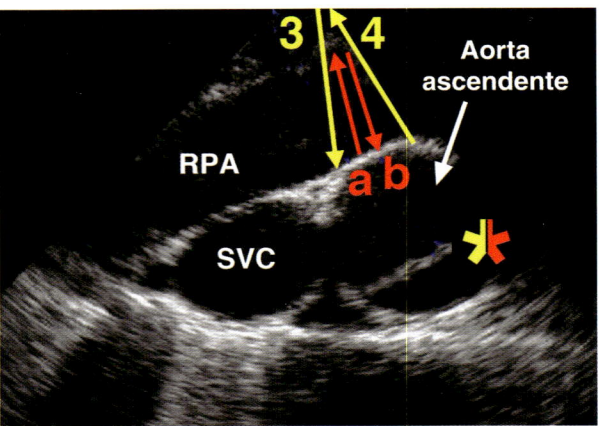

Fig. 10.26 ● Artefato de reverberação. À esquerda: nesta imagem em eixo curto esofágico alto de um paciente diferente, o ultrassom é emitido (*seta amarela 1*) e refletido fora da interface da parede anterior da artéria pulmonar direita (RPA) e parede posterior da aorta ascendente. A maioria dos ecos volta para o transdutor (*seta amarela 2*). À direita: após emissão do ultrassom (*seta amarela 3*) alguns ecos de retorno (*seta vermelha a*) são refletidos fora da parede posterior da RPA antes de atingirem o transdutor. Esses ecos em reflexão (*seta vermelha b*) voltam então para a interface entre a RPA anterior e a parede posterior da aorta ascendente antes de retornarem, finalmente, ao transdutor (*seta amarela 4*). O transdutor interpreta esses ecos como provenientes de uma profundidade igual à soma das setas vermelhas e amarelas. Este artefato (*asterisco vermelho e amarelo*) pode ser interpretado como retalho de dissecção aórtica. Com a varredura epiaórtica, o artefato não é mais visualizado.

Comentários

O diagnóstico inicial de dissecção aguda da aorta é feito, com frequência, a partir da investigação por imagens de CTA, pois essa modalidade está rapidamente disponível 24/7 na maioria dos centros médicos com Pronto-Socorro (ED). Tanto a CTA quanto a MRI são equivalentes à TEE em termos de sensibilidade e especificidade, e ambas têm a vantagem de permitir a avaliação dos vasos distais e um amplo campo de visão no mediastino. A escolha da modalidade diagnóstica em um determinado paciente sempre depende da velocidade com a qual o exame pode ser obtido e a *expertise* de cada instituição em particular. Uma vez feito o diagnóstico, o paciente é transferido rapidamente ou levado para o Centro Cirúrgico com avaliação interina adicional mínima.

O diagnóstico ecocardiográfico de dissecção de aorta se baseia na visualização de uma estrutura ecogênica móvel e linear no lúmen aórtico, como o retalho inicial. É particularmente importante avaliar a aorta ascendente, porque o tratamento de uma dissecção que envolve a aorta ascendente (Tipo A) é cirúrgico, embora o tratamento de uma dissecção limitada à aorta descendente (Tipo B) seja frequentemente clínico.

Na ecocardiografia, os artefatos de imagem podem compartilhar alguns aspectos de uma dissecção da aorta de modo que o ecocardiografista deverá assegurar que o eco móvel intraluminar não seja proveniente de reverberações. Retalhos de dissecção podem ser perdidos se a qualidade da imagem for ruim ou se houver visualização limitada de qualquer segmento aórtico. A interface entre a veia inominada e o arco aórtico pode ser confundida com um retalho de dissecção. Entretanto, com um exame cuidadoso por um ecocardiografista experiente, TEE tem sensibilidade de aproximadamente 98% e a especificidade de 98% para diagnóstico de dissecção aórtica.

A TEE realizada no Centro Cirúrgico é, por isso, fundamental para definir a localização e a extensão exatas da dissecção, o envolvimento dos óstios da artéria coronária e a presença de uma efusão pericárdica (implicando em ruptura iminente da aorta). A TEE também pode avaliar a anatomia da válvula aórtica para identificar aquelas válvulas bicúspides e avaliar o grau de regurgitação aórtica. Mesmo se avaliada antes de chegar ao Centro Cirúrgico, a situação clínica se altera rapidamente com a dissecção da aorta, de modo que a reavaliação é fundamental. A TEE basal também ajuda no planejamento cirúrgico: quando uma dilatação severa do seio está presente, como neste caso, a possibilidade de um transtorno do tecido conectivo (como a síndrome de Marfan) deverá ser considerada. Esses pacientes exigem um procedimento de Bentall com estabilização do ânulo aórtico, substituição dos seios e da aorta ascendente, substituição da válvula e reimplantação coronariana. Em pacientes com dissecção aórtica ascendente, mas com seios normais, a válvula aórtica nativa pode ser suspensa novamente na anastomose proximal do reparo de enxerto da aorta ascendente.

Leitura Sugerida

1. Tan CN, Fraser AG: Perioperative transesophageal echocardiography for aortic dissection, Can J Anesth 61:362–378, 2014.
2. Pape LA, Awais M, Woznicki EM, et al: Presentation, diagnosis, and outcomes of acute aortic dissection: 17-year trends from the International Registry of Acute Aortic Dissection, J Am Coll Cardiol 66:350–358, 2015.

CASO 10-5
Válvula Bicúspide e Dissecção da Aorta

Este paciente de 50 anos de idade se apresentou com início agudo de fraqueza bilateral nas pernas e entorpecimento ao levantar peso. Seu exame inicial foi pouco significativo e ele foi dispensado do ED. Vários dias depois ele se apresentou novamente ao hospital com sintomas persistentes, mas também com náusea e vômito e fezes sanguinolentas. Os testes de laboratório revelaram alteração aguda da função renal e testes de função hepática elevados. A CTA revelou retalho de dissecção aórtica que se estendia desde a aorta ascendente até a bifurcação ilíaca.

O paciente foi submetido à substituição da válvula e da raiz aórtica usando-se um enxerto composto com uma bioprótese de válvula aórtica e reimplante coronário.

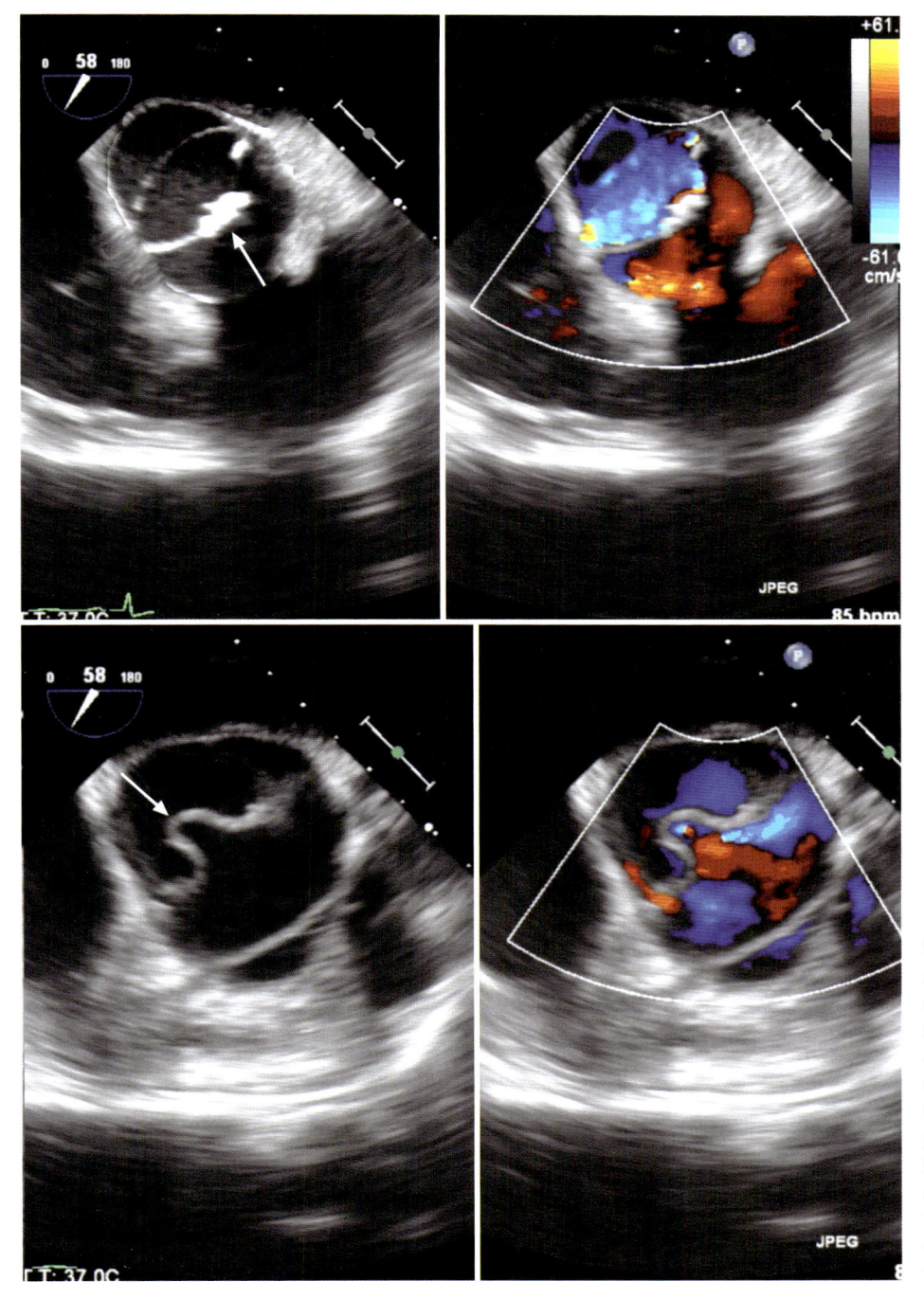

Fig. 10.27 ◐ Nesta projeção em eixo curto médio-esofágica os dois painéis superiores estão em sístole. A válvula é bicúspide, com fusão das cúspides coronarianas direita e esquerda. Observa-se uma rafe (*seta*) parcialmente sombreada. As imagens inferiores estão em diástole, a cúspide de dissecção (*seta*) sofre prolapso para frente e com isso obscurece a visualização da válvula.

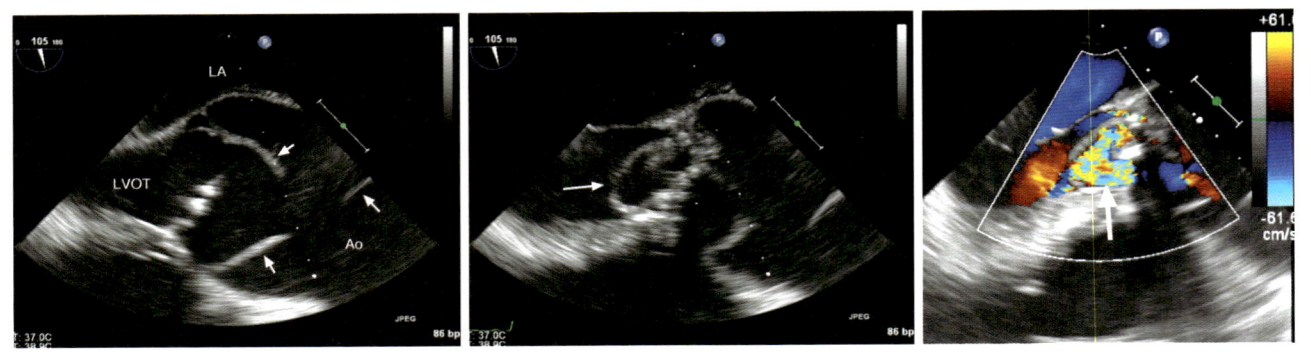

Fig. 10.28 ▶ Nesta projeção em eixo longo médio-esofágica o painel esquerdo mostra a válvula em sístole. A cúspide da válvula é uma estrutura calcificada e brilhante adjacente ao trato de saída LV (LVOT), um retalho de dissecção não complexa indicado por setas. O retalho de dissecção próximo à válvula aórtica pode, às vezes, ser confundido com cúspides da válvula na investigação por imagens de CT ou TEE. O diagnóstico correto pode ser feito determinando-se o sítio de inserção das cúspides no ânulo aórtico, examinando-se o padrão de movimento e usando Doppler colorido para identificar padrões diagnósticos de fluxo. No painel central, a cúspide (*seta*) sofre prolapso através da válvula durante a diástole. No painel à direita o Doppler colorido indica fluxo regurgitando através da válvula e sendo parcialmente contido pelo retalho de dissecção (*seta*).

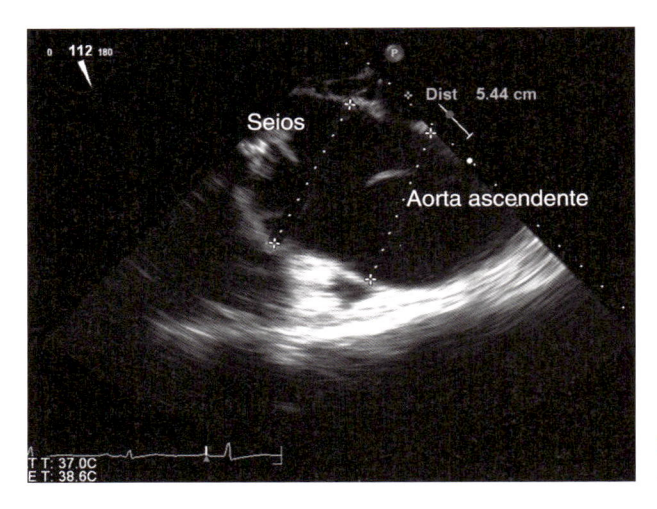

Fig. 10.29 Os seios e a aorta ascendente se mostram ambos significativamente dilatados, com diâmetro de 5,4 cm.

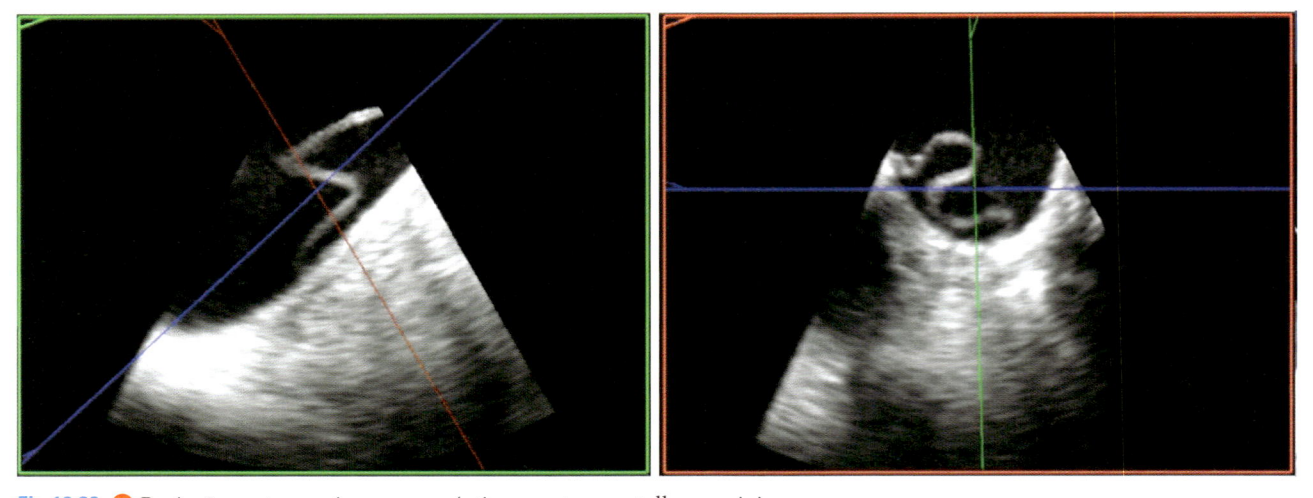

Fig. 10.30 ▶ Projeções ortogonais no arco aórtico mostram retalho serpiginoso.

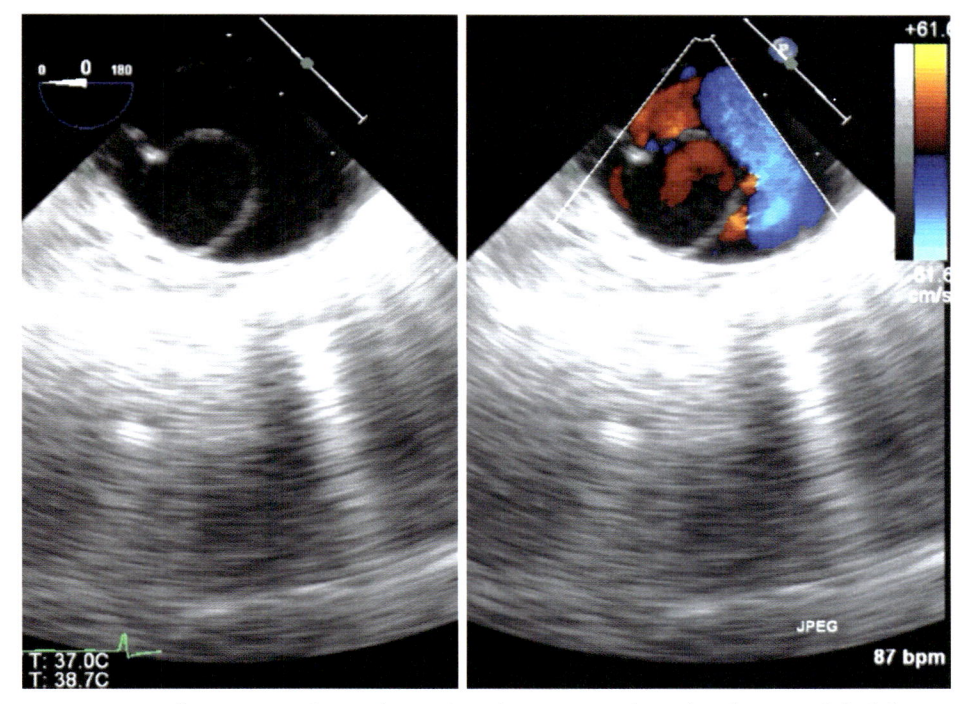

CASO 10-5 Válvula Bicúspide e Dissecção da Aorta   339

Fig. 10.31 ▶ Observa-se um retalho na aorta descendente. O padrão ao Doppler colorido torna difícil discernir qual é o lúmen verdadeiro e qual é o falso. Entretanto, o lúmen verdadeiro é geralmente menor que o falso.

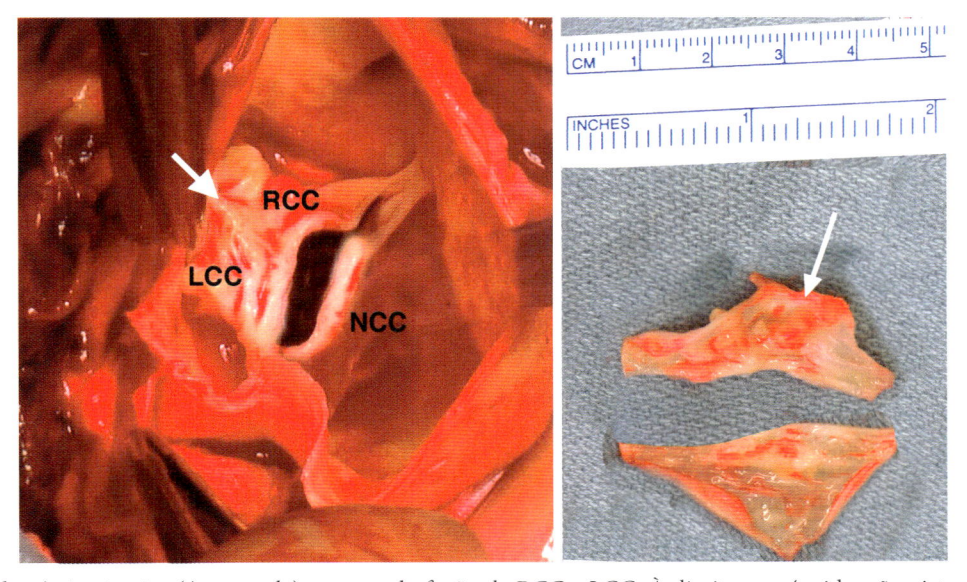

Fig. 10.32 Válvula aórtica *in vivo* (*à esquerda*) mostrando fusão de RCC e LCC. À direita, as cúspides são vistas após remoção. As setas indicam rafe.

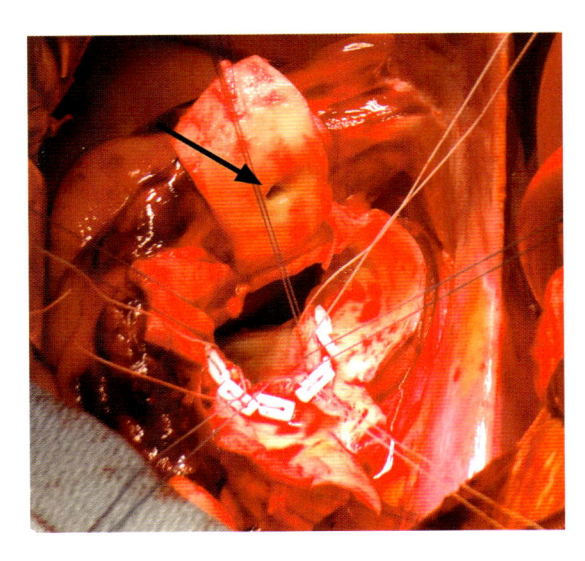

Fig.10.33 A válvula e a raiz da aorta foram ressecadas. A seta indica um dos botões coronários antes de aparar. (ver Fig. 10.34 A).

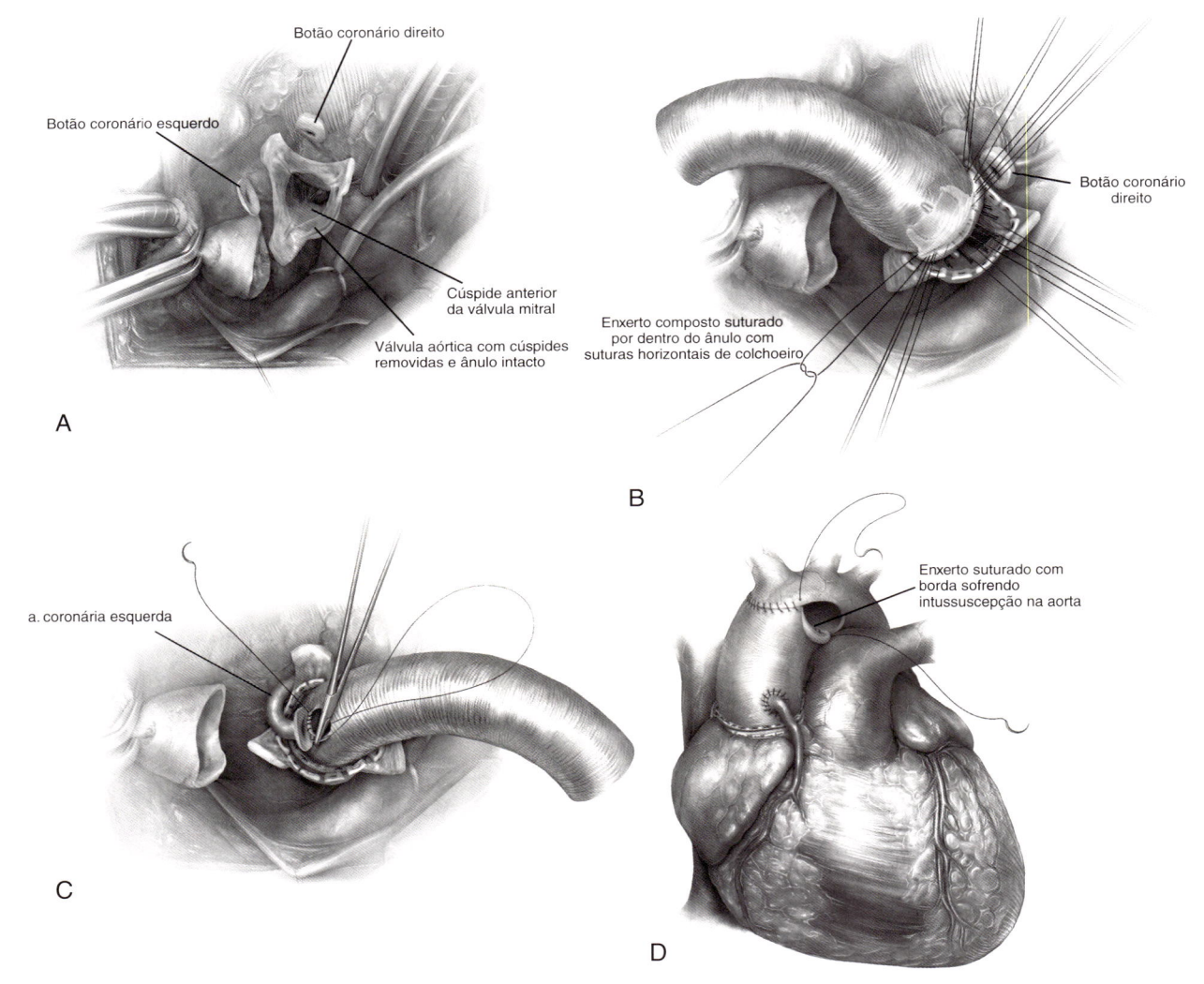

Fig. 10.34 Em (**A**) foi aplicado um grampo cruzado e a aorta ascendente doente incluindo os seios de Valsalva e a válvula aórtica foram ressecados, restando os botões coronários e o ânulo. Em (**B**) um tubo valvado com bioprótese de tecido na extremidade distal é suturado ao ânulo aórtico. Em (**C**) dois orifícios são feitos no enxerto para acomodar os botões coronários e em (**D**) o coração com o enxerto em tubo e um botão coronário visíveis.
A = artéria. (De Gleason TG: Aortic root replacement with composite valved conduit, Operat Techn Thorac Cardiovasc Surg 13:161-171, 2008. Com autorização.)

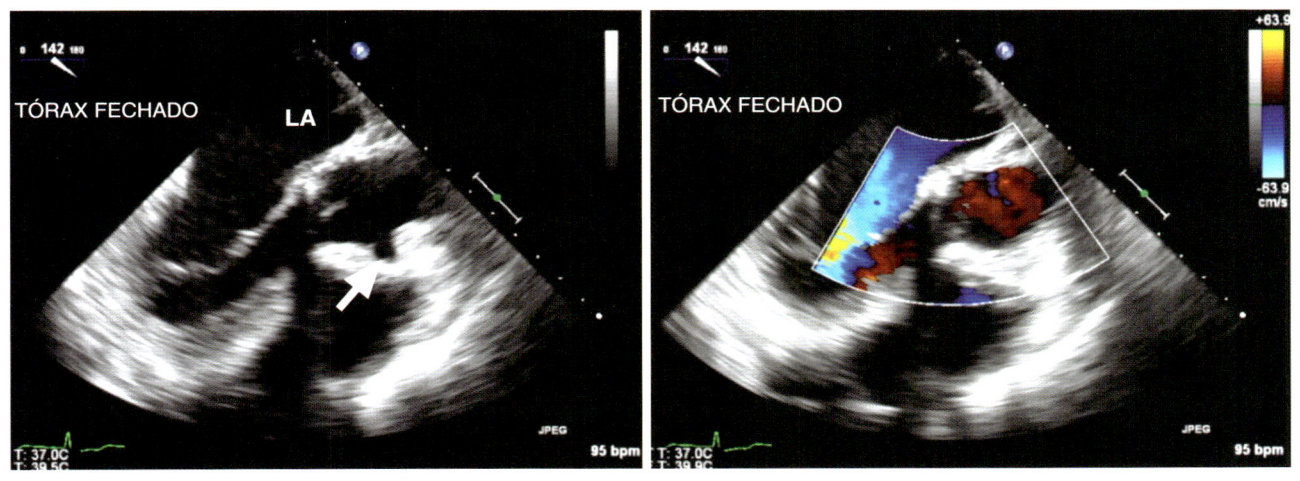

Fig. 10.35 ● Após o procedimento, não se observa mais a regurgitação aórtica na projeção em eixo longo médio-esofágica. A seta indica botão coronário direito.

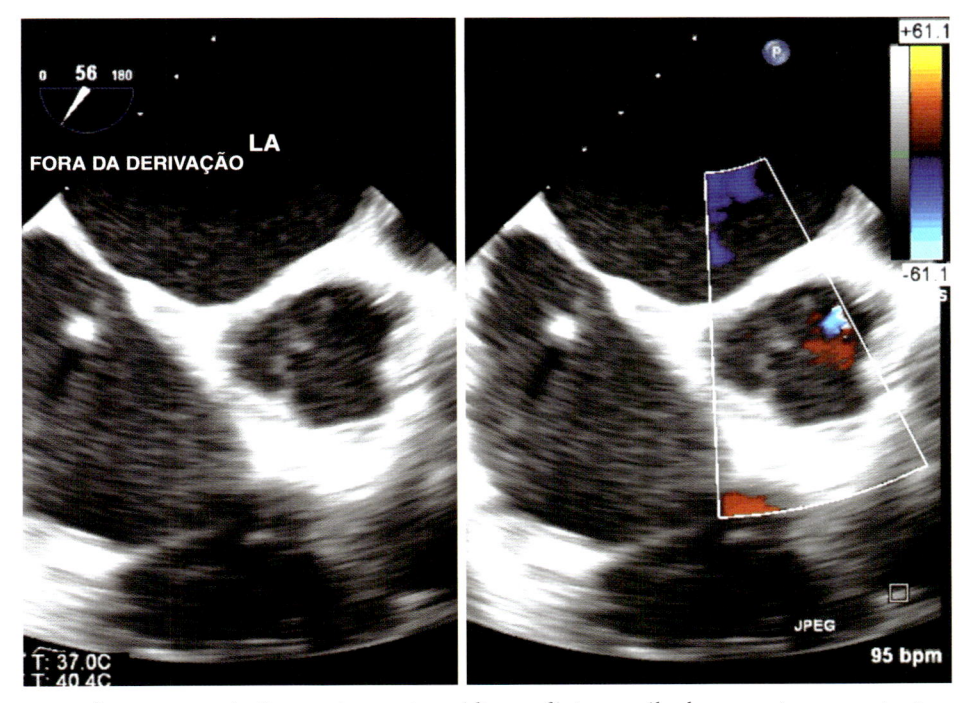

Fig. 10.36 ● Da mesma forma, na projeção em eixo curto médio-esofágica, a válvula se mostra competente.

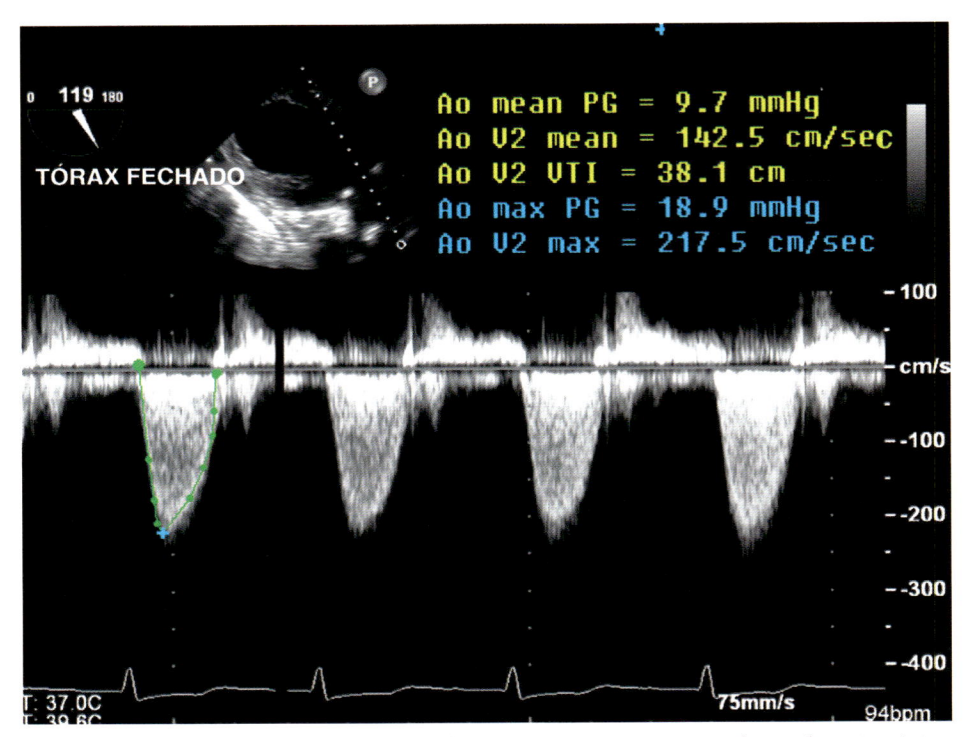

Fig. 10.37 Doppler de ondas contínuas da projeção em eixo longo transgástrica mostrando gradientes mínimos, compatível com prótese valvar não obstrutiva.

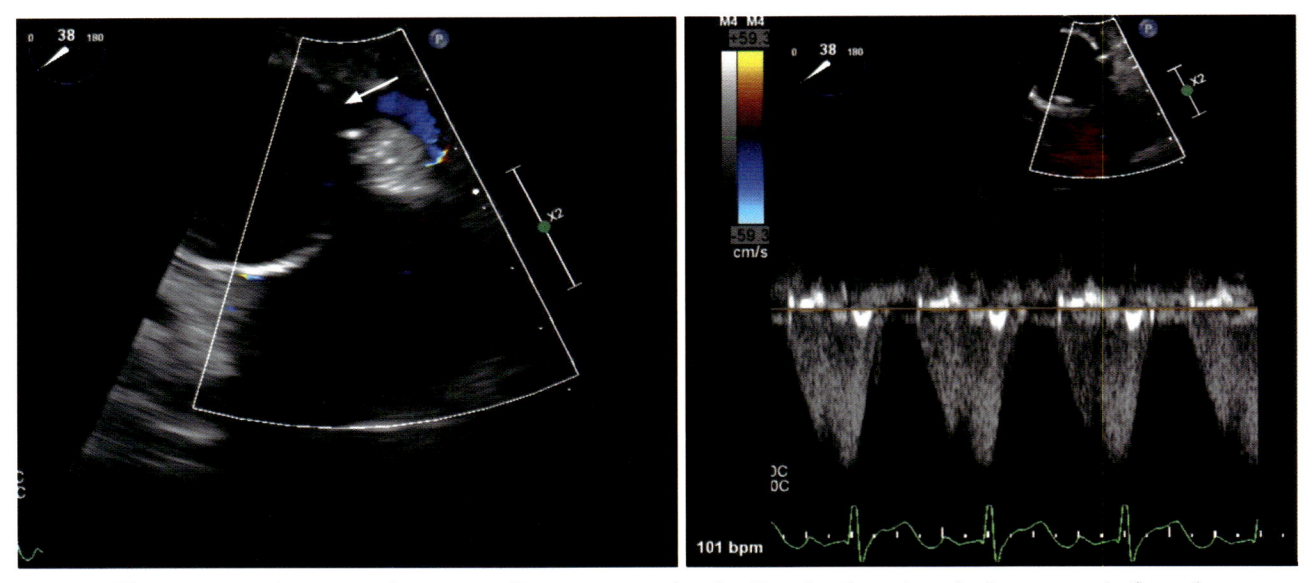

Fig. 10.38 ▶ Botão coronário esquerdo investigado por imagens (*seta*) e Doppler de onda pulsada mostrando fluxo durante a diástole.

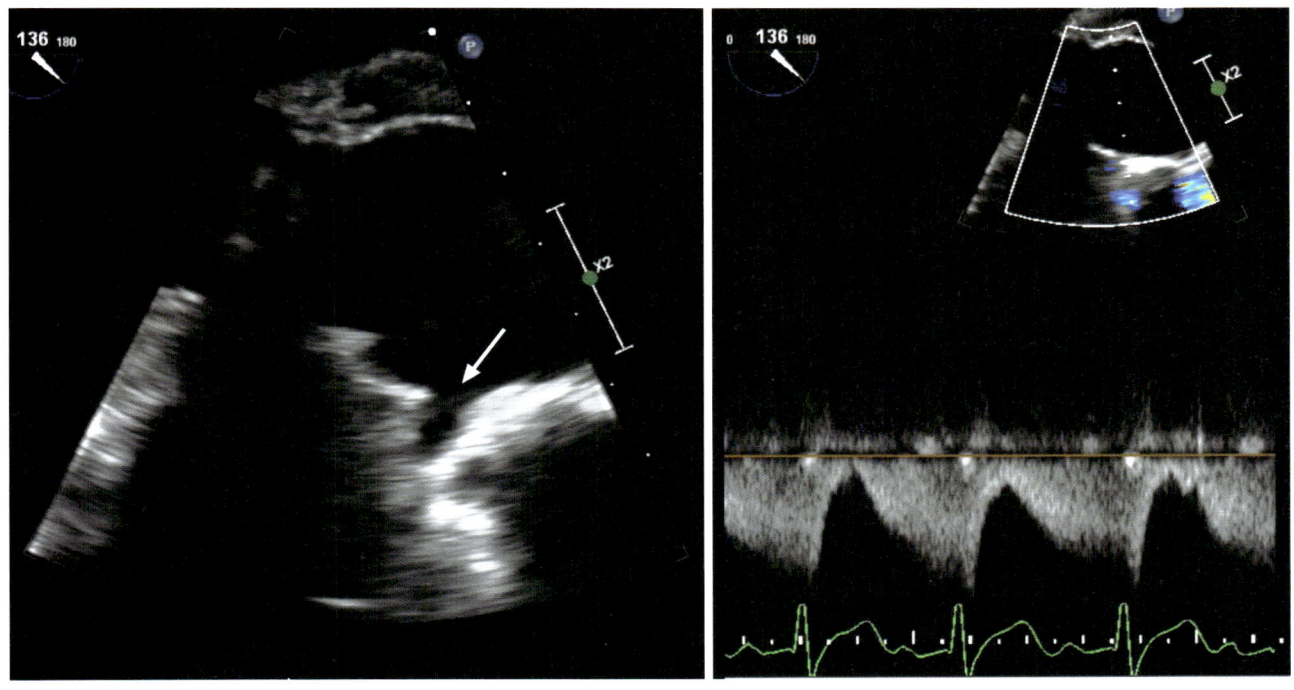

Fig. 10.39 ● Botão coronário direito investigado por imagens (*seta*) e Doppler de onda pulsada mostrando fluxo primariamente durante a diástole.

Comentários

Uma válvula aórtica bicúspide congênita está presente em 1 a 2% de toda a população. A doença da válvula aórtica bicúspide não fica restrita às cúspides da válvula; a aorta também se mostra anormal. Estudos histopatológicos hoje suportam um processo de doença subjacente do tecido conectivo com fragmentação de elastina, irregularidades na integridade da musculatura lisa e deposição aumentada do colágeno. Comparados a adultos normais com válvula aórtica tricúspide, os pacientes com válvula aórtica bicúspide mostram dimensões maiores dos seios aórticos e da aorta ascendente e elasticidade aórtica anormal, estão em risco de dilatação aórtica progressiva e possuem risco relativo de dissecção ajustado à idade de 8,4, com uma válvula tricúspide, correspondendo a um risco absoluto de 3,1 casos por 10.000 pacientes/ano. Os fatores de risco para dissecção aórtica em pacientes com válvula bicúspide permanecem obscuros, mas podem incluir a morfologia específica da válvula, além de uma história familiar de dissecção. Em pacientes com válvula bicúspide conhecida, é recomendada a investigação periódica por imagens para avaliação do tamanho da aorta, ou com ecocardiografia (se a aorta for bem visualizada) ou com CT ou MRI. A substituição profilática da raiz da aorta é recomendada quando o diâmetro da aorta exceder 5,5 cm sem outros fatores de risco, e 5,0 cm se houver progressão rápida ou história familiar de dissecção.

Leitura Sugerida

1. Wojnarski CM, Svensson LG, Roselli EE, et al: Aortic dissection in patients with bicuspid aortic valve-associated aneurysms, Ann Thorac Surg 100:1666–1674, 2015.
2. Adamo L, Braverman AC: Surgical threshold for bicuspid aortic valve aneurysm: a case for individual decision-making, Heart 101:1361–1367, 2015.
3. Detaint D, Michelena HI, Nkomo VT, et al: Aortic dilatation patterns and rates in adults with bicuspid aortic valves: a comparative study with Marfan syndrome and degenerative aortopathy, Heart 100:126–134, 2014.
4. Michelena HI, Khanna AD, Mahoney D, et al: Incidence of aortic complications in patients with bicuspid aortic valves, JAMA 306:1104–1112, 2011.
5. Schaefer BM, Lewin MB, Stout KK, et al: The bicuspid aortic valve: an integrated phenotypic classification of leaflet morphology and aortic root shape, Heart 94:1634–1638, 2008.

Complicações da Dissecção Aórtica

CASO 10-6
Dissecção Aórtica com Regurgitação Aórtica Intensa

Esta paciente com 44 anos de idade e história de obesidade, hipertensão e diabetes se apresentou ao ED com dor torácica. Um sopro diastólico foi observado no exame físico.

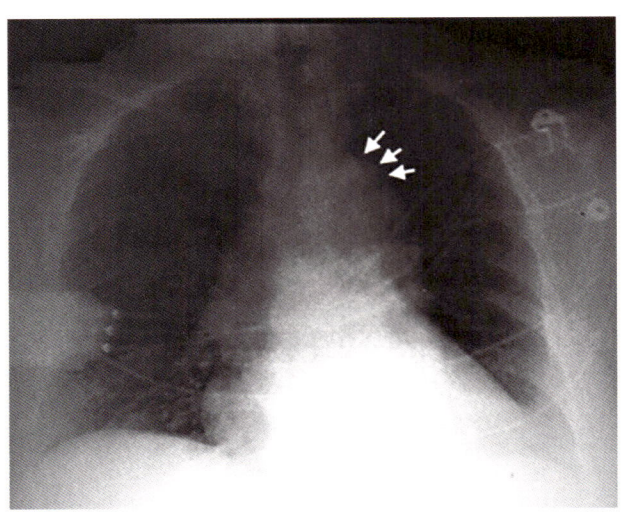

Fig. 10.40 Radiografia PA do tórax mostrando o mediastino amplo com proeminência do arco aórtico (*setas*).

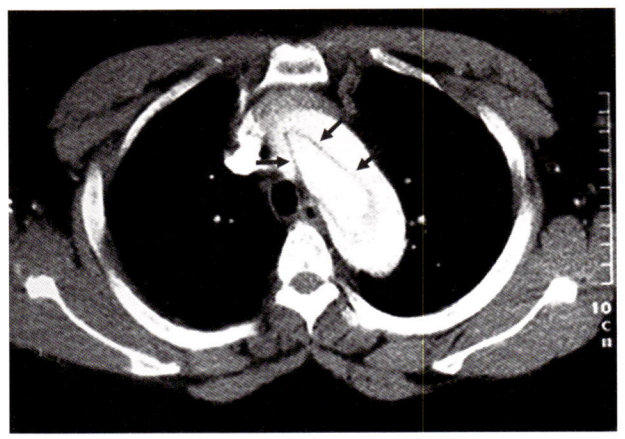

Fig. 10.41 CT do tórax com contraste demonstrando arco aórtico dilatado com densidade linear dentro do lúmen, compatível com retalho de dissecção (*setas*).

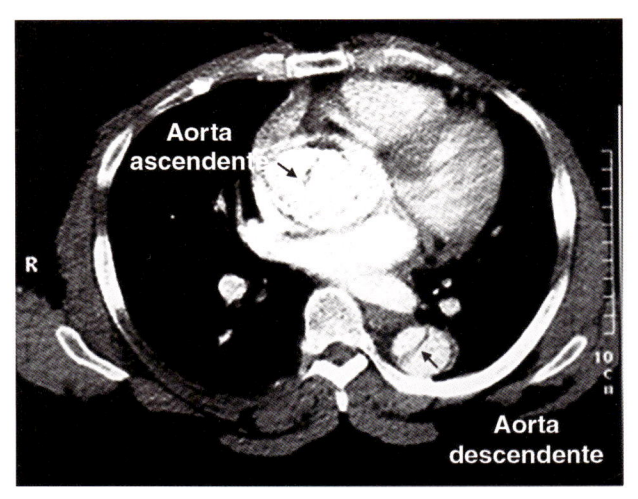

Fig. 10.42 CT do tórax ao nível do átrio esquerdo mostrando aorta ascendente dilatada com contorno distorcido e densidade intraluminar compatível com retalho de dissecção (*seta*). Embora a aorta torácica descendente esteja normal em tamanho, o retalho de dissecção linear está presente no lúmen (*seta*).

CASO 10-6 Dissecção Aórtica com Regurgitação Aórtica Intensa   345

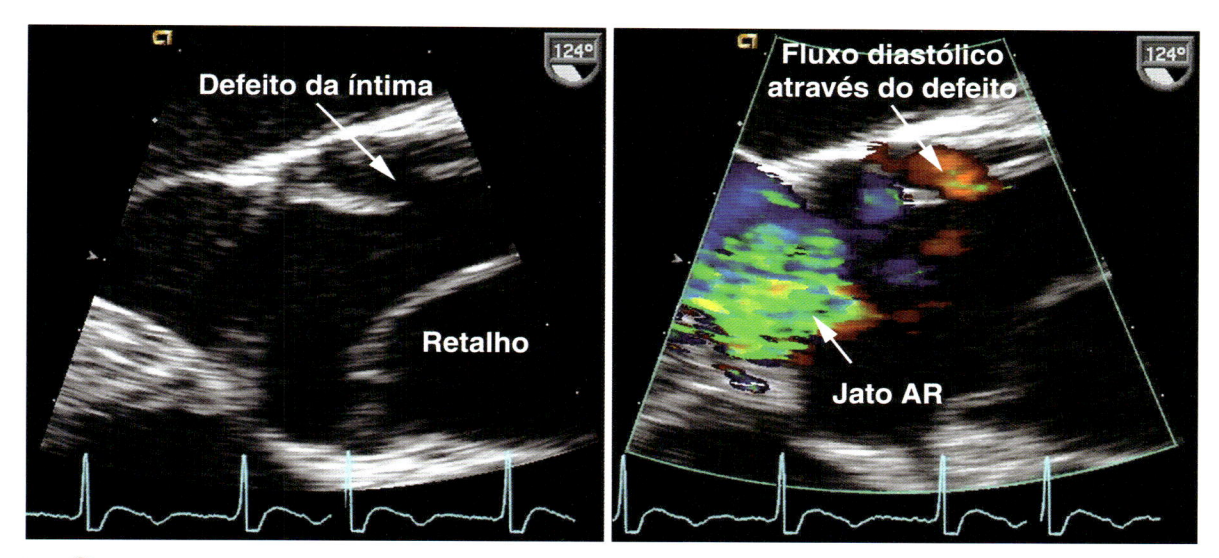

Fig. 10.43 ▶ Imagens intraoperatórias por TEE em projeção em eixo longo ampliada mostrando retalho de dissecção de aproximadamente 1 cm distal às cúspides da válvula aórtica. Junto ao aspecto anterior da aorta é observada uma área de descontinuidade em retalho. A investigação por imagens de fluxo colorido (*à direita*) mostra fluxo no falso lúmen via esse defeito e intensa regurgitação aórtica.

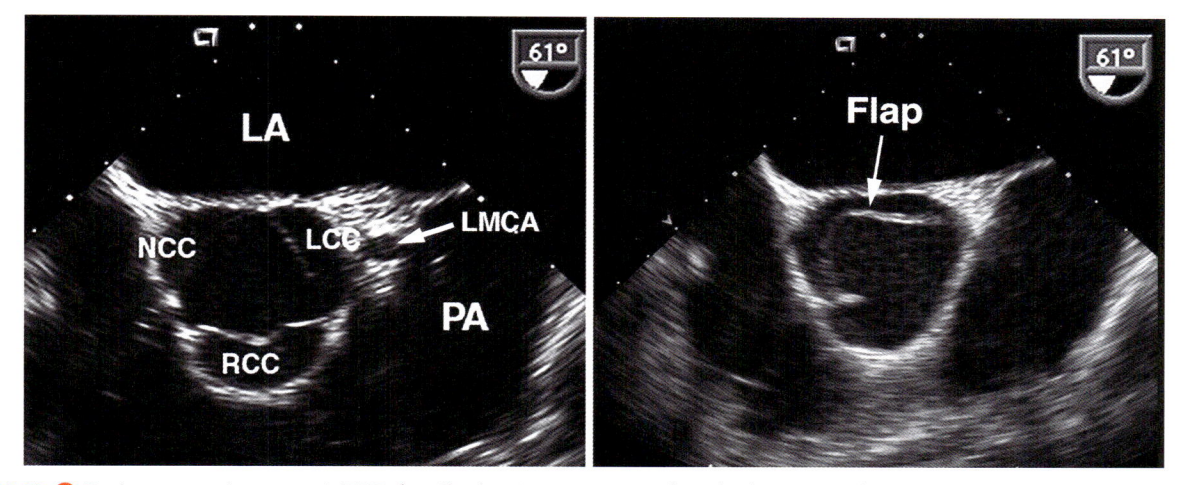

Fig. 10.44 ▶ Projeção em eixo curto à TEE da válvula aórtica mostrando válvula tricúspide normal aberta em sístole (*à esquerda*). A artéria coronária principal esquerda (LMCA) é visualizada adjacente à cúspide coronariana esquerda (LCC). Na diástole (*à direita*) o retalho de dissecção sofre prolapso em sentido proximal no plano de imagem.

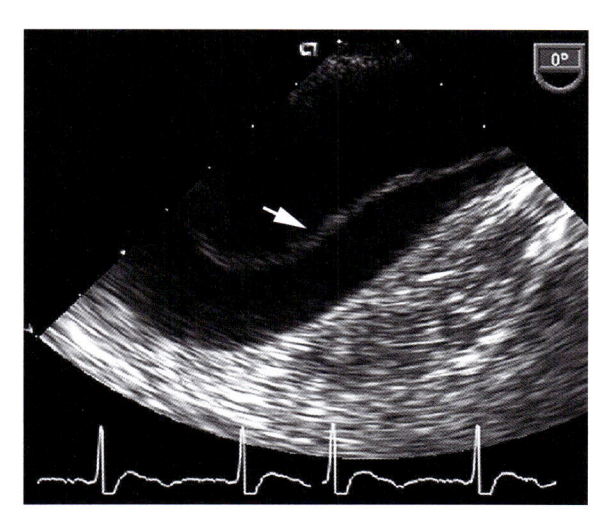

Fig. 10.45 ▶ Projeção alta à TEE do arco aórtico mostrando retalho intraluminar (*seta*). Em tempo real, pode-se apreciar o movimento do retalho da íntima, independente do movimento da parede aórtica.

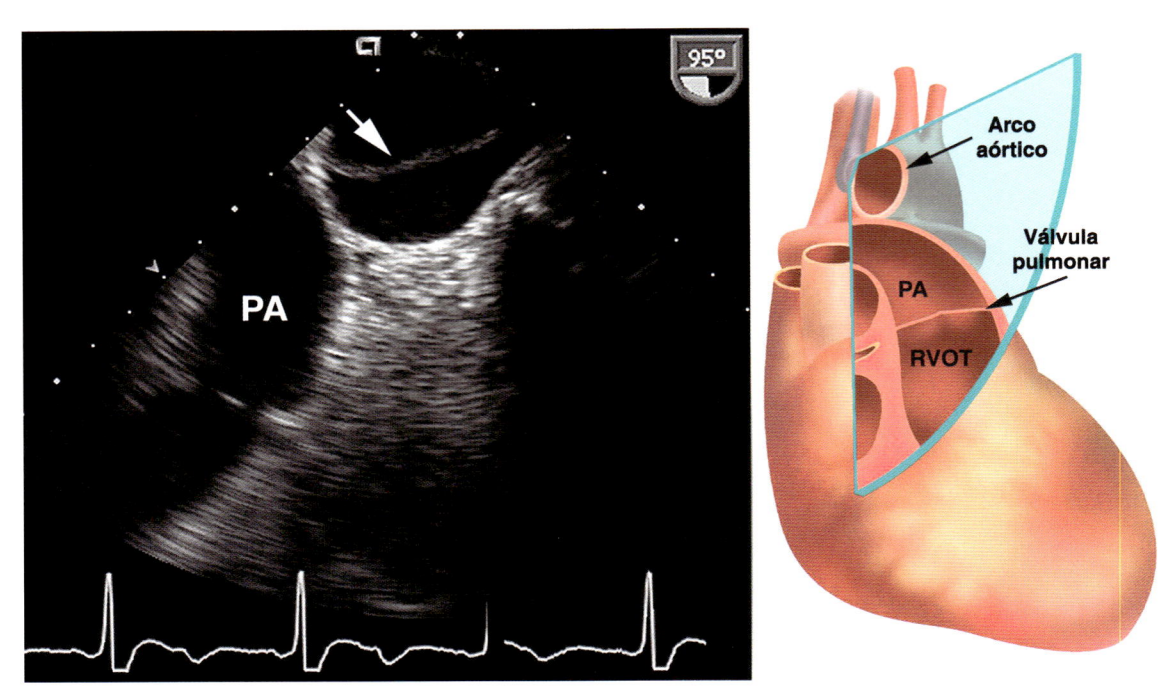

Fig. 10.46 ▶ Da posição do mesmo transdutor que na Fig. 10.45, o plano da imagem é girado para 95 graus para obter esta projeção no eixo curto do arco aórtico, com retalho da íntima (*seta*) visualizado. À direita, representação gráfica de como a projeção é obtida.

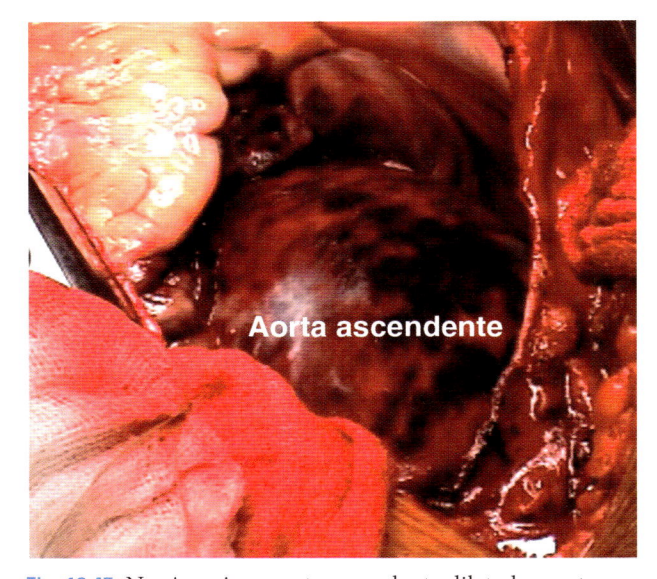

Fig. 10.47 Na cirurgia, a aorta ascendente dilatada mostra descoloração típica para dissecção.

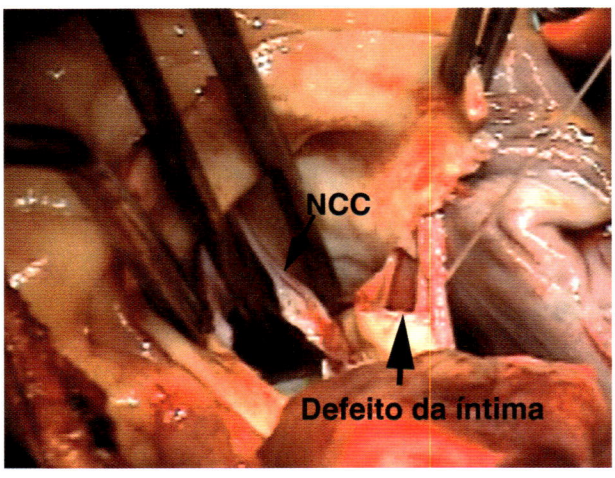

Fig. 10.48 ▶ Após abertura da aorta, observa-se o defeito da íntima (*seta*) próximo à cúspide não coronariana da válvula aórtica (NCC). Essa válvula foi suspensa novamente com substituição da aorta ascendente por enxerto em tubo de Dácron de 28 mm.

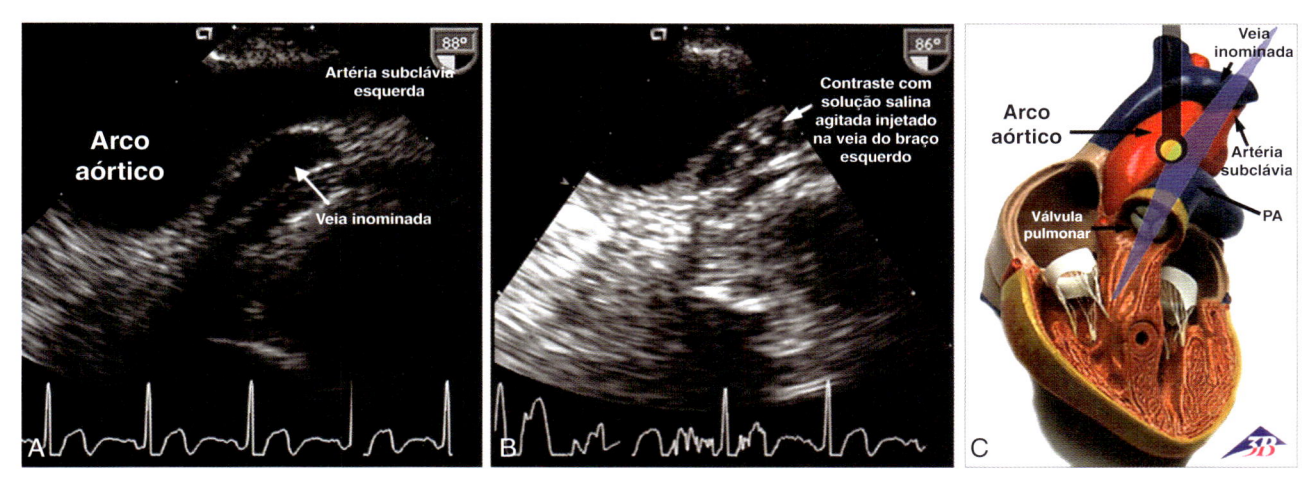

Fig. 10.49 A imagem (**A**) mostra projeção esofágica alta do arco distal a 88 graus, com artéria subclávia esquerda claramente delineada. A veia inominada está anterior ao arco. A interface entre essa veia e o arco pode ser confundida com um retalho de dissecção. O uso de contraste com solução salina agitada pela veia do braço esquerdo (imagem (**B**)) opacifica a veia inominada. Na imagem (**C**) a anatomia é ilustrada em modelo. (Com base em Economy Heart Model 3B Scientific®.)

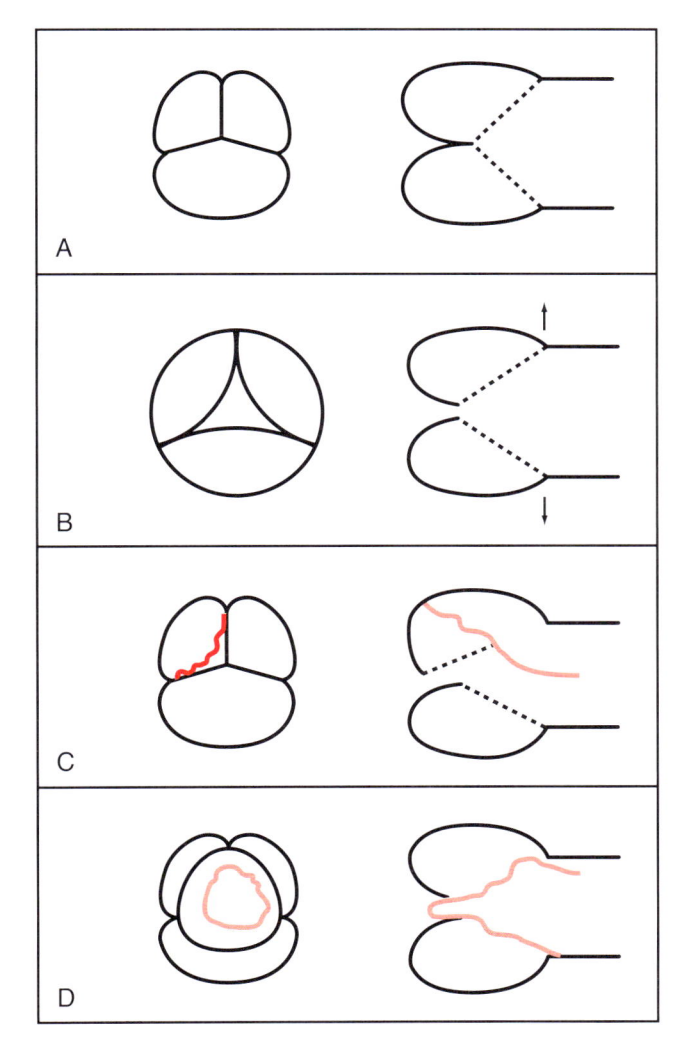

Fig. 10.50 Ilustração de diferentes mecanismos de regurgitação da aorta em dissecção aórtica do Tipo A. Descrição mais completa é encontrada nos comentários. (Reproduzida com autorização de Movsowitz HD *et al.*, Transesophageal echocardiographic description of mechanisms of aortic regurgitation in acute Type A aortic dissection: Implications for aortic valve repair, J Am Coll Cardiol 36:884, 2000. © Elsevier Inc.)

Comentários

A regurgitação aórtica em pacientes com dissecção aórtica pode ser decorrente de vários mecanismos, como ilustrado na Fig. 10.50, a imagem (A) sendo normal. Comparada a pacientes de anatomia aórtica normal, a regurgitação aórtica pode ser causada por (B) dilatação dos seios de Valsalva com coaptação central incompleta das cúspides, (C) extensão da dissecção nas camadas da cúspide da válvula, resultando em uma cúspide frouxa com regurgitação importante, ou (D) distorção das comissuras da válvula pelo retalho de dissecção levando ao fechamento assimétrico da cúspide e jato excêntrico de regurgitação. Os mecanismos (B) e (D) são geralmente administrados com a ressuspensão da válvula para o interior do enxerto protético; (C) geralmente precisa de substituição da válvula, seja em adição a um enxerto protético ou como parte de um tubo valvado.

Leitura Sugerida

1. Thorsgard ME, Morrissette GJ, Sun B, et al: Impact of intraoperative transesophageal echocardiography on acute type-A aortic dissection, J Cardiothorac Vasc Anesth 28:1203–1207, 2014.

2. Wang CJ, Rodriguez Diaz CA, Trinh MA: Use of real-time three-dimensional transesophageal echocardiography in Type A aortic dissections: advantages of 3D TEE illustrated in three cases, Ann Card Anaesth 18:83–86, 2015.

CASO 10-7
Efusão e Tamponamento Pericárdico

Este paciente de 60 anos se apresentou com dor torácica a um serviço ambulatorial 48 horas antes de ser transferido para nosso centro médico. A angiografia coronária foi tentada, mas a artéria coronária direita não pôde ser identificada, e o paciente ficou hipotenso. A CT do tórax mostrou dissecção da aorta ascendente, e ele foi transferido para a cirurgia de emergência.

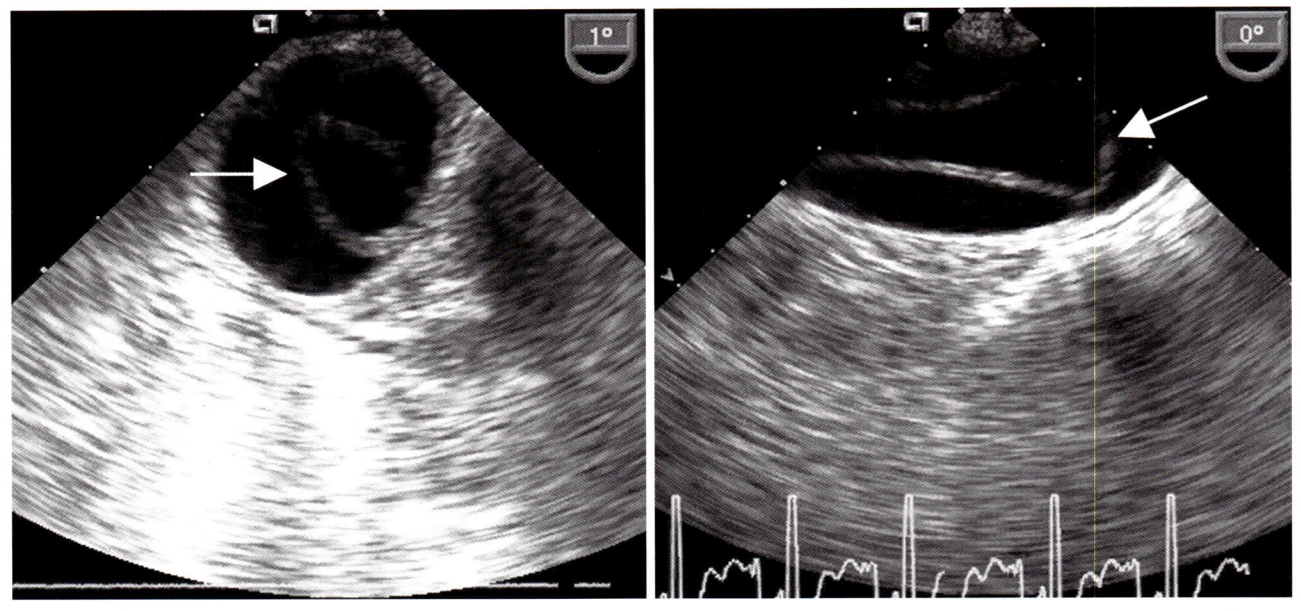

Fig. 10.51 Projeções de TEE em eixos curto e longo de aorta torácica descendente mostrando dissecção proeminente do retalho (*seta*).

CASO 10-7 Efusão e Tamponamento Pericárdico 349

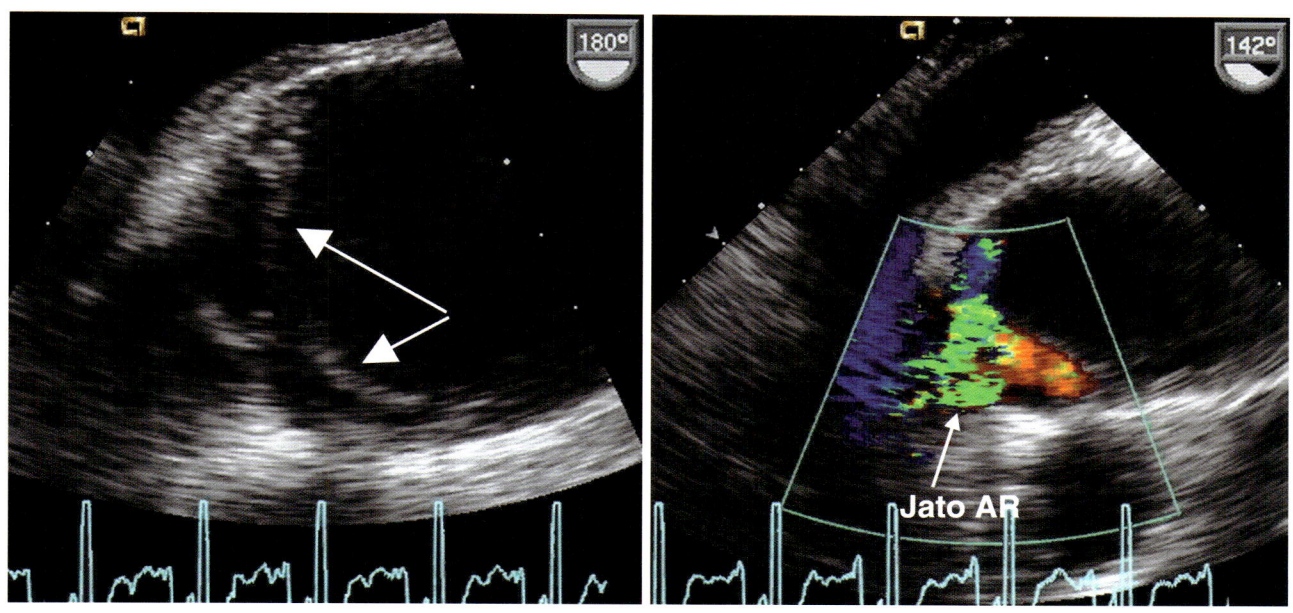

Fig. 10.52 ▶ Projeção em eixo longo a 180 graus da aorta ascendente mostrando retalho de dissecção complexa (*setas*). Doppler colorido (*à direita*) mostrando regurgitação da aorta.

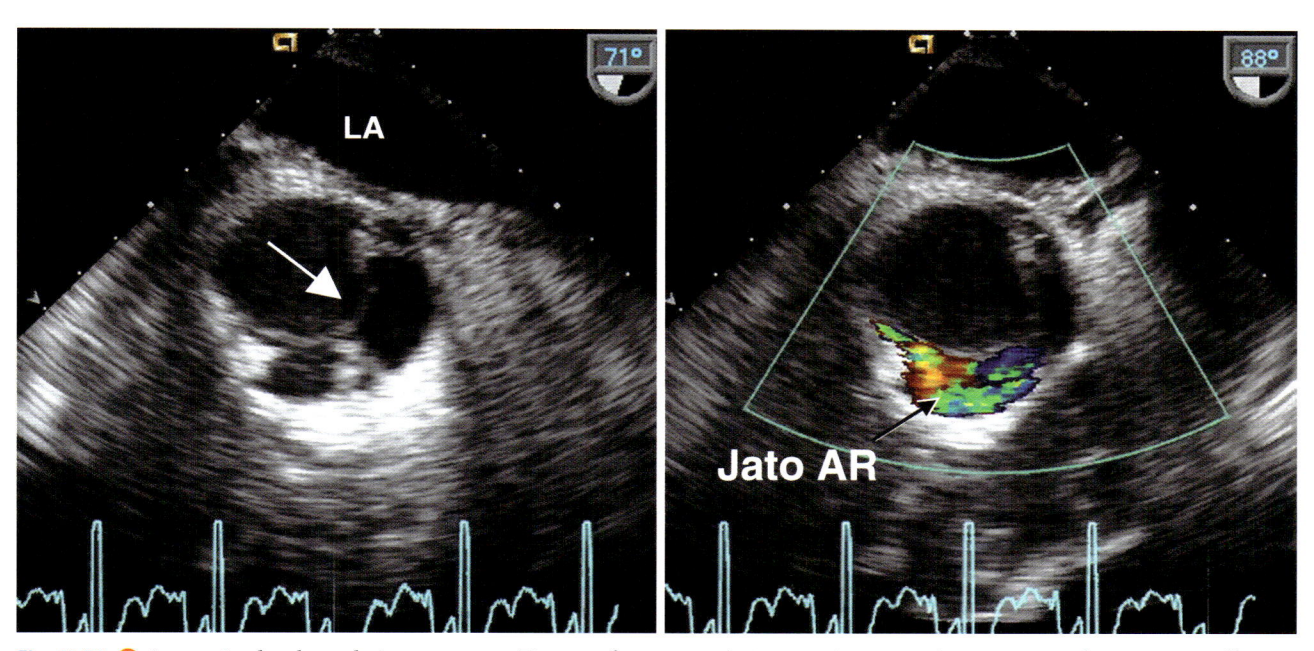

Fig. 10.53 ▶ A rotação do plano de imagem para 71 graus fornece projeção em eixo curto de aorta ascendente com retalho complexo da íntima (*seta*) que nas imagens de quadro imóvel pode ser confundido com cúspides da válvula aórtica. As imagens em tempo real mostram movimento errático característico de retalho de dissecção. O fluxo colorido (*à direita*) demonstra AR.

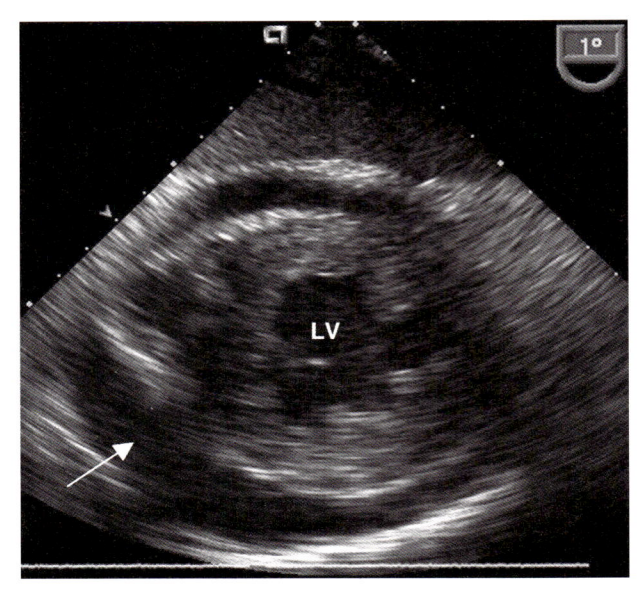

Fig. 10.54 ▶ Projeção transgástrica em eixo curto mostrando efusão pericárdica circunferencial (*seta*). Em tempo real, observa-se colapso ventricular direito.

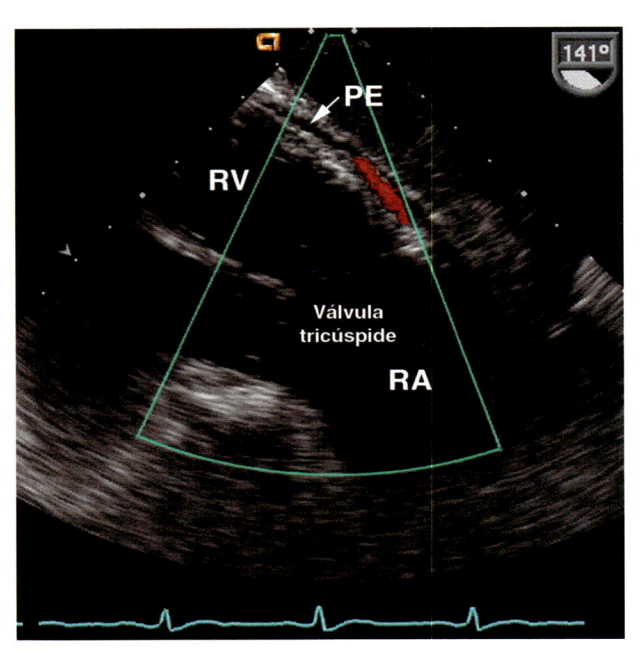

Fig. 10.55 ▶ Investigação por imagens transgástricas em eixo longo das estruturas cardíacas do lado direito revela fluxo ao Doppler colorido no espaço pericárdico.

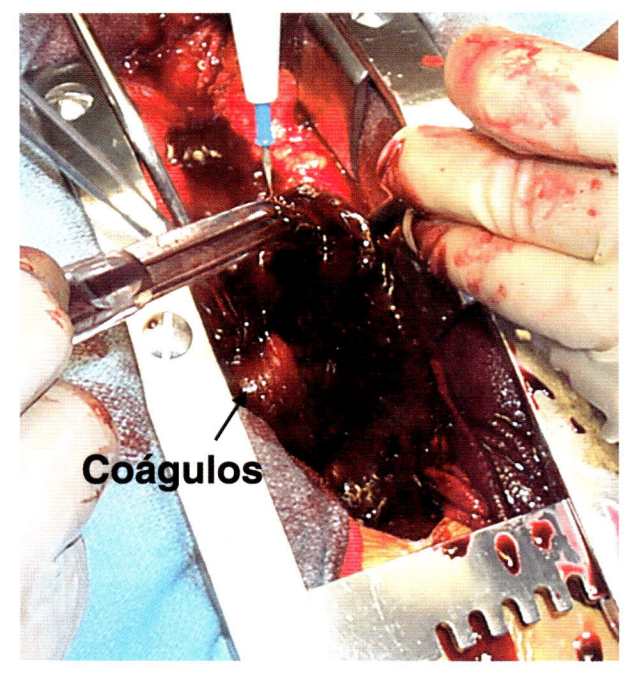

Fig. 10.56 Na cirurgia, o pericárdio estava tenso e cerca de 500 a 700 cc de sangue velho e coágulos foram removidos do espaço pericárdico.

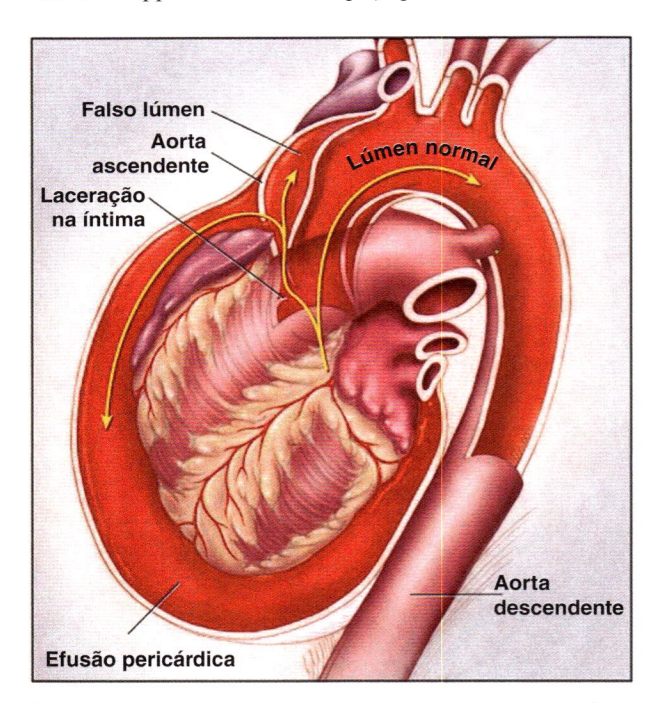

Fig. 10.57 Este desenho ilustra como o sangue penetrando no falso lúmen pode entrar no espaço pericárdico via defeito na base da parede aórtica. (Reproduzida de Nallamothu B, *et al.* Of nicks and time. N Engl J Med 345:359-363, 2001. © Massachusetts Medical Society.)

Comentários

A dissecção da aorta pode causar efusão pericárdica por vazamento da aorta para o pericárdio. O pericárdio normal se estende por pequena distância ascendente para os grandes vasos com espaço pericárdico potencial posterior à aorta e artéria pulmonar; esse espaço é conhecido como seio transverso do pericárdio. Se a dissecção se estender para a base da aorta, uma pequena laceração na parede permitirá a entrada do sangue no espaço pericárdico pelo seio transverso (Fig. 10.57). Por isso, o achado de efusão pericárdica em paciente com suspeita de dissecção aórtica, especialmente na presença ao Doppler em cores de fluxo no espaço pericárdico, é um sinal assustador. Se o vazamento aumentar, poderá ocorrer tamponamento pericárdico por causa do acúmulo rápido de sangue no espaço pericárdico.

Embora as mulheres sofram apenas um terço das dissecções da aorta, elas tendem a ser mais idosas e apresentar sinais sugestivos de ruptura, incluindo efusão pericárdica, hematoma periaórtico e efusões pleurais. As mulheres têm mais probabilidade de hipotensão e tamponamento pericárdico e a mortalidade cirúrgica na população feminina é de 32%, em comparação a 22% entre os homens.

Leitura Sugerida

1. Hoff E, Eagle T, Pyeritz RE, et al: Pulse pressure and type A acute aortic dissection in-hospital outcomes (from the International Registry of Acute Aortic Dissection), Am J Cardiol 113:1255–1259, 2014.
2. Nienaber CA, Fattori R, Mehta RH, et al: Gender-related differences in acute aortic dissection, Circulation 109:3014–3021, 2004.

CASO 10-8
Comprometimento da Artéria Coronária Direita

Este paciente de 50 anos de idade com história de hipertensão se apresentou com quatro dias de dor intermitente no tórax. Ele foi tratado com um betabloqueador e heparina, e foi submetido a um ECG.

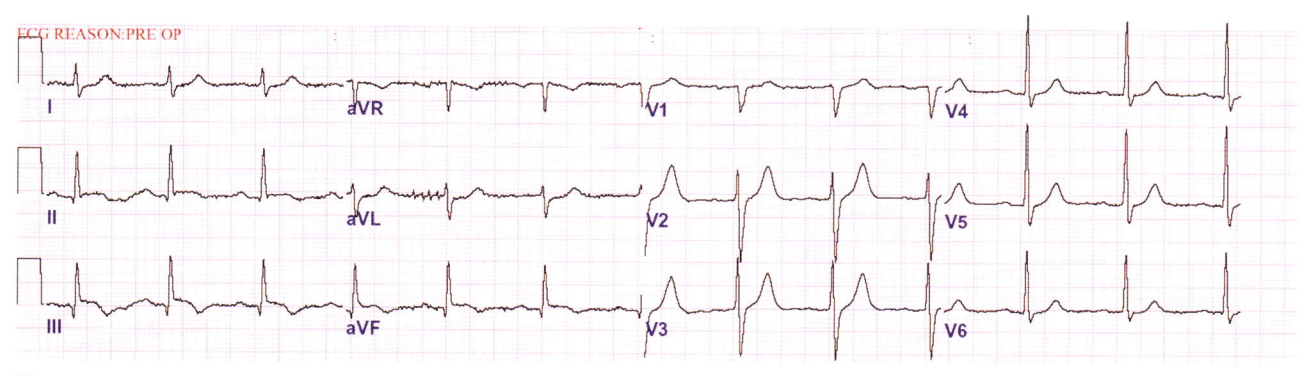

Fig. 10.58 ECG com 12 derivações, elevação de ST em 1 mm, inversão da onda T e pequenas ondas Q nas derivações II, III e aVF sugerindo infarto do miocárdio inferior. Por causa dessas alterações no ECG, o paciente foi encaminhado rapidamente para o laboratório de hemodinâmica.

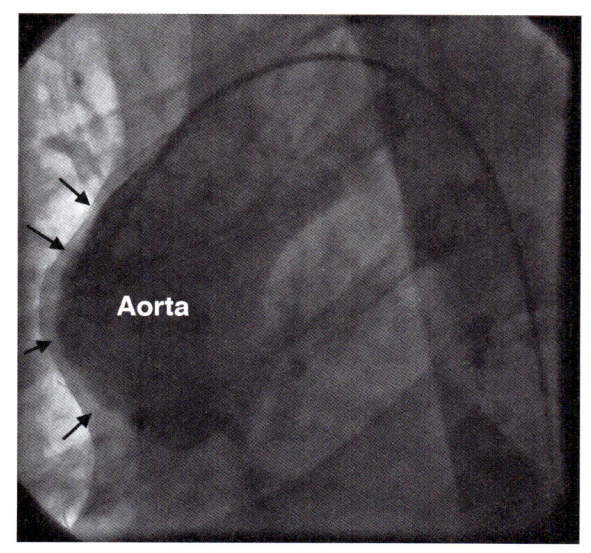

Fig. 10.59 No cateterismo cardíaco, a aortografia mostra irregularidade no contorno anterior da aorta ascendente (seta) com contraste visualizado fora da silhueta aórtica. Por causa da preocupação quanto à dissecção da aorta ascendente, foi realizado um estudo de CT do tórax.

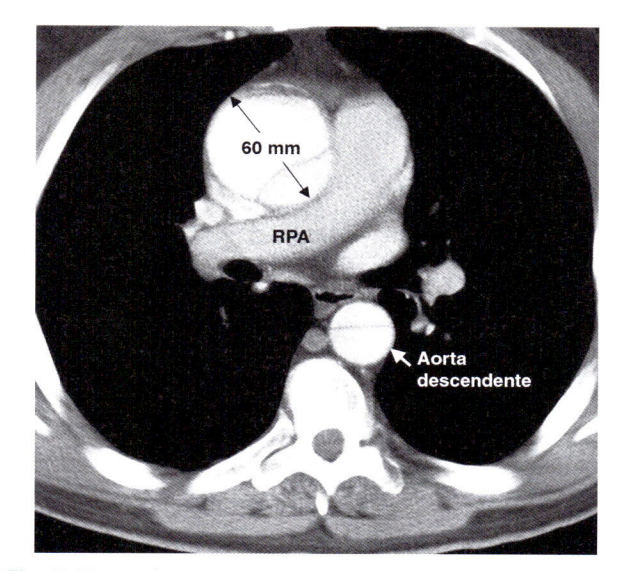

Fig. 10.60 CT do tórax com contraste ao nível da artéria pulmonar direita (RPA) mostrando aorta ascendente dilatada (60 mm) com retalho de dissecção proeminente. O retalho é visto também na aorta descendente.

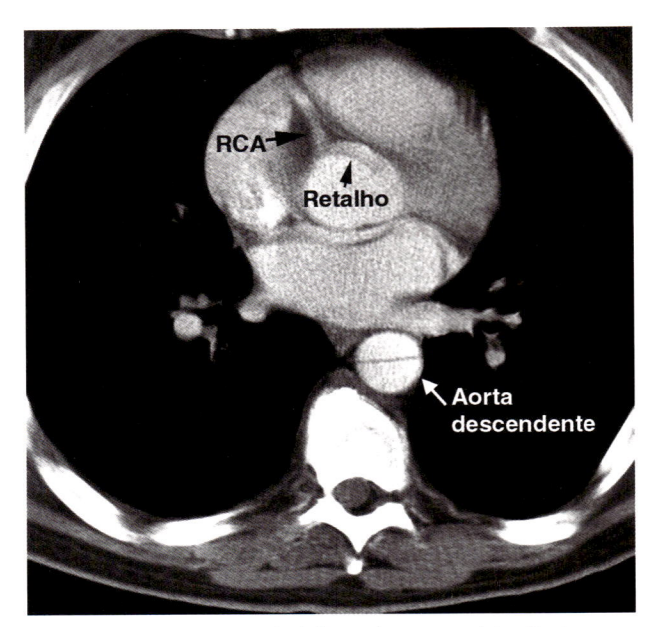

Fig. 10.61 Nesta CT ao nível da artéria coronária direita (RCA) o retalho de dissecção é visualizado na aorta torácica descendente. A aorta ascendente mostra retalho de dissecção cruzando a origem da artéria coronária direita, resultando em comprometimento do fluxo de sangue coronariano.

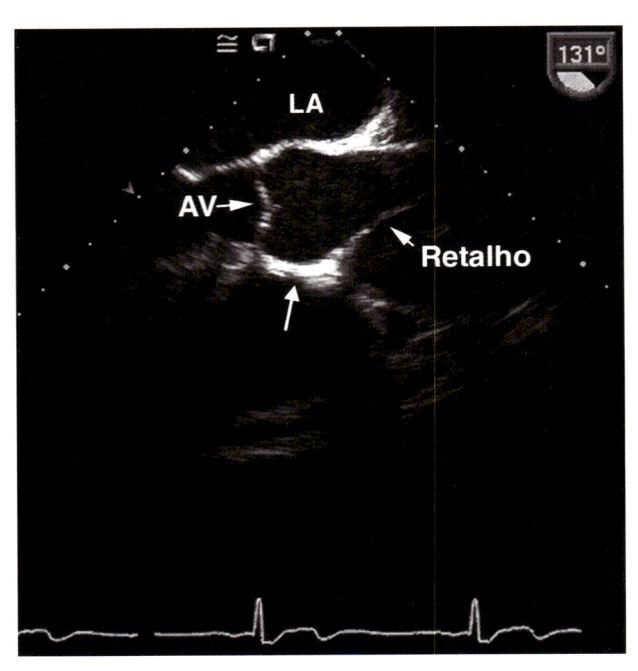

Fig. 10.62 ▶ Imagens intraoperatórias à TEE no eixo longo da aorta ascendente demonstram aorta dilatada com retalho da íntima que começa na junção sinotubular, cerca de 2 cm superiores à válvula aórtica (AV). Observar a proximidade do retalho ao sítio de origem da artéria coronária direita (*seta*).

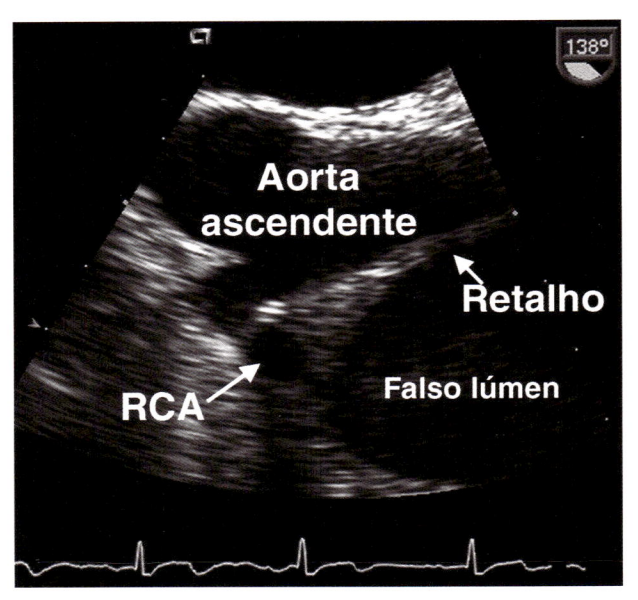

Fig. 10.63 ▶ Imagem aproximada da TEE em eixo longo mostrando melhor a relação entre retalho de dissecção e o óstio coronário direito.

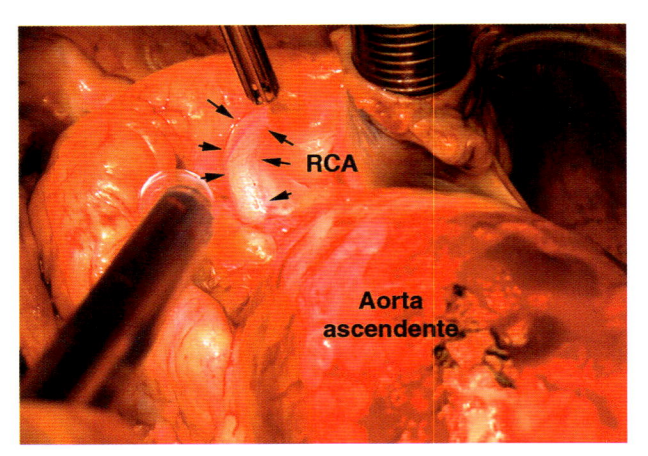

Fig. 10.64 Na cirurgia, aorta ascendente dilatada na porção inferior direita da fotografia. A artéria coronária direita (RCA) tem calibre normal.

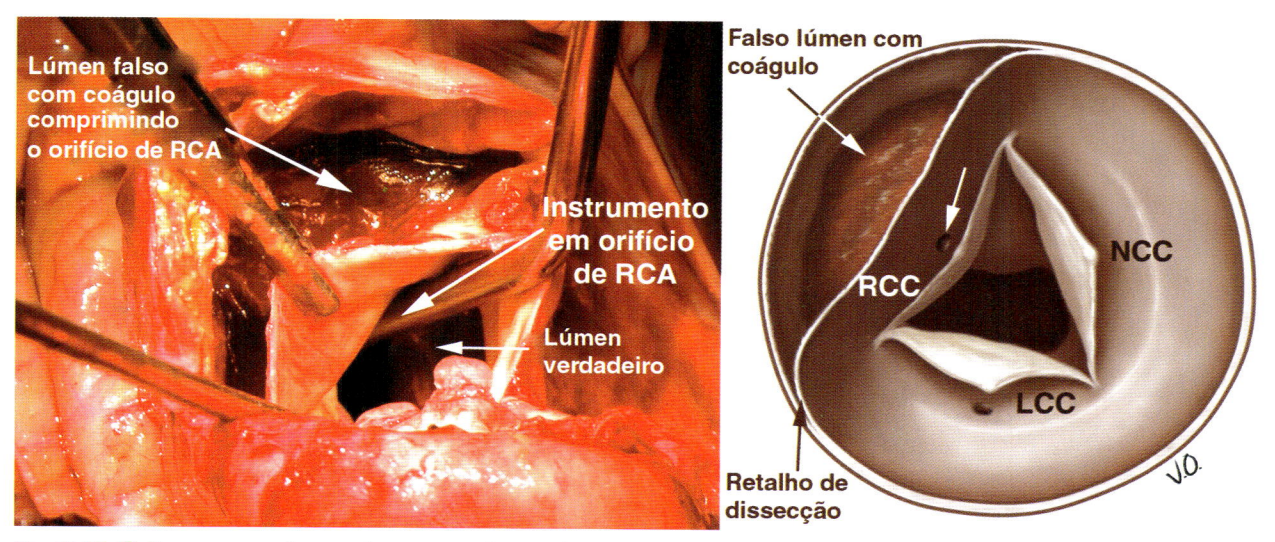

Fig. 10-65 ● Com a aorta aberta, observa-se o lúmen falso com coágulo comprimindo a aorta nas vizinhanças da cúspide coronariana direita (*à esquerda*). Com leve retração do retalho de dissecção, o óstio distorcido da coronária direita é visualizado (*à direita, seta*). A aorta ascendente foi substituída por enxerto de Dácron de 28 mm, a válvula aórtica foi suspensa novamente, e um enxerto de veia safena foi inserido na artéria coronária direita distal.

Comentários

Uma dissecção aórtica pode induzir isquemia do miocárdio ou infarto ao comprometer o fluxo de sangue na artéria coronária. O mecanismo comprometimento do fluxo sanguíneo coronariano pode ser a extensão da dissecção na própria artéria coronária ou oclusão do orifício pelo retalho de dissecção ou um hematoma, como neste caso. Este caso enfatiza a importância de se considerar a dissecção aórtica no diagnóstico diferencial de dor torácica, mesmo quando a isquemia coronária está presente.

Leitura Sugerida

1. Boettcher BT, Irish SM, Algahim M, et al: Acute, severe chest pain in the presence of known coronary artery disease: new myocardial ischemia, aortic dissection, or some other evolving cardiovascular catastrophe? J Cardiothorac Vasc Anesth 30:861–864, 2015.

2. Kawahito K, Adachi H, Murata S, Yamaguchi A, Ino T: Coronary malperfusion due to type A aortic dissection: mechanism and surgical management, Ann Thorac Surg 76:1471–1476, 2003.

CASO 10-9
Envolvimento da Coronária Direita e da Válvula Aórtica

Este paciente de 55 anos de idade desmaiou subitamente no trabalho. Foi reanimado pela equipe da emergência, mas permaneceu hipotenso e não recuperou a consciência. A CT do tórax mostrou dissecção aórtica do Tipo A e ele foi transferido para nosso centro médico.

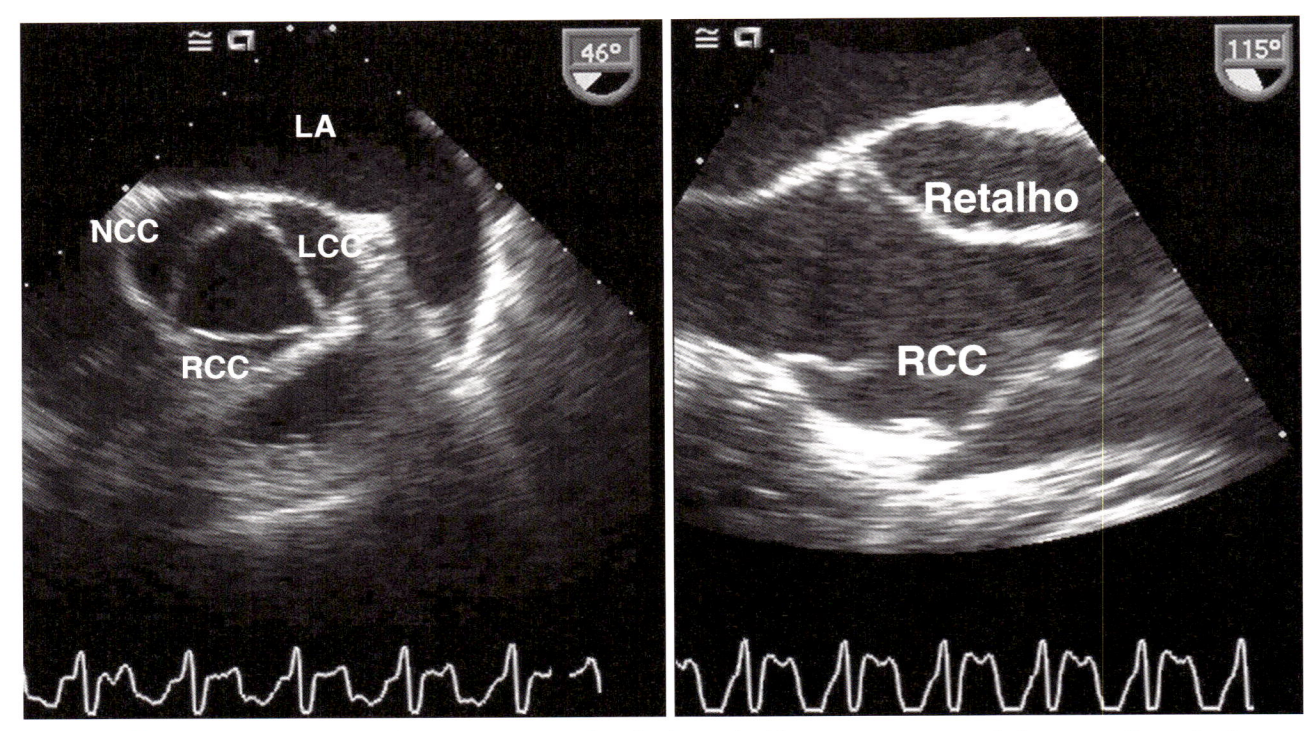

Fig. 10.66 ▶ Imagens à TEE da válvula aórtica mostrando válvula tricúspide, mas em tempo real observa-se distorção da forma do seio não coronário de Valsalva. Na projeção em eixo longo (*à direita*), observa-se retalho de dissecção complexa próximo às cúspides da válvula.

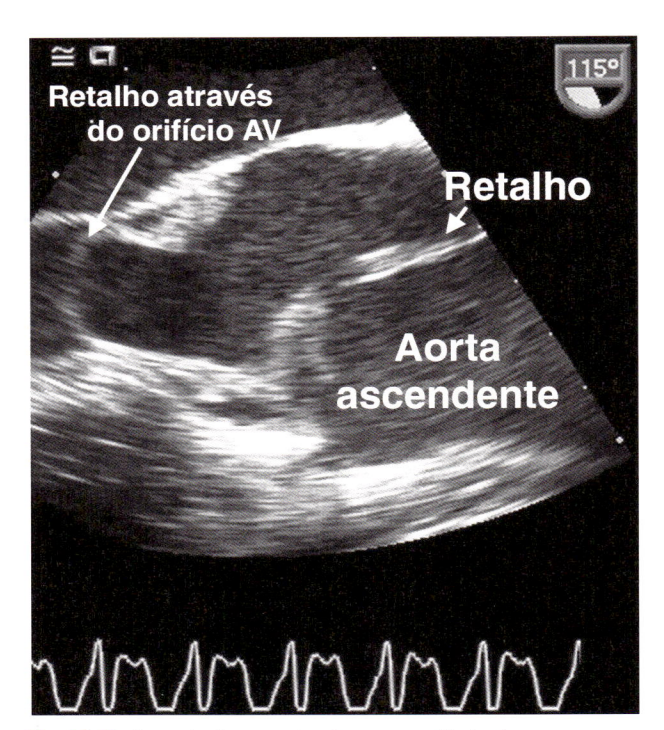

Fig. 10.67 A projeção em eixo longo ampliada da aorta ascendente a 115 graus, com angulação medial, observa-se retalho de dissecção em prolapso pela válvula aórtica na diástole.

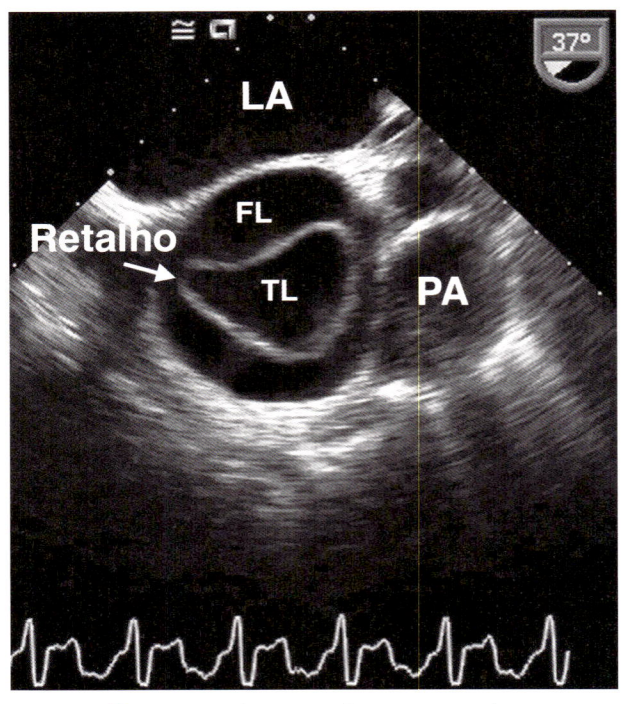

Fig. 10.68 ▶ Projeção alta à TEE de aorta ascendente mostrando retalho de dissecção circunferencial. O lúmen verdadeiro está no centro (TL). FL = lúmen falso.

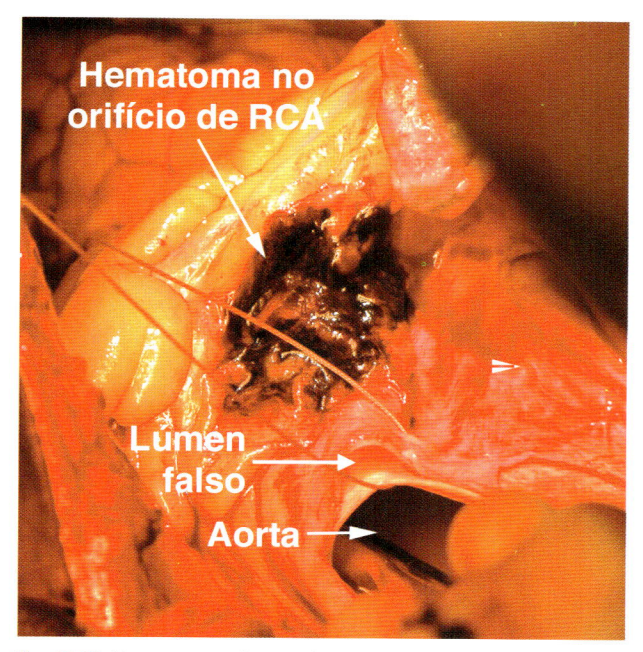

Fig. 10.69 Projeção cirúrgica da aorta aberta mostrando extenso hematoma no sítio do orifício coronário direito.

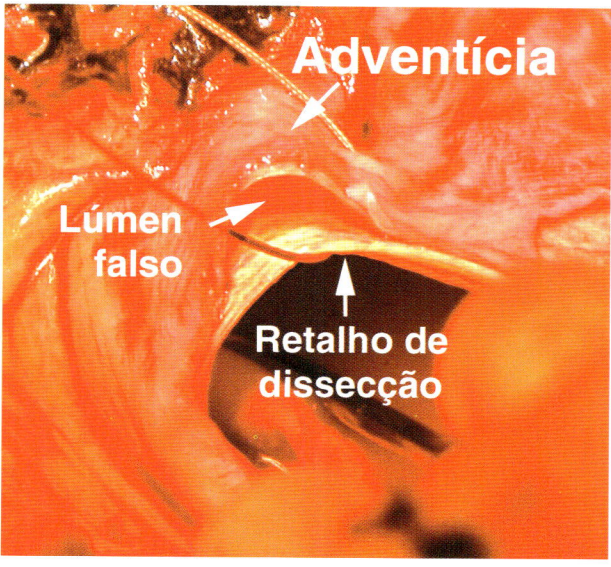

Fig. 10.70 Fotografia em *close* de parede aórtica ilustrando retalho de dissecção, lúmen falso e adventícia.

Comentários

Este paciente apresentava comprometimento do fluxo de sangue da coronária direita decorrente da compressão da artéria coronária pelo hematoma aórtico. O colapso súbito foi causado por fibrilação ventricular, mais provavelmente secundário à isquemia do miocárdio induzida pela compressão da artéria coronária direita. A regurgitação aórtica central leve foi causada pela dilatação dos seios de Valsalva com movimento relativamente normal da cúspide aórtica, apesar da proximidade do retalho de dissecção em relação à válvula. O delineamento da origem e extensão da dissecção desse retalho pode ajudar o cirurgião no planejamento do procedimento cirúrgico, mesmo com as imagens obtidas no Centro Cirúrgico ou pelo anestesiologista quando do início da cirurgia.

Leitura Sugerida

1. Lentini S, Perrotta S: Aortic dissection with concomitant acute myocardial infarction: from diagnosis to management, J Emerg Trauma Shock 4:273–278, 2011.

Aneurismas dos Seios de Valsalva

CASO 10-10
Aneurisma do Seio de Valsalva da Coronária Direita com Obstrução RVOT

Este paciente com 65 anos se apresentou ao seu clínico geral após breve moléstia semelhante a uma gripe. Caso contrário, ele estava completamente assintomático. O exame físico revelou sopro e ele foi encaminhado para a ecocardiografia, que revelou aneurisma do seio de Valsalva. Foi planejado um reparo cirúrgico.

O aneurisma foi ressecado e reparado via ventrículo direito, e a raiz e a válvula aórticas foram excisadas e substituídas por um tubo valvado.

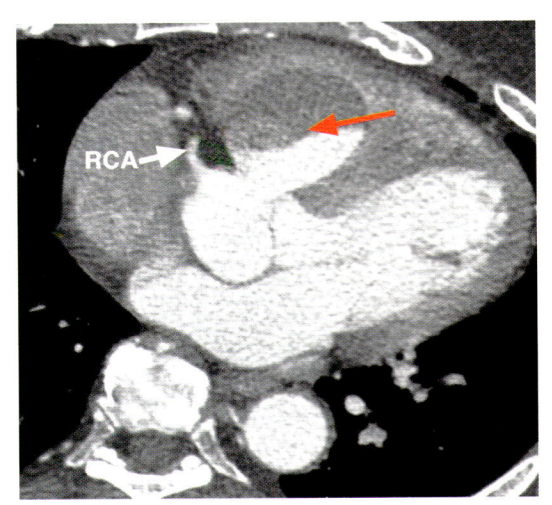

Fig. 10.71 Nesta varredura por CT a artéria coronária direita (RCA) e o aneurisma do seio de Valsalva (*seta vermelha*) surgem ambos do seio coronário direito. O aneurisma apresenta uma parte com trombose e com o contraste preenchendo somente parte dele.

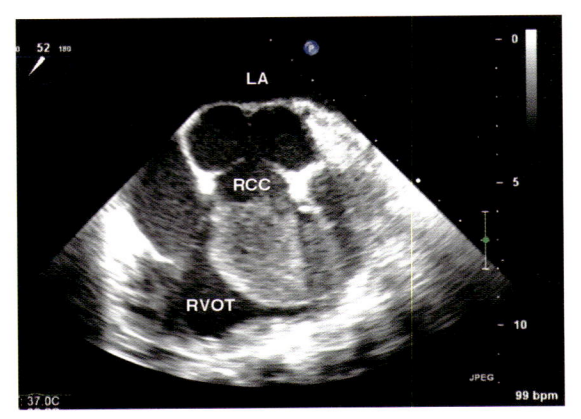

Fig. 10.72 ● Nesta projeção em eixo curto médio-esofágica, o aneurisma é visualizado projetando-se no RVOT. A ecodensidade do espaço sugere estado de baixo fluxo dentro de um aneurisma grande.

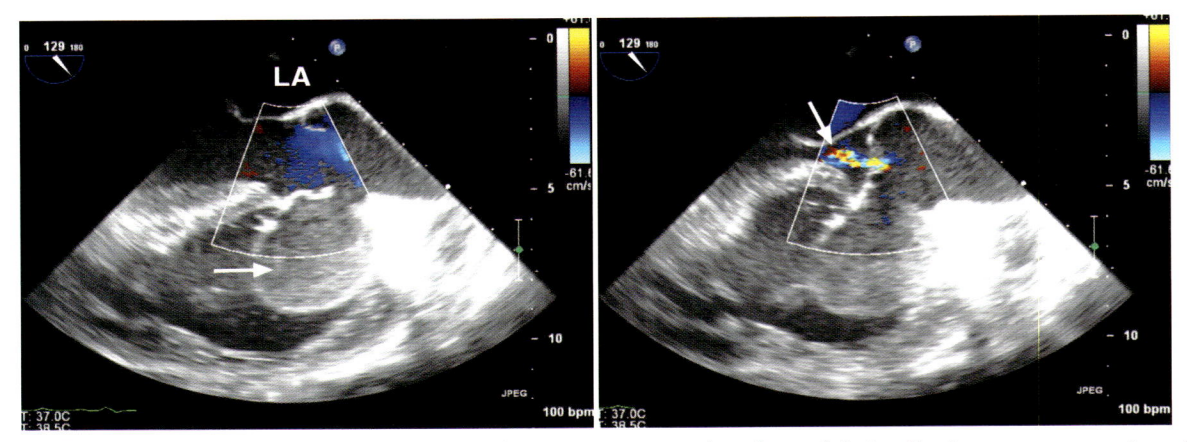

Fig. 10.73 ● Nesta projeção em eixo longo médio-esofágica, o aneurisma (*seta branca*) é visualizado novamente projetando-se para dentro de RVOT. À esquerda, observa-se sístole; à direita durante diástole, observa-se jato leve de AR (*seta*).

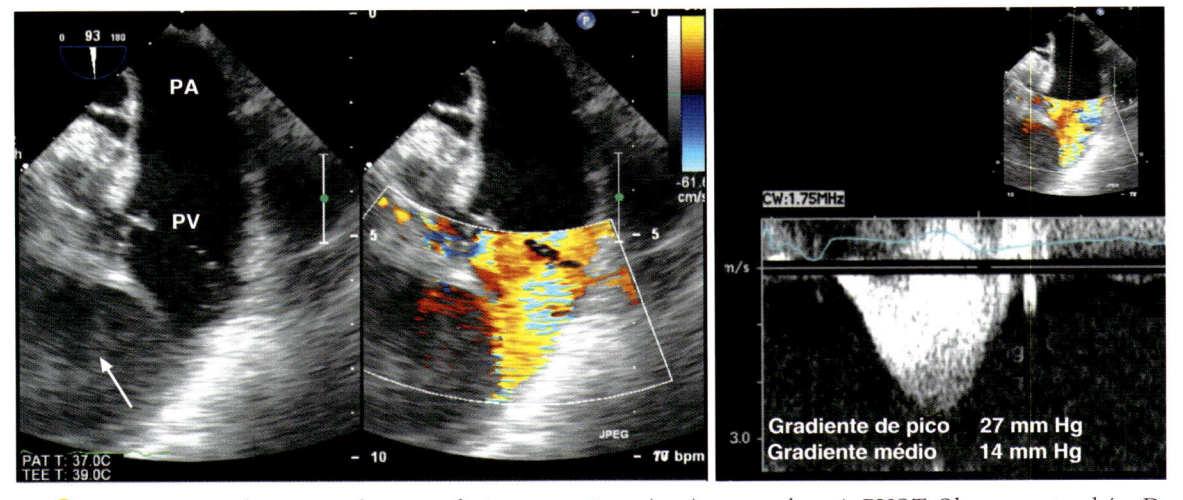

Fig. 10.74 ● Nesta projeção alta em eixo longo esofágica o aneurisma (*seta*) parece obstruir RVOT. Observa-se também Doppler de fluxo colorido turbulento. O Doppler de onda contínua mostra gradientes de pressão de pico e média de 27 e 14 mm Hg, coerente com obstrução significativa.

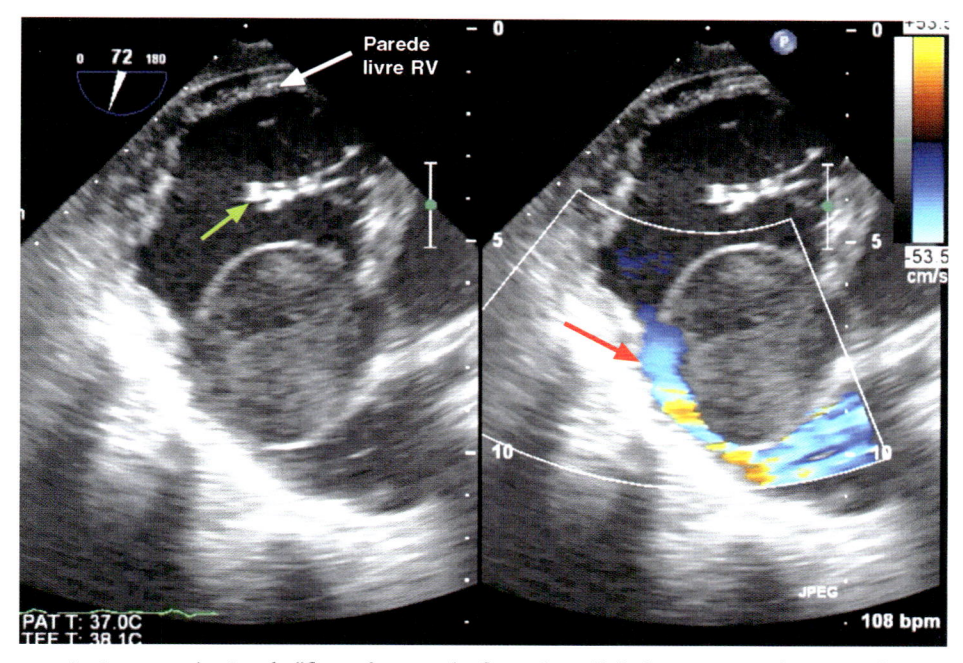

Fig. 10.75 ⏵ Nesta projeção transgástrica de "fluxo de entrada-fluxo de saída" observa-se padrão semelhante ao Doppler colorido (*seta vermelha*). A seta verde indica válvula tricúspide. Nota-se hipertrofia ventricular direita de 7 mm.

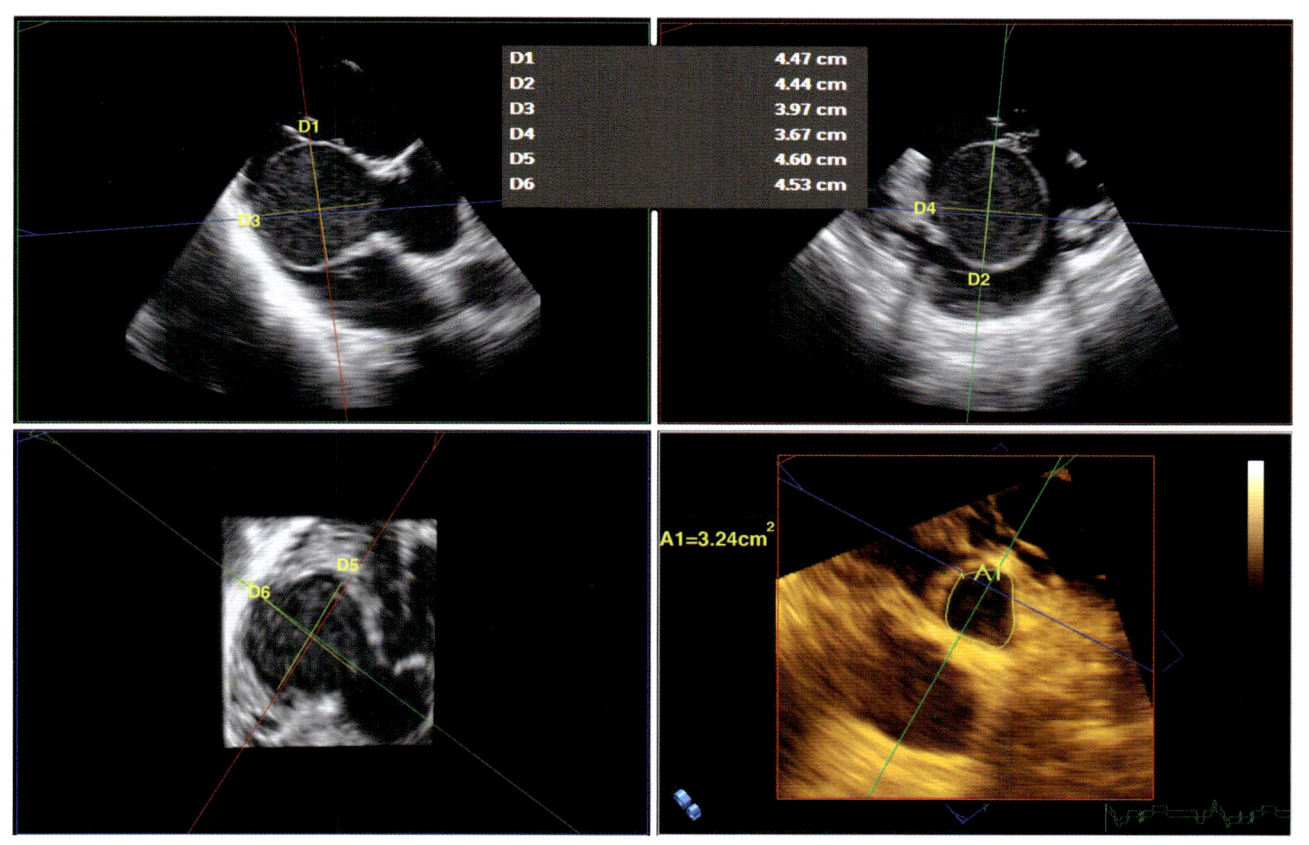

Fig. 10.76 Reconstrução multiplanar realizada. Diâmetros múltiplos foram obtidos e mostram aneurisma amplamente esférico. O colo do aneurisma foi medido em 3,24 cm.

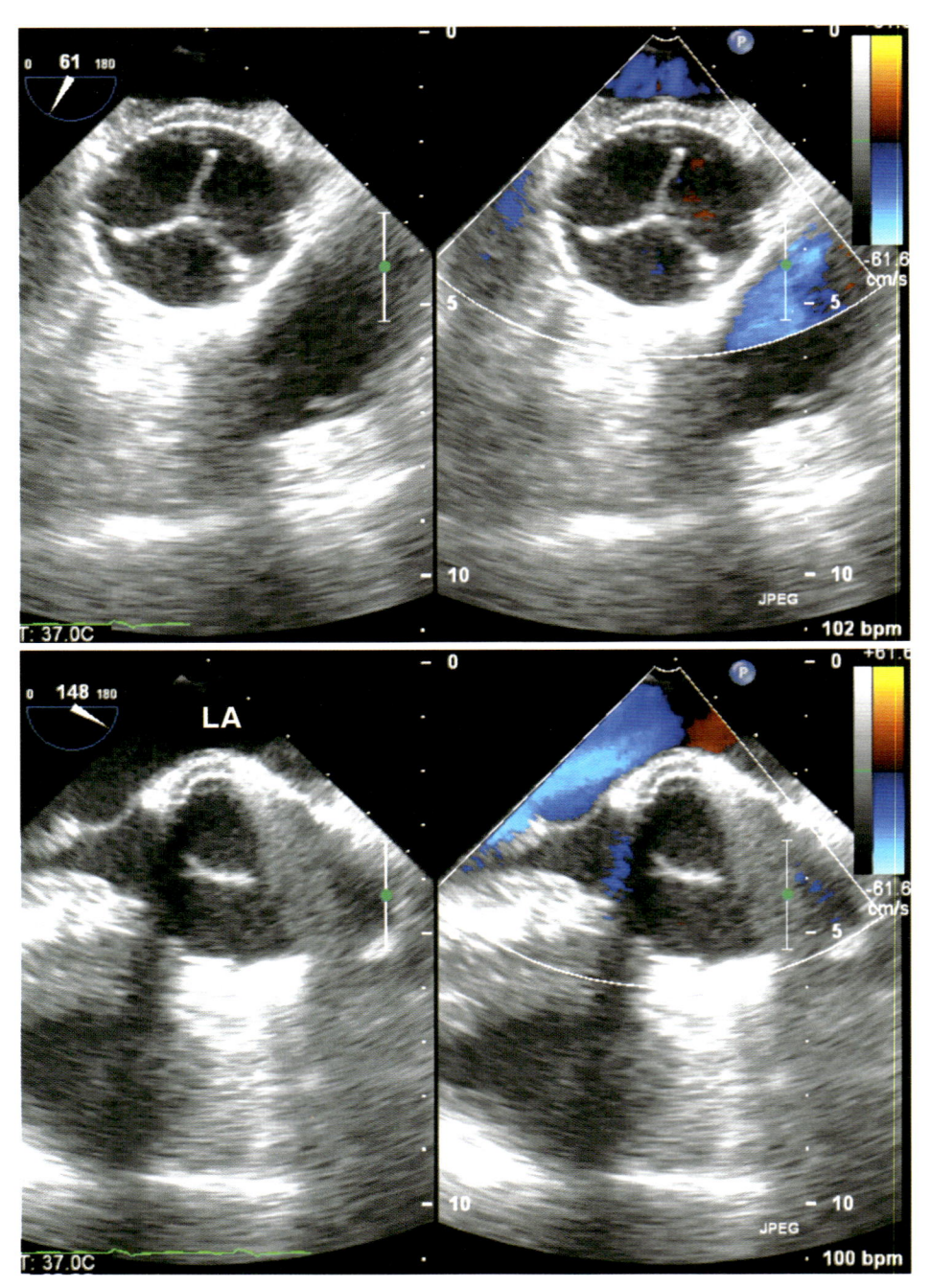

Fig. 10.77 🢂 🢂 O aneurisma foi ressecado, e o defeito no seio coronário direito foi reparado. A válvula aórtica foi substituída por tubo valvado com bioprótese, pois a raiz da aorta não pode ser adequadamente reconstruída. Essas alterações são visualizadas nas projeções médio-esofágicas em eixo curto *(duas imagens superiores)* e em eixo longo *(duas imagens inferiores)*.

CASO 10-11
Aneurisma do Seio de Valsalva da Coronária Direita com Ruptura para RVOT

Sete anos antes da internação, esta paciente com 35 anos se apresentou com sopro e a investigação não invasiva por imagem sugeriu o diagnóstico de defeito septal ventricular de saída. Ela foi submetida a um exame geral mais detalhado com eco, MRI, TEE e cateterismo cardíaco em seu hospital local e encaminhada ao nosso centro médico. Após avaliação, ficou claro que o sopro e o fluxo anormal visualizados nas imagens não eram causados por defeito septal ventricular, mas sim era compatível com ruptura do seio de Valsalva com derivação esquerda-direita para o trato de saída ventricular direito. Na cirurgia, o aneurisma rompido do seio de Valsalva foi ressecado, a cúspide anterior da válvula pulmonar foi reparada, e o defeito do trato de saída RV foi fechado com remendo pericárdico autólogo.

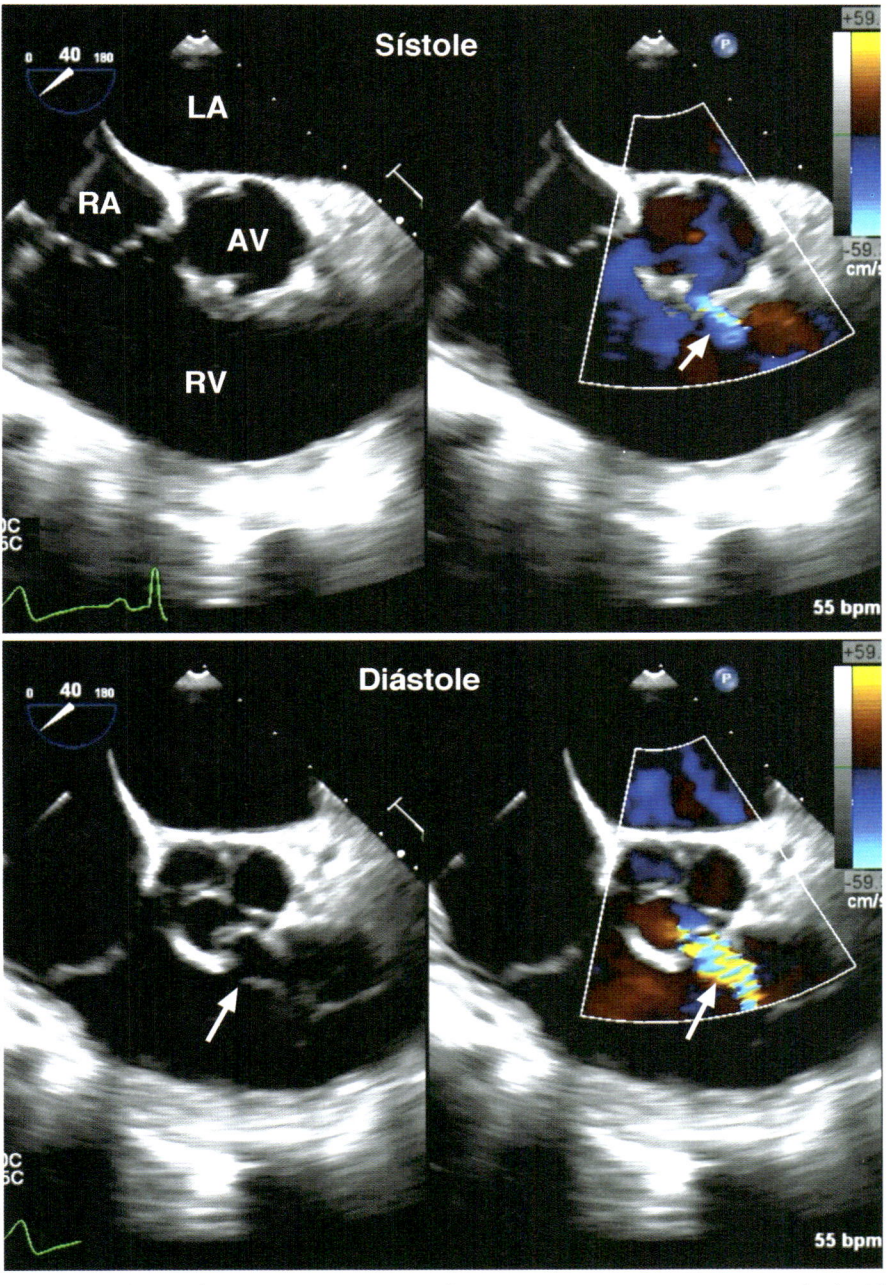

Fig. 10.78 ▶ Nesta projeção médio-esofágica em eixo curto, as duas imagens superiores estão em sístole. Nota-se um pequeno jato penetrando RVOT a partir da cúspide coronariana direita. Nas duas imagens inferiores, em diástole, o jato é visto novamente.

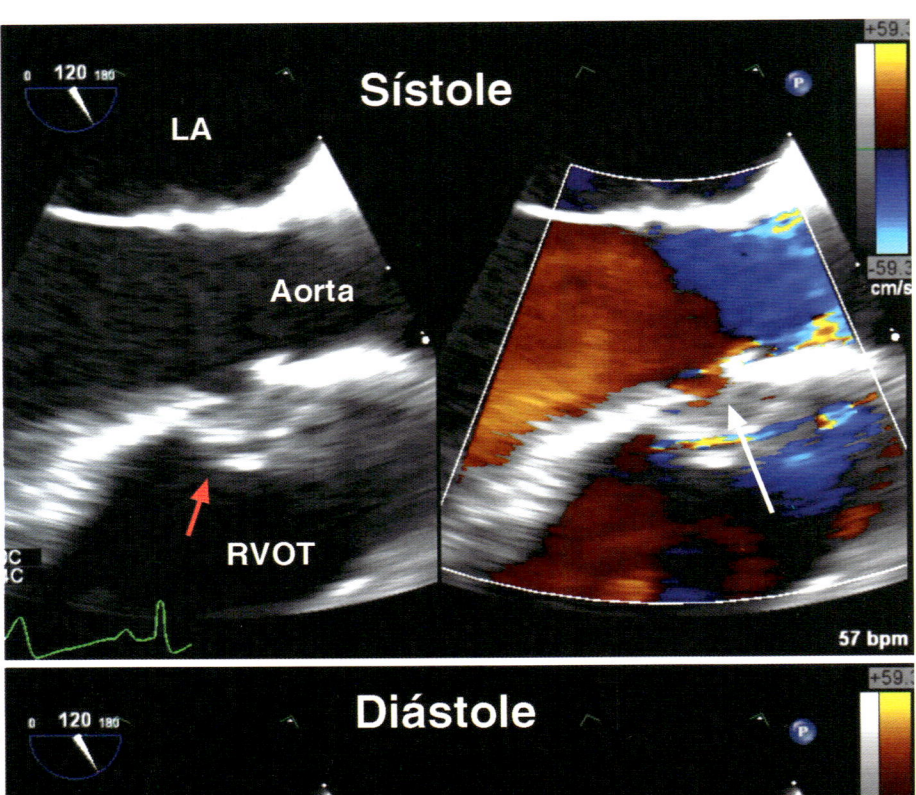

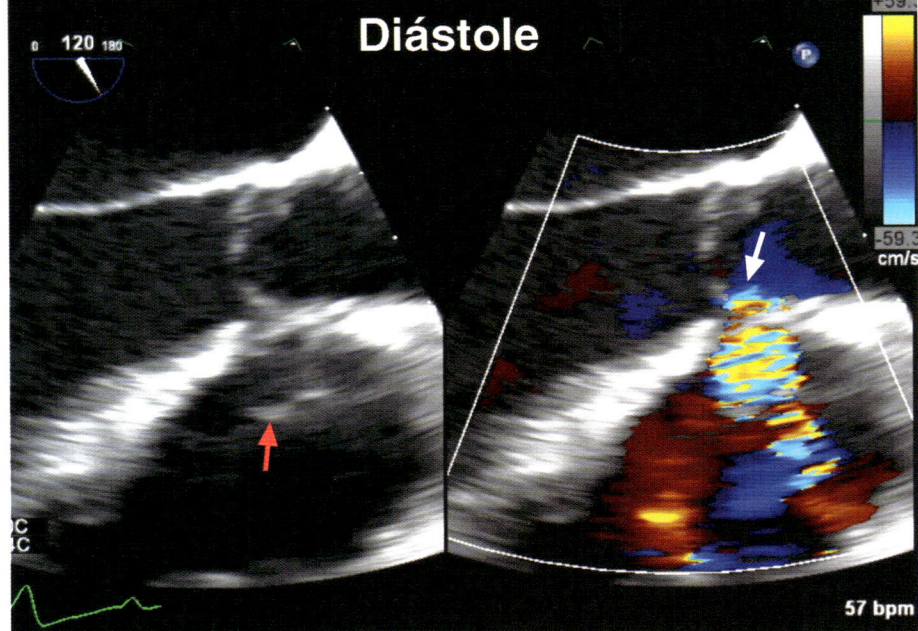

Fig. 10.79 ▶ Achados similares são visualizados em projeção médio-esofágica em eixo longo. As setas vermelhas indicam "birutas de vento". De novo, o jato é mais pronunciado em diástole (*seta branca*).

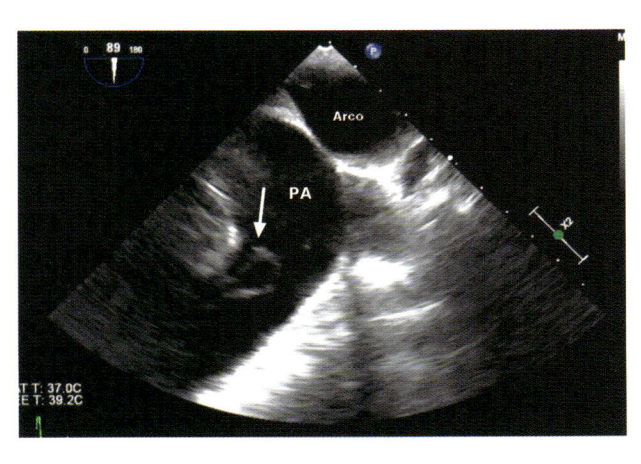

Fig. 10.80 ▶ No eixo longo esofágico superior observa-se "biruta" adjacente ao sítio onde a válvula pulmonar repousa. Não há nem regurgitação pulmonar nem estenose.

CASO 10-11 Aneurisma do Seio de Valsalva da Coronária Direita com Ruptura para RVOT

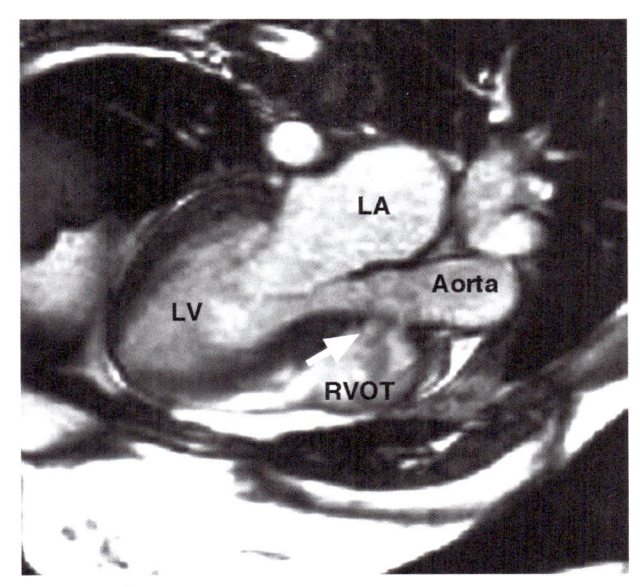

Fig. 10.81 ● Nesta MRI é apresentada a projeção análoga ao eixo longo médio-esofágico. Nota-se um pequeno jato visualizado em RVOT durante a diástole (*seta*) que é mais bem apreciado em tempo real.

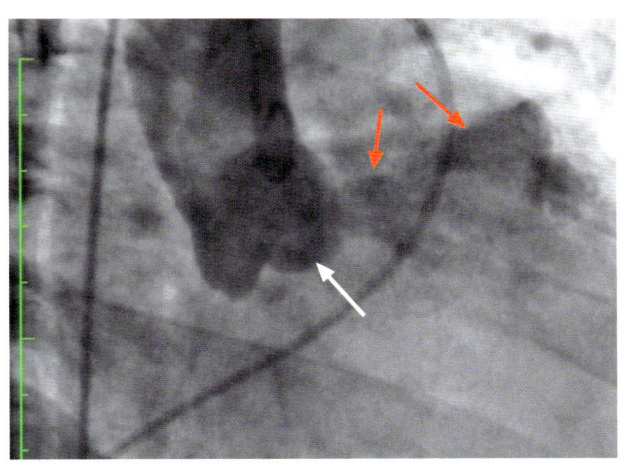

Fig. 10.82 ● A paciente foi encaminhada para a arteriografia coronariana. Com a injeção da raiz aórtica nota-se a cúspide coronariana direita (*seta branca*) assim como o corante angiográfico penetrando RVOT (*setas vermelhas*).

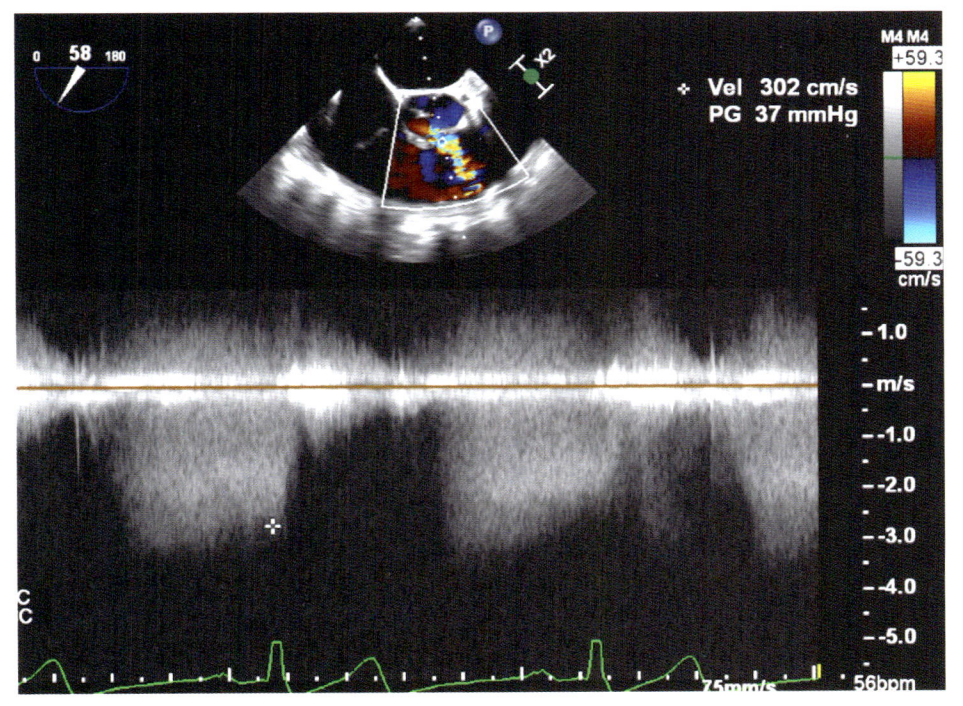

Fig. 10.83 Doppler de onda contínua do jato mostra gradiente diastólico final de 37 mm Hg. O fluxo está primariamente em diástole, mas também é visualizado em sístole. A velocidade diastólica final de aproximadamente 3,5 m/s é compatível com a diferença de 50 mm Hg entre a pressão diastólica da aorta e diastólica de RV.

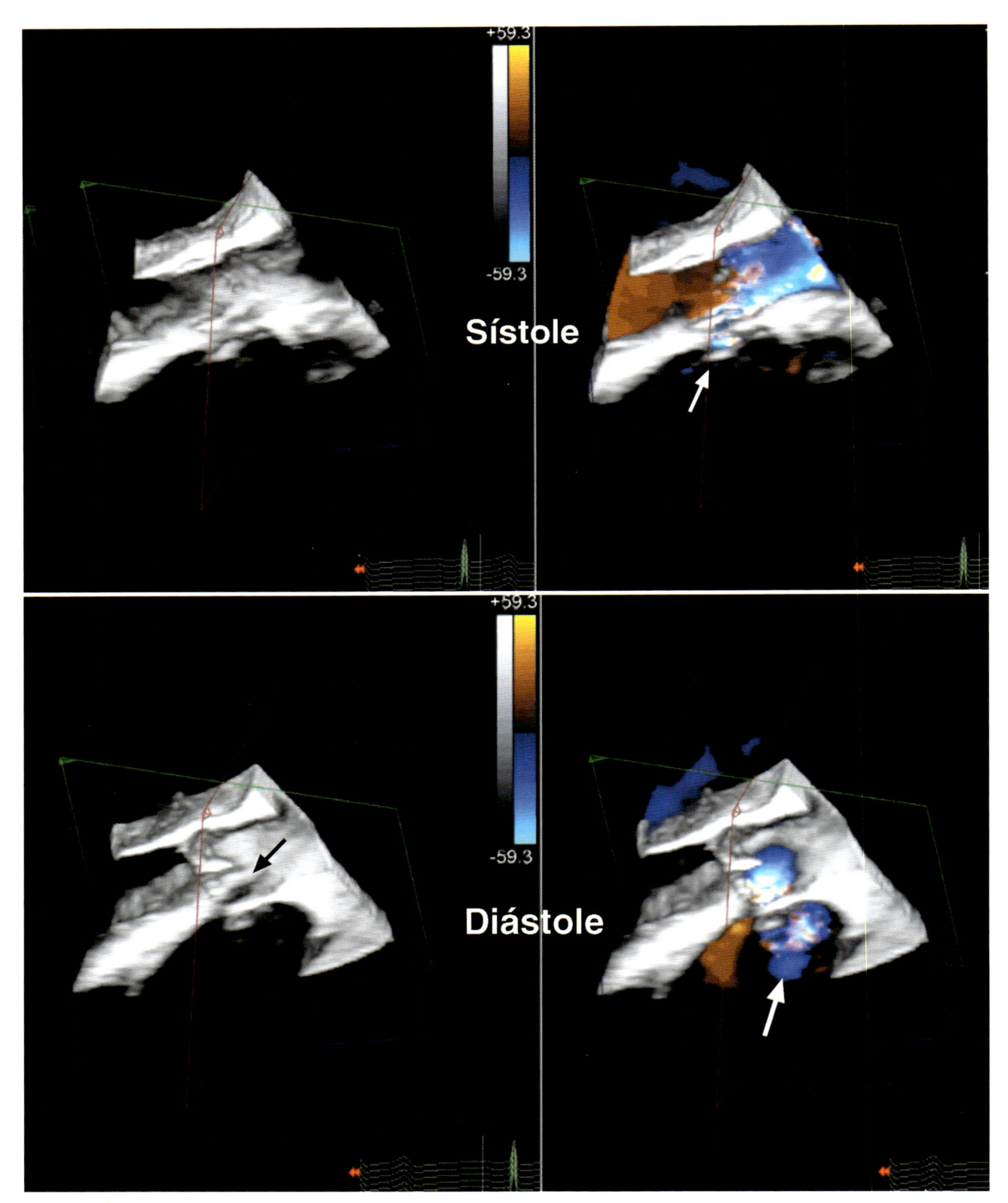

Fig. 10.84 ⏵ Nesta projeção médio-esofágica em 3D são notados o jato (*setas brancas*) assim como o defeito do seio (*seta preta*).

CASO 10-11 Aneurisma do Seio de Valsalva da Coronária Direita com Ruptura para RVOT 363

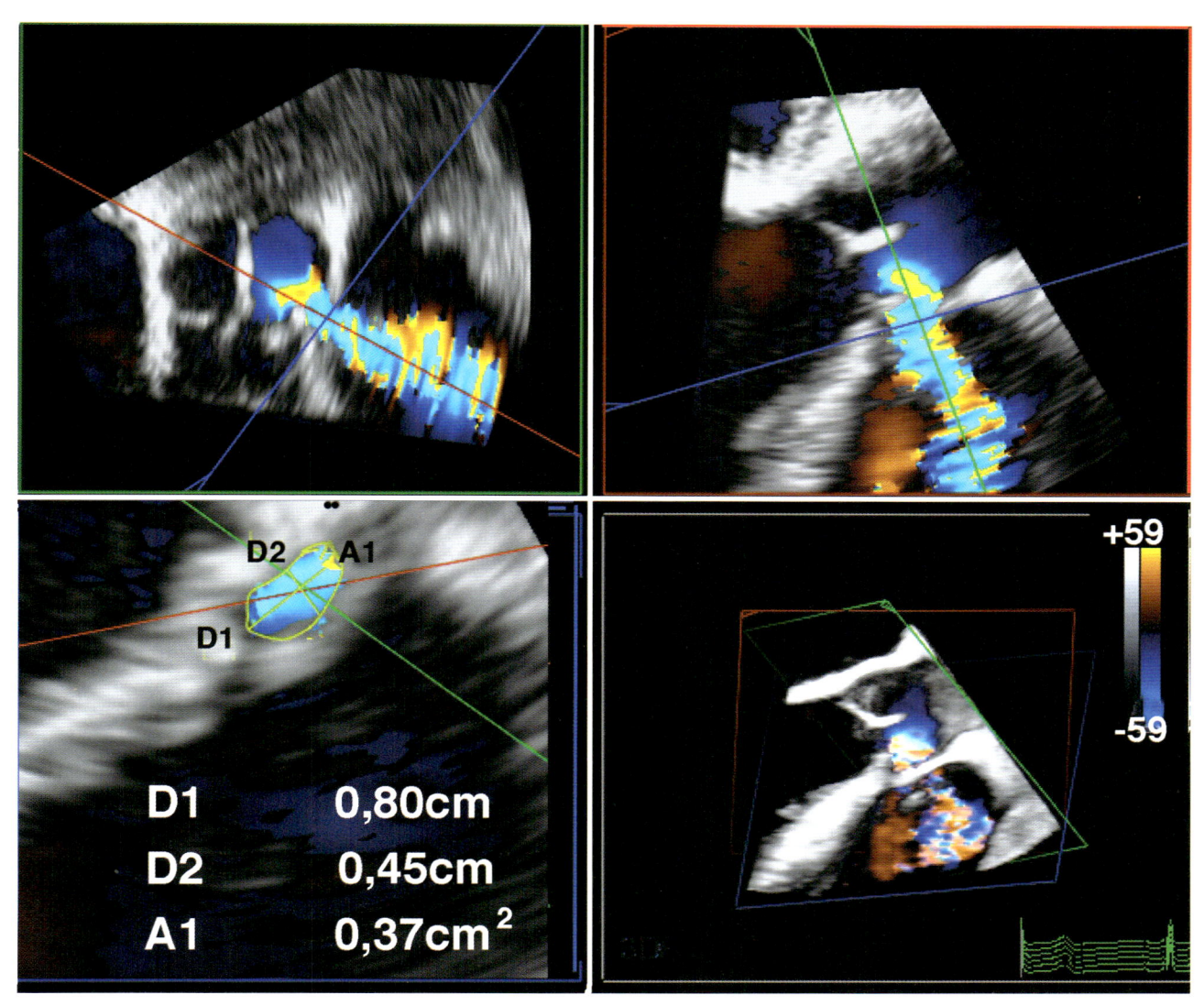

Fig. 10.85 Usando-se a reconstrução multiplanar são apresentadas as dimensões em corte cruzado *windsock*.

D1 0,80cm
D2 0,45cm
A1 0,37cm²

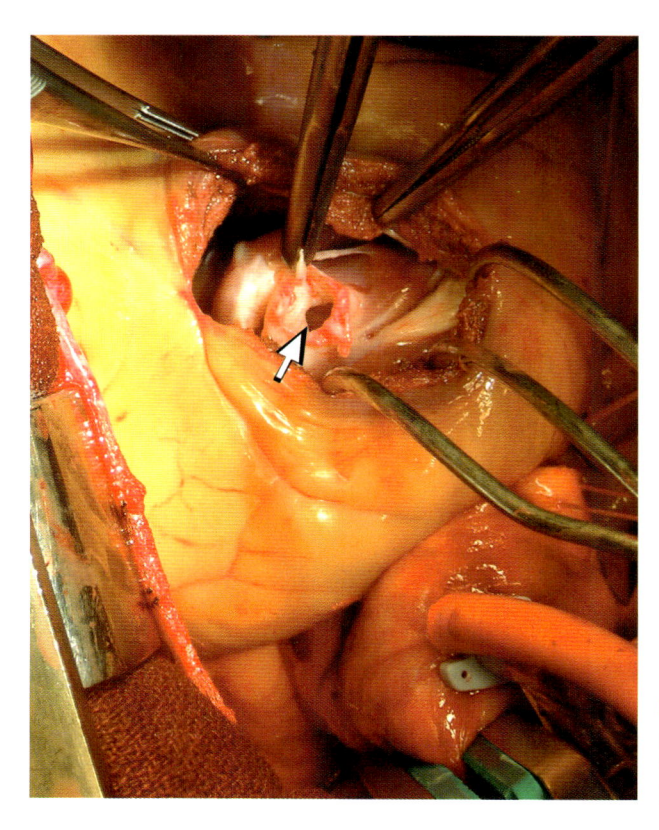

Fig. 10.86 Após iniciar a derivação cardiopulmonar, RVOT foi aberto e *windsock* do aneurisma do seio de Valsalva foi visualizado com defeito (*seta*) que permitiu comunicação entre RVOT e seio de Valsalva da coronária direita.

Comentários

Um aneurisma do seio de Valsalva (SVA) pode ser congênito, como neste caso, ou pode ser adquirido como complicação de endocardite com extensão paravalvar da infecção, resultando em dilatação e ruptura do seio aórtico. O aneurisma de seio de Valsalva congênito aparece, tipicamente, como uma estrutura fina, irregular, ondulante e tubular (com formato e movimento semelhante a uma biruta usada em aeródromos para mostrar a direção e a velocidade do vento) que se comunica com um dos seios aórticos. Um SVA congênito é assintomático com diagnóstico pela ecocardiografia solicitada por motivos não relacionados. Entretanto, a ruptura espontânea do SVA pode ocorrer resultando em uma comunicação da aorta para o trato de saída RV (para o seio coronário direito), o átrio esquerdo (para o seio coronário esquerdo), ou átrio direito (para o seio não coronário). Na maioria dos pacientes o fluxo de alta pressão da aorta para o coração direito ou o de baixa pressão do átrio esquerdo resulta em sinal de fluxo de alta velocidade tanto na sístole quanto na diástole, embora alguns tenham fluxo diastólico predominante, como é este caso. O fechamento de um SVA rompido é feito geralmente para aliviar o desvio esquerda-direita e reduzir o risco de endocardite a longo prazo.

Leitura Sugerida

1. Moustafa S, Mookadam F, Cooper L, et al: Sinus of Valsalva aneurysms—47 years of a single center experience and systematic overview of published reports, Am J Cardiol 99:1159–1164, 2007.
2. Vadivelu R, Rohit MK, Yadav M: Ruptured sinus of Valsalva aneurysm from left coronary sinus into right atrium: a rare anomaly with an odd presentation, BMJ Case Rep 25:2013, 2013.
3. Afshar AH, Kolesnikov S, Pourafkari L, et al: Right Valsalva sinus aneurysm protruding into the right ventricle: a case report, J Cardiovasc Thorac Res 7:126–128, 2015.

Outras Patologias da Aorta e Procedimentos

CASO 10-12
Ateroma Aórtico

Esta senhora de 78 anos foi encaminhada para substituição de válvula aórtica por causa da estenose aórtica severa com insuficiência cardíaca congestiva.

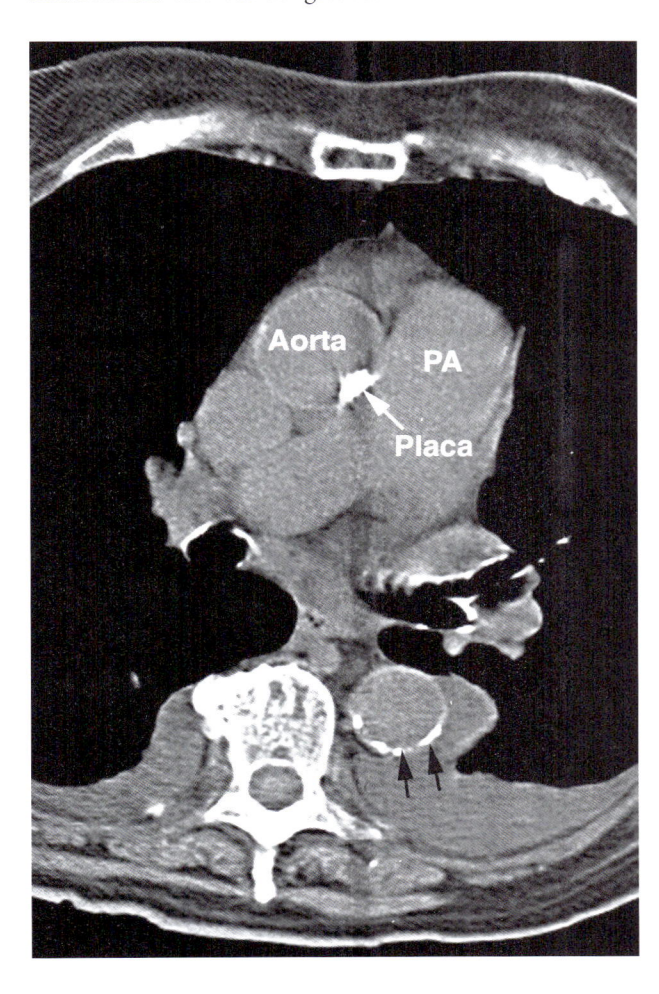

Fig. 10.87 CT do tórax mostrando área de calcificação compatível com placa aterosclerótica no aspecto posterior da aorta ascendente (*seta*).

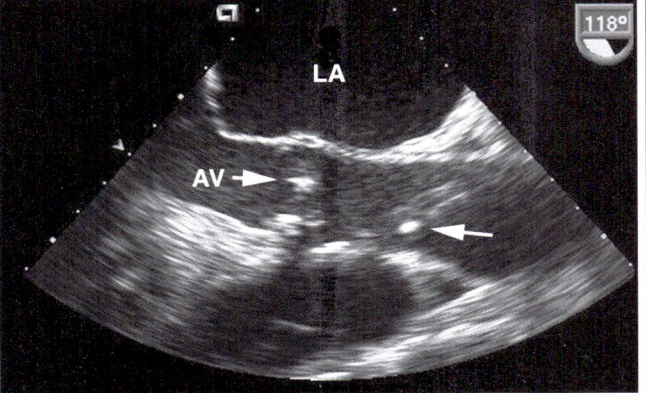

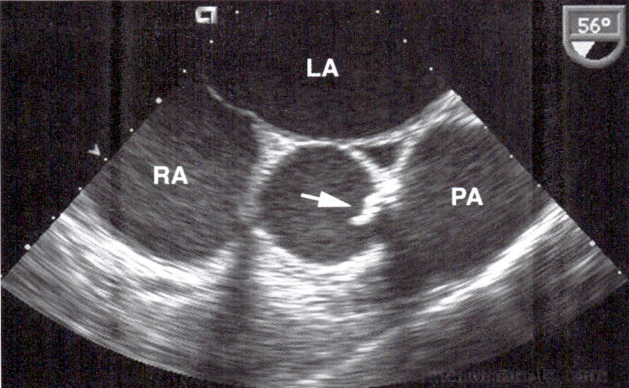

Fig. 10.88 ▶ À esquerda, projeção no eixo longo da válvula aórtica e aorta ascendente mostrando calcificação das cúspides da válvula aórtica (AV) e área de calcificação na aorta ascendente (*seta*). À direita, projeção no eixo curto da aorta ascendente mostrando ateroma em projeção (*seta*).

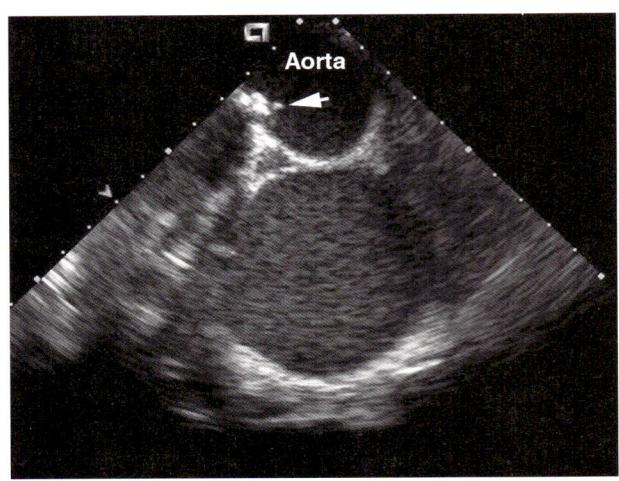

Fig. 10.89 ▶ O cirurgião usou a varredura epiaórtica estéril para localizar cuidadosamente a área de aterosclerose na aorta ascendente. Isto permitiu a ele evitar essa área durante a canulação para a derivação cardiopulmonar e evitar a colocação da anastomose do enxerto da veia proximal nesse sítio.

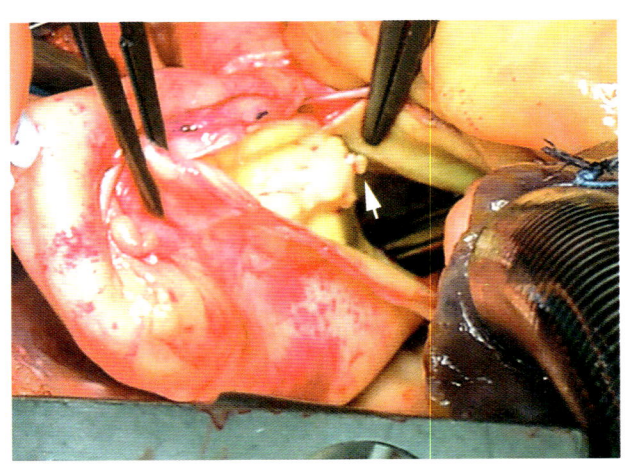

Fig. 10.90 Com a aorta aberta visualiza-se o ateroma em projeção (*seta*). A válvula aórtica foi substituída por uma prótese de tecido biológico, e o ateroma aórtico foi ressecado.

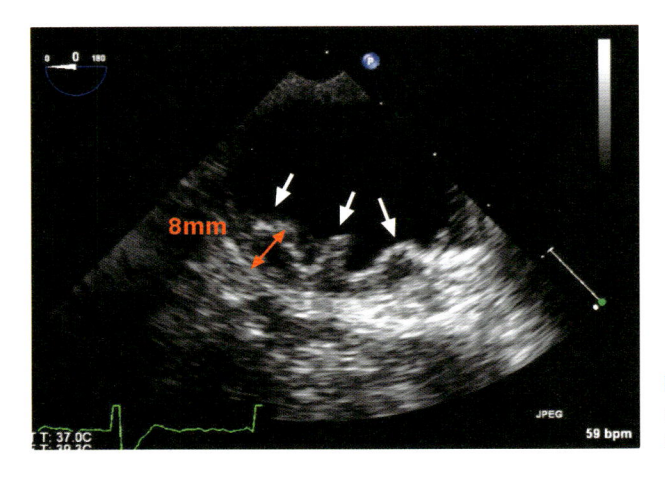

Fig. 10.91 ▶ Em outro paciente com estenose aórtica que se apresentou para TAVR, a aorta em sua porção médio-descendente mostrou extensa formação de ateroma (*seta branca*).

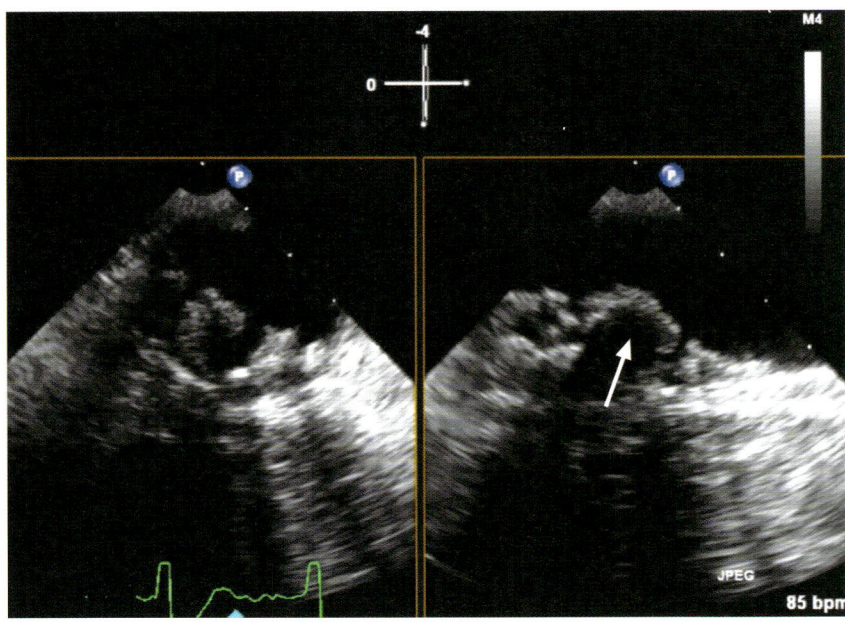

Fig. 10.92 ▶ A investigação por imagens biplanares da aorta torácica descendente mostrou novamente, a 10 cm proximais, alteração ateromatosa extensa com mobilidade de algumas porções. A seta branca indica sombreamento secundário a depósitos de cálcio.

CASO 10-12 Ateroma Aórtico 367

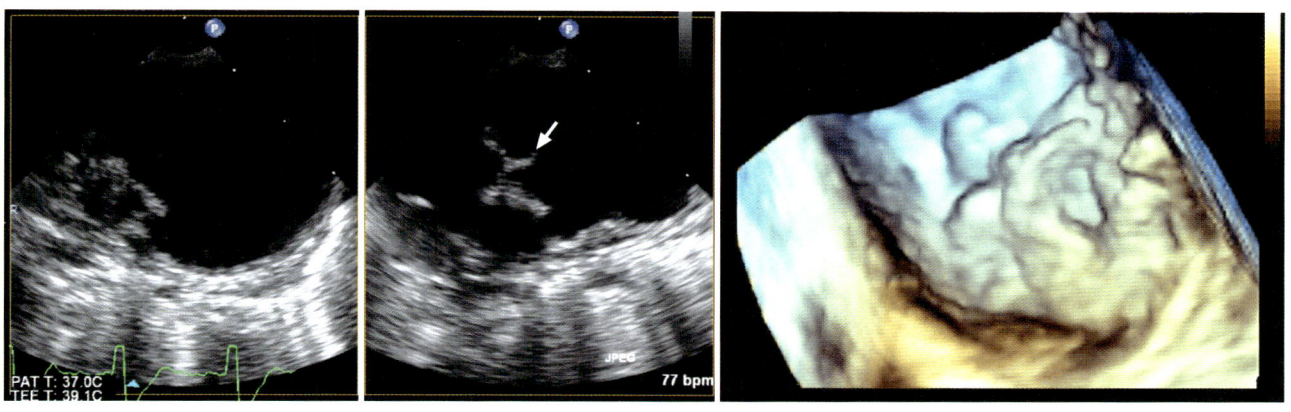

Fig. 10.93 ▶▶ Em orientação mais proximal observa-se novamente uma placa móvel (*seta branca*). A investigação por imagens de TEE em 3D mostra alteração ateromatosa com base significativamente ampla.

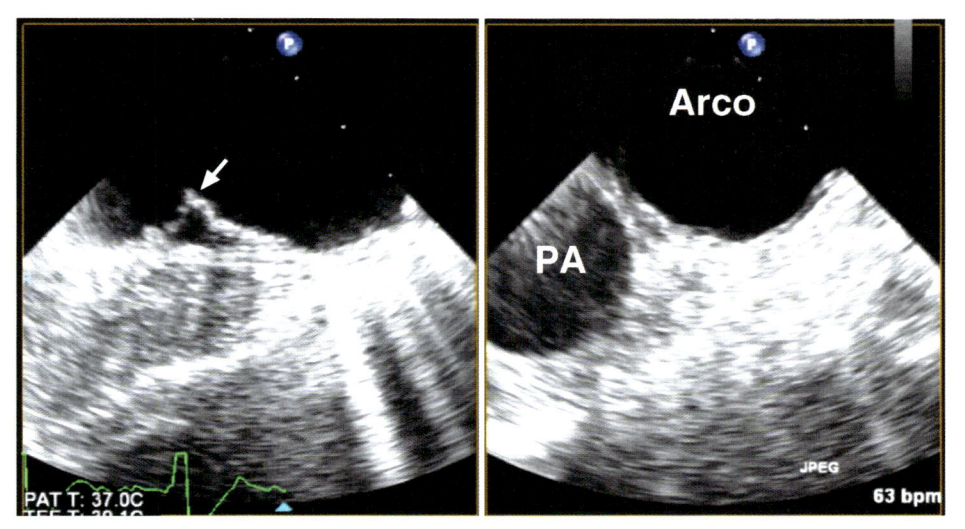

Fig. 10.94 ▶ No arco distal, a investigação por imagens biplanares mostra alteração ateromatosa com componentes móveis (*seta*), mais bem apreciada em tempo real.

Comentários

Os ateromas aórticos são identificados nas investigações por imagens por TEE como áreas irregulares de ecodensidade variável que podem acompanhar o contorno da parede aórtica e se projetar no interior do lúmen aórtico. As áreas calcificadas nas placas são identificadas por ecodensidade e sombreamento. Os ateromas que se projetam para o lúmen podem-se romper e estar associados à formação localizada de trombo.

O achado de ateroma aórtico na aorta torácica descendente está associado à presença de doença de artéria coronária. Além disso, a complexidade da placa prognostica resultado clínico com 15% de risco anual de óbito ou episódio embólico cerebral em pacientes com placa complexa (espessura maior que ou igual a 4 mm ou qualquer componente móvel), comparado àqueles cujas placas não são complexas.

À época da cirurgia cardíaca, a varredura epiaórtica poderá ser usada, como neste caso, para evitar grampeamento cruzado, canulação ou colocação de enxertos de derivação em regiões ateroscleróticas do vaso.

Leitura Sugerida

1. Weissler-Snir A, Greenberg G, Shapira Y, et al: Transoesophageal echocardiography of aortic atherosclerosis: the additive value of three-dimensional over two-dimensional imaging, Eur Heart J Cardiovasc Imaging 16:389–394, 2015.

2. Denny JT, Pantin E, Chiricolo A, et al: Increasing severity of aortic atherosclerosis in coronary artery bypass grafting patients evaluated by transesophageal echocardiography, J Clin Med Res 7:13–17, 2015.

CASO 10-13
Úlcera Penetrante da Aorta Ascendente

Um paciente de 24 anos com história conhecida de válvula aórtica bicúspide se apresentou com dor torácica e foi submetido à varredura por CT. O exame revelou hematoma intramural da aorta ascendente com efusão pericárdica pequena. Ele não apresentava evidência de insuficiência aórtica, nem insuficiência coronariana nem tamponamento. O paciente foi encaminhado em caráter semiurgente para o Centro Cirúrgico para reparo do hematoma intramural.

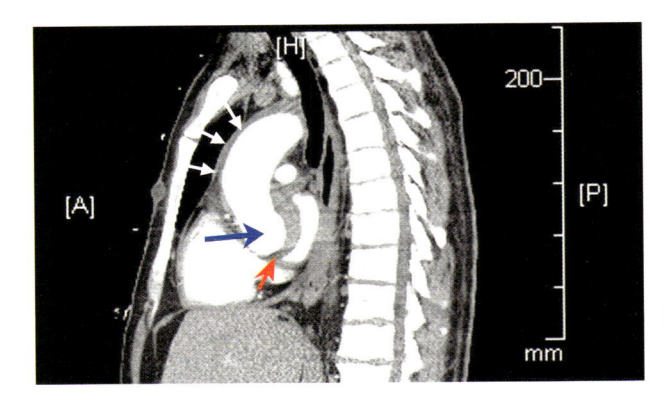

Fig. 10.95 Varredura por CT pré-operatória mostrando hematoma periaórtico posterior (*seta vermelha*) e anterior (*setas brancas*). A seta azul indica a aorta ascendente.

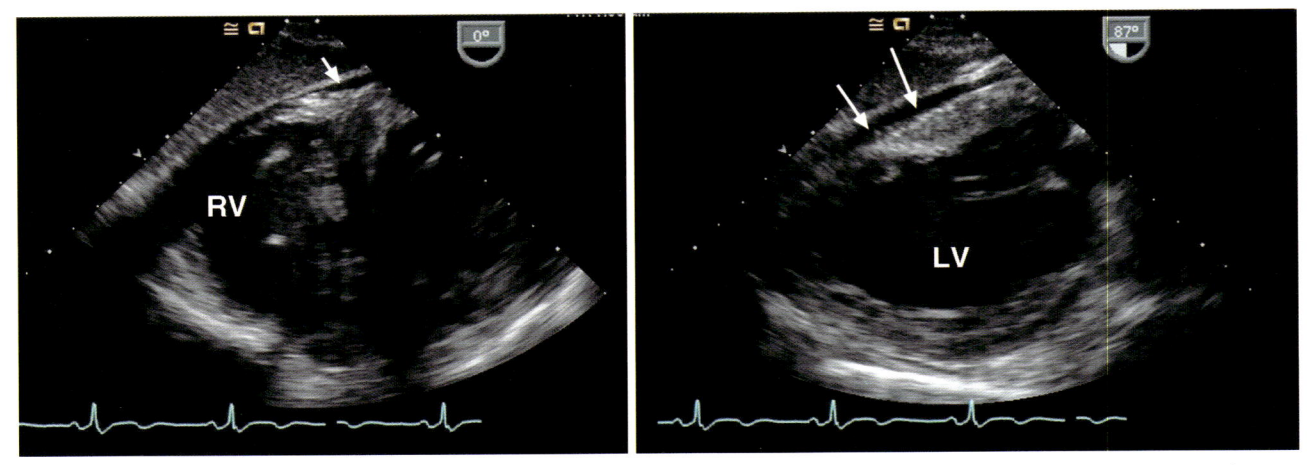

Fig. 10.96 Investigação por imagens transgástricas biplanares dos ventrículos revelando efusão pericárdica posterior de pequeno porte (*setas brancas*).

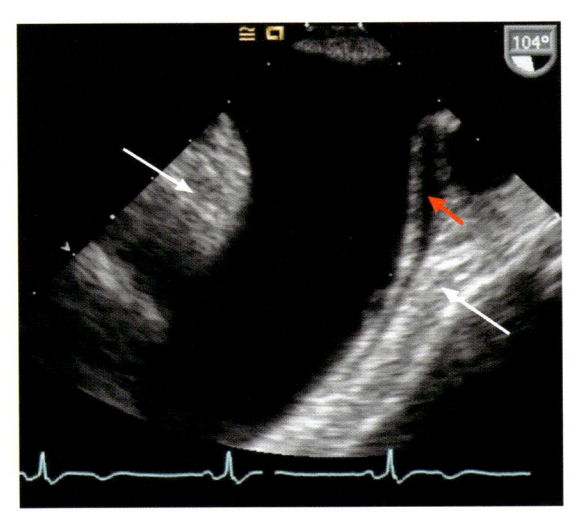

Fig. 10.97 A partir da posição esofágica alta com orientação da sonda para a direita, observa-se a aorta ascendente. O hematoma periaórtico é indicado por setas brancas, e o fluido pericárdico pela seta vermelha.

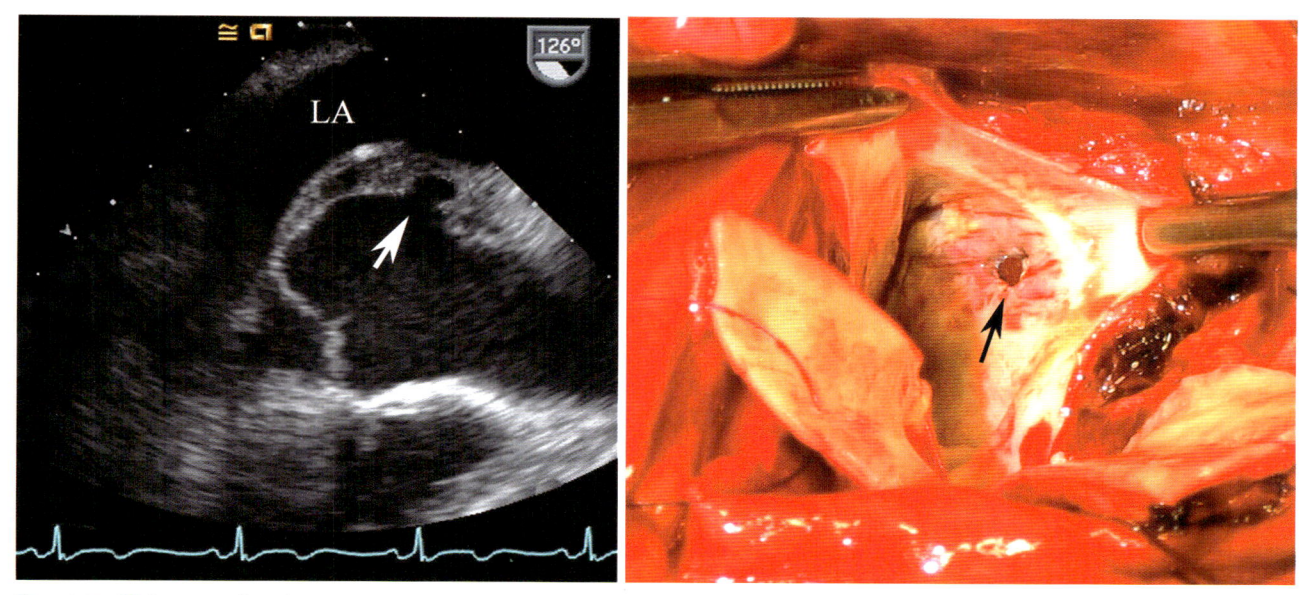

Fig. 10.98 ⏵ À esquerda, observa-se projeção médio-esofágica no eixo longo da aorta ascendente. A seta branca indica úlcera penetrante, cercada por hematoma. À direita, após grampeamento cruzado da aorta e abertura da aorta ascendente: a úlcera penetrante é nitidamente visível (*seta*). Esse defeito na parede aórtica está superior aos óstios coronarianos, que foram identificados separadamente em outras imagens.

Comentários

Em vez da apresentação clássica de uma dissecção aórtica, uma laceração limitada na parede da aorta pode permitir a formação de hematoma nessa parede, chamada de hemorragia intramural aórtica. Na ecocardiografia, uma hemorragia intramural aórtica aparece como área em formato crescente com ecodensidade aumentada ao redor da aorta. O prognóstico e o tratamento de um hematoma intramural aórtico é semelhante ao da dissecção aórtica.

Outra variante clínica, conhecida como "úlcera" aórtica penetrante, é o enfraquecimento da parede aórtica no sítio de uma placa aterosclerótica com ruptura contida da aorta no tecido ao redor. Essa ruptura contida, ou pseudoaneurisma, é identificada como um espaço irregular cheio de sangue adjacente à aorta, com ou sem conexão demonstrável entre a aorta e o pseudoaneurisma. O tratamento é cirúrgico para substituir o segmento rompido da aorta.

Leitura Sugerida

1. Chou AS, Ziganshin BA, Charilaou P, et al: Long-term behavior of aortic intramural hematomas and penetrating ulcers, J Thorac Cardiovasc Surg 151:361–372, 2016.

2. Matsushita A, Fukui T, Tabata M, et al: Preoperative characteristics and surgical outcomes of acute intramural hematoma involving the ascending aorta: a propensity score-matched analysis, J Thorac Cardiovasc Surg 151:351–358, 2016.

CASO 10-14
Substituição de Válvula Aórtica com Reimplante de Artéria Coronária (Procedimento de David)

Esta paciente de 29 anos foi clinicamente diagnosticada com síndrome de Marfan há 20 anos e, recentemente, submeteu-se a uma verificação genética em que uma provável variante patogênica em um alelo de FBN1, o gene que codifica a fibrilina-1, foi identificada.

Embora a paciente fosse assintomática, havia uma preocupação, pois o tamanho da aorta havia aumentado e estava bem grande quando indexado para tamanho corporal, com proporção do diâmetro da raiz observado para o esperado de 1,36 (o normal seria 1,0 ou menos). Havia apenas regurgitação aórtica leve.

Uma vez que a paciente estava pensando em gravidez, uma opinião cirúrgica foi solicitada, e ela foi selecionada para substituição da raiz aórtica com reparo ou substituição da válvula aórtica.

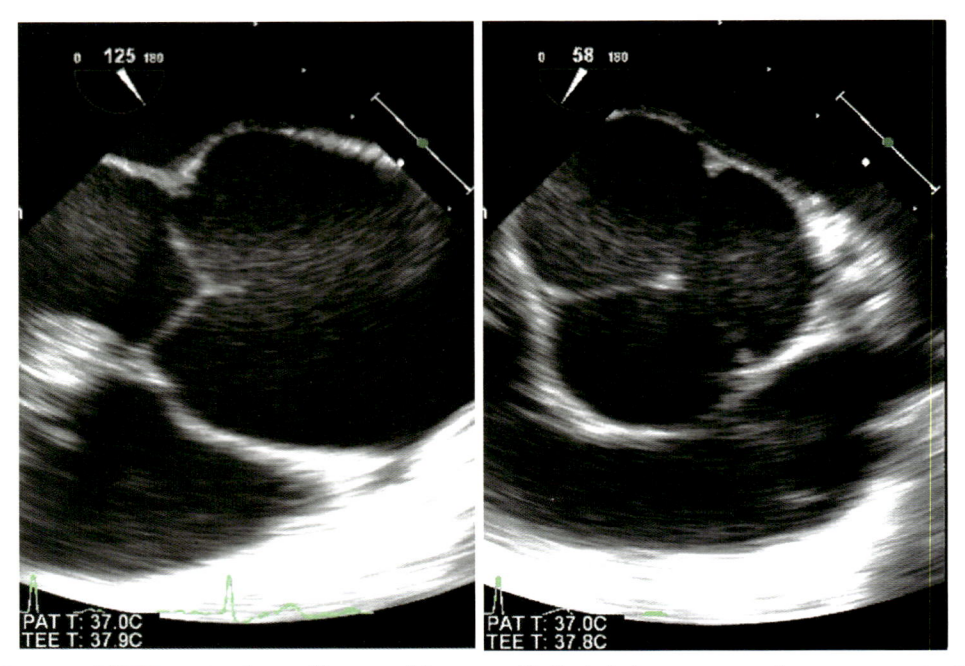

Fig. 10.99 ▶ ▶ Projeção à TEE no eixo longo (*à esquerda*) e curto (*à direita*) da aorta ascendente mostrando dilatação acentuada dos seios de Valsalva e cúspides aórticas finas. Não há regurgitação aórtica.

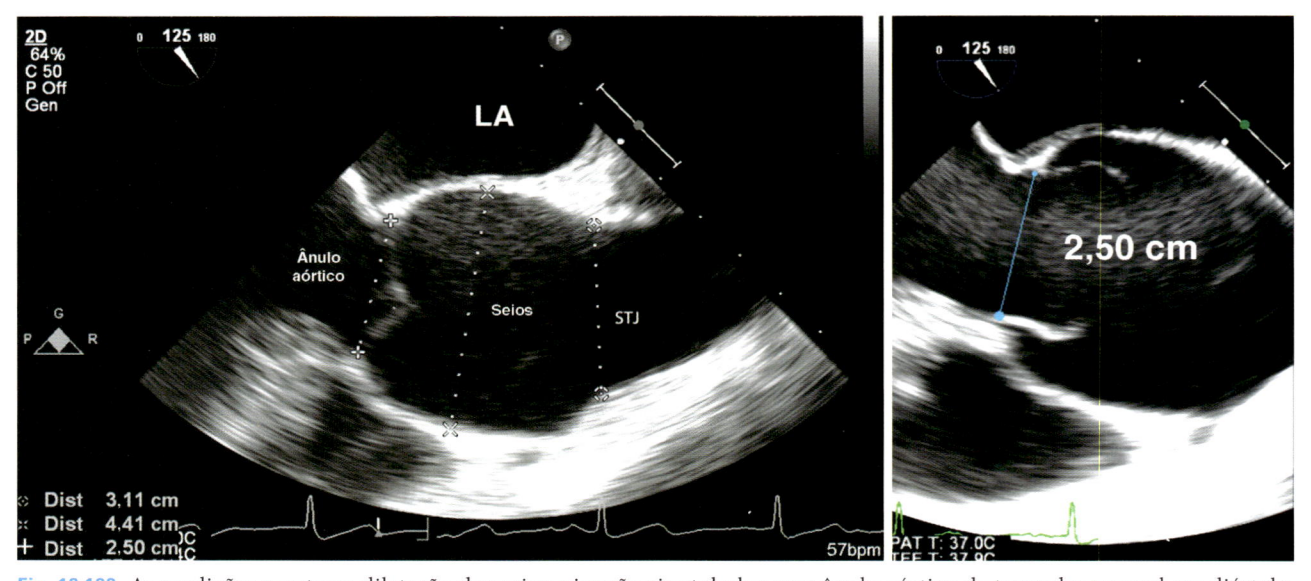

Fig. 10.100 As medições mostram dilatação dos seios e junção sinotubular, mas ânulo aórtico de tamanho normal em diástole e sístole (*à direita*).

CASO 10-14 Substituição de Válvula Aórtica com Reimplante de Artéria Coronária (Procedimento de David)

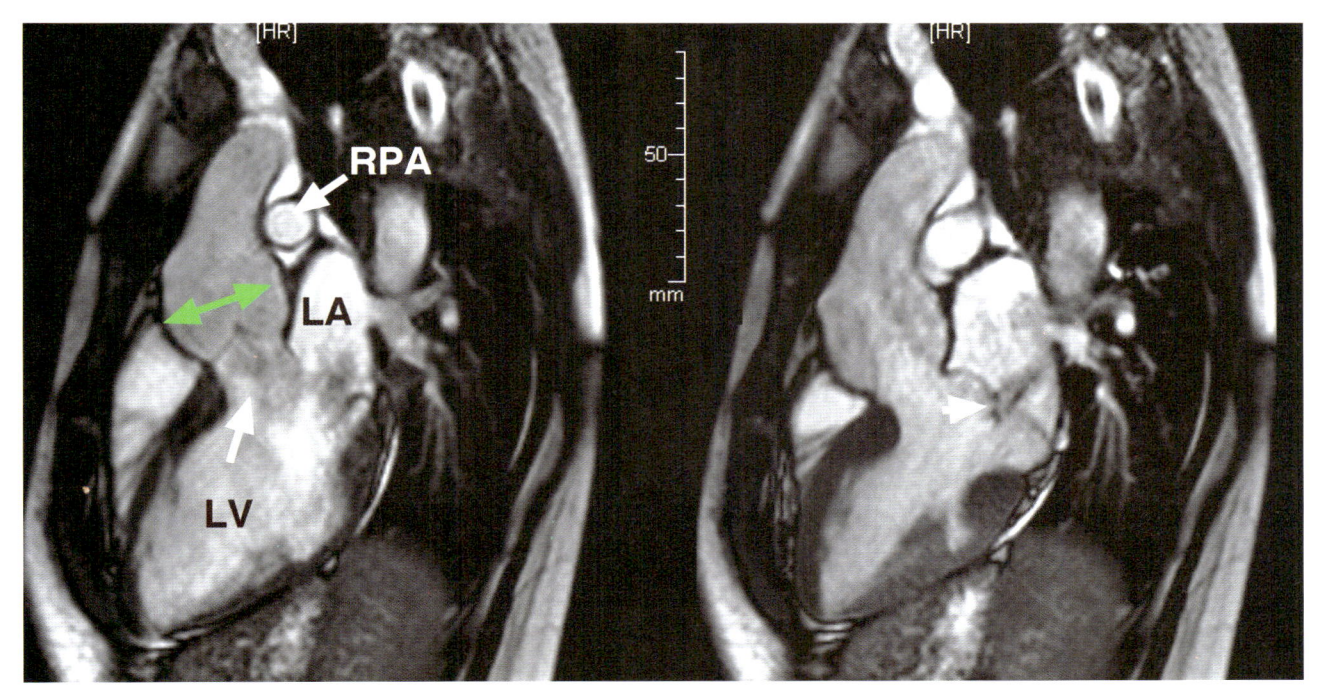

Fig. 10.101 ▶ MRI cardíaca em diástole (*à esquerda*) mostra pequena quantidade de regurgitação aórtica (*seta branca*). Os seios são medidos a 50 mm (*seta verde*). Na sístole (*à direita*), a seta branca indica pequeno volume de MR. Em tempo real, os jatos são mais bem apreciados.

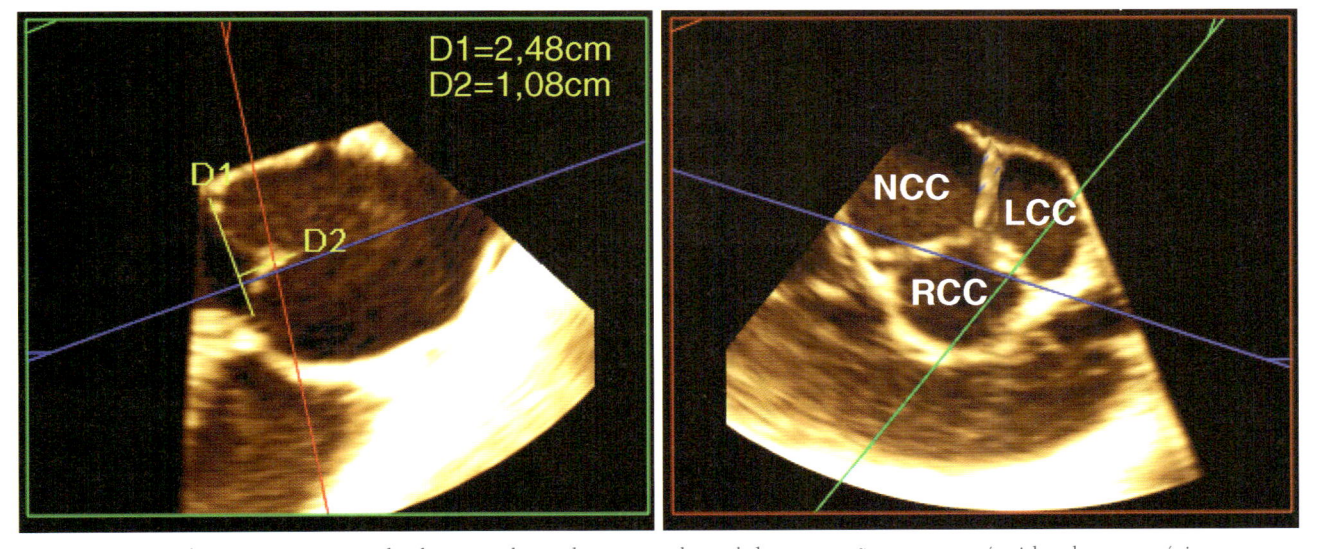

Fig. 10.102 Usando reconstrução multiplanar, a altura do aspecto lateral da coaptação entre as cúspides das coronárias esquerda e direita é observada em 1,08 cm superior ao plano anular. Resultados semelhantes foram encontrados para duas outras combinações de coaptação. Essas informações podem ajudar o cirurgião no planejamento do reparo.

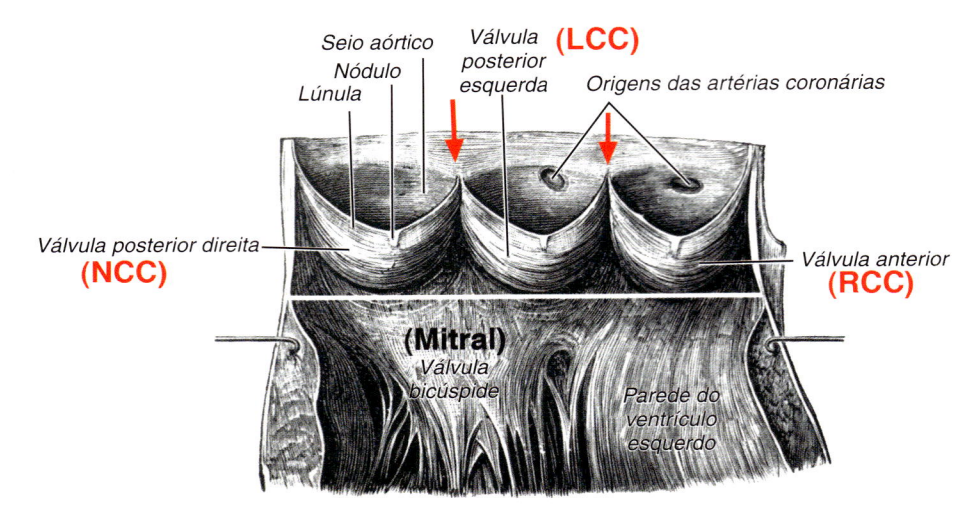

Fig. 10.103 Com a válvula aórtica "aberta" entre a cúspide direita e não (posterior), pontos de coaptação (*setas vermelhas*) são visualizados ao aderirem à junção sinotubular. A linha branca indica anexos basais de cúspides, que formam o ânulo aórtico cirúrgico. (De Gray H: Anatomy of the human body, Philadelphia, 1918, Lea & Febiger).

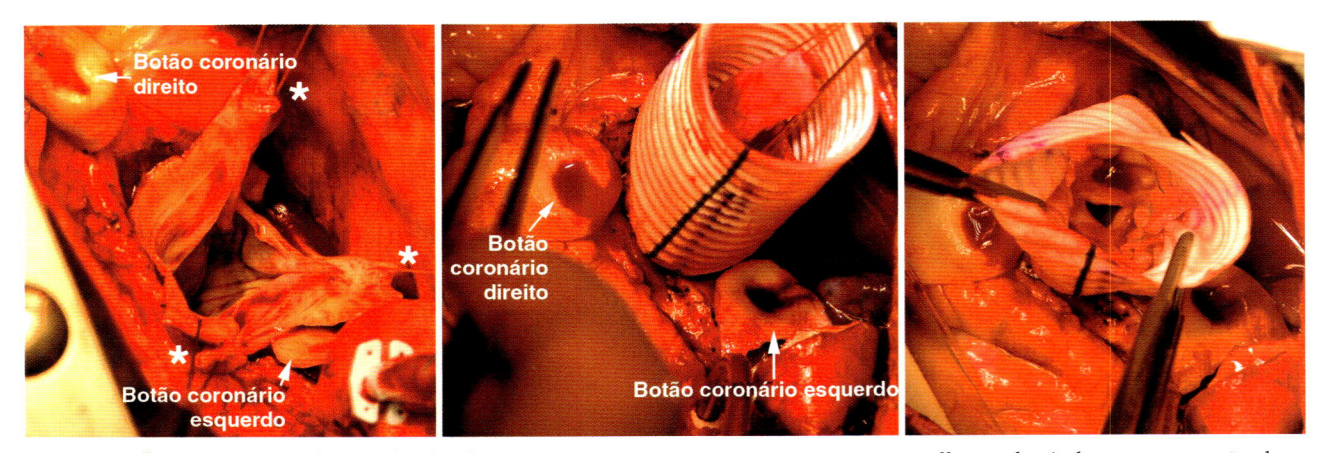

Fig. 10.104 ▸ Estas imagens foram obtidas de um paciente que apresentou expressão semelhante da síndrome e operação de Marfan. À esquerda: a aorta ascendente foi ressecada com preservação da válvula aórtica, incluindo pequenos "posts" da aorta ascendente (*asteriscos*) correspondentes a pontos de coaptação de três comissuras da válvula aórtica. Os óstios coronarianos direito e esquerdo foram isolados com um pequeno círculo de tecido aórtico chamado "botão". Centro: substituição de enxerto em tubo de Dácron para aorta ascendente foi posicionado ao redor da válvula. O final do enxerto do ânulo aórtico é recortado em curvas para fornecer "novos seios". A base do enxerto ao nível anular é estabilizada para prevenir dilatação posterior em paciente com síndrome de Marfan. À direita: projeção da válvula dentro do enxerto com *posts* de comissura posicionados para ressuspensão da válvula. Uma vez concluído o procedimento da válvula, os botões coronários são então reimplantados no enxerto.

CASO 10-14 Substituição de Válvula Aórtica com Reimplante de Artéria Coronária (Procedimento de David) 373

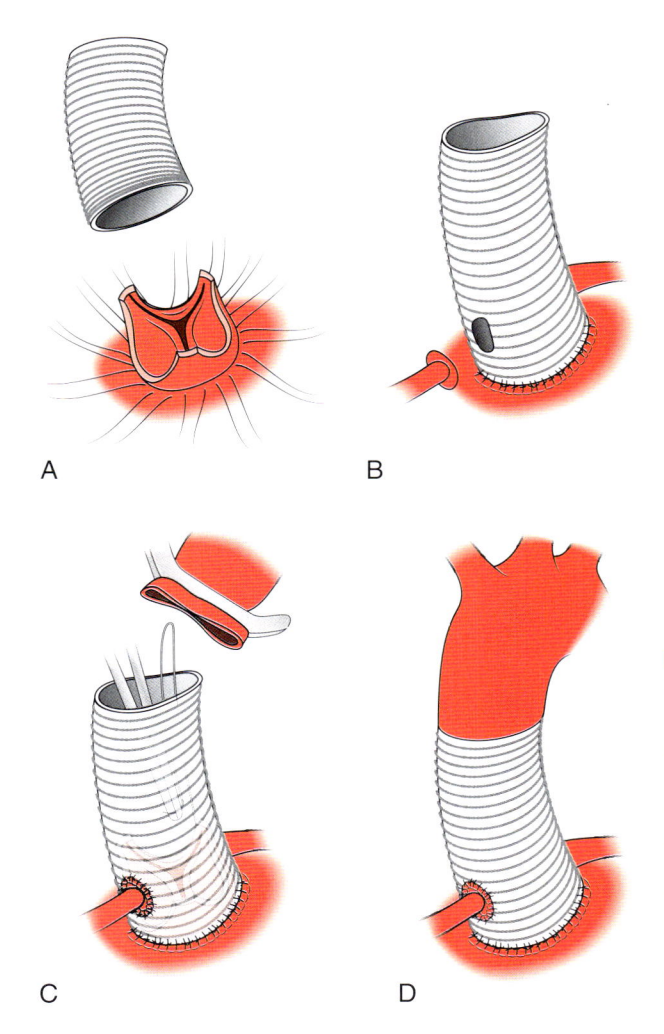

Fig. 10-105 ▶ Nesta expressão gráfica de componentes importantes desta técnica, toda a válvula aórtica junto com seu ânulo e borda da parede aórtica de 3 a 5 mm estão protegidas dentro de um enxerto em tubo sintético de tamanho apropriado. O enxerto é inicialmente fixo ao ânulo aórtico bem abaixo do nível das cúspides da válvula. A válvula aórtica preservada é então "implantada" dentro do enxerto costurando-se uma borda da parede aórtica remanescente de 3 a 5 mm no enxerto. Por fim, os botões coronários são suturados ao enxerto em tubo, que, por sua vez, é costurado à aorta ascendente distal. (De Feindel C, David T: Aortic valve sparing operations: basic concepts. Int J Cardiol 97:61-66, 2004. Com autorização.)

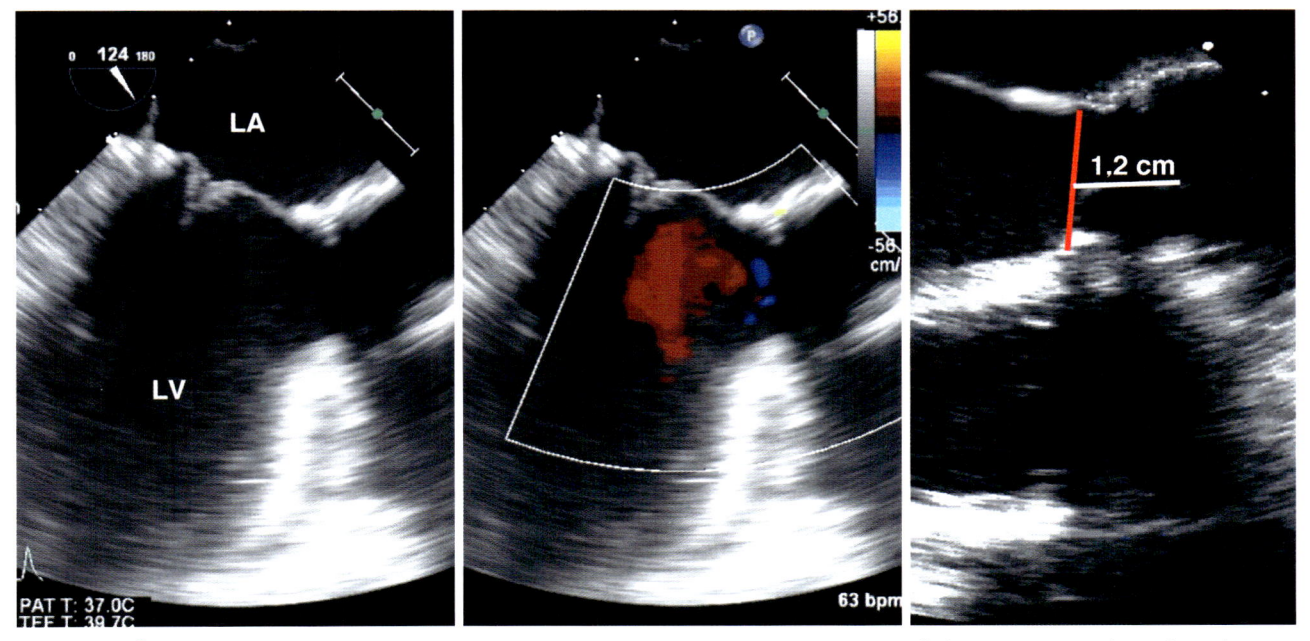

Fig. 10-106 ▶ Imagens no eixo longo da TEE após derivação da válvula aórtica mostram fechamento normal em diástole sem regurgitação aórtica nas imagens ao Doppler colorido. O painel direito mostra altura da coaptação de 1,2 cm.

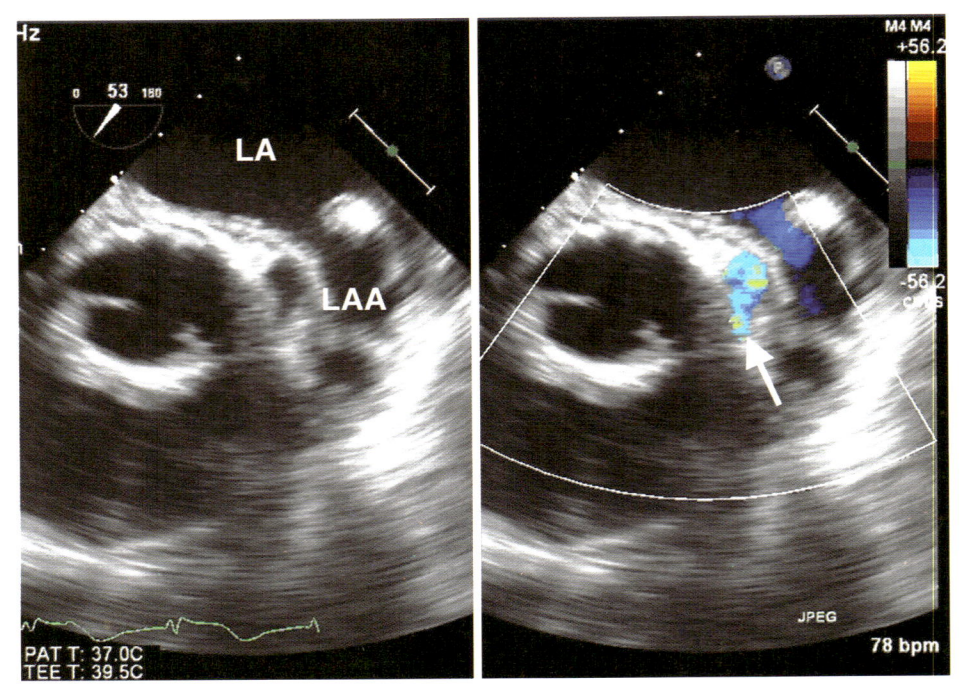

Fig. 10-107 ● Projeção no eixo curto da válvula aórtica a 53 graus mostra válvula nativa com três cúspides (*à esquerda*) em diástole sem regurgitação aórtica. A seta branca indica fluxo na artéria coronária esquerda.

Comentários

O padrão de dilatação aórtica em pacientes com síndrome de Marfan se caracteriza por perda do contorno normal da junção seio-tubular com a dilatação se estendendo desde o ânulo aórtico sem interrupção para dentro da aorta ascendente. Uma vez que o defeito genético afete toda a aorta, o procedimento cirúrgico inclui ressecção e substituição dos seios de Valsalva até o nível do ânulo. É necessário o reimplante das artérias coronárias.

Quando as cúspides da válvula aórtica são anormais, usa-se um tubo valvado. Entretanto, se a válvula aórtica parecer anatomicamente normal, muitos cirurgiões vão preferir manter a válvula aórtica nativa. A relação normal das comissuras e cúspides é restaurada por ressuspensão da válvula dentro do tubo aórtico. A combinação de um diâmetro menor ao nível das comissuras, junto com a estabilização do ânulo aórtico resulta em uma válvula competente, e as cúspides não são mais esticadas pelo ânulo dilatado. Por causa da redundância do tecido da cúspide, a válvula reimplantada geralmente não parece classicamente como tricúspide.

Leitura Sugerida

1. Van Dyck MJ, Watremez C, Boodhwani M, et al: Transesophageal echocardiographic evaluation during aortic valve repair surgery, Anesth Analg 111:59–70, 2010.

2. Kim TY, Alfirevic A, Wallace LK: Transesophageal echocardiography for tricuspid aortic valve repair, Anesth Analg 110:370–372, 2010.

Patologia da Artéria Pulmonar

CASO 10-15
Tromboendarterectomia Pulmonar

Este paciente de 51 anos tinha história de sete anos de dispneia e descobriu-se que ele também tinha êmbolos pulmonares recorrentes. Ele apresentava sintomas progressivos e declínio do *status* funcional, apesar da anticoagulação apropriada e colocação de um filtro na veia cava inferior. Agora ele foi encaminhado para cirurgia para tromboembolectomia pulmonar.

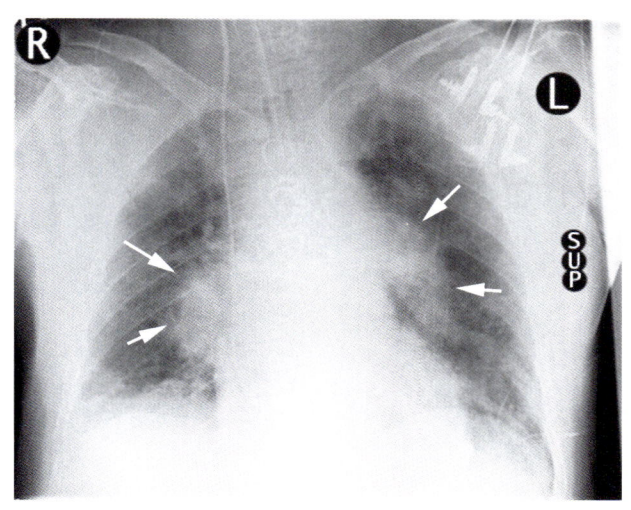

Fig. 10.108 Radiografia do tórax mostrando dilatação das artérias pulmonares direita e esquerda compatível com hipertensão pulmonar crônica (*setas*).

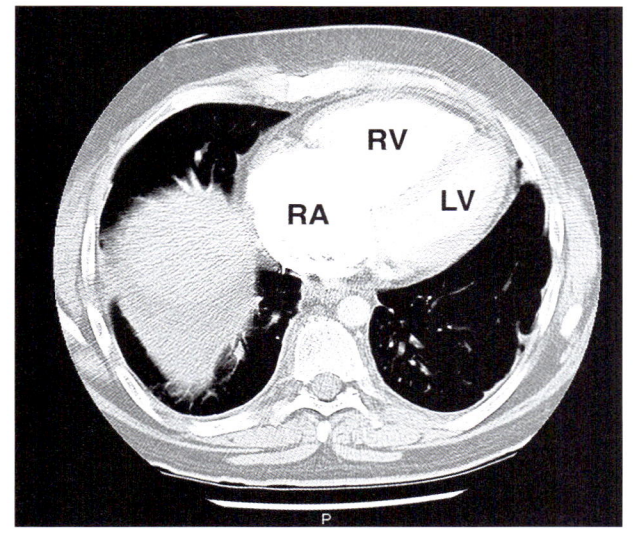

Fig. 10.109 CT do tórax com contraste ao nível dos ventrículos mostra dilatação ventricular direita importante e aumento atrial direito.

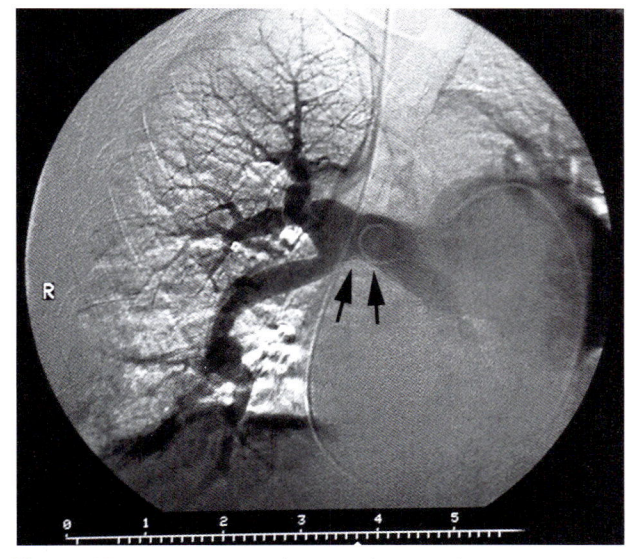

Fig. 10.110 Angiograma pulmonar direito seletivo mostrando contorno irregular ao longo dos aspectos inferiores da artéria dilatada (*setas*) coerente com trombo intraluminar. Outras áreas de irregularidade e de estenose são visualizadas em sentido distal em leito vascular pulmonar.

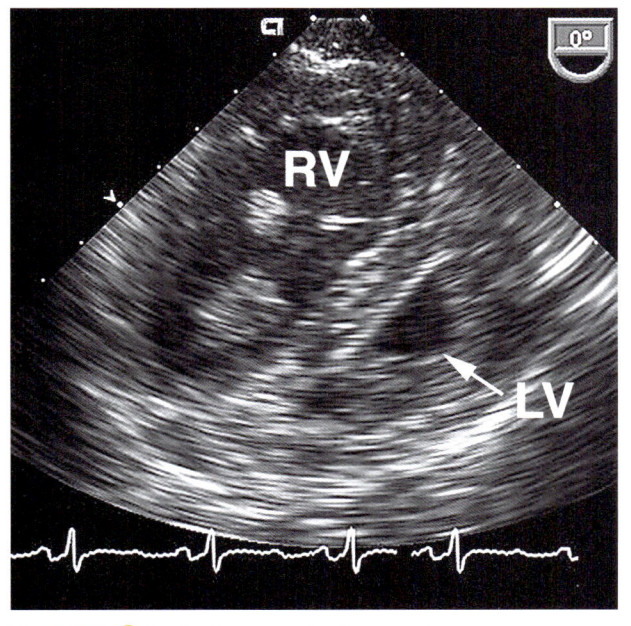

Fig. 10.111 Projeção transgástrica em eixo curto mostrando ventrículo direito seriamente dilatado e hipocinético com nivelamento do septo compatível com pressão ventricular direita e sobrecarga de volume.

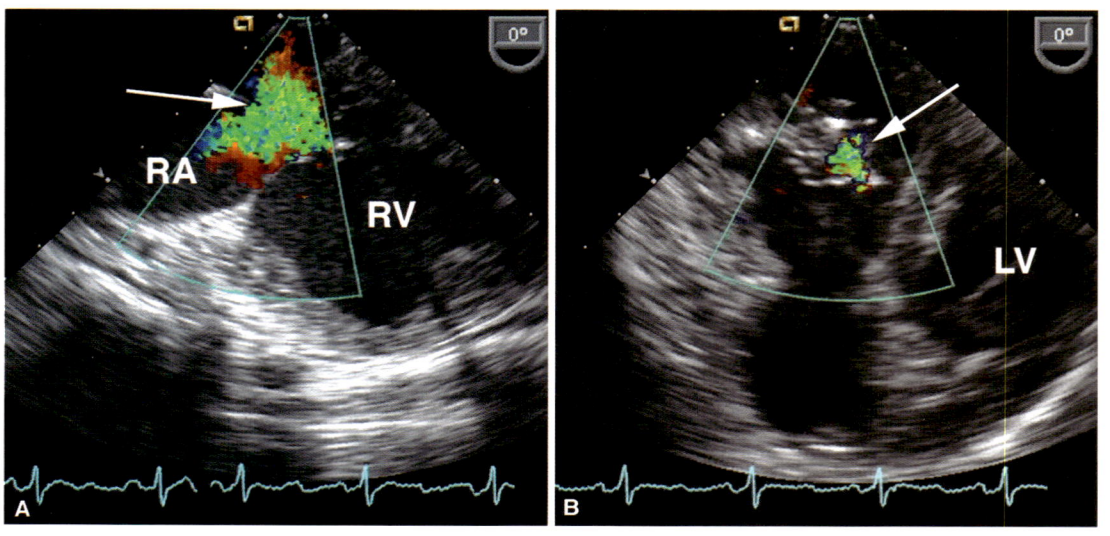

Fig. 10.112 ⬤ Projeção do ventrículo direito (RV) e do átrio direito (RA) a zero grau (**A**) mostrando regurgitação moderada da válvula AV direita (tricúspide) (*seta*), além de dilatação ventricular direita significativa. A parede ventricular direita está espessada, compatível com hipertensão pulmonar de longa data. A investigação por imagem transgástrica da válvula AV direita (tricúspide) no eixo curto mostra que o jato de regurgitação da válvula tricúspide (*seta*) é central (**B**).

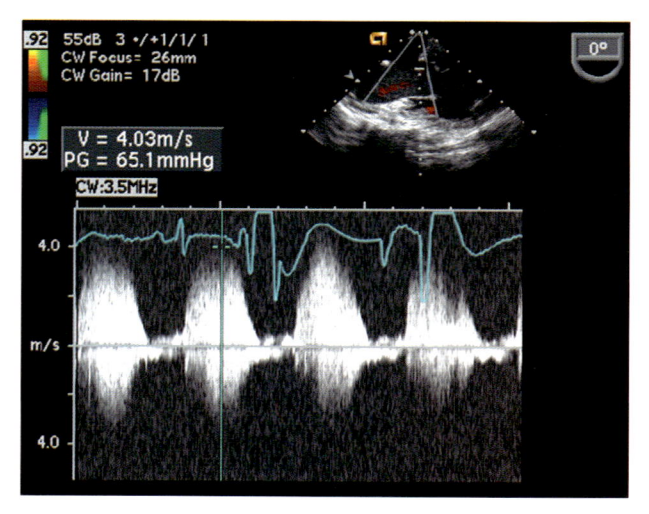

Fig. 10.113 Investigação por Doppler de onda contínua do jato de regurgitação tricúspide mostrando velocidade de 4 m/s. Embora isto possa ser subestimado por causa do ângulo de interrogação não paralelo, essa velocidade indica diferença de pressão de 64 mm Hg de ventrículo direito para átrio direito na sístole. Se a pressão atrial direita for de 10 mm Hg, a pressão sistólica estimada da artéria pulmonar será de 74 mm Hg.

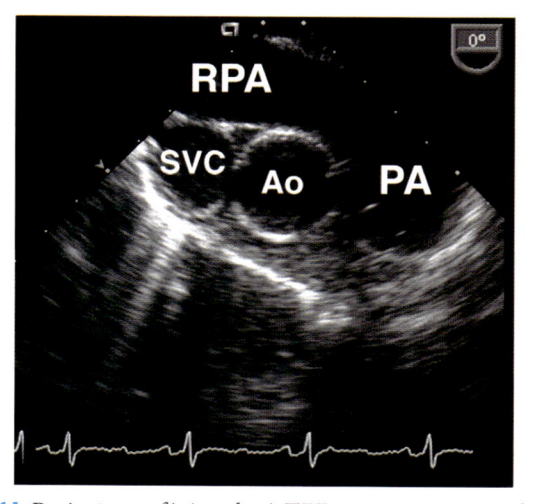

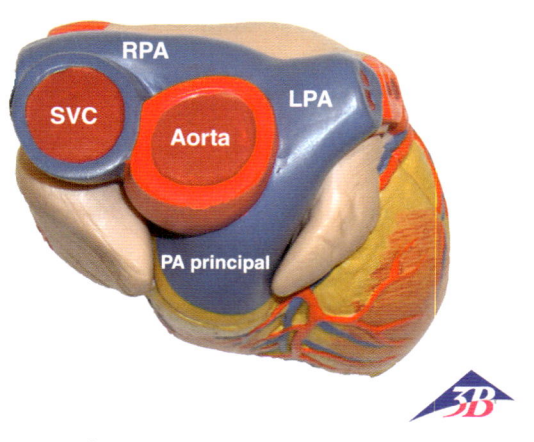

Fig. 10.114 Projeção esofágica alta à TEE a zero grau em indivíduo normal mostrando artéria pulmonar (PA), artéria pulmonar direita (RPA), veia cava superior (SVC) e aorta (*à esquerda*). O modelo mostra mais detalhes (*à direita*). (Baseado em Economy Heart Model 3B Scientific®.)

CASO 10-15 Tromboendarterectomia Pulmonar 377

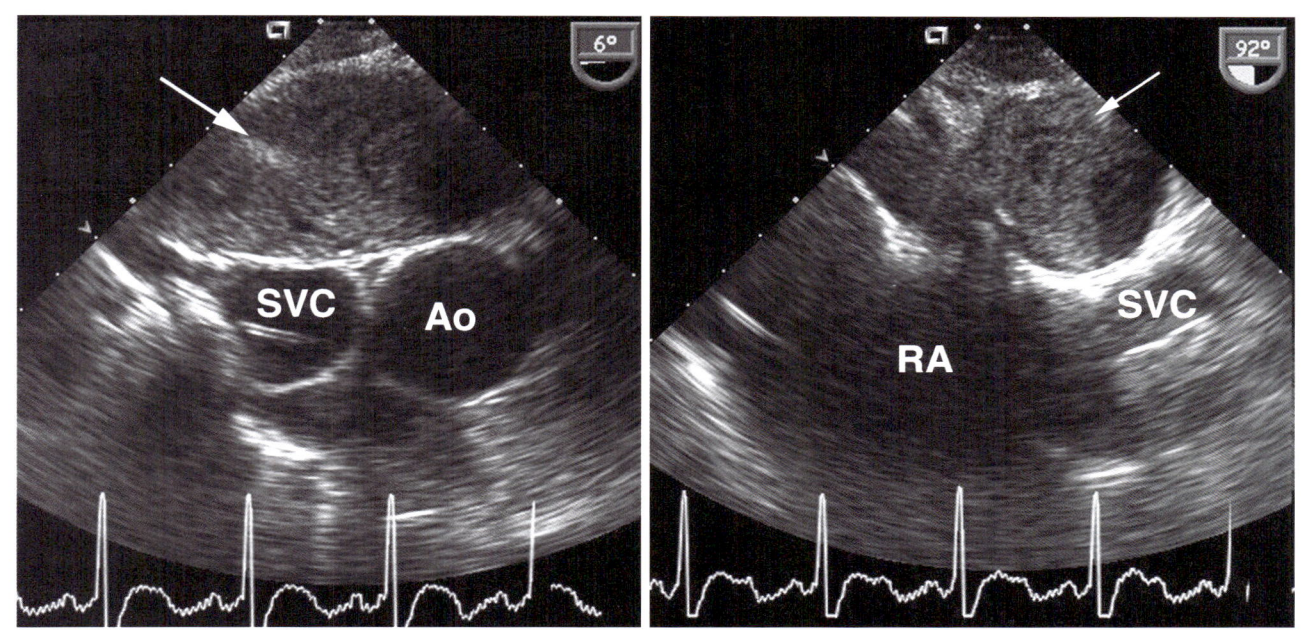

Fig. 10.115 ● Em nosso paciente, a mesma projeção à TEE (*à esquerda*) que a Fig. 10.114 mostra artéria pulmonar direita seriamente dilatada com contraste espontâneo (*seta*) compatível com estase de fluxo de sangue. O cateter está presente na veia cava superior (SVC). Girando-se o plano da imagem para 97 graus (*à direita*) achados semelhantes são vistos em artéria pulmonar direita dilatada (*seta*).

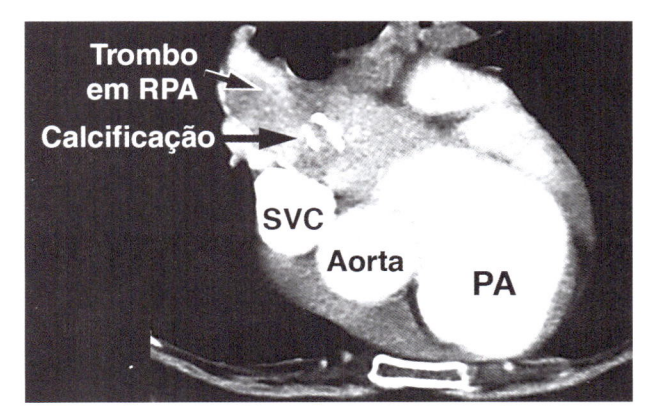

Fig. 10.116 Varredura de CT com contraste e imagem orientada para corresponder à projeção à TEE na Fig. 10.115 mostrando artéria pulmonar seriamente dilatada com trombo crônico (e calcificação) na artéria pulmonar direita (*seta*).

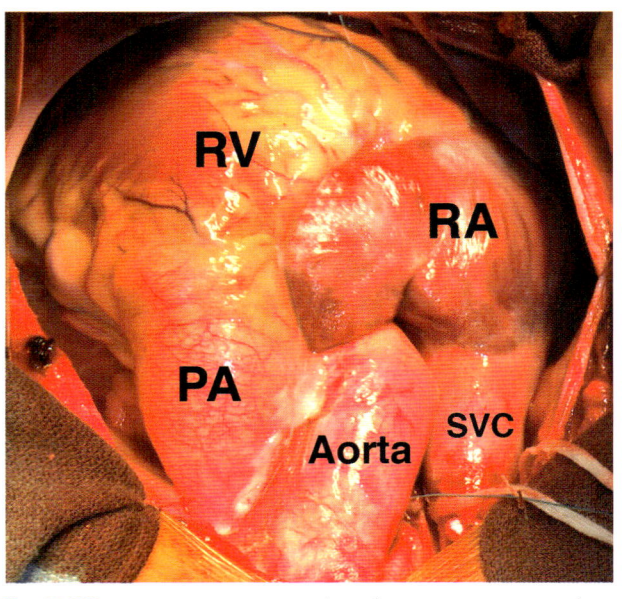

Fig. 10.117 Projeção intraoperatória do coração mostrando as relações entre os grandes vasos. Todas as estruturas do lado direito estão dilatadas.

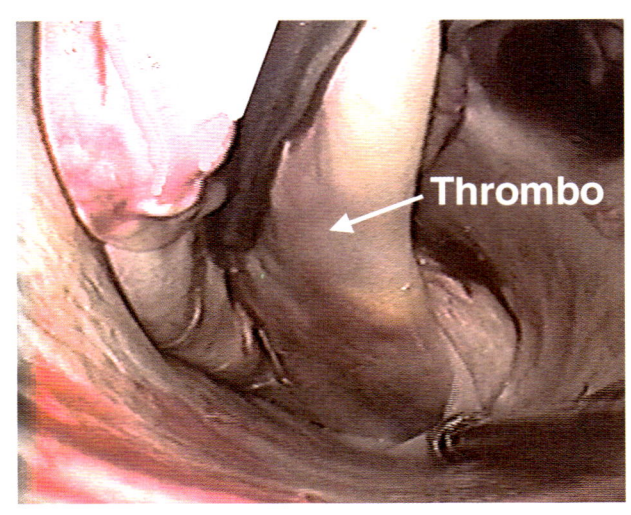

Fig. 10.118 ▶ Com a artéria pulmonar aberta, um trombo crônico foi identificado e a endarterectomia do leito vascular pulmonar direito foi realizada. A artéria pulmonar esquerda também foi aberta, e realizada a endarterectomia.

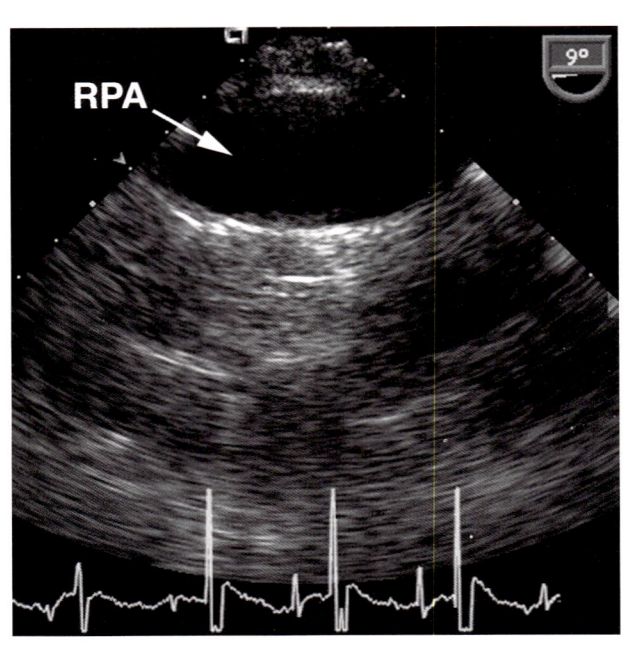

Fig. 10.119 Projeção à TEE da artéria pulmonar direita (RPA) após conclusão do procedimento.

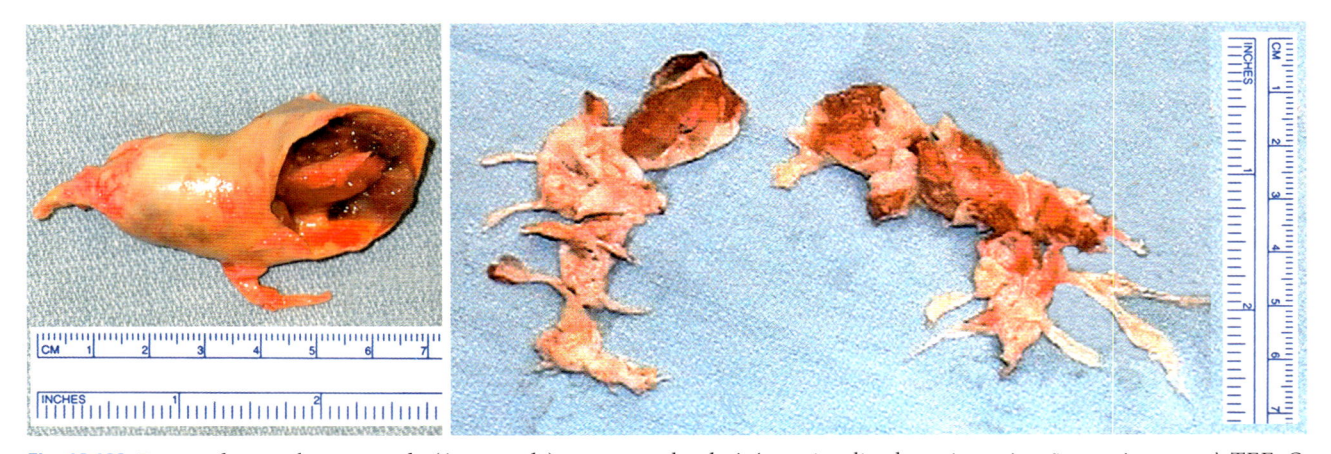

Fig. 10.120 Porção do trombo ressecada (*à esquerda*) correspondendo à área visualizada na investigação por imagens à TEE. O exame histológico revelou material trombótico laminado com áreas focais de aterosclerose. À direita, "*cast*" de circulação pulmonar é formado depois que o cirurgião expôs toda a amostra.

Comentários

A TEE não é utilizada como abordagem diagnóstica primária para avaliação de embolia pulmonar. Não é comum visualizar diretamente os trombos nas artérias pulmonares, mesmo com a investigação por imagens de TEE, embora esses achados tenham alta especificidade quando presentes, como neste caso.

Entretanto, a ecocardiografia fornece evidência indireta de doença vascular pulmonar e, com frequência, é o primeiro teste a sugerir que êmbolos pulmonares sejam considerados no diagnóstico diferencial. Em pacientes com hipertensão pulmonar, os achados típicos incluem dilatação ventricular direita, hipertrofia e disfunção sistólica com um padrão característico de movimento septal em direção ao ventrículo direito (em vez de direção ao centro do ventrículo esquerdo) na sístole. Com a sobrecarga de pressão do lado direito, o contorno reverso do septo ventricular persiste tanto na sístole quanto na diástole. Ao contrário, com a sobrecarga de volume do lado direito, a curvatura reversa do septo se mostra mais proeminente na diástole.

A ecocardiografia fornece estimativa confiável da pressão sistólica pulmonar com base na velocidade do jato de regurgitação tricúspide (a diferença entre pressão sistólica ventricular direita e atrial direita é igual a quatro vezes a velocidade da regurgitação da tricúspide ao quadrado) mais a pressão atrial direita estimada (com base no tamanho e na variação respiratória da veia cava inferior em pacientes com respiração espontânea, ou por medida direta da pressão RA em pacientes em ventilação mecânica).

Em pacientes encaminhados para tromboendarterectomia pulmonar, a TEE é útil para detecção de trombos extrapulmonares; por exemplo, na veia cava superior ou inferior, no átrio direito ou ventrículo direito. A detecção de trombos extrapulmonares alterou o tratamento cirúrgico em 10% dos casos em uma série cirúrgica de 50 pacientes.

Leitura Sugerida

1. Mediratta A, Addetia K, Medvedofsky D, et al: Echocardiographic diagnosis of acute pulmonary embolism in patients with McConnell's sign, Echocardiography 33:696–702, 2016.
2. Jasudavisius A, Arellano R, Martin J, et al: A systematic review of transthoracic and transesophageal echocardiography in noncardiac surgery: implications for point-of-care ultrasound education in the operating room, Can J Anaesth 63:480–487, 2016.

CASO 10-16
Dois Casos de Incompatibilidade Doador-Receptor de Artéria Pulmonar após Transplante Cardíaco Ortotópico

1. *Estenose anastomótica.* Esta senhora de 51 anos com insuficiência cardíaca de Classe III/IV decorrente de uma cardiomiopatia restritiva foi submetida a um transplante cardíaco. Entretanto, na tentativa de desmame da circulação extracorpórea, foi observado que ela apresentava pressão ventricular direita de 70/40 mm Hg e que o cateter cardíaco direito não podia avançar para a artéria pulmonar.

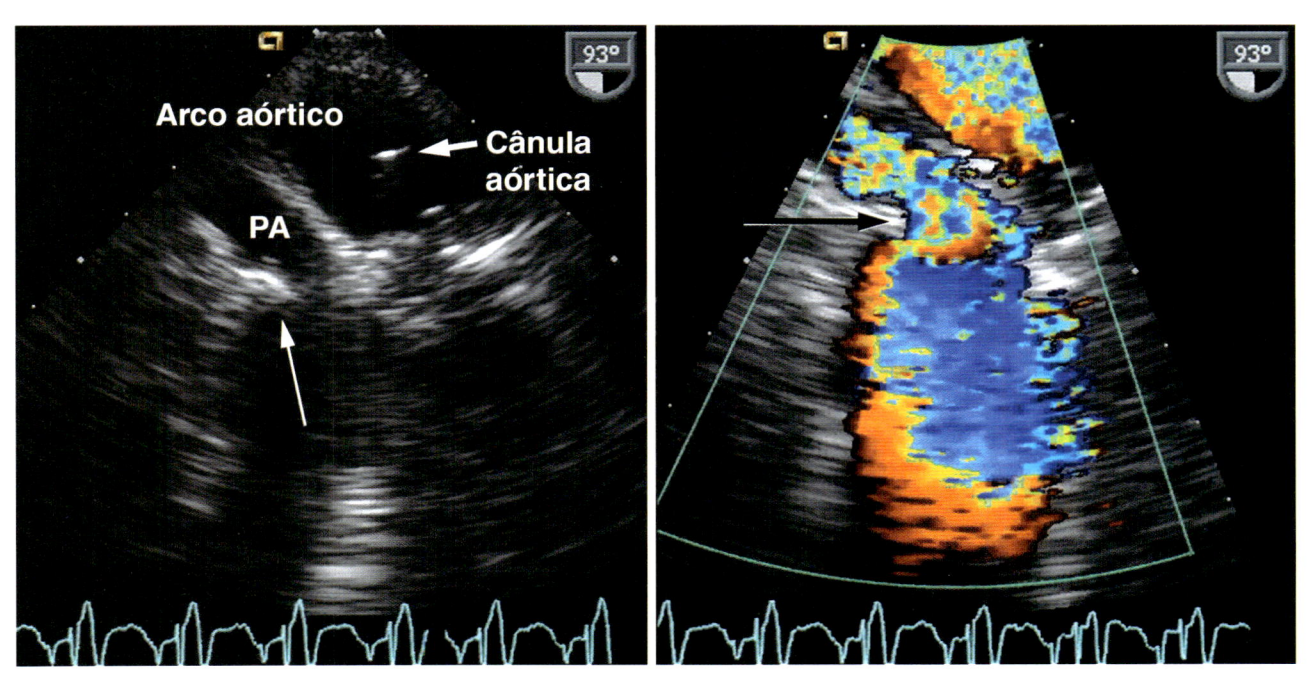

Fig. 10.121 ▶ Nesta projeção esofágica alta, observa-se (*à esquerda, seta*) a crista posterior na anastomose da artéria pulmonar (PA) causando estreitamento da artéria pulmonar principal. O Doppler colorido mostra aumento em velocidade ao nível da crista (*à direita, seta*).

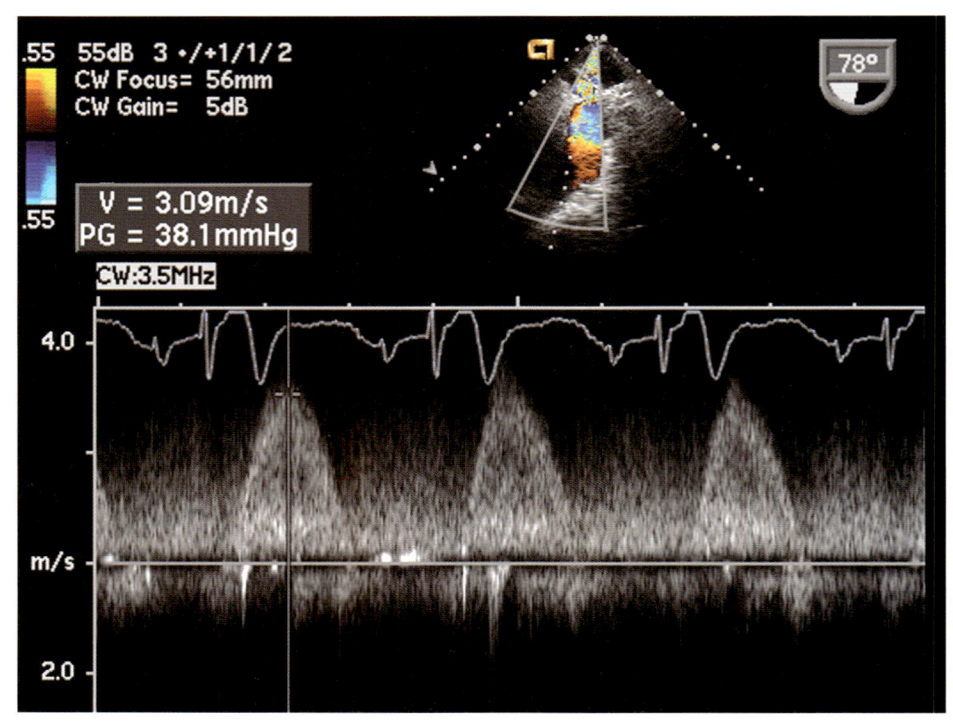

Fig. 10.122 Doppler de onda contínua mostrando velocidade de 3,1 m/s pela anastomose da artéria pulmonar, compatível com gradiente sistólico máximo de 38 mm Hg.

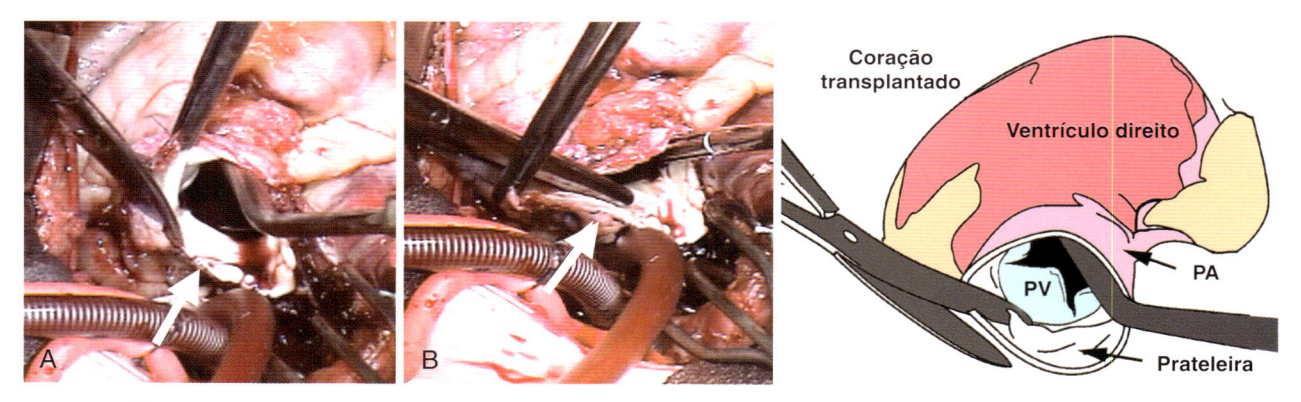

Fig. 10.123 ▶ Na cirurgia, após reabertura da anastomose PA, a válvula pulmonar estava normal, mas a prateleira posterior de tecido era uma forma distorcida da artéria pulmonar *(seta, A)*. Após a remoção do tecido *(seta, B)*, as pressões ventriculares direitas estavam normais, e a derivação cardiopulmonar foi desmamada. A ilustração demonstra a ressecção da prateleira.

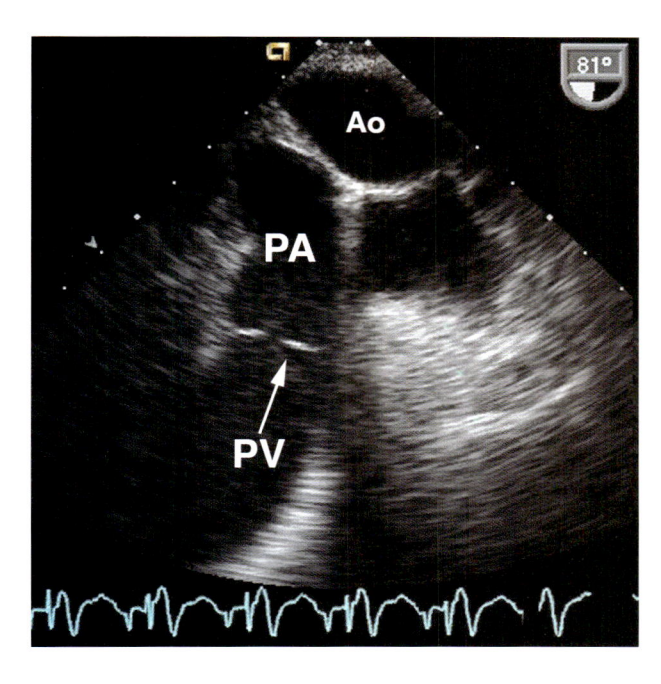

Fig. 10.124 ▶ Após o reparo cirúrgico, a mesma projeção que a da Fig. 10.121 mostra diâmetro normal da artéria pulmonar.

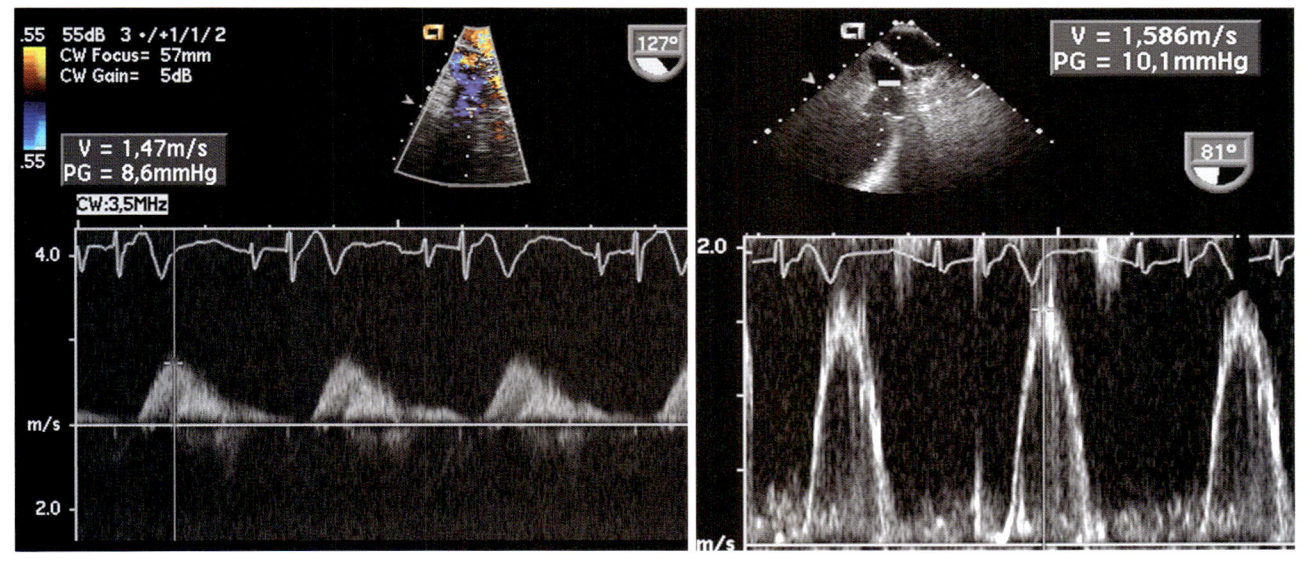

Fig. 10.125 Registros ao Doppler de onda contínua confirmam velocidade de 1,5 m/s. A investigação por Doppler Pulsado do fluxo de artéria pulmonar em sítio anastomótico mostra sinal de fluxo laminar com velocidade máxima de apenas 1,6 m/s.

2. *Regurgitação Pulmonar.* Trata-se de um paciente de 47 anos submetido a um transplante cardíaco ortotópico há uma semana. Ele apresentou curso perioperatório clinicamente sem intercorrências; entretanto, na investigação por imagens seriadas de eco, foi observado que ele apresentava regurgitação pulmonar importante. Por causa do prognóstico ruim a longo prazo desse achado, ele foi levado ao Centro Cirúrgico para exploração e possível reparo ou substituição da válvula pulmonar. A válvula foi cuidadosamente examinada, sem evidência de perfuração, e as cúspides pareciam sadias. Uma vez que o tempo para realização da anastomose fora ligeiramente demorado, cinco milímetros foram aparados em circunferência das extremidades do doador e do receptor. A artéria pulmonar do doador foi reorientada cerca de 20 graus em sentido anti-horário em relação a sua localização anterior. O paciente foi desmamado da circulação extracorpórea sem dificuldade.

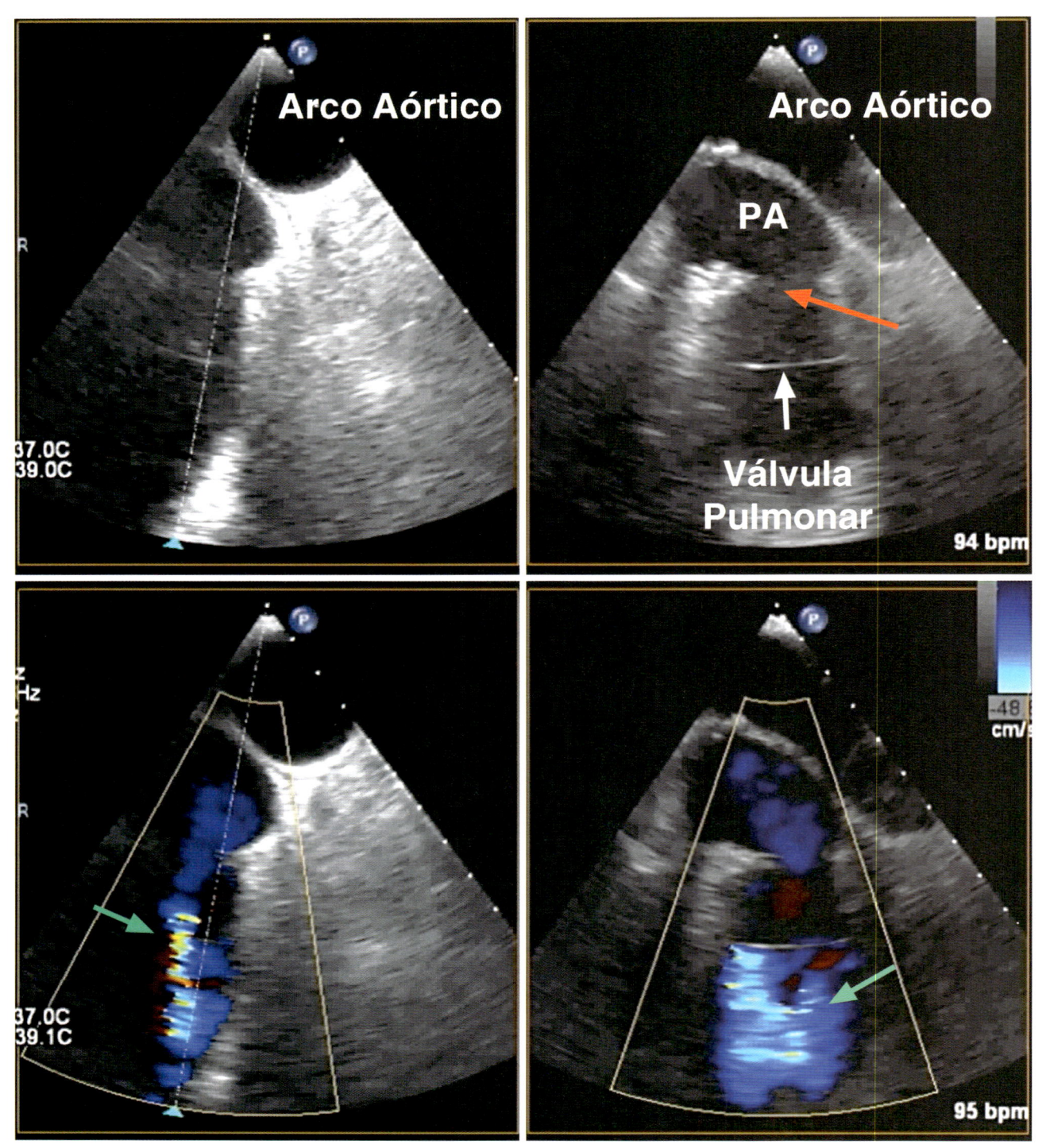

Fig. 10.126 ▶ Nesta imagem de quatro quadrantes, a investigação com dois planos da projeção esofágica alta mostra o que parece ser um estreitamento do sítio anastomótico (*seta vermelha*). A válvula pulmonar parece ter estrutura normal; entretanto, existe regurgitação pulmonar significativa no Doppler colorido (*seta verde*).

CASO 10-16 Dois Casos de Incompatibilidade Doador-Receptor de Artéria Pulmonar após Transplante... 383

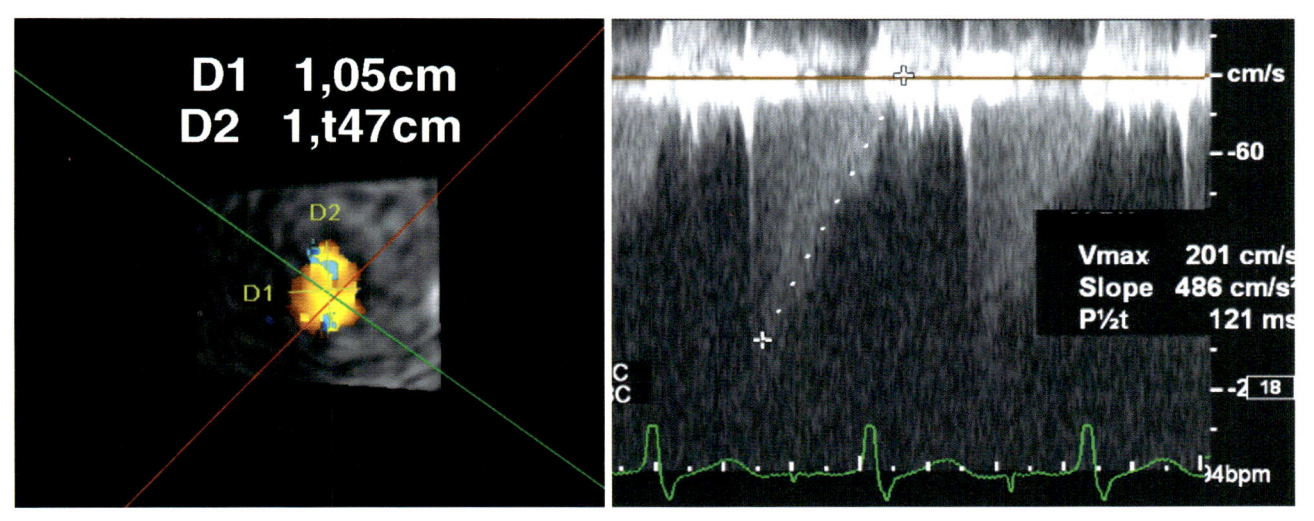

Fig. 10.127 Por meio de reconstrução multiplanar, a *vena contracta* mediu 1,05 cm por 1,47 cm. O tempo de meia pressão na regurgitação pulmonar era de 121 ms.

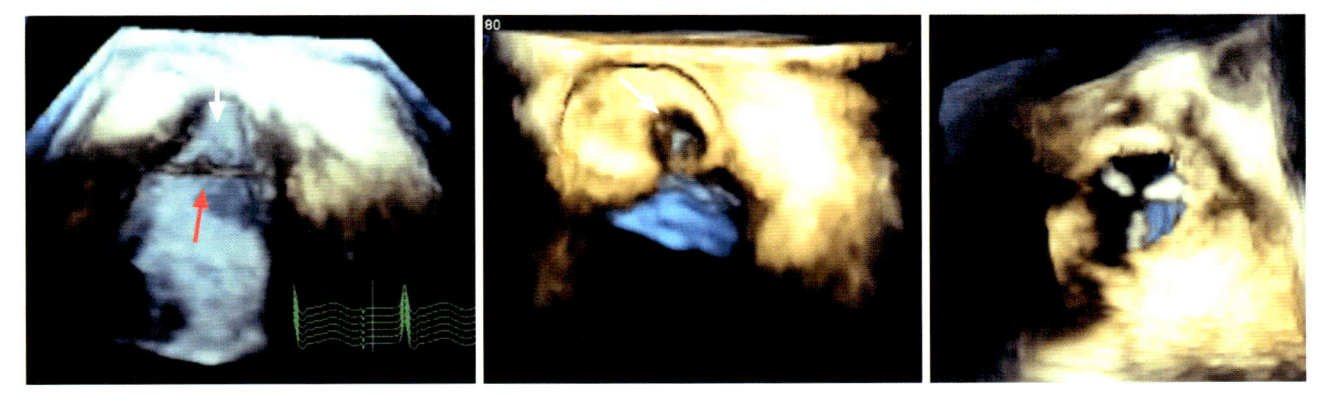

Fig. 10.128 ◐ ◐ Investigação esofágica alta por imagens em 3D com aspecto anterior da artéria pulmonar cortado mostra válvula pulmonar normal (*seta* vermelha) e sítio anastomótico (*seta branca*) que aparece estreitado (*à esquerda*). Na imagem ao centro o sítio anastomótico é examinado a partir de um ponto superior de vantagem. Cortando-se mais para baixo, observa-se válvula pulmonar tricúspide aparecendo simetricamente fechada em diástole.

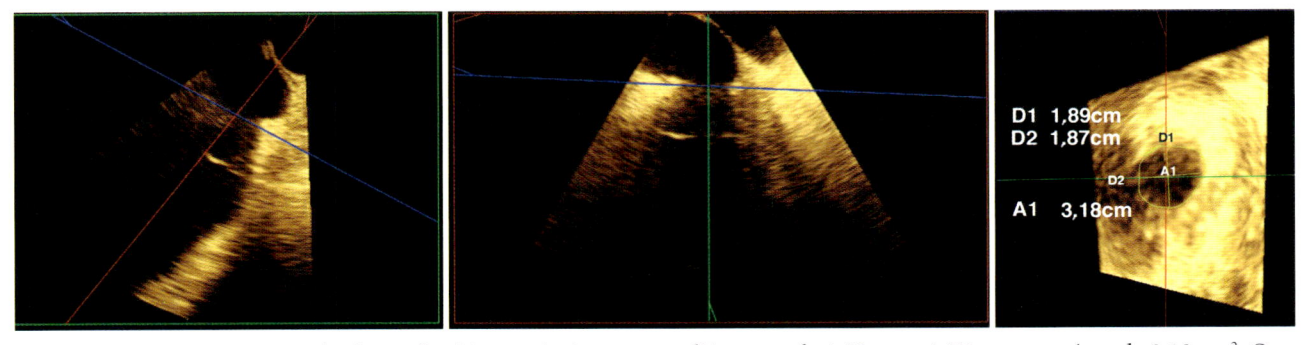

Fig. 10.129 A reconstrução multiplanar do sítio anatômico mostra diâmetros de 1,89 cm e 1,87 cm, com área de 3,18 cm². O diâmetro do ânulo pulmonar foi de 3,22 cm.

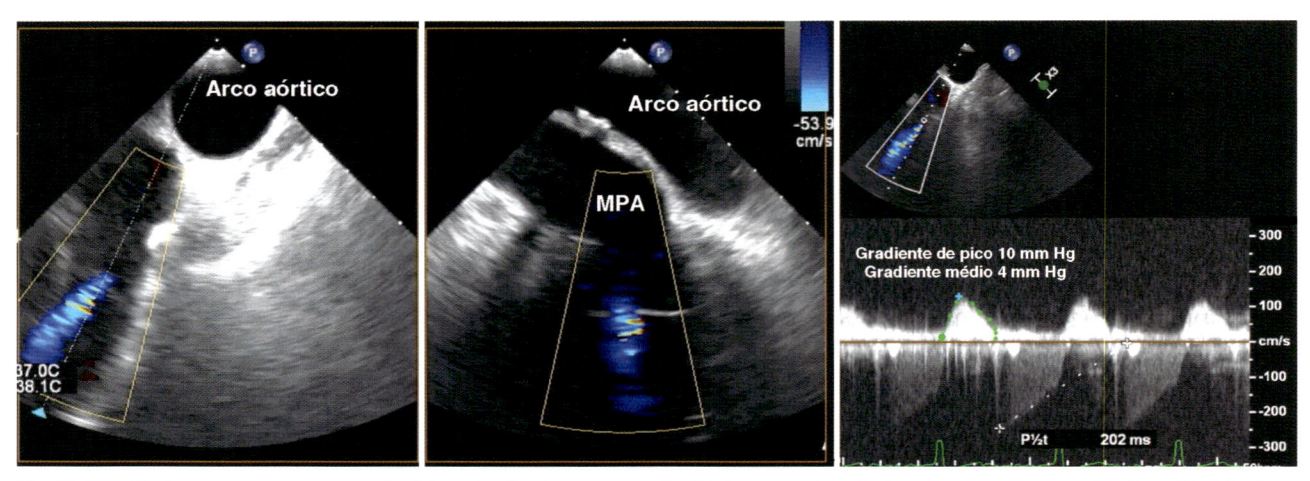

Fig. 10.130 ◯ A anastomose estreitada foi revisada. A investigação biplanar após a derivação mostra quantidade reduzida de regurgitação pulmonar, agora com *vena contracta* de 0,3 cm e tempo de meia pressão de 202 ms. Gradientes sistólicos de pico e médio não são diferentes do que os medidos no pré-operatório.

Comentários

Nesses dois pacientes, a artéria pulmonar maleável apresentou fluxo normal imediatamente após o procedimento de transplante. Entretanto, no primeiro caso, quando a parede do tórax estava fechada, a artéria pulmonar foi empurrada para trás contra uma crista de tecido, resultando em obstrução aparente de artéria pulmonar com velocidade alta de fluxo anterógrado e gradiente de pressão. No segundo caso, o fechamento da parede do tórax resultou em distorção da anatomia normal da válvula pulmonar, resultando em coaptação inadequada da cúspide e regurgitação pulmonar severa. Na reoperação, no primeiro caso, a remoção da crista de tecido aliviou a obstrução da artéria pulmonar. No segundo caso, a ressecção da extensão em excesso da artéria pulmonar permitiu o movimento normal da cúspide pulmonar com resolução da regurgitação. A possibilidade de compressão extrínseca causando distorção da anatomia da válvula normal ou pseudoestenose deverá ser considerada, quando houver alteração hemodinâmica aguda, seja estenose ou regurgitação, particularmente no período perioperatório imediato.

Leitura Sugerida

1. Wu AH, Kolias TJ: Cardiac transplantation: pre- and posttransplant evaluation. In Otto CM, editor: The practice of clinical echocardiography, ed 5, Philadelphia 2016, Elsevier.

11 Massas

Variantes Normais
Caso 11-1   Apêndice Atrial Esquerdo
Caso 11-2   Válvula da Veia Cava Inferior (Eustáquio)
Caso 11-3   Hipertrofia Lipomatosa do Septo Interatrial
Caso 11-4   Medula Espinal
Caso 11-5   Excrescência de Lambl

Trombos
Caso 11-6   Trombo do Apêndice Atrial Esquerdo
Caso 11-7   Trombo Ventricular Esquerdo

Tumores Cardíacos Primários
Caso 11-8   Massa de Válvula Pulmonar
Caso 11-9   Fibroelastoma de Válvula Aórtica
Caso 11-10   Mixoma Atrial
Caso 11-11   Obstrução de Enchimento LV por Mixoma
Caso 11-12   Leiomiossarcoma de Artéria Pulmonar
Caso 11-13   Angiossarcoma

Tumores Secundários
Caso 11-14   Carcinoma de Células Renais com Extensão para o Átrio Direito
Caso 11-15   Carcinoma de Células Renais com Embolização de Tumor para Artéria Pulmonar
Caso 11-16   Melanoma Ventricular Direito

Efusões Pleurais
Caso 11-17   Efusões Pleurais Esquerda e Direita

Variantes Normais

CASO 11-1
Apêndice Atrial Esquerdo

Com frequência, a TEE é solicitada antes da cardioversão elétrica ou ablação percutânea para fibrilação atrial para avaliar a presença de trombo no apêndice atrial esquerdo. A visualização adequada do apêndice atrial exige pelo menos duas projeções ortogonais com transdutor de alta frequência (5 MHz ou mais alta) e com a imagem ampliada com *zoom* para mostrar a anatomia do apêndice. Este caso mostra projeções normais do apêndice atrial esquerdo em paciente submetido à cirurgia de enxerto para derivação da artéria coronária.

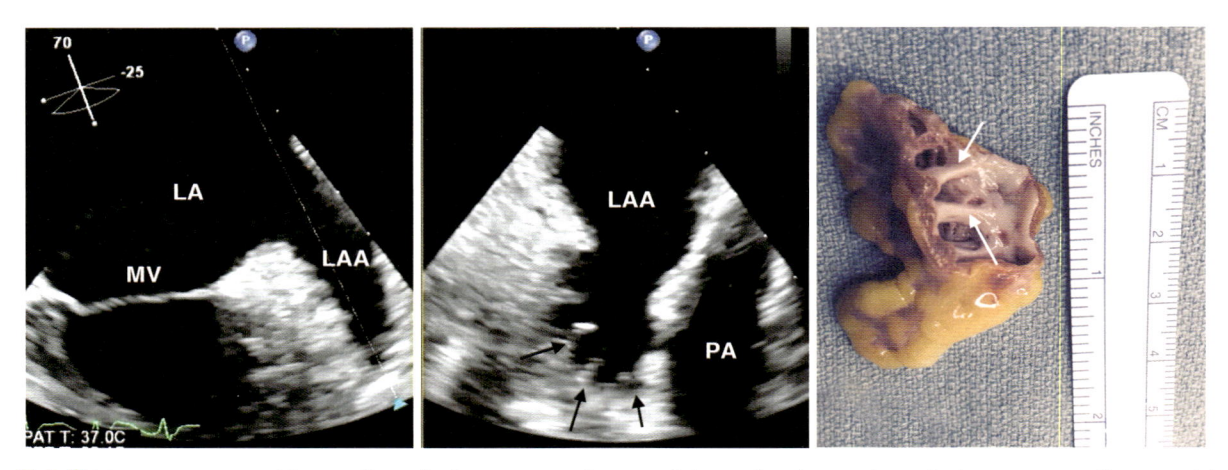

Fig. 11.1 ▶ Nesta projeção médio-esofágica biplanar o apêndice atrial é visualizado no plano de duas câmaras (*à esquerda*) com corte oblíquo da válvula AV esquerda (mitral). Observar a forma triangular curvada normal desse apêndice. Usando o modo biplanar, a linha para o segundo plano de imagem está alinhada no centro do apêndice atrial para mostrar uma projeção ortogonal (*painel central*). Na imagem extrema à direita, o apêndice atrial esquerdo normal foi aberto. As setas brancas (assim como as *setas negras na imagem de TEE no centro*) indicam músculos pectíneos normais ou trabeculações; é importante reconhecer a variação normal em tamanho e a aparência deles para não confundi-los com trombos atriais.

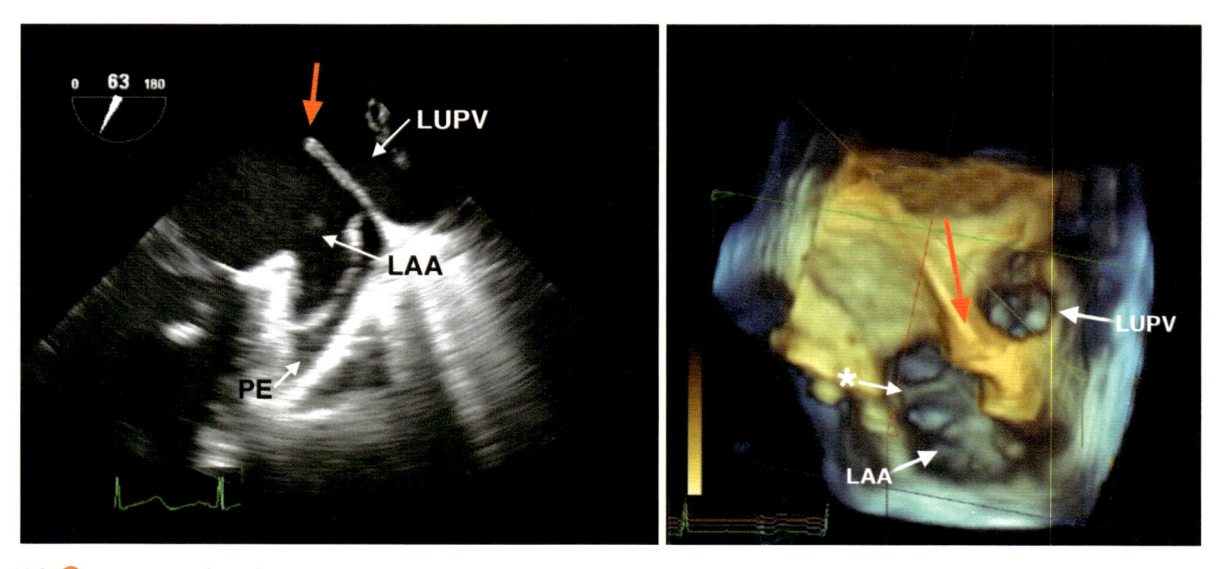

Fig. 11.2 ▶ Com a sonda voltada para o lado esquerdo do paciente, a veia pulmonar superior esquerda assim como a crista de tecido proeminente entre o apêndice e essa veia (*setas vermelhas*) são visualizadas. Essa crista pode ser muito proeminente em alguns pacientes e causar artefatos de reverberação que podem ser confundidos com trombo no apêndice. Observa-se pequena efusão pericárdica (PE) ao redor da parede lateral do apêndice. No painel à direita, observa-se a imagem correspondente em 3D; no vídeo, percebe-se que o apêndice está em fibrilação. O asterisco indica o músculo pectíneo.

CASO 11-2
Válvula da Veia Cava Inferior (Eustáquio)

Em um paciente submetido à derivação cardiopulmonar, as imagens do ecocardiograma basal foram obtidas antes da canulação da veia cava inferior via átrio direito.

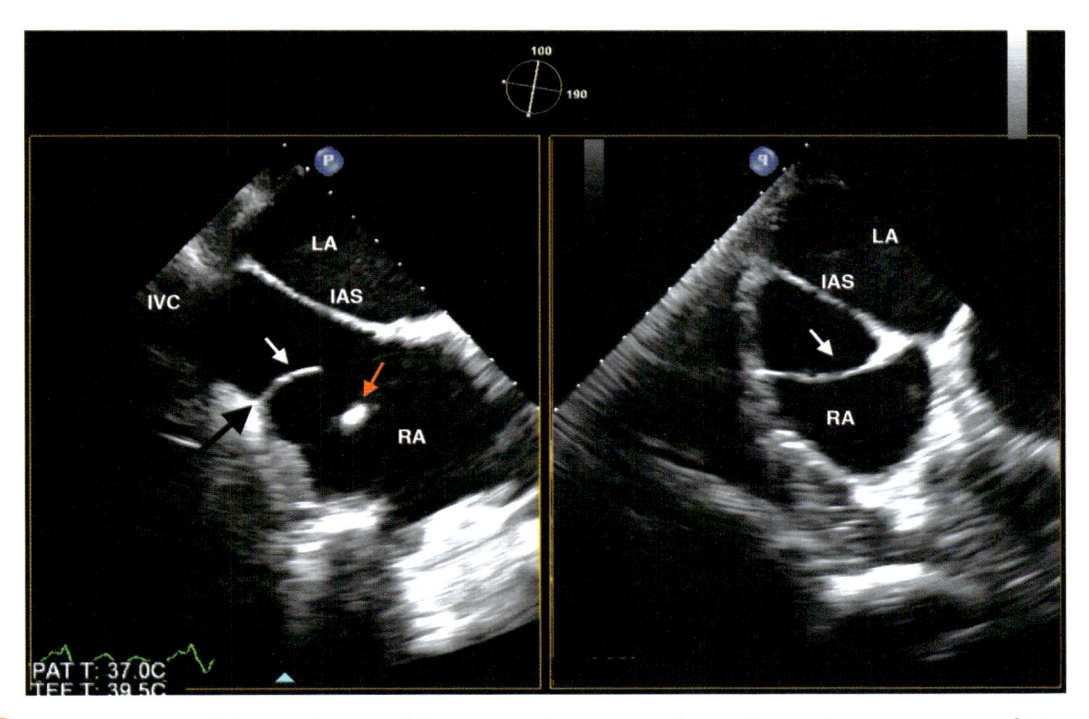

Fig. 11.3 ● Na projeção bicaval da TEE (*à esquerda*) com transdutor avançado em direção à junção gastroesofágica, temos uma projeção da IVC com melhor visualização da válvula da veia cava inferior (de Eustáquio) (*seta preta*) originando-se na junção de IVC-RA e estendendo-se para o átrio direito; o filamento linear (*seta branca*) que se estende da válvula faz parte da rede de Chiari. Com a investigação biplanar por imagens (*à direita*) a rede de Chiari (*seta branca*) é vista atravessando o átrio direito e unindo-se à válvula de Eustáquio à esquerda para a válvula do seio coronário (de Tebésio) à direita. A seta vermelha indica fio de estimulação no átrio direito.

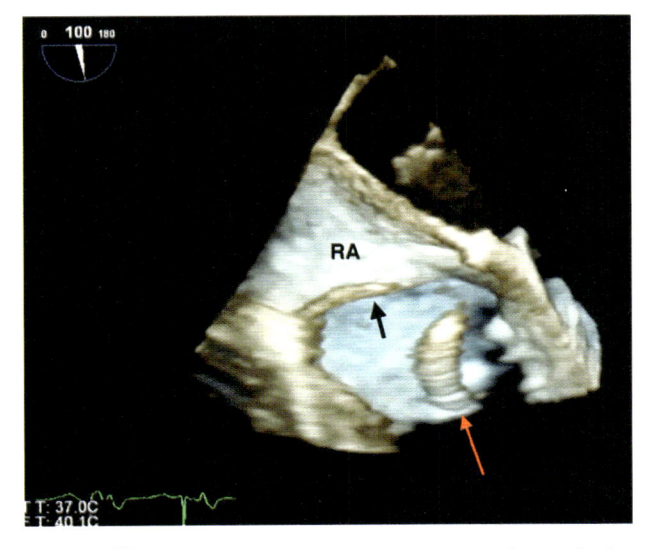

Fig. 11.4 ● Investigação da TEE em 3D mostrando a rede de Chiari e a válvula da veia cava inferior (Eustáquio) em detalhe maior (*seta preta*). O fio de estimulação (*seta vermelha*) é visualizado penetrando na RA a partir da veia cava inferior.

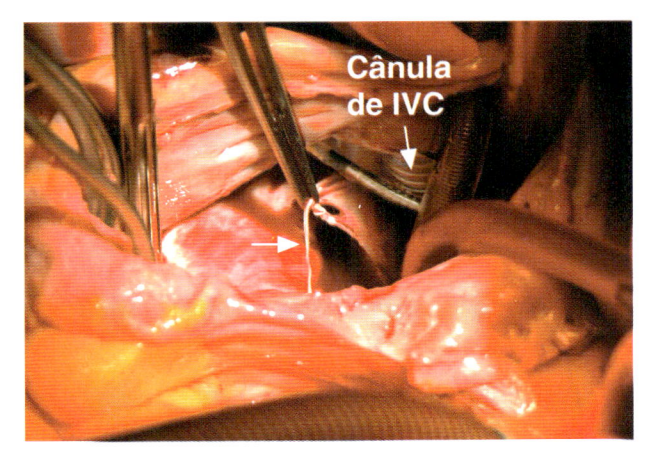

Fig. 11.5 Na foto intraoperatória de outro paciente, o átrio direito foi aberto para a colocação de uma cânula de IVC. O grampo está agarrando a borda da válvula da veia cava inferior (Eustáquio), e parte da rede de Chiari (*seta*) também é visualizada. IVC = veia cava inferior.

CASO 11-3
Hipertrofia Lipomatosa do Septo Interatrial

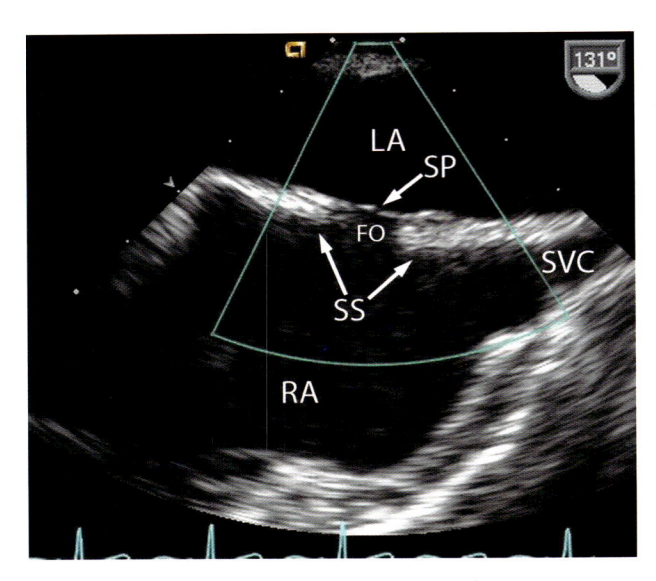

Fig. 11.6 Esta projeção bicaval mostra relações normais de septo interatrial. No centro estão o *septo primum* (SP), a fossa oval (FO) e o *septo secundum* (SS). SVC = veia cava superior.

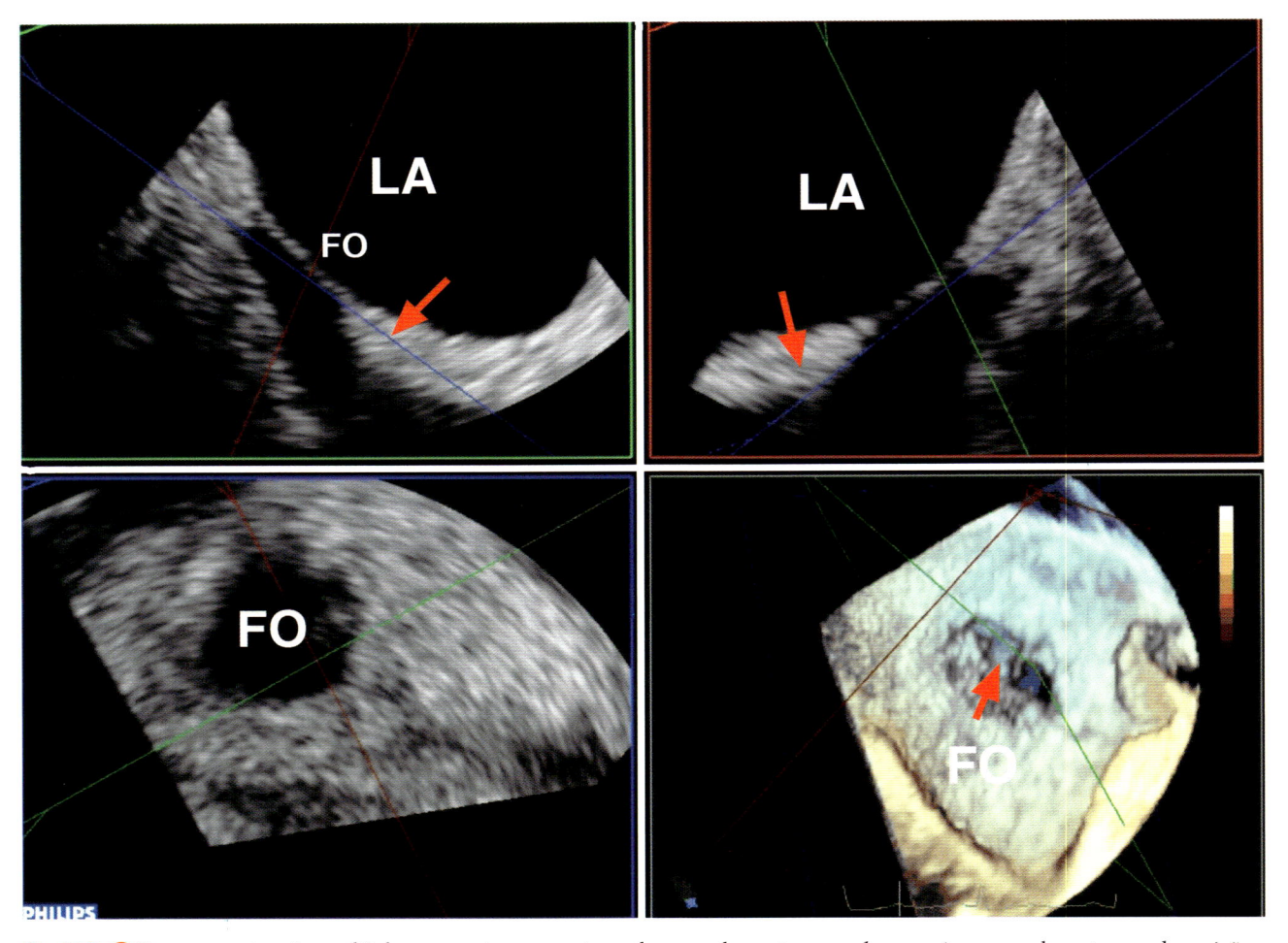

Fig. 11.7 ⊙ Esta reconstrução multiplanar mostra aumento na largura do *septo secundum,* mais provavelmente por deposição de gordura. A gordura não está realmente se infiltrando no septo, mas ocupa o espaço onde, durante a embriogênese, a parte superior do átrio comum se volta para dentro formando o *septo secundum*. (De Anderson RH, Brown NA, Webb S: Development and structure of atrium septum. *Heart* 88:104-110, 2002). Nas duas imagens ortogonais superiores, as setas vermelhas indicam deposição de gordura, enquanto na imagem em 3D visualizada a partir da perspectiva do átrio esquerdo (*embaixo, à direita*) a seta vermelha indica a fossa oval, relativamente circular, como se observa na imagem inferior esquerda.

CASO 11-3 Hipertrofia Lipomatosa do Septo Interatrial   389

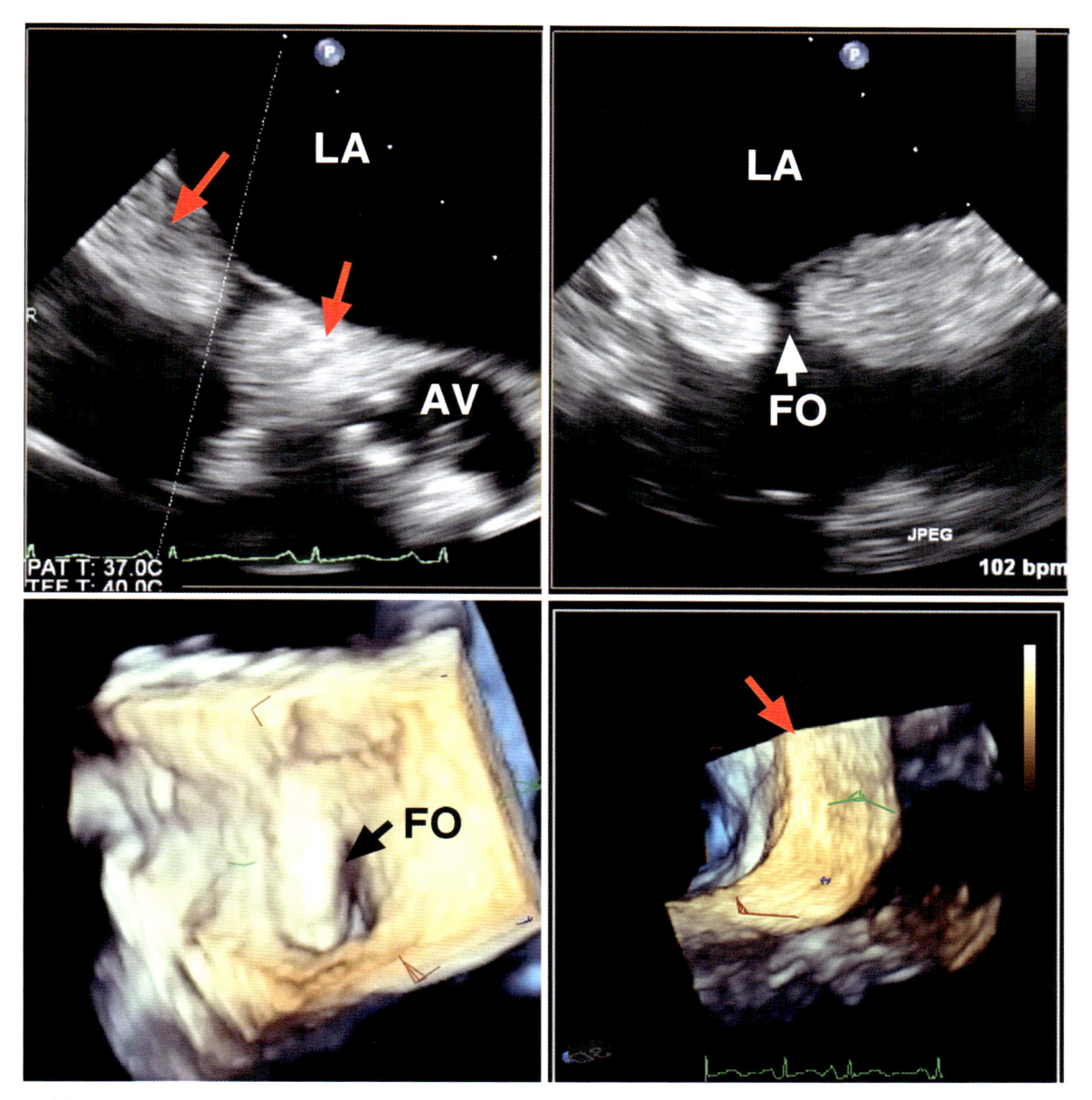

Fig. 11.8 ⬤ Neste paciente que se apresentou para TAVR, a deposição de gordura era mais pronunciada (*setas vermelhas*), e a fossa oval é mais tipo fenda na aparência. A imagem inferior à direita foi obtida girando-se a imagem inferior esquerda em sentido anti-horário pelo seu eixo horizontal.

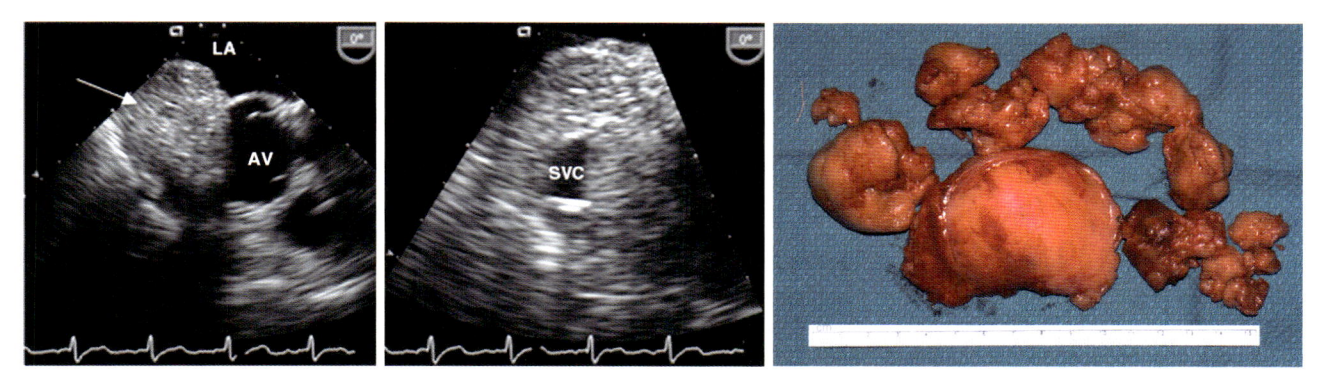

Fig. 11.9 Este paciente apresentava deposição maciça de gordura que se estendia em sentido craniano para envelopar a SVC e produzir congestão venosa da cabeça e do pescoço. Na cirurgia, grande quantidade de gordura foi excisada, e o septo atrial, reconstruído.

CASO 11-4
Medula Espinal

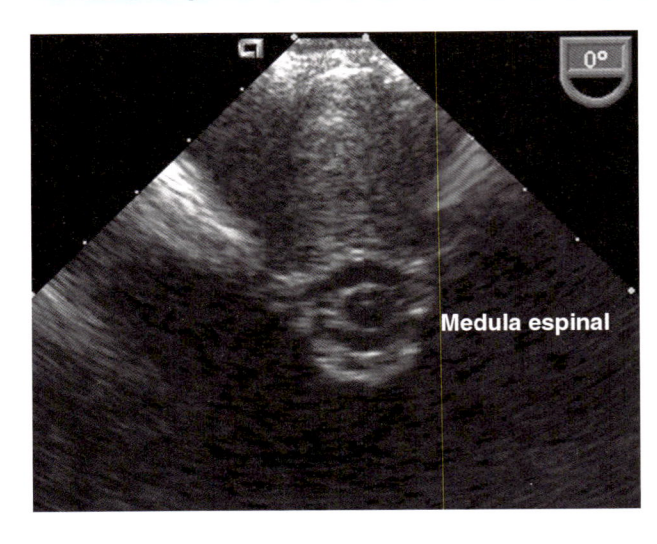

Fig. 11.10 ▶ Com a sonda de TEE voltada para trás para visualizar a aorta torácica descendente, a medula espinal pode ser observada e não deverá ser confundida com um achado anormal.

CASO 11-5
Excrescência de Lambl

Esta paciente de 71 anos se apresentou para substituição de válvula aórtica por causa da insuficiência aórtica severa.

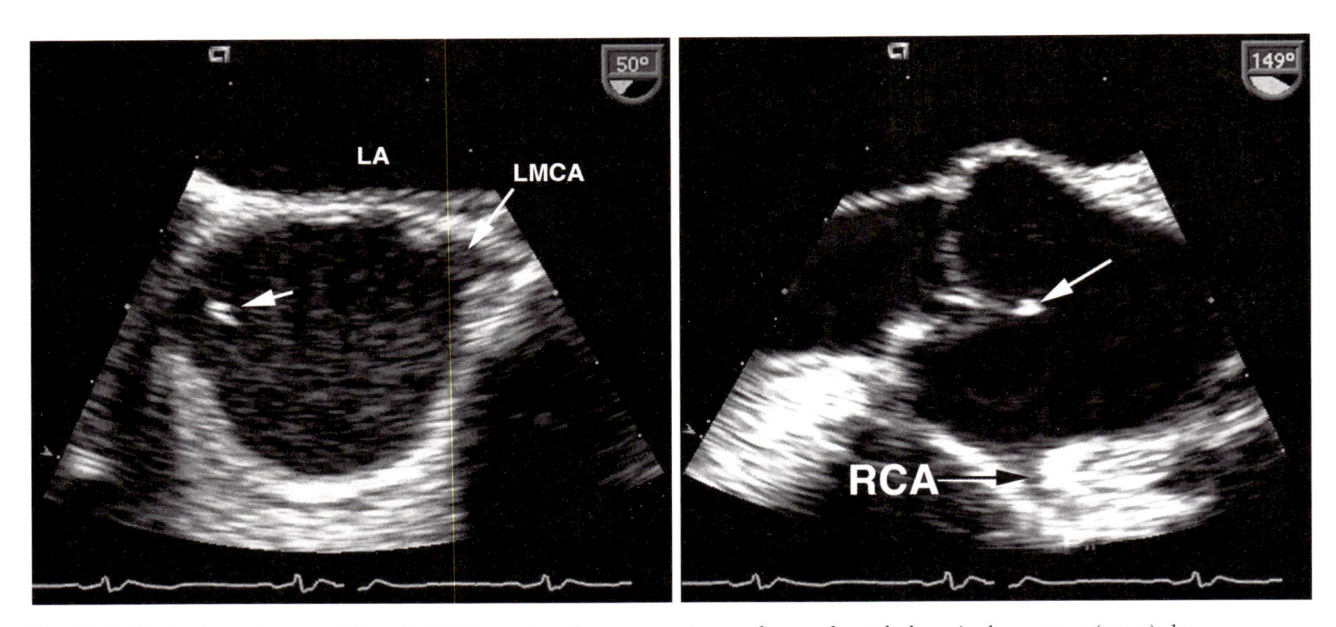

Fig. 11.11 Projeções pré-operatórias de TEE em eixos longo e curto revelaram densidade móvel pequena (*setas*) de aproximadamente 3 mm de diâmetro, que pareciam estar anexas à borda da cúspide da válvula.

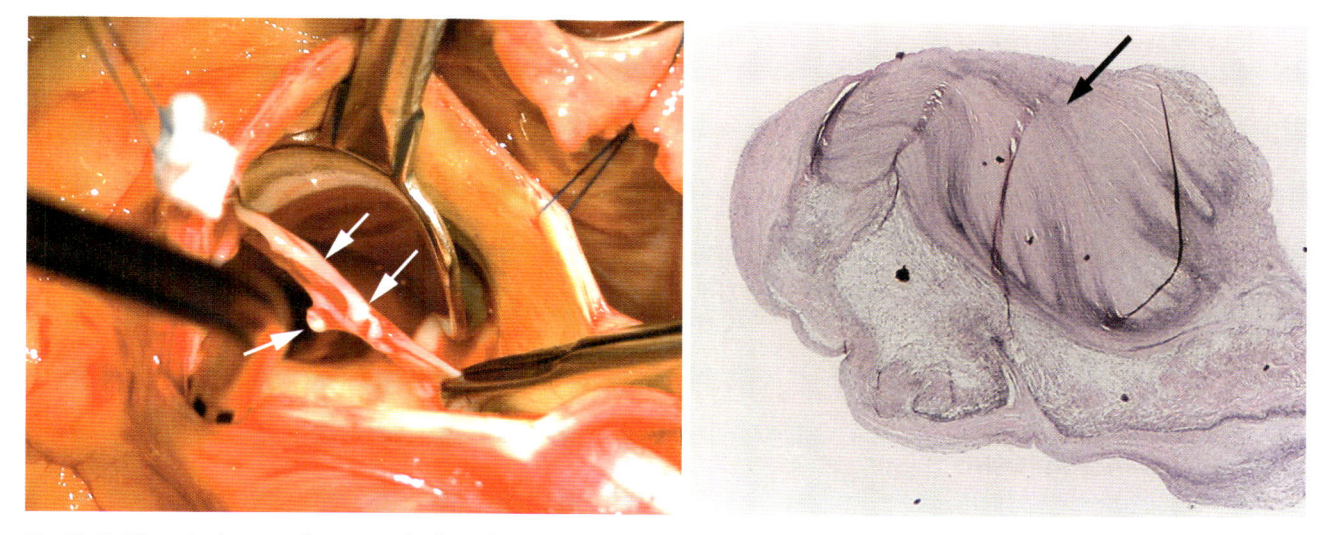

Fig. 11.12 No painel esquerdo, a seta dupla indica cúspide não coronariana da válvula aórtica. A seta isolada indica massa vista na TEE. O exame microscópico (*painel direito*) de uma das cúspides aórticas mostra espessamento fibroelástico da borda livre, com camadas de tecido fibroelástico (*seta*), coerente com regurgitação aórtica de longa data.

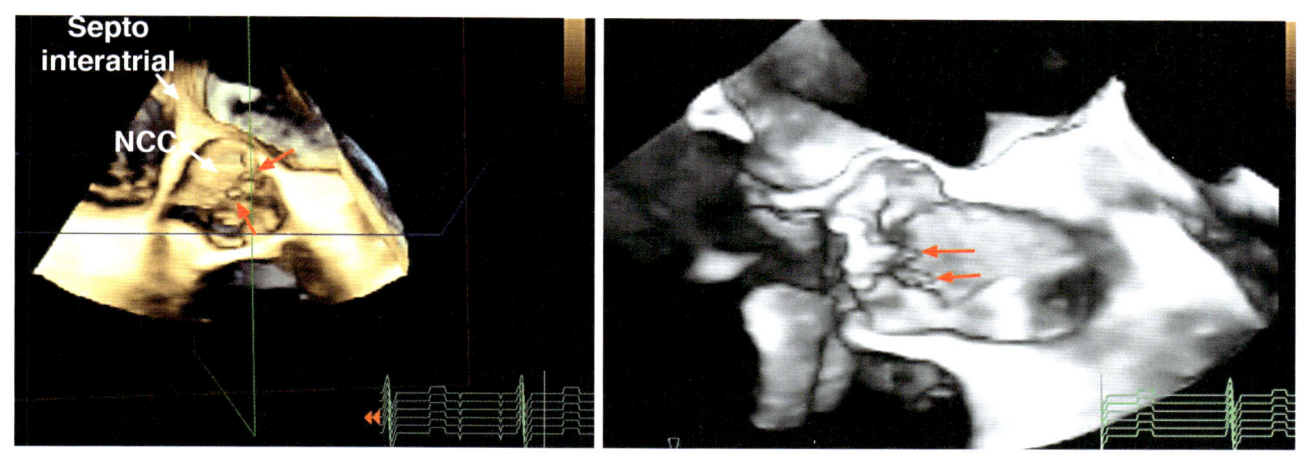

Fig. 11.13 ▶ Nesta TEE em 3D, projeção em eixo curto da válvula aórtica da perspectiva aórtica (*à esquerda*) e em eixo longo (*à direita*) mostra válvula calcificada com setas vermelhas indicando excrescências. Em tempo real, observa-se a mobilidade.

Comentários

Pequenos filamentos valvares que ao microscópio aparecem como tecido fibroelástico são componentes normais das válvulas aórtica e AV esquerda (mitral) cuja frequência aumenta com a idade. Esses pequenos filamentos, chamados de excrescência de Lambl, aparecem como ecos móveis pequenos e lineares que estão quase sempre anexos ao lado ascendente da válvula (lado ventricular da válvula aórtica e lado atrial da válvula AV esquerda [mitral]). Entretanto, eles também são vistos anexos aos nódulos da válvula semilunar (de Arantius) na ponta das cúspides da válvula, no lado aórtico da válvula, como é este caso. A importância clínica desses filamentos valvulares ainda é obscura, com alguns estudos sugerindo uma associação com derrame, mas outros dados sugerem que esse é um achado incidental associado à idade, mas sem consequências clínicas.

Leitura Sugerida

1. Leitman M, Tyomkin V, Peleg E, et al: Clinical significance and prevalence of valvular strands during routine echo examinations, Eur Heart J Cardiovasc Imaging 15(11):1226–1230, 2014.
2. Jaffe W, Figueredo VM: An example of Lambl's excrescences by transesophageal echocardiogram: a commonly misinterpreted lesion, Echocardiography 24(10):1086–1089, 2007.

Trombos

CASO 11-6
Trombo do Apêndice Atrial Esquerdo

Esta paciente de 42 anos foi diagnosticada com doença cardíaca reumática ainda criança e aos 16 anos sofreu uma valvotomia mitral aberta via toracotomia. Ela estava relativamente bem, mas recentemente se tornou mais sintomática e foi descoberta uma estenose mitral séria. Ela foi encaminhada para substituição da válvula AV esquerda (mitral) com procedimento do labirinto para tratar a fibrilação atrial.

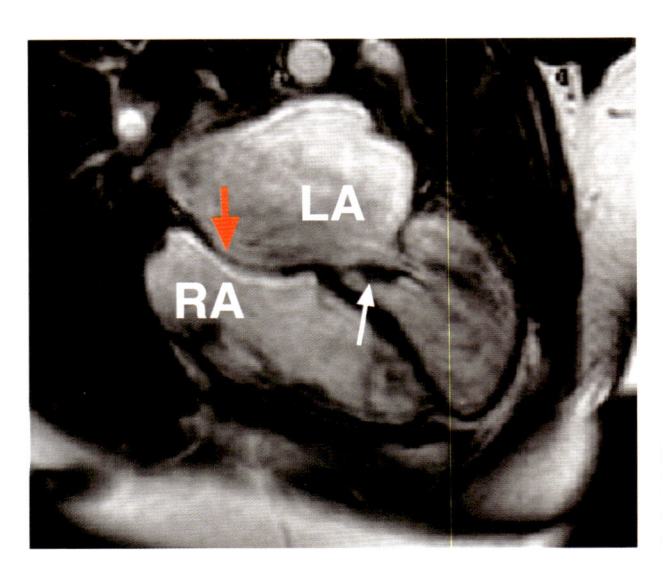

Fig. 11.14 ▶ Nesta MRI cardíaca, observa-se grave dilatação de LA e válvula mitral espessada com abertura restrita durante a diástole (*seta branca*). O septo interatrial *(seta vermelha)* está curvado para a direita, indicativo de pressão de LA elevada.

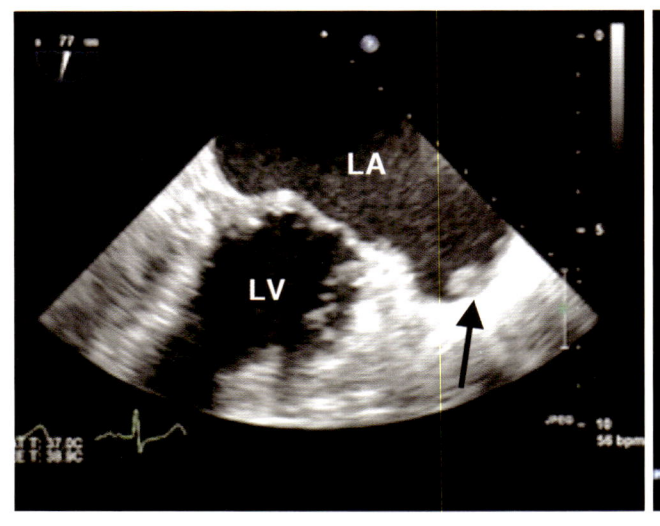

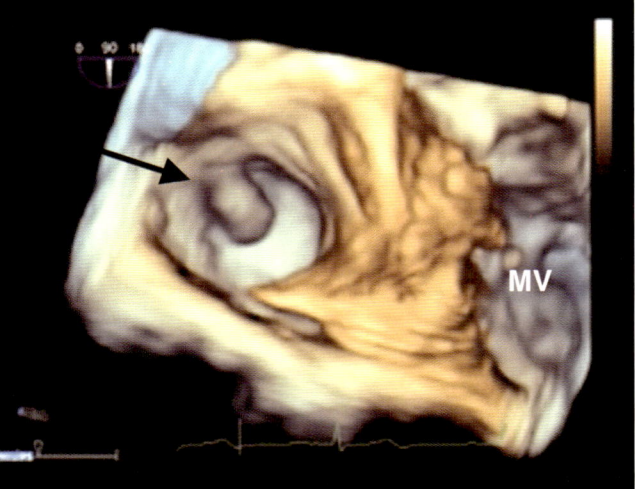

Fig. 11.15 ▶ Ecocardiografia intraoperatória de projeção médio-esofágica de duas câmaras, com angulação cuidadosa e rotação para aperfeiçoar imagem do átrio esquerdo, mostra ecodensidade coerente com trombo (*à esquerda, seta*). Contraste espontâneo também está presente no apêndice. A sensibilidade da TEE para detecção de trombo atrial esquerdo é a mais alta possível quando são usados um transdutor de alta frequência (tipicamente 7 MHz) e o modo de ampliação (ou resolução) do instrumento. À direita, TEE em 3D da perspectiva atrial esquerda mostrando o apêndice e o trombo (*seta*).

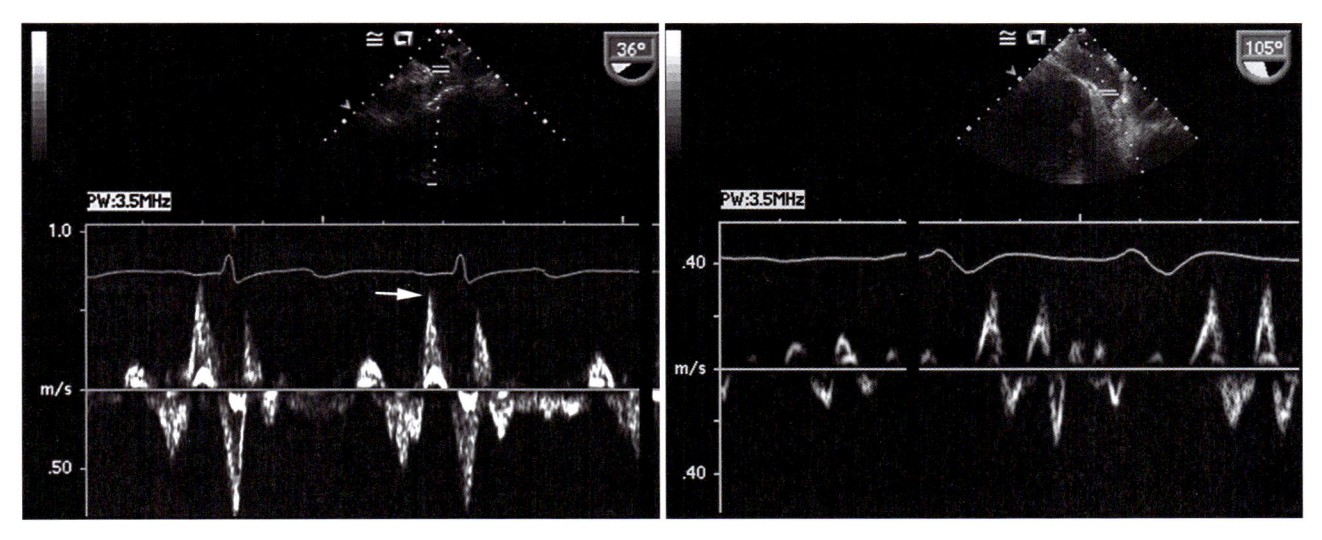

Fig. 11.16 Em outro paciente com apresentação semelhante, o fluxo em apêndice atrial é examinado colocando-se volume de amostragem do Doppler pulsado cerca de 1 cm da boca do apêndice. Em ritmo sinusal normal (*à esquerda*), a velocidade de fluxo após a contração atrial de pelo menos 0,4 cm/s em direção ao transdutor é normal (*seta*). Na fibrilação atrial, como é o caso aqui, velocidade menor, sinais de fluxo mais frequentes são observados (*à direita*).

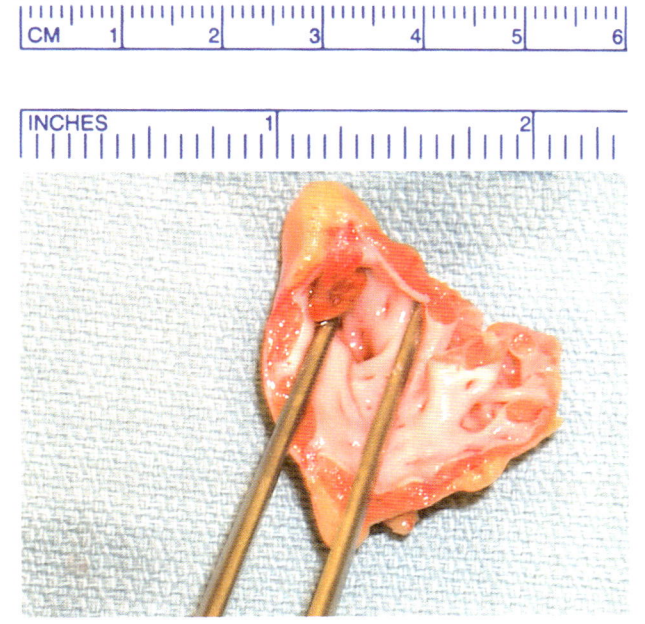

Fig. 11.17 Em razão da presença de trombo no apêndice atrial em paciente sendo submetido ao procedimento de labirinto, o apêndice atrial esquerdo foi ressecado. A amostra cirúrgica (de outro paciente com apresentação semelhante) mostra trombo vermelho e trabeculação normal mais pálida do apêndice atrial. As trabeculações devem ser diferenciadas de trombo na investigação por imagem de TEE.

Comentários

Pacientes com fibrilação atrial estão em risco de eventos embólicos sistêmicos por causa da formação de trombo no átrio esquerdo em fibrilação. A maioria dos trombos no átrio esquerdo ocorre no apêndice atrial, que não é bem visualizado na investigação por imagens transtorácicas. A sensibilidade da ecocardiografia transtorácica para detecção de trombo atrial esquerdo é de apenas cerca de 50%. A TEE fornece imagens de alta resolução do átrio esquerdo e, nas mãos de um operador experiente, tem a sensibilidade e a especificidade de quase 100% para detecção de trombos atriais.

A investigação por imagens do apêndice atrial esquerdo deverá ser realizada em pelo menos duas projeções ortogonais, tipicamente a 0 e 90 graus, usando transdutor de alta frequência e um modo de investigação de alta resolução com *zoom*. O uso de investigação por imagens biplanares, complementado por investigação em 3D ou 2D com alterações mínimas em angulação e rotação a partir desse plano de investigação por imagens, é uma abordagem valiosa para distinguir trabeculações de apêndice normais, que se movem com a parede atrial e se ligam a ela, de trombos, que geralmente se projetam e apresentam movimento independente. Menos frequentemente, os trombos ocorrem no corpo do átrio, de modo que é necessário um exame cuidadoso em imagens por múltiplos planos de todo o átrio, incluindo a região do septo atrial.

Leitura Sugerida

1. Prutkin J, Akoum N: The role of echocardiography in patients with atrial fibrillation and flutter. In Otto CM, editor: The practice of clinical echocardiography, ed 5, Philadelphia, 2016, Elsevier.

2. Yamamoto M, Seo Y, Kawamatsu N, et al: Complex left atrial appendage morphology and left atrial appendage thrombus formation in patients with atrial fibrillation, Circ Cardiovasc Imaging 7(2):337–343, 2014.

Caso 11-7
Trombo Ventricular Esquerdo

Este paciente de 19 anos se apresentou ao PS local com história de nove dias de fadiga progressiva e falta de ar mediante esforço. Na época, a ecocardiografia revelou comprometimento importante das funções sistólicas ventriculares direita e esquerda. Ele foi transferido para nosso hospital e enviado ao laboratório de cateterismo onde, após angiografia coronária normal, foi inserido um balão de contrapulsação intra-aórtico pelo choque cardiogênico. O paciente foi então encaminhado para a sala de operação para colocação de cânulas para oxigenação venoarterial por membrana extracorpórea (ECMO).

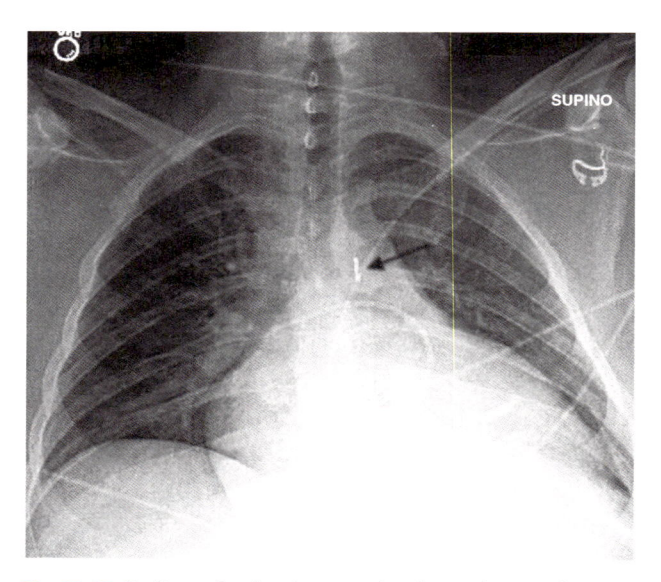

Fig. 11.18 Radiografia do tórax revelando cardiomegalia generalizada. Balão de contrapulsação intra-aórtico em boa posição; a seta indica a ponta.

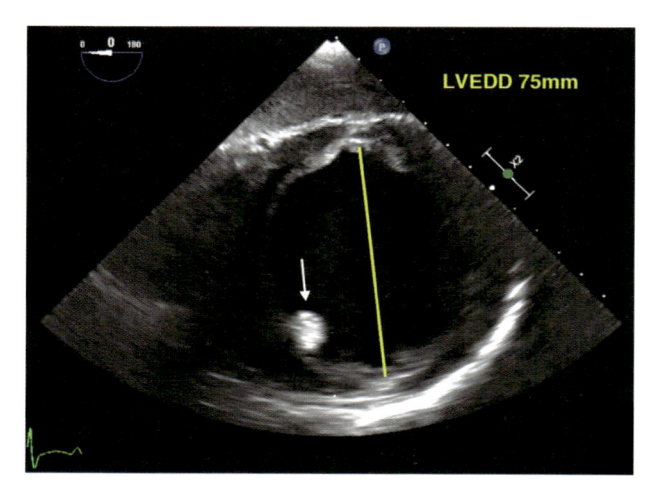

Fig. 11.19 ▶ Projeção transgástrica no eixo curto demonstrando LV dilatado com dimensão diastólica final de 75 mm. A seta indica massa de LV esférica e ecodensa ao longo da parede anterior. As imagens de vídeo mostram hipocinesia global de LV com função sistólica global seriamente reduzida, assim como massa móvel maior, com menos ecodensidade adjacente à massa mais brilhante. Esses achados são compatíveis com trombo LV. Outras possibilidades são improváveis, dada a dilatação e a disfunção concomitantes do LV. Estruturas normais, como músculo papilar ou trabeculações, teriam a mesma ecodensidade e movimento que o miocárdio.

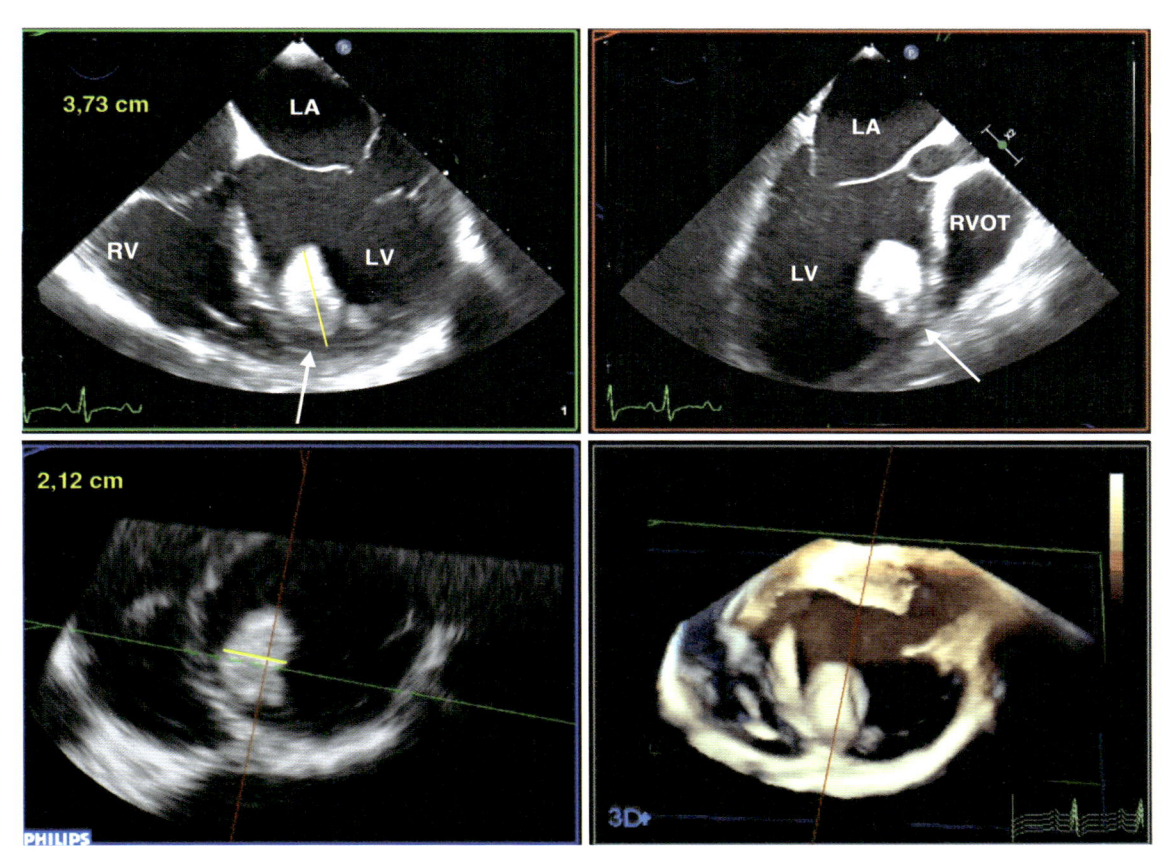

Fig. 11.20 ⊙ Reconstrução multiplanar a partir de aquisição de imagem volumétrica em 3D é usada para visualizar melhor e medir as dimensões da massa. No painel direito inferior, o volume total em 3D demonstra massa na mesma projeção que o plano azul (mostrado na imagem em 2D para medição na imagem inferior esquerda). A linha verde mostra orientação do plano da imagem mostrado no painel superior esquerdo, e a vermelha mostra local do plano da imagem mostrado no painel superior direito. Dada a história clínica, as setas indicam muito provavelmente um trombo, que parece estar anexado à junção da parede anterior e a porção anterior do septo interventricular.

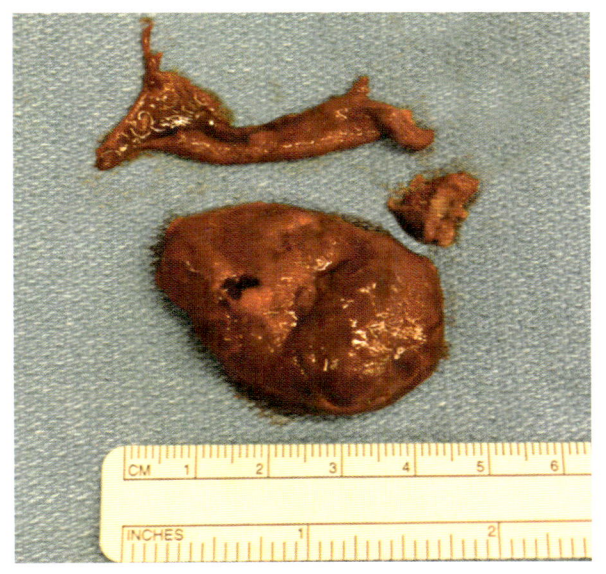

Fig. 11.21 No momento da ventriculotomia e da colocação de dispositivo de assistência LV, o material trombótico foi removido.

Comentários

O trombo ventricular esquerdo é visto mais frequentemente no cenário de infarto do miocárdio e de cardiomiopatia e, às vezes, associado a diáteses hipercoaguláveis. Embora muitas modalidades diagnósticas sejam usadas, a TTE é a mais geralmente aplicada, com ou sem contraste de eco.

O conhecimento da presença de um trombo é particularmente importante no exame minucioso de um evento embólico e no paciente cujo coração precisa ser manipulado por um cirurgião cardíaco ou intervencionista. TEE não é tão sensível quanto TTE, pois o ápice do LV, onde muitos trombos residem, pode não ser bem visualizado. Neste caso, o tamanho da massa permitiu fácil detecção. O contexto clínico sugeriu que se tratava de material trombótico; a confirmação veio no momento da colocação de LVAD.

Leitura Sugerida

1. Carpenter K, Adams D: Apical mural thrombus: Technical pitfalls. Heart 80:S6–S8, 1998.
2. Delewi R, Zijlstra F, Jan Piek J: Left ventricular thrombus formation after acute myocardial infarction. Heart 98:1743–1749, 2012.

Tumores Cardíacos Primários

CASO 11-8
Massa de Válvula Pulmonar

Esta paciente de 73 anos foi encaminhada para fechamento de defeito do septo venoso sinusal e anuloplastia da válvula AV direita (tricúspide) por sintomas de insuficiência cardíaca congestiva com dilatação RV progressiva e regurgitação tricúspide.

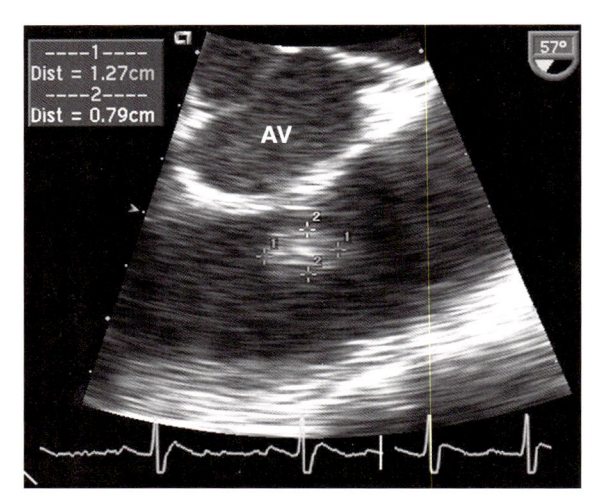

Fig. 11.22 ▶ Achado incidental pela TEE intraoperatória era massa móvel em região de válvula pulmonar medindo 1,3 x 0,8 cm de diâmetro.

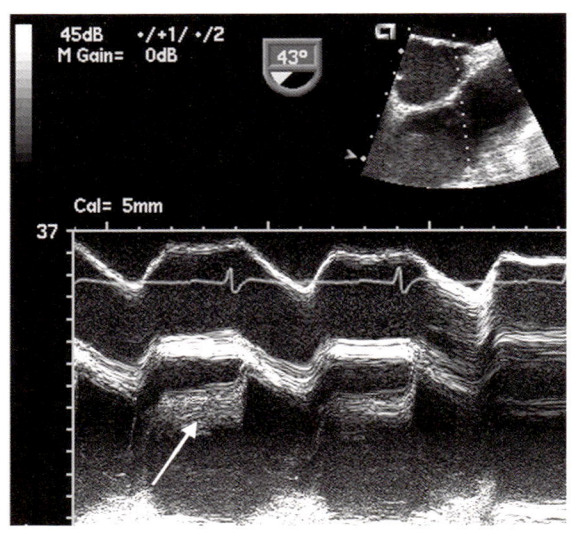

Fig. 11.23 Registro do modo M desta massa (seta) mostra movimento paralelo ao movimento da válvula pulmonar.

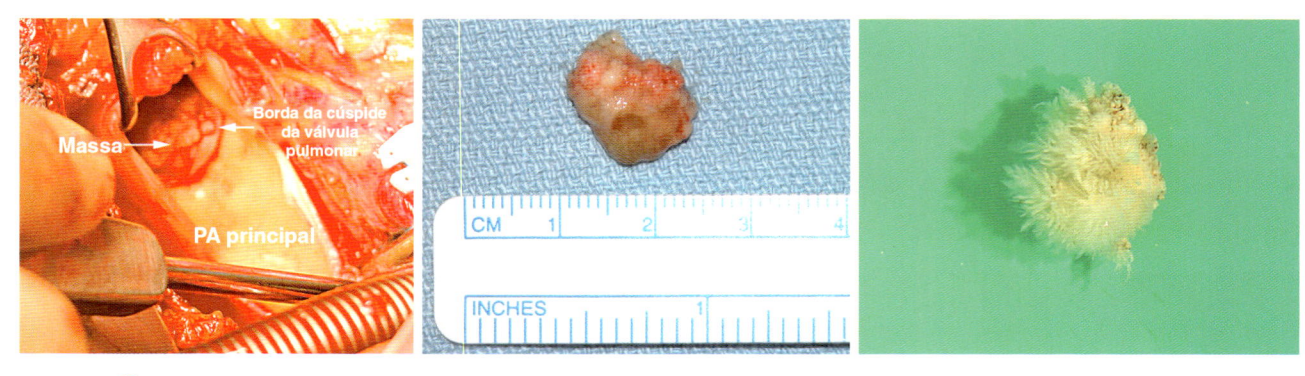

Fig. 11.24 ▶ A inspeção cirúrgica da válvula pulmonar mostrou massa discreta na cúspide que foi cuidadosamente excisada sem dano à cúspide valvular. No exame histológico a massa excisada era compatível com fibroelastoma papilar (painel central). A aparência in vivo destes tumores, semelhante a uma fronde, só pode ser demonstrada em tecido excisado suspendendo-se a massa em água (painel direito).

CASO 11-9
Fibroelastoma de Válvula Aórtica

Esta senhora de 60 anos de idade foi encaminhada para colocação de anel de anuloplastia mitral para tratamento de regurgitação mitral grave por causa de cardiomiopatia dilatada grave com sintomas de insuficiência cardíaca congestiva.

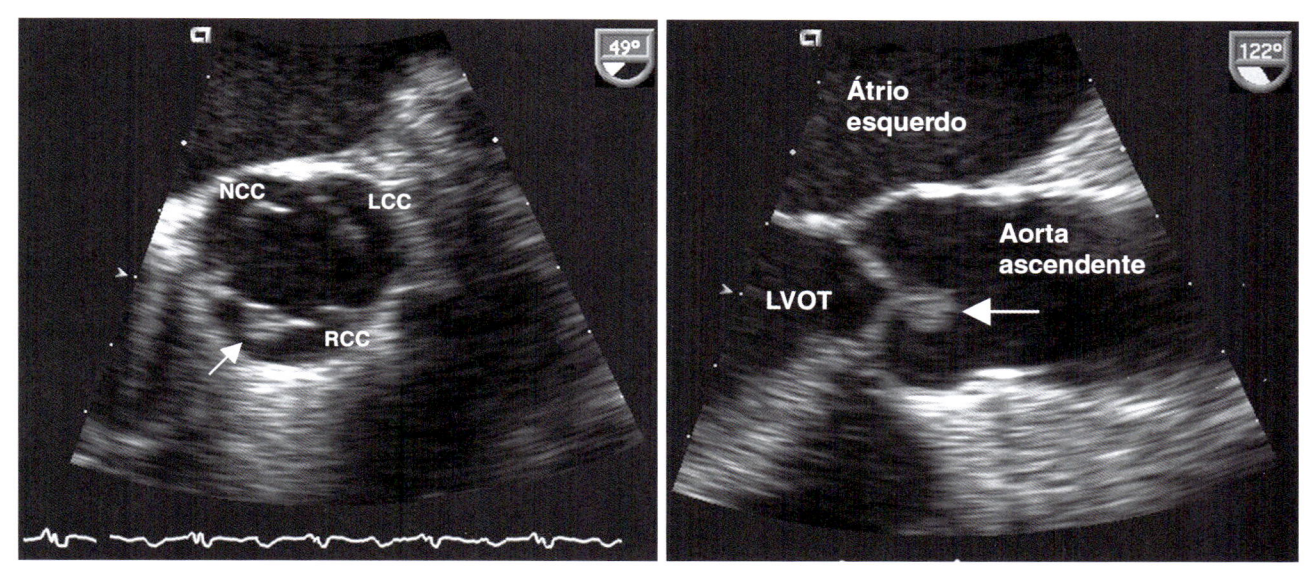

Fig. 11.25 ● Achado incidental pela TEE intraoperatória, mostrado em projeções em eixos curto (*à esquerda*) e longo (*à direita*) da válvula aórtica, era massa pequena e globular na ponta da cúspide coronariana direita (*setas*).

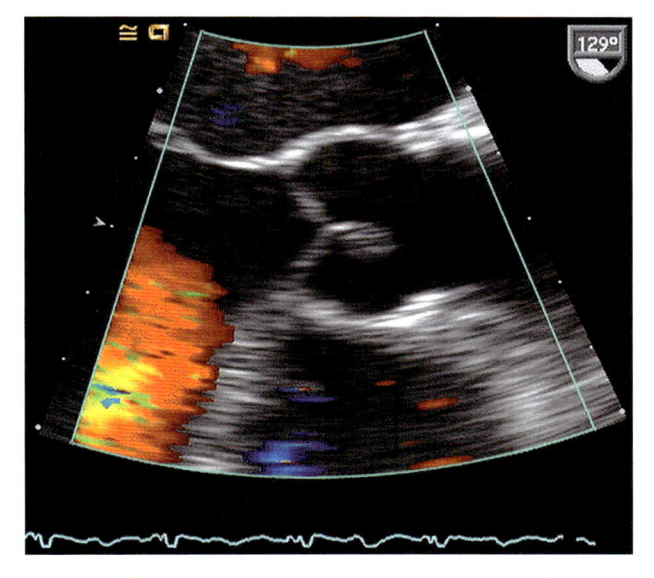

Fig. 11.26 ● Investigação por imagens com fluxo colorido em projeção em eixo longo sem regurgitação aórtica.

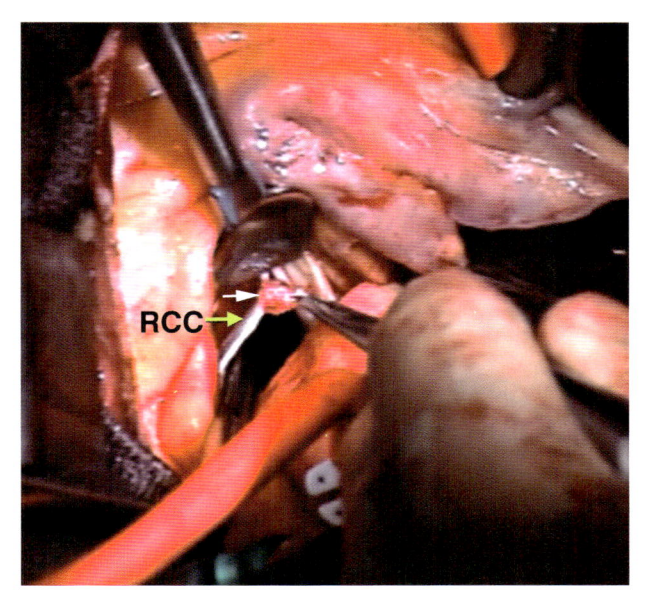

Fig. 11.27 ● Na cirurgia, massa verrugosa pequena (*seta branca*) foi excisada da cúspide coronariana direita da válvula aórtica. Não houve lesão às cúspides da válvula e não houve regurgitação aórtica à TEE pós-bomba. A patologia foi compatível com fibroelastoma papilar.

Comentários para Casos 11-8 e 11-9

O fibroelastoma papilar é um tumor cardíaco benigno que ocorre geralmente na válvula aórtica ou AV esquerda (mitral). Diferentemente das vegetações valvulares, esses tumores tendem a se localizar no lado da corrente descendente (em vez da ascendente) da válvula e não são associados à destruição da doença da válvula subjacente. A aparência macroscópica desses tumores é a de uma massa semelhante a uma fronde, às vezes com trombo superimposto. Microscopicamente, existem tecidos elástico e fibroso abundantes – semelhantes ao componente normal da cúspide da válvula. A prevalência de fibroelastomas papilares aumenta com a idade, embora a distribuição por gênero seja quase igual. Os sítios de válvula mais comuns (em ordem de prevalência) são: válvula aórtica (44%), mitral (35%), tricúspide (13%) e pulmonar (8%), com tamanho variando de 2 a 70 mm na época da detecção.

O melhor tratamento para esses tumores é controverso: muitos são encontrados por acaso na ecocardiografia solicitada por outros motivos, como é este caso. Em outros, o tumor parece estar relacionado com eventos cerebrovasculares, infarto do miocárdio, morte súbita ou eventos embólicos periféricos. Claramente, em pacientes com eventos embólicos ou outros sintomas, a excisão é apropriada, e dados recentes sugerem que o derrame recorrente é mais comum em pacientes que não se submetem à excisão desses pequenos tumores valvulares. Com massas assintomáticas menores, existe um desacordo sobre o tratamento ótimo, embora fatores de risco incluam tamanho e mobilidade da massa. À medida que a qualidade da imagem ecocardiográfica melhora, é provável que mais e menores fibroelastomas sejam detectados como achados incidentais.

Leitura Sugerida

1. Gowda RM, Khan IA, Nair CK, et al: Cardiac papillary fibroelastoma: a comprehensive analysis of 725 cases, Am Heart J 146:404–410, 2003.
2. Tamin SS, Maleszewski JJ, Scott CG, et al: Prognostic and bioepidemiologic implications of papillary fibroelastomas, J Am Coll Cardiol 65:2420–2429, 2015.

CASO 11-10
Mixoma Atrial

Esta senhora de 52 anos com sarcoma endometrial estromal e tratada com radioterapia foi submetida à varredura do tórax por CT e MRI como parte da avaliação antes da ressecção cirúrgica do tumor endometrial. Foi observada e confirmada na TEE massa atrial esquerda de 4 cm. A paciente não tinha outra evidência de doença metastática e foi encaminhada para cirurgia cardíaca.

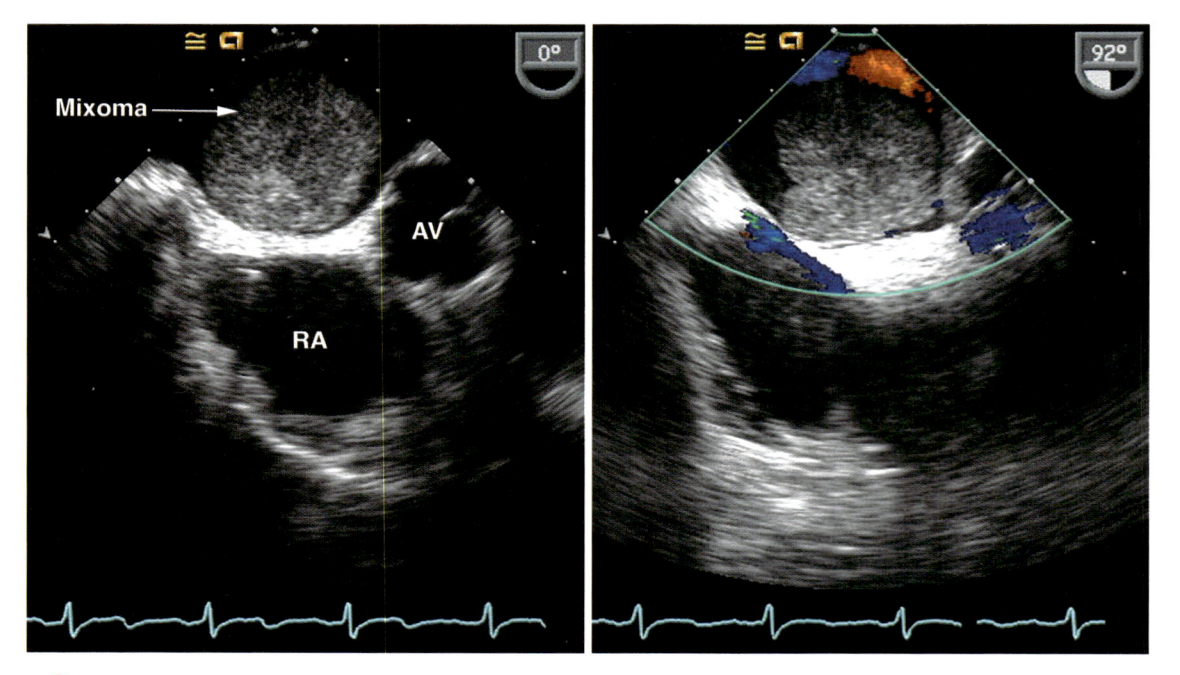

Fig. 11.28 ● Projeção transesofágica alta a zero grau mostra massa grande, levemente heterogênea que parece surgir da região da fossa oval do septo atrial (*à esquerda*). O Doppler colorido mostra fluxo ao redor da massa, mas sem obstrução significativa ao fluxo de sangue (*à direita*).

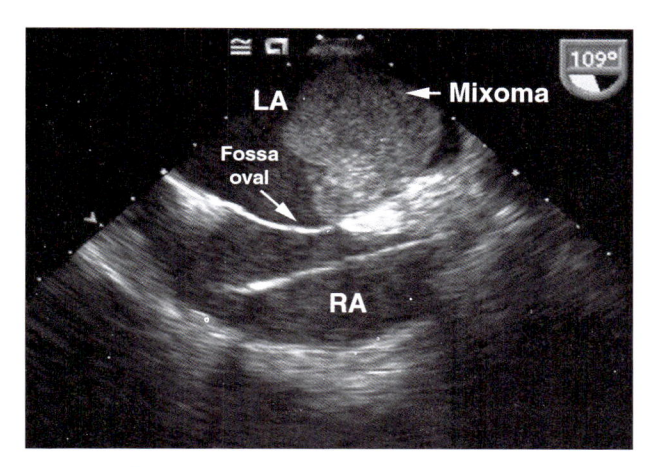

Fig. 11.29 ▶ Rotação do plano de imagem para 109 graus fornece melhor visualização de anexo de massa pela base estreita para o aspecto superior da fossa oval.

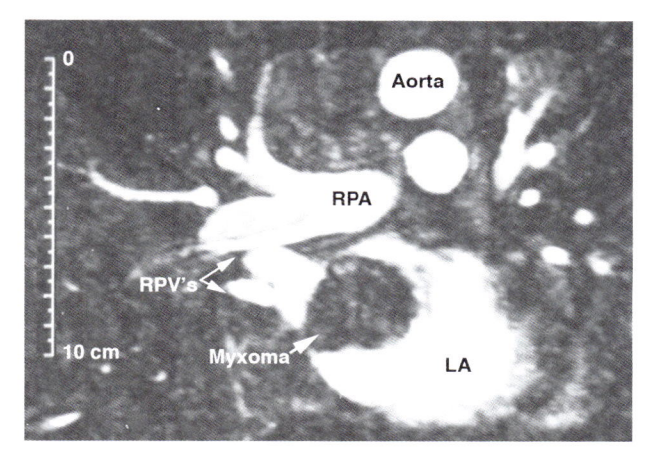

Fig. 11.30 Varredura por MRI mostra massa no átrio esquerdo. RPVs = veias pulmonares direitas.

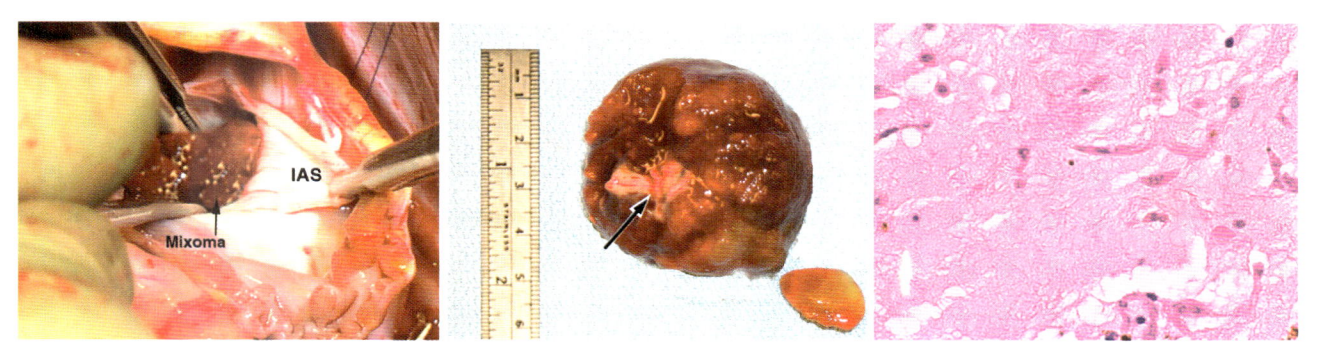

Fig. 11.31 Abordagem cirúrgica via átrio direito, através da fossa oval após palpação cuidadosa para identificar base do tumor. No septo atrial a base inteira foi excisada, junto com a massa, e o septo atrial foi reparado. A TEE pós-operatória não mostrou tumor residual ou defeito septal atrial. IAS = septo interatrial. A massa excisada é típica de mixoma atrial, que tem superfície relativamente uniforme com aparência gelatinosa (*painel central*). A seta indica sítio de tumor em anexo à fossa oval. O exame microscópico com corante de hematoxilina e eosina (H&E) é típico para mixoma, que apresenta células dispersas com material intercelular abundante (*painel direito*).

Comentários

A maioria dos tumores cardíacos primários é benigna, com mixomas respondendo por cerca de 30% deles. Os mixomas cardíacos se originam no átrio esquerdo em 75% dos casos, com sítios menos comuns incluindo o átrio direito (cerca de 10%) e ventrículos esquerdo e direito (cerca de 5% cada). Os mixomas atriais estão, em geral, anexados à região da fossa oval do septo interatrial. Um mixoma atrial pode-se apresentar com sintomas sistêmicos, como febre, mal-estar e episódios embólicos. Entretanto, mesmo um tumor patologicamente benigno pode ser hemodinamicamente maligno se houver obstrução ao fluxo intracardíaco de sangue. Grandes tumores do átrio esquerdo podem obstruir o enchimento ventricular esquerdo, com apresentação clínica que imita estenose mitral. Com o aumento no uso de técnicas de investigação por imagens não invasivas, os tumores cardíacos são cada vez mais diagnosticados mais precocemente no curso da doença, em estudos solicitados para outras indicações, como é o caso.

Leitura Sugerida

1. Bruce CJ: Cardiac tumors. In Otto CM, editor: The practice of clinical echocardiography, ed 5, Philadelphia, 2016, Elsevier.

2. Shah IK, Dearani JA, Daly RC, et al: Cardiac myxomas: a 50-year experience with resection and analysis of risk factors for recurrence, Ann Thorac Surg 100:495–500, 2015.

CASO 11-11
Obstrução de Enchimento LV por Mixoma

Esta senhora de 56 anos se apresentou com palpitações, ortopneia, fadiga e tontura. A investigação por imagens transtorácicas revelou grande tumor atrial esquerdo com obstrução intermitente da válvula AV esquerda (mitral). Dados os sintomas e os achados das investigações por imagem que sugerem um mixoma, ela foi encaminhada para intervenção cirúrgica.

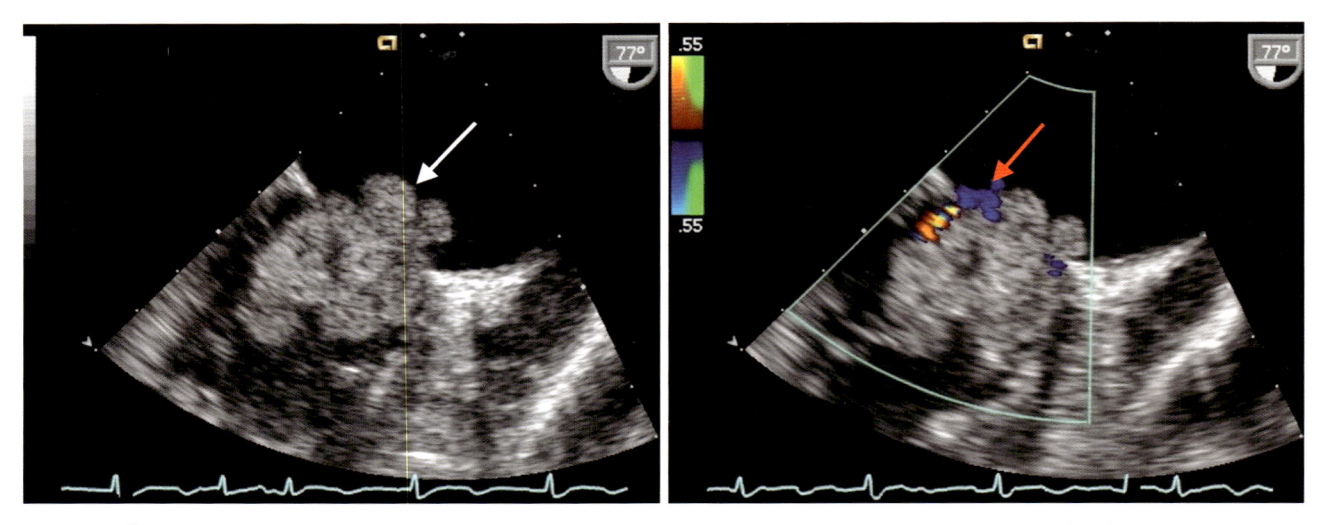

Fig. 11.32 ▶ Investigação por imagens em 2D em projeção médio-esofágica de duas câmaras (*à esquerda*) durante diástole mostrando tumor (*seta branca*) engajando-se no orifício mitral. O Doppler colorido (*à direita*) mostra pequeno influxo (*seta vermelha*) diastólico ao Doppler. LA = átrio esquerdo, LV = ventrículo esquerdo. No vídeo observa-se "*plopping*" do tumor no orifício mitral durante a diástole.

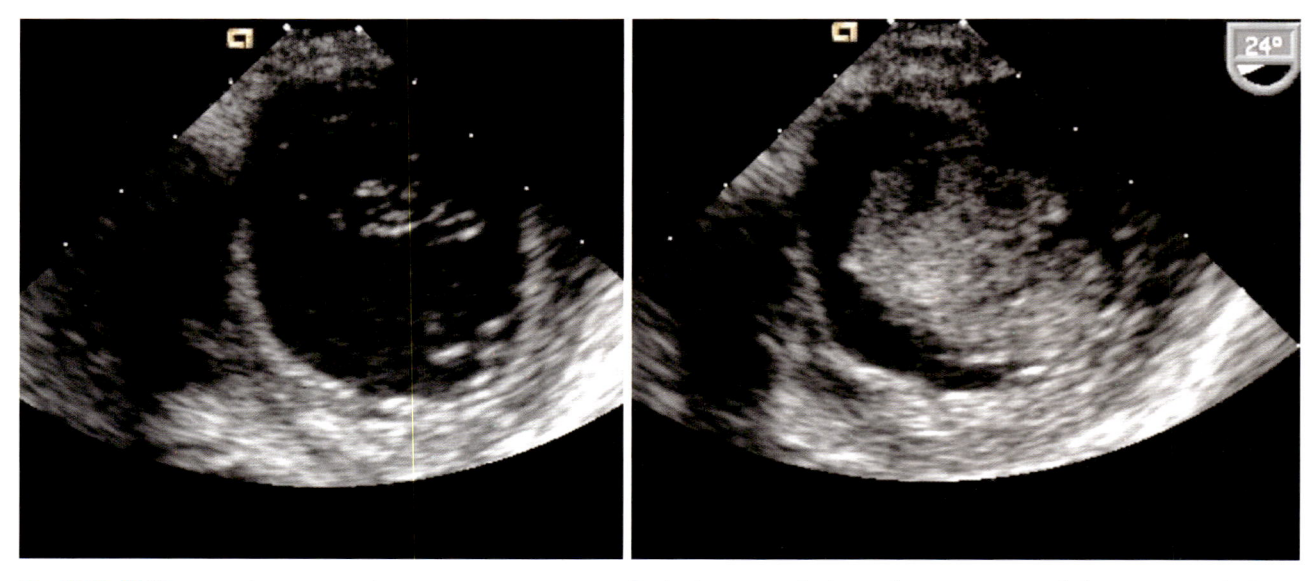

Fig. 11.33 ▶ Nesta projeção transgástrica em eixo curto, a válvula AV esquerda (mitral) aparece normal durante a sístole (*à esquerda*) e é obstruída pelo tumor sofrendo prolapso para dentro do orifício durante a diástole (*à direita*).

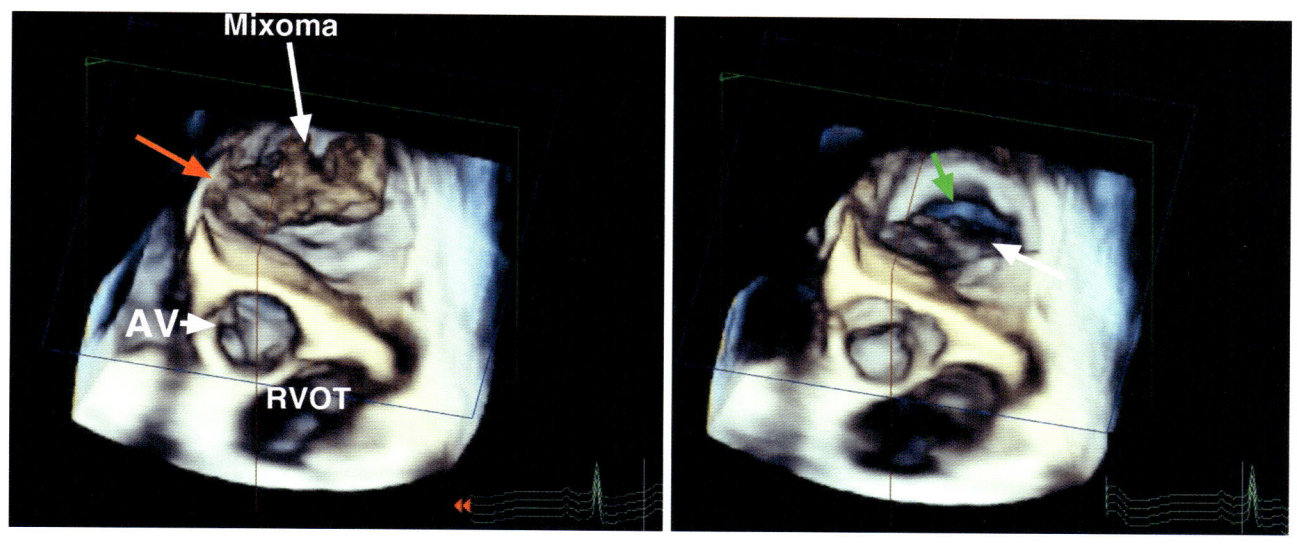

Fig. 11.34 ● Em paciente com apresentação similar, a TEE foi obtida no momento da cirurgia. À esquerda, em sístole e com teto do átrio esquerdo afastado, a massa é visualizada com seu anexo ao septo interatrial (*seta vermelha*). A válvula aórtica está aberta. À direita, durante a diástole, a massa sofreu prolapso apesar da cúspide mitral, embora o espaço seja observado entre a massa e a parede posterior de LA (*seta verde*).

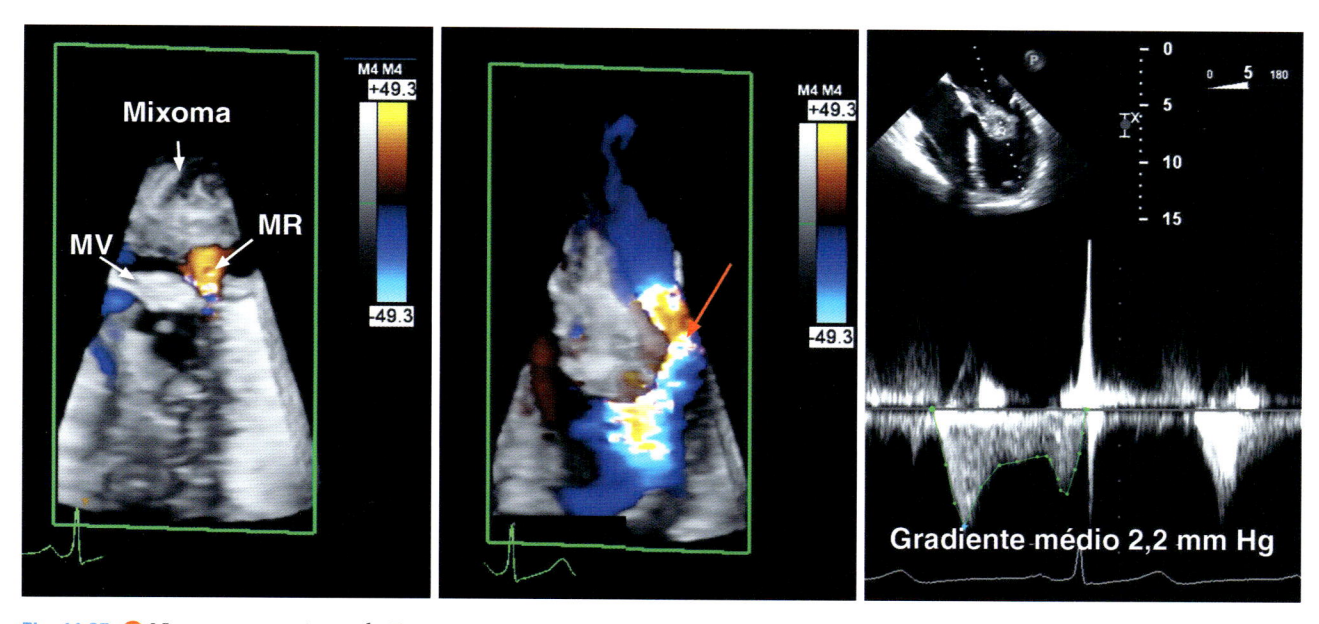

Fig. 11.35 ● No mesmo paciente da Figura 11.34 anterior, à esquerda em sístole, Doppler colorido em 3D mostra pequeno jato de MR; no centro, Doppler colorido em 3D demonstra influxo mitral ao redor de mixoma em prolapso (*seta vermelha*). À direita, o gradiente de influxo médio é de 2,2 mm Hg.

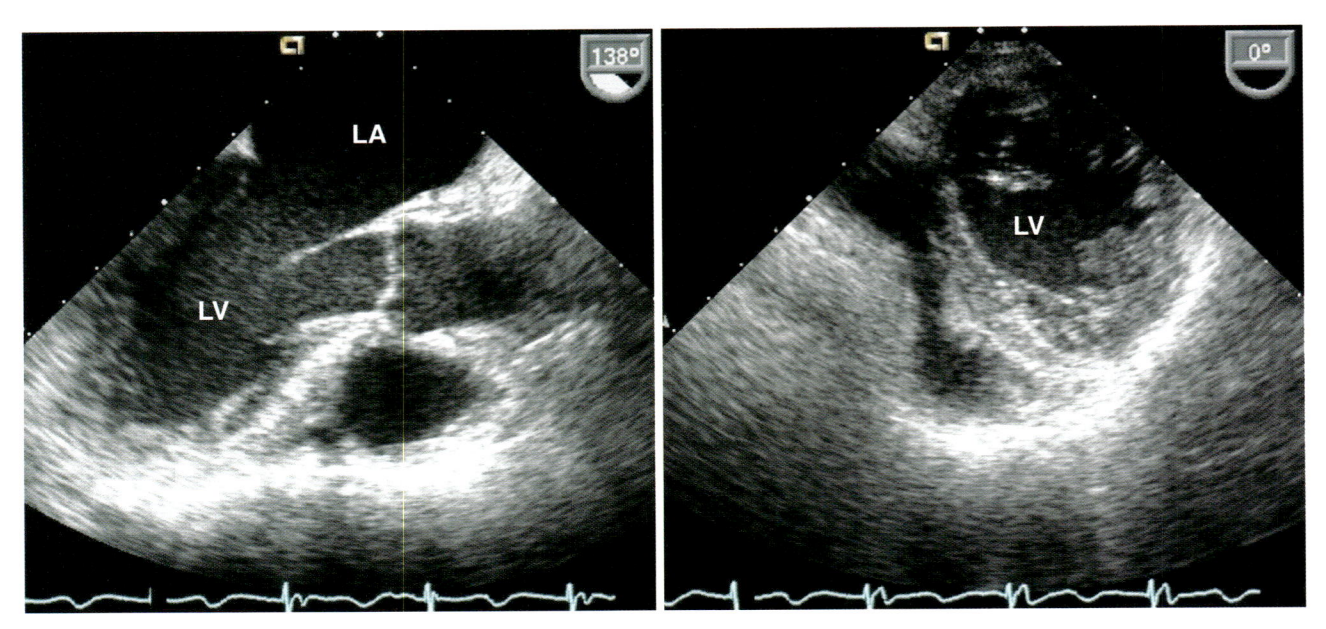

Fig. 11.36 ▶ Após a operação, não há evidência de tumor residual na projeção no eixo longo médio-esofágico (*painel esquerdo*) e eixo curto transesofágico (*painel direito*).

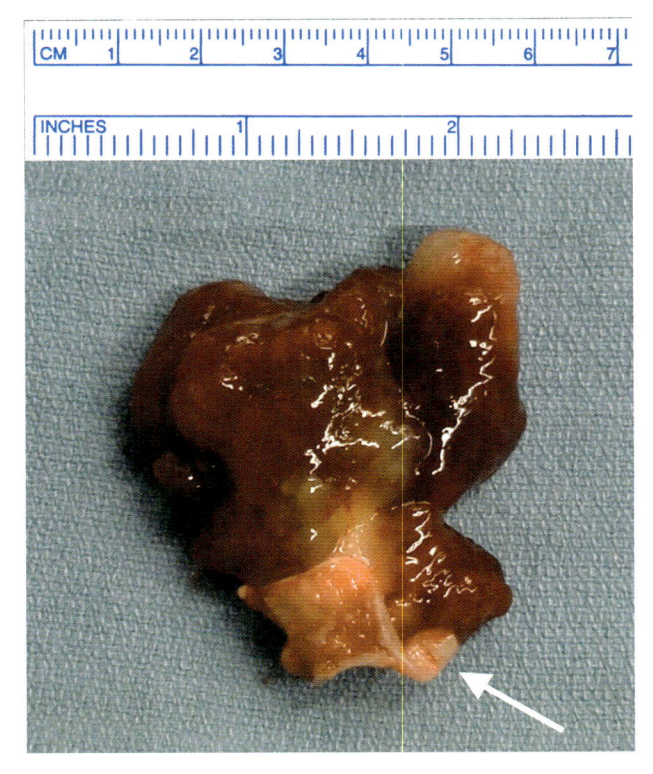

Fig. 11.37 Amostra excisada. A seta indica onde o tumor se anexava ao septo interatrial.

Comentários

Apesar de este tumor ser patologicamente um mixoma atrial benigno, do ponto de vista fisiológico a massa é maligna, pois obstrui o influxo ventricular esquerdo. Qualquer aumento adicional no tamanho do tumor resultará em hemodinâmica similar à estenose de válvula AV esquerda (mitral) com pressão atrial esquerda e pressões pulmonares elevadas, resultando em sintomas de falta de ar, tolerância reduzida ao exercício e edema pulmonar. Isto é importante para que o ecocardiografista possa avaliar as consequências fisiológicas de uma massa intracardíaca, além de definir a anatomia.

Os tumores podem causar comprometimento cardiovascular por vários mecanismos:
- Obstrução ao fluxo (como neste caso)
- Compressão de câmaras cardíacas
- Produção de fluido pericárdico com fisiologia de tamponamento
- Invasão do miocárdio
- Embolização do tumor

CASO 11-12
Leiomiossarcoma de Artéria Pulmonar

Uma senhora de 44 anos, previamente sadia, com história de falta de ar progressiva, foi diagnosticada com êmbolo pulmonar agudo em hospital externo e tratada com anticoagulação sistêmica. Dois meses depois, ela foi transferida para nossa instituição para consideração de embolectomia pulmonar e endarterectomia por causa da piora da falta de ar, apesar da anticoagulação terapêutica.

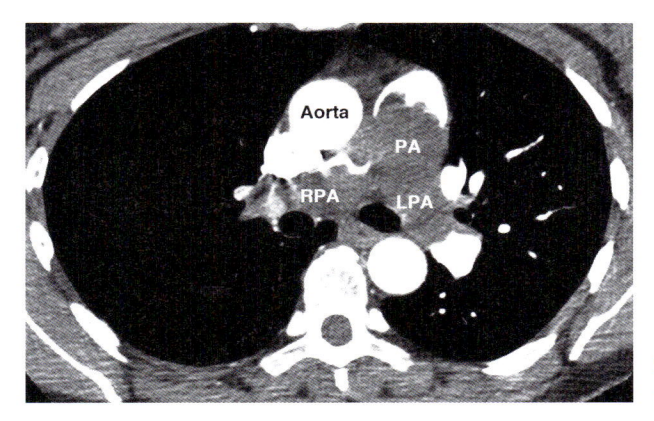

Fig. 11.38 Esta investigação por CT mostra a artéria pulmonar principal e a bifurcação preenchidas por massa.

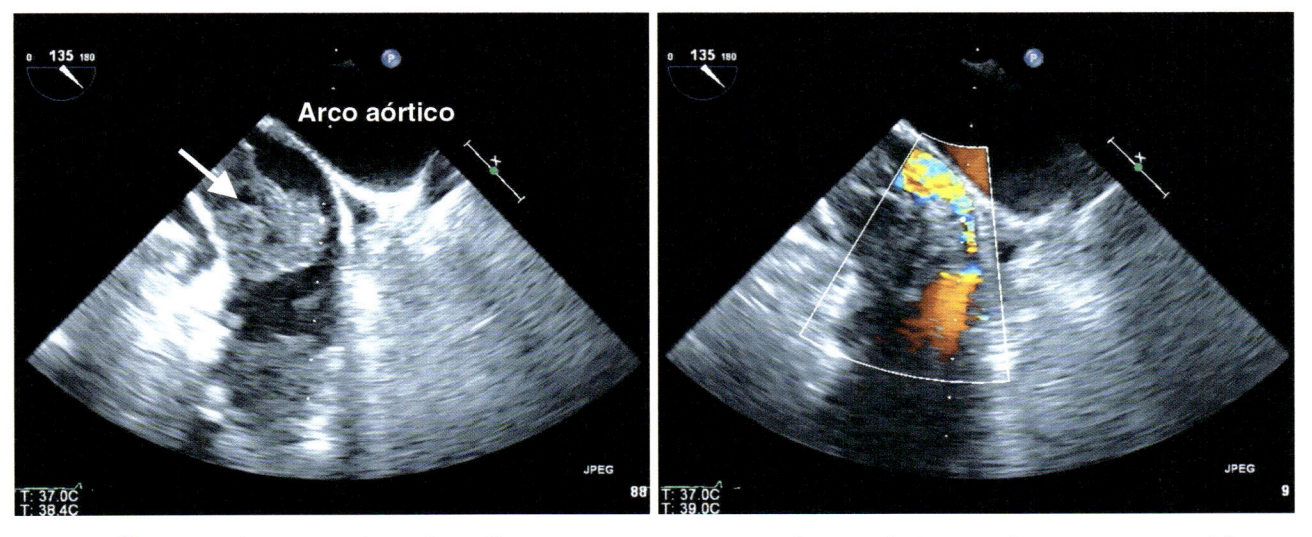

Fig. 11.39 ● A partir da projeção da janela esofágica superior em eixo curto do arco aórtico, visualiza-se massa na artéria pulmonar principal (*painel esquerdo*). No painel direito, "*aliasing*" de estreito jato de fluxo colorido é visualizado durante a sístole. Em tempo real, "*plop*" de tumor durante diástole atenua qualquer regurgitação pulmonar.

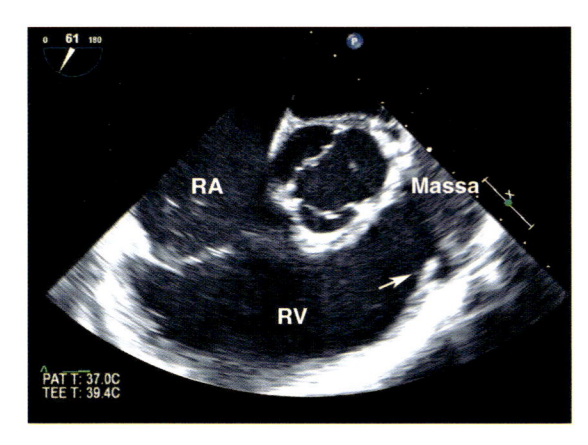

Fig. 11.40 A partir da projeção médio-esofágica do ventrículo direito do fluxo de entrada-fluxo de saída, observa-se cúspide de válvula pulmonar grosseiramente anormal e não funcionando (*seta*). Como esta imagem está em sístole, a massa mal é vista dessa janela. A destruição prévia da arquitetura valvular leva mais à probabilidade de malignidade que de embolia.

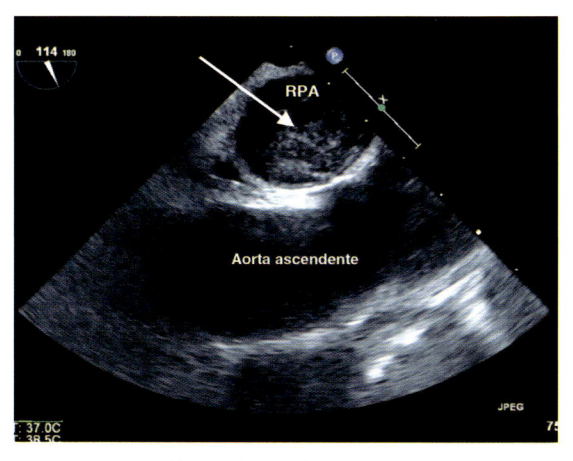

Fig. 11.41 A partir da janela médio-esofágica em eixo longo, a sonda é lentamente retirada até que se visualize a artéria pulmonar direita. A massa preenche o lúmen (*seta*). RPA = artéria pulmonar direita.

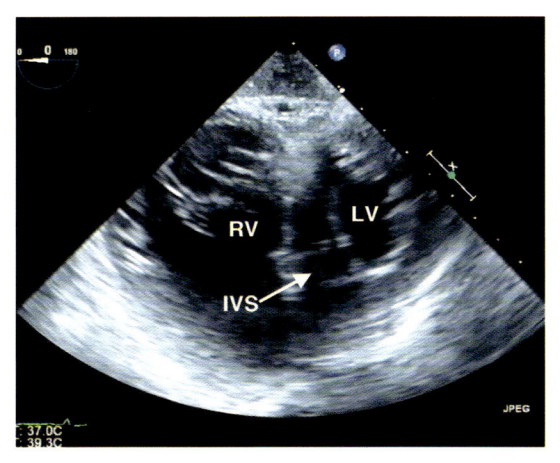

Fig. 11.42 Esta imagem transgástrica no eixo curto mostra dilatação ventricular direita e septo em forma de um "D", compatível com sobrecarga de pressão ventricular direita. RV = ventrículo direito, LV = ventrículo esquerdo, IVS = septo interventricular.

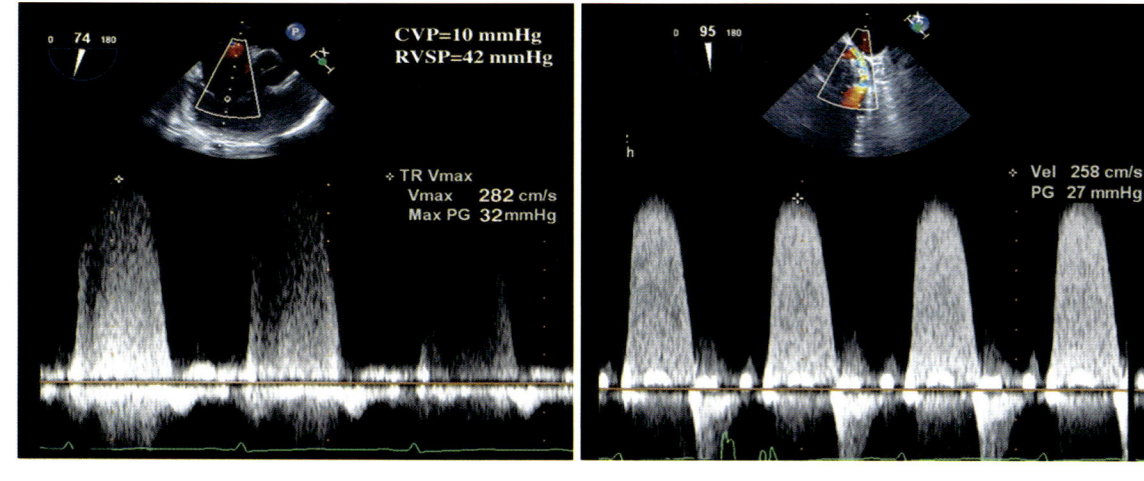

Fig. 11.43 O Doppler de onda contínua de jato de regurgitação da tricúspide (*à esquerda*) é compatível com o gradiente de pressão de 32 mm Hg entre o átrio direito e o ventrículo direito. Adicionando-se uma pressão venosa central de 10 mm Hg resulta em pressão sistólica RV estimada de 42 mm Hg. A velocidade anterógrada da válvula pulmonar em sístole (*à direita*) é de 2,6 m/s, que, de acordo com a equação de Bernoulli modificada, iguala o gradiente de pressão de 27 mm Hg entre o ventrículo direito e a artéria pulmonar; portanto, a pressão sistólica da artéria pulmonar é de aproximadamente 15 mm Hg. CVP = pressão venosa central; RVSP = pressão sistólica ventricular direita.

Comentários

Os tumores cardíacos malignos primários são raros, respondendo por cerca de 15% dos casos de tumores cardíacos primários. A maioria desses tumores malignos primários é de sarcomas com raros casos de linfomas cardíacos primários ou mesoteliomas pericárdicos primários. Os sarcomas podem surgir em qualquer parte do coração, e o envolvimento típico mais comum é o coração esquerdo; a apresentação mais típica ocorre em pacientes entre a terceira e a quinta década de vida. Os vários subtipos histológicos de sarcoma não apresentam aspectos ecocardiográficos distintos, mas o diagnóstico é, com frequência, suspeito primeiramente pela ecocardiografia, pois os aspectos clínicos também não são específicos.

Leitura Sugerida

1. Simpson L, Kumar SK, Okuno SH, et al: Malignant primary cardiac tumors: review of a single institution experience, Cancer 112(11):2440–2446, 2008.

CASO 11-13
Angiossarcoma

Este homem com 33 anos se apresentou com hemoptise e dispneia e na investigação por imagens de CT descobriu-se que ele tinha efusão pericárdica e nódulos pulmonares difusos. A ecocardiografia mostra massa RA com aparente envolvimento da parede livre de RA. Ele foi encaminhado para intervenção cirúrgica para diagnóstico de tecido e ressecção da massa.

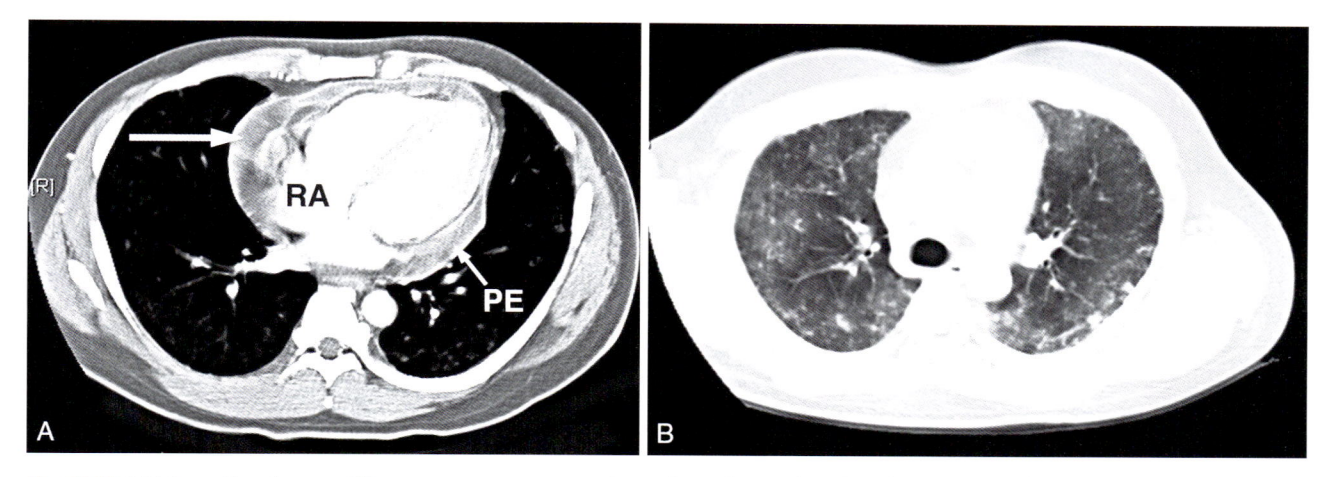

Fig. 11.44 (**A**) Investigação por CT mostra massa encostada no átrio direito (*seta*) e efusão pericárdica (PE). (**B**) Os pulmões mostram opacidades pulmonares difusas, disseminadas, com aparência de vidro moído em padrão nodular miliar, mais compatível com disseminação hematogênica de metástases.

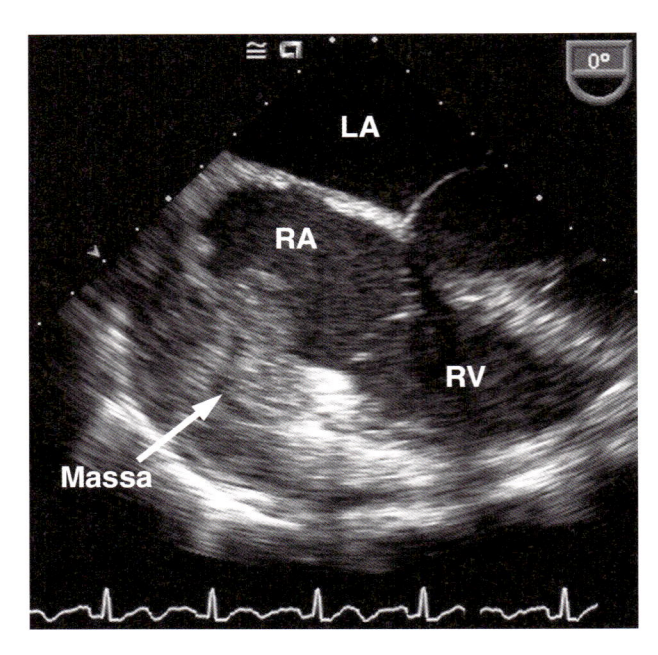

Fig. 11.45 ⏵ TEE médio-esofágica de quatro câmaras mostrando massa infiltrando-se na parede atrial direita, com extensão intracavitária. A válvula AV direita (tricúspide) não parece estar envolvida.

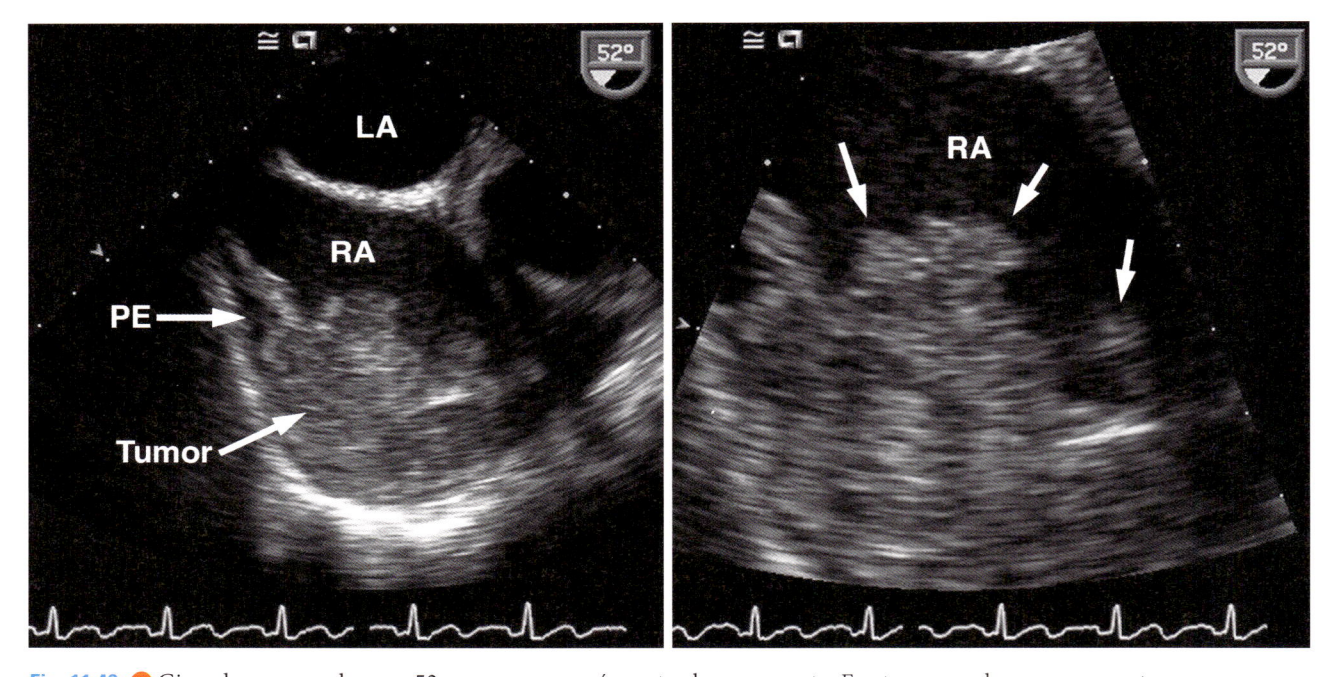

Fig. 11.46 ⏵ Girando-se a sonda para 52 graus, a massa é mostrada novamente. Em tempo real, os componentes intracavitários são bem móveis (*setas*). A massa é densamente aderente à parede atrial direita e está cercada por efusão pericárdica.

CASE 11-13 Angiosarcoma 407

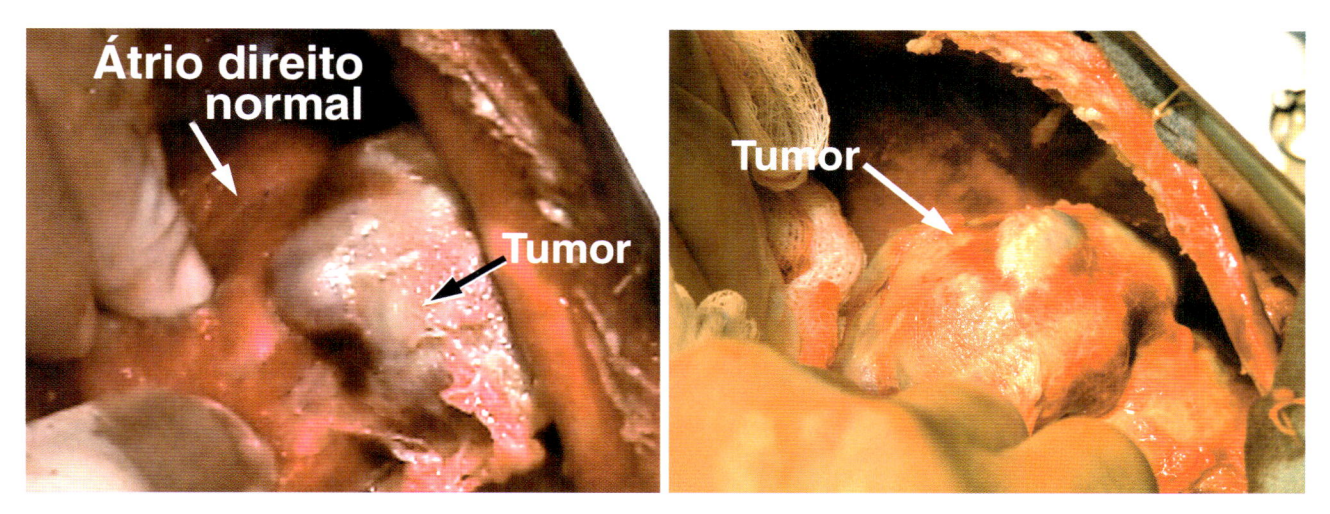

Fig. 11.47 Após esternotomia, a retração medial do coração revela tumor densamente aderente. A retração adicional do coração revela toda a extensão do tumor.

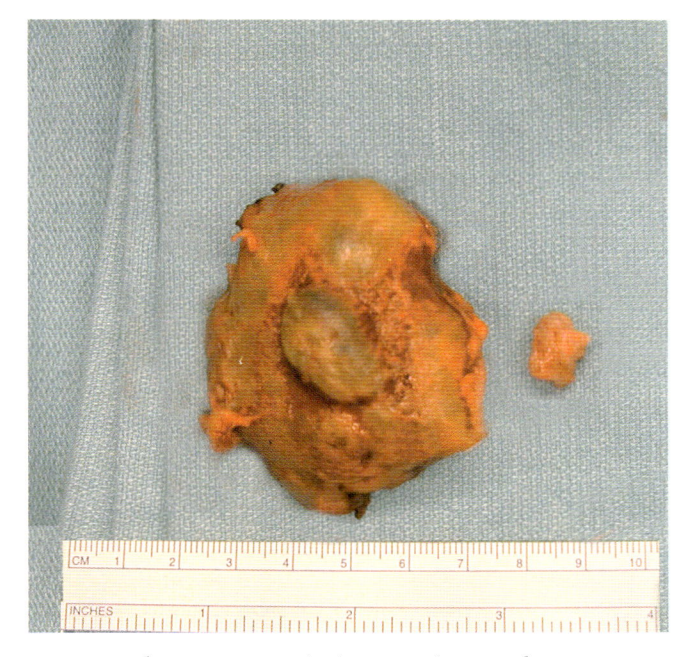

Fig. 11.48 São mostrados dois componentes do tumor – o próprio tumor à esquerda e pequena massa à direita, que era um dos componentes móveis dentro de RA na TEE.

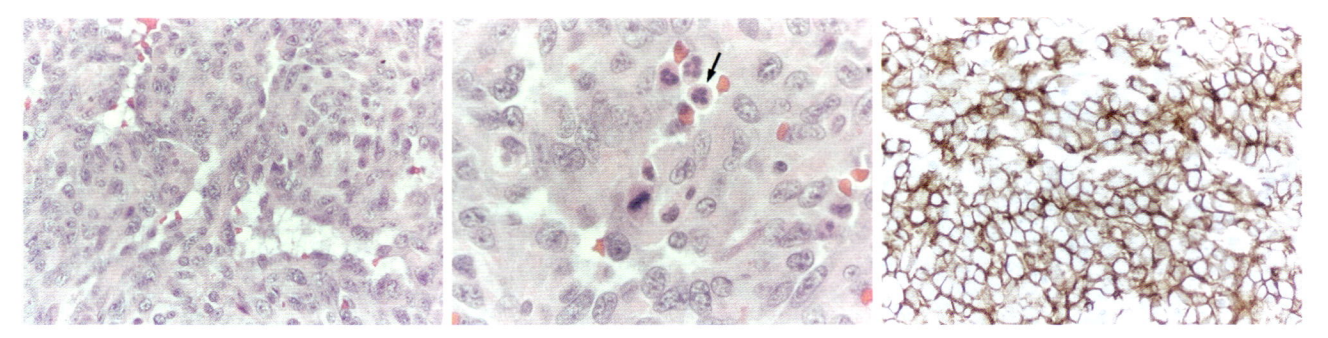

Fig. 11.49 Exame microscópico de tumor usando hematoxilina e eosina (H&E) mostra células espigadas a epitelioides com núcleos ovais alongados, dilatados e hipercromáticos com nucléolos proeminentes. As células estão dispostas em folhas que formam espaços vasculares anastomosantes, semelhantes a fendas (*painel esquerdo*). No painel central, projeção de alta resolução de histologia mostra figura mitótica (*seta*). Houve até 41 figuras mitóticas por 10 campos de alta resolução. Aproximadamente 50% da neoplasia estava necrótica. Usando marcador de corante imuno-histoquímico para células endoteliais vasculares (CD31) observa-se tecido vascular proeminente coerente com angiossarcoma (*painel direito*).

Comentários

O diagnóstico diferencial de massa atrial direita inclui trombo, ou de origem local ou em trânsito de uma veia periférica, de uma vegetação infectada atípica ou de um tumor. Os tumores podem representar extensão direta de um tumor primário não cardíaco (mais frequentemente do pulmão, da mama ou linfoma) ou de origem cardíaca. A maioria dos tumores cardíacos primários é benigna, com 18% dos mixomas cardíacos se apresentando no átrio direito. Os tumores cardíacos malignos respondem por somente um quarto de todos os tumores cardíacos primários, com a proporção de todos os tumores cardíacos de cerca de 9% para angiossarcomas, 5% para rabdossarcomas, 4% para mesoteliomas e 3% para fibrossarcomas.

Em pacientes com um tumor cardíaco, o exame ecocardiográfico se concentra na localização e extensão do tumor, nas consequências fisiológicas (p.ex., obstrução de válvula ou regurgitação) e em quaisquer achados associados, como efusão pericárdica. A aparência dessa massa foi sugestiva de um tumor cardíaco maligno primário. A massa parecia invadir a parede livre atrial direita, tinha aparência irregular no átrio direito e estava associado a uma efusão pericárdica. Entretanto, esse tumor não resultou em comprometimento hemodinâmico; em vez disso, as manifestações clínicas estavam relacionadas com episódios embólicos pulmonares.

Leitura Sugerida

1. Habertheuer A, Laufer G, Wiedemann D, et al: Primary cardiac tumors on the verge of oblivion: a European experience over 15 years, J Cardiothorac Surg 10:56, 2015.

2. Hoffmeier A, Sindermann JR, Scheld HH, et al: Cardiac tumors—diagnosis and surgical treatment, Dtsch Arztebl Int 111(12):205–211, 2014.

Tumores Secundários

CASO 11-14
Carcinoma de Células Renais com Extensão para o Átrio Direito

Este senhor de 55 anos com carcinoma de células renais estendendo-se para o átrio direito foi submetido à cirurgia para remoção *en bloc* do rim direito e massa com cooperação de cirurgiões urológico, hepático e cardíaco.

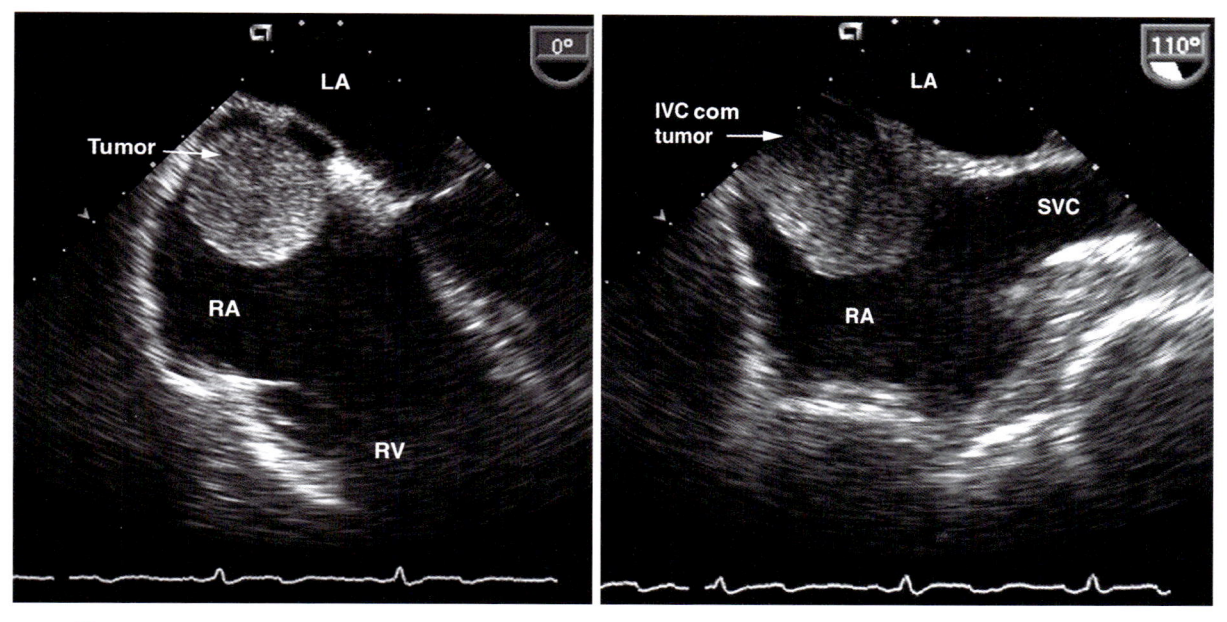

Fig. 11.50 Imagens por TEE em projeção de quatro câmaras mostram grande massa esférica no átrio direito que aparece adjacente, mas não anexada, ao septo atrial (*painel esquerdo*). Quando o plano da imagem é girado para a projeção bicaval do átrio direito (RA) e veia cava superior (SVC), a massa é vista estendendo-se da veia cava inferior (IVC) para RA (*painel direito*).

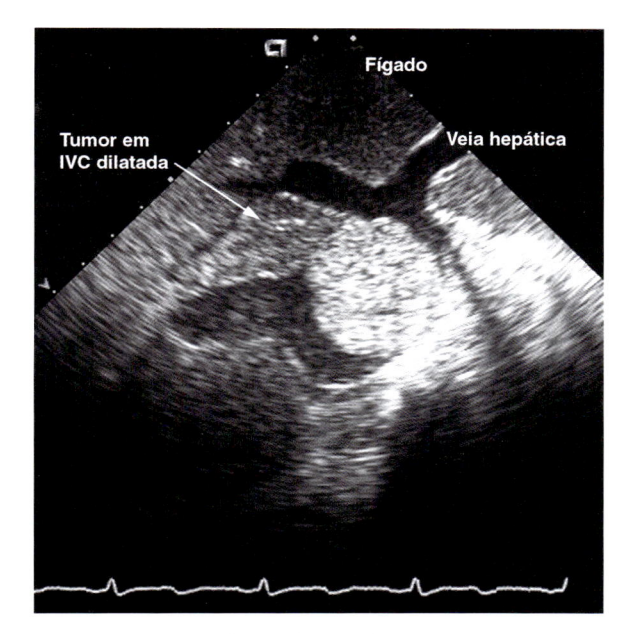

Fig. 11.51 Colocação de sonda esterilizada de superfície cortada diretamente no fígado fornece imagem da massa tumoral preenchendo a veia cava inferior. As veias hepáticas também estão dilatadas.

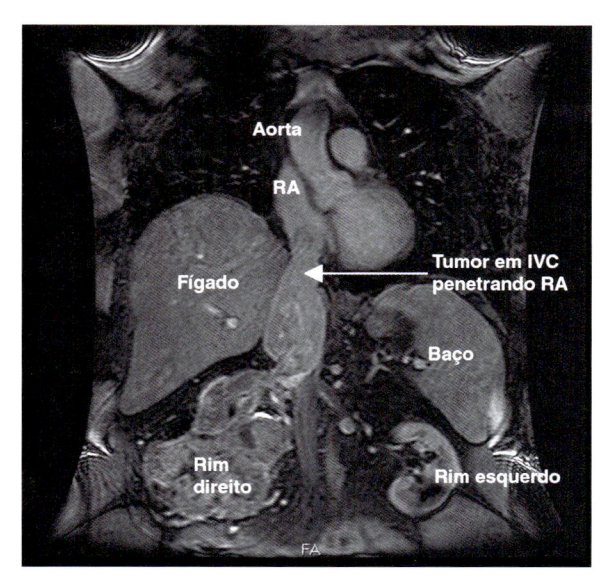

Fig. 11.52 Imagem de MR no plano sagital demonstrando extensão do tumor do rim direito para veia cava inferior e átrio direito.

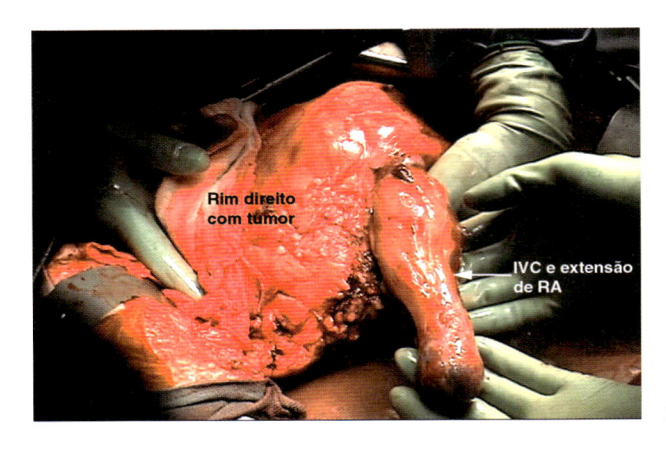

Fig. 11.53 Rim excisado com extensão de tumor para IVC e remoção de RA *en bloc*.

CASO 11-15
Carcinoma de Células Renais com Embolização de Tumor para Artéria Pulmonar

Este paciente com 54 anos e tumor renal direito, com trombose extensa da veia cava se apresentou com embolia pulmonar. No exame realizado na sala de operações para ressecção *en bloc* de tumor renal, um tumor móvel foi visto no átrio direito, estendendo-se da veia cava inferior para o átrio direito, com prolapso diastólico para dentro do ventrículo direito. Durante o procedimento, a extensão do tumor para o coração desapareceu.

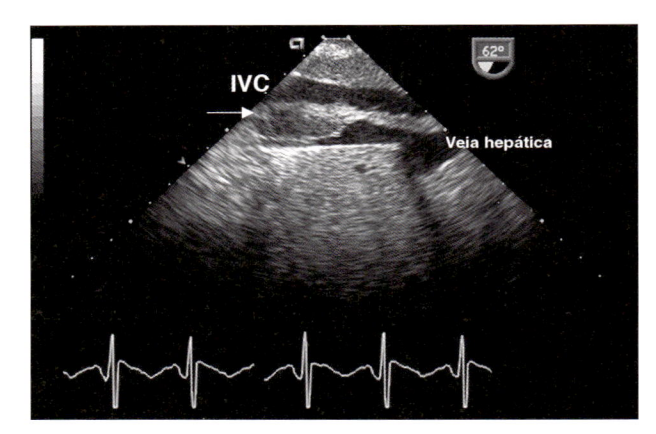

Fig. 11.54 ▶ Imagens transgástricas da veia cava inferior (IVC) mostram massa (*seta*) estendendo-se ao longo da extensão do vaso.

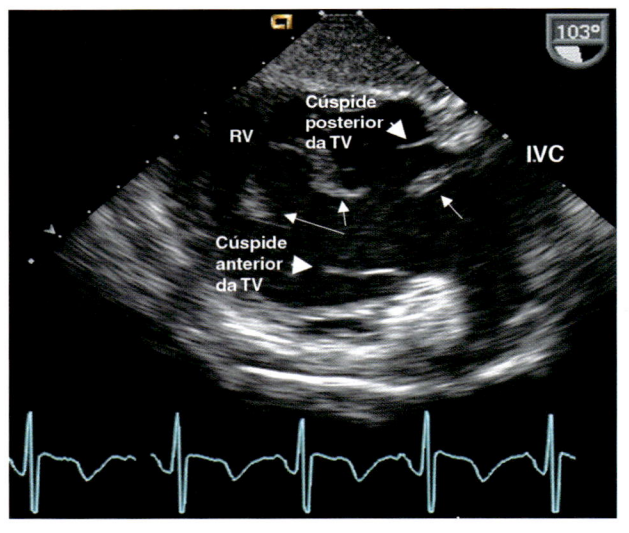

Fig. 11.55 ▶ Imagem do fluxo de entrada ventricular direito mostrando que a massa (*setas*) se estende desde a veia cava inferior (IVC) através do átrio direito e cruza a válvula AV direita (tricúspide) (TV) no ventrículo direito.

CASO 11-15 Carcinoma de Células Renais com Embolização de Tumor para Artéria Pulmonar

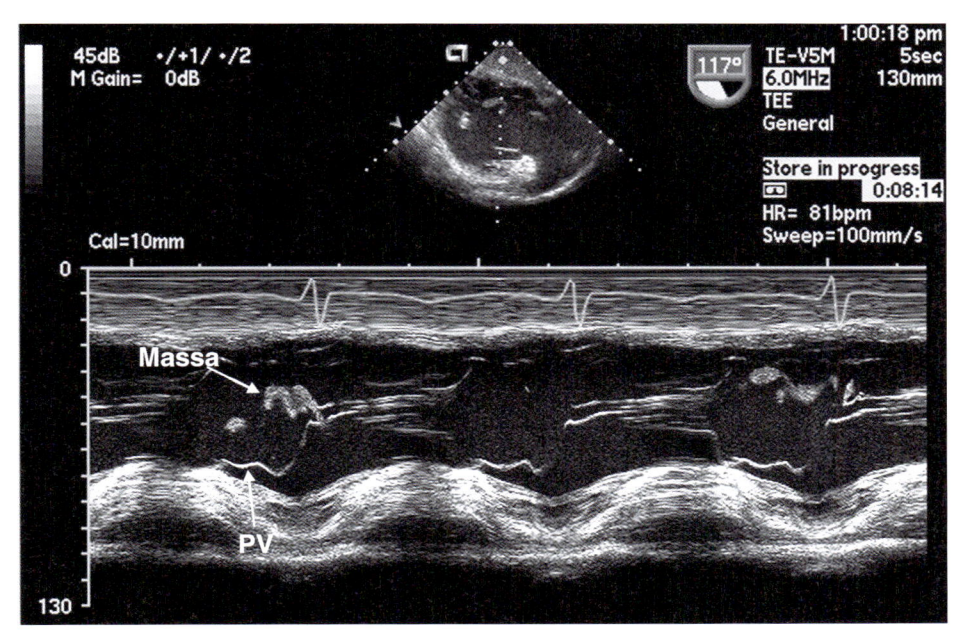

Fig. 11.56 Modo M dessa posição confirma que a massa se move independentemente (ou seja, com padrão diferente de movimento) a partir da válvula tricúspide, com movimento que varia de batimento para batimento.

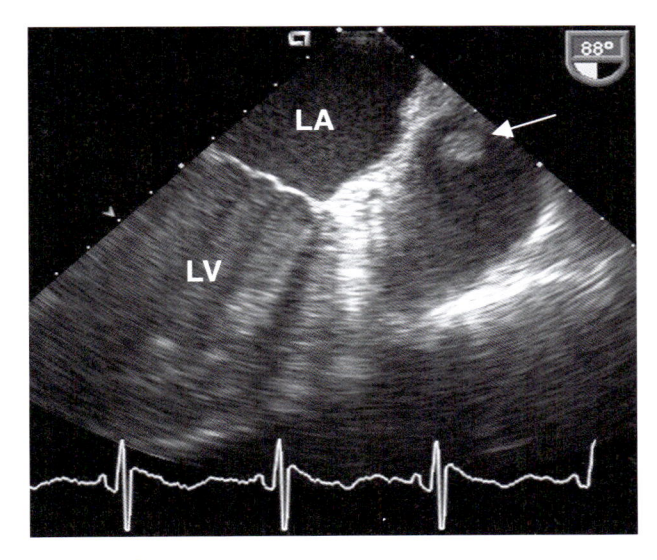

Fig. 11.57 ▶ Projeção da TEE em duas câmaras mostra que a massa (*seta*) também está presente na artéria pulmonar.

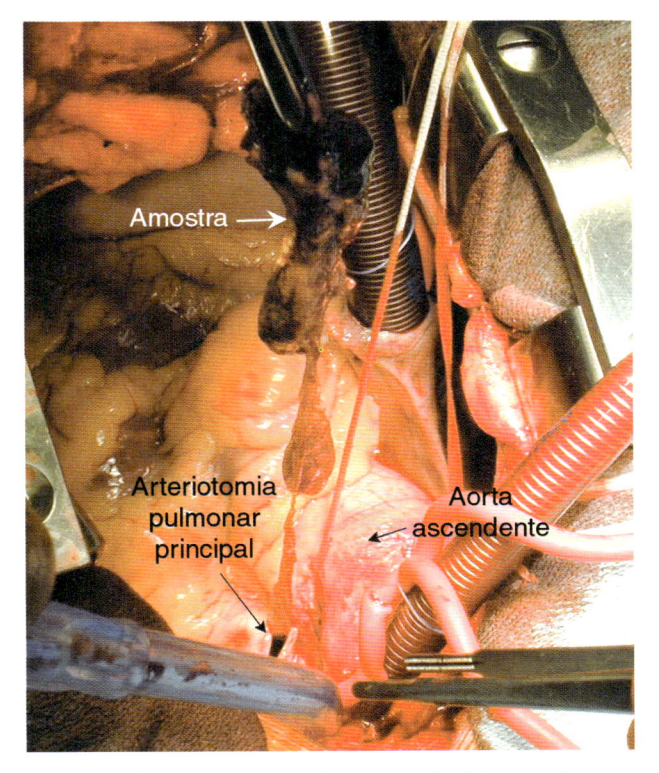

Fig. 11.58 Na cirurgia, massa do tipo corda foi removida *en bloc* – estendia-se da veia cava inferior através do coração direito e para a artéria pulmonar.

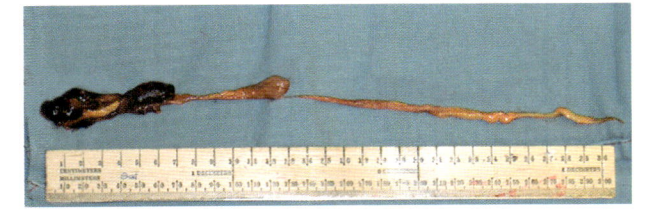

Fig. 11.59 A massa excisada tinha mais de 24 cm de comprimento, com histologia compatível com carcinoma de células renais.

Comentários para os Casos 11-14 e 11-15

O carcinoma de células renais pode-se espalhar por extensão direta para a veia cava inferior para dentro do átrio direito. A extensão do tumor para o átrio direito demonstra aparência típica, como ilustrado por esses dois casos. A TEE permite delineamento preciso do tamanho e da localização da extensão do tumor para o átrio direito e a confirmação de que o tumor não está anexo à parede atrial ou envolve a válvula AV direita (tricúspide). Com a definição anatômica completa do tumor, a ressecção cirúrgica geralmente é feita *en bloc*, com a colaboração entre os cirurgiões renal e cardíaco. A TEE intraoperatória é essencial para guiar a abordagem cirúrgica e documentar a ausência de tumor e a função normal do coração direito após a ressecção.

Leitura Sugerida

1. Colwell EM, Gandhi SD, Iqbal Z, et al: Use of multimodal imaging in the management of tumor embolism from the inferior vena cava through the right heart in a patient with renal cell carcinoma, J Cardiothorac Vasc Anesth 28(5):1421-1424, 2014.

2. George J, Grebenik K, Patel N: The importance of intraoperative transoesophageal monitoring when operating on renal cancers that involve the right atrium, Ann R Coll Surg Engl 96(6):e18-e19, 2014.

CASO 11-16
Melanoma Ventricular Direito

A paciente, uma senhora de 49 anos, há seis anos tinha sido submetida a uma cirurgia para melanoma da pálpebra. Essa apresentação mais recente foi motivada por causa de falta de ar e fadiga crescentes. A varredura por CT demonstrou massa no RV. Na cirurgia, a massa foi excisada de seu anexo para o septo interventricular e parede livre anterior.

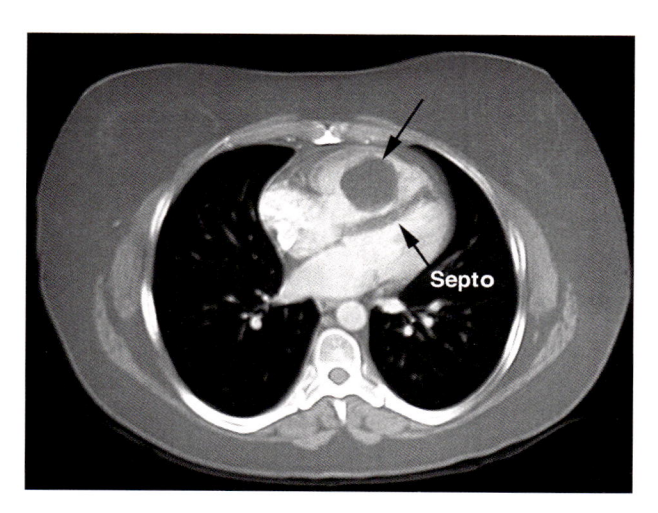

Fig. 11.60 Varredura por CT demonstrou massa em ventrículo direito dilatado (*seta*). A forma do septo interventricular é observada uniforme ou curvada em direção ao LV, em vez de curvatura normal em direção ao RV.

CASO 11-16 Melanoma Ventricular Direito   413

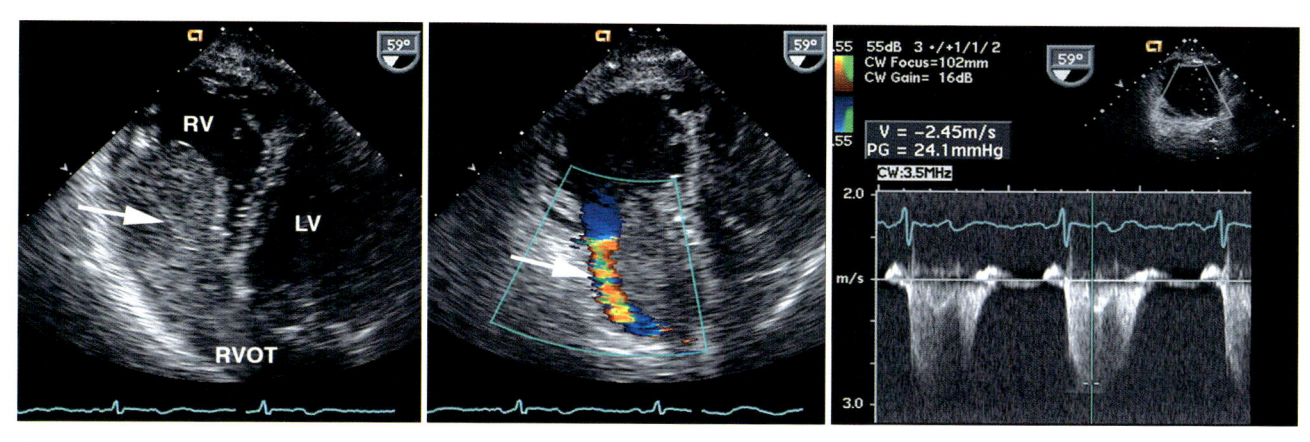

Fig. 11.61 ▸ Na projeção transgástrica em 2D (*à esquerda*), a sonda foi girada para a direita do paciente, e o ângulo de varredura girado para investigar o trato de saída do RV. O Doppler colorido (*centro*) mostra corrente de fluxo muito estreitada do RV para trato de saída, secundária à obstrução pelo tumor. O Doppler de ondas contínuas (*à direita*) demonstra gradiente de fluxo de saída de RV de 24 mm Hg.

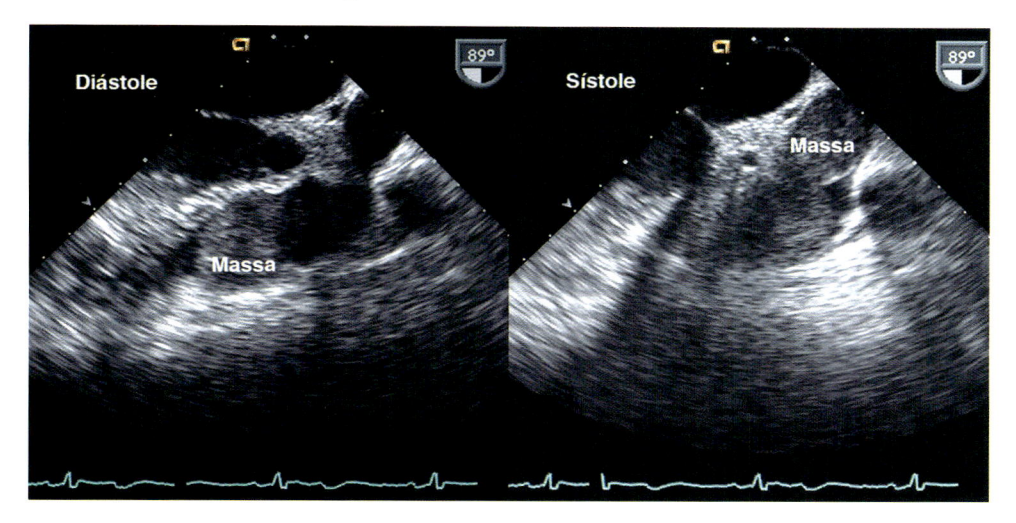

Fig. 11.62 ▸ Esta projeção médio-esofágica mostra fluxo do trato de saída do RV e artéria pulmonar principal. Na diástole (*à esquerda*), o tumor entrou em prolapso no trato de saída, e, durante a sístole (*à direita*), o tumor foi propelido para dentro da artéria pulmonar principal.

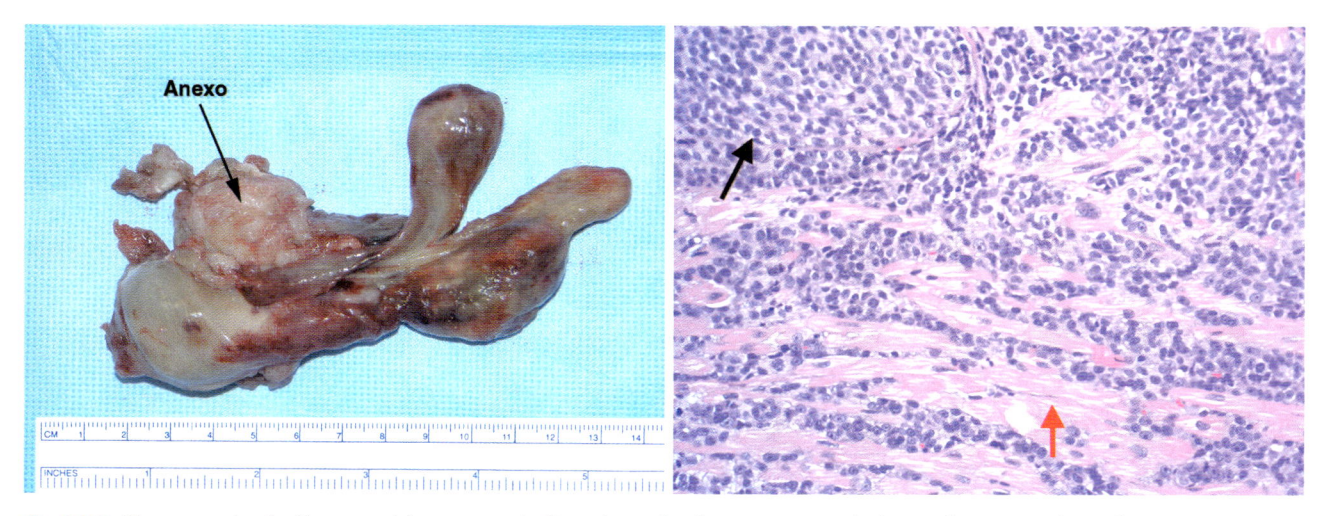

Fig. 11.63 Tumor excisado (*à esquerda*) com seta indicando onde ele estava anexado à parede anterior livre do RV e septo interventricular. A aparência multilobulada é compatível com achados da investigação por imagens por TEE. O exame microscópico (*à direita*) revela células do tumor (*seta preta*) intercaladas com músculo (*seta vermelha*).

Comentários

Os tumores não cardíacos que invadem o coração (chamados tumores secundários) são 30 vezes mais comuns que os tumores cardíacos primários. Em séries de necrópsias de pacientes que vão a óbito por doenças malignas, até 20% apresentam envolvimento cardíaco. Os tumores não cardíacos podem afetar o coração por extensão direta de massas tumorais adjacentes (ou seja, com câncer de pulmão ou de mama), por extensão intravascular (p.ex., células renais) ou por disseminação hematogênica (p.ex., melanoma) ou linfática (p.ex., linfoma). Embora o melanoma seja menos comum que o câncer de pulmão ou de mama, as metástases cardíacas são encontradas em cerca de 50% dos casos de necrópsia. O melanoma metastático pode envolver qualquer câmara cardíaca ou o pericárdio.

Leitura Sugerida

1. Allen BC, Mohammed TL, Tan CD, et al: Metastatic melanoma to the heart, Curr Probl Diagn Radiol 41(5):159–164, 2012.
2. Fontana A, Corsi D, Viganò E, et al: Added value of real time three-dimensional echocardiography in the diagnosis of an apical right ventricular metastasis from malignant melanoma, Echocardiography 30(1):E16–E20, 2013.

Efusões Pleurais

CASO 11-17
Efusões Pleurais Esquerda e Direita

As efusões pleurais são geralmente encontradas no período pré-operatório. Quando clinicamente significativas, a TEE pode orientar o cirurgião na drenagem da coleção; sua relação com a aorta descendente é a chave; se a efusão for posterior à aorta; ela será pleural, enquanto que se se insinuar entre a aorta e o átrio esquerdo, será pericárdica.

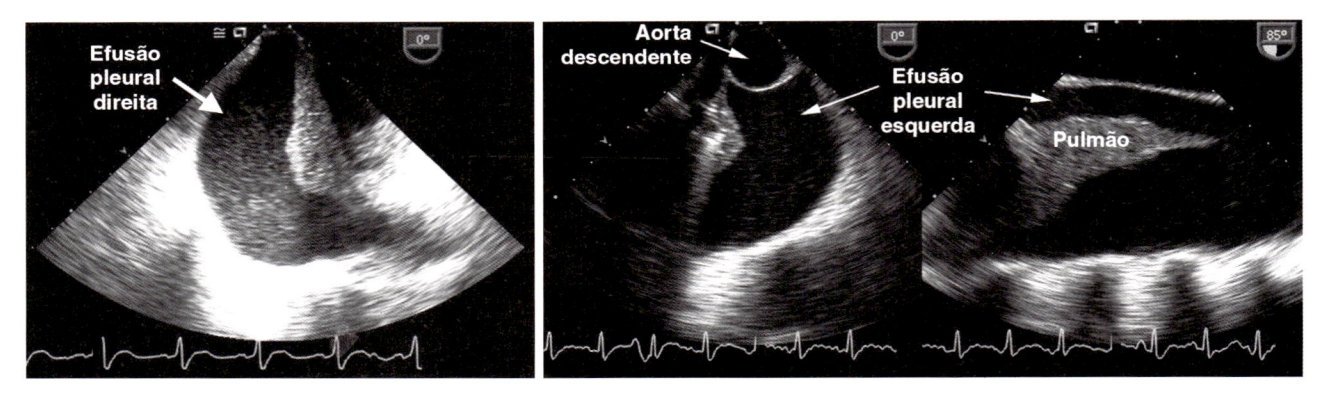

Fig. 11.64 A efusão pleural do lado direito é mais bem visualizada girando-se a sonda para a direita do paciente, enquanto avançando-a da posição médio-esofágica. A efusão do lado esquerdo é mais bem visualizada girando-se posteriormente até que a aorta descendente seja visualizada e então recuando-a e avançando-a para apreciar seu tamanho.

12
Assistência Circulatória Mecânica

Caso 12-1 Balão de Contrapulsação Intra-Aórtico
Caso 12-2 Dispositivos Externos de Bomba Centrífuga
Caso 12-3 Dispositivos Percutâneos de Assistência de Fluxo Axial
Caso 12-4 Oxigenação Extracorpórea por Membrana
Caso 12-5 Dispositivo de Assistência Ventricular Esquerda
Caso 12-6 Dispositivo de Assistência Ventricular Direita
Caso 12-7 Coração totalmente artificial

416 Assistência Circulatória Mecânica

Além da derivação cardiopulmonar padrão durante a cirurgia cardíaca, existem hoje várias opções para assistência circulatória mecânica em prazo mais longo variando de um simples balão de contrapulsação intra-aórtico até um coração totalmente artificial. Alguns desses dispositivos são usados no ambiente hospitalar por causa dos componentes externos do dispositivo e da necessidade de monitoramento contínuo, incluindo o balão de contrapulsação intra-aórtico (IABP), dispositivos percutâneos de assistência e uso de oxigenação extracorpórea por membrana (ECMO). Outros são designados para uso a longo prazo no cenário ambulatorial, incluindo os dispositivos ventriculares de assistência e o implante de coração totalmente artificial (TAH).

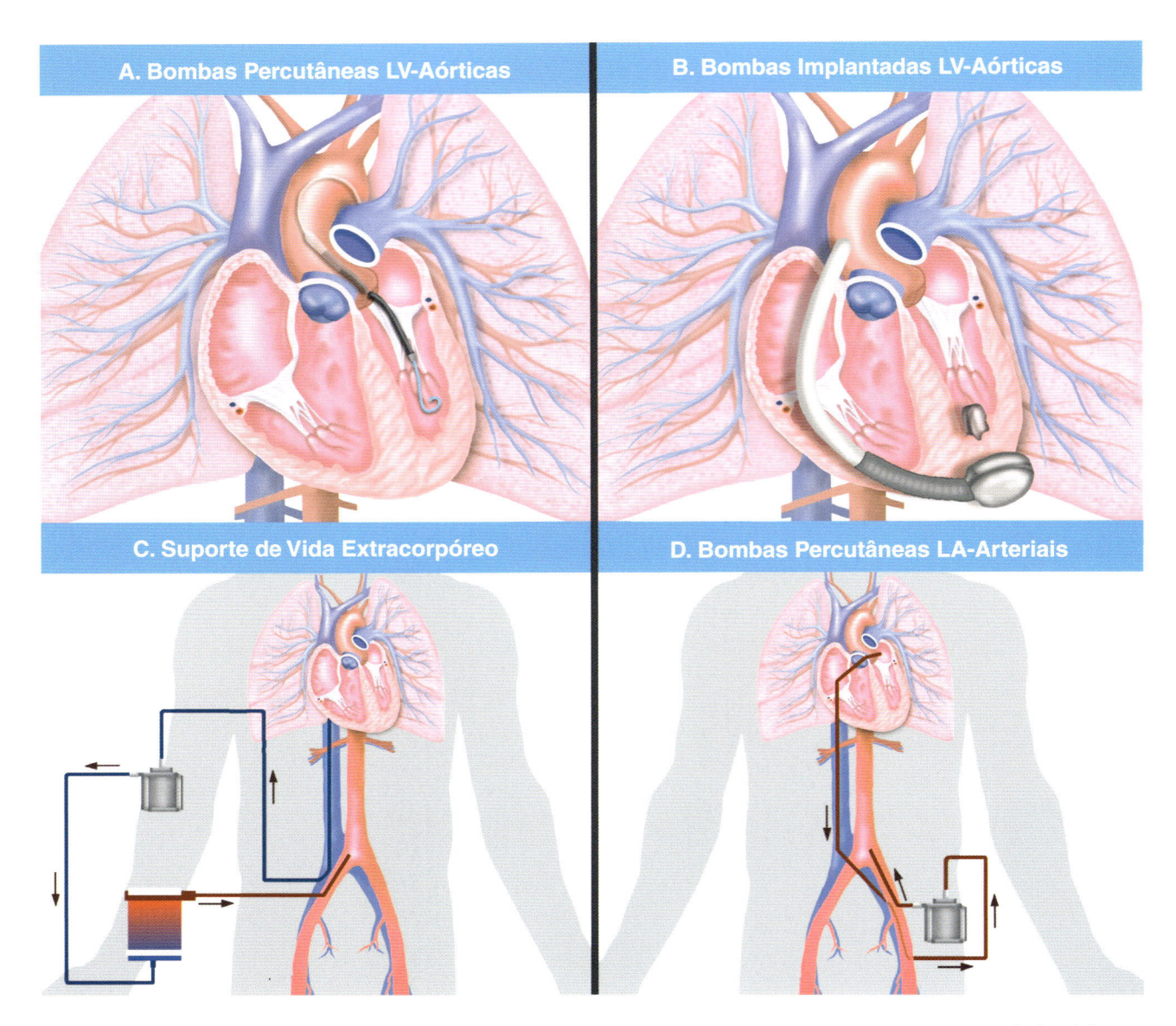

Fig. 12.1 Embora todas as formas de assistência circulatória mecânica retornem o sangue para o sistema arterial, elas diferem com relação ao sítio de onde retiram o sangue. Essas diferenças constituem a base das diferenças em seus efeitos hemodinâmicos. Os dispositivos percutâneos de fluxo axial (**A**) (Impella®) e dispositivos ventriculares duráveis (**B**) (LVAD implantados cirurgicamente) que retiram sangue do LV apresentam fisiologia similar. A oxigenação extracorpórea por membrana (ECMO) retira sangue do átrio direito ou do sistema venoso e usa a unidade de troca de gás sanguíneo (**C**). Os dispositivos percutâneos também podem atingir a fonte de sangue de LA (sem necessidade da unidade de troca gasosa) (**D**) (TandemHeart®). LA = átrio esquerdo/atrial; LV = ventrículo esquerdo/ventricular. (De Burkoff D, Sayer G, Doshi D, Uriel N: Hemodynamics of mechanical circulatory support, J Am Coll Cardiol 66:2663-2674, 2015.)

CASO 12-1
Balão de Contrapulsação Intra-Aórtico

Um balão de contrapulsação intra-aórtico (IABP) pode ser posicionado antes da cirurgia em pacientes com comprometimento hemodinâmico ou com doença grave de artéria coronária, ou pode ser colocado ao final do procedimento para facilitar o desmame da derivação pulmonar em pacientes com função sistólica ventricular esquerda gravemente prejudicada. O cateter é inserido via artéria femoral e posicionado na aorta torácica descendente, com a ponta bem distal à artéria subclávia esquerda.

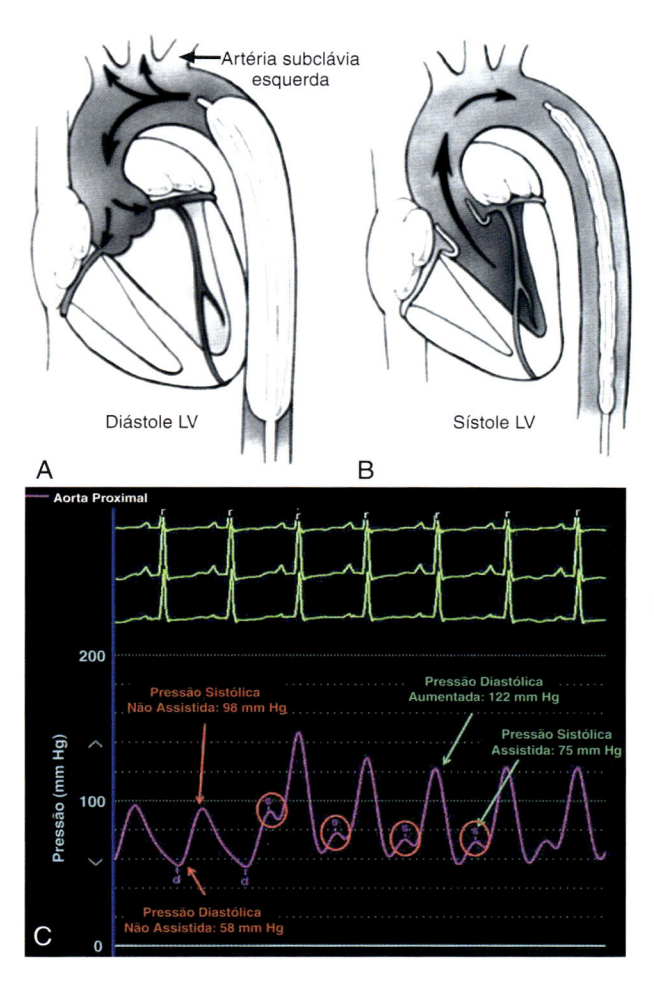

Fig. 12.2 O IABP é posicionado distal à origem da subclávia esquerda e infla na diástole (**A**), aumentando a raiz aórtica e a perfusão coronariana; depois desinfla na sístole (**B**), reduzindo a pós-carga de LV. (**C**) Traçado hemodinâmico da pressão aórtica proximal no momento da ativação do IABP mostra redução na pressão sistólica e pressão diastólica aumentada. A pressão sistólica aórtica reduzida é um indicador de descarregamento mecânico da pressão ventricular esquerda. (**A** e **B** reproduzidos com autorização de Jones HA et al: J Invasive Cardiol 24(10):544-550,2012. **C** reproduzido com autorização de Kapur NK, Esposite M: Hemodynamic support with percutaneous devices in patients with heart failure, Heart Fail Clin 11:215-230, 2015).

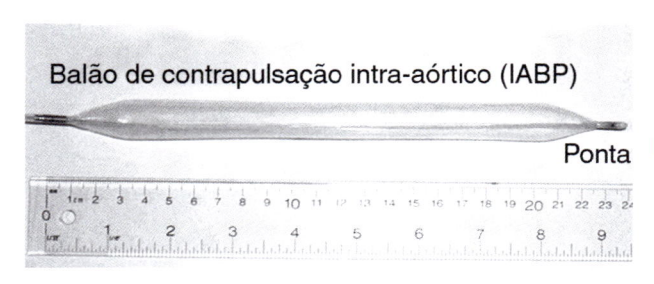

Fig. 12.3 Fotografia de um balão de contrapulsação intra-aórtico (IABP) demonstrando ponta e extensão do balão que é colocado na aorta descendente. A ponta do IABP tem um marcador radiopaco para ajudar no posicionamento. O terminal proximal do cateter está fora da imagem, à esquerda.

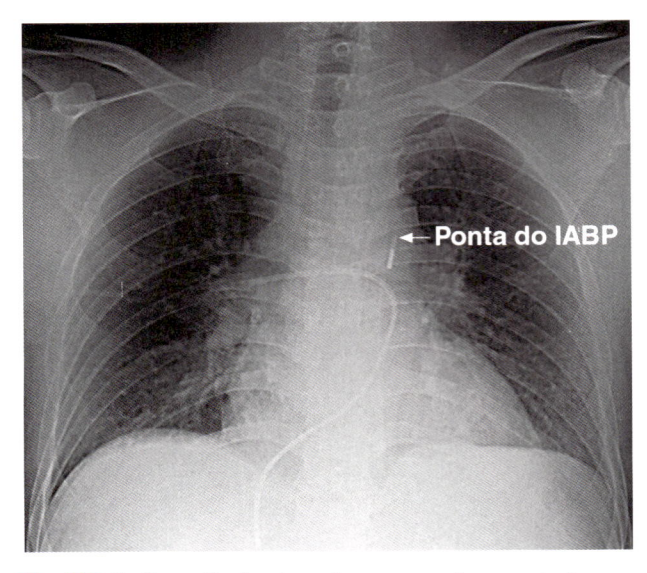

Fig. 12.4 Radiografia do tórax demonstrando a ponta do IABP distal ao arco aórtico. O cateter do coração direito também está presente.

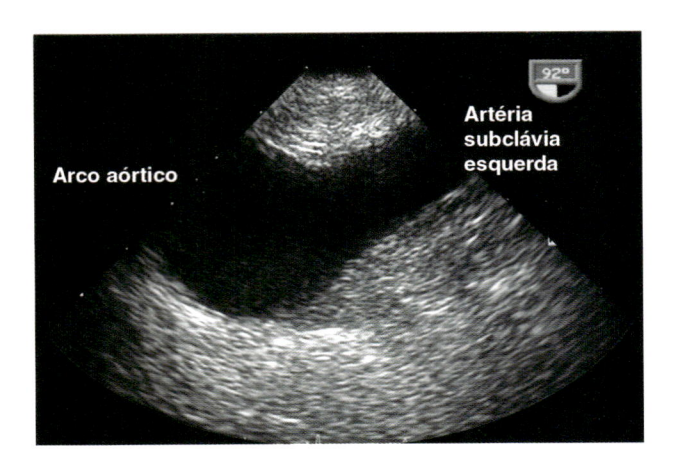

Fig. 12.5 Esta projeção do arco aórtico e da artéria subclávia esquerda foi obtida de uma posição da TEE bem alta, com a sonda voltada para o lado esquerdo do paciente e o plano da imagem girado em cerca de 90 graus. Esta projeção é útil para confirmar o posicionamento correto do IABP, que será visualizado se a ponta estiver muito avançada para dentro da aorta.

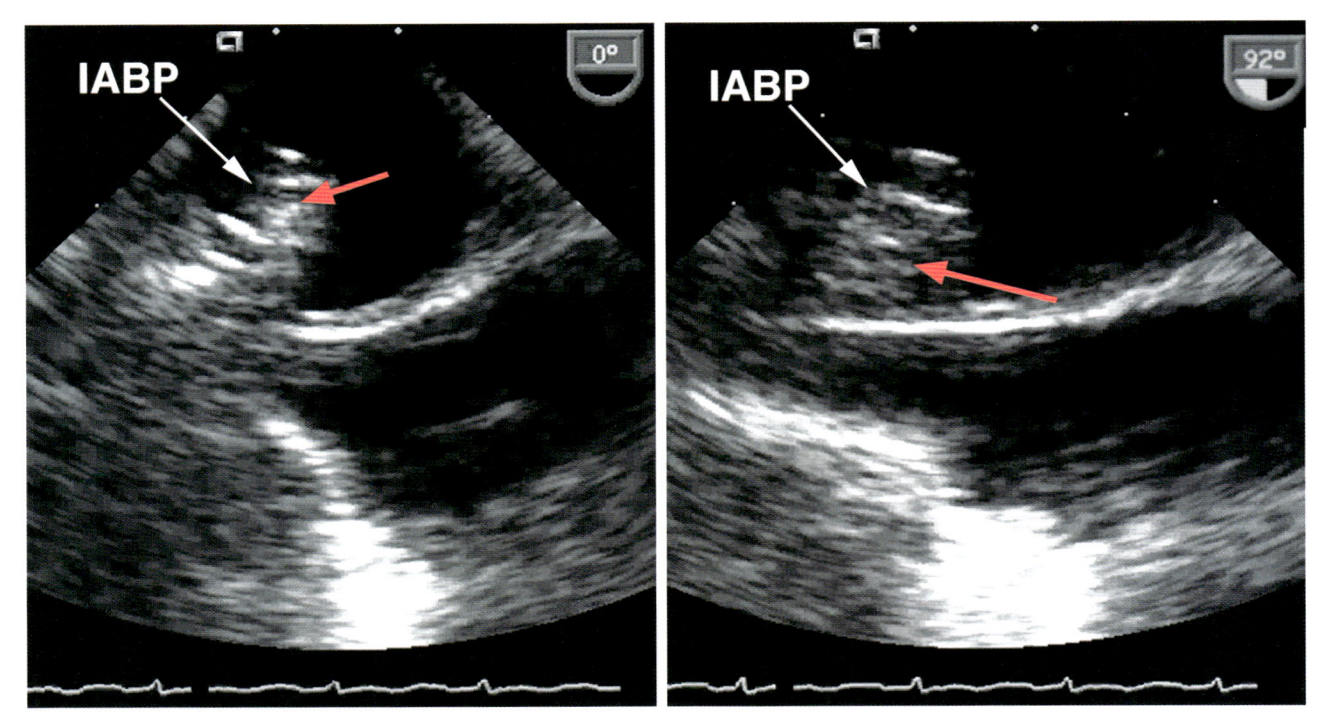

Fig. 12.6 ▶ Esta projeção da aorta torácica descendente revela a aparência típica na projeção em eixo curto (*à esquerda*) e em eixo longo (*à direita*) do balão de contrapulsação intra-aórtico. Em tempo real, o dispositivo é visualizado pulsando em sincronia com o batimento cardíaco. Há reverberações múltiplas oriundas do balão inflado (*seta vermelha*).

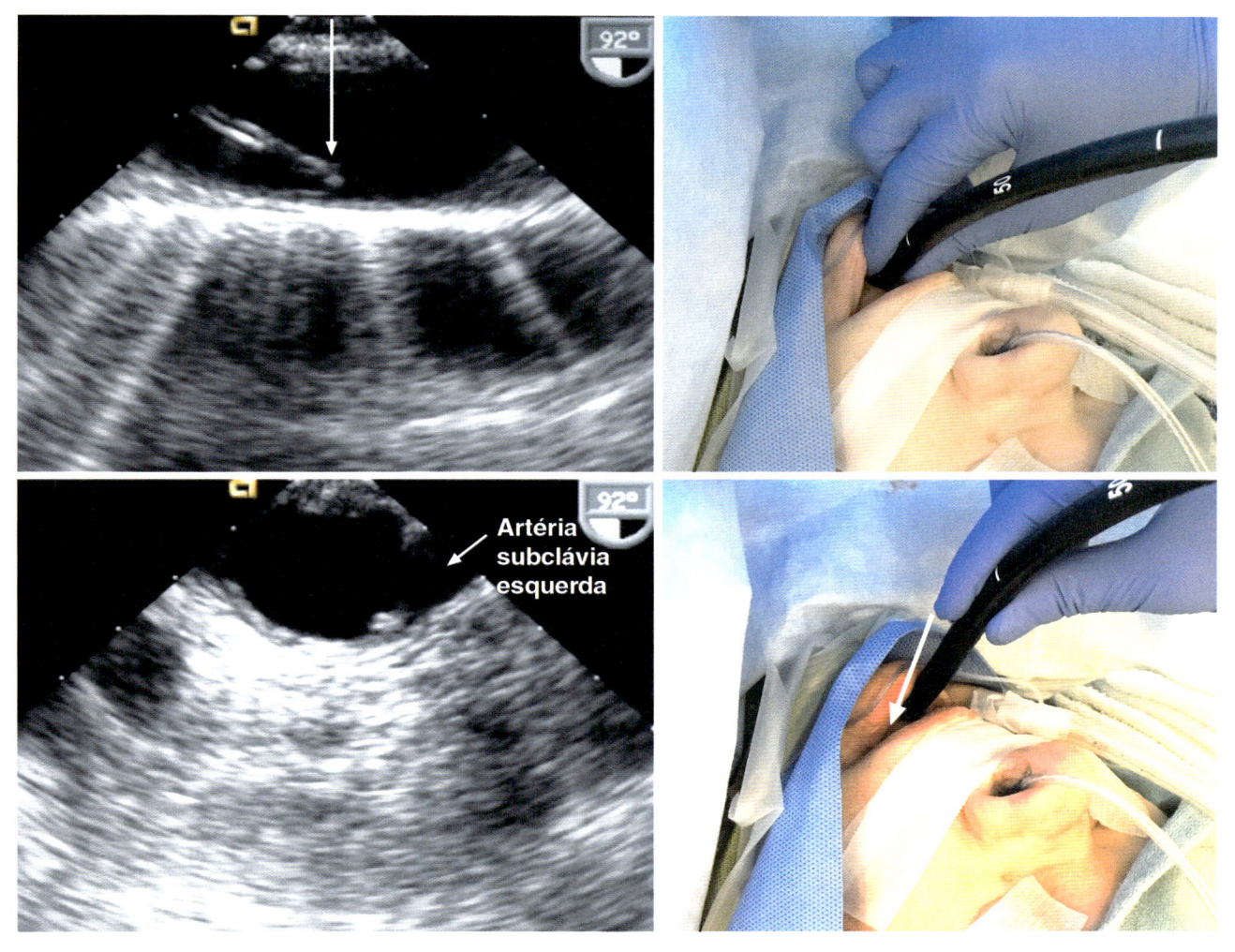

Fig. 12.7 ⬤ Técnica para determinar a posição do IABP. Com o balão preferivelmente suspenso e a aorta torácica descendente visualizada no eixo longo, o operador recua a sonda até que a ponta fique no meio do setor e coloca um dedo onde a sonda encontra os dentes do paciente (duas imagens superiores). A sonda é retirada lentamente com o dedo mantido no local até que a artéria subclávia esquerda seja visualizada, quando então o operador para e mede a distância do dedo aos dentes (*duas imagens inferiores*). (Com a assistência de Heather Reed, MD.)

Comentários

O propósito de um IABP é melhorar tanto o débito cardíaco na sístole quanto o fluxo coronário na diástole. O balão infla durante a diástole e desinfla durante a sístole, e o ritmo se baseia em uma formação de onda de pressão arterial e/ou no eletrocardiograma. A insuflação do balão na diástole melhora o fluxo de sangue da artéria coronária, que ocorre principalmente na diástole, aumentando a pressão de perfusão coronariana. A deflação do balão na sístole reduz efetivamente a pós-carga ventricular esquerda, resultando em aumento no débito cardíaco futuro.

Um IABP é contraindicado em pacientes com regurgitação aórtica significativa, pois a insuflação diastólica do balão aumenta o volume do fluxo retrógrado pela válvula aórtica.

Leitura Sugerida

1. De Silva K, Lumley M, Kailey B, et al: Coronary and microvascular physiology during intraaortic balloon counterpulsation, JACC Cardiovasc Interv 7:631–640, 2014.

CASO 12-2
Dispositivos Externos de Bomba Centrífuga

Este paciente foi encaminhado para o laboratório de cateterização cardíaca para implante de um dispositivo percutâneo de assistência TandemHeart® (Cardiac-Assist®, Pittsburgh, PA) para assistência circulatória após infarto agudo do miocárdio e intervenção coronariana percutânea com insuficiência cardíaca aguda.

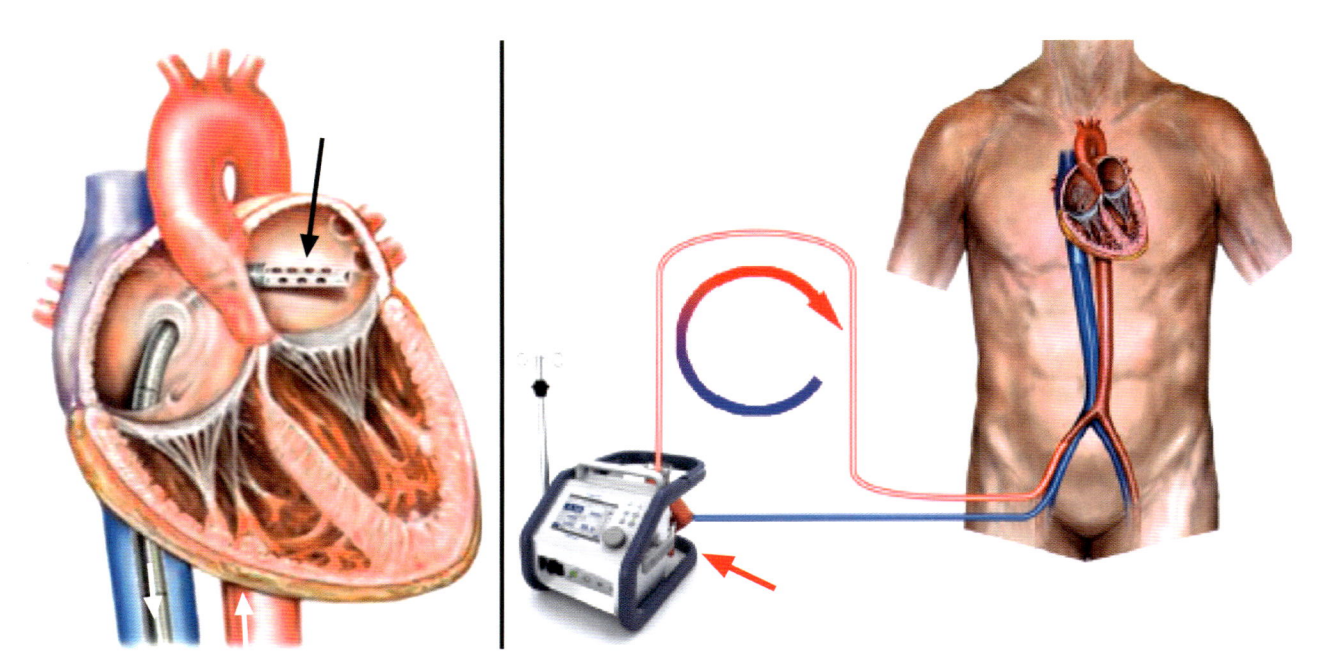

Fig. 12.8 Esquema de dispositivo. O sangue oxigenado é removido do átrio esquerdo por uma cânula transeptal de múltiplos orifícios (*seta preta*) e, com o uso de uma bomba centrífuga (*seta vermelha*), é enviado a uma cânula na artéria femoral. (De Myat A, Patel N, Tehrani S, *et al:* Percutaneous circulatory assist device for high-risk coronary intervention, J Am Coll Cardiol Interv 8:229-244, 2015. Com autorização.)

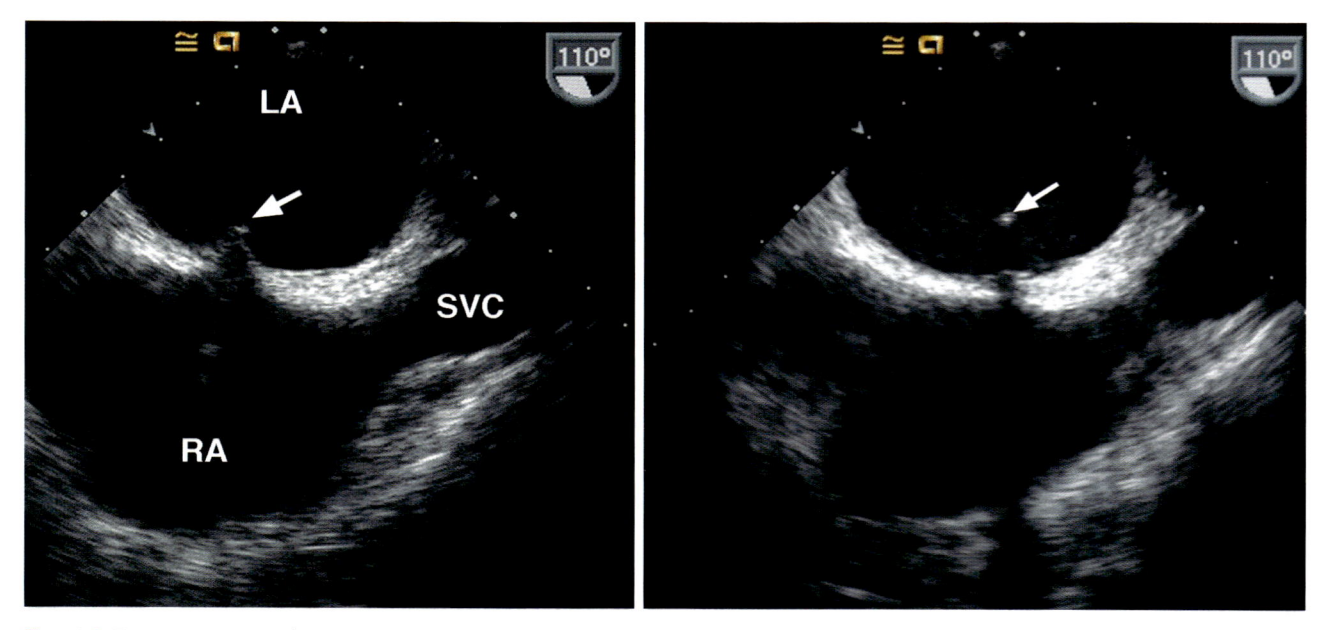

Fig. 12.9 Punção transeptal. O septo interatrial é drenado primeiro com uma agulha (*à esquerda*) e a seguir puncionado (*à direita*). As setas brancas indicam a agulha da punção.

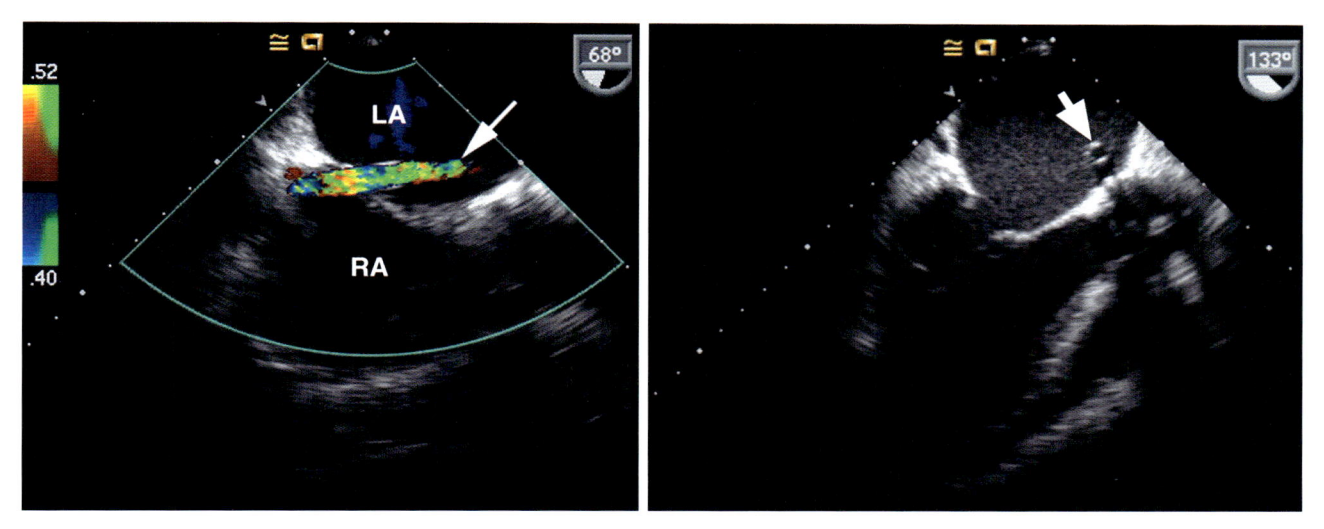

Fig. 12.10 ⬤ No painel esquerdo, observa-se cânula com fluxo colorido cruzando o septo interatrial para dentro do LA. À direita, observa-se a cânula em corte cruzado.

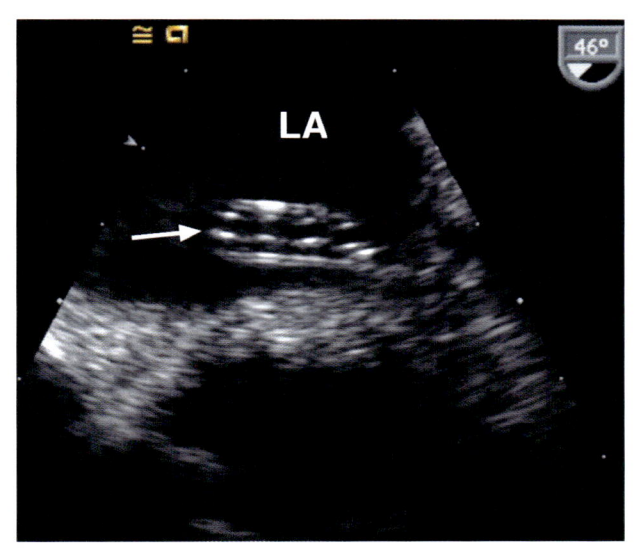

Fig. 12.11 ⬤ Visão de perto da porção da cânula de entrada no átrio esquerdo. São observados vários orifícios. A posição da porção distal da cânula de entrada é importante; se perto demais do septo interatrial, ela poderá se retrair para o átrio direito, levando o fluxo do sangue atrial direito para o dispositivo e causando um desvio significativo.

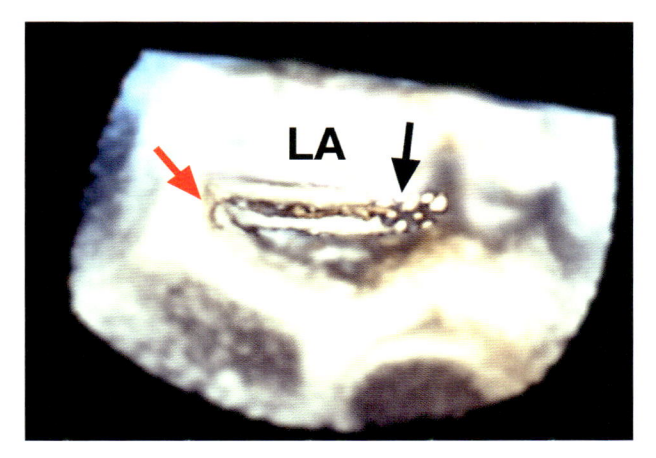

Fig. 12.12 TEE em 3D do átrio esquerdo mostrando cânula cruzando o septo interatrial (*seta vermelha*). A ponta com vários orifícios é indicada pela seta escura.

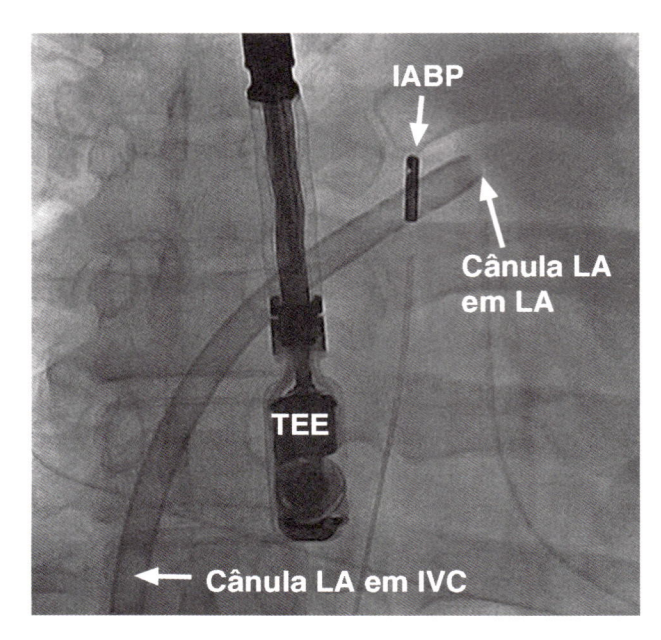

Fig. 12.13 ▶ Na radiografia, observa-se a posição da cânula de LA cruzando o septo interatrial para fornecer fluxo de entrada para o TandemHeart®. Esse paciente também tem IABP com ponta radiopaca em aorta descendente, atrás de LA. Em tempo real pode-se visualizar a inflação-deflação normal da IABP.

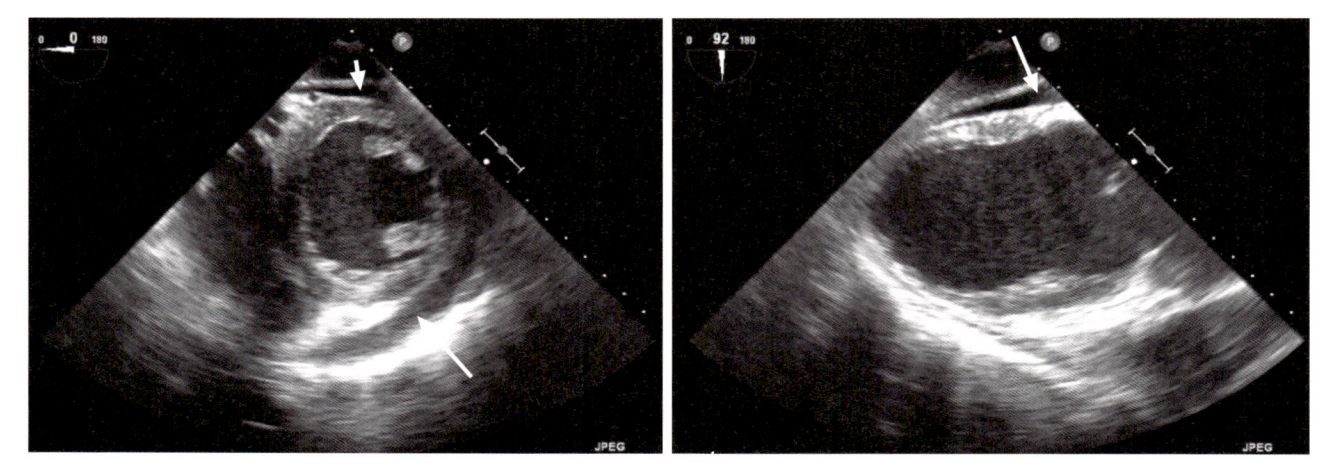

Fig. 12.14 ▶ Em um caso diferente, este homem de 50 anos com insuficiência cardíaca preexistente foi encaminhado ao laboratório de cateterismo após infarto do miocárdio de grande porte. Em tempo real, observa-se hipocinesia severa em todos os grandes segmentos ventriculares. O ventrículo esquerdo é visualizado em eixos curto e longo transgástricos. A seta indica coleção de efusão pericárdica. Em tempo real, os ventrículos se mostram seriamente hipocinéticos.

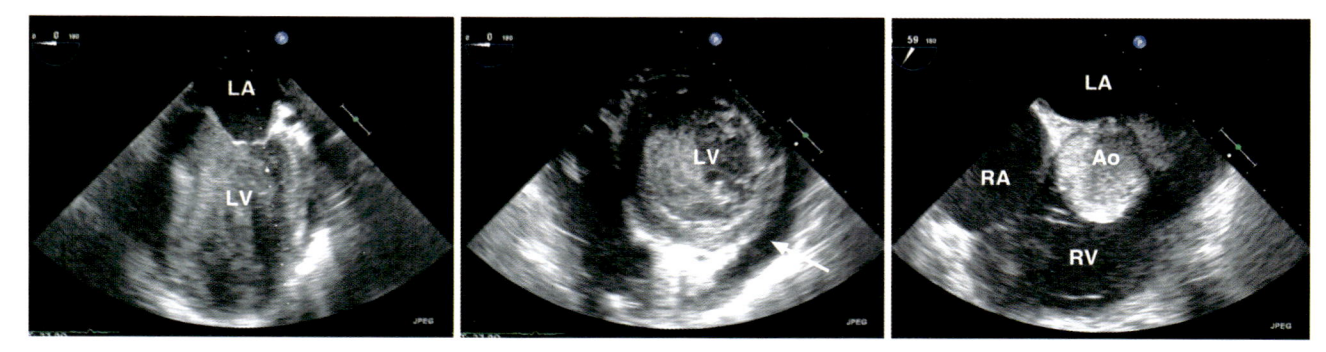

Fig. 12.15 ▶ No mesmo paciente visto na Fig. 12.14, as cânulas TandemHeart® foram colocadas dando início ao fluxo de LA para a aorta. Após início desse fluxo, foi observado contraste de eco significativo no ventrículo esquerdo e na raiz aórtica, que não se esclareceu. Esse fenômeno foi secundário a um volume de bombeamento ventricular esquerdo nativo extremamente baixo. A seta indica fluido pericárdico.

CASO 12-2 Dispositivos Externos de Bomba Centrífuga

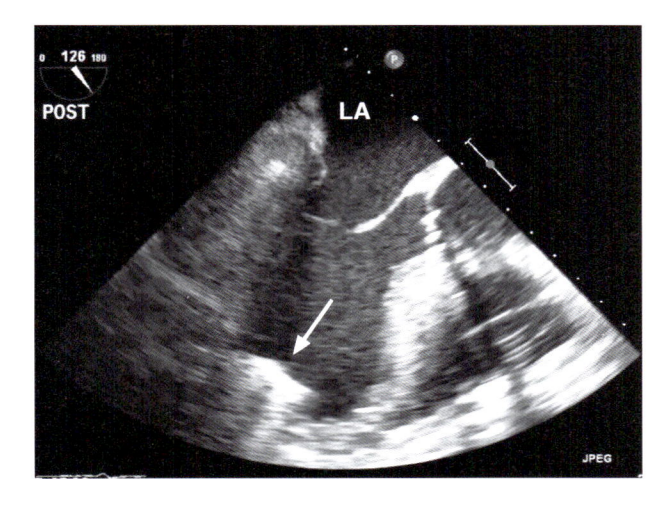

Fig. 12.16 ▶ No mesmo paciente da Fig. 12.14, por causa da preocupação quanto ao risco de trombose do lado esquerdo, mesmo com anticoagulação, o paciente foi encaminhado ao Centro Cirúrgico onde foi implantado um dispositivo de assistência ventricular esquerda, sendo removido o dispositivo percutâneo. A seta indica a cânula de entrada para o dispositivo.

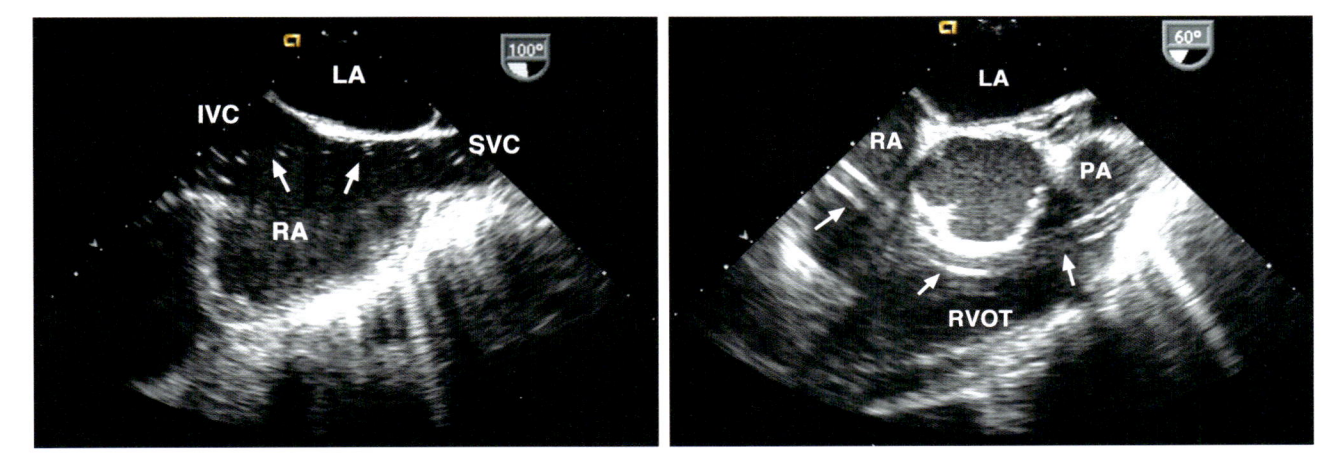

Fig. 12.17 Outro exemplo de assistência com TandemHeart® neste paciente com 57 anos que sofreu infarto ventricular direito resultando em choque cardiogênico. Ele foi levado com urgência ao laboratório de cateterismo onde recebeu um dispositivo TandemHeart® do lado direito. A cânula de entrada para o dispositivo, um cateter com orifícios múltiplos, semelhante à cânula venosa femoral usada para a derivação, foi inserida via veia jugular interna direita (à *esquerda*). A cânula de saída para o paciente foi colocada via veia femoral e por átrio direito, válvula tricúspide e válvula pulmonar para a PA principal (*meio, setas*), passando nas adjacências falhando o ventrículo direito.

Comentários

A assistência cardíaca mecânica com dispositivos externos de bomba de centrifugação ou dispositivo percutâneo de assistência de fluxo axial é usada principalmente para insuficiência cardíaca aguda no hospital, onde a recuperação rápida da função ventricular é provável, como a intervenção coronariana percutânea de alto risco. Essa abordagem também pode ser usada para assistência aguda, seguida pelo implante de um dispositivo visando suporte por tempo mais longo ou como ponte para um transplante cardíaco.

Leitura Sugerida

1. Kowalczyk AK, Mizuguchi KA, Couper GS, et al: Use of intraoperative transesophageal echocardiography to evaluate positioning of TandemHeart® percutaneous right ventricular assist, Anesth Analg 118:72-75, 2014.

2. Kirkpatrick J: Cardiac assist devices: normal findings, device failure and weaning parameters. In Otto CM, editor: The Practice of Clinical Echocardiography, ed 5, Philadelphia, 2016, Elsevier.

CASO 12-3
Dispositivos Percutâneos de Assistência de Fluxo Axial

Dispositivos mais recentes de assistência de fluxo atrial de implante percutâneo ou central estão disponíveis para assistência ventricular temporária (Impella®, Abiomed, Danvers, MA). A colocação é retrógrada pela válvula aórtica. Esses dispositivos oferecem assistência temporária para um coração com insuficiência como ponte para recuperação, decisão sobre transplante ou dispositivo mais durável. Eles também são implantados durante alguns procedimentos como uma intervenção coronariana percutânea de alto risco (PCI) ou procedimentos de ablação para taquicardia ventricular.

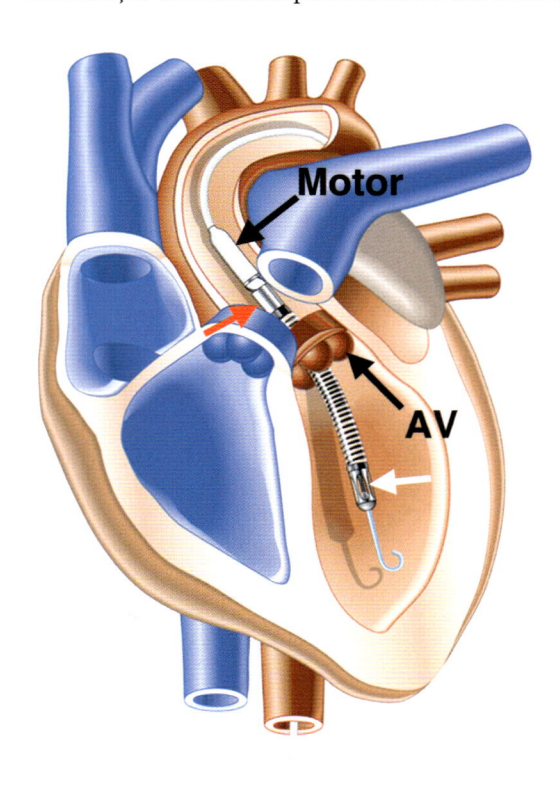

Fig. 12.18 O esquema mostra o dispositivo sendo passado em sentido retrógrado através da válvula aórtica. A porta da cúspide para o dispositivo é visualizada no ventrículo esquerdo (*seta branca*), e a porta de saída na aorta ascendente (*seta vermelha*).

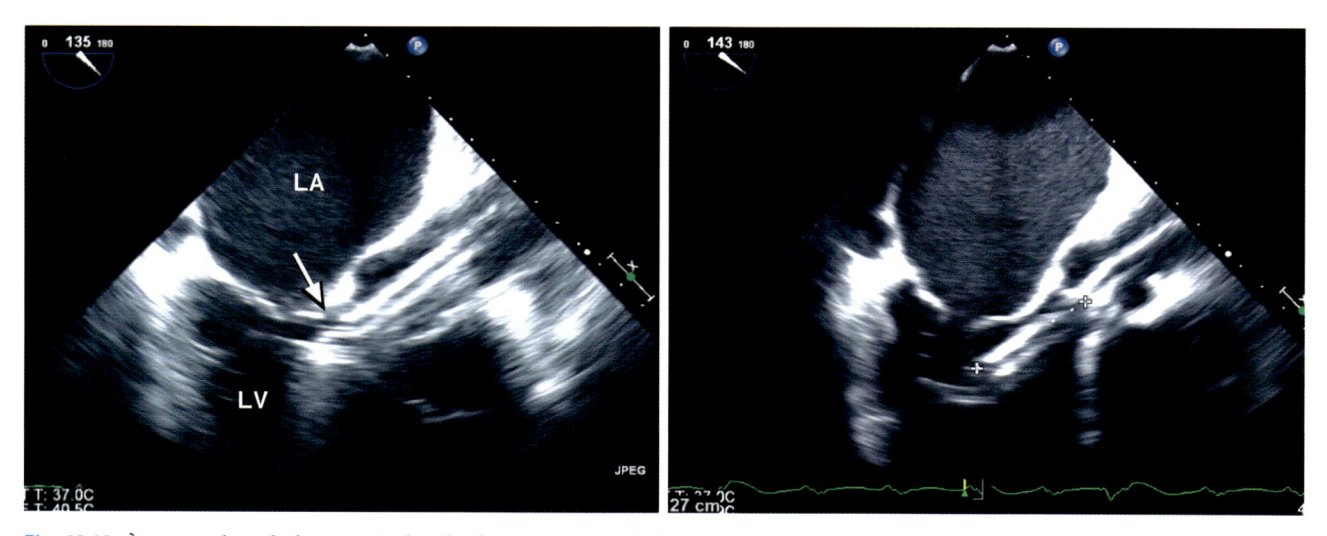

Fig. 12.19 À esquerda, o lado ventricular do dispositivo (*seta*) é visto passando pela válvula aórtica e, à direita, o dispositivo avança para sua posição final. Para assegurar que a saída está na melhor posição possível logo acima da válvula aórtica, a entrada deverá estar 3-4 cm no lado LV do ânulo aórtico. A entrada é identificada na ecocardiografia como descontinuidade em linhas paralelas de cânula com ecos da ponta da cânula e rabo-de-porco visível mais em sentido apical na câmara LV.

CASO 12-3 Dispositivos Percutâneos de Assistência de Fluxo Axial   425

Fig. 12.20 Modelo do dispositivo (**A**) e imagem da cateterização cardíaca (**B**) ilustrando os componentes do dispositivo: a *driveline* anexa ao alojamento do motor, às portas de entrada e de saída e à própria cânula. A TEE em 2D (**C**) mostra fluxo no dispositivo; as posições das três portas em relação à válvula aórtica podem ser verificadas assim como a profundidade para o interior do ventrículo esquerdo. É imperativo que a porta de saída (*seta branca*) fique superior à válvula aórtica. A TEE 3D (**D**) é uma visão mais próxima na porta de saída (*seta branca*) e sua relação com o ânulo aórtico (*setas escuras*).

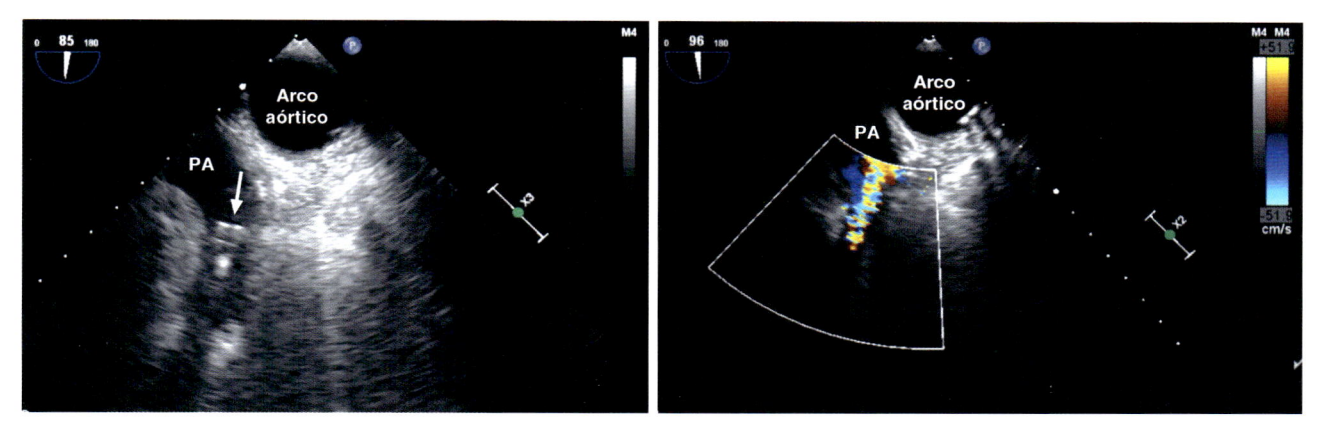

Fig. 12.21 ◐ Modificação do Impella® original permite o uso no lado direito do coração por até 14 dias, enviando 4 L/min de fluxo. O fluxo de entrada vem do átrio direito, e o fluxo de saída é enviado para a artéria pulmonar principal. Esses achados são ilustrados em um paciente diferente com insuficiência cardíaca aguda do lado direito. À esquerda, TEE esofágica alta mostra cânula na artéria pulmonar (*seta*), e à direita o Doppler de fluxo colorido mostra fluxo de saída para a artéria pulmonar.

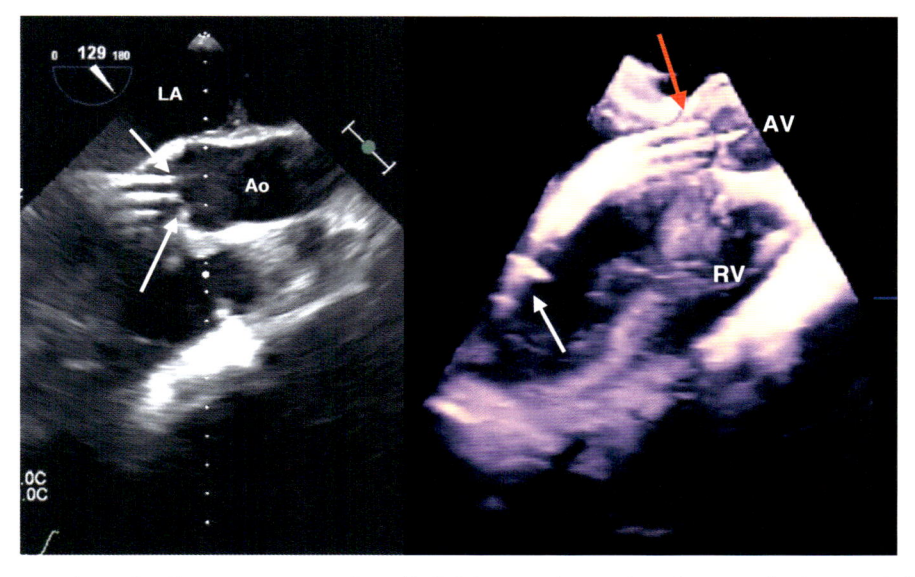

Fig. 12.22 ◐◐ Neste paciente de 42 anos, o suporte Impella® foi necessário após infarto agudo do miocárdio. No terceiro dia o dispositivo parou de funcionar apropriadamente, e o paciente foi enviado ao laboratório de cateterismo para avaliação. A imagem à esquerda é uma projeção em eixo longo médio-esofágica mostrando a válvula aórtica (*setas brancas*) e o dispositivo Impella® completamente inserido no ventrículo. A imagem à direita é uma TEE 3D na mesma profundidade mostrando a válvula aórtica e o final do Impella® por baixo dela (*seta vermelha*) e a porção de entrada do dispositivo profundamente na cavidade LV. Comparar essa visualização à aparência normal do dispositivo nas Figuras 12.18, 12.19 e 12.20.

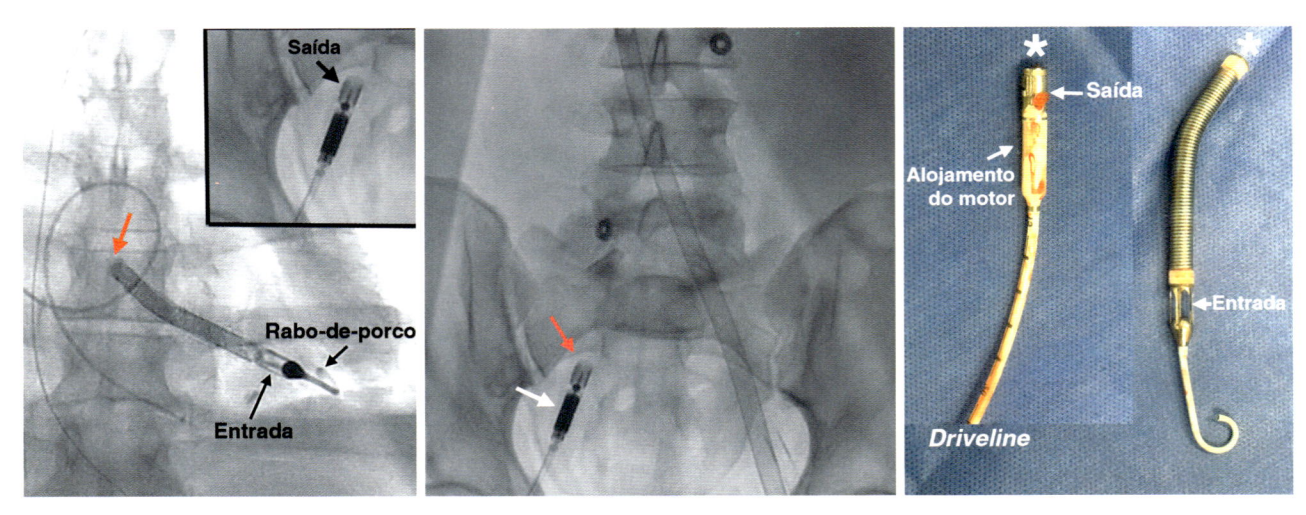

Fig. 12.23 ◐ ◐ Na imagem à esquerda, observa-se o dispositivo fraturado. A inserção mostra a peça destacada e, como se pode ver na imagem central, ela se apoia na artéria femoral direita. As extremidades indicadas pelas duas setas vermelhas normalmente estariam conectadas, e a seta branca indica o alojamento do motor. A porção pélvica foi facilmente removida, e o intervencionista extraiu a porção intracardíaca, mais bem apreciada no vídeo correspondente. À direita, as peças do dispositivo são observadas. Comparar estas imagens às da aparência normal na Figura 12.20.

Comentários

O dispositivo percutâneo de fluxo axial está disponível em vários tamanhos; os dispositivos menores podem ser implantados percutaneamente, via bainha 14 Fr e fornecem índices de fluxo de aproximadamente 2,5 L/min. Um dispositivo maior exige implante cirúrgico, mas fornece até 5,0 L/min. de fluxo. A avaliação por eco antes do implante deverá se concentrar na função ventricular, assim como na presença de doença da válvula aórtica; as válvulas estenóticas podem tornar a passagem mais difícil, assim como piorar a estenose, enquanto a regurgitação pode aumentar em intensidade com o dispositivo implantado no sítio. A orientação para implante pelo eco pode ajudar na colocação apropriada no ventrículo esquerdo, assim como na avaliação de colisão no aparato da válvula AV esquerda (mitral), levando à disfunção dessa válvula. A projeção no eixo longo médio-esofágico é tipicamente a melhor ao se medir profundidade, e a avaliação da válvula mitral em múltiplos ângulos é necessária para descartar a disfunção da válvula AV esquerda causada pelo dispositivo.

Leitura Sugerida

1. Patel KM. Sherwani SS, Baudo AM, et al: The use of transesophageal echocardiography for confirmation of appropriate Impella 5.0 device placement, Anesth Analg 14:82–85, 2012.

CASO 12-4
Oxigenação Extracorpórea por Membrana

Esta paciente de 24 anos com fibrose cística aguardava por um transplante de pulmão, mas apesar da traqueotomia e da ventilação mecânica, ela apresentava hipercarbia grave. Foi decidido proceder a uma oxigenação venovenosa (V-V) extracorpórea por membrana (ECMO) na tentativa de otimizar a troca gasosa antes do transplante. Ela foi levada para o Centro Cirúrgico onde sua veia interna direita recebeu uma cânula de ECMO V-V de duplo lúmen (Avalon©, Maquet, Rastatt, Alemanha). Três semanas depois ela foi submetida a um transplante duplo bem-sucedido dos pulmões.

CASO 12-4 Oxigenação Extracorpórea por Membrana 427

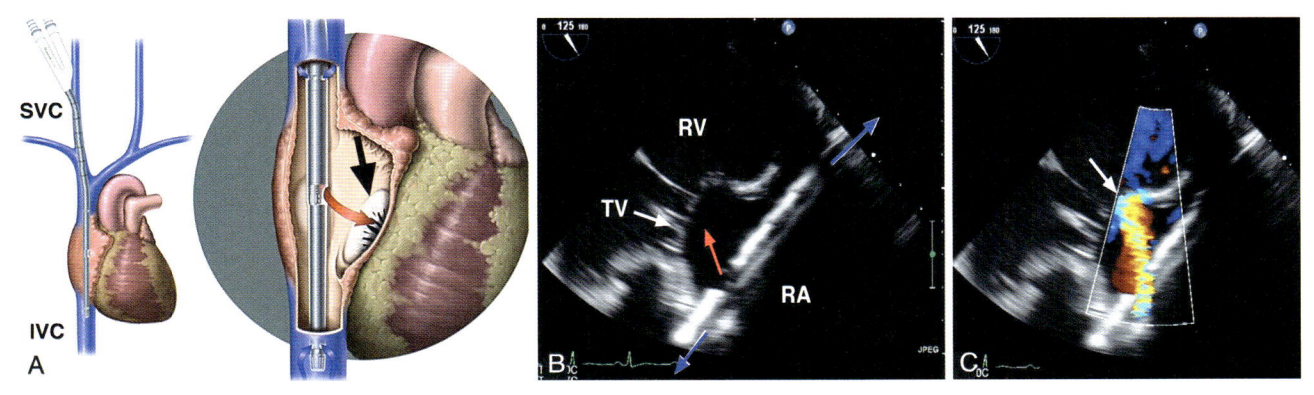

Fig. 12.24 ▶ Posicionamento de cânula de ECMO venovenosa. O painel A ilustra a cânula bicaval de duplo lúmen Avalon® (Maquet, Rastatt, Alemanha) para oxigenação venovenosa extracorpórea por membrana. Observa-se o cateter penetrando a veia jugular interna e avançado para facilitar a drenagem de sangue venoso da IVC e SVC, com lúmen de fluxo de saída colocado em oposição à válvula AV direita (tricúspide) (*seta escura*). Projeção transgástrica em eixo longo do átrio direito e do ventrículo direito; no painel B, o sangue venoso saindo do paciente é representado por setas azuis, e o sangue oxigenado saindo da cânula é direcionado para a válvula tricúspide (*seta vermelha*). No painel C, o Doppler colorido ilustra fluxo saindo da cânula através da válvula tricúspide. Recomenda-se o exame da porção distal da cânula para assegurar que a veia hepática não tenha sido penetrada. (Painel A reimpresso de Souilamas R, Souilamas J, Alkhamees K, et al: Extracorporal membrane oxygenation in general thoracic surgery: A new single veno-venous cannulation. J Cardiothorac Surg 6:52-54, 2011. Com autorização.)

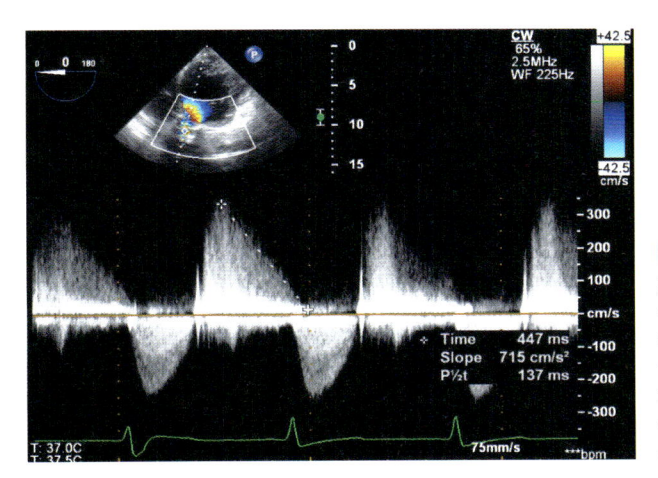

Fig. 12.25 Este paciente de 39 anos submeteu-se ao procedimento de Bentall por causa de um quadro grave de regurgitação e dilatação da aorta. A TEE intraoperatória basal antes do Bentall mostrou regurgitação aórtica intensa. Os traçados do Doppler colorido e do Doppler de onda contínua foram obtidos de uma posição transgástrica profunda. O tempo de meia pressão do jato de regurgitação aórtica é extremamente curto em 137 ms, indicativo de regurgitação aórtica grave.

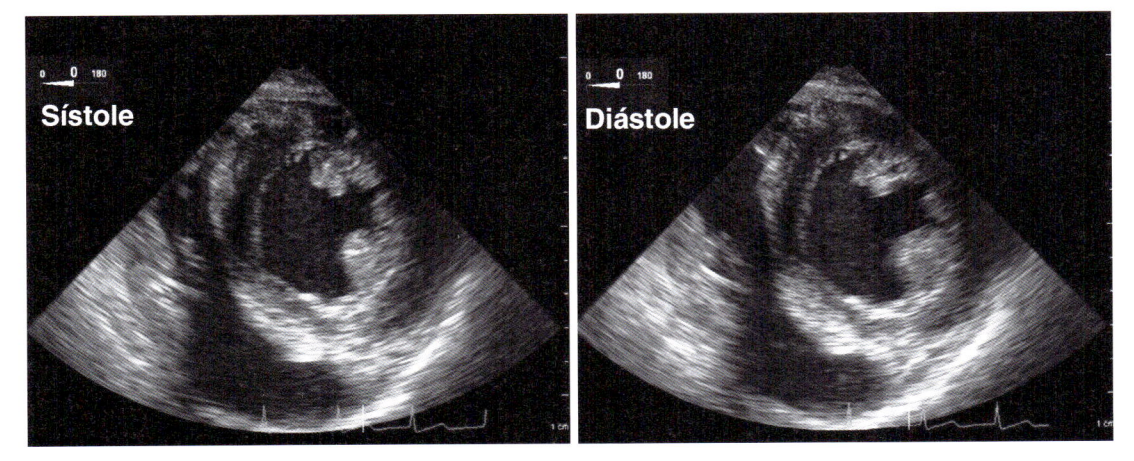

Fig. 12.26 ▶ A cirurgia foi complexa, com tempo prolongado de bombeamento pela derivação cardiopulmonar. Embora a função ventricular esquerda tenha sido levemente reduzida antes da operação, ela deteriorou significativamente após o procedimento. Apesar das grandes doses de inotrópicos e da assistência de bombeamento por balão intra-aórtico, o paciente não pode ser desmamado da derivação e foi colocado em um suporte de ECMO V-A. As estruturas sistólica e diastólica após a tentativa de separação da derivação são indicativas de alteração da área fracional muito baixa, mais bem apreciada quando se observa o *clip* em tempo real.

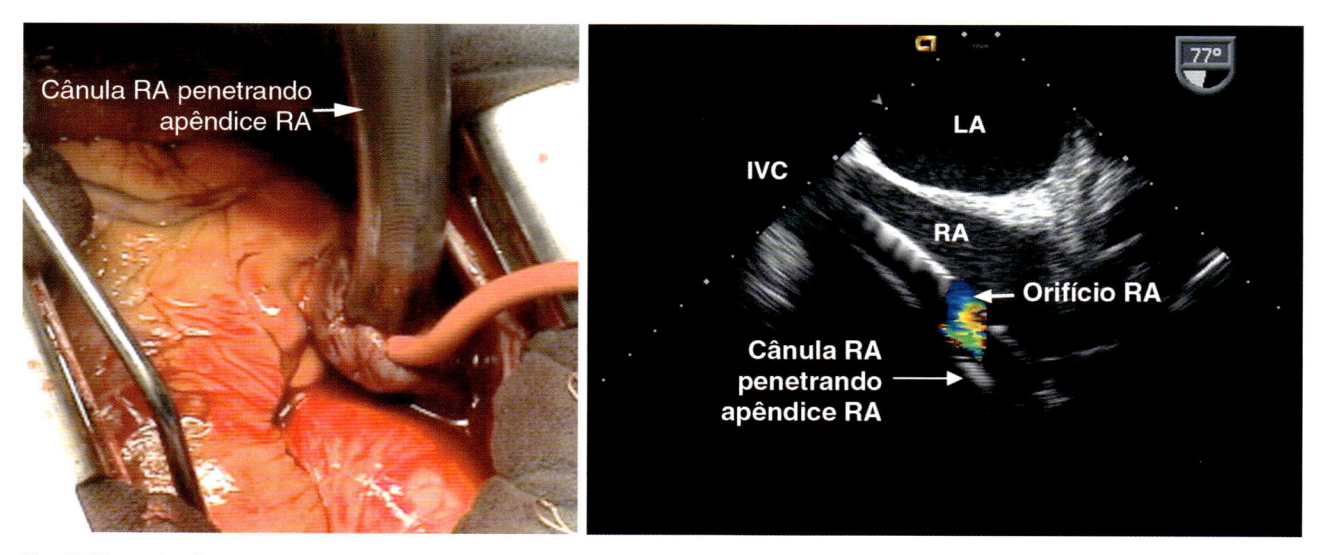

Fig. 12.27 A cânula venosa para o circuito de ECMO foi a linha atrial direita preexistente usada durante a derivação. A cânula tinha sido inserida no apêndice atrial direito e avançada para o interior da veia cava inferior. A cânula "de dois estágios" drena o sangue da IVC com seu orifício distal, e do átrio direito e da veia cava superior a partir do orifício atrial direito.

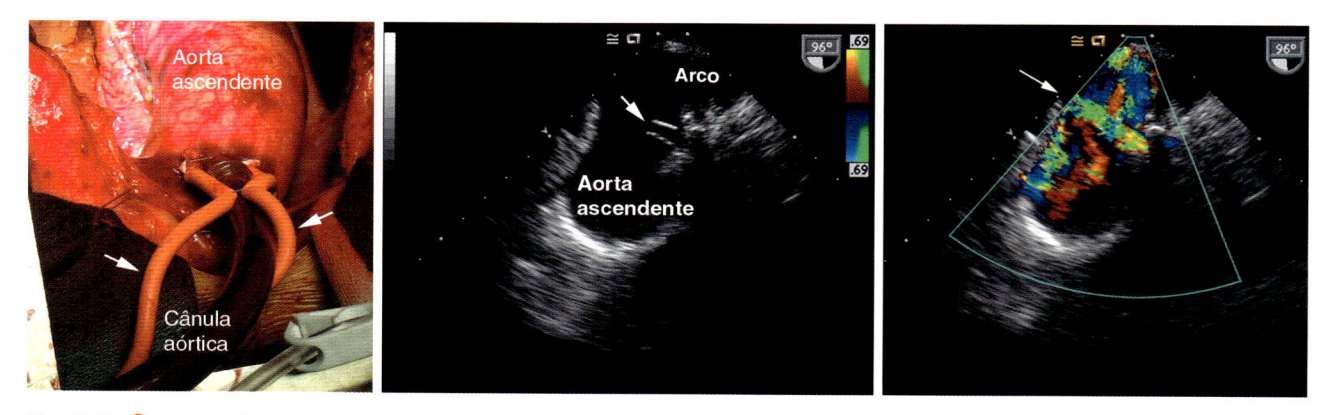

Fig. 12.28 ▶ A aorta foi canulada pela artéria femoral durante a cirurgia; entretanto, uma vez que o tórax deveria permanecer aberto, a canulação da aorta foi feita centralmente. Na TEE em tempo real, o jato em alta velocidade emanando da cânula aórtica é visualizado colidindo com a parede posterior da aorta.

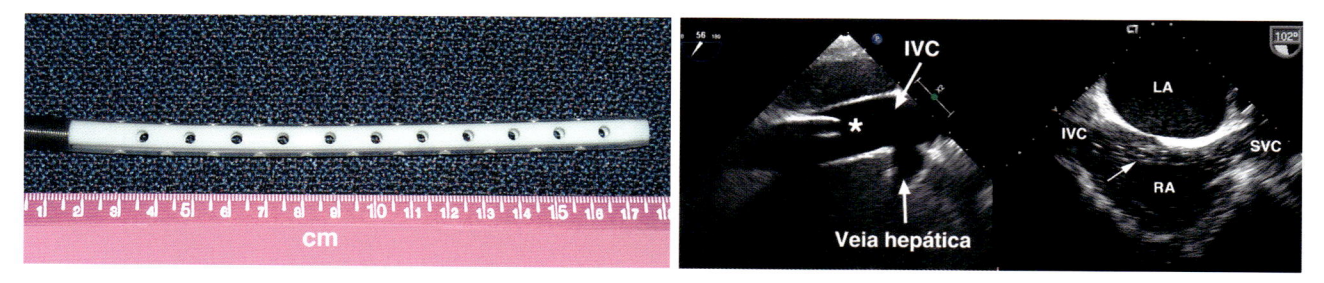

Fig. 12.29 Quando o tórax não foi aberto e a assistência da ECMO V-A for necessária, a artéria femoral é canulada para acesso arterial, e uma cânula venosa de vários orifícios (*estrutura à esquerda*) é avançada para o átrio direito de modo que a ponta fique dentro da veia cava superior. No painel central, a projeção transgástrica com a sonda voltada para a direita do paciente mostra a ponta da cânula (*) ao atingir a veia cava inferior. À direita, a cânula é mostrada em sua posição final.

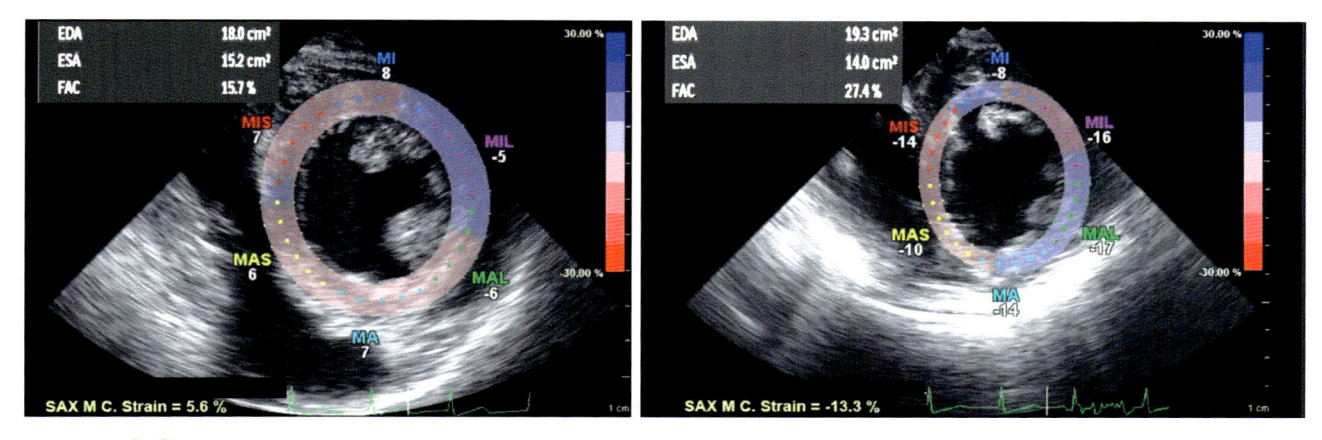

Fig. 12.30 ▶▶ Nos quatro dias seguintes a função sistólica de LV melhorou, e o paciente foi retirado da ECMO com assistência inotrópica e balão de contrapulsação intra-aórtico. A investigação por imagens da medida de deformação do tecido miocárdico (*strain*) por rastreamento de pontos (*speckle tracking*) mostra deformação grosseiramente anormal e alteração da área fracional após tentativas iniciais de separação da derivação, e valores muito melhorados à época da retirada da ECMO, quatro dias depois.

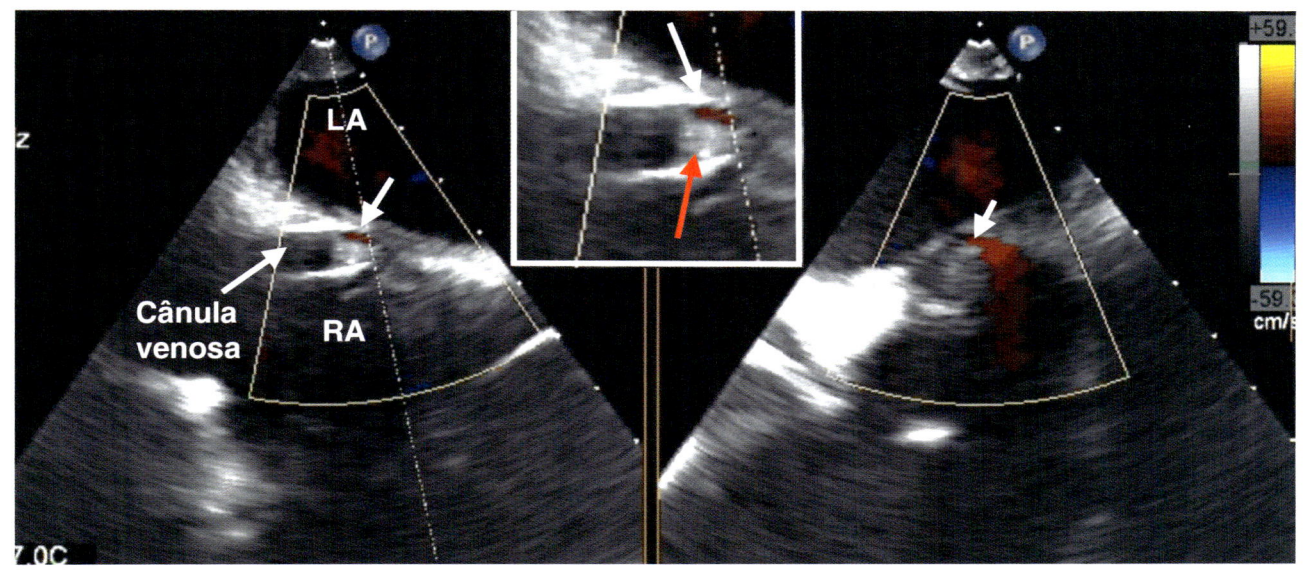

Fig. 12.31 ▶ Em outro paciente recebendo ECMO V-A, os fluxos baixos predispuseram o paciente à TEE. À esquerda, a cânula venosa pode ser visualizada contígua ao septo interatrial; a imagem está ampliada na inserção, com a seta vermelha indicando um trombo, e a seta branca indicando um pequeno fluxo de entrada. À direita, a investigação ortogonal mostra outra perspectiva do fluxo de entrada comprometido.

Comentários

Em pacientes com insuficiência respiratória refratária ao tratamento com ventilação e em que a função cardíaca é adequada, a ECMO venovenosa (V-V) pode ser usada para dar assistência à função pulmonar. Uma cânula de duplo lúmen é colocada pela veia jugular interna no átrio direito. O sangue venoso é drenado para o dispositivo, a oxigenação e retirada do dióxido de carbono ocorrem, e o sangue é bombeado de volta para o átrio direito. A TEE é usada para posicionar este último orifício em oposição à válvula AV direita (tricúspide) para assegurar que o sangue oxigenado penetre no ventrículo direito e não circule de volta através do dispositivo.

A ECMO venoarterial (V-A) fornece tanto uma bomba de fluxo contínuo que fornece assistência biventricular quanto um oxigenador de membrana para melhorar a oxigenação e a troca do dióxido de carbono. A vantagem da ECMO V-A, comparada a outras opções de dispositivos de assistência a curto prazo, é a habilidade de colocar cânulas e iniciar o tratamento no leito nos centros com experiência nessa abordagem.

Leitura Sugerida

1. Saffarzadeh A, Bonde P: Options for temporary mechanical circulatory support, J Thorac Dis 7:2102–2011, 2015.

CASO 12-5
Dispositivo de Assistência Ventricular Esquerda

Este paciente de 30 anos tinha longa história de cardiomiopatia familiar não isquêmica, tinha tido problema com sobrecarga de volume, falta de ar e dispneia paroxística noturna, tudo isso com piora nos meses mais recentes. Vários dias antes da internação no hospital, ele descreveu tolerância de esforço de cerca de meio quarteirão antes de parar por causa da falta de ar. Seu peso se encontrava 10 kg acima do peso seco. Ele foi admitido para implante de Dispositivo de Assistência Ventricular Esquerda (LVAD).

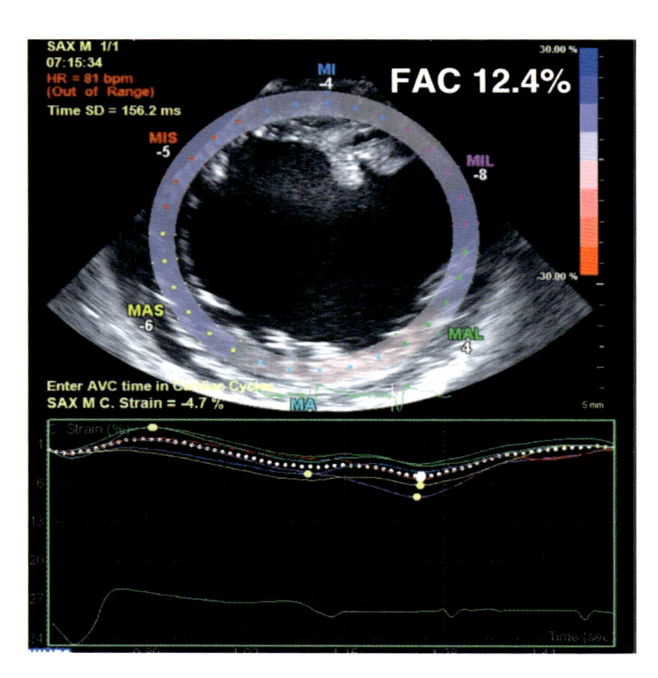

Fig. 12.32 Deformação circunferencial do tecido miocárdico medida a partir de projeção transgástrica médio-papilar mostrando-se significativamente reduzida, compatível com a cardiomiopatia do paciente.

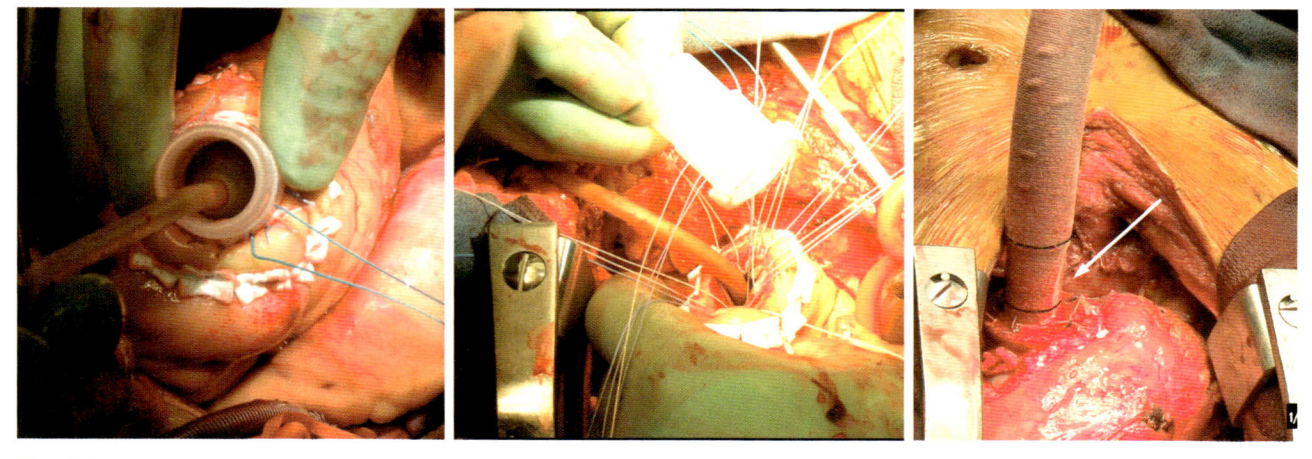

Fig. 12.33 Na cirurgia, uma cânula de entrada é inserida no ápice ventricular esquerdo. À esquerda, uma peça circular do ápice é ressecada, sutura-se um adaptador e um cateter de Foley é colocado pelo orifício na cavidade do LV. Isto serve para evitar arrasto do ar e reduzir a entrada do sangue do LV no campo. No painel central, o ápice é preparado para a anexação da cânula de entrada, e o resultado final é visualizado no painel direito.

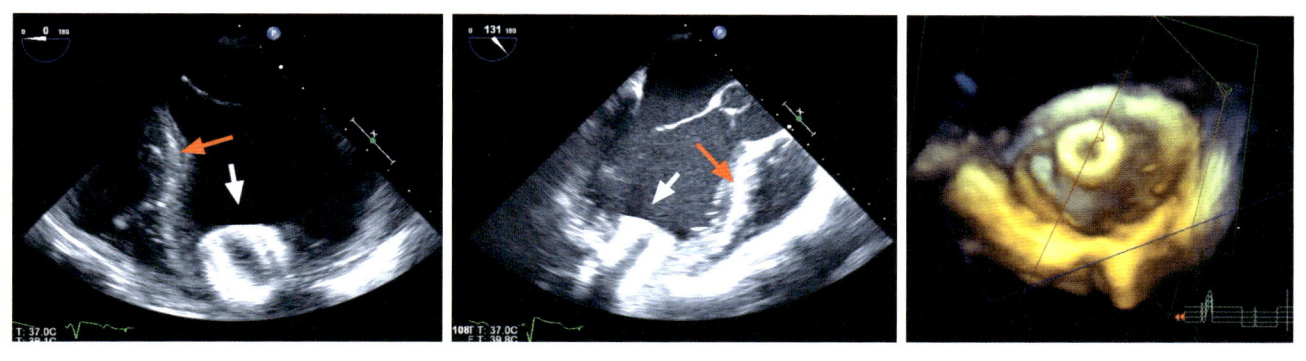

Fig. 12.34 ▶ ▶ Imagens ortogonais em 2D mostram que o final da cânula de entrada (*seta branca*) está livre do septo interventricular (*seta vermelha*). Na TEE em 3D à direita, observa-se que o orifício de fluxo de entrada está livre de qualquer contato com as paredes de LV.

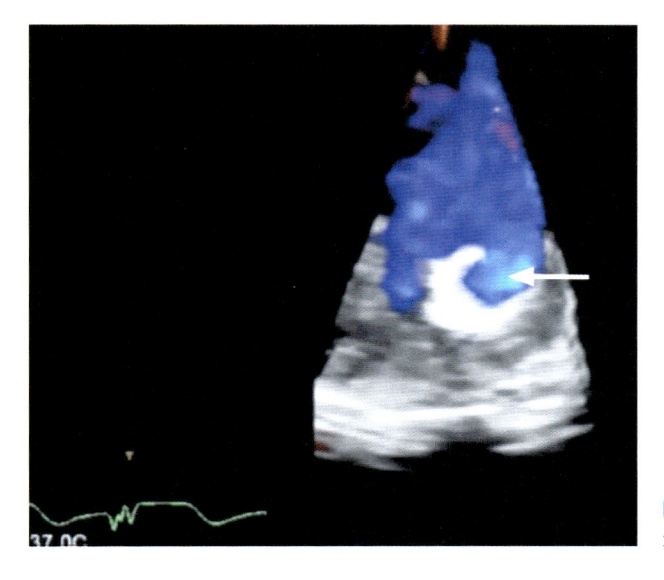

Fig. 12.35 ▶ TEE colorida em 3D mostrando fluxo penetrando no orifício da cânula de entrada.

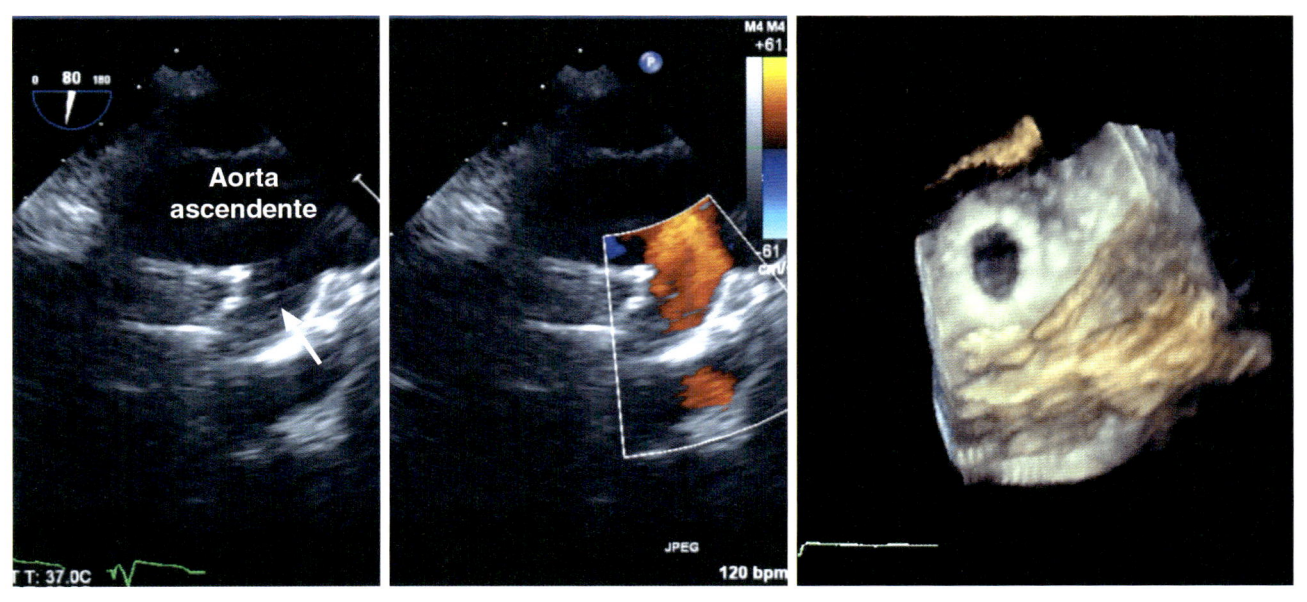

Fig. 12.36 ▶ A cânula de saída e sua anastomose com a aorta ascendente são visualizadas nesta imagem médio-esofágica em eixo longo. Bem à direita, uma imagem em 3D adquirida da mesma projeção mostra o orifício da cânula de saída abrindo-se para a aorta ascendente.

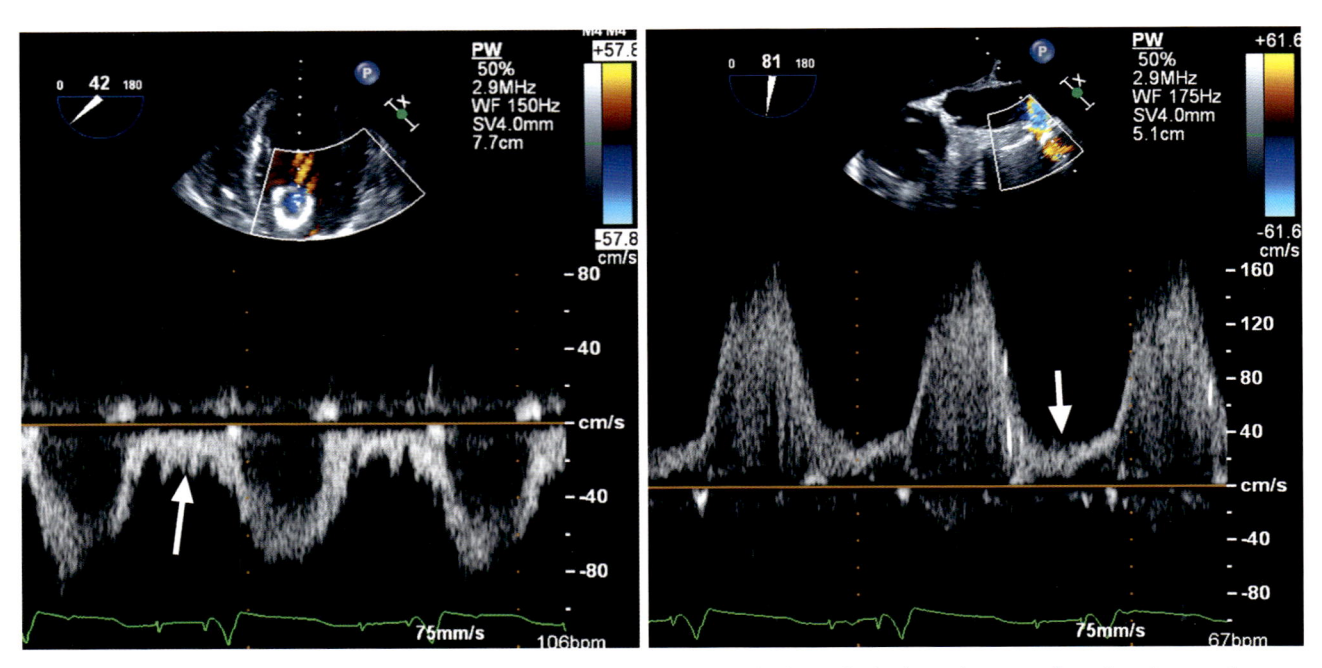

Fig. 12.37 Doppler espectral da cânula de entrada (*à esquerda*) e da cânula de saída (*à direita*). Existe fluxo basal em cada uma delas (*setas brancas*). O fluxo pulsátil é concorrente com a contração do LV, que orienta o sangue no LVAD e aumenta o fluxo.

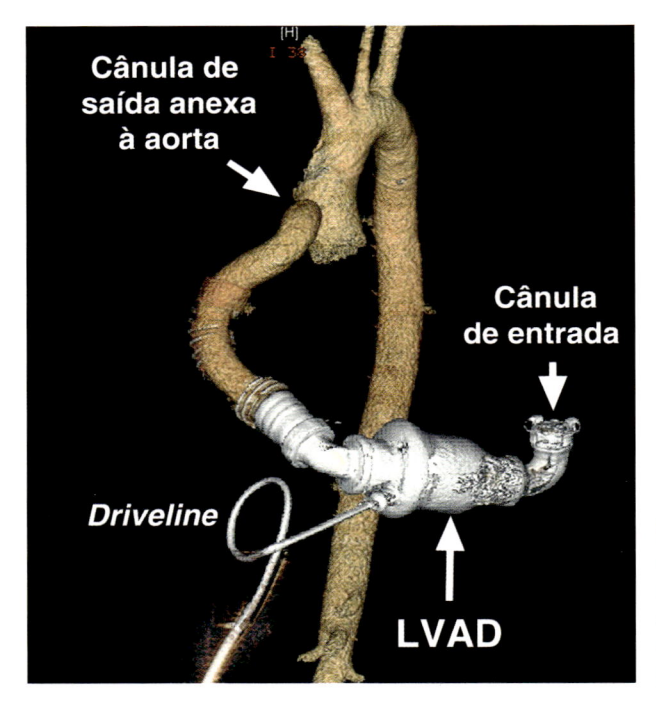

Fig. 12.38 Varredura por CT pós-operatória mostrando a cânula de saída conectada à aorta logo acima dos seios de Valsalva e na cânula de entrada no ápice de LV, com o dispositivo de assistência do LV (LVAD) implantado sob a pele do abdome superior. A *driveline* sai da pele para se conectar à fonte de força externa.

As quatro imagens a seguir mostram situações específicas observadas na avaliação de antes e depois da derivação no paciente com LVAD.

CASO 12-5 Dispositivo de Assistência Ventricular Esquerda

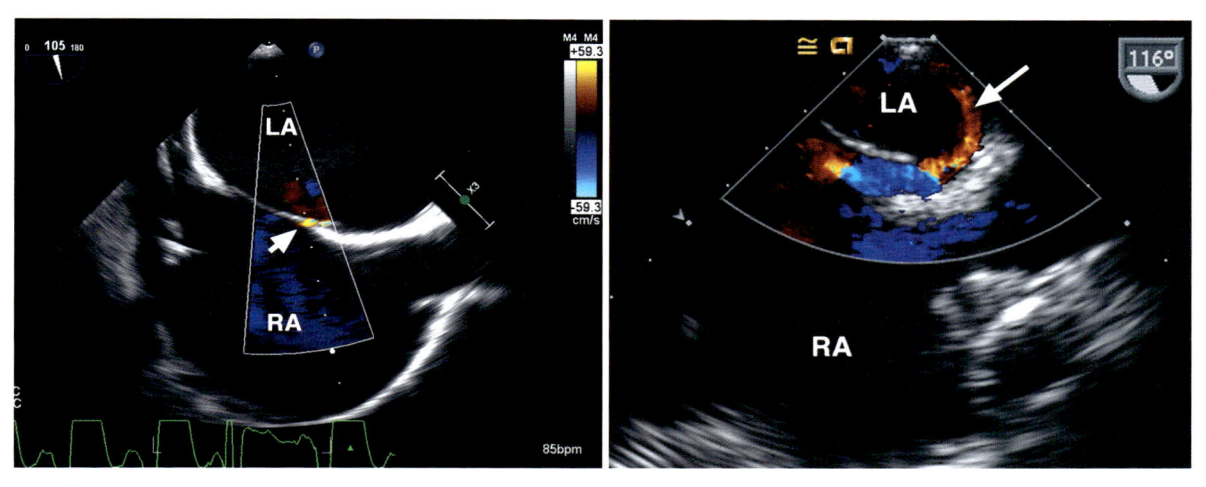

Fig. 12.39 À esquerda: investigação pré-operatória por imagens demonstrando forame oval patente (PFO), que foi fechado na derivação. À direita: em um paciente diferente em que foi implantado um LVAD e um pequeno PFO com desvio da esquerda para direita deixado isolado, ocorreu desenvolvimento de hipoxemia após derivação. A investigação com Doppler colorido do PFO na projeção bicaval médio-esofágica revelou forame mais largo, com desvio da direita para a esquerda (*seta*).

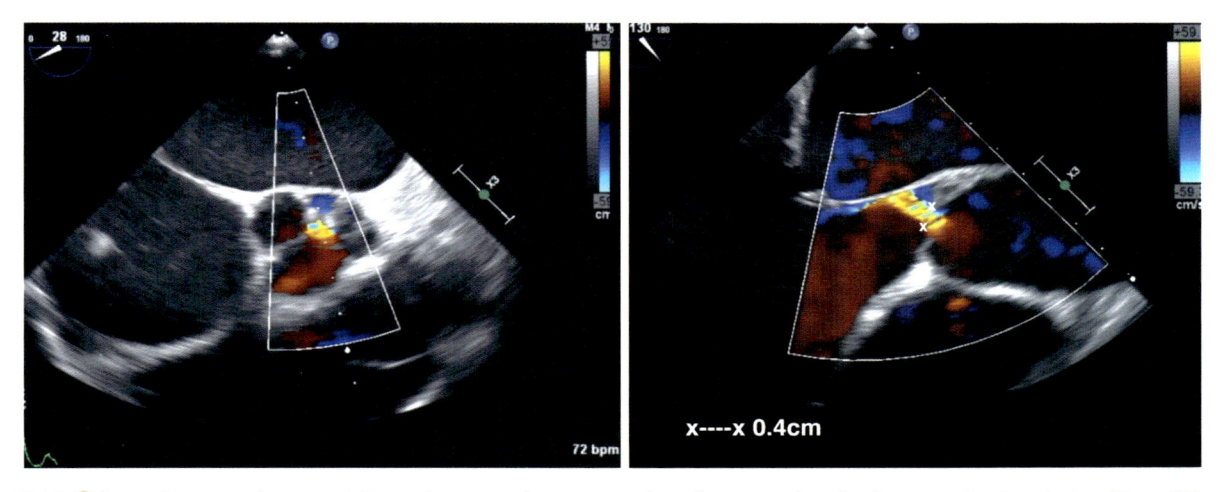

Fig. 12.40 ▶ Investigação pré-operatória por imagens demonstrando volume moderado de regurgitação aórtica. Uma AV bioprotética foi implantada em conjunto com o implante de um LVAD.

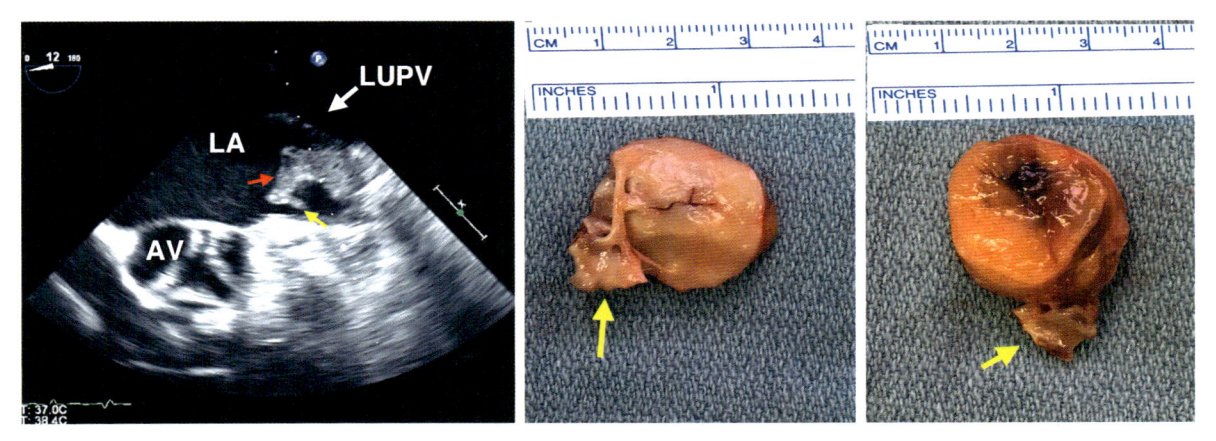

Fig. 12.41 ▶ Este paciente de 62 anos com redução severa na função sistólica e fibrilação atrial crônica apresentou-se para implante de LVAD. A TEE antes da derivação revelou presença de trombo significativo (*seta vermelha*) com elementos móveis (*seta amarela*), mais bem apreciado em tempo real. Houve também contraste de eco espontâneo em LA. No painel central, o trombo excisado é visualizado a partir do lado atrial esquerdo e, à direita, a partir da perspectiva do ápice de LAA. As setas amarelas indicam as porções móveis correspondentes observadas na TEE.

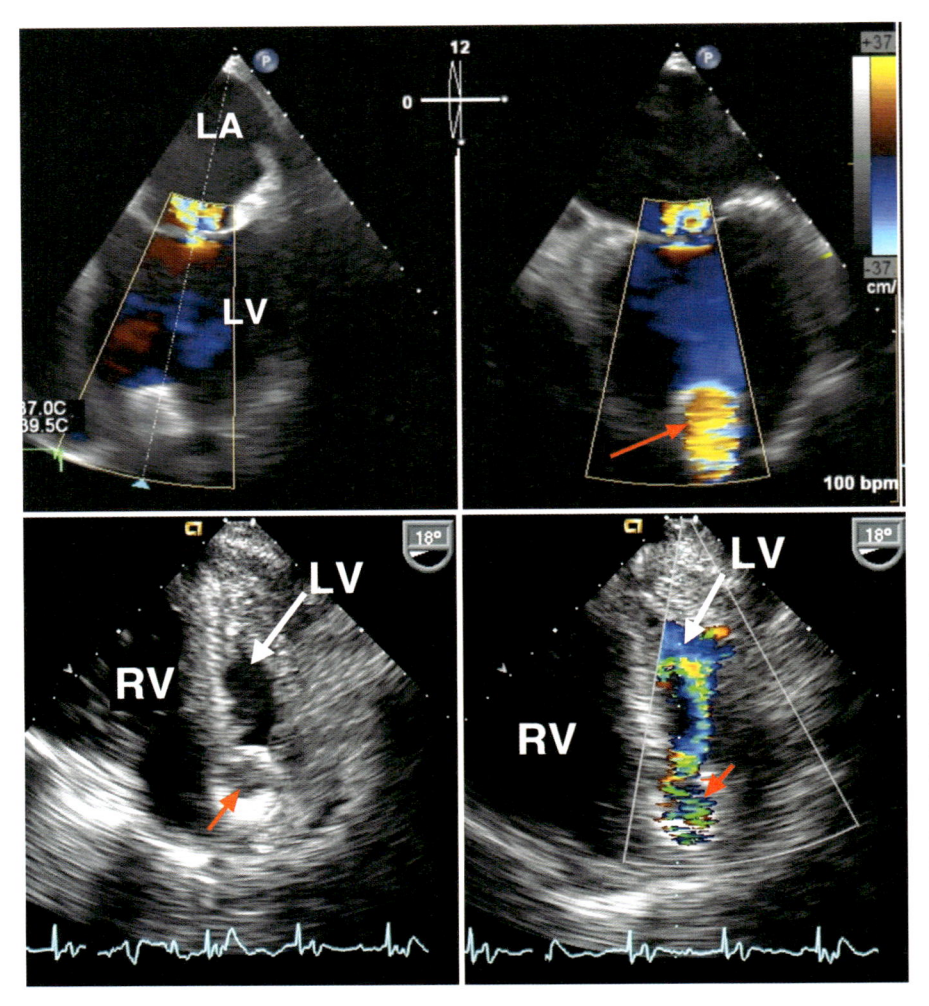

Fig. 12.42 ▶ ▶ Nos dois painéis superiores, o Doppler de fluxo colorido demonstra fluxo não obstruído de LA e LV através da cânula de entrada (*seta vermelha*). Os dois painéis inferiores demonstram um "episódio de sucção"; o volume inadequado em LV causa obstrução no orifício da cânula de entrada (*seta vermelha*) pelas paredes ventriculares esquerdas em colapso.

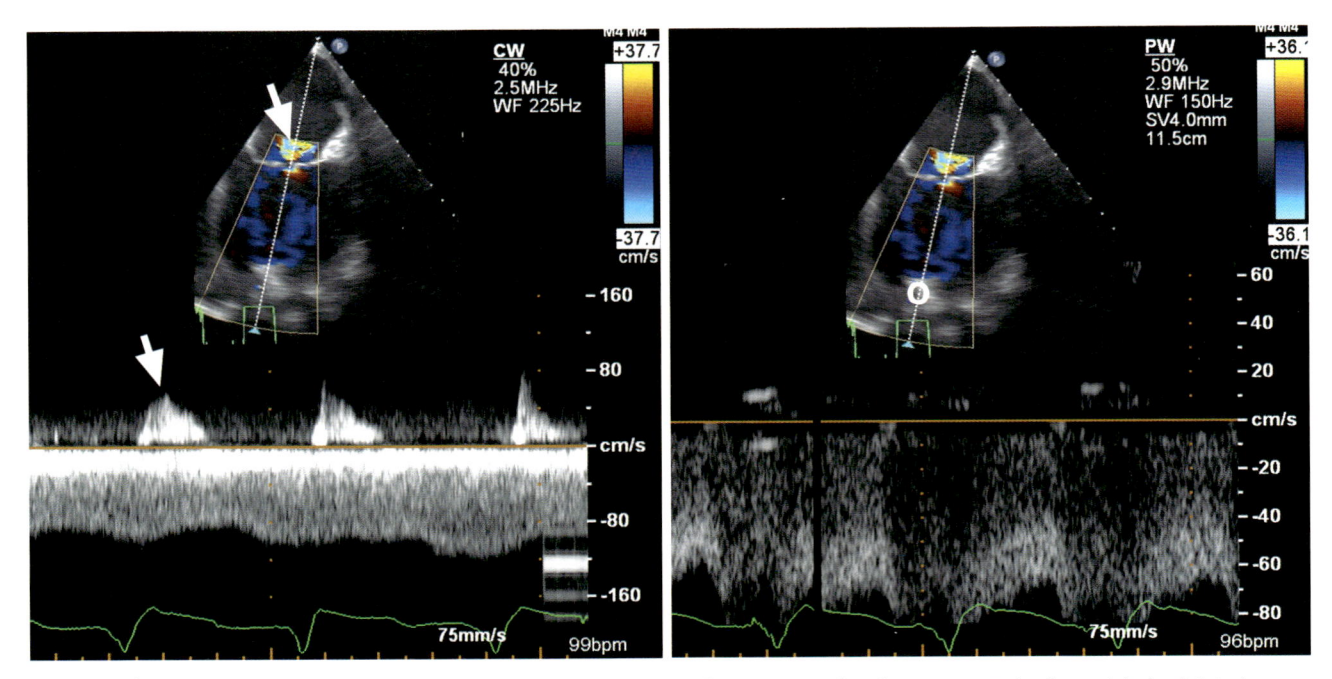

Fig. 12.43 À esquerda, Doppler de onda contínua mostra fluxo uniforme não pulsátil para LVAD (*inferior à linha básica*); entretanto, a porção do jato de MR também é envolvida (*seta*). À direita, o uso de Doppler de onda pulsada com o portal colocado bem no orifício da cânula de entrada só mostra fluxo no LVAD.

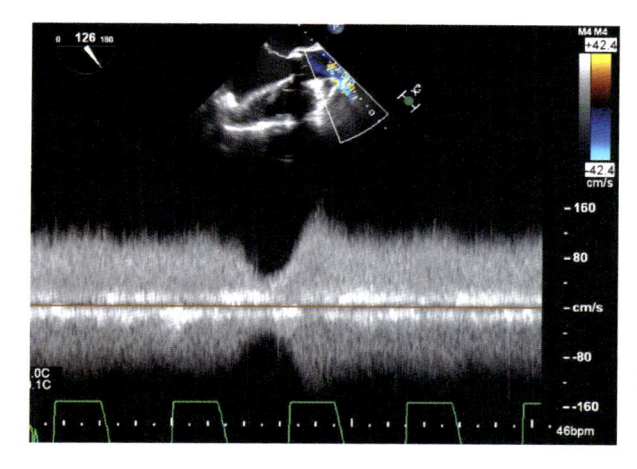

CASO 12-5 Dispositivo de Assistência Ventricular Esquerda 435

Fig. 12.44 Doppler de onda contínua da cânula de saída mostra fluxo não pulsátil acima da linha de base, com algum imageamento espelhado abaixo dessa linha.

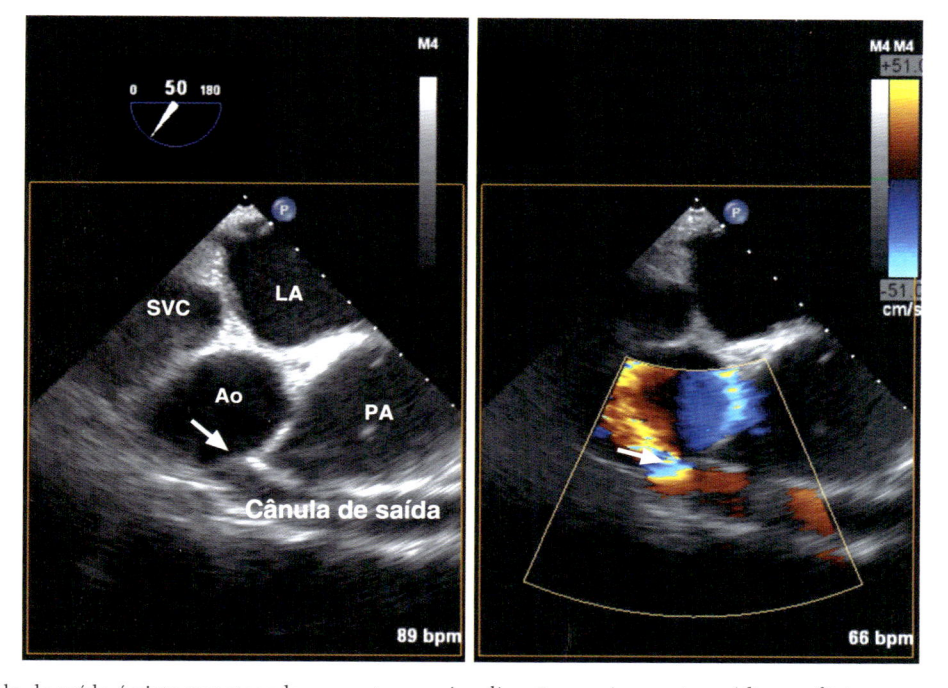

Fig. 12.45 A cânula de saída é vista penetrando na aorta em visualização no eixo curto médio-esofágico.

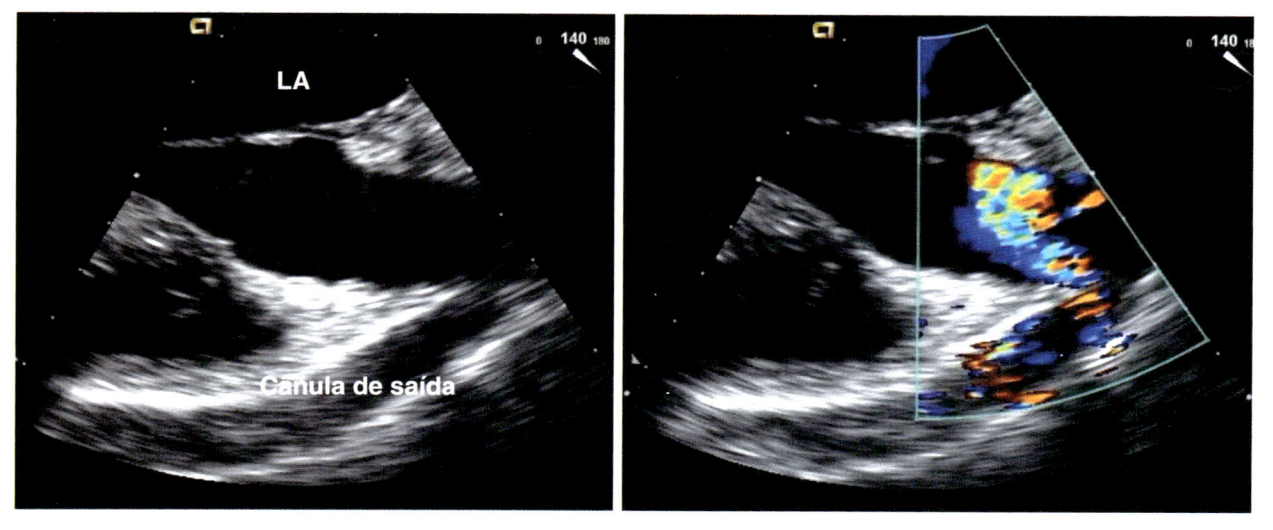

Fig. 12.46 A cânula de saída é vista penetrando na aorta em visualização no eixo longo médio-esofágico.

Comentários

À medida que o LVAD retira sangue do ventrículo esquerdo, a pressão atrial esquerda fica inferior à pressão atrial direita (RA). É importante que se determine antes da derivação se existe um forame oval patente, porque o desvio direita-esquerda ocorrerá invariavelmente se ele não for fechado. Quaisquer trombos detectados do lado esquerdo do coração devem ser tratados antes de se instituir o fluxo pelo dispositivo, para se evitar a embolização sistêmica. Uma válvula aórtica mecânica, mesmo se funcional, deverá ser substituída por uma válvula bioprotética para minimizar o risco aumentado de trombose valvular e possível embolização. A estenose mitral, se significativa, pode limitar a habilidade do sangue de ser removido pelo dispositivo pela cânula de entrada.

A função ventricular direita, assim como o grau de regurgitação da tricúspide, deve ser verificado e seguido de perto para assegurar o envio adequado de volume para o lado esquerdo do coração. O orifício da cânula apical ventricular (cânula de entrada) deverá ser investigado nas projeções de quatro e de duas câmaras e, se disponível, uma imagem 3D deverá mostrar a ponta da cânula acomodada na cavidade ventricular. A falta de obstrução por paredes adjacentes deverá ser averiguada. Uma vez que a cânula de saída termine na aorta ascendente, é importante descartar a regurgitação aórtica significativa; isto levaria à distensão do LV durante o fluxo aórtico, assim como a um fluxo diminuído para o corpo decorrente da recirculação através da bomba. Se o volume intravascular for muito baixo, ou se a função do RV diminuir até um nível crítico, poderá ocorrer um episódio de sucção em que as paredes do LV são recolhidas para dentro, bloqueando a cânula de entrada. O tratamento envolve reduzir a velocidade da bomba que retira sangue do LV, fornecendo volume e dando suporte à função do RV. Os pacientes podem voltar ao Centro Cirúrgico por causa do mau funcionamento do LVAD. O exame por TEE deverá focar nas causas possíveis: trombos intracardíacos ou problemas com as próprias cânulas.

Leitura Sugerida

1. Stainback RF, Estep JD, Agler DA, et al: Echocardiography in the management of patients with left ventricular assist devices: Recommendations from the American Society of Echocardiography, J Am Soc Echocardiogr 28:853–909, 2015.
2. Kirkpatrick JN, Wieselthaler G, Strueber M, et al: Ventricular assist devices for treatment of acute heart failure and chronic heart failure, Heart 101:1091–1096, 2015.
3. Dandel M, Hetzer R: Myocardial recovery during mechanical circulatory support: Weaning and explantation criteria, Heart Lung Vessel 7:280–288, 2015.

CASO 12-6
Dispositivo de Assistência Ventricular Direita

Esta paciente de 75 anos, submetida anteriormente a um procedimento de substituição de válvula aórtica por causa de uma endocardite, se apresentou após CT de acompanhamento com diâmetro aórtico ascendente de 62 mm, assim como dilatação dos seios de Valsalva. Ela foi levada à cirurgia, onde um procedimento de Bentall (substituição da aorta ascendente e da válvula aórtica e reimplante das artérias coronárias) foi realizado com dificuldades técnicas por causa da cirurgia anterior. Ela sofreu um infarto ventricular direito pós-operatório e voltou ao Centro Cirúrgico, onde cânulas foram colocadas em sua artéria pulmonar e átrio direito para facilitar um dispositivo de assistência ventricular direita. Nos três dias seguintes, ela demonstrou pouca melhora clínica e voltou ao Centro Cirúrgico para exploração torácica. A TEE mostrou que a cânula de saída tinha migrado para a artéria pulmonar direita. Essa cânula foi removida e um enxerto do final para o lado para a artéria pulmonar principal foi colocado, resultando em melhora clínica imediata.

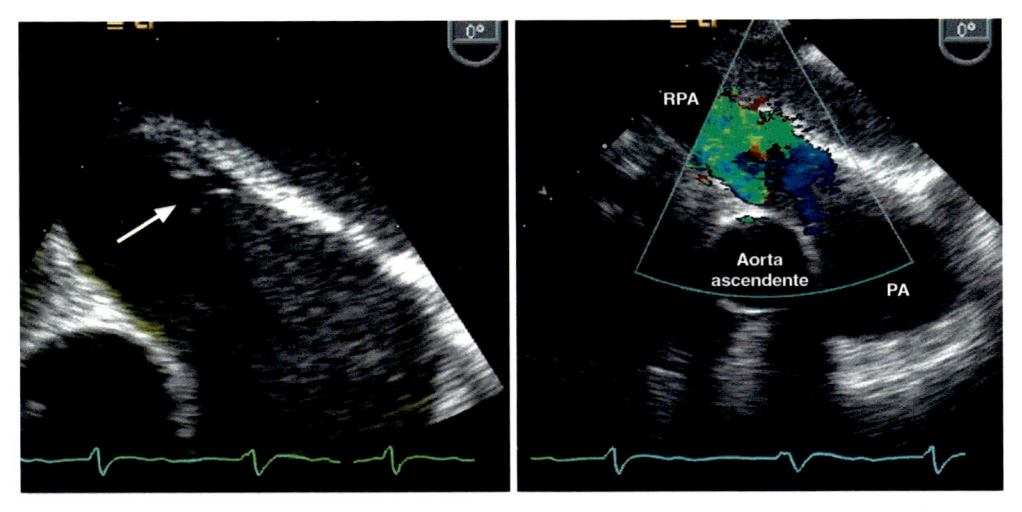

Fig. 12.47 À esquerda, imagem ampliada da cânula de saída terminando na artéria pulmonar direita. À direita, Doppler de fluxo colorido mostrando que o fluxo está direcionado somente para a artéria pulmonar direita.

CASO 12-6 Dispositivo de Assistência Ventricular Direita   437

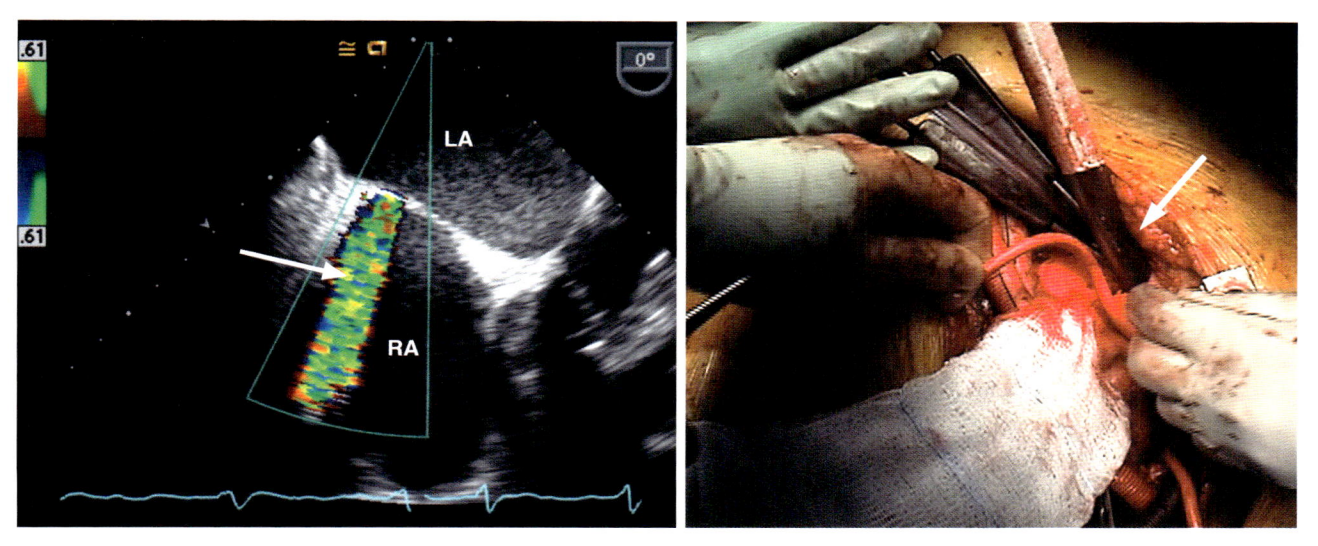

Fig. 12.48 Na investigação médio-esofágica por imagens de quatro câmaras o fluxo é visualizado na cânula de entrada (*seta*) presente no átrio direito. À direita, a cânula é visualizada no campo cirúrgico (*seta*).

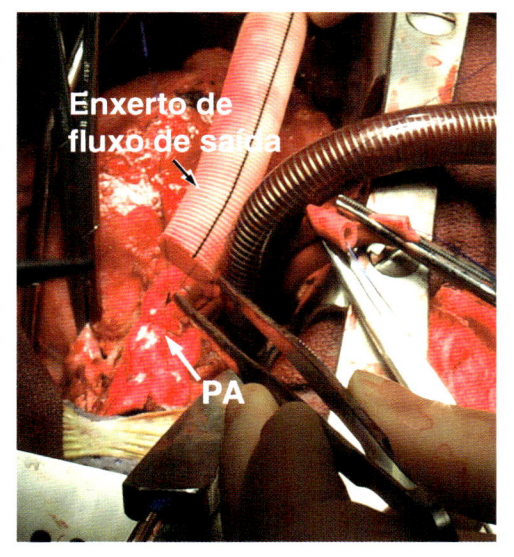

Fig. 12.49 Enxerto de fluxo de saída em anastomose com a artéria pulmonar principal.

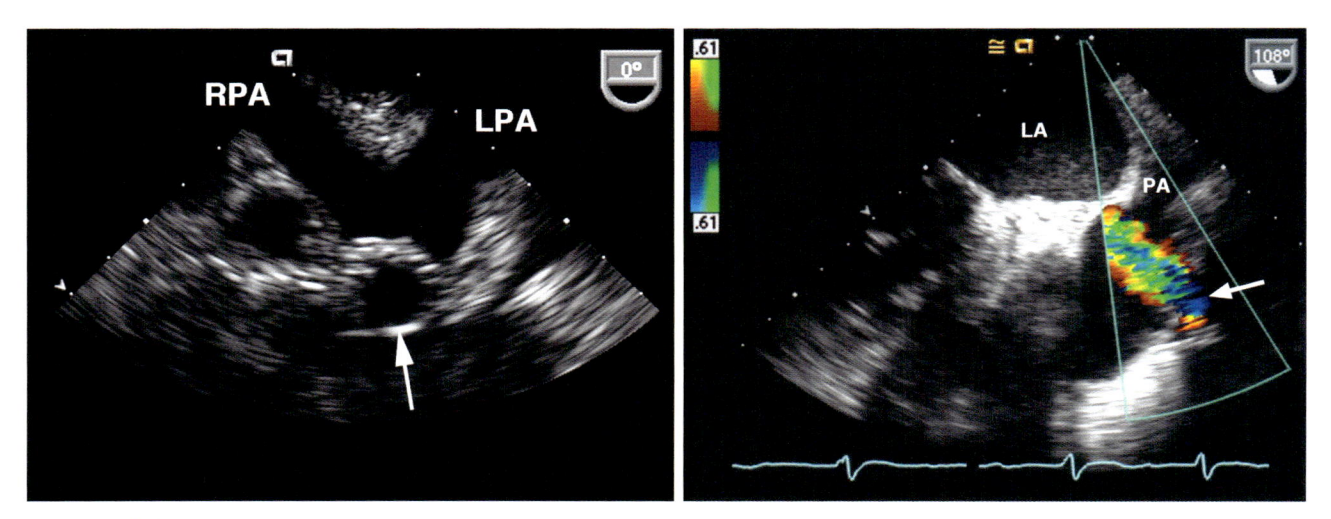

Fig. 12.50 ▶ À esquerda, cânula de saída (*seta*) é visualizada em eixo curto esofágico alto da bifurcação de artéria pulmonar. À direita, projeção médio-esofágica a 108 graus com Doppler colorido mostra fluxo entrando na artéria pulmonar principal (*seta*).

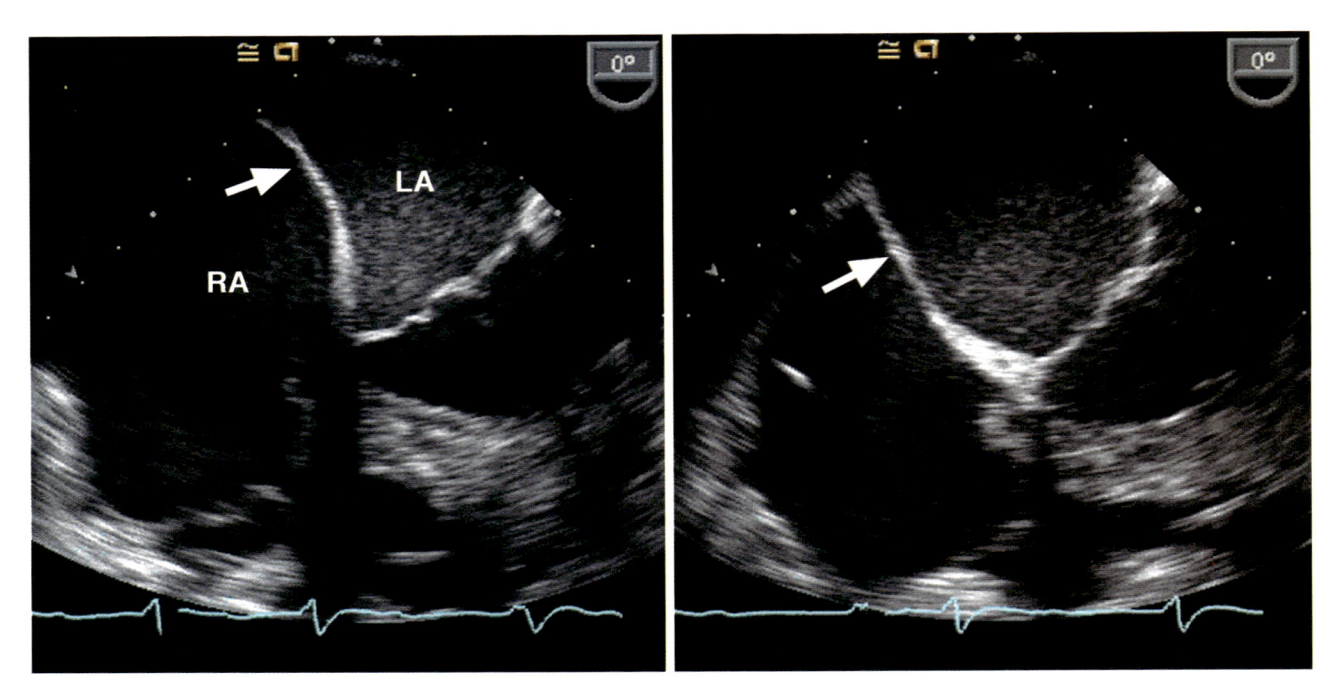

Fig. 12.51 ⊙ Duas imagens de quatro câmaras médio-esofágicas. A imagem à esquerda foi obtida antes da revisão da cânula de saída. O septo interatrial moveu-se em direção à esquerda, indicando pressão atrial direita elevada.

Comentários

Um dispositivo de assistência ventricular direita desvia do coração direito com o retorno venoso sistêmico do átrio direito direcionado pelo dispositivo de assistência e de volta para a artéria pulmonar. É importante descartar uma PR severa, pois isso levará à distensão ventricular direita quando o dispositivo estiver ativo.

Leitura Sugerida

1. Dandel M, Krabatsch T, Falk V: Left ventricular vs. biventricular mechanical support: Decision making and strategies for avoidance of right heart failure after left ventricular assist device implantation, Int J Cardiol 198:241–250, 2015.

CASO 12-7
Coração Totalmente Artificial

Esta senhora de 40 anos com história de reparo de coarctação (quando criança) e estenose aórtica bicúspide tratada com substituição de válvula aórtica por prótese mecânica há oito anos foi admitida em nosso hospital com síndrome coronariana aguda provavelmente relacionada com abscesso/deiscência complexos da prótese valvar aórtica. Por causa da baixa fração de ejeção (35%) e endocardite avançada, ela foi selecionada para receber um Coração totalmente artificial (TAH).

CASO 12-7 Coração Totalmente Artificial   439

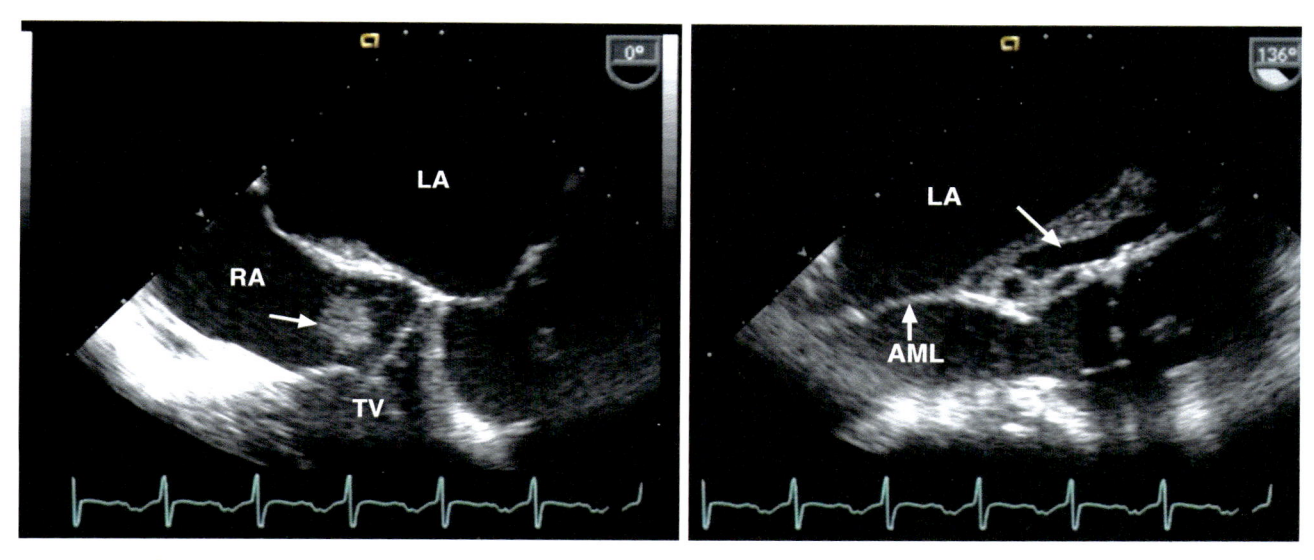

Fig. 12.52 TEE intraoperatória basal mostrando grande vegetação da válvula AV direita (tricúspide) (*à esquerda, seta*) em projeção de quatro câmaras e abscesso aórtico complexo (*à direita, seta*) em projeção de eixo longo.

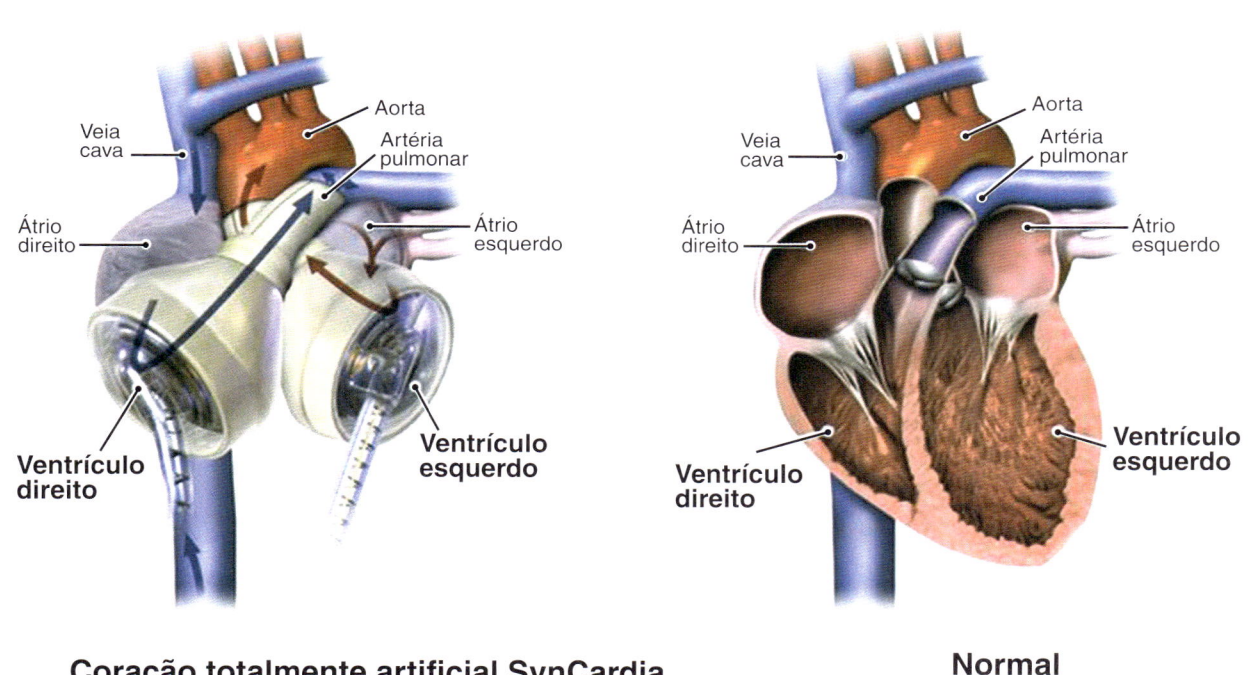

Coração totalmente artificial SynCardia   **Normal**

Fig. 12.53 Demonstração do esquema de coração totalmente artificial SynCardia. Os manguitos atriais direito e esquerdo são anastomosados aos "ventrículos" cujo enchimento é controlado inclinando-se as válvulas dos discos. Os ventrículos ejetam o sangue na aorta e na artéria pulmonar, novamente controlados por válvulas inclinadas de disco.

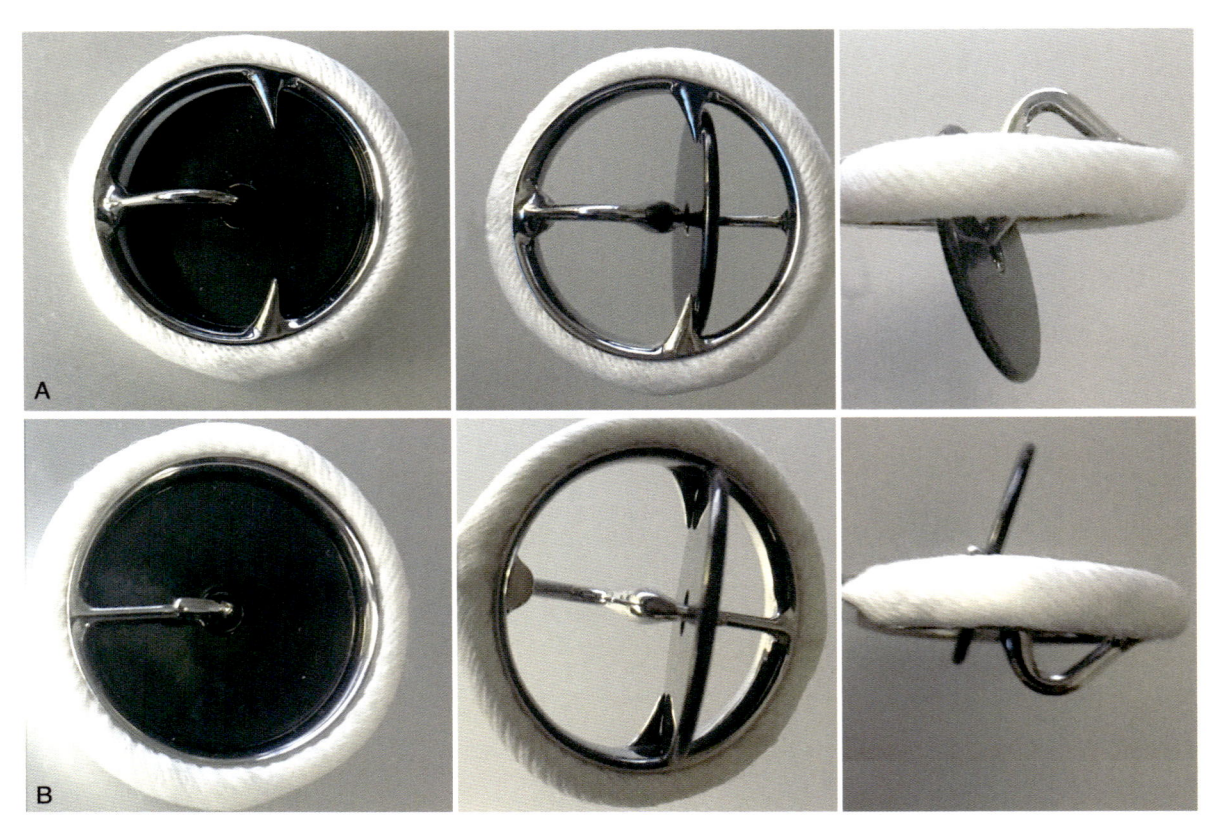

Fig. 12.54 Nos três painéis superiores (**A**), a válvula atrioventricular de disco inclinado é visualizada a partir da perspectiva atrial esquerda em (*da esquerda para a direita*) posição fechada e aberta, assim como de lado. Nos três painéis inferiores, a válvula subtendendo o grande vaso é vista do lado aórtico (ou arterial pulmonar) de novo em (*da esquerda para a direita*) posição fechada e aberta, assim como de lado.

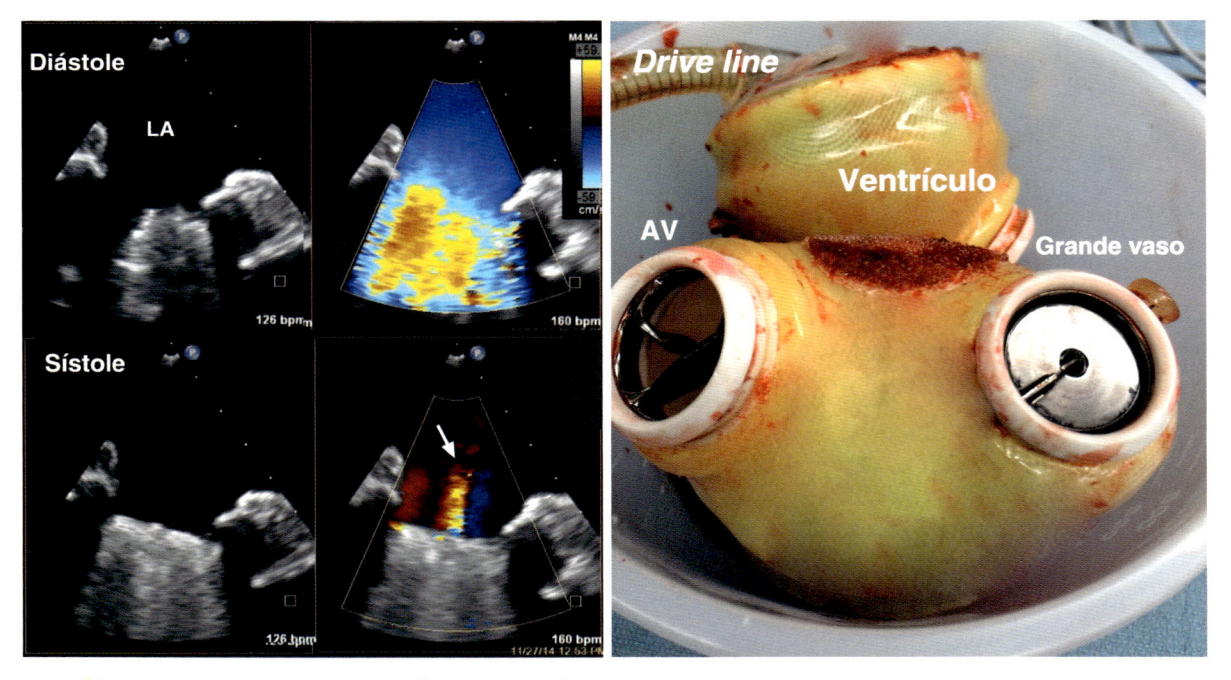

Fig. 12.55 Com o coração totalmente artificial, ventrículos e válvulas atrioventriculares são excisados e os átrios conectados ao coração artificial. À esquerda, a TEE mostra função adequada de prótese de válvula mitral com disco de inclinação e jato limpo visto durante a sístole (*seta*). No painel direito, o lado esquerdo do coração artificial explantado antes do transplante de coração; a válvula mitral está à esquerda e a prótese de válvula aórtica à direita.

CASO 12-7 Coração Totalmente Artificial 441

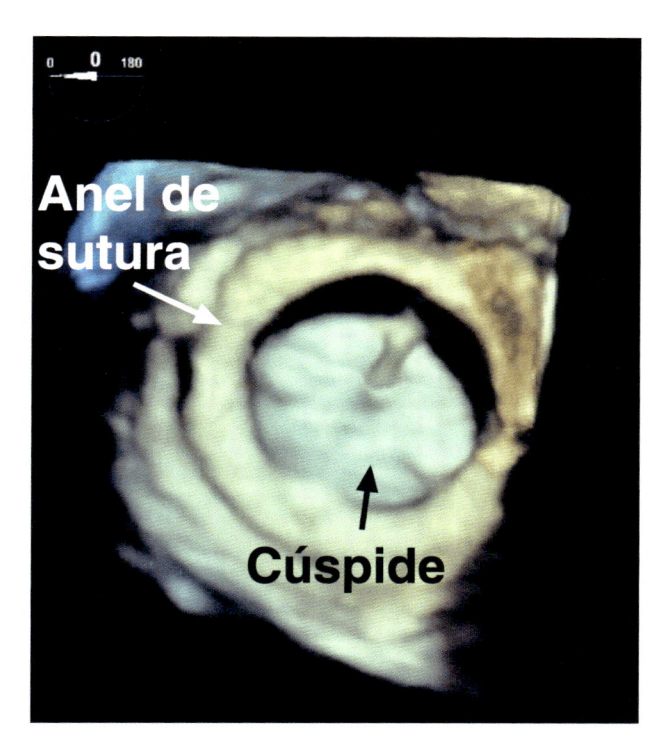

Fig. 12.56 ▶ Uma prótese de válvula AV esquerda (mitral) é mostrada em TEE 3D.

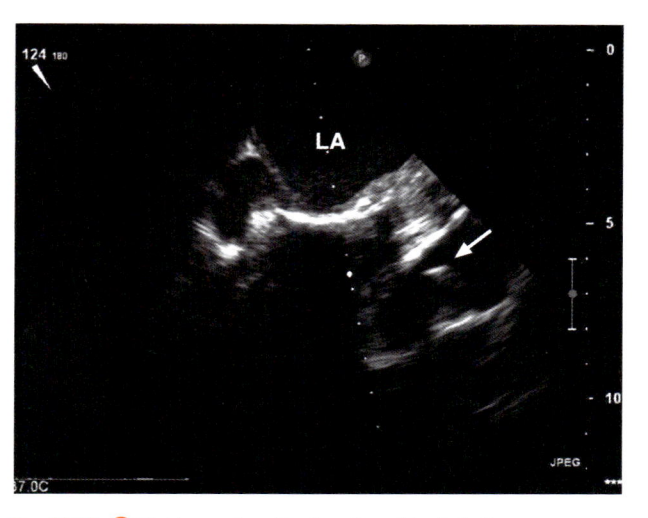

Fig. 12.57 ▶ Próteses de válvulas de saída (aórtica, pulmonar) são difíceis de ser investigadas por imagem após interferência por componentes do dispositivo. Aqui a válvula aórtica (*seta*) não é visualizada completamente dentro do enxerto que conecta o ventrículo à aorta ascendente.

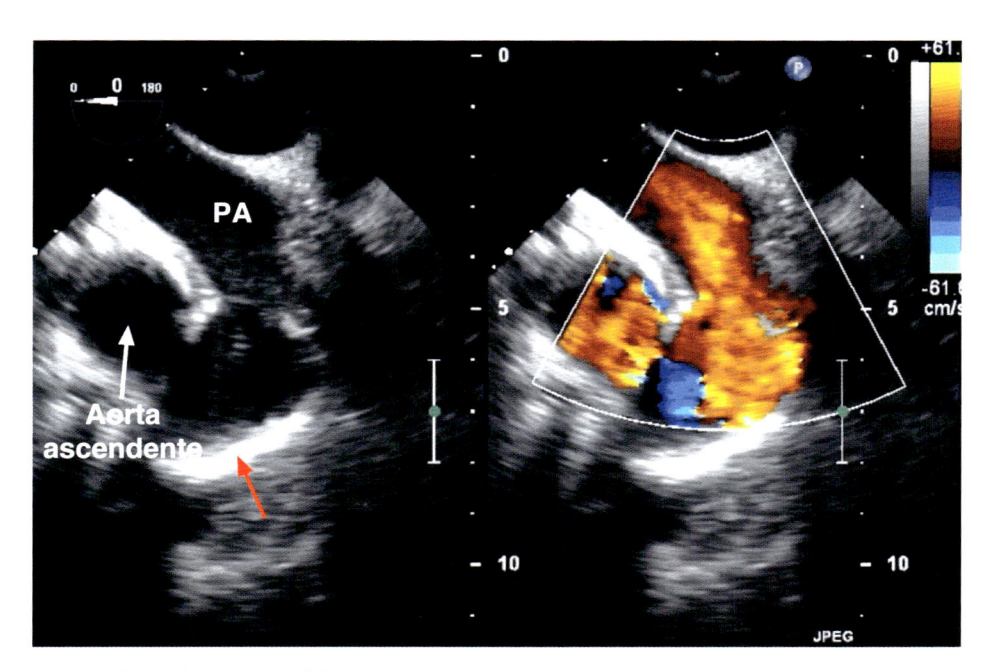

Fig. 12.58 ▶ A seta vermelha indica material de enxerto do dispositivo para a artéria pulmonar. A investigação por imagens com Doppler colorido (*à direita*) mostra fluxo na artéria pulmonar. A válvula pulmonar não é visualizada.

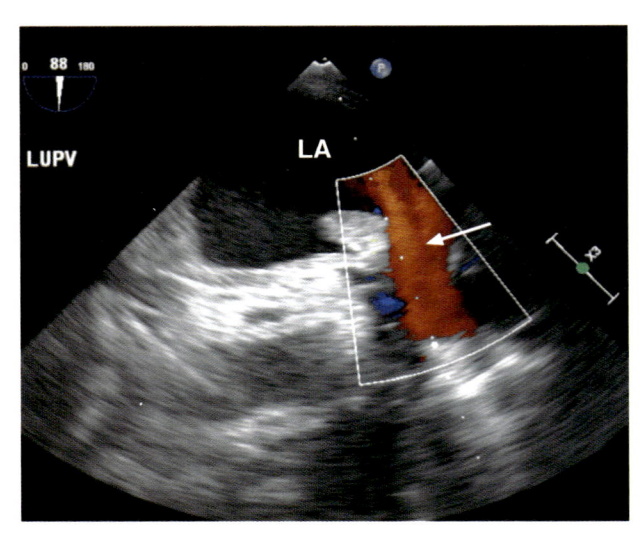

Fig. 12.59 ▶ É importante determinar a adequação das conexões aos átrios nativos. Aqui se observa uma veia pulmonar superior esquerda amplamente patente.

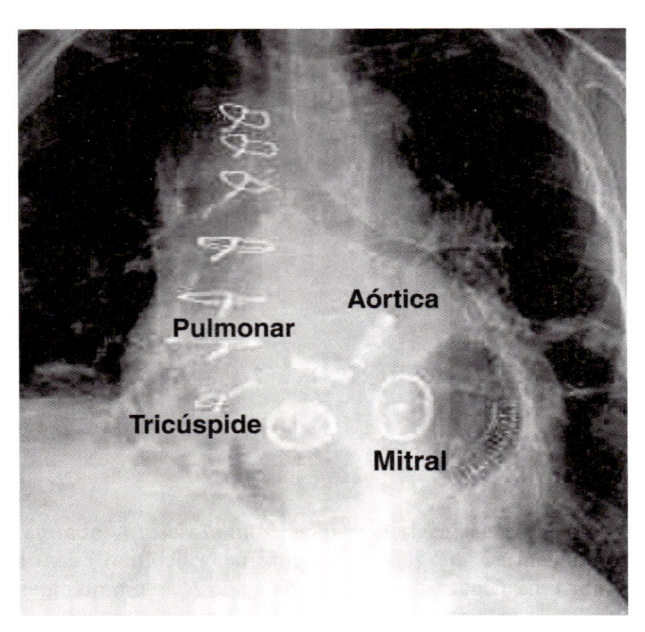

Fig. 12.60 Na radiografia torácica pós-operatória, são visualizadas quatro válvulas com discos inclinados.

As opções para insuficiência cardíaca biventricular terminal incluem assistência mecânica somente de LV com um LVAD, além do aperfeiçoamento clínico da função cardíaca direita, implante de dispositivos de assistência ventricular esquerda e direita (Bi-VADs) ou um coração totalmente artificial. A investigação por imagens ecocardiográficas de um coração totalmente artificial a partir de janelas transtorácicas tem valor limitado decorrente da inabilidade de investigar o coração mecânico com ultrassom. Mesmo com a abordagem por TEE, a investigação é limitada por causa do sombreamento e das reverberações das quatro válvulas mecânicas. Entretanto, os átrios nativos permanecem intactos, e pode ocorrer tamponamento. A disfunção das válvulas mecânicas também pode ocorrer. Por isso, a TEE é útil para (1) avaliação das válvulas mecânicas AV direita (tricúspide) e esquerda (mitral) da perspectiva atrial, e (2) avaliação do átrio direito e esquerdo para excluir a compressão por causa de efusão pericárdica posterior localizada.

Leitura Sugerida

1. Mizuguchi KA, Padera RF, Kowalczyk A, et al: Transesophageal echocardiography imaging of the total artificial heart, Anesth Analg 117:780–784, 2013.

13 Terapias Percutâneas das Válvulas Cardíacas

Implante Percutâneo de Válvula Aórtica

Caso 13-1   Bioprótese da Válvula Aórtica Expansível por Balão
Caso 13-2   Substituição Transapical por Bioprótese Valvar Aórtica Expansível por Balão
Caso 13-3   Bioprótese Valvar Aórtica Autoexpansível
Caso 13-4   Regurgitação Paravalvar após Implantação de TAVR
Caso 13-5   Prolapso de Bioprótese Valvar Percutânea
Caso 13-6   Ruptura Anular após Implantação da Válvula
Caso 13-7   Terapia *Valve-in-Valve* para Regurgitação de Bioprótese Mitral
Caso 13-8   Terapia *Valve-in-Valve* para Estenose de Bioprótese Mitral
Caso 13-9   Terapia *Valve-in-Valve* para Estenose de Bioprótese Aórtica

Terapias Percutâneas por Cateter da Válvula Atrioventricular Esquerda (Mitral)

Caso 13-10   Comissurotomia Mitral por Balão
Caso 13-11   *Clip* percutâneo da Válvula Mitral

Implante Percutâneo de Válvula Aórtica

Desde a realização do primeiro implante de prótese aórtica percutânea, as alterações incluíram sistemas menores e mais flexíveis de envio para uso em vasos menores, estruturas com menos altura para minimizar a interferência com o fluxo de sangue das coronárias, função da válvula AV esquerda (mitral) e bloqueio cardíaco atrioventricular; uma saia basal para minimizar a regurgitação paravalvar e maior variedade de tamanhos de válvula para acomodar dimensões anulares diferentes. As Figuras 13.8, 13.20 e 13.21 mostram os desenhos de uso comum atualmente.

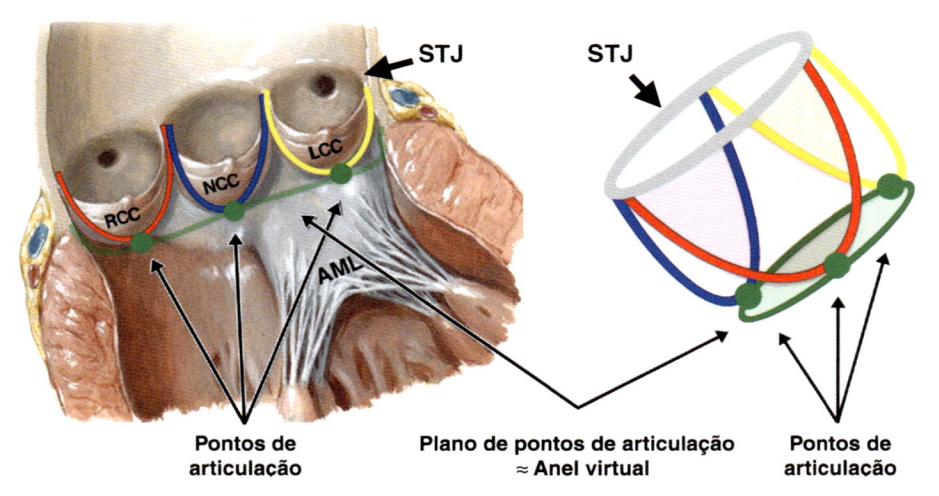

Fig. 13.1 Anatomia normal do ânulo aórtico. As cúspides aórticas se inserem na aorta em modelo de coroa (*vermelho, azul e amarelo*) com o ponto alto sendo a junção sinotubular. Para fins de dimensionamento anular, o ânulo aórtico é definido como um anel virtual (*linha verde*) com três pontos de ancoragem anatômicos (*pontos verdes*) de cada um dos anexos das três cúspides aórticas. (De Kasel AM, Cassese S, Bloeiziffer S *et al.*: Standardized imaging for aortic annular sizing: Implications for transcatheter valve selection, JACC Cardiovasc Imaging 6:249-262, 2013. Com autorização.)

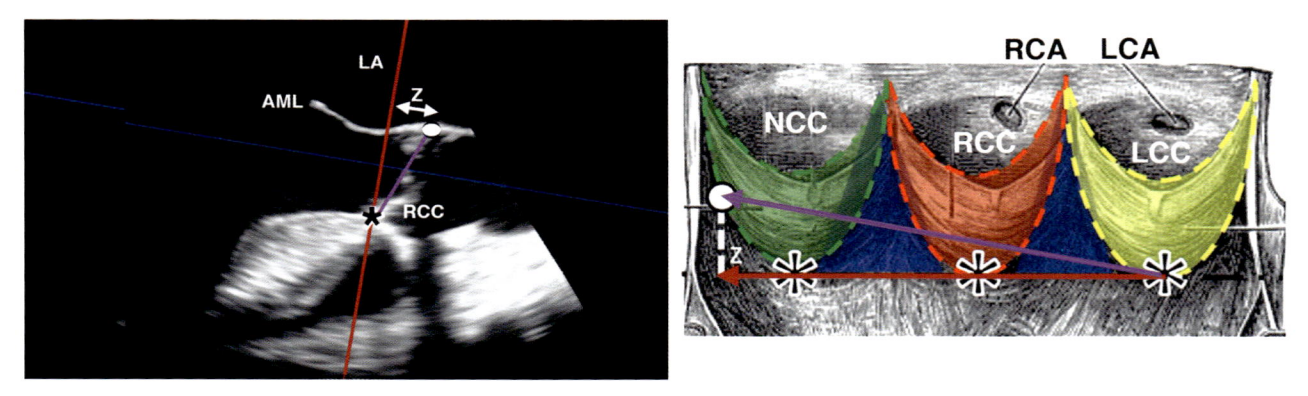

Fig. 13.2 Aqui é ilustrado um erro comum que ocorre com estimativa em 2D de ânulo aórtico. Os pontos de articulação de cúspides observados na imagem em eixo longo médio-esofágica em 2D (*à esquerda*) representam a interface da cúspide e a parede ventricular esquerda ou no nadir da cúspide ou plano basal (*linha vermelha*) ou em um ponto (*círculo branco, linha púrpura*) que é uma distância altamente variável (z) acima do plano basal. O uso 3D de técnicas de reconstrução em TEE computadorizada em corte cruzado elimina a questão. (De Jilaihawi H, Kashif M, Fontana G, *et al*: Cross-sectional computed tomographic assessment improves accuracy of aortic annular sizing for transcatheter aortic valve replacement and reduces incidence of paravalvular aortic regurgitation, JACC 59:1275-1286. 2012.)

CASO 13-1
Bioprótese da Válvula Aórtica Expansível por Balão

Este paciente de 82 anos com história de CABG prévia por doença arterial coronariana, diabetes tipo 2 e COPD grave, apresentou história de seis meses de dispneia progressiva mediante esforço, vertigem e dor torácica retroesternal. Na TTE descobriu-se um quadro de estenose aórtica grave. Por causa do alto risco cirúrgico e das comorbidades do paciente, ele foi selecionado para substituição percutânea da válvula aórtica (TAVR).

CASO 13-1 Bioprótese da Válvula Aórtica Expansível por Balão   445

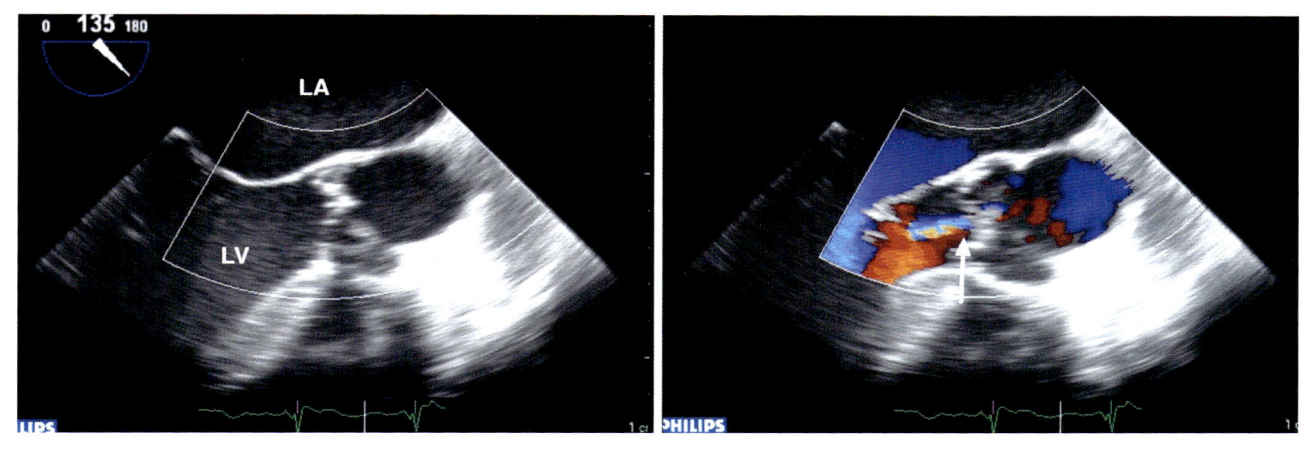

Fig. 13.3 ▶ Projeção médio-esofágica no eixo longo mostrando válvula aórtica significativamente calcificada com regurgitação aórtica leve (*seta*). As imagens em vídeo mostram movimento limitado das cúspides sem aceleração de fluxo pelo Doppler colorido proximal à válvula. A função sistólica de LV era normal e só houve regurgitação mitral central leve.

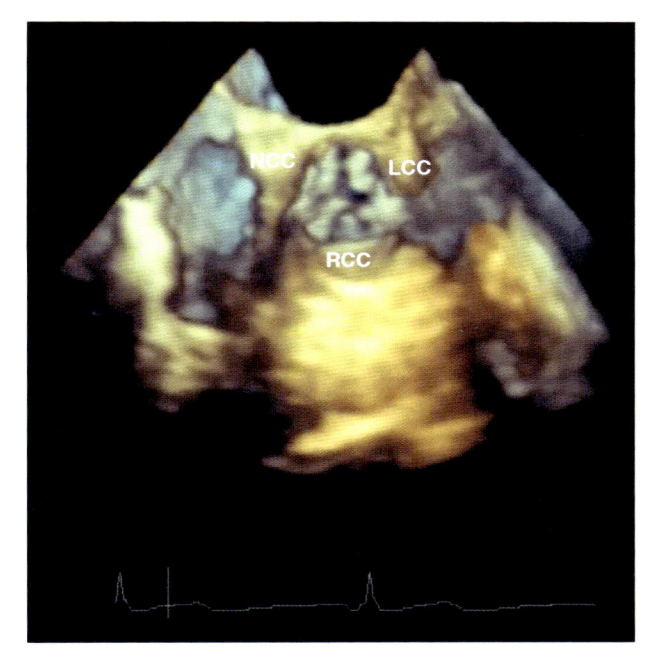

Fig. 13.4 ▶ TEE em 3D do lado aórtico da válvula mostrando cúspides significativamente calcificadas com pequena área de orifício sistólico.

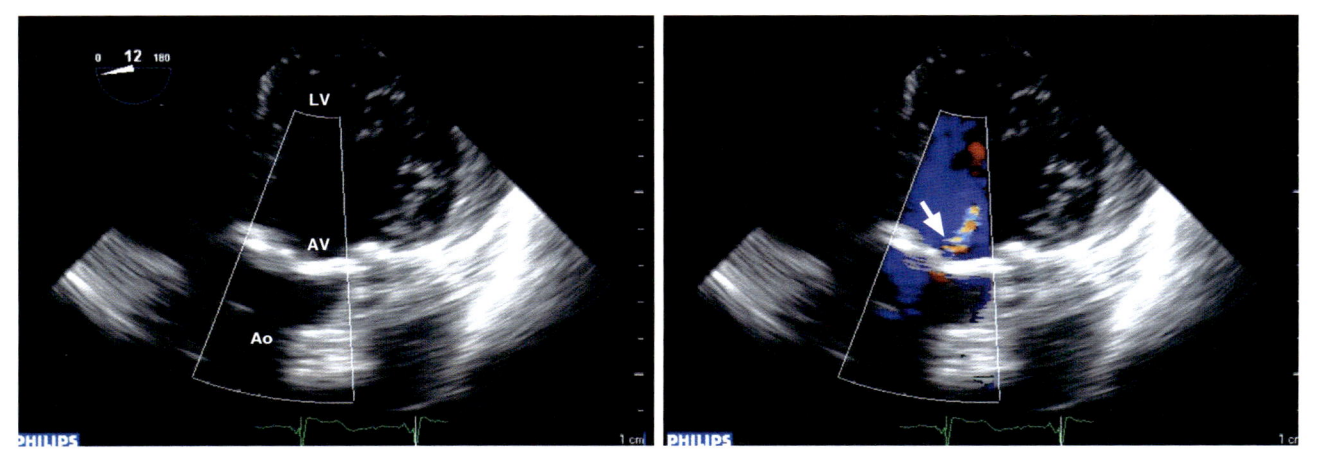

Fig. 13.5 ▶ Imagem transgástrica profunda demonstrando pequeno jato da regurgitação aórtica central. Em casos de queda de eco da janela esofágica, as projeções gástricas oferecem uma alternativa.

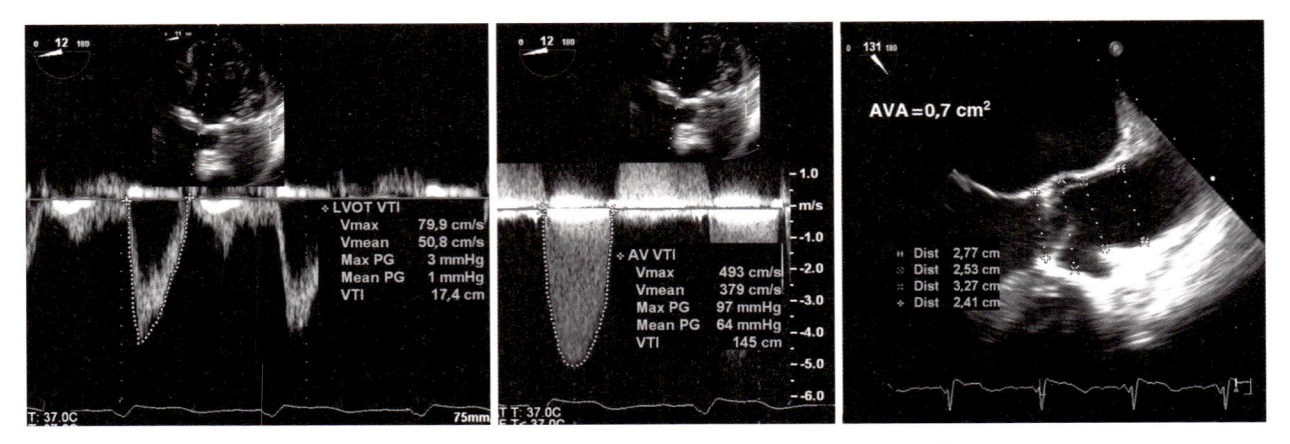

Fig. 13.6 Usando a equação de continuidade, a área da válvula aórtica é calculada em 0,7 cm².

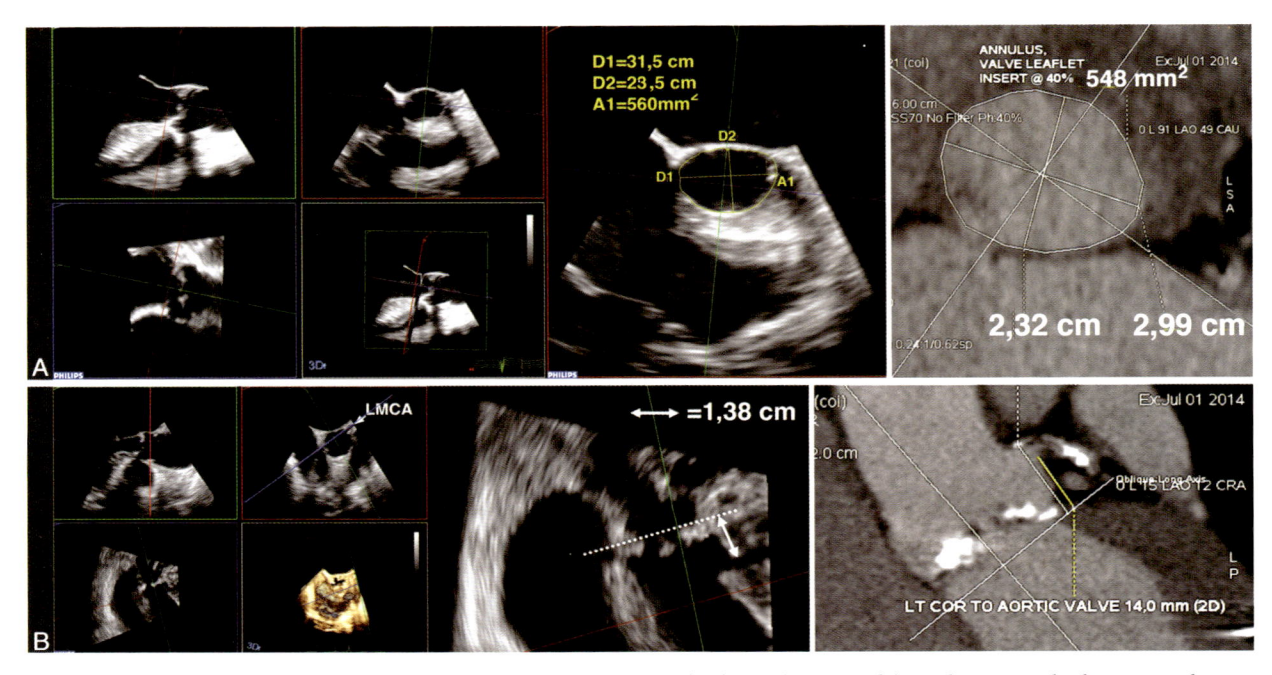

Fig. 13.7 As imagens superiores mostram o uso da reconstrução multiplanar (*à esquerda*) na derivação de diâmetros de corte cruzado e área do trato de saída ventricular esquerdo, que são compatíveis com aquelas obtidas pela varredura de CT (*à direita*). As imagens inferiores mostram o uso de reconstrução multiplanar (*à esquerda*) para derivar a distância do óstio coronariano principal esquerdo do ânulo aórtico. Essa distância é compatível com aquelas obtidas pela varredura por CT (*à direita*). O risco de oclusão da artéria coronária pelas cúspides nativas após a valvuloplastia é mais alto com distâncias anulares óstio-aórticas coronarianas menores. Essas medições são feitas antes do implante, na tentativa de prevenir que ou a estrutura da válvula implantada ou a cúspide coronariana nativa se estendam para a margem superior do óstio coronariano.

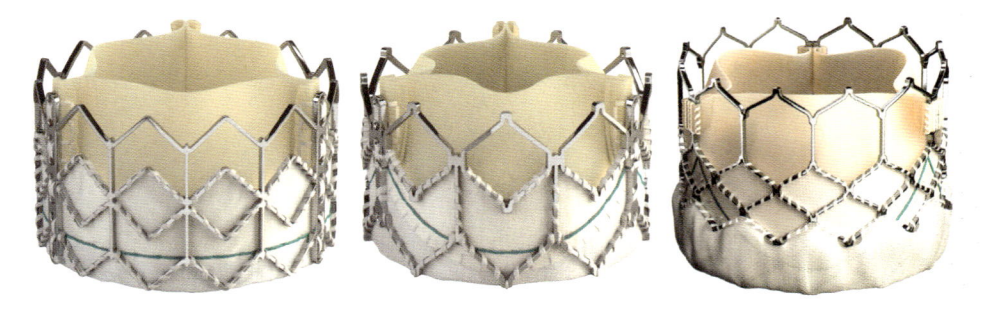

Fig. 13.8 (*À esquerda*) Válvula cardíaca percutânea Edwards SAPIEN. (*Central*) Válvula cardíaca percutânea Edwards SAPIEN XT. (*À direita*) Válvula cardíaca percutânea Edwards SAPIEN 3; essa mais recente iteração tem uma saia basal desenhada para minimizar a regurgitação paravalvular. Cortesia de Edwards Lifesciences LLC, Irvine, CA.

CASO 13-1 Bioprótese da Válvula Aórtica Expansível por Balão 447

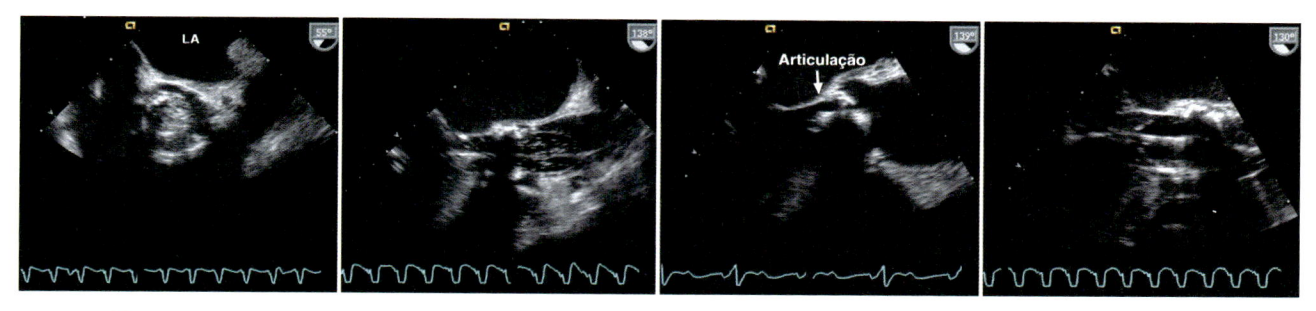

Fig. 13.9 ▶ Em outro paciente também com TAVR são observados três componentes de deslocamento. Nos dois painéis à esquerda, é executada a comissurotomia com balão; nos dois painéis à direita, a válvula comprimida é posicionada 2-3 mm após o ponto de articulação das válvulas aórtica e AV esquerda (mitral), e então deslocada. A estimulação ventricular rápida por marca-passo artificial é usada durante a inflação por balão.

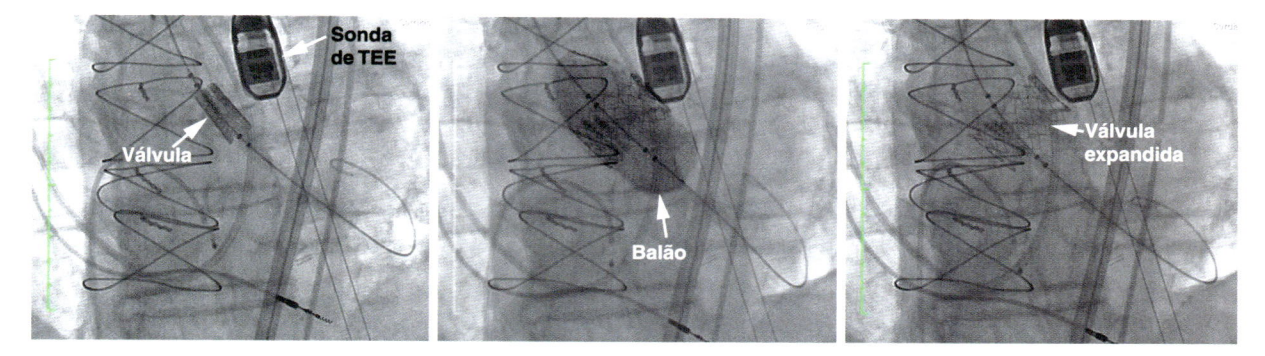

Fig. 13.10 ▶ As imagens subsequentes são do paciente original. Com a fluoroscopia, a válvula comprimida é vista na posição (*à esquerda*). No centro, o balão e a válvula foram expandidos, e à direita o balão foi desinflado deixando a válvula *in situ*.

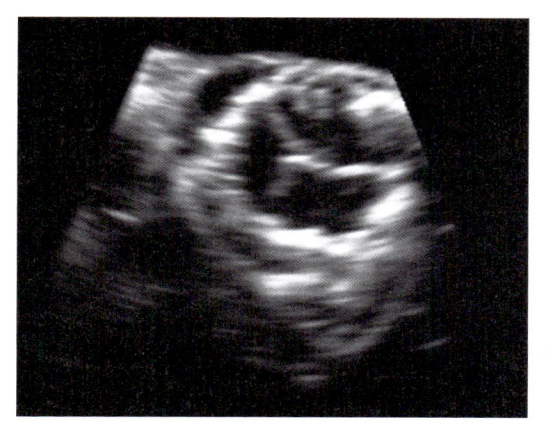

Fig. 13.11 ▶ Investigação por imagem médio-esofágica em eixo curto mostrando a válvula em boa posição sem evidência de regurgitação aórtica observada no Doppler colorido.

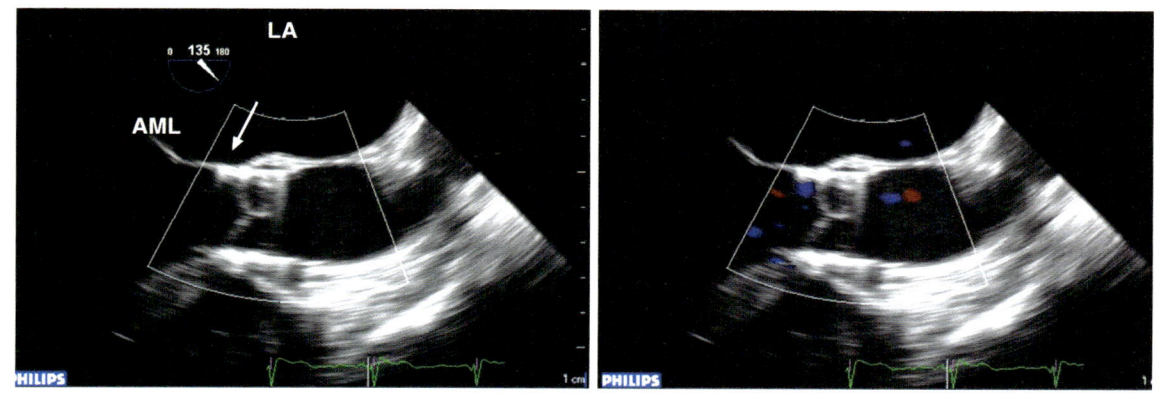

Fig. 13.12 ▶ Investigação por imagem médio-esofágica em eixo longo também mostra válvula em boa posição, sem evidência de regurgitação aórtica. Não há colisão da válvula na cúspide mitral anterior nem houve piora da regurgitação mitral pré-procedimento.

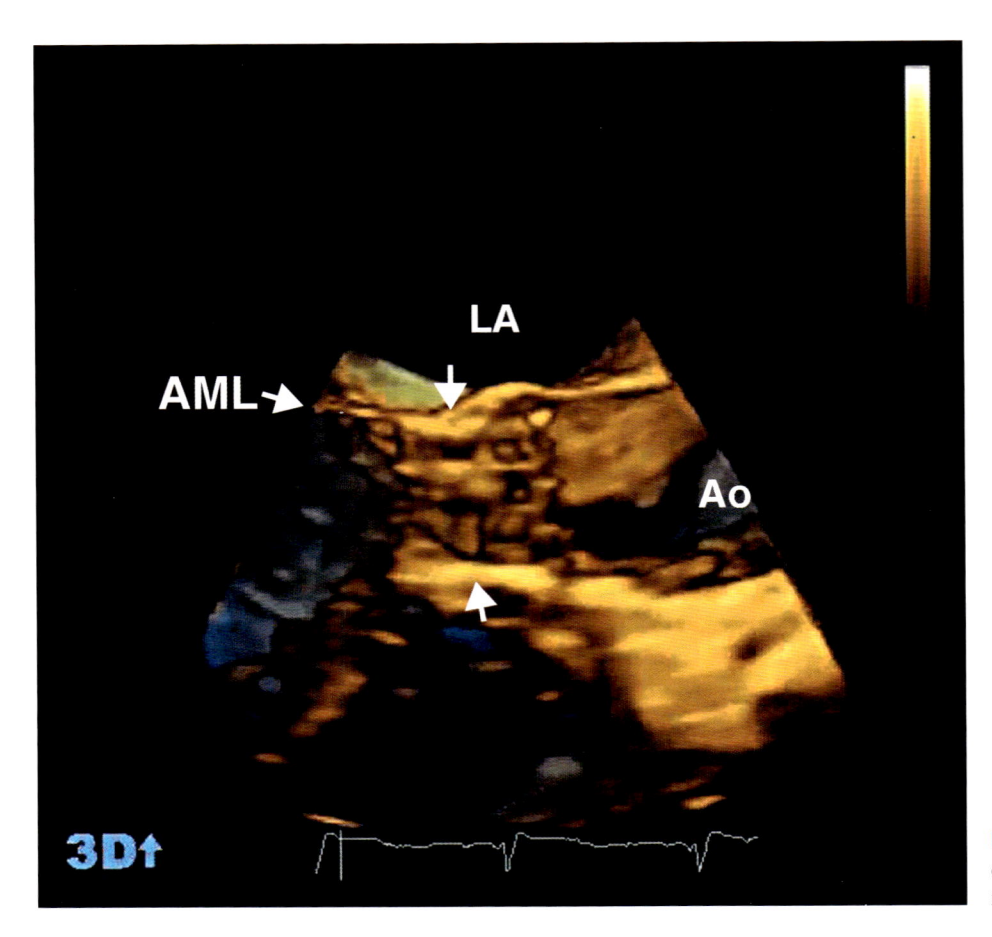

Fig. 13.13 ▶ Imagem em 3D no eixo longo mostrando a válvula na posição apropriada.

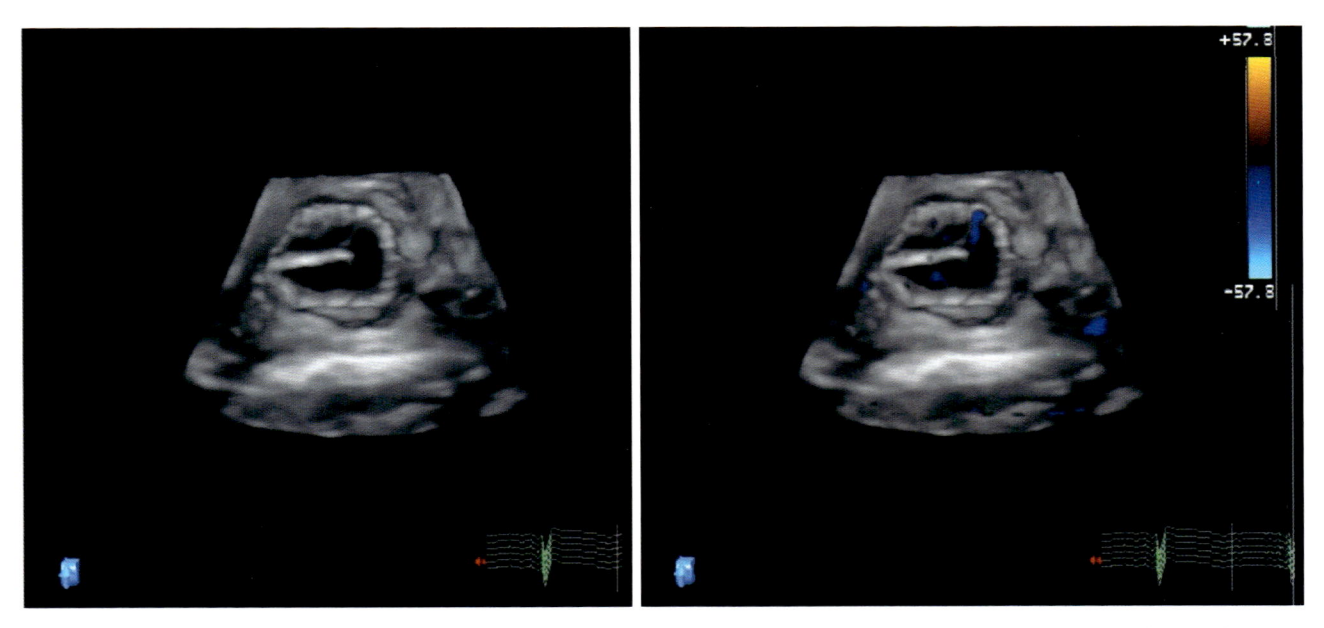

Fig. 13.14 ▶ A válvula é vista em 3D a partir da perspectiva do trato de saída ventricular esquerdo. Não há evidência de regurgitação aórtica. Os gradientes pós-deslocamento pela nova válvula foram drasticamente reduzidos. Não houve alteração no leve volume de regurgitação mitral após deslocamento da válvula.

CASO 13-2
Substituição Transapical por Bioprótese Valvar Aórtica Expansível por Balão

Este senhor de 76 anos se apresentou com dispneia e fadiga crescentes por mais de seis meses. Um quadro de estenose aórtica grave com área da válvula aórtica de 0,6 cm² foi diagnosticado por TTE. O paciente apresentava comorbidades que incluíam PVD grave com *stents* ilíacos, assim como CABG anterior com enxerto LIMA patente.

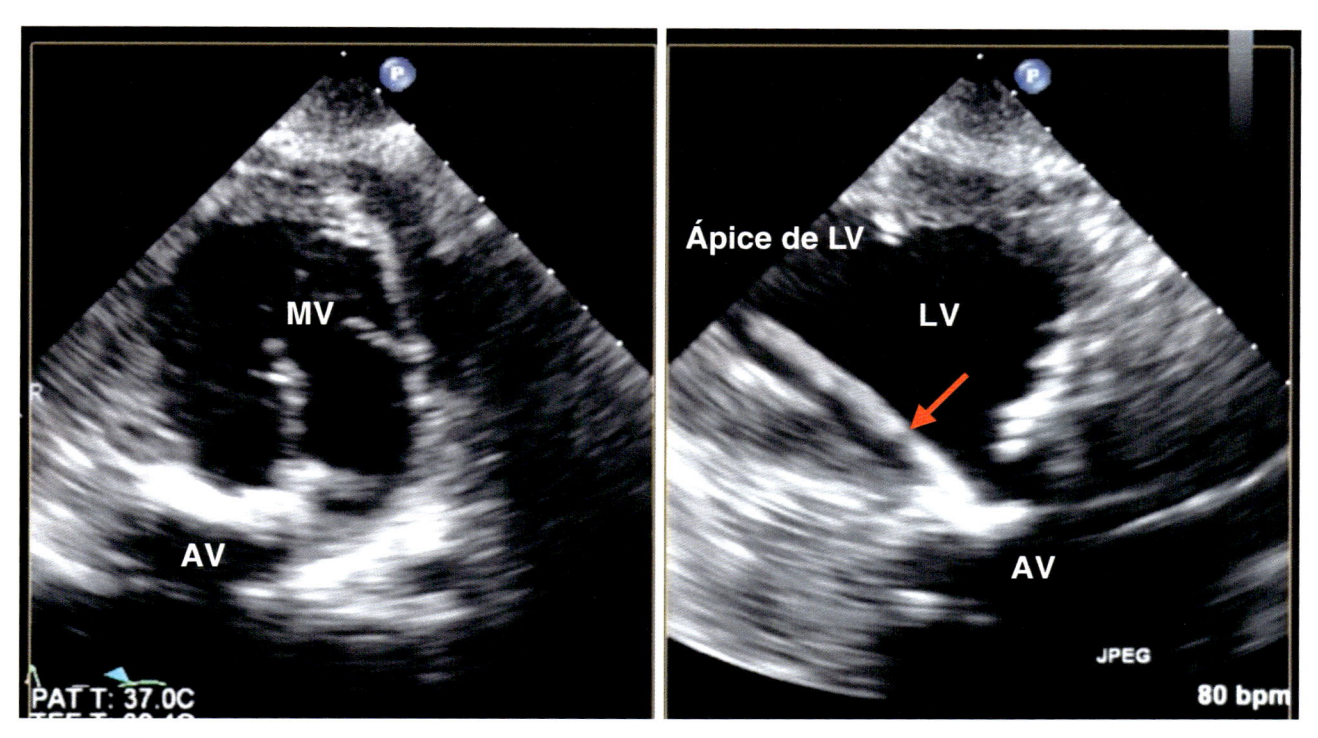

Fig. 13.15 ▶ Em pacientes em que as artérias das extremidades inferiores não conseguem acomodar o sistema de entrega, uma pequena toracotomia pode ser realizada para facilitar a entrega através do ápice ventricular esquerdo. Nessa imagem biplanar observa-se visualização transgástrica profunda à esquerda e projeção ortogonal à direita. Um fio-guia (*seta vermelha*) foi introduzido no ventrículo esquerdo pelo ápice e avançado pelo LVOT e válvula aórtica.

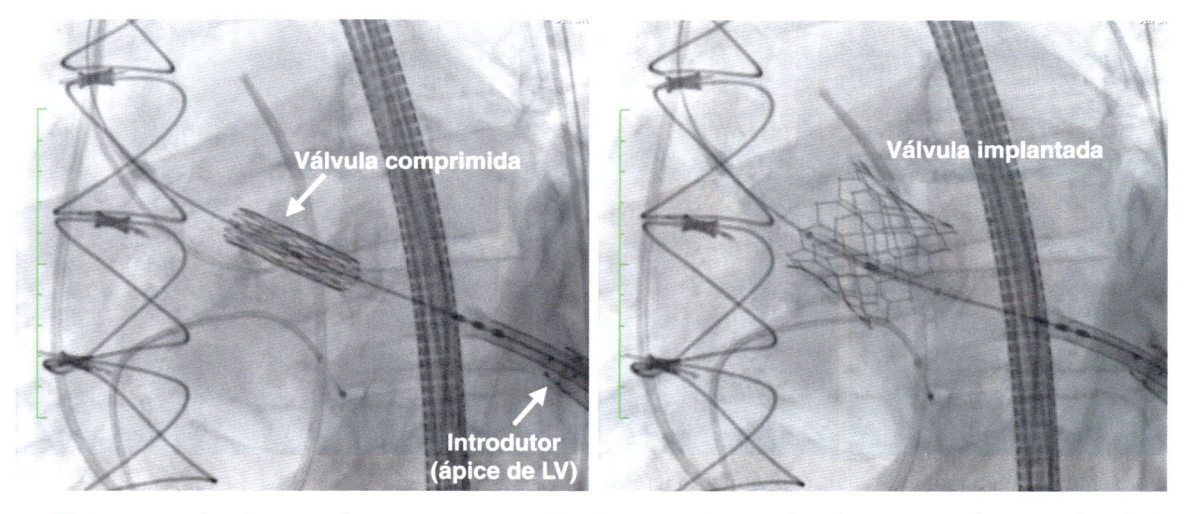

Fig. 13.16 ▶ Como visualizado com a fluoroscopia, o aparelho de entrega foi introduzido no ventrículo esquerdo pelo ápice (*à esquerda*) e a válvula implantada (*à direita*).

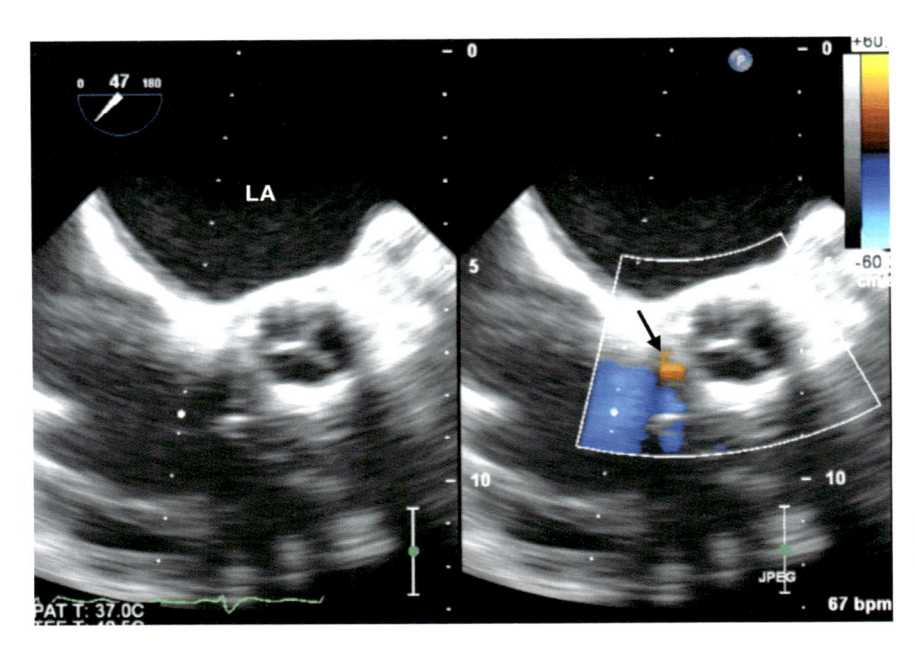

Fig. 13.17 ▶ No eixo curto médio-esofágico, a válvula implantada mostra somente regurgitação paravalvular leve (*seta*).

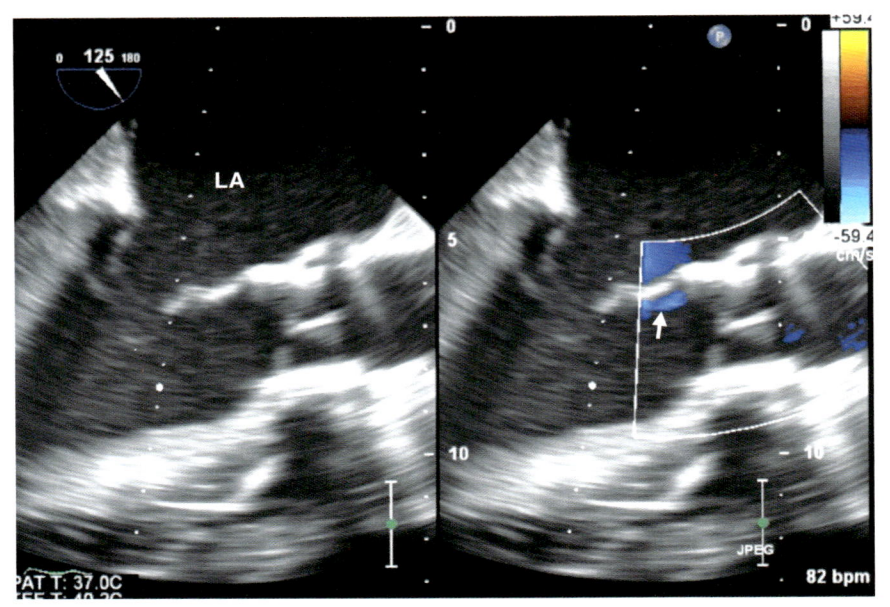

Fig. 13.18 ▶ No eixo longo médio-esofágico, a válvula implantada mostra somente regurgitação paravalvular leve (*seta*). A válvula está levemente mais ventricular que o desejado, sem qualquer efeito significativo sobre a função da válvula AV esquerda (mitral).

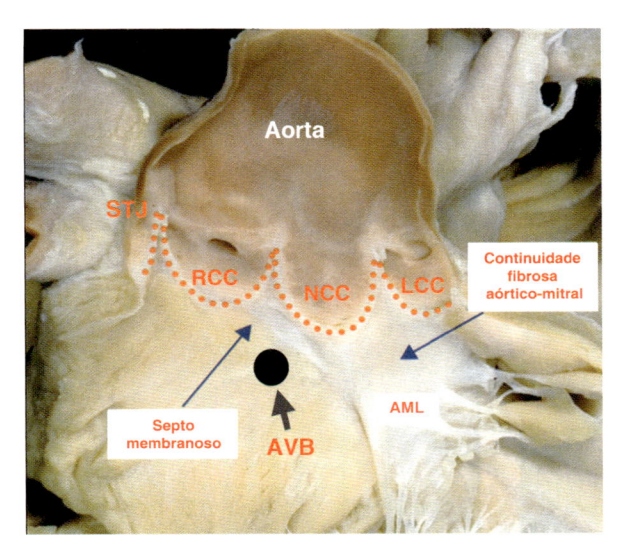

Fig. 13.19 Complexo valvar aórtico incluindo válvula aórtica, ânulo, seios, aorta, artérias coronárias, septo membranoso e válvula AV esquerda (mitral). A linha vermelha pontilhada indica inserção de cúspides aórticas, desde o anel basal até a junção sinotubular. A proximidade do feixe atrioventricular (AVB) explica porque o bloqueio do coração é mais comum com próteses que se estendem mais para o ventrículo esquerdo. (De Leon MB, Piazza N, Kikolsky E, *et al:* Standardized endpoint definitions for transcatheter aortic valve implantation clinical trials: A consensus report from the Valve Academic Research Consortium, Eur Heart J 32:205-217, 2011. Com autorização.)

CASO 13-3
Bioprótese Valvar Aórtica Autoexpansível

O paciente é um senhor de 85 anos com estenose aórtica grave sintomática e várias comorbidades. A TAVR foi recomendada como tratamento.

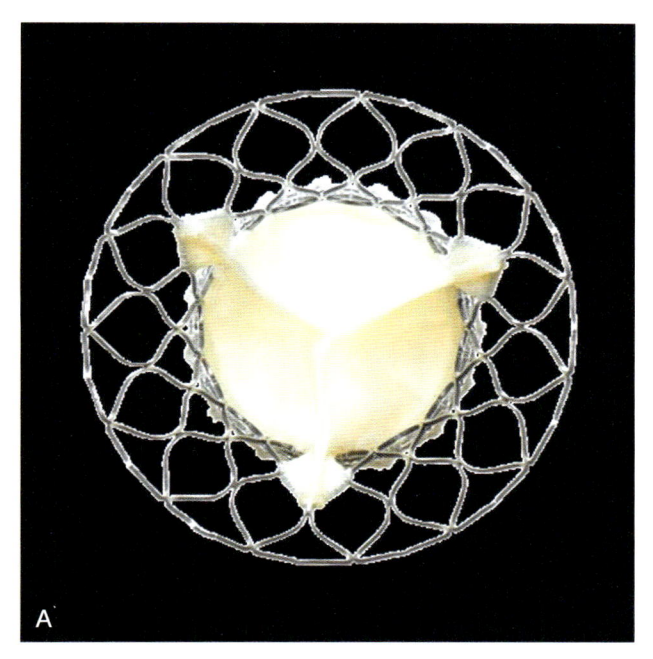

Fig. 13.20A Medtronic CoreValve (Medtronic, Minneapolis, Minnesota), vista de cima. Válvula porcina de três cúspides suturada em estrutura de fio de nitinol.

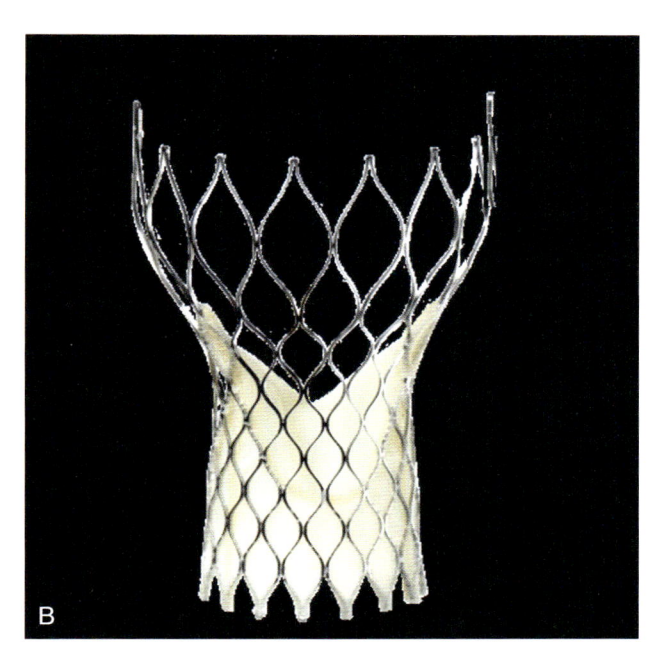

Fig. 13.20B Medtronic CoreValve (Medtronic, Minneapolis, Minnesota), vista lateral.

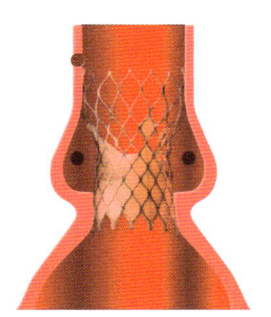

Fig. 13.21 Medtronic CoreValve posicionada em raiz aórtica.

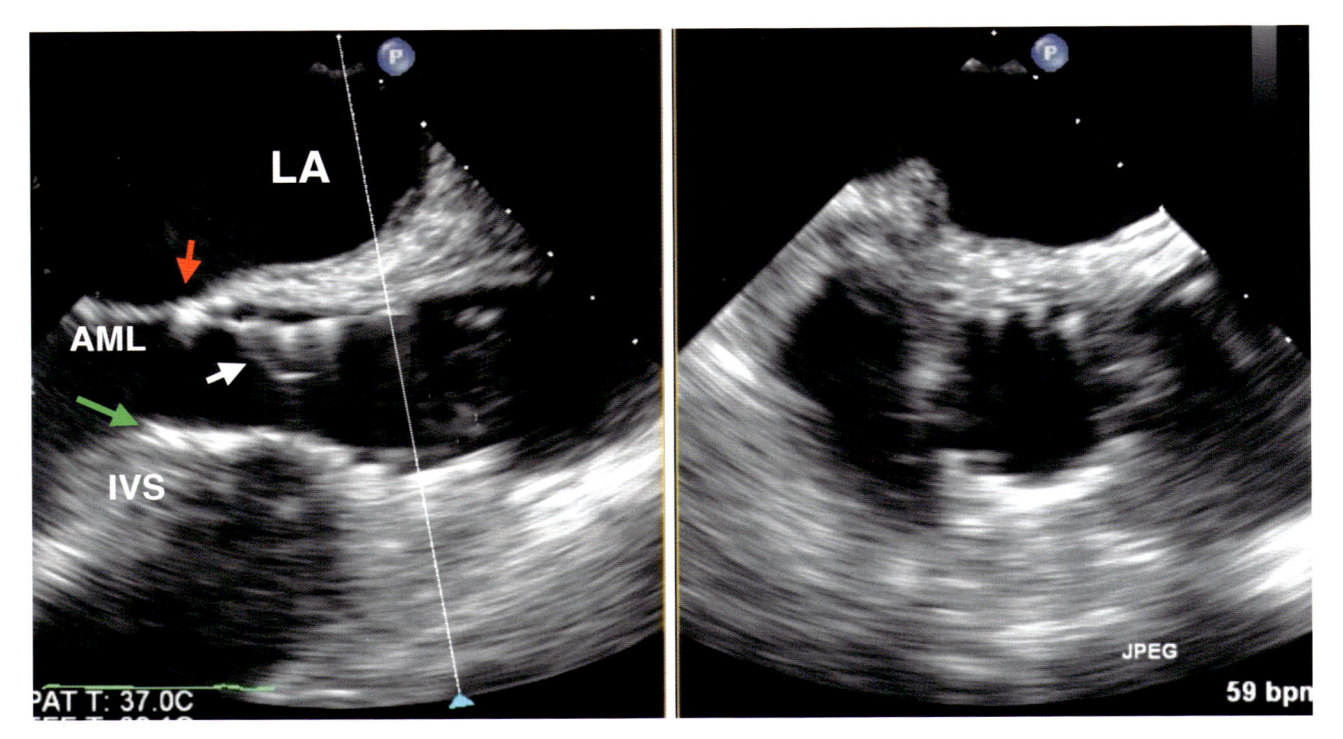

Fig. 13.22 ▸ A investigação biplanar por imagens de válvula implantada é observada nesta projeção médio-esofágica em eixo longo. A seta branca indica a própria válvula, que fica superior ao ânulo, que é indicado pela seta vermelha. A seta verde mostra a porção ventricular da estrutura em contato com o septo interventricular.

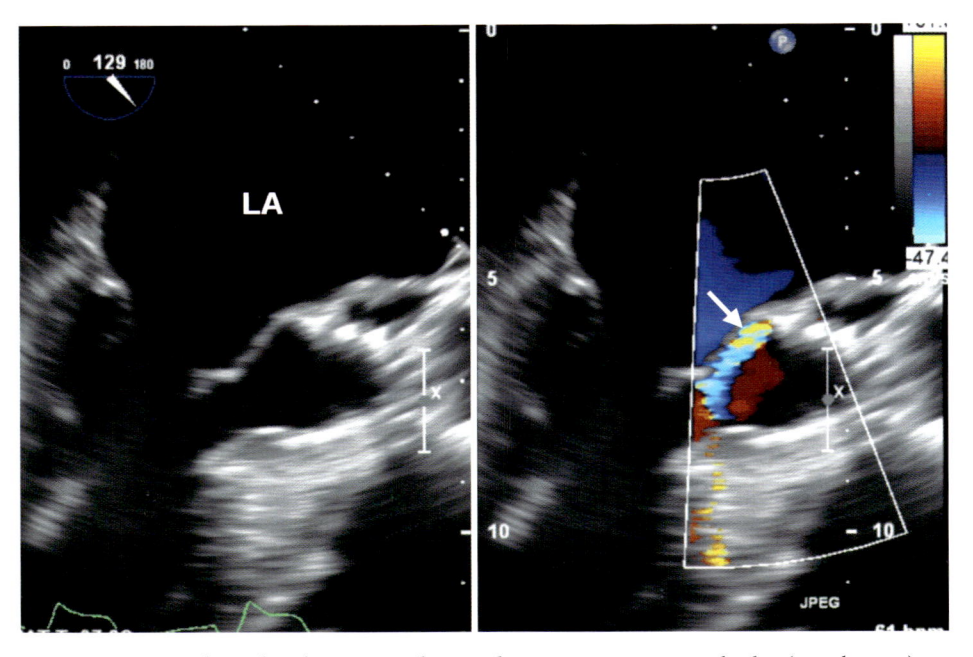

Fig. 13.23 ▸ Investigação por Doppler colorido mostrando jato de regurgitação paravalvular (*seta branca*).

CASO 13-3 Bioprótese Valvar Aórtica Autoexpansível   453

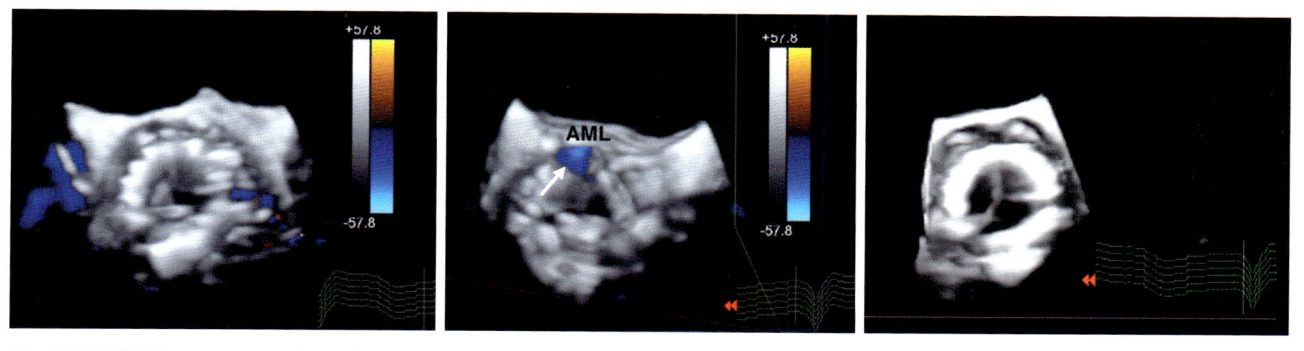

Fig. 13.24 ▶ TEE com Doppler colorido 3D. Painel à esquerda da perspectiva atrial esquerda e painel central da perspectiva ventricular esquerda. A seta branca indica jato paravalvular anterior, que está entre a cúspide mitral anterior e a prótese. No painel direito são visualizadas três cúspides da CoreValve.

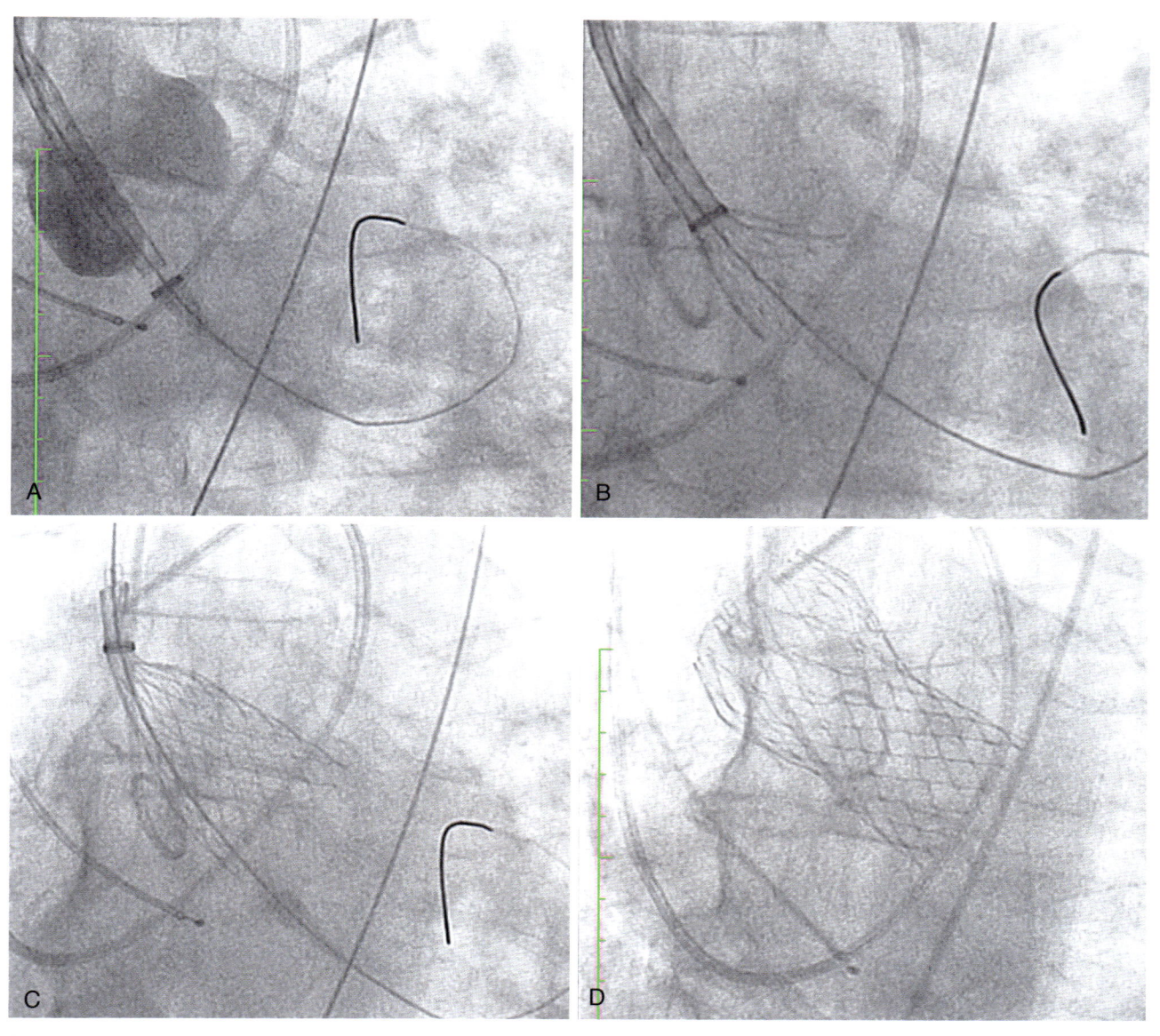

Fig. 13.25 Esta série de imagens fluoroscópicas mostra os estágios de implantação de uma válvula. Em (**A**), a válvula não implantada foi posicionada na válvula aórtica nativa. Em (**B**) a válvula é expandida a partir do lado ventricular e esse processo continua em (**C**). Em (**D**) a válvula está completamente implantada. A angiografia subsequente mostrou circulação coronariana normal.

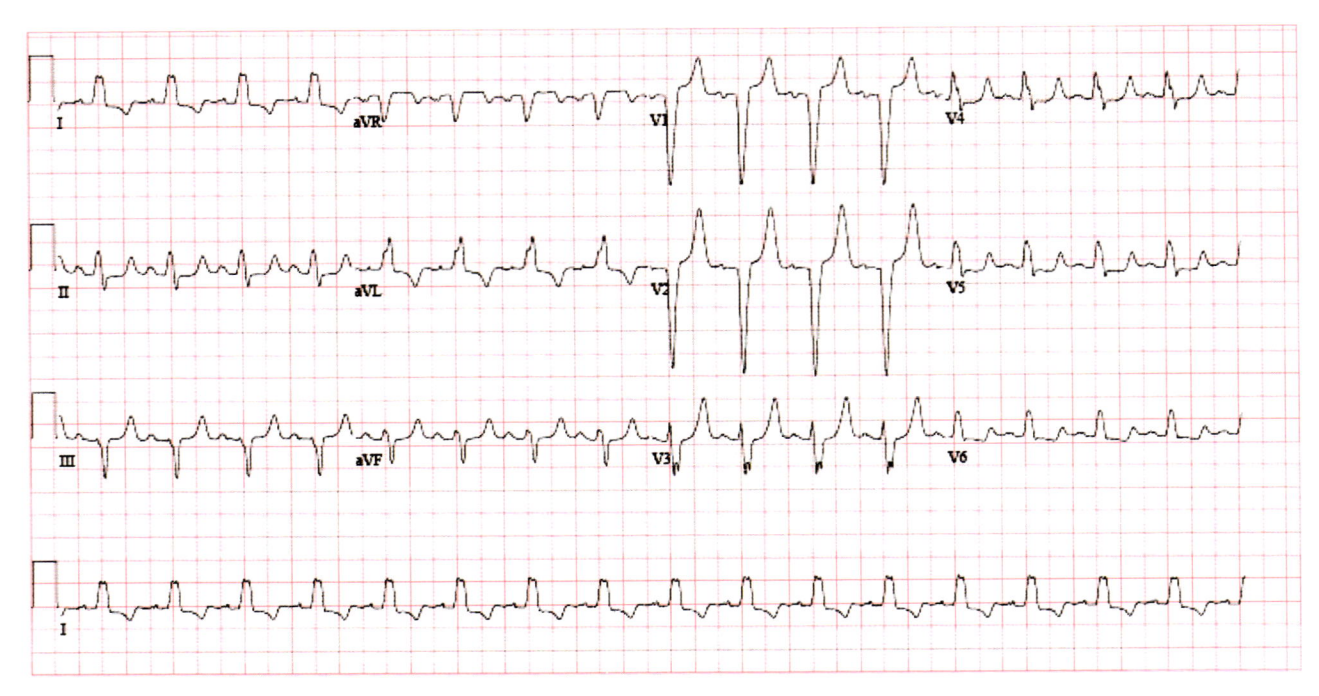

Fig. 13.26 Após a implantação, o paciente desenvolveu um novo bloqueio de ramo esquerdo que se resolveu em 24 h.

Comentários

A substituição percutânea por cateter da válvula aórtica (TAVR) é atualmente uma abordagem padrão para o tratamento de adultos com estenose aórtica (AS) grave sintomática com risco alto ou proibitivo para substituição cirúrgica da válvula. A ecocardiografia é essencial para determinar que a AS seja grave e para a avaliação do tamanho ventricular e da função, bem como de outras condições cardíacas concorrentes antes do procedimento. Atualmente, a ecocardiografia transesofágica (TEE) é usada com frequência durante o procedimento para ajudar no posicionamento da válvula e para a detecção rápida de complicações após o procedimento, como nesses exemplos. Em alguns casos, a investigação por imagens de TEE em 3D do trato de saída do LV e do ânulo aórtico pode ser útil para dimensionar a válvula; entretanto, a investigação por CT antes do procedimento é recomendada para o melhor dimensionamento possível da válvula. A TEE é viável quando se usa a anestesia geral para o procedimento de TAVR. À medida que centros experientes mudam para a sedação moderada para procedimentos de TAVR, a investigação por imagens transtorácicas poderá substituir a TEE periprocedimento, com a fluoroscopia usada para guiar o implante da prótese.

Leitura Sugerida

1. Hahn RT, Little SH, Monaghan MJ, et al: Recommendations for comprehensive intraprocedural echocardiographic imaging during TAVR, JACC Cardiovasc Imaging 8(3):261–287, 2015.
2. Patel PA, Gutsche JT, Vernick WJ, et al: The functional aortic annulus in the 3D era: Focus on transcatheter aortic valve replacement for the perioperative echocardiographer, J Cardiothorac Vasc Anesth 29(1):240–255, 2015.
3. Wang H, Hanna JM, Ganapathi A, et al: Comparison of aortic annulus size by transesophageal echocardiography and computed tomography angiography with direct surgical measurement, Am J Cardiol 115(11):1568–1573, 2015.

CASO 13-4
Regurgitação Paravalvar após Implantação de TAVR

O paciente é um senhor de 64 anos que, nos dois anos anteriores, vinha sofrendo cada vez mais com falta de ar e síncope frequente e foi diagnosticado com estenose aórtica grave. E por causa da cirrose hepática, ele recebeu a oferta de TAVR.

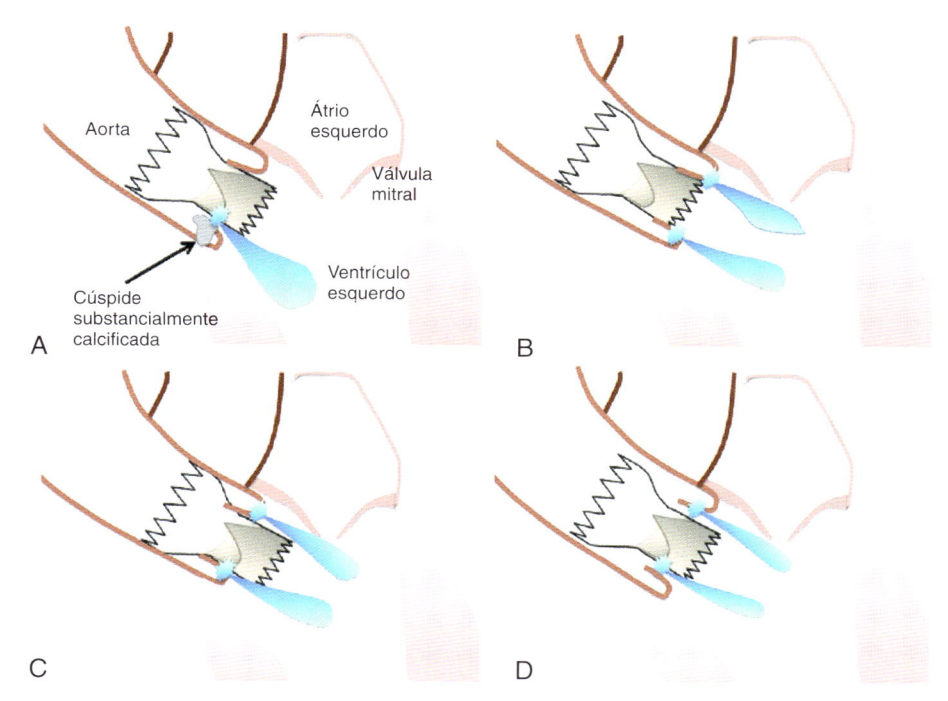

Fig. 13.27 Mecanismos de regurgitação aórtica paraprotética. Após o implante percutâneo da válvula aórtica, vazamentos paravalvulares podem resultar da subexpansão da estrutura do *stent* da prótese, que pode ser causada por calcificações do ânulo ou das cúspides da válvula nativa (**A**), da má posição da válvula com profundidade de implantação da prótese muito rasa (**B**) ou muito profunda (**C**) e/ou incompatibilidade de tamanho entre ânulo e prótese (**D**). (De Sinning JM, HammerstingI C, Vasa-Nocitera M, et al: Aortic regurgitation index defines severity of peri-prosthetic regurgitation and predicts outcome in patients after transcatheter aortic valve implantation. JACC 59:1134-1141, 2012. Com autorização.)

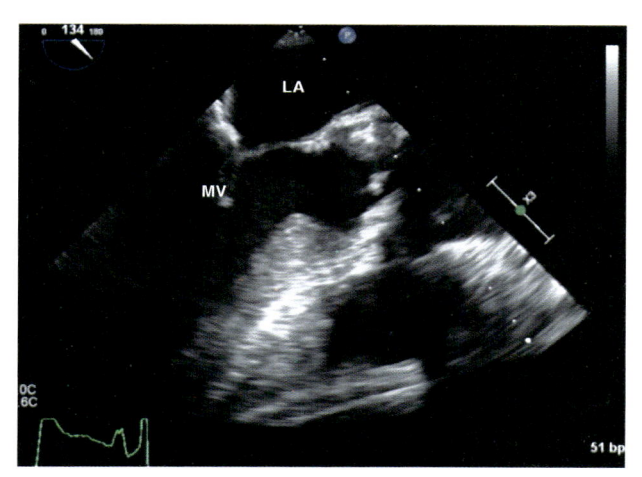

Fig. 13.28 Investigação médio-esofágica pré-operatória em eixo longo mostrando válvula aórtica significativamente calcificada.

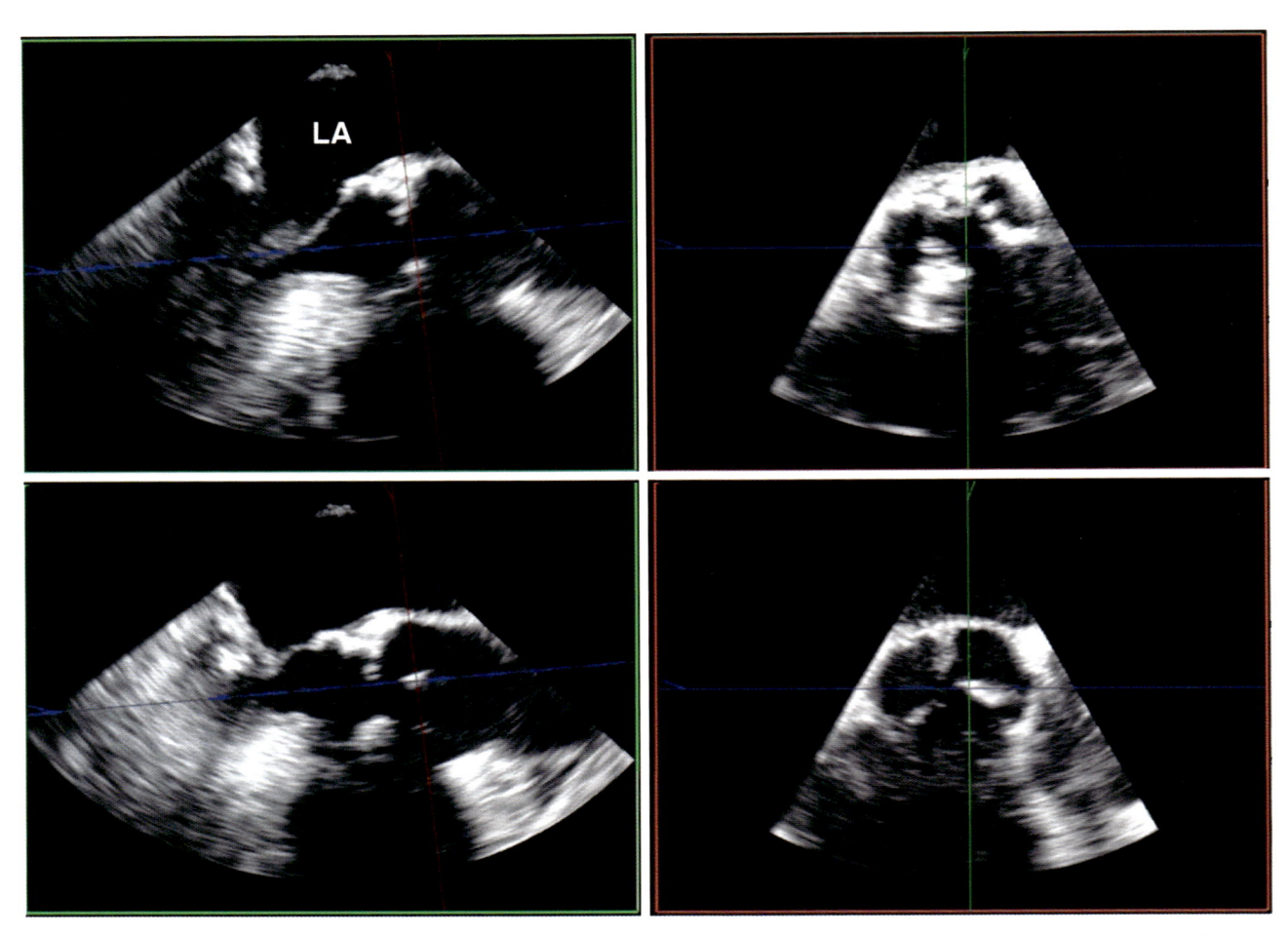

Fig. 13.29 ⊙ Usando a reconstrução multiplanar, as duas imagens superiores mostraram válvula substancialmente calcificada ao nível dos corpos das cúspides, enquanto as imagens inferiores mostram menos calcificação nas bordas das cúspides.

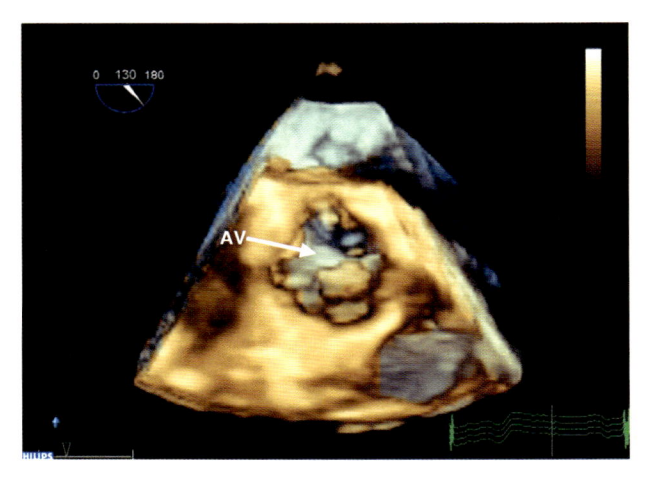

Fig. 13.30 ⊙ TEE em 3D da perspectiva da aorta mostra calcificação substancial com sombreamento da maior parte do tecido remanescente da cúspide.

CASO 13-4 Regurgitação Paravalvar após Implantação de TAVR

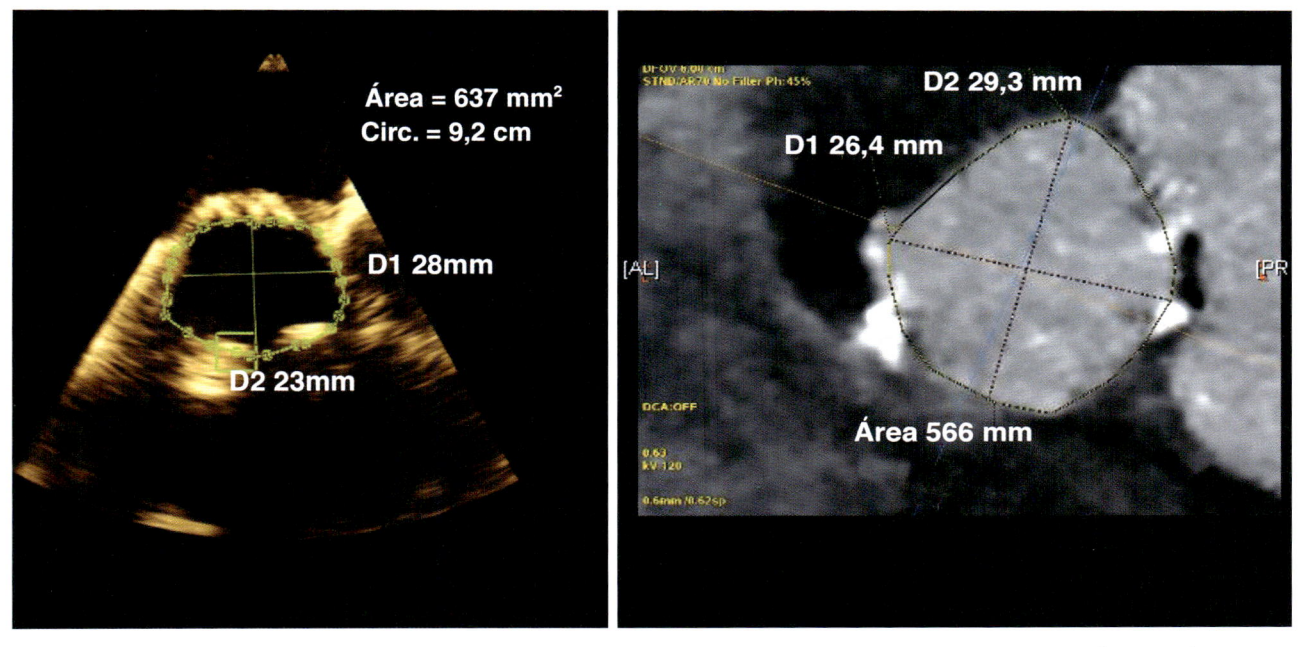

Fig. 13.31 Usando a reconstrução multiplanar são medidos o diâmetro e a área. Medições de CT correspondentes à direita. Atualmente, as medições de CT são recomendadas para a tomada de decisão clínica sobre o tipo e o tamanho da válvula TAVR.

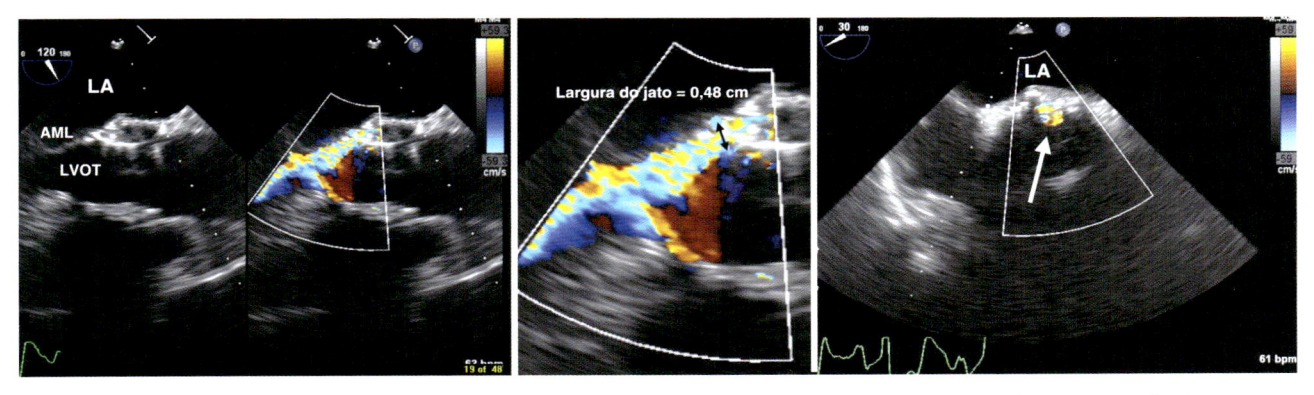

Fig. 13.32 ▶ O painel esquerdo mostra projeção médio-esofágica no eixo longo com CD, mostrando jato paravalvular regurgitante. O painel do meio é uma imagem ampliada com a largura do jato medida em 0,48 cm. À direita, observa-se o jato no eixo curto. A localização é posterior e abraça a cúspide mitral anterior. A quantificação é difícil porque a *vena contracta* verdadeira não está evidente. A largura do jato sugere um grau moderado de regurgitação paravalvular.

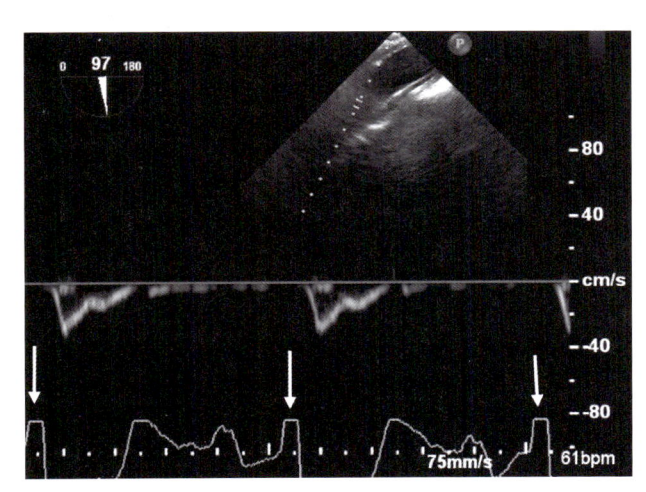

Fig. 13.33 Doppler pulsado da aorta descendente não mostra reversão de fluxo diastólico. As setas indicam QRS com sinal de fluxo sistólico visualizado inferior à linha base zero.

Leitura Sugerida

1. Abdelghani M, Soliman OI, Schultz C, et al: Adjudicating paravalvular leaks of transcatheter aortic valves: A critical appraisal, Eur Heart J 2016 Apr 13.
2. Oh JK, Little SH, Abdelmoneim SS, et al: CoreValve U.S. Pivotal Trial Clinical Investigators: Regression of paravalvular aortic regurgitation and remodeling of self-expanding transcatheter aortic valve: An observation from the CoreValve U.S. Pivotal Trial, JACC Cardiovasc Imaging 8(12):1364–1875, 2015.
3. Pibarot P, Hahn RT, Weissman NJ, et al: Assessment of Paravalvular Regurgitation Following TAVRA Proposal of Unifying Grading Scheme. JACC Cardiovasc Imaging 8(3): 340–360, 2015.

CASO 13-5
Prolapso de Bioprótese Valvar Percutânea

Este senhor de 78 anos com estenose aórtica sintomática se apresentou com múltiplas comorbidades, incluindo três esternotomias anteriores por doença arterial coronariana. A TAVR foi indicada como alternativa à esternotomia e substituição cirúrgica da válvula aórtica.

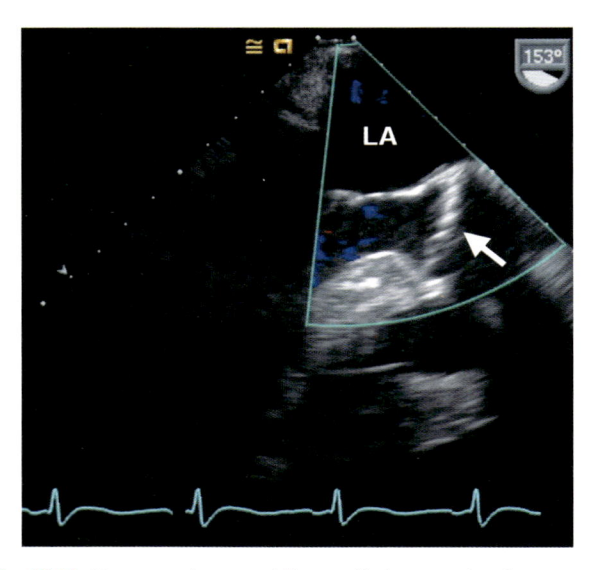

Fig. 13.34 Nesta projeção médio-esofágica em eixo longo, a calcificação das cúspides aórticas é evidente.

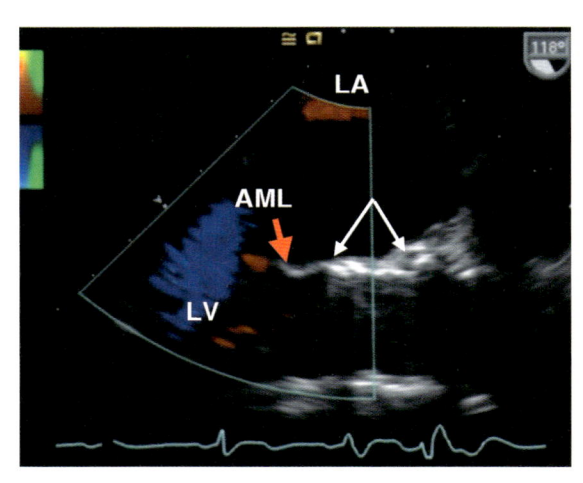

Fig. 13.35 A comissurotomia com balão foi realizada, e a válvula expansível com balão foi instalada. Ela parece estar bem posicionada. As setas brancas indicam a estrutura da válvula.

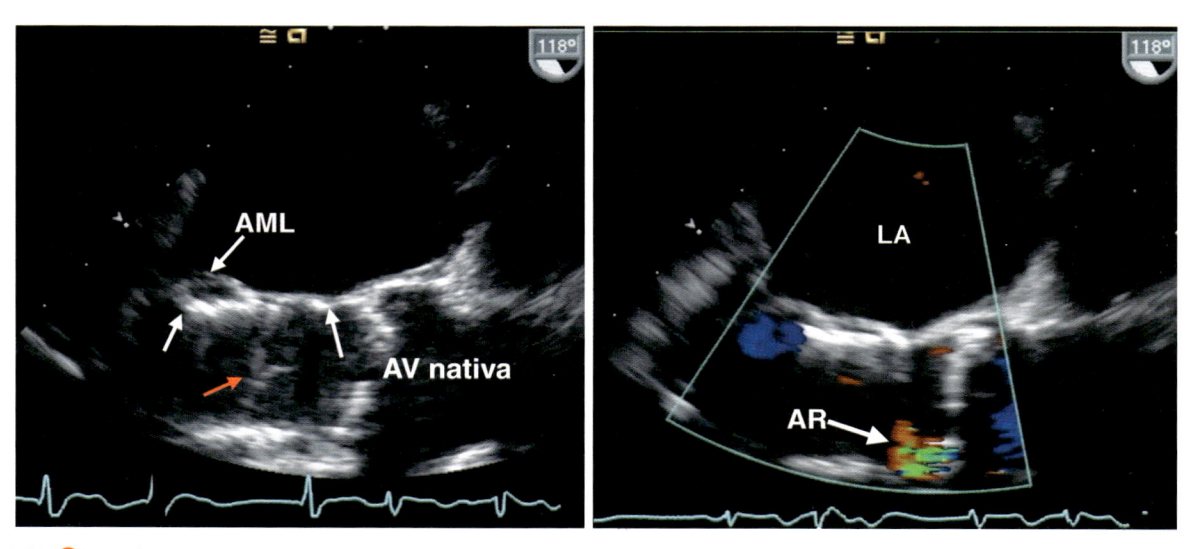

Fig. 13.36 Em alguns segundos, a prótese entrou em prolapso de volta para LVOT e está agora cobrindo completamente a cúspide mitral anterior. A seta vermelha indica novas cúspides. Embora não tenha havido interferência com a função da válvula AV esquerda (mitral), a válvula nativa estenótica agora está evidente. Com o Doppler colorido agora se pode observar a regurgitação aórtica, provavelmente piorada pela comissurotomia por balão.

CASO 13-5 Prolapso de Bioprótese Valvar Percutânea 459

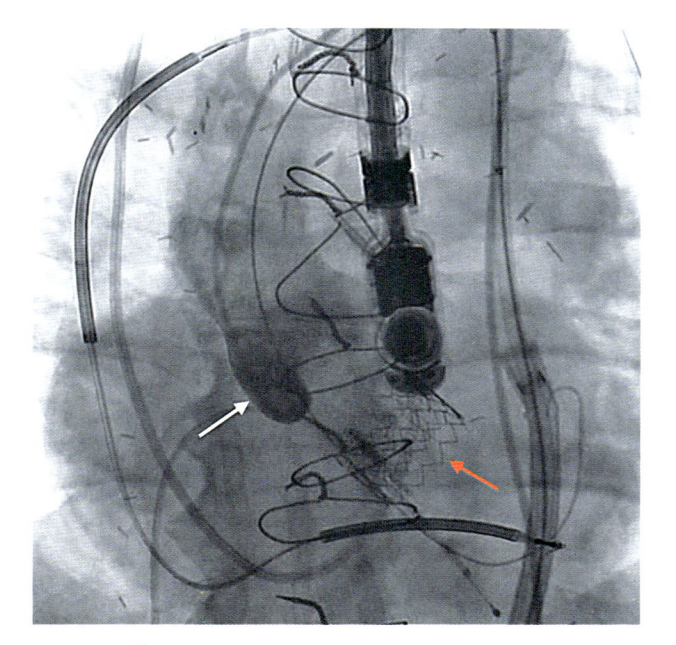

Fig. 13.37 ▶ Angiografia mostrando a nova válvula (*seta vermelha*) bem abaixo dos seios aórticos (*seta branca*).

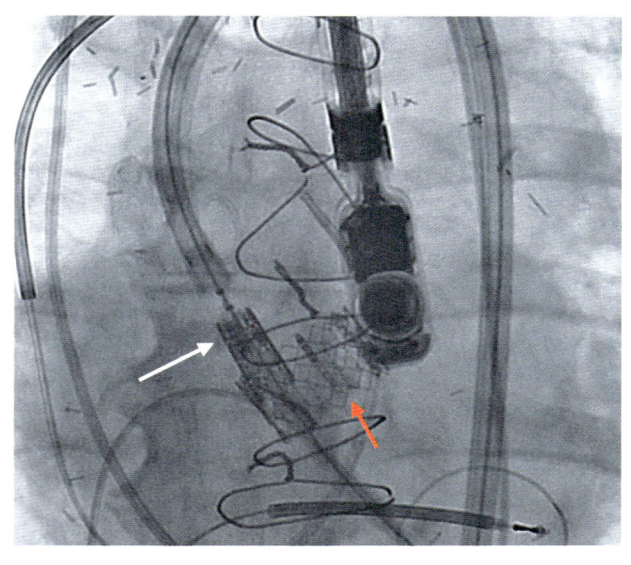

Fig. 13.38 Após tentativa de puxar para trás a primeira válvula expansível por balão com balão inflado, uma segunda válvula é introduzida pela primeira.

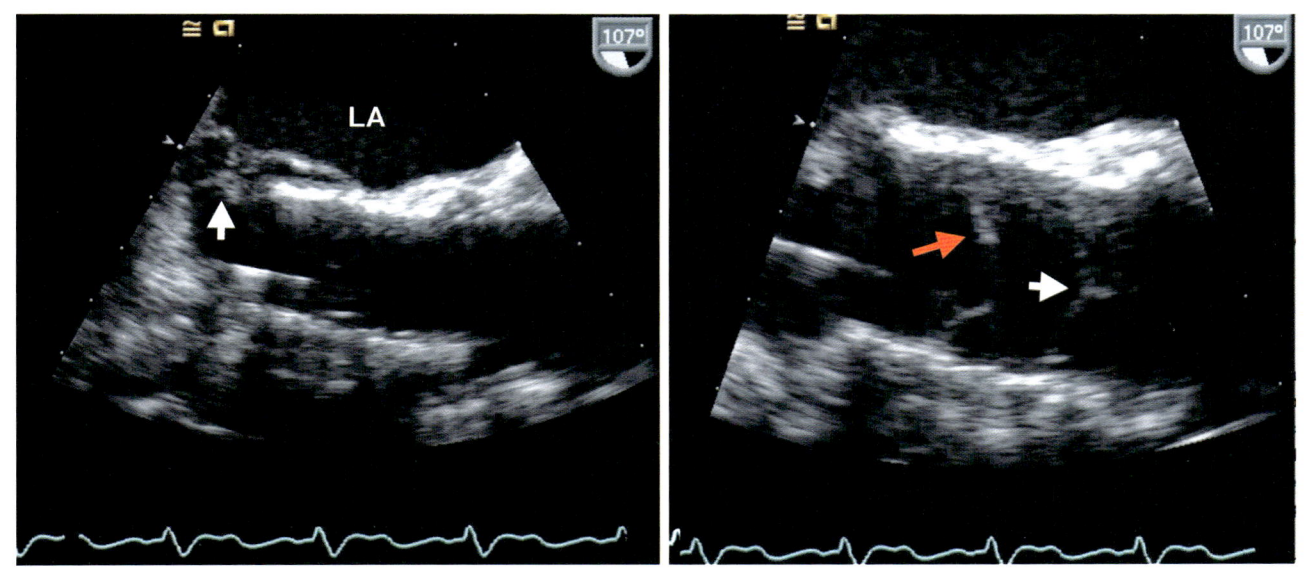

Fig. 13.39 ▶ Após colocação da segunda válvula, houve menos contato com a cúspide mitral anterior (*à esquerda*). A seta branca indica o ponto de coaptação das cúspides mitrais. À direita, a seta vermelha indica a primeira válvula cujas cúspides não funcionam mais, e a seta branca indica a nova válvula expansível percutânea por balão que foi colocada sobrepondo-se à ponta superior da primeira válvula.

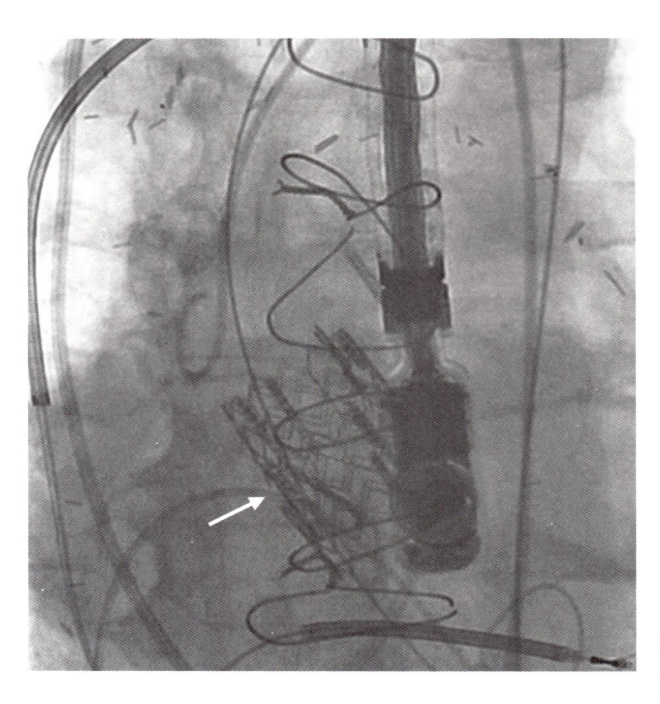

Fig. 13.40 ⏵ Na investigação fluoroscópica por imagens a combinação de válvulas é indicada pela seta branca. Em tempo real, não se observa regurgitação aórtica.

CASO 13-6
Ruptura Anular após Implantação da Válvula

Este senhor de 77 anos com estenose aórtica grave sintomática foi encaminhado para TAVR por causa das comorbidades, a mais importante delas sendo uma insuficiência hepática.

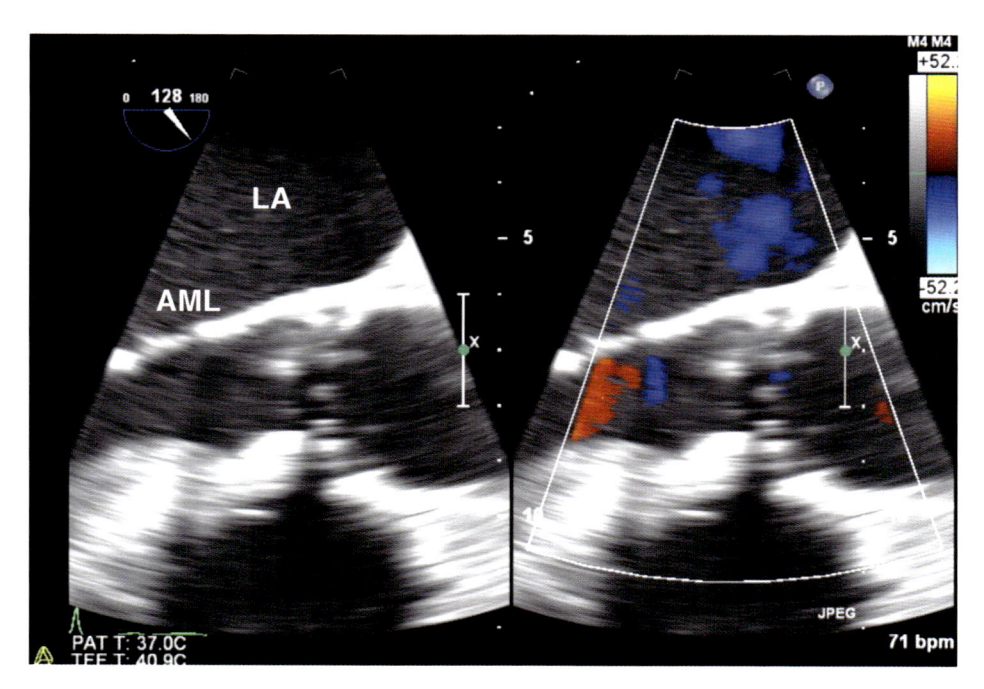

Fig. 13.41 ⏵ Projeção pré-operatória médio-esofágica em eixo longo mostrando válvula aórtica significativamente calcificada sem regurgitação.

CASO 13-6 Ruptura Anular após Implantação da Válvula   461

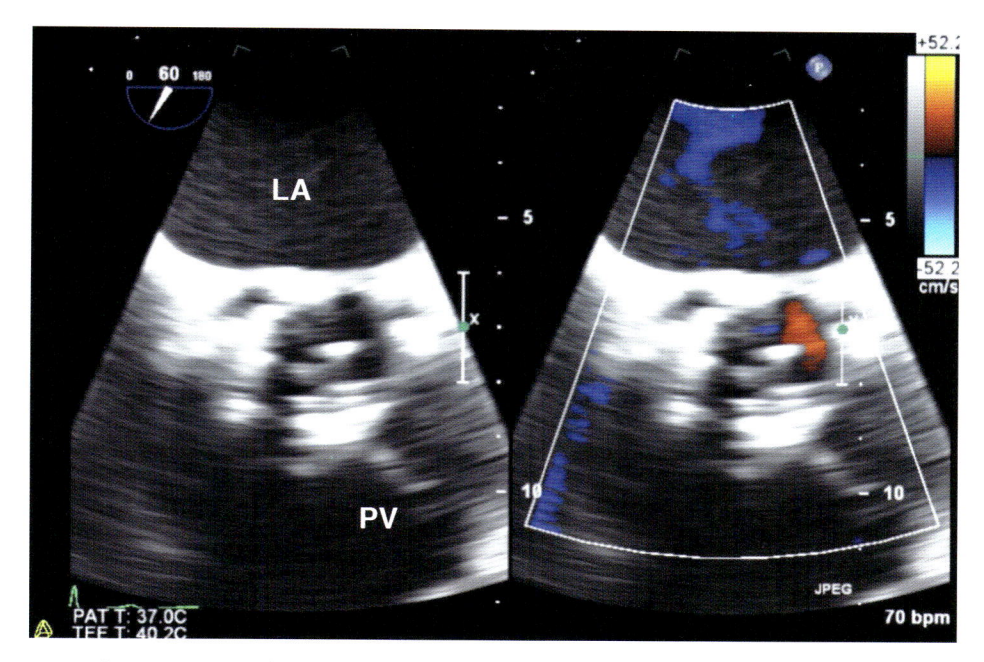

Fig. 13.42 ▶ Projeção pré-operatória médio-esofágica em eixo curto mostrando válvula aórtica significativamente calcificada sem regurgitação.

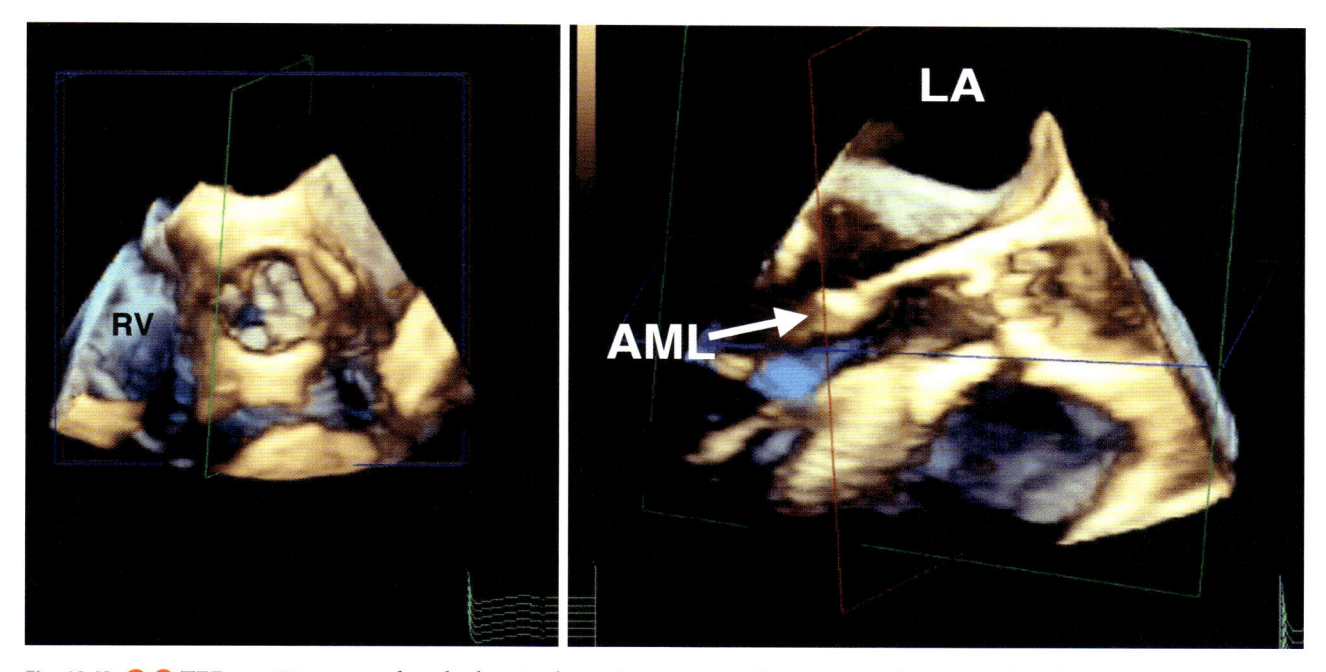

Fig. 13.43 ▶▶ TEE em 3D mostrando achados similares. Em tempo real, a excursão da cúspide da válvula é mínima.

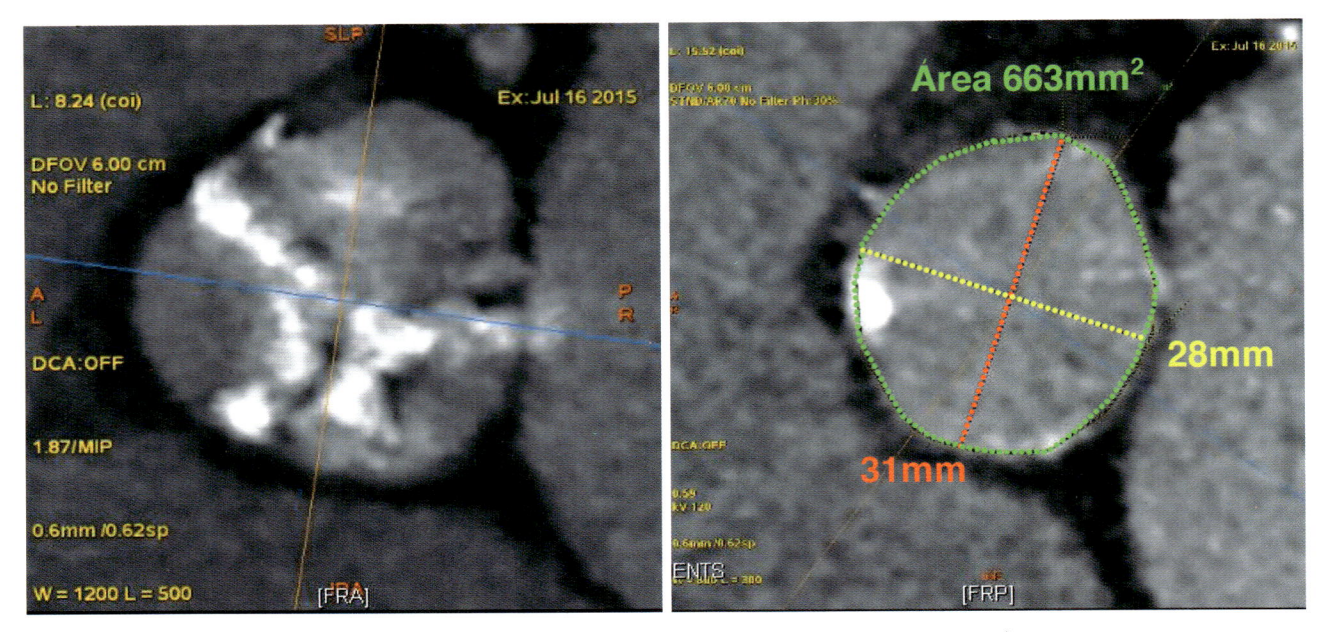

Fig. 13.44 Varredura pré-operatória por CT obtida para facilitar o dimensionamento da válvula. À esquerda, observa-se a válvula significativamente calcificada. À direita, os diâmetros nos pontos de inserção da cúspide são 28 mm por 31 mm, e a área a ser medida é de 663 mm². Com base nas recomendações do fabricante (Quadro 13.1), foi escolhida a válvula SAPIEN de 29 mm.

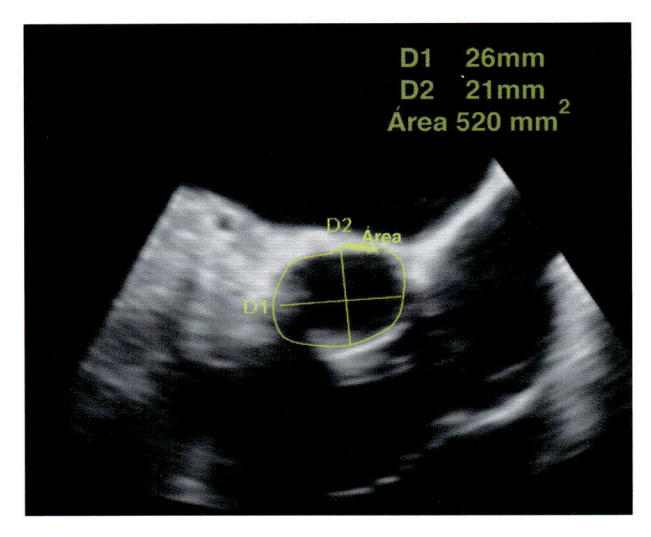

Fig. 13.45 Investigação por imagens em 3D com reconstrução multiplanar (MPR) de ânulo aórtico mostrou diâmetros nos pontos de inserção da cúspide de 26 mm por 31 mm e área medida de 520 mm².

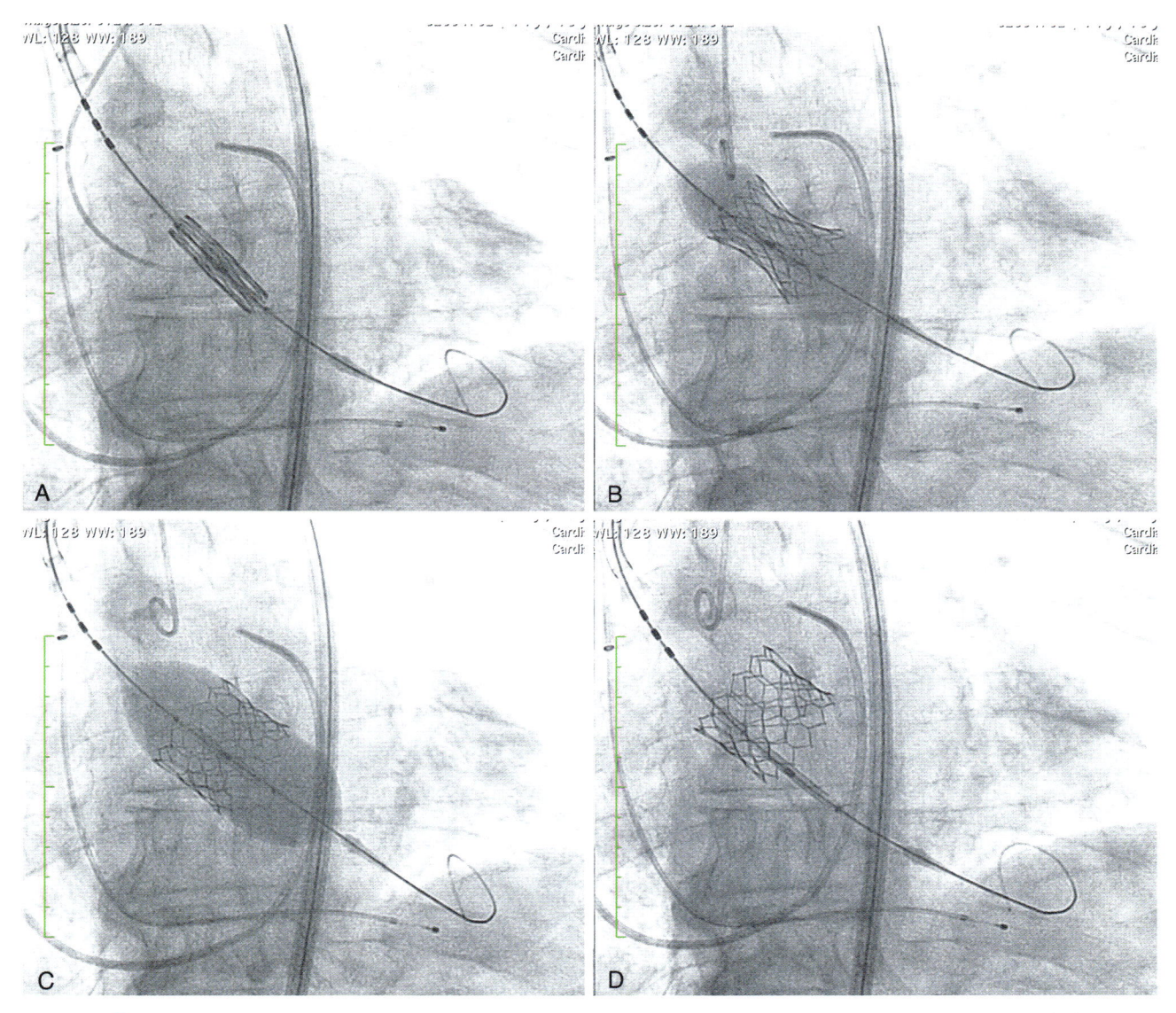

CASO 13-6 Ruptura Anular após Implantação da Válvula 463

Fig. 13.46 ⊙ Estas imagens fluoroscópicas mostram (**A**) a válvula posicionada, (**B**) início da inflação do balão, (**C**) balão totalmente inflado e válvula implantada e (**D**) balão desinflado.

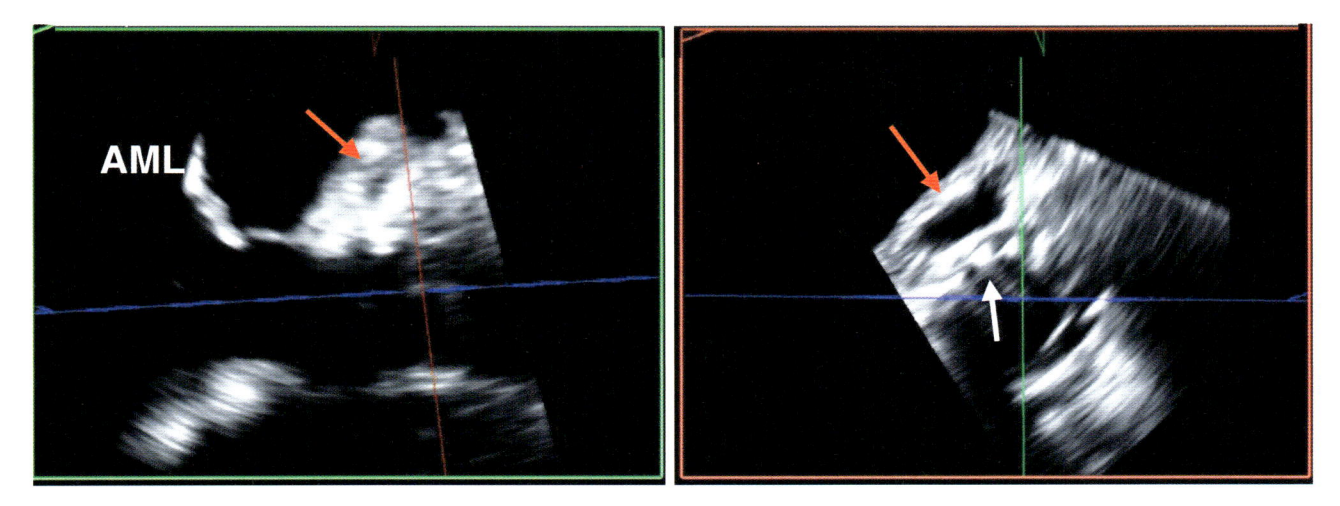

Fig. 13.47 ⊙ Investigação por imagens em 3D com MPR mostrada com projeção médio-esofágica em eixo longo à esquerda e eixo curto à direita. A seta branca indica a estrutura da válvula; entretanto, nas duas projeções, existe o que parece ser um hematoma periaórtico (*setas vermelhas*).

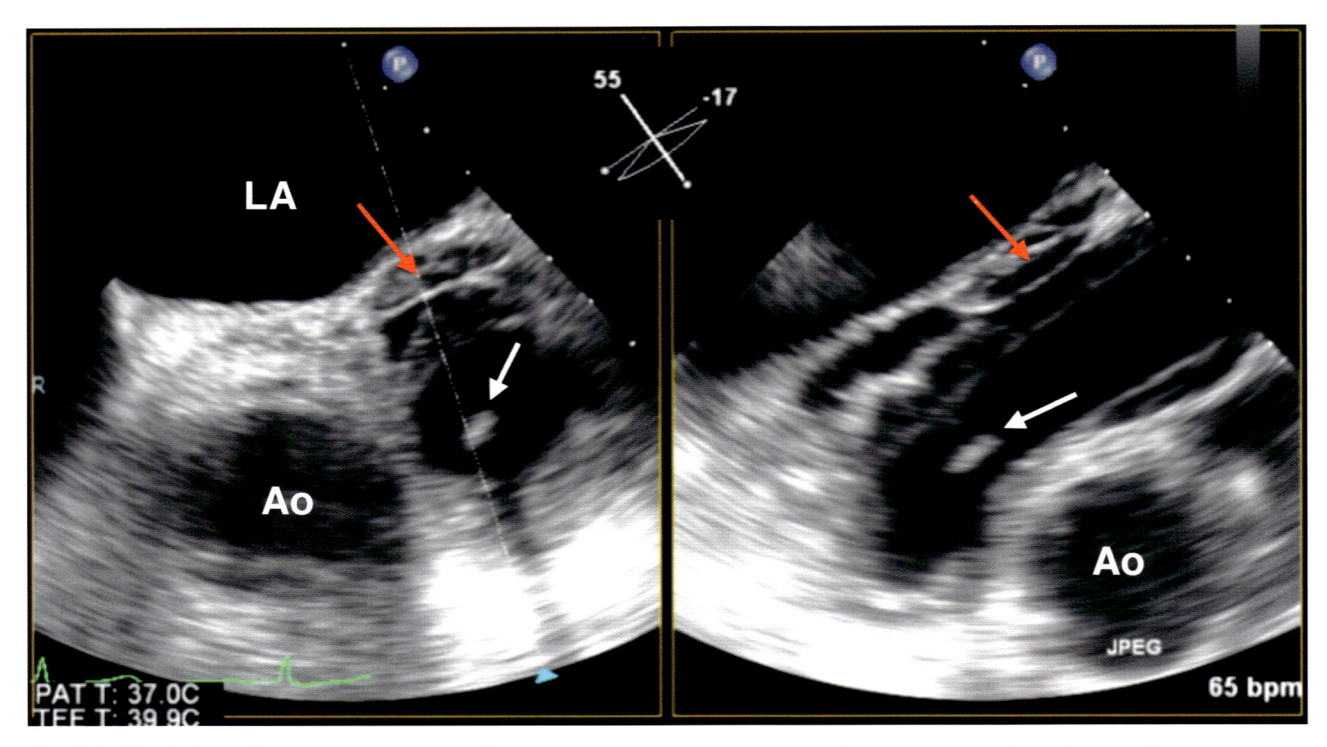

Fig. 13.48 ⏵ Biplanar da raiz aórtica mostrando novamente hematoma para-aórtico (*setas vermelhas*). As setas brancas indicam cateter PA. Em tempo real, PA está comprimida.

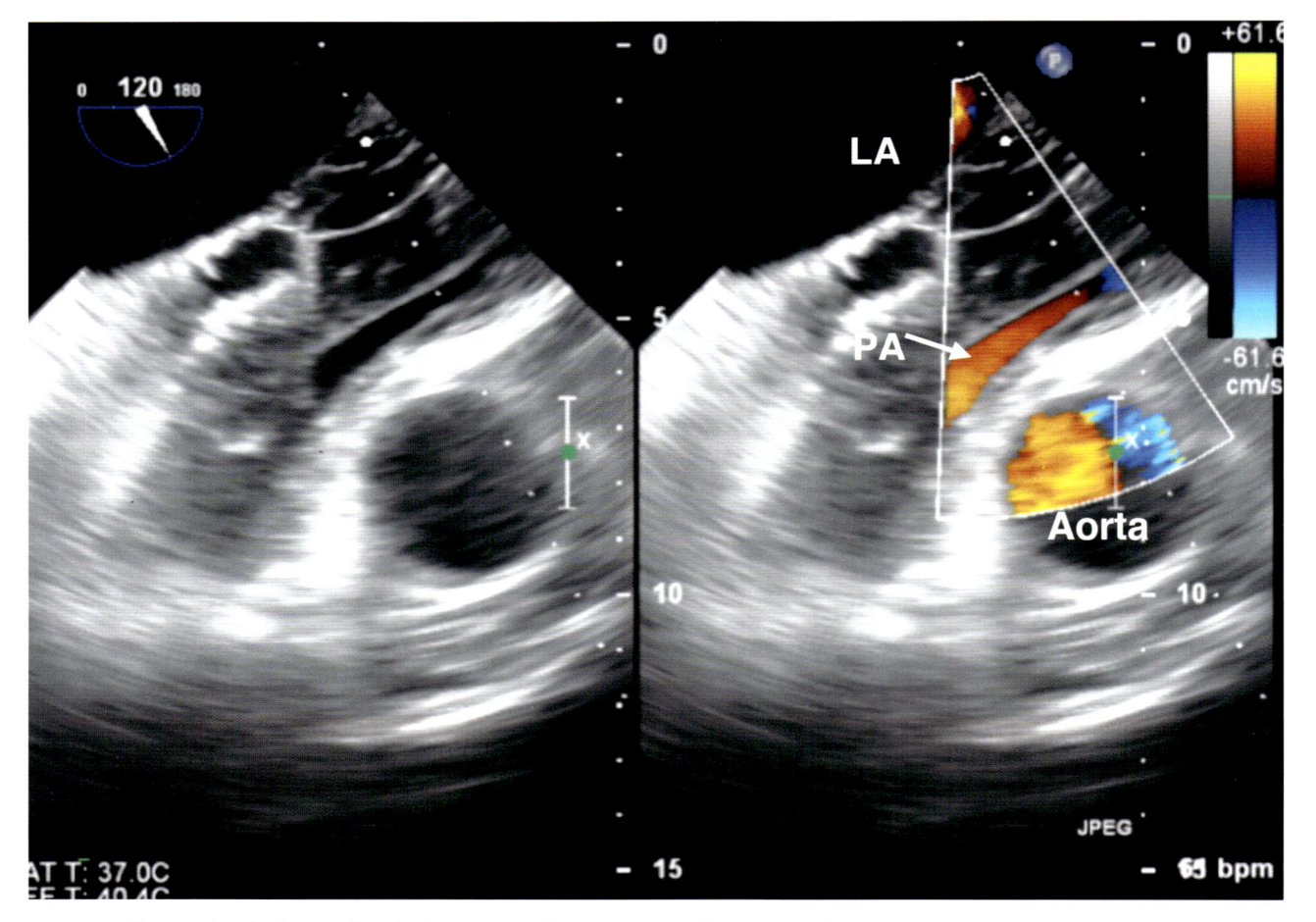

Fig. 13.49 ⏵ Doppler de fluxo colorido demonstrando compressão de artéria pulmonar.

CASO 13-6 Ruptura Anular após Implantação da Válvula

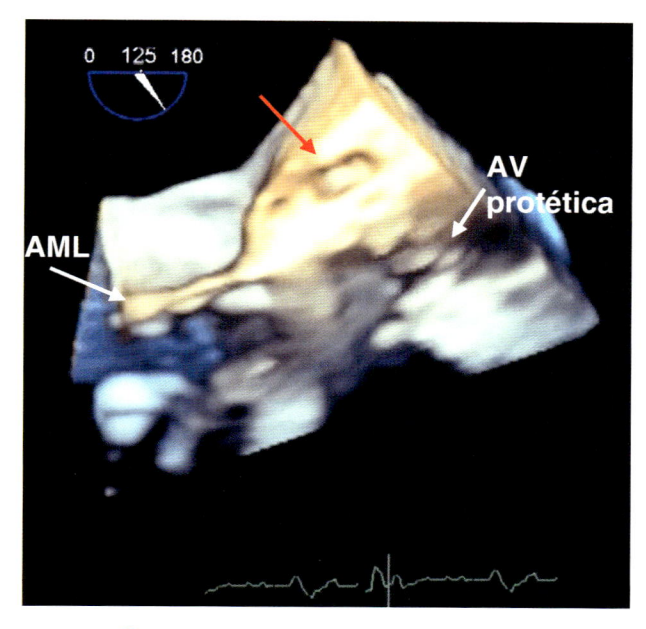

Fig. 13.50 ▶ Projeção em 3D em eixo longo também indica hematoma para-aórtico (*seta vermelha*).

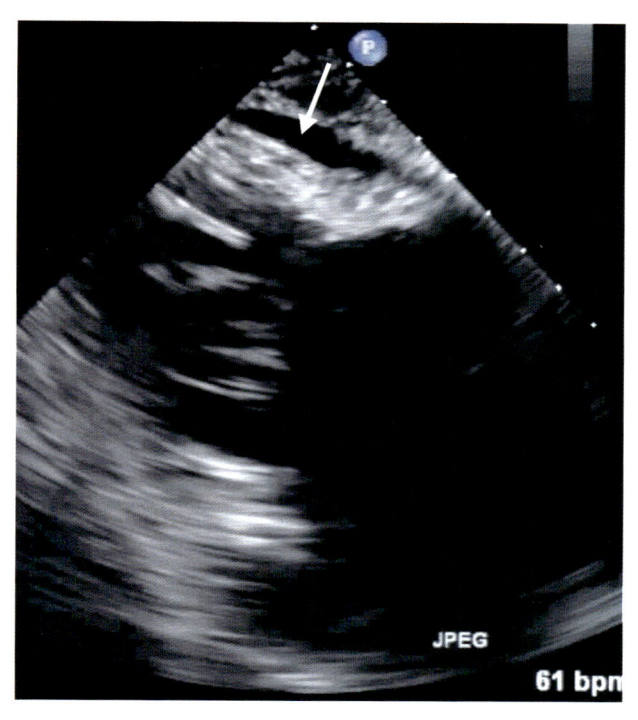

Fig. 13.51 ▶ Investigação transgástrica no eixo longo do ventrículo esquerdo mostra nova efusão pericárdica.

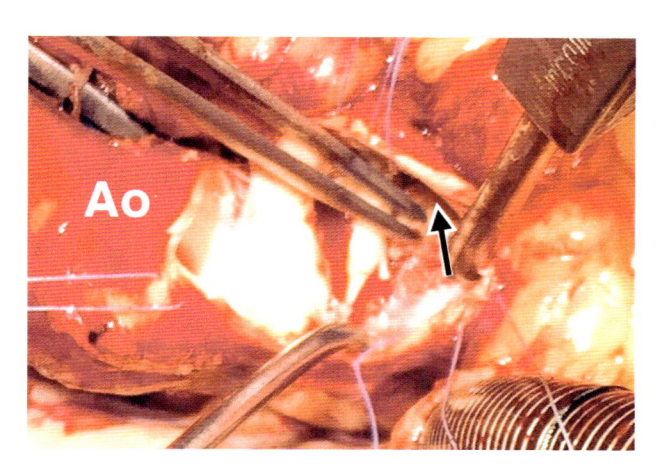

Fig. 13.52 Foi tomada a decisão de se fazer uma esternotomia, continuar para CPB e avaliar a aorta quanto à lesão. Após aortotomia, a válvula foi retirada revelando ruptura anular aórtica (*seta*) sob a cúspide não coronária. Isto foi reparado, e colocada uma válvula aórtica de tecido.

QUADRO 13.1
Recomendações do Fabricante para Dimensionamento de Válvula S3

Tamanho da válvula	20 mm	23 mm	26 mm	29 mm
Vol. Inflação	11 mL	17 mL	23 mL	33 mL
TEE diâmetro	16-19 mm	18-22 mm	21-25 mm	24-28 mm
CT área	273-345 mm^2	338-430 mm^2	430-546 mm^2	540-683 mm^2

Comentários

O prolapso da válvula (ou embolização) pode ocorrer com um dispositivo menor que o tamanho adequado ou por colocação incorreta. Neste caso, a válvula foi colocada na posição correta, mas então sofreu prolapso no trato de saída de LV por causa de uma válvula menor que o tamanho correto ou de ancoragem inadequada pela válvula aórtica nativa calcificada. Nessa situação, alguns tipos de válvula podem ser recapturadas e redistribuídas; como alternativa, um segundo dispositivo de TAVR pode ser colocado dentro e adjacente ao dispositivo TAVR original como mostrado aqui. A ruptura anular é rara, mas potencialmente fatal, uma complicação de TAVR resultando mais frequentemente de um dispositivo exageradamente grande. As TEEs permitem o reconhecimento rápido dessa complicação com base na presença de efusão pericárdica em rápida expansão com fisiologia de tamponamento. O tratamento é a drenagem pericárdica imediata seguida de reparo cirúrgico sem demora.

Leitura Sugerida

1. Hahn RT, Gillam LD, Little SH: Echocardiographic imaging of procedural complications during self-expandable transcatheter aortic valve replacement, JACC Cardiovasc Imaging 8(3):319-336, 2015.
2. Hahn RT, Kodali S, Tuzcu EM, et al: Echocardiographic imaging of procedural complications during balloon-expandable transcatheter aortic valve replacement, JACC Cardiovasc Imaging 8(3):288-318, 2015.
3. Bloomfield GS, Gillam LD, Hahn RT, et al: A practical guide to multimodality imaging of transcatheter aortic valve replacement, JACC Cardiovasc Imaging 5:441-455, 2015.
4. Kasel AM, Cassese S, Bleiziffer S, et al: Standardized imaging for aortic annular sizing: Implications for transcatheter valve selection, JACC Cardiovasc Imaging 6:249-262, 2013.

CASO 13-7
Terapia *Valve-in-Valve* para Regurgitação de Bioprótese Mitral

Cinco meses antes desta internação, este paciente foi submetido à CABG e substituição de válvula AV esquerda (mitral) por prótese para doença tripla de vaso e regurgitação mitral grave. Anteriormente, ele tinha passado por radiação torácica para linfoma de Hodgkin, o que tornou extremamente difícil a operação de dissecção. A colocação da válvula foi desafiadora por causa da extensa calcificação anular mitral, e após a derivação houve ainda moderada regurgitação mitral. O cirurgião atribuiu este último achado à distorção do *stent* durante o assentamento da válvula. Uma vez que os sintomas não diminuíram, e o risco de nova operação era proibitivo, foi oferecido a ele um procedimento "valve-in-valve" percutâneo.

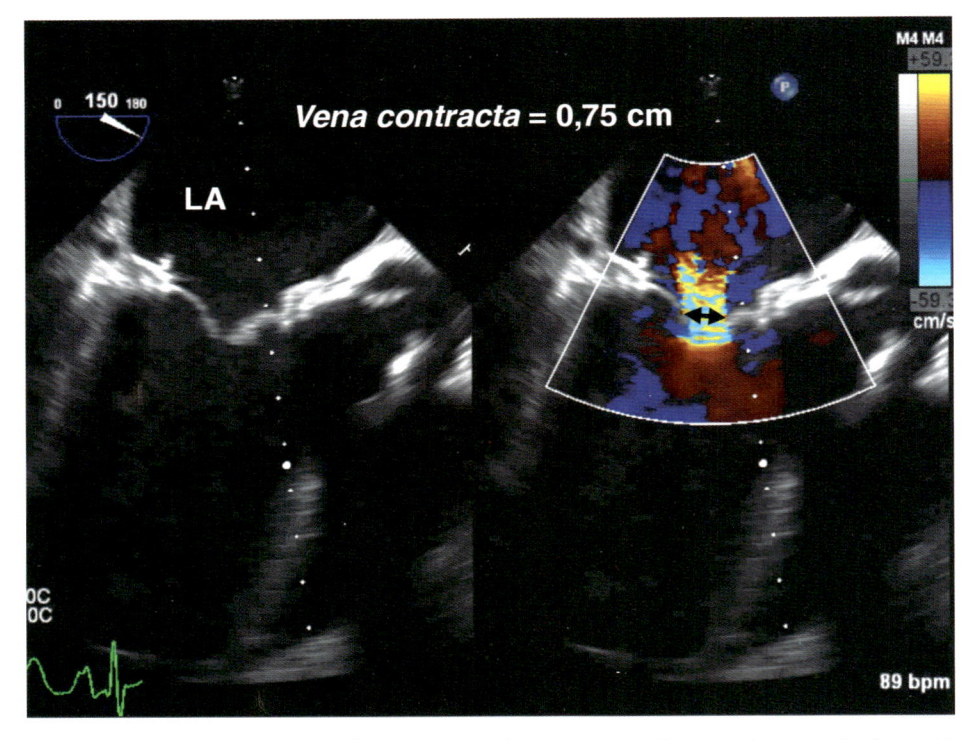

Fig. 13.53 ● Investigação por imagens médio-esofágicas no eixo longo mostrando regurgitação mitral protética com veia contraída de 0,75 cm.

CASO 13-7 Terapia *Valve-in-Valve* para Regurgitação de Bioprótese Mitral

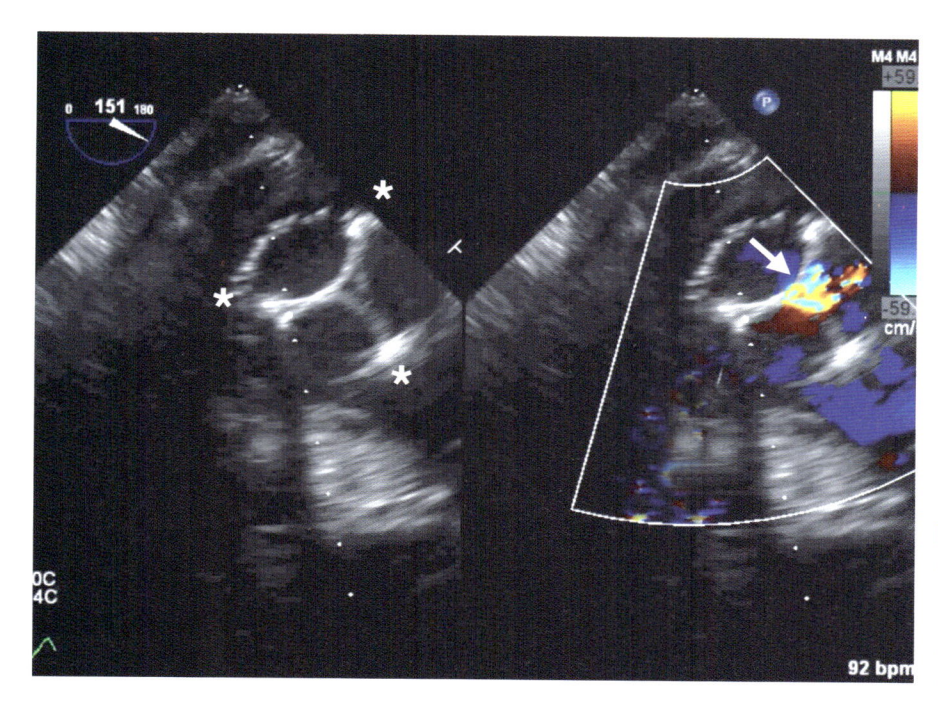

Fig. 13.54 ◗ Investigação por imagens transgástricas no eixo longo com sonda voltada para a esquerda do paciente mostra a prótese mitral com três postos (*asteriscos*) e jato central de regurgitação mitral.

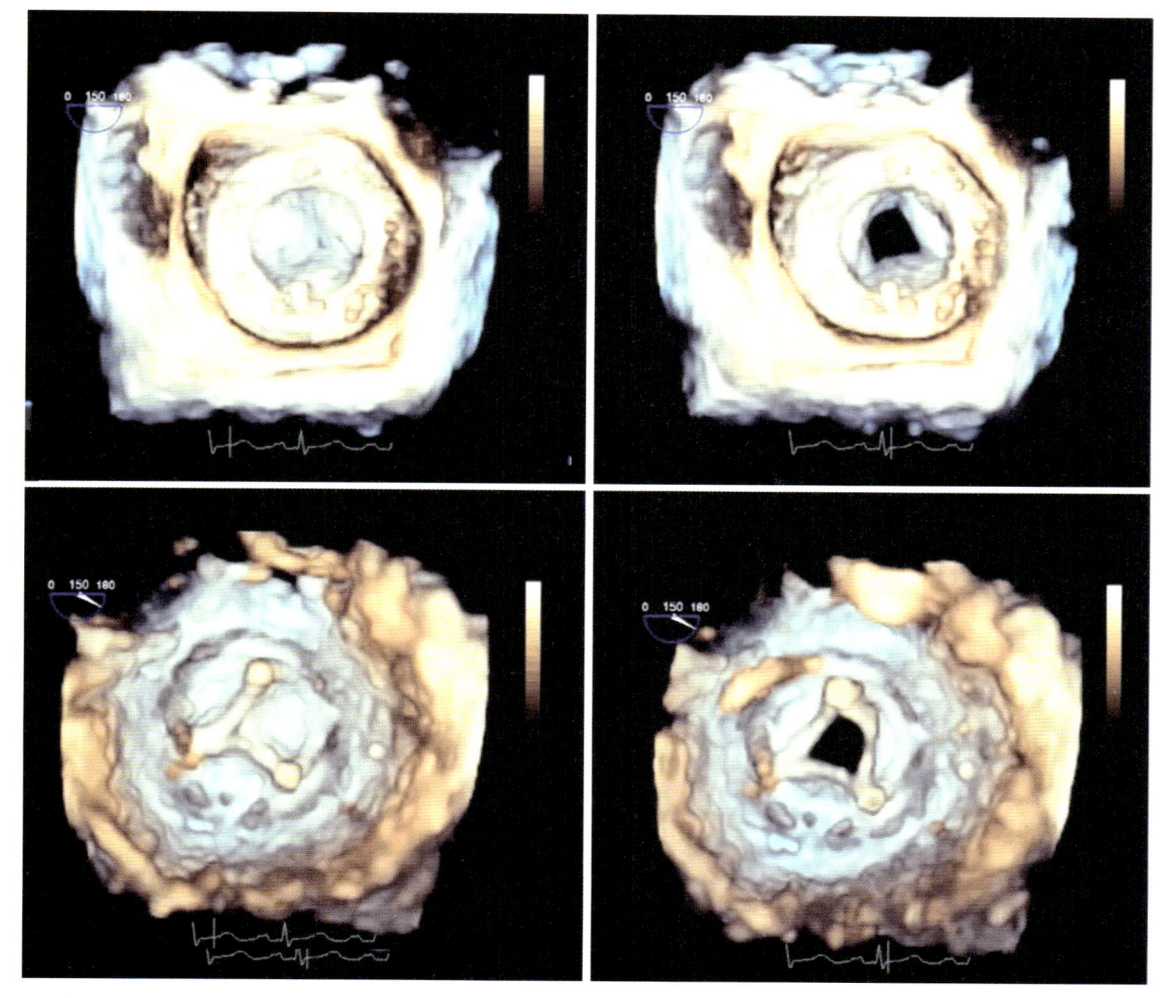

Fig. 13.55 ◗ Nos dois painéis superiores, a prótese é vista da perspectiva atrial esquerda; sístole à esquerda e diástole à direita. Nos dois painéis inferiores, a prótese é visualizada pela perspectiva ventricular esquerda, sístole à esquerda e diástole à direita. Em tempo real, todas as cúspides mostram movimento restrito.

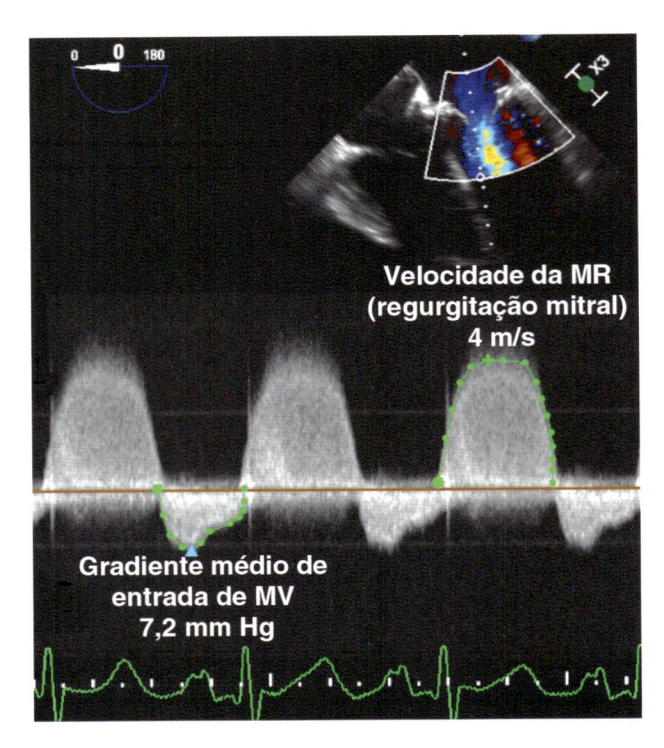

Fig. 13.56 Doppler de onda contínua mostrou perfil de velocidade densa de regurgitação mitral, enquanto o gradiente médio de entrada era de 7,2 mm Hg.

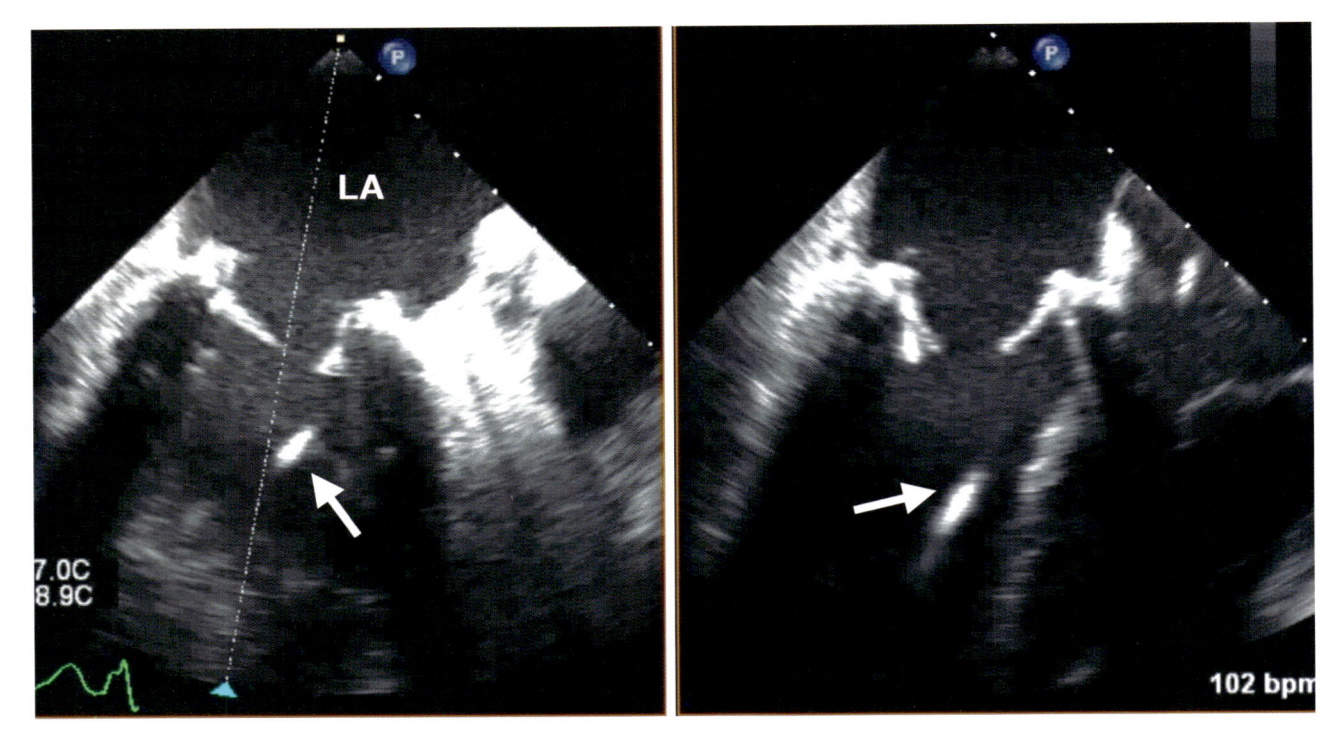

Fig. 13.57 ▶ Investigação médio-esofágica por imagens biplanares mostra fio-guia (*setas*) abordando a prótese que foi introduzida percutaneamente pelo ápice ventricular esquerdo.

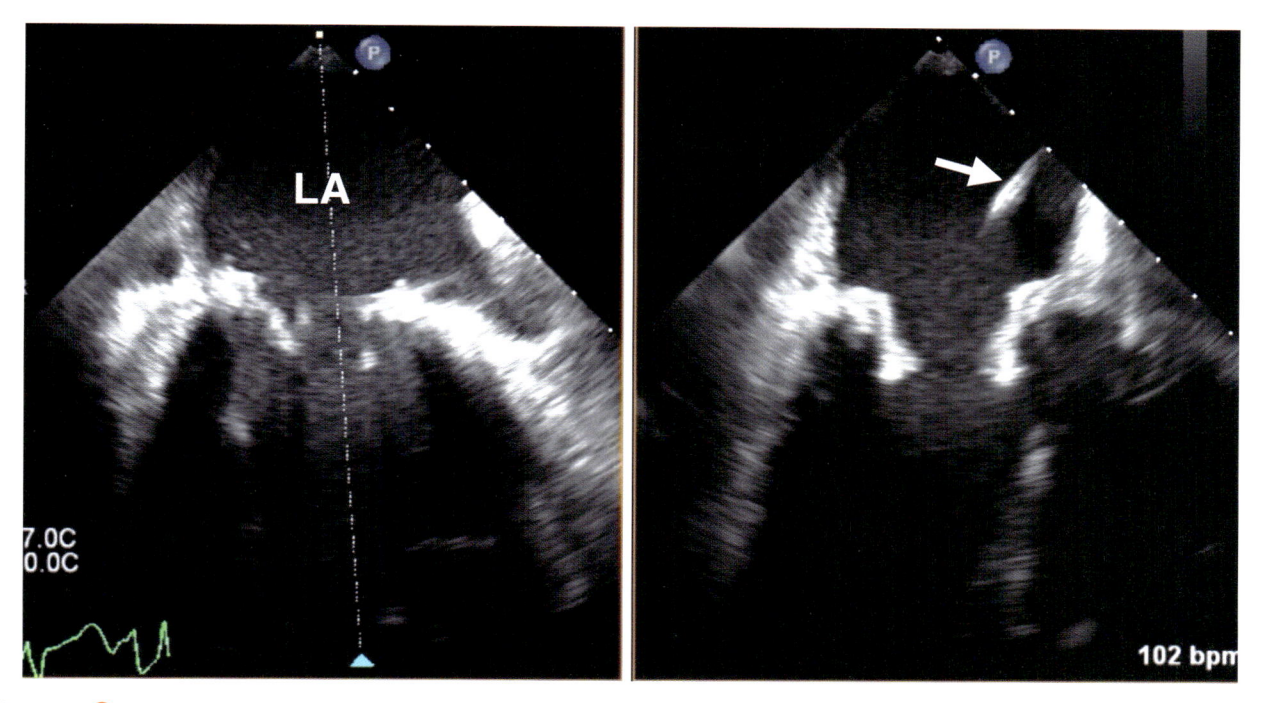

CASO 13-7 Terapia *Valve-in-Valve* para Regurgitação de Bioprótese Mitral 469

Fig. 13.58 ▶ Investigação médio-esofágica por imagens biplanares mostra fio-guia (*seta*) agora no átrio esquerdo.

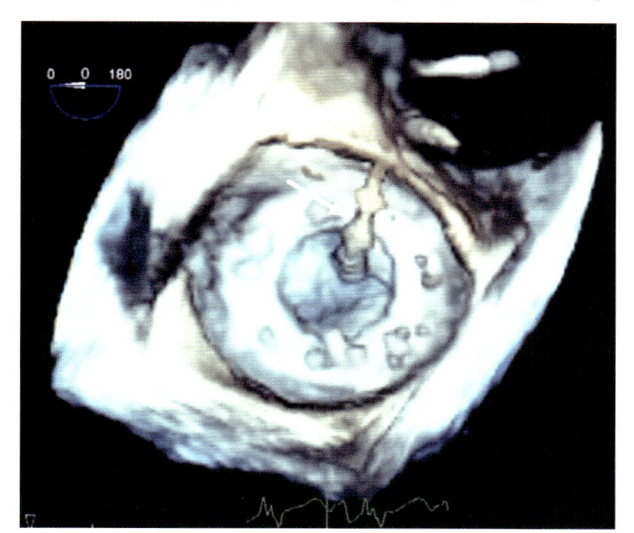

Fig. 13.59 ▶ TEE em 3D da perspectiva atrial esquerda mostrando guia de dispositivo de entrega surgindo através da prótese mitral e para o interior do átrio esquerdo.

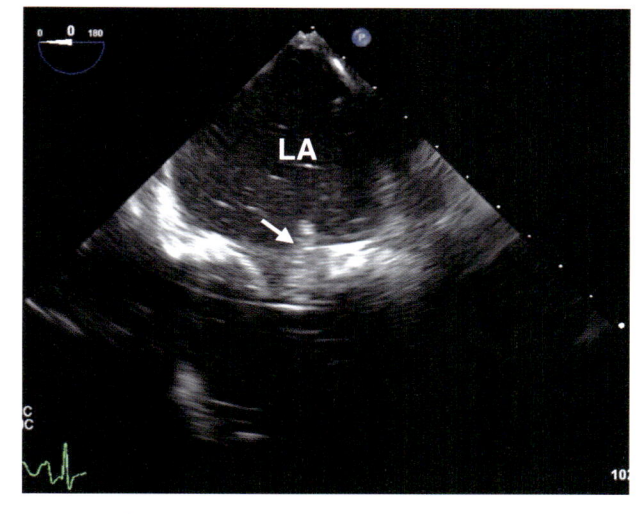

Fig. 13.60 ▶ A partir da posição médio-esofágica, o alojamento da válvula avançou pela prótese mitral.

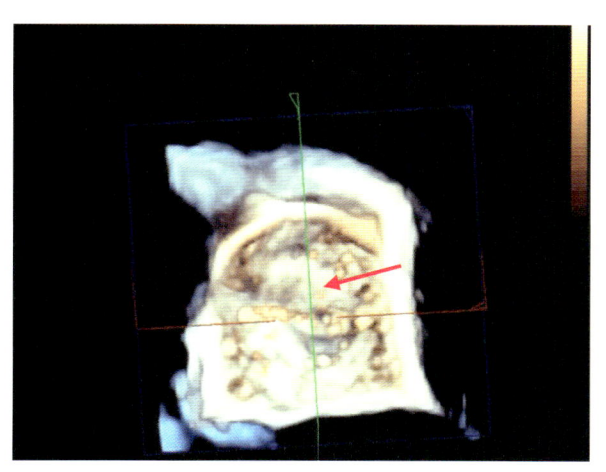

Fig. 13.61 ▶ TEE em 3D da perspectiva atrial esquerda mostrando implante do balão totalmente inflado (*seta vermelha*).

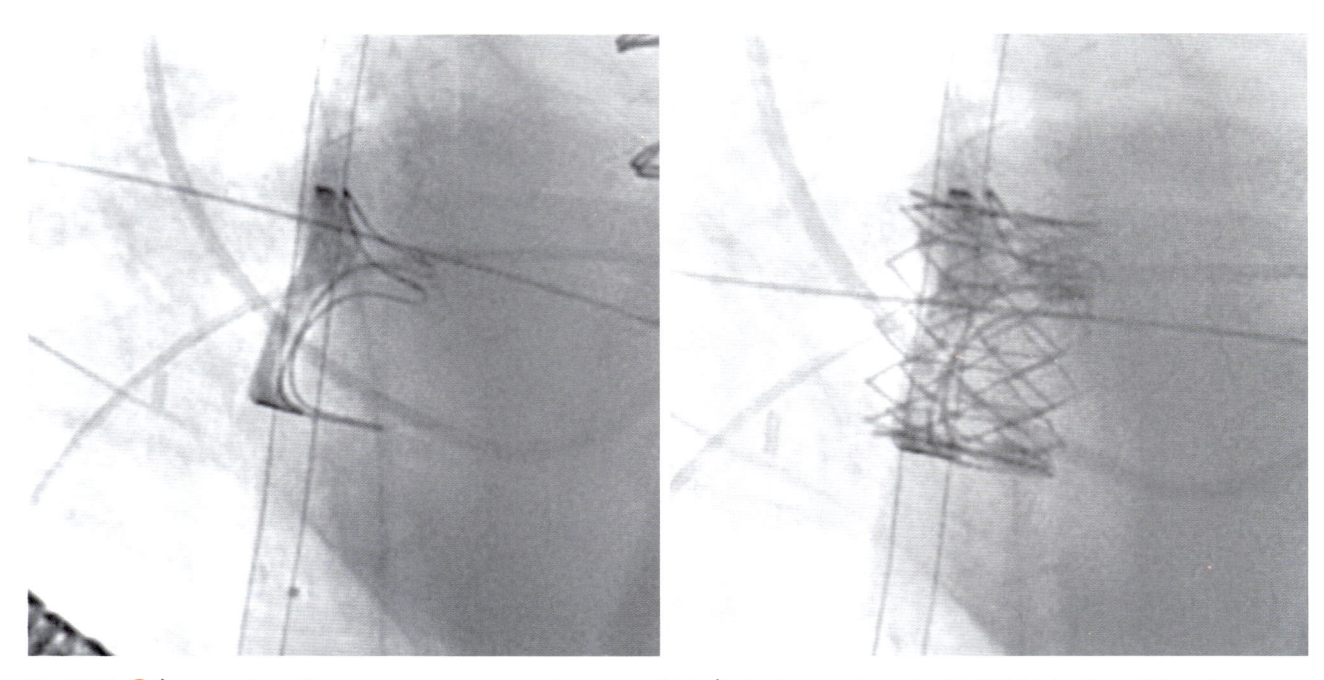

Fig. 13.62 ▶ À esquerda, a fluoroscopia mostra a prótese mitral 29. À direita, a prótese 29 SAPIEN 3 (prótese Edwards SAPIEN, Edwards Lifesciences, Irvine, Califórnia) colocada dentro dela.

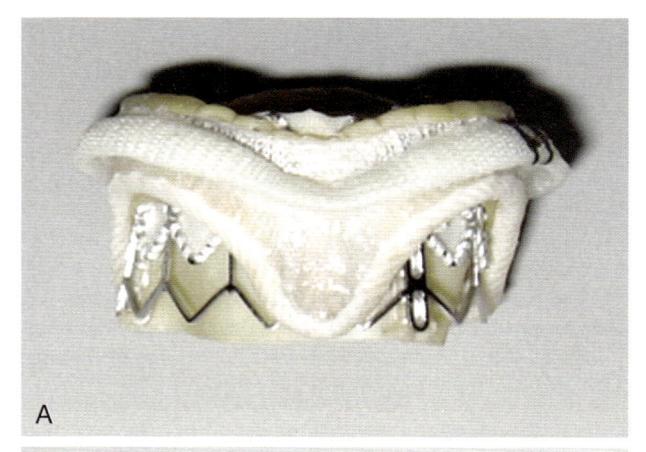

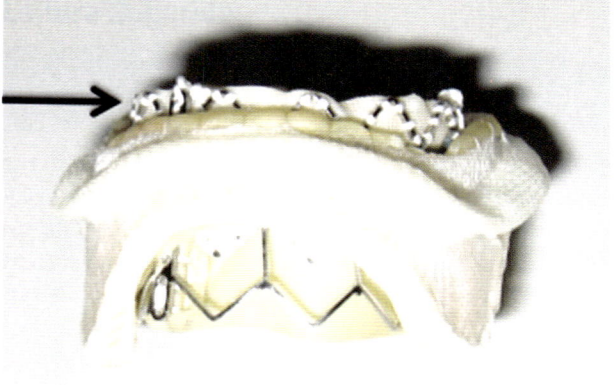

Fig. 13.63 Demonstração *in vitro* de prótese percutânea (SAPIEN Edwards) implantada em uma válvula Carpentier Edwards. (**A**) Posicionamento incorreto: a válvula percutânea é implantada muito alta no trato de saída da válvula cirúrgica, o que pode resultar em abertura oblíqua dos postes da válvula cirúrgica e embolização da válvula percutânea.
(**B**) Posicionamento correto da válvula: a válvula percutânea (*seta*) é implantada de modo a cobrir o anel de sutura cirúrgica, permitindo melhor ancoragem e posição mais segura. (Webb J.G., Wood D. A., Ye J: Transcatheter valve-in-valve implantation for failed bioprosthetic heart valves. Circulation. 121 2010:1848-1857.)

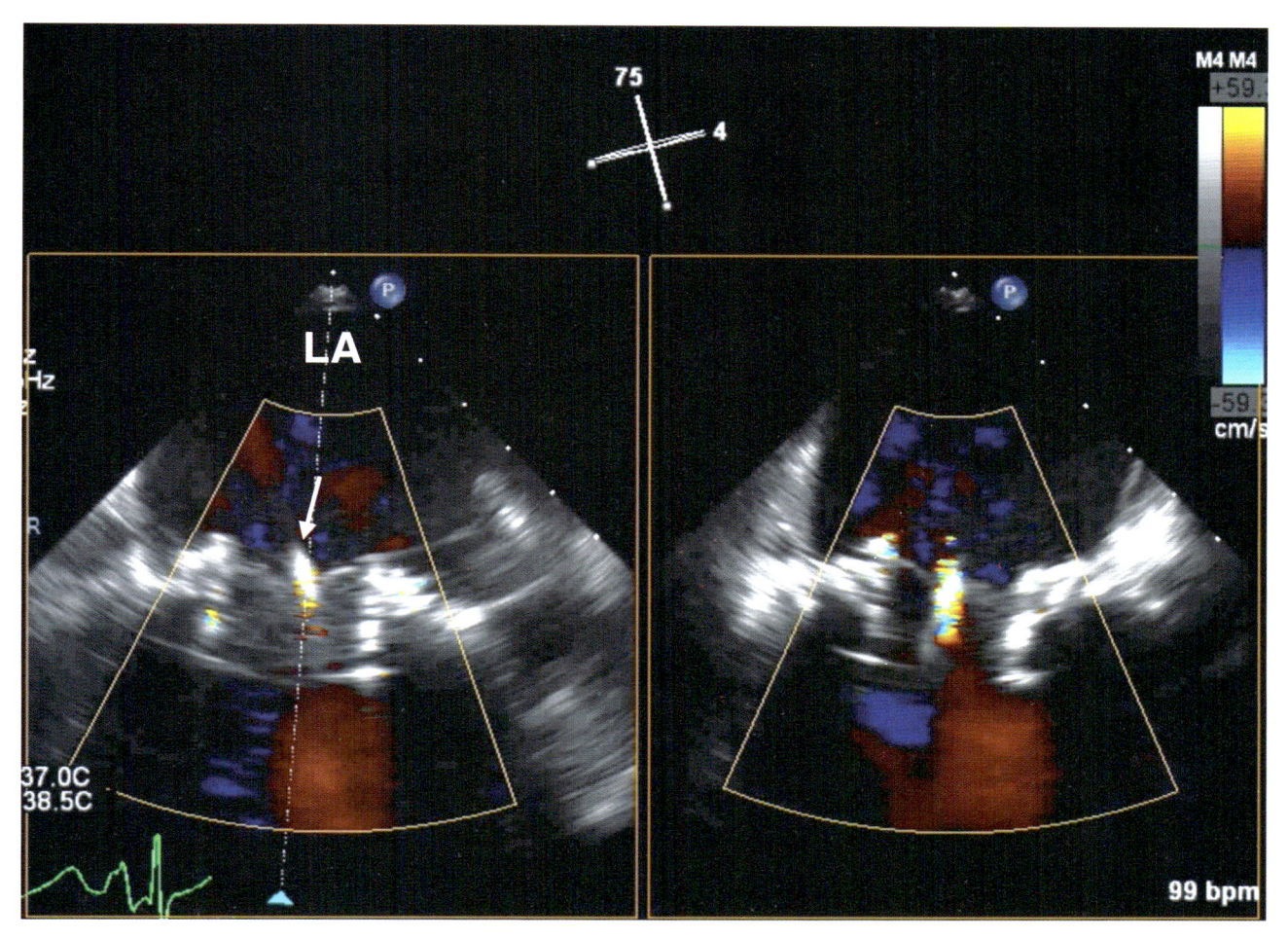

Fig. 13.64 ⊙ Investigação médio-esofágica por imagens biplanares com Doppler colorido mostrando a válvula implantada sem regurgitação.

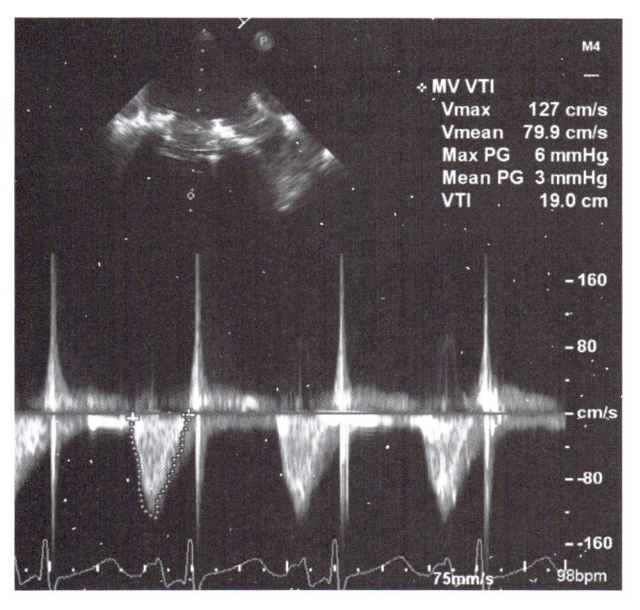

Fig. 13.65 Doppler de onda contínua mostrando redução em gradiente médio de fluxo de entrada para 3 mm Hg.

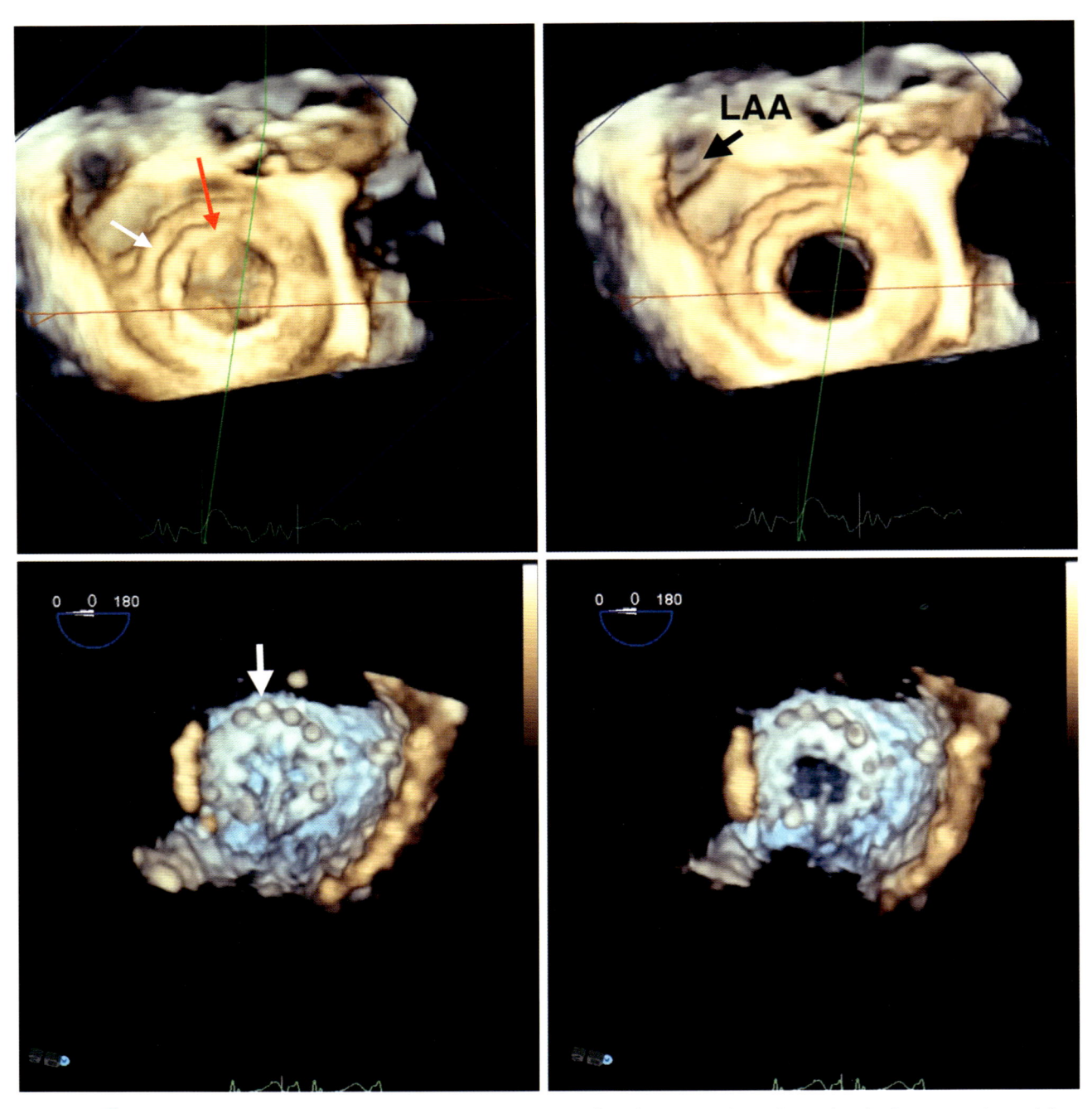

Fig. 13.66 ⊙ Nas duas imagens superiores, a válvula recentemente colocada como prótese é visualizada da perspectiva atrial esquerda, com sístole à esquerda e diástole à direita. A seta branca indica a prótese antiga, e a seta vermelha indica a nova válvula recentemente colocada. Nas duas imagens inferiores, a prótese é visualizada da perspectiva ventricular esquerda; sístole à esquerda e diástole à direita. A seta indica o painel característico da válvula SAPIEN.

Comentários

A regurgitação da prótese valvar pode ocorrer gradualmente, por causa da calcificação da cúspide ou pode ser aguda por causa da ruptura da válvula adjacente a uma área de calcificação (como no Caso 13-6) ou de endocardite com destruição da cúspide ou infecção paravalvar. A regurgitação paravalvar também pode resultar da deiscência da sutura com um ânulo calcificado ou fibrótico, mesmo na ausência de infecção. As indicações para intervenção para regurgitação de prótese incluíram sintomas por causa de vazamento intenso da válvula, anemia intratável derivada de hemólise ou dilatação progressiva de LV e disfunção sistólica, conforme diretrizes para regurgitação de válvula nativa. O primeiro passo na avaliação do paciente é determinar se a infecção ativa está presente; hemoculturas deverão ser obtidas em todos os pacientes com regurgitação protética nova. O próximo passo é determinar se a regurgitação é valvular ou paravalvar, o que exige, com frequência, a investigação por imagens tanto transtorácica quanto transesofágica, pois a sombra da prótese obscurece a investigação por imagens circunferenciais de qualquer dessas abordagens isoladas. O Doppler colorido em 3D é particularmente útil para localizar o sítio de regurgitação. A regurgitação do tipo paravalvar exige intervenção cirúrgica ou fechamento percutâneo por cateter, embora a regurgitação valvular possa ser acessível à colocação de uma válvula percutânea dentro da prótese cirúrgica, como no procedimento "valve-in-valve". A seguir, a intensidade da regurgitação valvular deverá ser determinada usando-se abordagens padronizadas por Doppler. Durante o procedimento, a orientação por TEE é útil no posicionamento ideal do dispositivo. Na posição mitral, é importante assegurar que o dispositivo percutâneo não se projete para dentro do trato de saída de LV causando obstrução subaórtica. Na posição aórtica, é importante assegurar que os óstios coronarianos não estejam bloqueados pela válvula percutânea (Caso 13-9).

Leitura Sugerida

1. Hamid NB, Khalique OK, Monaghan MJ, et al: Transcatheter valve implantation in failed surgically inserted bioprosthesis: Review and practical guide to echocardiographic imaging in valve-in-valve procedures, JACC Cardiovasc Imaging 8(8):960–979, 2015.

2. Paradis JM, Del Trigo M, Puri R, et al: Transcatheter valve-in-valve and valve-in-ring for treating aortic and mitral surgical prosthetic dysfunction, J Am Coll Cardiol 66(18):2019–2037, 2015.

CASO 13-8
Terapia *Valve-in-Valve* para Estenose de Bioprótese Mitral

A paciente é uma senhora de 80 anos com história de estenose grave progressiva e altamente sintomática da prótese mitral 10 anos após substituição da válvula AV esquerda (mitral) por uma prótese Carpentier Edwards (CE) de 25 mm (Edwards Lifesciences, Irvine, Califórnia). A história da paciente também inclui substituição de válvula aórtica por prótese (atualmente sem regurgitação significativa ou estenose) e cirurgia de implante de enxerto para derivação de artéria coronária para aterosclerose coronariana de múltiplos vasos. Os quadros não cardíacos incluem doença pulmonar obstrutiva crônica com hipertensão pulmonar intensa, imunossupressão por tratamento a longo prazo com metotrexato por psoríase grave, diabetes melito tipo 2 e doença renal crônica avançada. Por causa do risco cirúrgico elevado com escore STS PROM de 28%, ela recebeu a oferta de substituição mitral percutânea "valve-in-valve" usando a válvula pulmonar percutânea Melody (Medtronic, Minneapolis, Minnesota) como uso compassivo.

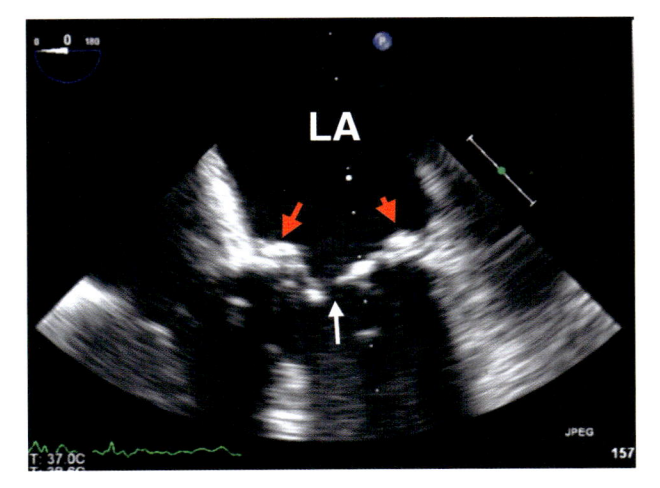

Fig. 13.67 ◉ Nesta projeção médio-esofágica de quatro câmaras, as setas vermelhas indicam o anel de sutura da prótese mitral. As cúspides estão espessadas e calcificadas com excursão máxima pequena durante a diástole (*seta branca*).

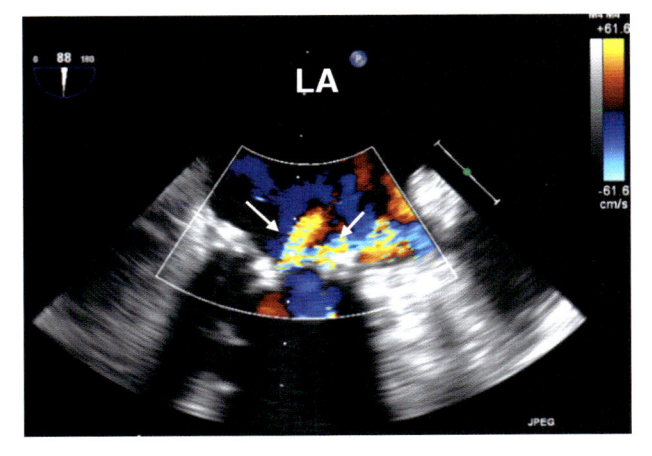

Fig. 13.68 ◉ Nesta imagem médio-esofágica de duas câmaras, o Doppler colorido mostra um jato complexo de regurgitação mitral (*setas brancas*).

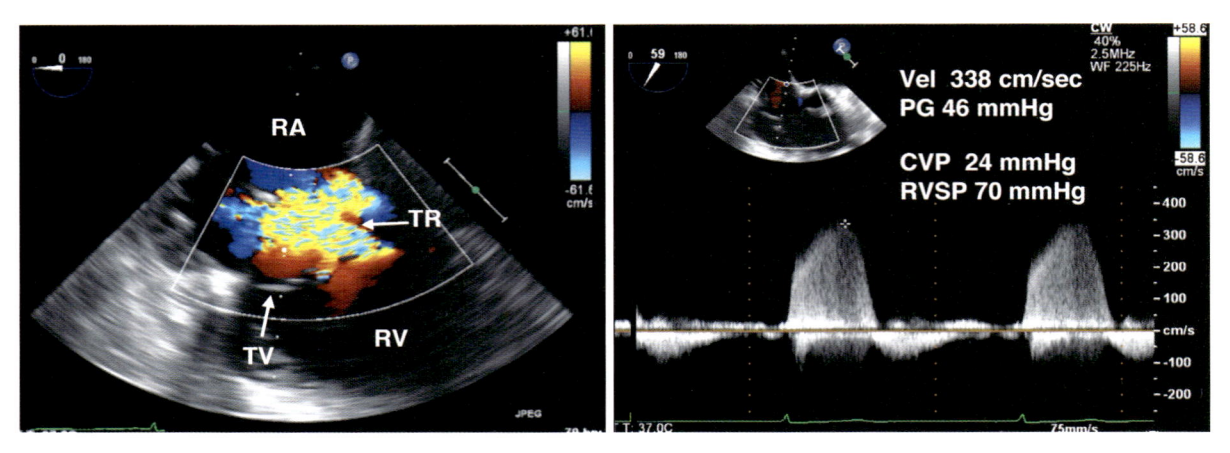

Fig. 13.69 ● Regurgitação grave da tricúspide, que acredita-se ser secundária a pressões elevadas da artéria pulmonar e dilatação anular, é observada nesta projeção médio-esofágica. O Doppler de onda contínua leva a uma pressão sistólica ventricular direita estimada de 70 mm Hg.

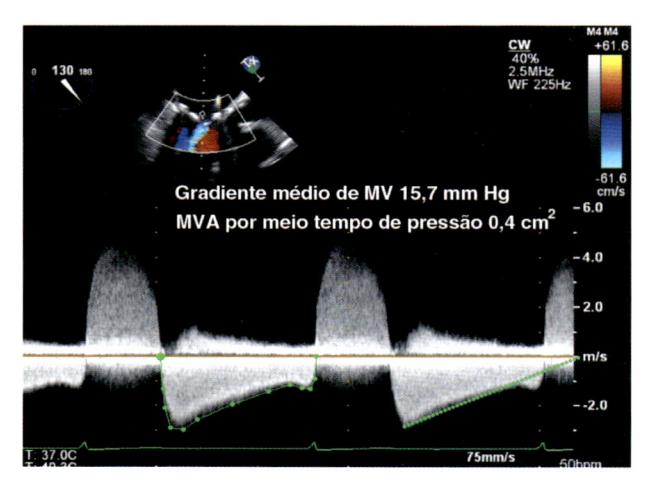

Fig. 13.70 Doppler de onda contínua da entrada mitral mostrando gradiente médio de 15,7 mm Hg. Pelo método do tempo de meia pressão (*pressure half time*) a área da válvula mitral é de 0,4 cm².

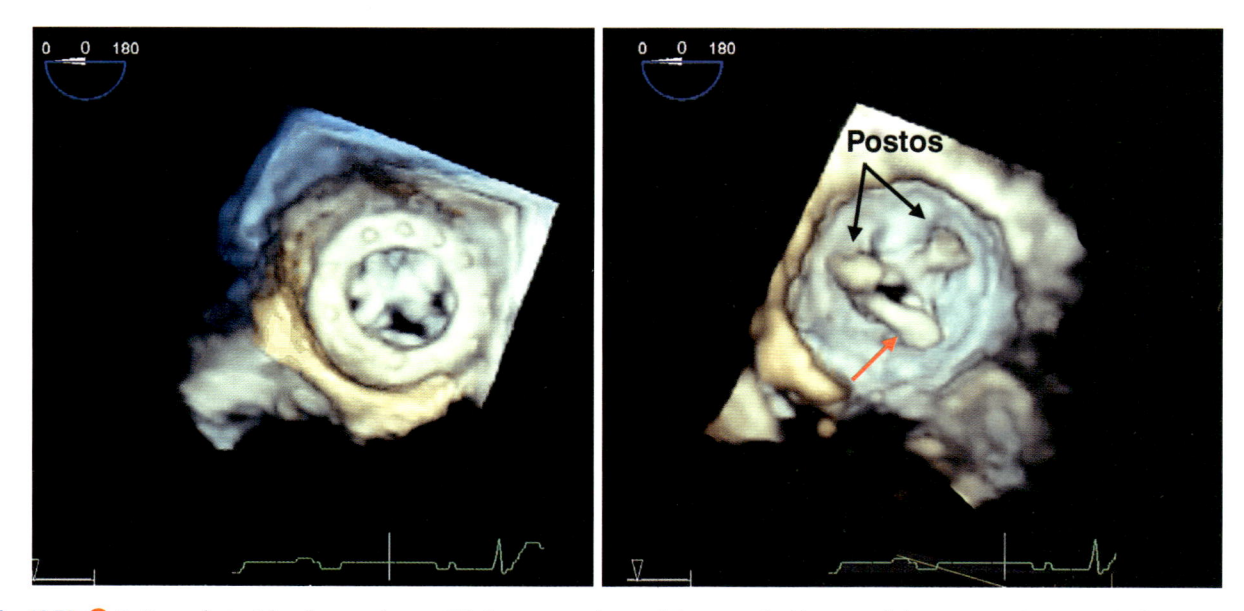

Fig. 13.71 ● Prótese de tecido observada em 3D da perspectiva atrial esquerda (*à esquerda*) e perspectiva ventricular esquerda (*à direita*). O espessamento da cúspide é evidente. A seta vermelha indica tecido da cúspide que é móvel quando visualizado em tempo real.

CASO 13-8 Terapia *Valve-in-Valve* para Estenose de Bioprótese Mitral 475

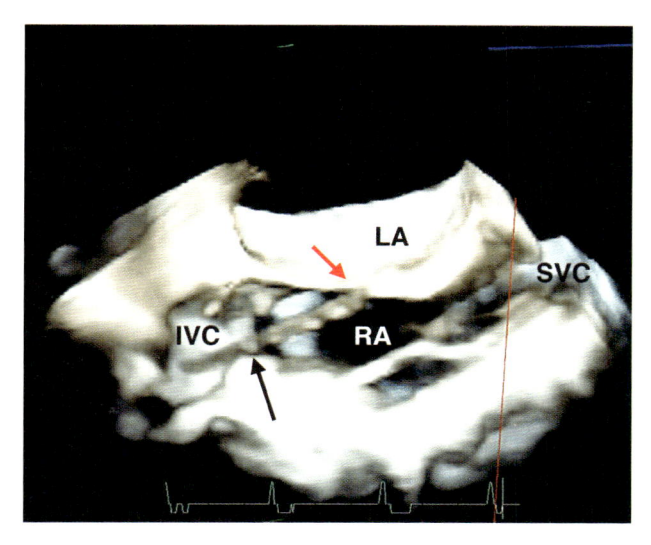

Fig. 13.72 TEE em 3D mostrando punção através do septo (*seta vermelha*) após avanço para o átrio direito via IVC (*seta preta*).

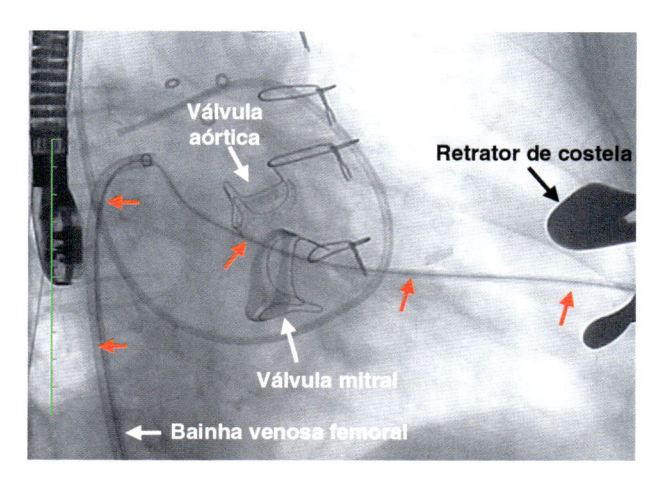

Fig. 13.73 Foi criado um "trilho transapical". Em resumo, pela troca de cateteres e fios, um fio em LV que foi introduzido pelo ápice de LV foi avançado pela prótese mitral no átrio esquerdo. Um laço em formato de pescoço de ganso de 25 mm foi avançado pelo septo e fixo ao fio ventricular apical no átrio esquerdo. A seguir, o fio LV foi exteriorizado pela veia femoral (*setas vermelhas*). Esse trilho transapical foi então usado para introduzir a válvula Melody através da prótese mitral.

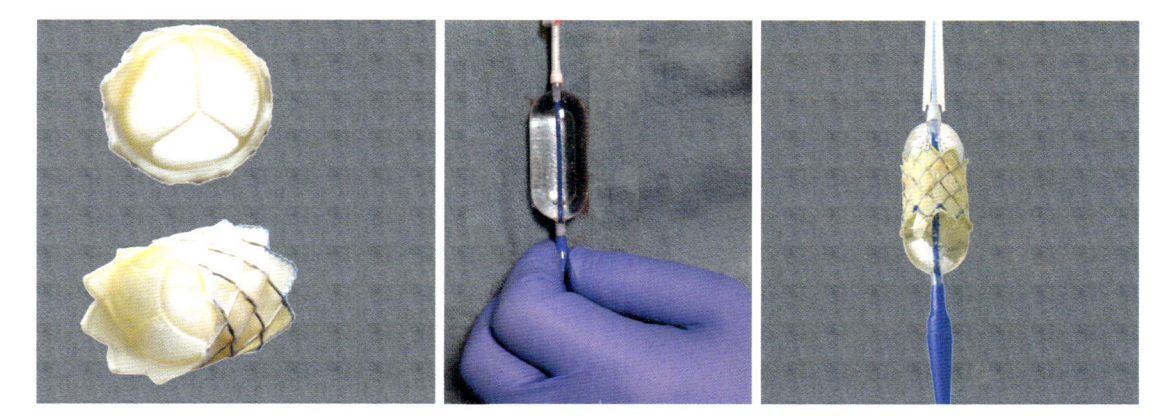

Fig. 13.74 Válvula Melody. À esquerda, a válvula é vista de cima e de lado. O balão inflado aparece no painel central e à direita estão o sistema de entrega e a válvula como ela apareceria quando totalmente colocada.

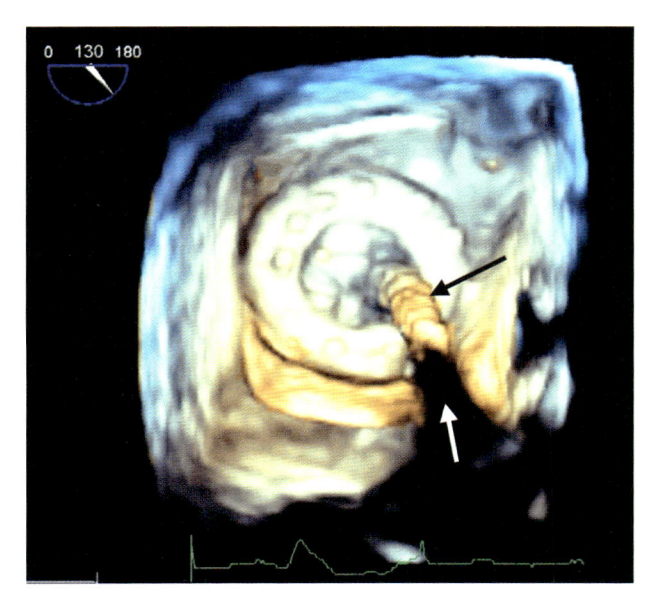

Fig. 13.75 ⏵ Nesta TEE em 3D da perspectiva atrial esquerda, o aparelho de entrega (*seta preta*) se encaixou na prótese mitral. O espaço escuro indicado pela seta branca está escapando ou sendo sombreado pelo aparelho.

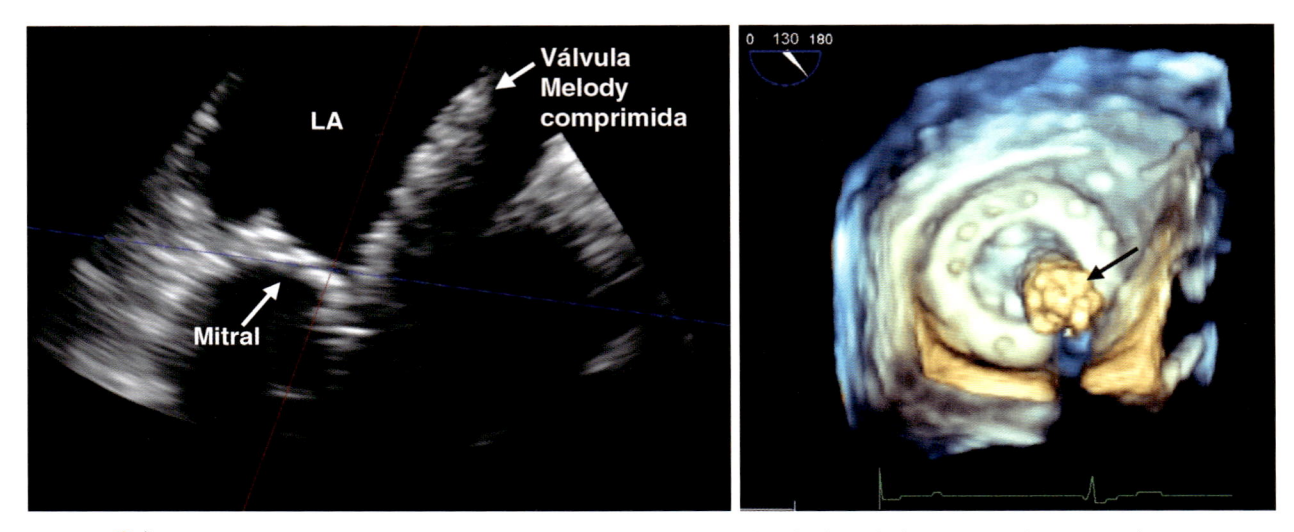

Fig. 13.76 ○ À esquerda, projeção médio-esofágica de duas câmaras mostrando válvula Melody comprimida encaixando-se na prótese mitral. À direita, TEE em 3D da perspectiva atrial esquerda mostrando a porção da válvula apertada (*seta preta*) no átrio esquerdo.

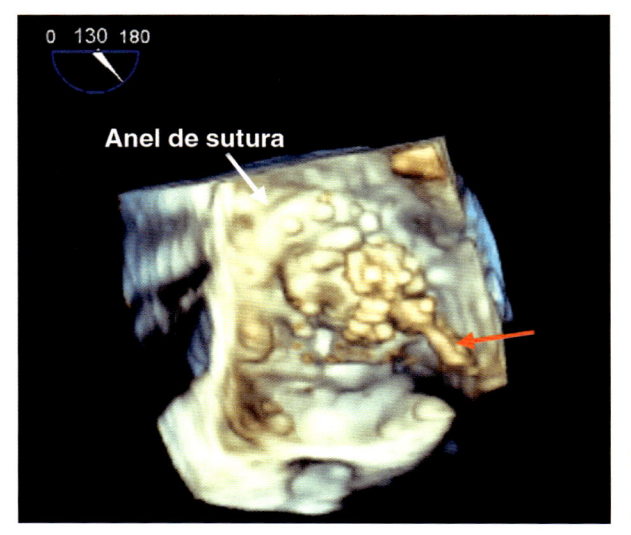

Fig. 13.77 ○ TEE em 3D da perspectiva atrial esquerda mostrando o balão sendo inflado dentro do anel de sutura da prótese mitral.

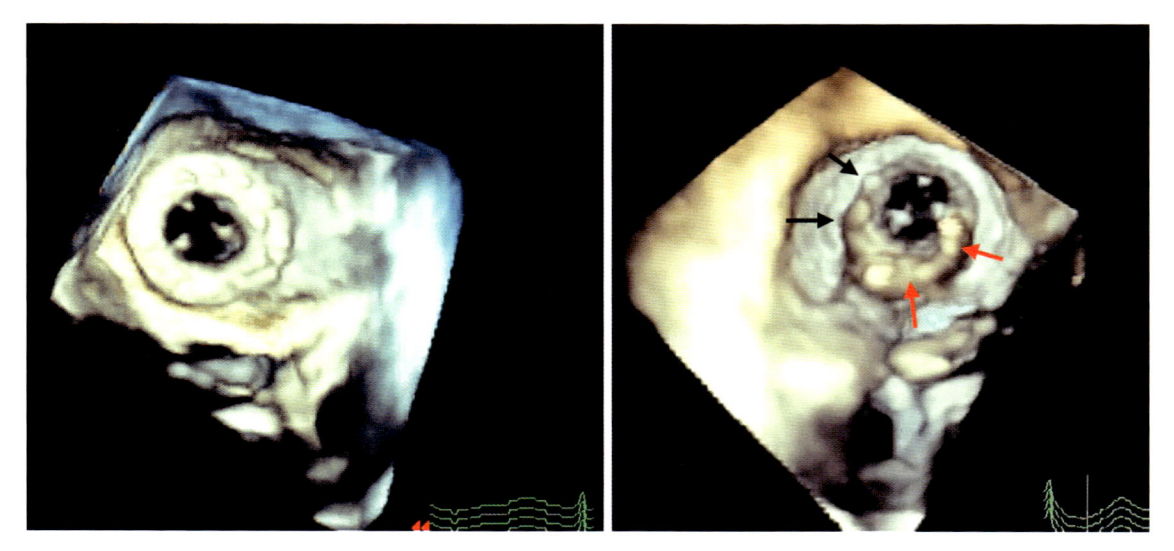

Fig. 13.78 ○ À esquerda, TEE em 3D da perspectiva atrial esquerda mostrando o anel de sutura nativo com a válvula Melody colocada em seu interior. Da perspectiva ventricular esquerda, observa-se a aparência familiar de uma gaiola (*setas pretas*). As setas vermelhas indicam provável artefato.

CASO 13-8 Terapia *Valve-in-Valve* para Estenose de Bioprótese Mitral 477

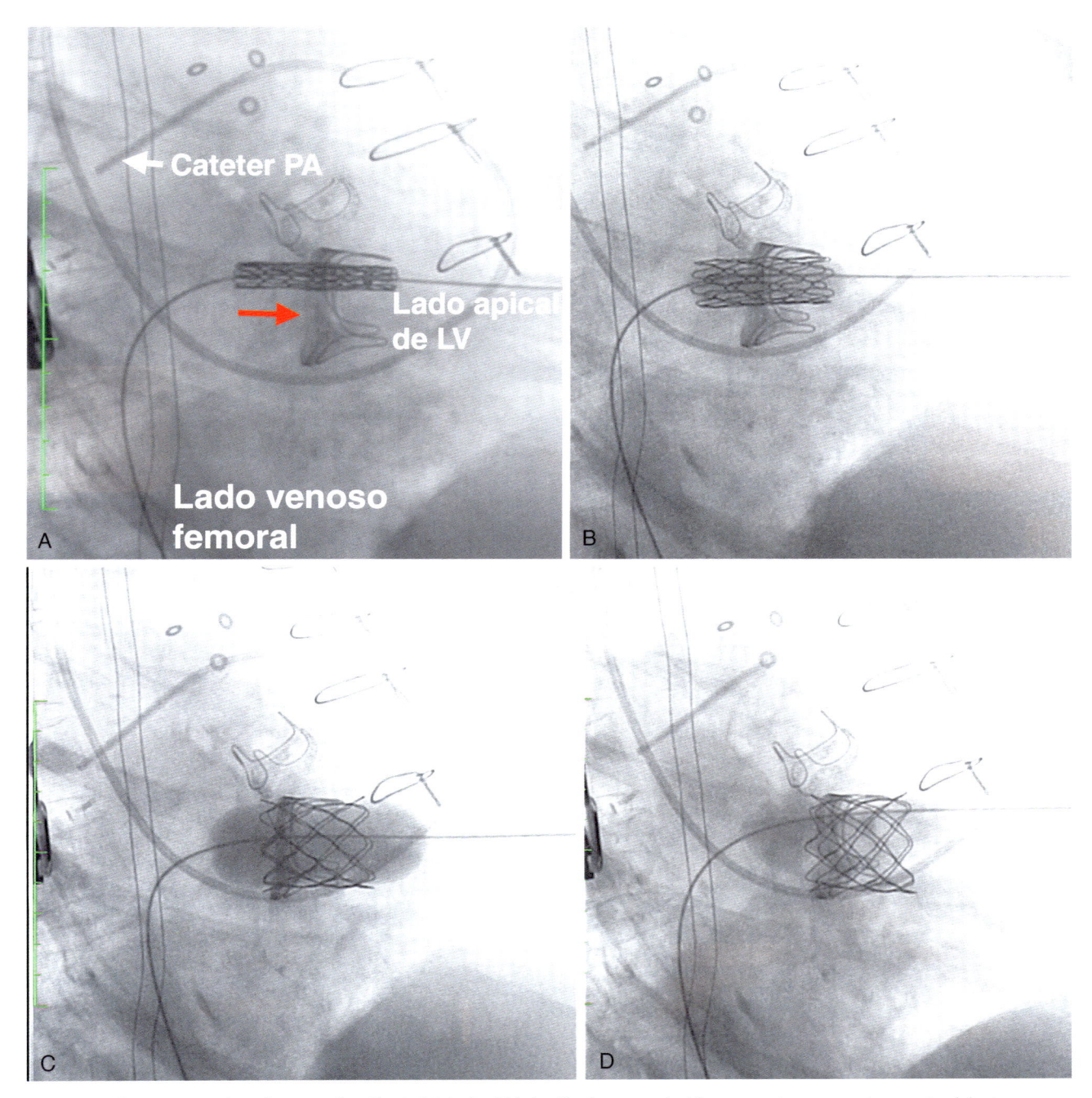

Fig. 13.79 Fluoroscopia de colocação de válvula Melody. (**A**) A válvula comprimida se encaixou na prótese mitral (*seta vermelha*). (**B**) A inflação do balão começou. (**C**) A inflação do balão está completa, e a válvula foi totalmente instalada. (**D**) O balão foi desinflado deixando a válvula Melody no lugar.

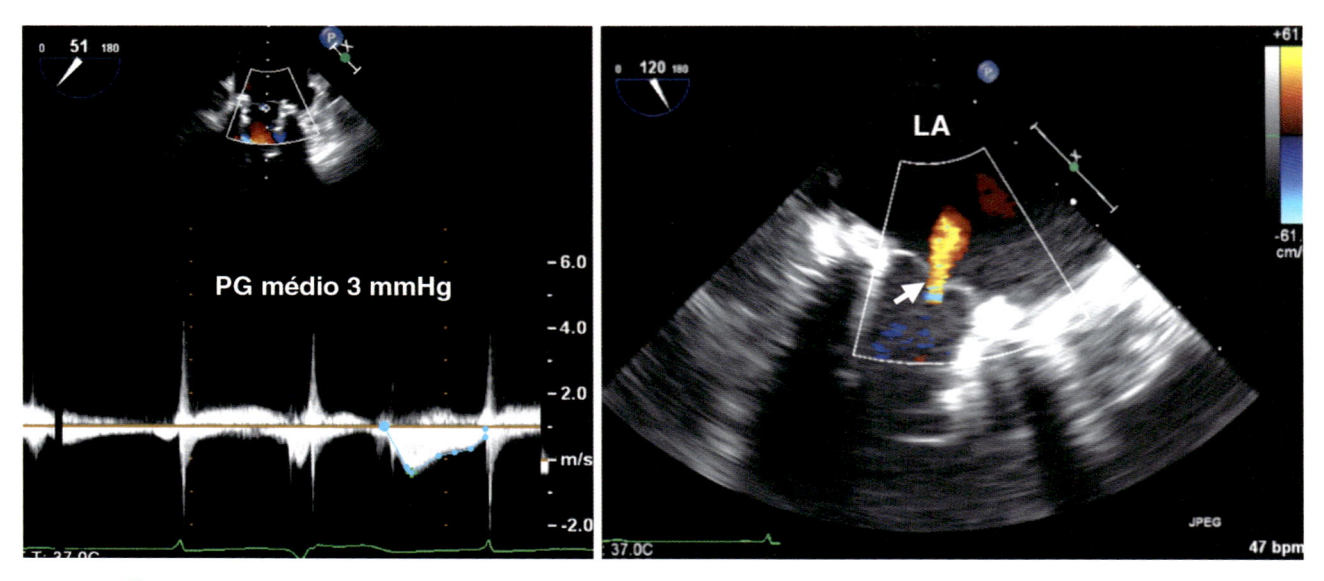

Fig. 13.80 ▶ O gradiente médio na válvula Melody era de 3 mm Hg. O Doppler colorido mostrou pequena quantidade de regurgitação central.

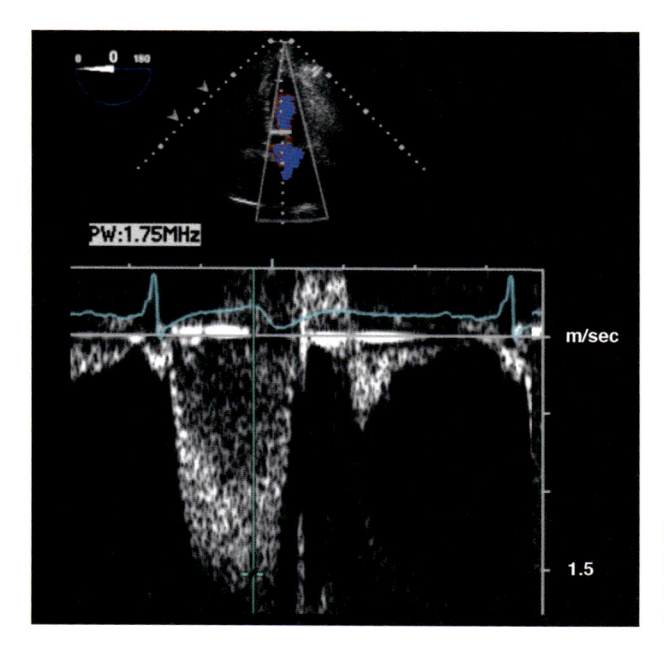

Fig. 13.81 Uma vez que a válvula Melody se projeta até certo ponto no trato de saída ventricular esquerdo, o Doppler de onda pulsada da projeção transgástrica profunda é usado para medir o gradiente de pico, que foi de 9 mm Hg.

CASO 13-9
Terapia *Valve-in-Valve* para Estenose de Bioprótese Aórtica

O paciente é um senhor de 77 anos que sofreu, há 12 anos, substituição da válvula aórtica (AVR) por prótese Hancock II por causa de uma estenose aórtica. Há cinco dias ele apresentou dispneia mediante esforço, edema de extremidade inferior e "desconforto" no tórax. Um dia antes da apresentação um novo sopro cardíaco diastólico apareceu e uma TTE de urgência revelou uma cúspide aórtica lacerada e área focal de ecodensidade aumentada ao longo da porção anterior da válvula aórtica. O exame minucioso para endocardite foi negativo e por causa das múltiplas comorbidades ele recebeu a terapia "valve-in-valve" TAVR.

CASO 13-9 Terapia *Valve-in-Valve* para Estenose de Bioprótese Aórtica

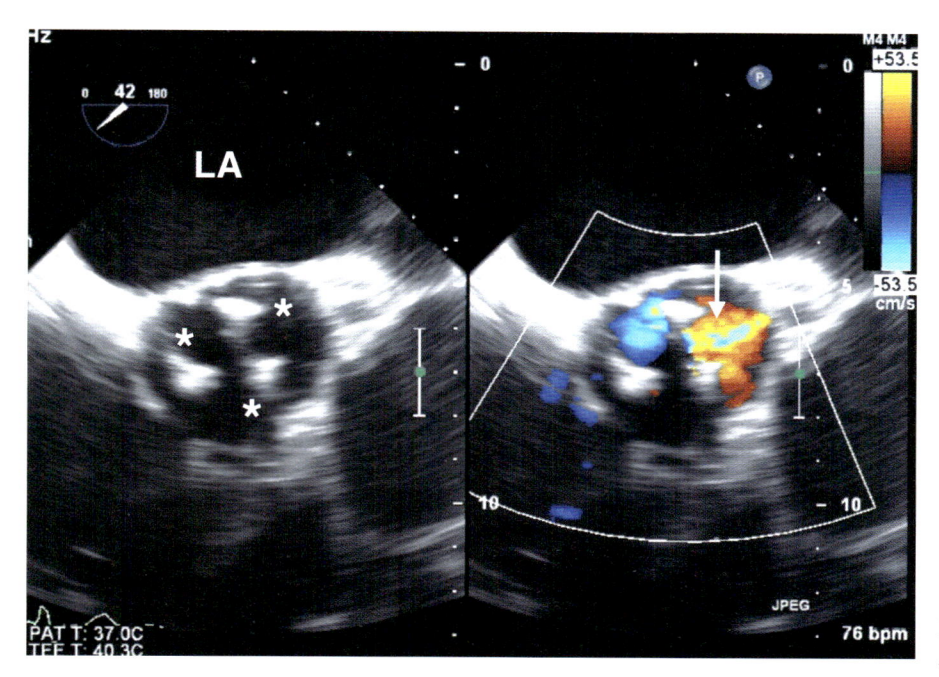

Fig. 13.82 ▶ Nesta projeção médio-esofágica em eixo curto os asteriscos identificam três postos de prótese. A seta branca indica um jato de regurgitação aórtica.

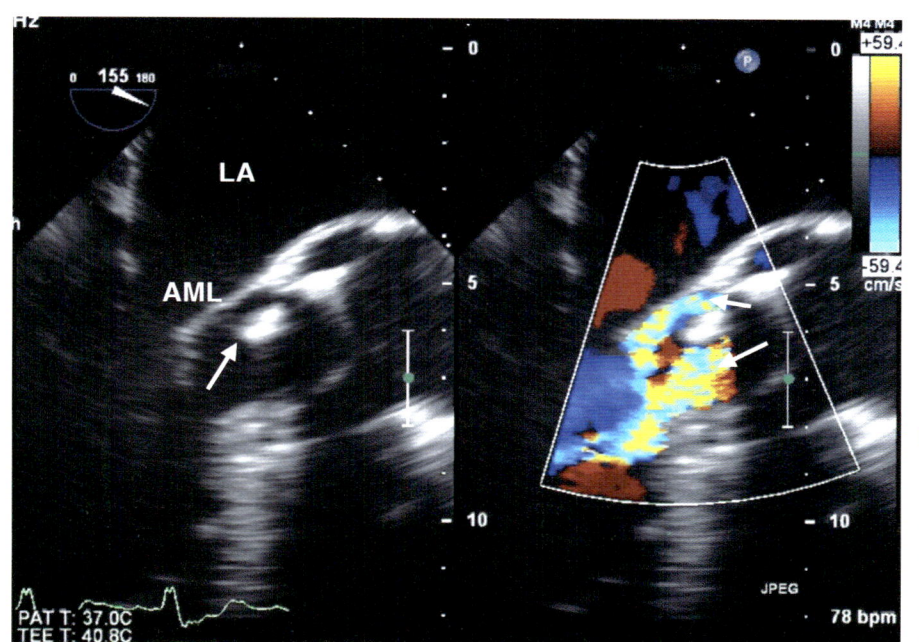

Fig. 13.83 ▶ Nesta projeção médio-esofágica de eixo longo, a seta branca no painel esquerdo indica massa que, em vista dos achados clínicos, está de acordo com um prolapso de uma porção da prótese aórtica. No painel direito, as setas indicam componentes do jato de AR.

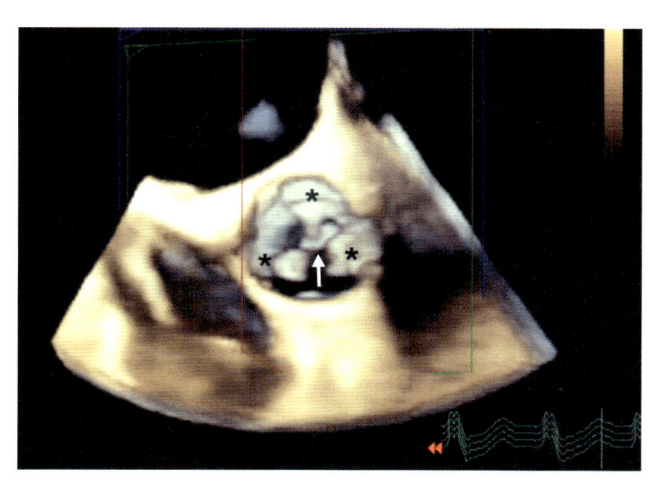

Fig. 13.84 ▶ Nesta TEE em 3D da perspectiva atrial esquerda, os asteriscos indicam novamente os postos da válvula. A seta branca indica a massa em prolapso, que pode ser mais bem apreciada pelo vídeo em tempo real.

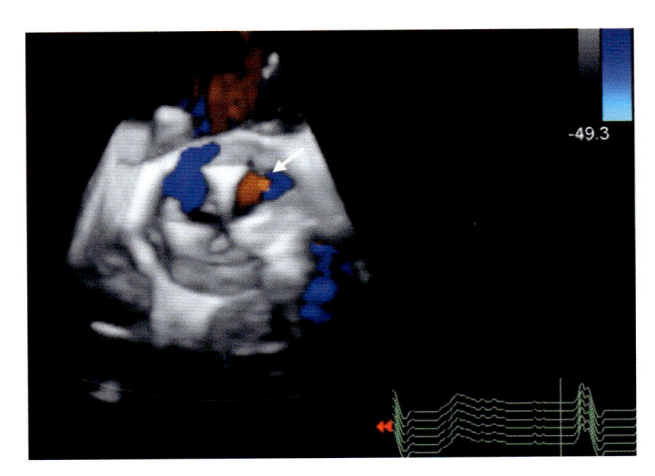

Fig. 13.85 ▶ Imagem correspondente em Doppler colorido 3D mostrando o jato da regurgitação aórtica.

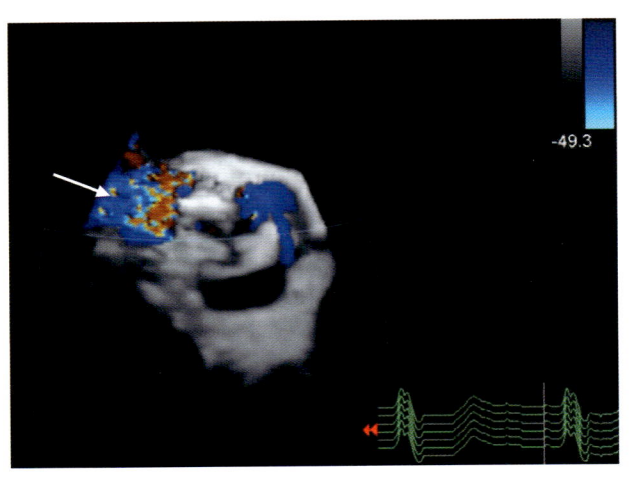

Fig. 13.86 ▶ Com a imagem colorida em 3D girada em 180 graus em seu eixo horizontal, a seta branca indica o jato de regurgitação aórtica.

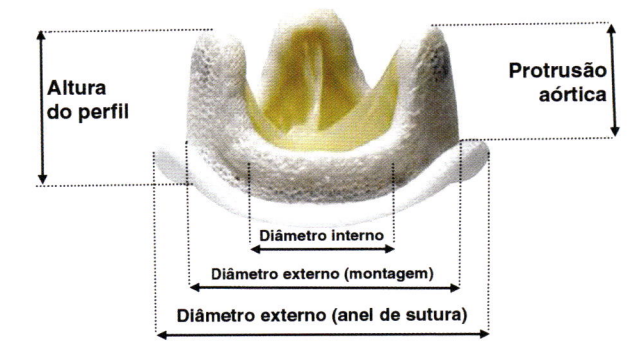

Fig. 13.87 Dimensões de próteses com *stents*, a válvula porcina Hancock II, neste caso. O valor de rótulo da válvula geralmente corresponde ao diâmetro externo. Para procedimentos *valve-in-valve*, o diâmetro interno é mais relevante. A prótese com *stent* tinha 25 mm, de modo que foi colocada uma válvula SAPIEN XT de 23 mm.

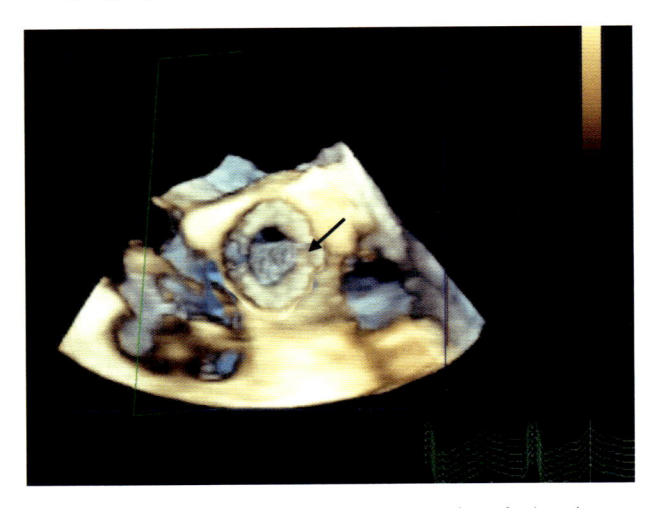

Fig. 13.88 ▶ Prótese SAPIEN de 23 mm colocada (*seta*), visualizada da perspectiva atrial esquerda.

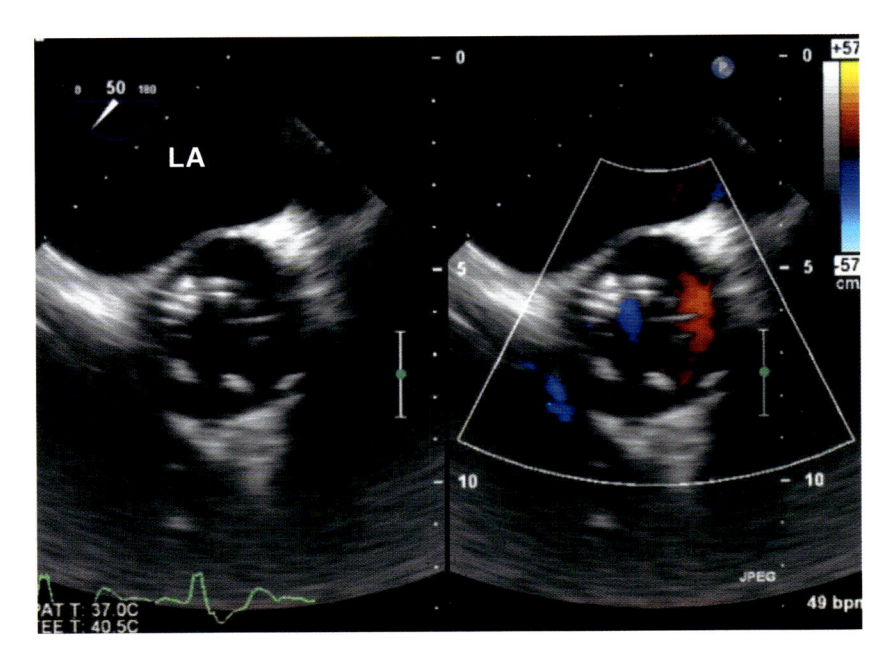

Fig. 13.89 ▶ Nesta projeção médio-esofágica no eixo curto a prótese SAPIEN mascara os postos. Não há regurgitação residual.

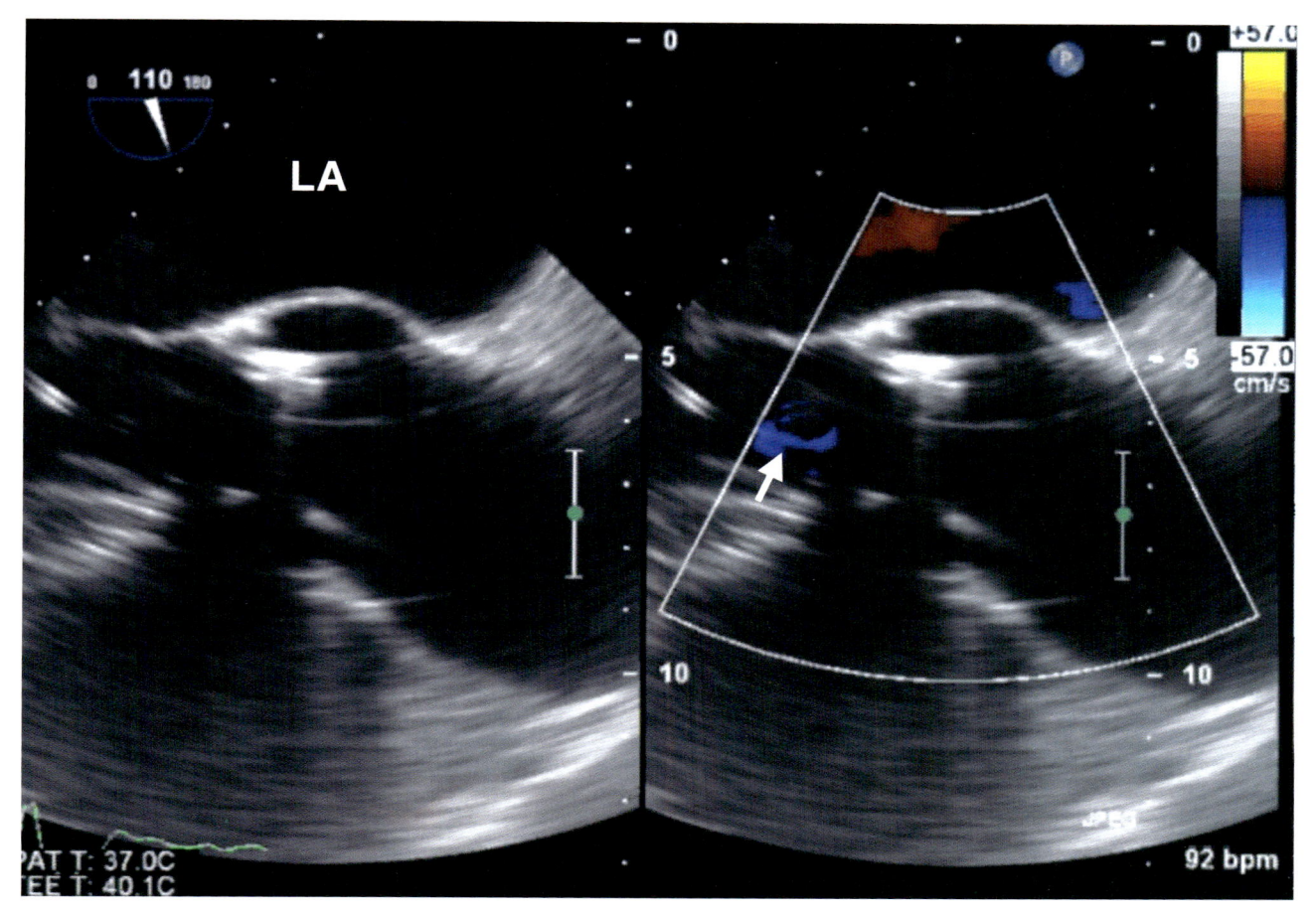

Fig. 13.90 ● Nesta projeção médio-esofágica em eixo longo, observa-se traço de regurgitação residual (*seta branca*).

Comentários

Com o tempo, as cúspides das próteses valvulares podem-se tornar calcificadas e fibróticas resultando em estenose gradualmente progressiva. As indicações para intervenções para estenose de prótese são semelhantes àquelas para o tratamento da doença da válvula nativa. No caso de estenose grave sintomática da prótese, a substituição cirúrgica da prótese pode ser adequada em muitos pacientes, dependendo do risco cirúrgico, da idade do paciente, da expectativa de vida e dos valores e preferências desse paciente. Outra opção de tratamento é a colocação percutânea de uma válvula dentro da prótese como nos exemplos de estenoses mitral e aórtica mostrados aqui. A TEE é útil para documentar a intensidade da estenose, a colocação da prótese pelo sistema "valve-in-valve" e a avaliação hemodinâmica após o implante do dispositivo.

Leitura Sugerida

1. Attizzani GF, Ohno Y, Latib A, et al: Transcatheter aortic valve implantation under angiographic guidance with and without adjunctive transesophageal echocardiography, Am J Cardiol 116(4):604–611, 2015.

2. Phan K, Zhao DF, Wang N, et al: Transcatheter valve-in-valve implantation versus reoperative conventional aortic valve replacement: A systematic review, J Thorac Dis 8(1):E83–E93, 2016.

Terapias Percutâneas por Cateter da Válvula Atrioventricular Esquerda (Mitral)

CASO 13-10
Comissurotomia Mitral por Balão

A paciente, uma senhora de 43 anos com gestação de 22 e 6/7 semanas, foi internada com hipotensão, taquicardia e diagnóstico recente de estenose grave da válvula AV esquerda (mitral).

Ela sentia-se bem até aproximadamente duas semanas antes da admissão, quando desenvolveu tosse com secreção amarela e falta de ar. Durante os dois a três dias anteriores ela teve febre e arrepio, com possíveis calafrios. Um dia antes da internação, ela se apresentou ao ambulatório do ER onde se confirmou a hipotensão e a taquicardia; uma TTE demonstrou novo diagnóstico de estenose grave de válvula AV esquerda (mitral) e hipertensão pulmonar. A paciente foi transferida para este hospital onde recebeu antibióticos, diuréticos e pequenas doses de um betabloqueador para controle da frequência cardíaca. A seguir ela foi considerada em condições para comissurotomia mitral por balão, o que foi programado com urgência para o dia seguinte.

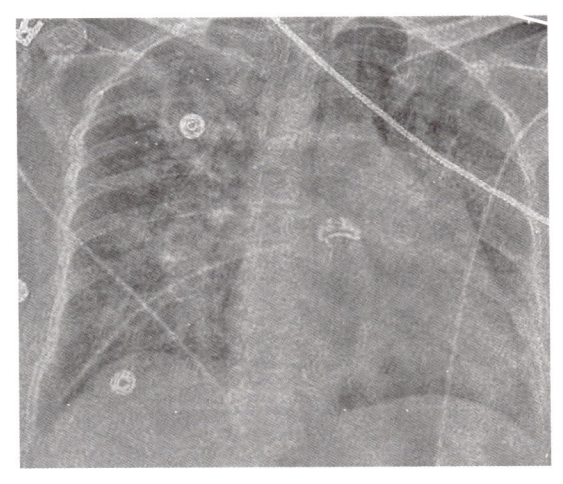

Fig. 13.91 A CXR (radiografia do tórax) na admissão mostrou átrio esquerdo grande e infiltrados pulmonares bilaterais difusos.

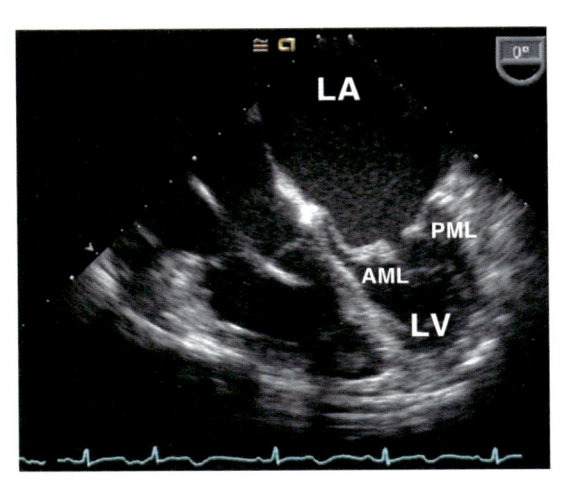

Fig. 13.92 ▶ Nesta projeção médio-esofágica de quatro câmaras a válvula AV esquerda (mitral) mostra os achados típicos de estenose mitral reumática com aparência de "taco de hóquei" da cúspide mitral anterior. Em tempo real, a cúspide posterior está fixa.

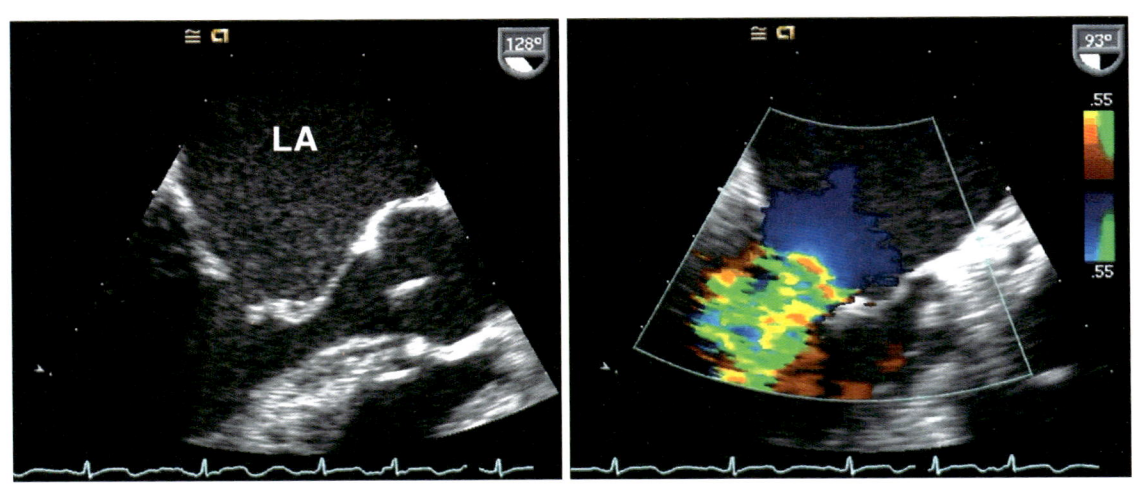

Fig. 13.93 ▶ Achados similares são vistos na projeção médio-esofágica em eixo longo. Existe um *aliasing* de sinal de entrada de fluxo sem regurgitação mitral significativa. Observa-se dilatação atrial esquerda significativa. A investigação por imagens do apêndice atrial esquerdo não revelou trombos. Não se observou calcificação significativa das cúspides mitrais, que se mostram razoavelmente móveis e não espessadas. A válvula aórtica está normal, e não se observa regurgitação aórtica significativa.

CASO 13-10 Comissurotomia Mitral por Balão 483

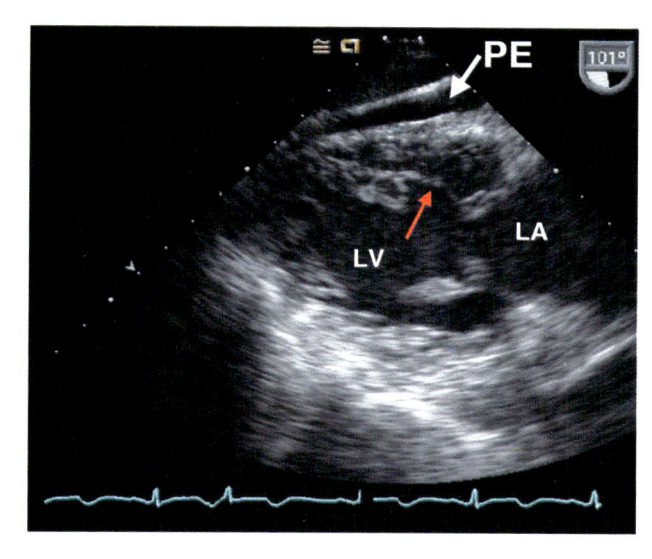

Fig. 13.94 A partir da projeção transgástrica no eixo longo do ventrículo esquerdo, o aparelho subvalvular parece normal. A seta vermelha indica cordão fino, não encurtado. Observa-se pequena efusão pericárdica posterior.

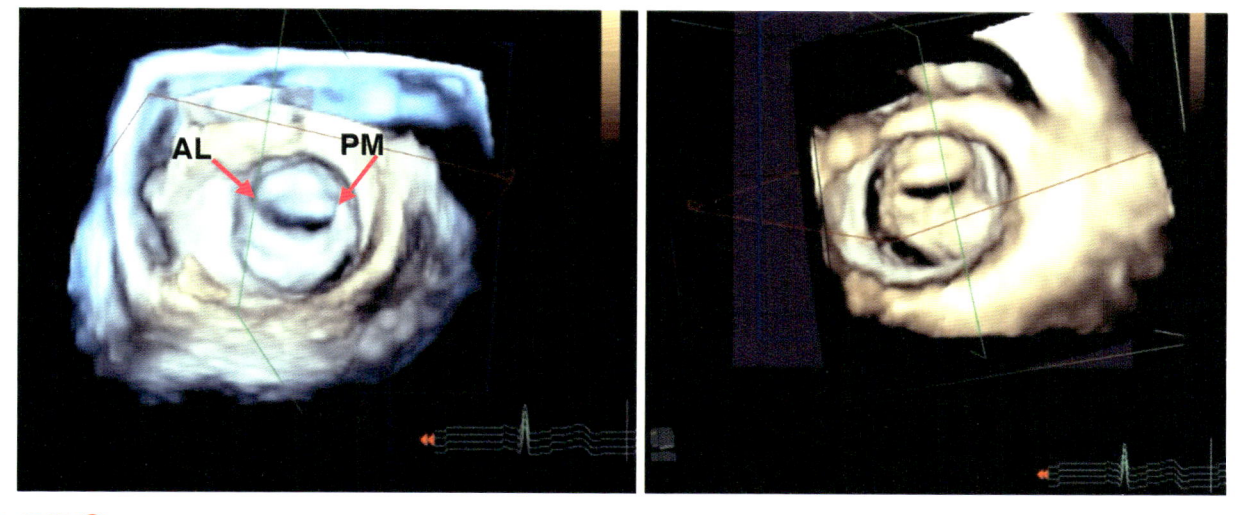

Fig. 13.95 Em outro paciente se apresentando para comissurotomia com quadro clínico similar, a TEE em 3D mostrou válvula AV esquerda (mitral) reumática típica com fusão comissural anterolateral e posterolateral. A perspectiva atrial esquerda está à esquerda, e a ventricular está à direita.

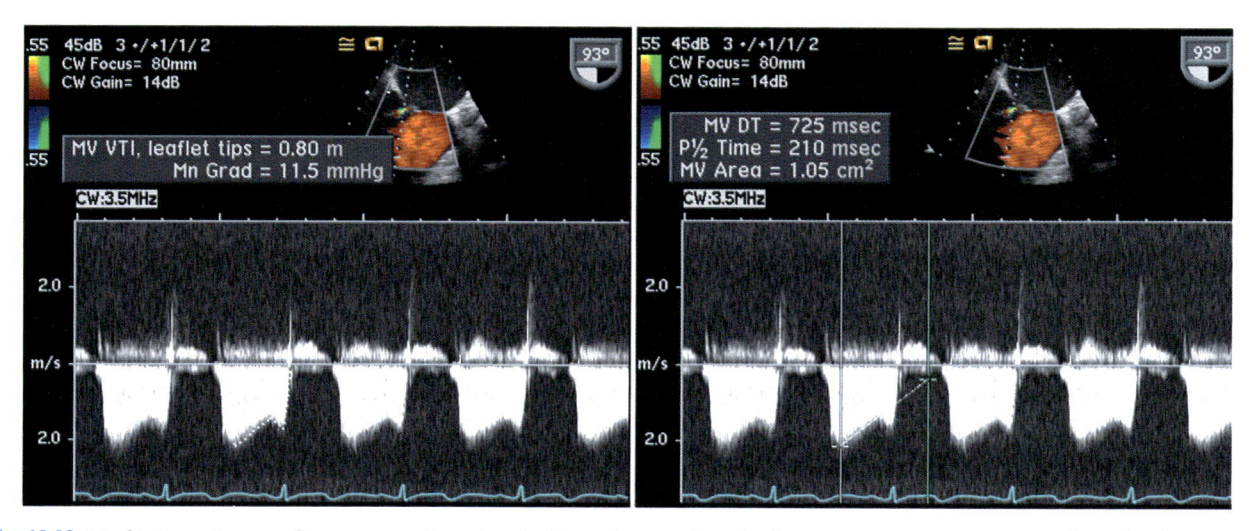

Fig. 13.96 Medições pré-procedimento por Doppler do fluxo de entrada mitral mostram pressão transmitral média de 11,5 mm Hg e MVA de 1,05 cm^2 pelo método de tempo de meia pressão.

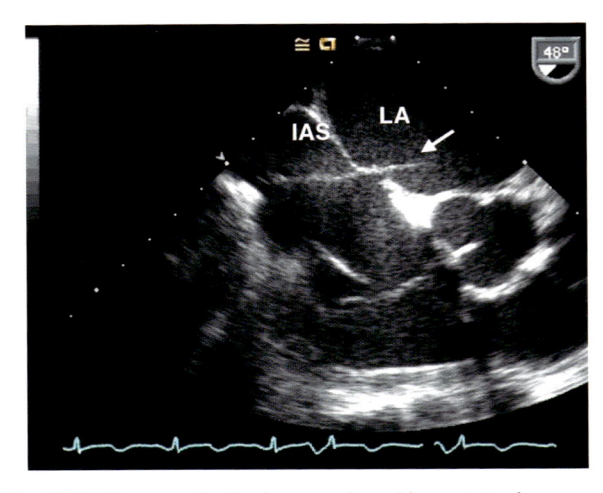

Fig. 13.97 Nesta projeção de entrada-saída ventricular direita, o fio foi passado pelo septo interatrial (IAS).

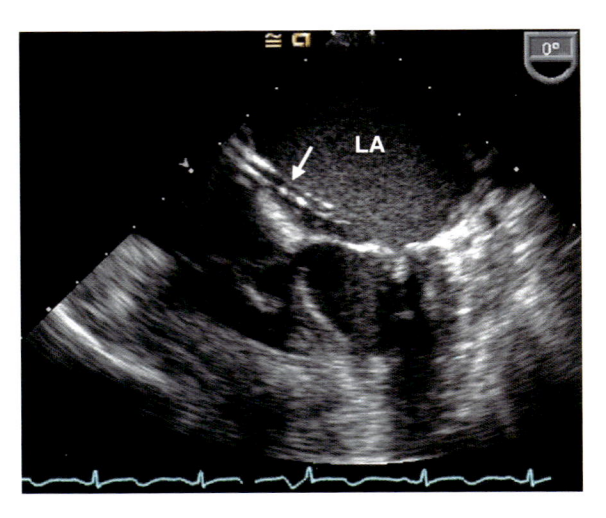

Fig. 13.98 ▶ Nesta projeção médio-esofágica de quatro câmaras, o cateter avançou para o átrio esquerdo; isto acomodará o balão de comissurotomia.

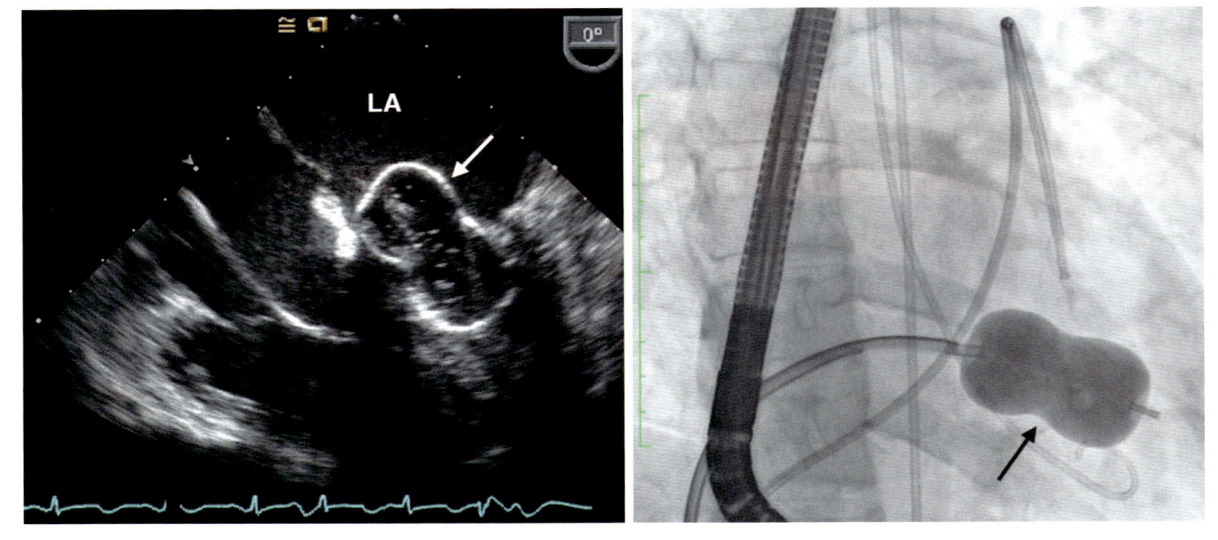

Fig. 13.99 ▶ Projeção médio-esofágica de quatro câmaras (*à esquerda*) e imagens por fluoroscopia (*à direita*) mostram balão (*setas*) em inflação máxima.

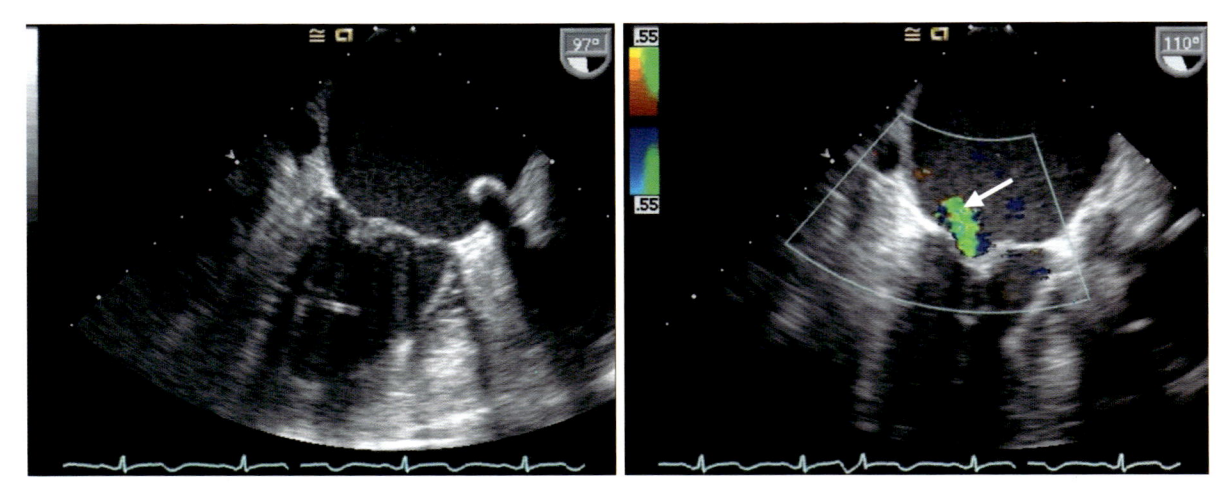

Fig. 13.100 ▶ Após várias dilatações um novo e pequeno jato de regurgitação mitral foi visualizado nesta projeção médio-esofágica de duas câmaras.

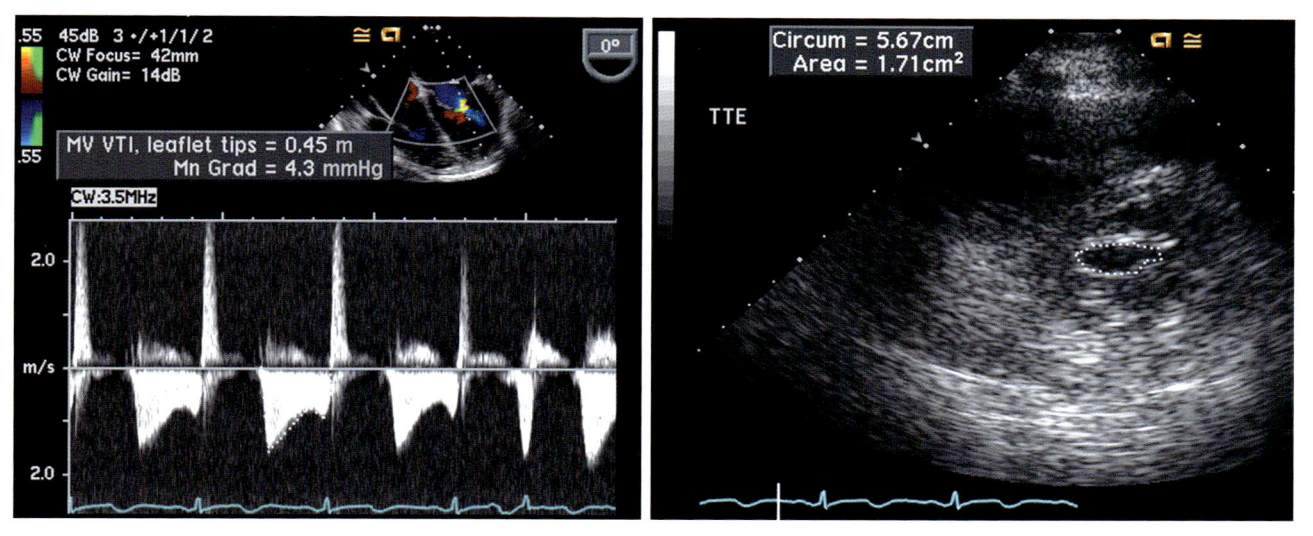

Fig. 13.101 O gradiente médio transmitral foi reduzido para 4,3 mm Hg. A investigação paraesternal curta por imagens e a planimetria com TTE mostrou área de válvula AV esquerda (mitral) de 1,7 cm².

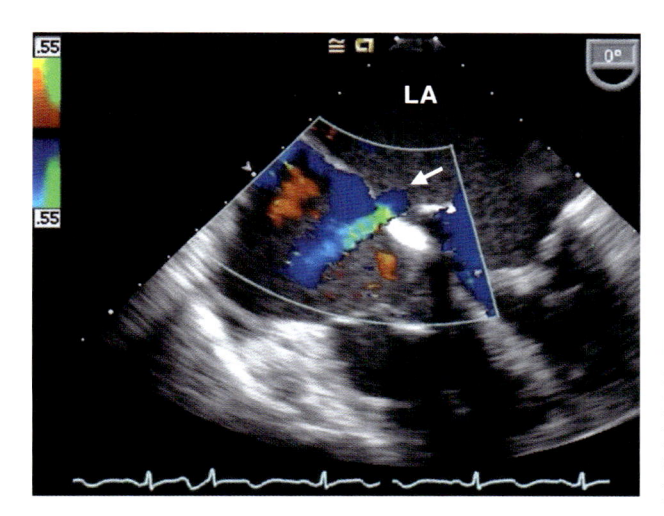

Fig. 13.102 ▶ Após remover as bainhas do átrio esquerdo, notou-se a presença de um defeito septal atrial (ASD) (*seta*). Por causa do tamanho reduzido e desvio somente esquerdo-para-direito, nenhuma ação complementar foi tomada. Catorze semanas após o procedimento, a paciente foi submetida a um parto cesariano sem intercorrências e deu à luz um bebê sadio.

Comentários

A comissurotomia mitral por balão (BMC) é hoje o tratamento preferido para estenose mitral sintomática grave. Este quadro é definido como uma área de válvula de 1,5 cm² ou menos, pois a BMC é um procedimento efetivo e durável com baixo risco de resultados adversos. Esse procedimento tem mais probabilidade de beneficiar pacientes com fusão comissural resultando em uma área de orifício pequeno, mas com cúspides finas e flexíveis. A dilatação do balão resulta na separação das comissuras fundidas com aumento resultante na abertura da válvula na diástole. A intensidade da estenose mitral é mais bem avaliada por investigação por imagens em 3D do orifício da válvula usando os planos dessas imagens para identificar e medir o orifício diastólico mínimo na linha de base e após o procedimento. Recomenda-se também gravar os dados do Doppler, mas sua interpretação deve ser feita com cuidado, pois o gradiente de pressão pode cair em razão de um volume de bombeamento de transmissão mais baixo com sedação, e o tempo de meia pressão pode ser um resultado impreciso de conformidades ventriculares e atriais em mudanças no período pós-BMC. A investigação por imagens de TEE é essencial antes da BMC para assegurar que nenhum trombo atrial esteja presente e que a MR não seja significativa. A ecocardiografia também pode ser usada para avaliar a gravidade da MR após cada dilatação por balão e detectar outras complicações do procedimento.

Leitura Sugerida

1. Wunderlich NC, Beigel R, Siegel RJ: Management of mitral stenosis using 2D and 3D echo-Doppler imaging, JACC Cardiovasc Imaging 6(11):1191-1205, 2013.
2. Wilkins GT, Weyman AE, Abascal VM, et al: Percutaneous balloon dilatation of the mitral valve: An analysis of echocardiographic variables related to outcome and the mechanism of dilatation, Heart 60:299-308, 1988.

CASO 13-11
Clip percutâneo da Válvula Mitral

O paciente é um senhor de 83 anos com sintomas de estenose aórtica progressiva e várias internações por insuficiência cardíaca. Suas comorbidades incluíam: doença pulmonar obstrutiva crônica, doença renal crônica, doença coronariana com stent LAD e prolapso de válvula AV esquerda com MR intensa e pressão atrial esquerda elevada. Ele foi submetido à TAVR e seu curso pós-operatório foi complicado por colite exigindo 28 dias de antibióticos. Após a alta, seus sintomas persistentes foram considerados relacionados com a MR intensa e ele foi selecionado para receber um MitraClip.

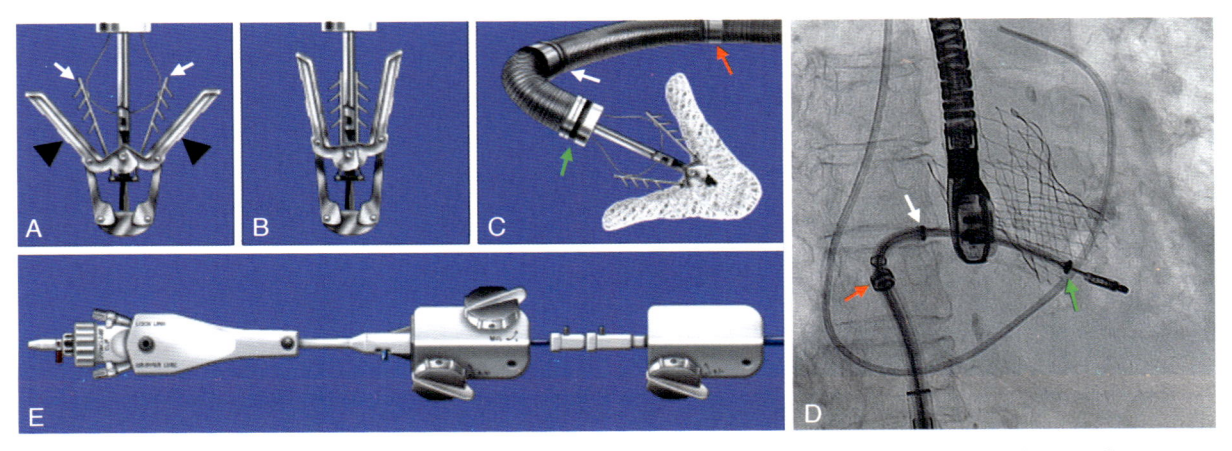

Fig. 13.103 Sistema MitraClip. (**A**) O sistema MitraClip (Abbott Laboratories, Abbott Park, Illinois) parcialmente aberto é mostrado sem o revestimento de tecido. O MitraClip agarra a cúspide mitral entre os braços agarradores de crômio de cobalto (*pontas de seta*) e os braços agarrados de farpas (*setas brancas*) através dos quais corre um fio fino (fio de pinça); esse fio é usado para levantar as pinças. (**B**) Dispositivo fechado. (**C**) MitraClip anexado ao sistema de envio do *clip* que se projeta do terminal do cateter de guia orientável (*seta vermelha*). A seta branca indica "anel de ponta radiopaco de manga", o ponto proximal onde o cateter de entrega se encontra com a porção do cateter onde o *clip* é ligado. A seta verde indica "anel radiopaco de cateter de entrega"; o *clip* está montado além desse marcador visível. (**E**) Botões de controle permitem o desvio do guia e do sistema de entrega para orientar o sistema pelo átrio esquerdo e posicionar o MitraClip superior ao orifício mitral. (De Feldman T, Young A, Percutaneous approaches to valve repair for mitral regurgitation, *JACC* 63:2057-2068, 2014. Com autorização.)

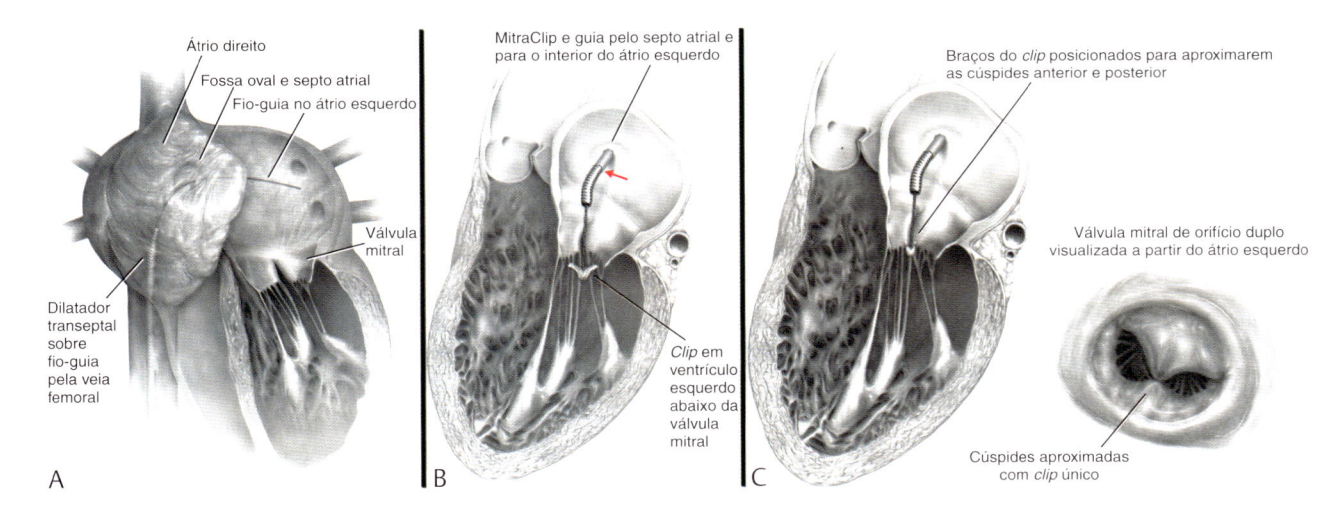

Fig. 13.104 (**A**) O acesso percutâneo pela veia femoral direita é obtido. Cruza-se a fossa oval, e o fio-guia avança para o interior do átrio esquerdo. O local transeptal ideal é posterior (longe da válvula aórtica), com altura acima do plano de coaptação da válvula mitral de 3,5-4 cm. O guia orientável é colocado a partir da veia femoral através do septo no interior do átrio esquerdo. (**B**) TEE demonstrando o dispositivo MitraClip na válvula mitral. MitraClip avançado sob orientação da TEE pela válvula mitral para o ventrículo esquerdo abaixo do plano de coaptação e *clip* sendo fechado a 120 graus, em preparação para captura da cúspide. A seta vermelha indica o final do cateter orientável. (**C**) A captura das cúspides mitrais é então realizada por meio da retirada lenta do MitraClip com o *clip* aberto em 120 graus e pinças de fechamento. O fechamento parcial permite avaliação da inserção da cúspide; o MitraClip está completamente fechado e após demonstração da redução adequada da MR, o *clip* é liberado. (De Pope NH, Aliawadi G: Transcatheter mitral valve repair, 19:219-237, 2014. Com autorização.)

CASO 13-11 *Clip* percutâneo da Válvula Mitral 487

QUADRO 13.2
Passos do Procedimento no Implante da MitraClip

1. Obter acesso venoso femoral
2. Punção do septo interatrial
3. Acesso de cateter-guia orientável no átrio esquerdo
4. Avanço do Clip Delivery System para o interior do átrio esquerdo por meio do guia orientável
5. Direcionamento e posicionamento do MitraClip acima da válvula AV esquerda (mitral)
6. Avanço do MitraClip para o ventrículo esquerdo
7. Fixação às cúspides e avaliação da inserção apropriada das mesmas
8. Implante do MitraClip

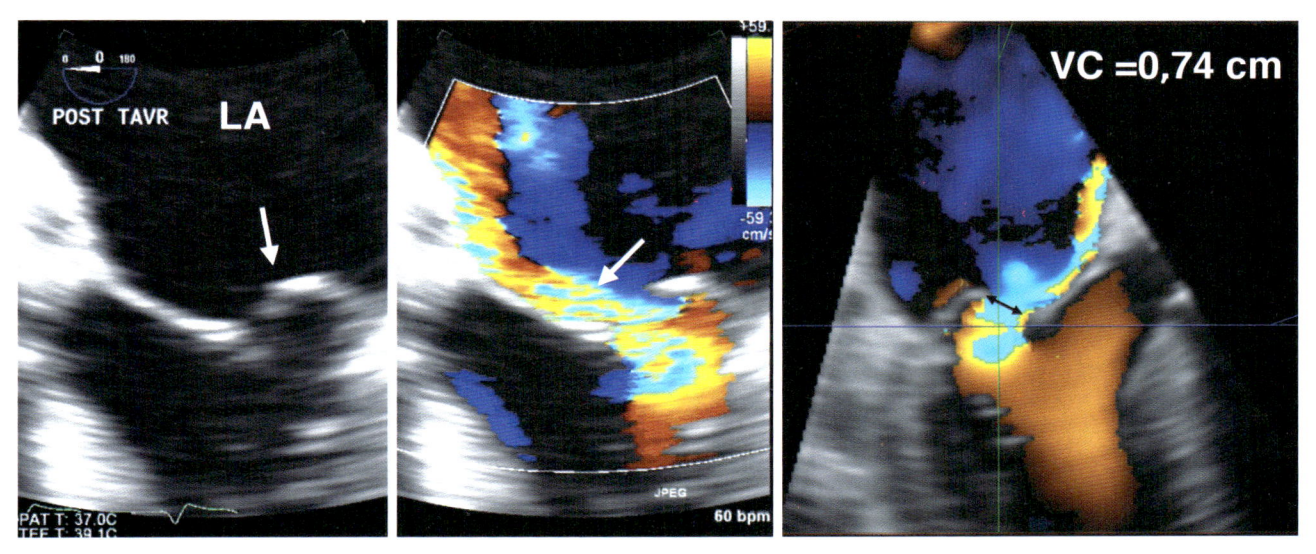

Fig. 13.105 ● Investigação médio-esofágica por imagens de quatro câmaras mostrando prolapso de porção da cúspide posterior *(à esquerda, seta)* com jato denso de regurgitação mitral que abraça a parede direcionada anteriormente *(centro, seta)*, *vena contracta* de 0,74 cm indica MR severa *(à direita)*. As cúspides são finas e não calcificadas, e o ponto de coaptação está próximo ao nível do ânulo, ambos favoráveis ao MitraClip.

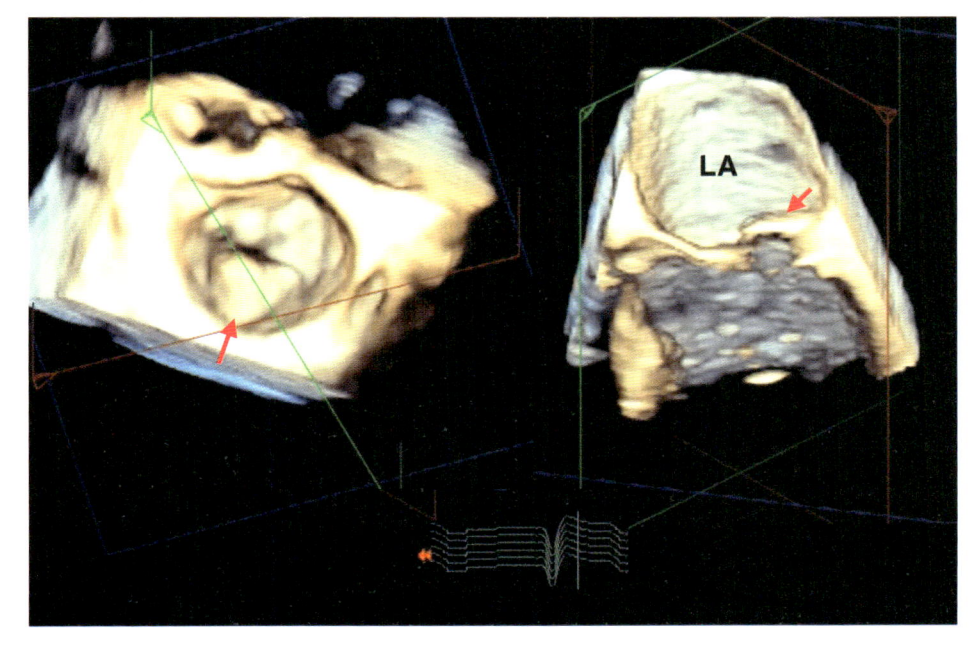

Fig. 13.106 ● À esquerda, projeção *en face* da perspectiva atrial esquerda da válvula mitral e à direita a mesma imagem cortada da perspectiva anterolateral. As setas aproximam o segmento P2. Ambas as imagens estão em sístole.

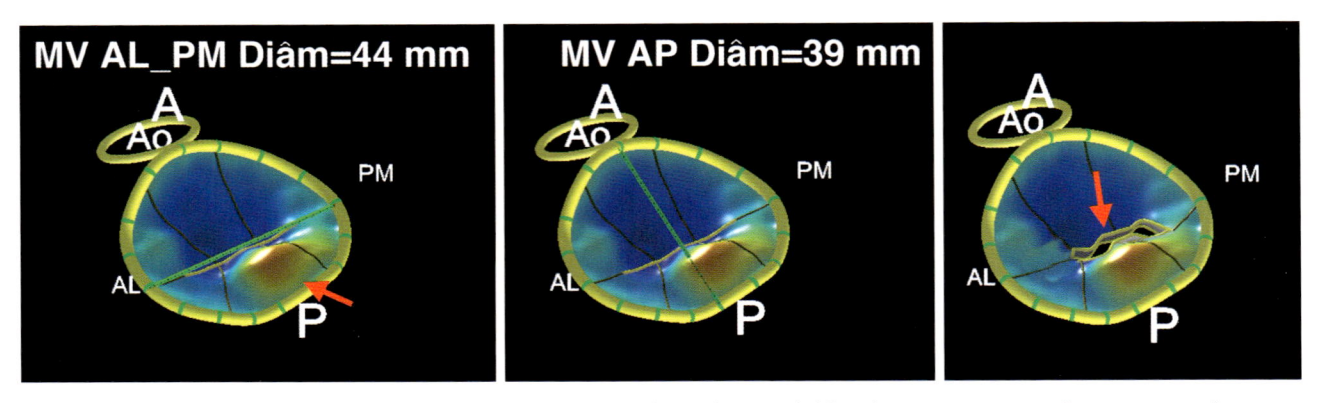

Fig. 13.107 Quantificação da válvula mitral (Phillips) mostrando ânulo mitral dilatado, assim como prolapso, principalmente de P2 (*seta*). À esquerda, o defeito é visualizado principalmente entre A2 e P2 (*seta*).

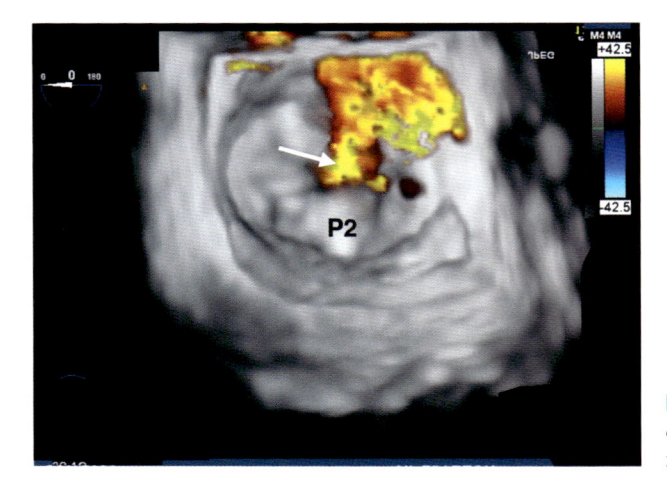

Fig. 13.108 ▶ Projeção de TEE em 3D *en face* de válvula mitral da perspectiva atrial esquerda mostrando amplo jato de regurgitação mitral orientado anteriormente.

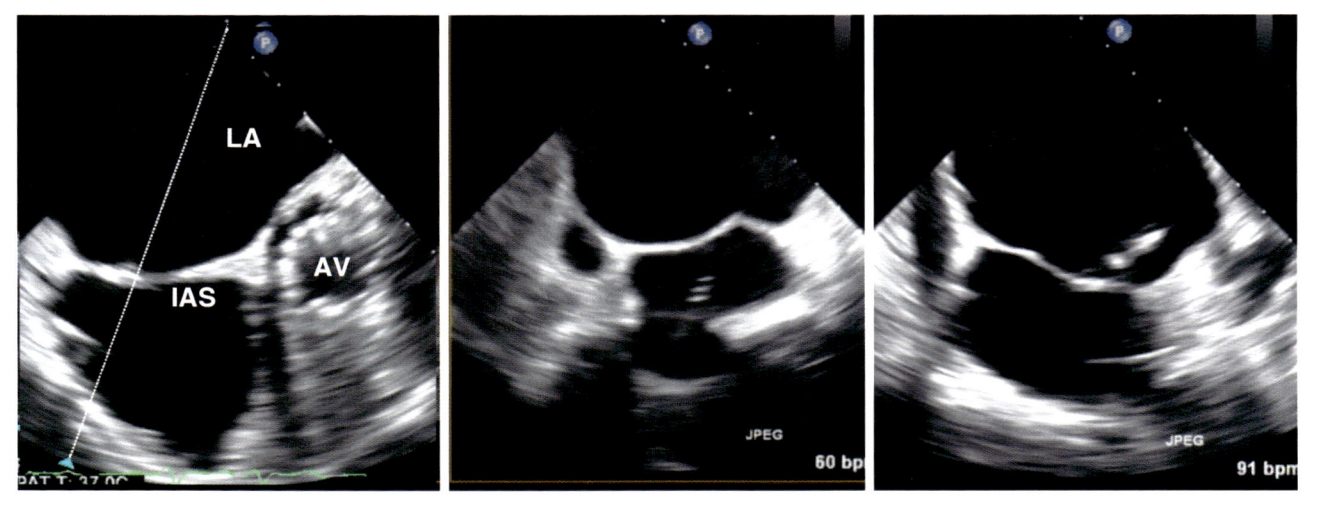

Fig.13.109 À esquerda desta imagem biplanar observa-se projeção médio-esofágica de aproximadamente 80 graus com sonda levemente voltada para a esquerda do paciente; isto permite observar a TAVR anteriormente implantada. O cursor é mostrado interceptando IAS. No centro, a projeção ortogonal mostra cobertura de IAS, e à direita, o fio passou através do IAS.

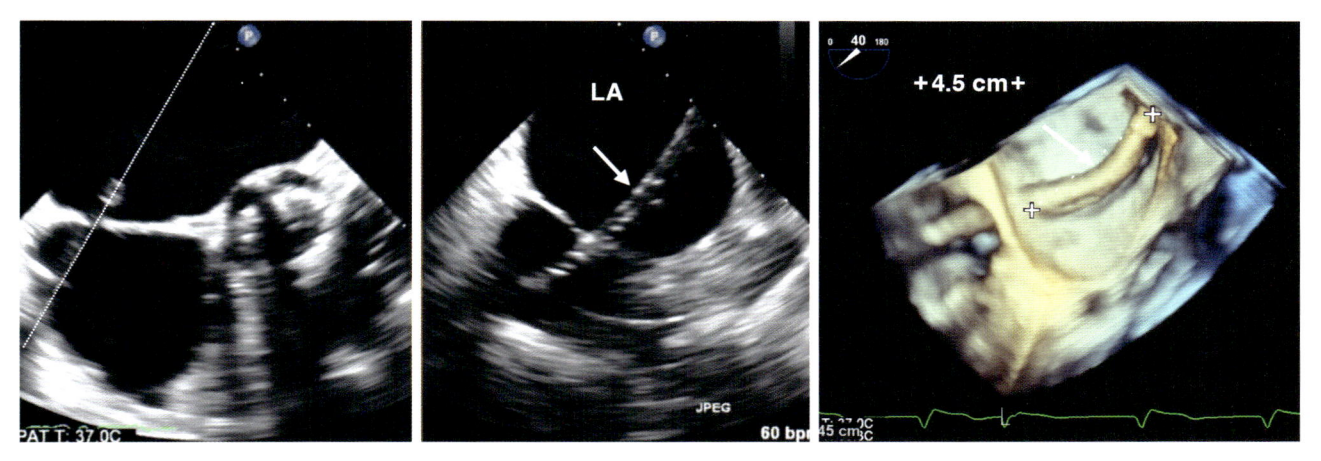

CASO 13-11 *Clip* percutâneo da Válvula Mitral 489

Fig. 13.110 Após cruzar o IAS com o fio-guia, o cateter guia orientável (*seta*) é avançado para o átrio esquerdo (*centro*). À direita, fica a imagem de TEE em 3D correspondente que mostra o cateter-guia orientável na distância de 4,5 cm no átrio esquerdo.

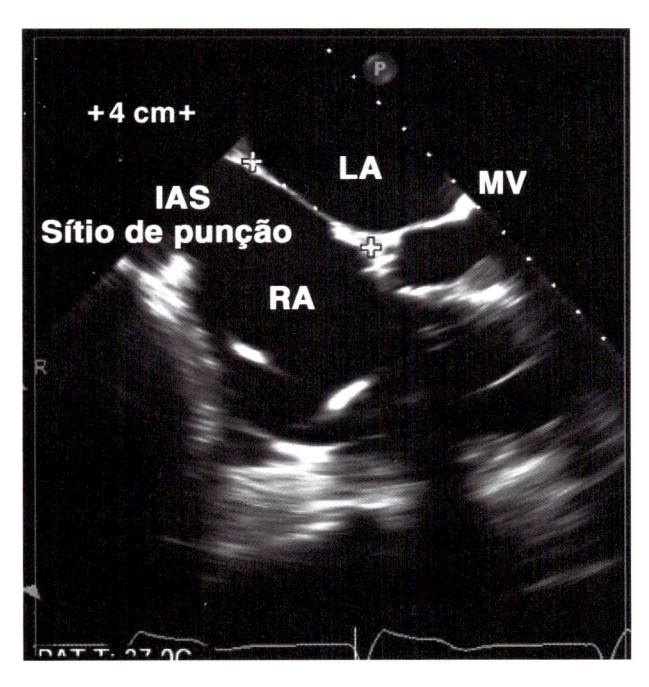

Fig. 13.111 Nesta projeção médio-esofágica a 15 graus, a punção de IAS é de 4 cm acima do ânulo mitral.

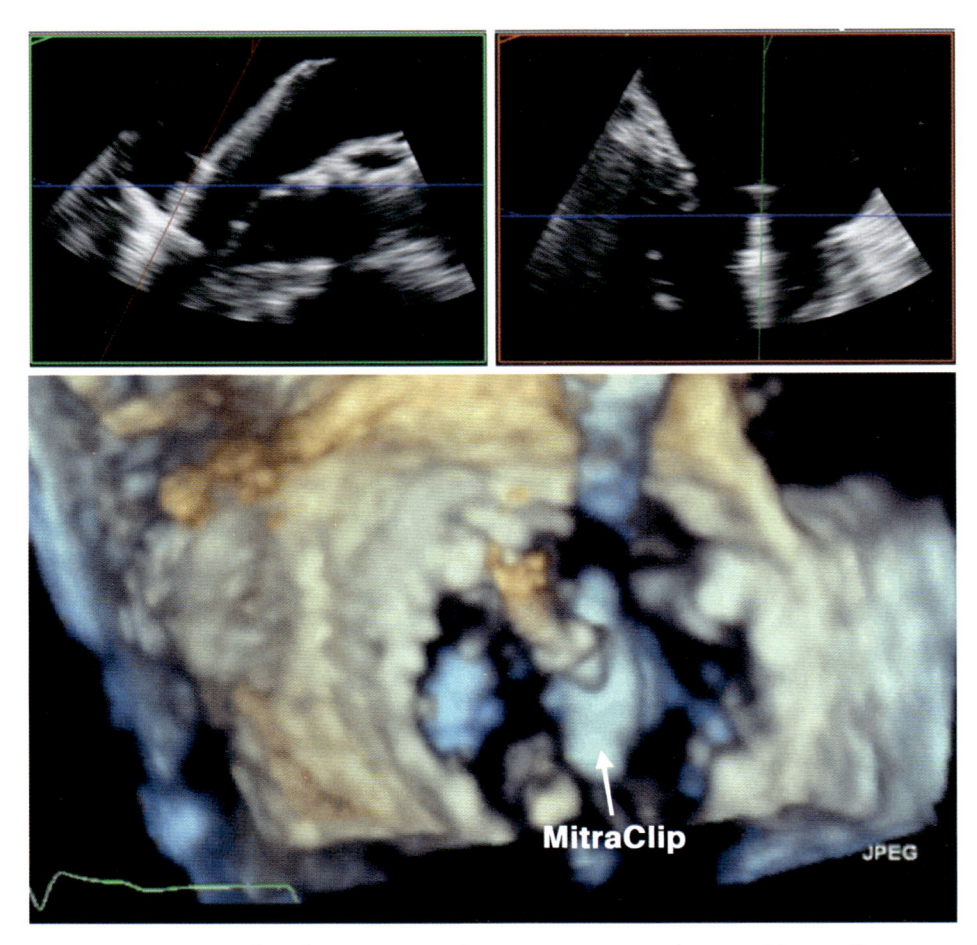

Fig. 13.112 ▶ Painéis superiores esquerdo e direito mostrando projeções em eixo longo médio-esofágica e comissural, respectivamente. O *clip* avançou pelo ventrículo esquerdo. Imagem de TEE 3D *en face* com ganho voltado distante e para baixo mostra *clip* no ventrículo, com orientação correta.

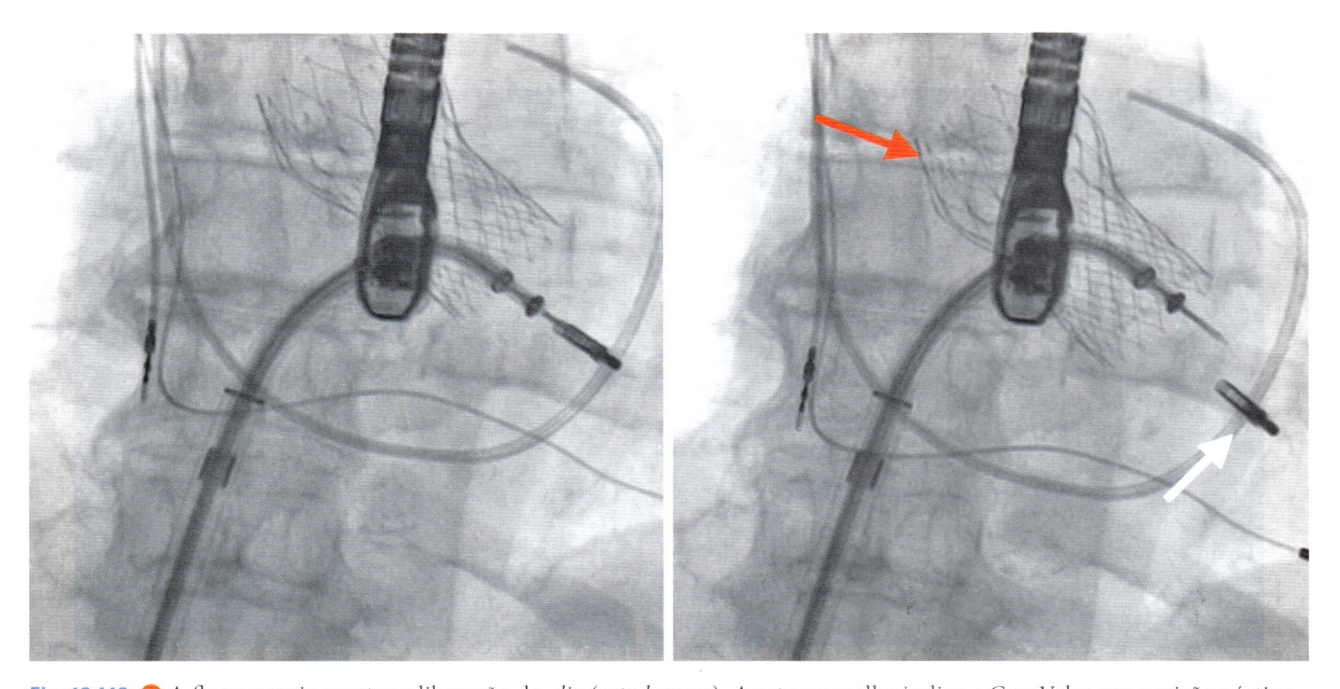

Fig. 13.113 ▶ A fluoroscopia mostra a liberação do *clip* (*seta branca*). A seta vermelha indica a CoreValve em posição aórtica.

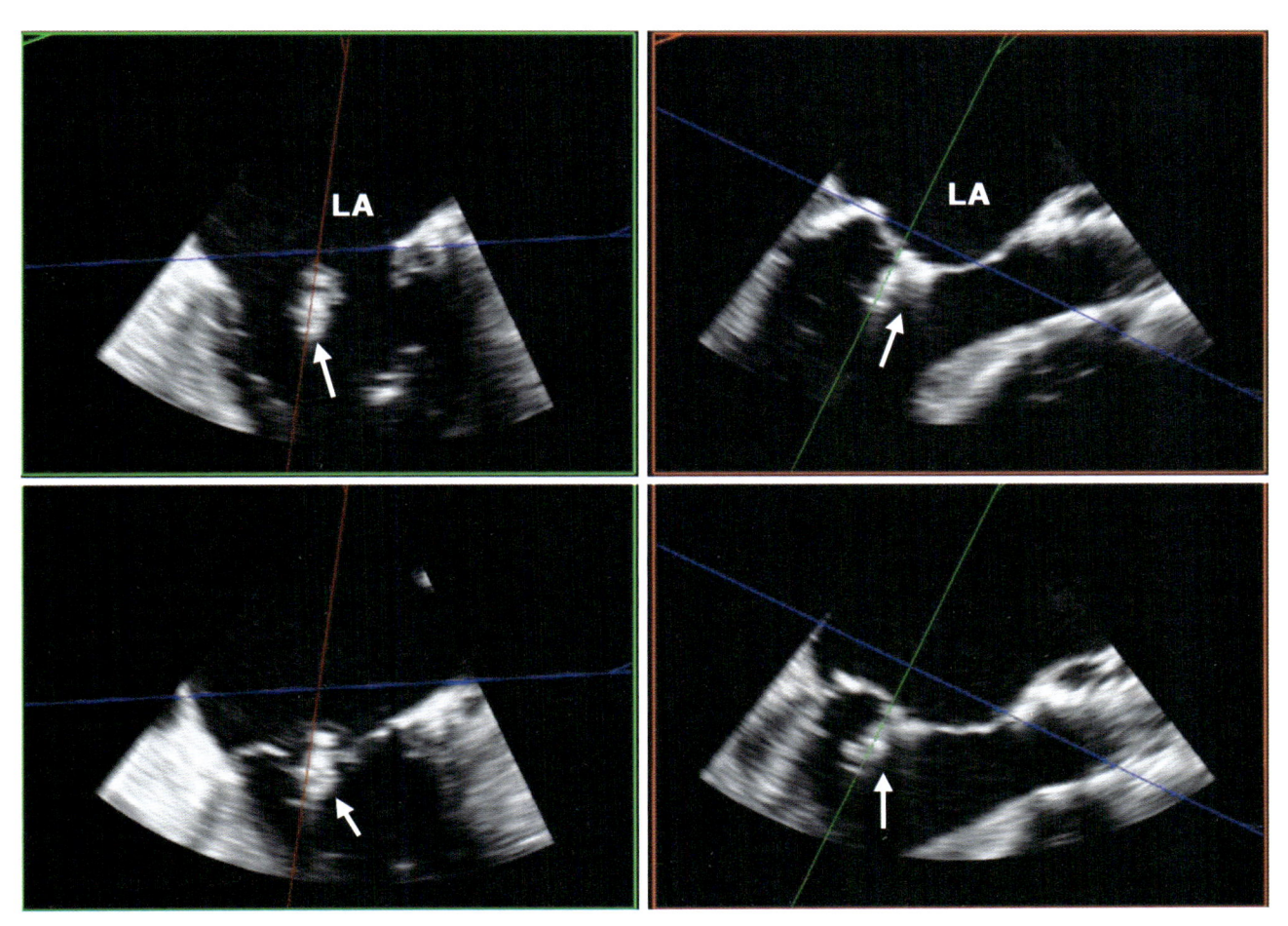

CASO 13-11 *Clip* percutâneo da Válvula Mitral   491

Fig. 13.114 ▶ Nos dois painéis superiores em diástole, o *clip* (*seta*) foi liberado e criou-se um orifício duplo na projeção comissural (*à esquerda*). Projeção médio-esofágica no eixo longo à direita mostra ausência de abertura. Nos dois painéis inferiores em sístole, ambos os orifícios estão próximos na projeção comissural (*à esquerda*) e permaneceram fechados na projeção médio-esofágica em longo eixo à direita.

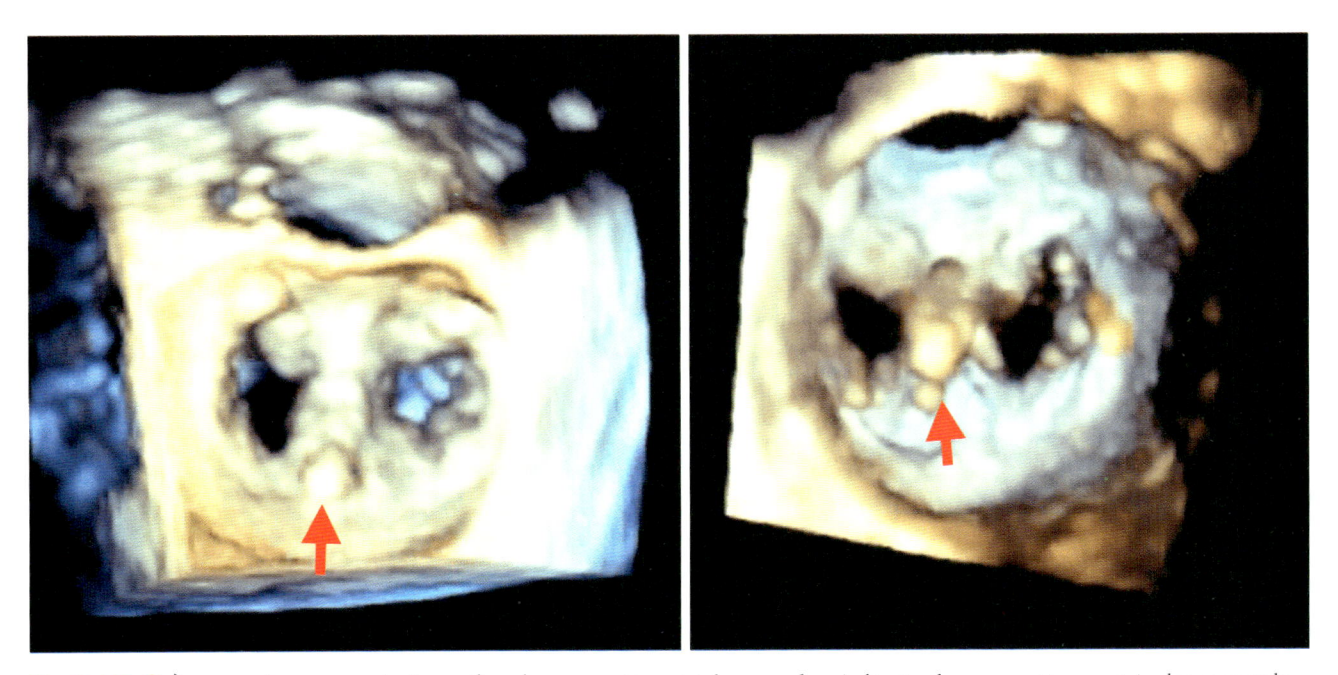

Fig. 13.115 ▶ À esquerda, uma projeção *en face* da perspectiva atrial esquerda e à direita da perspectiva ventricular esquerda. Durante a diástole, observa-se o orifício duplo, com o *clip* no meio (*seta*).

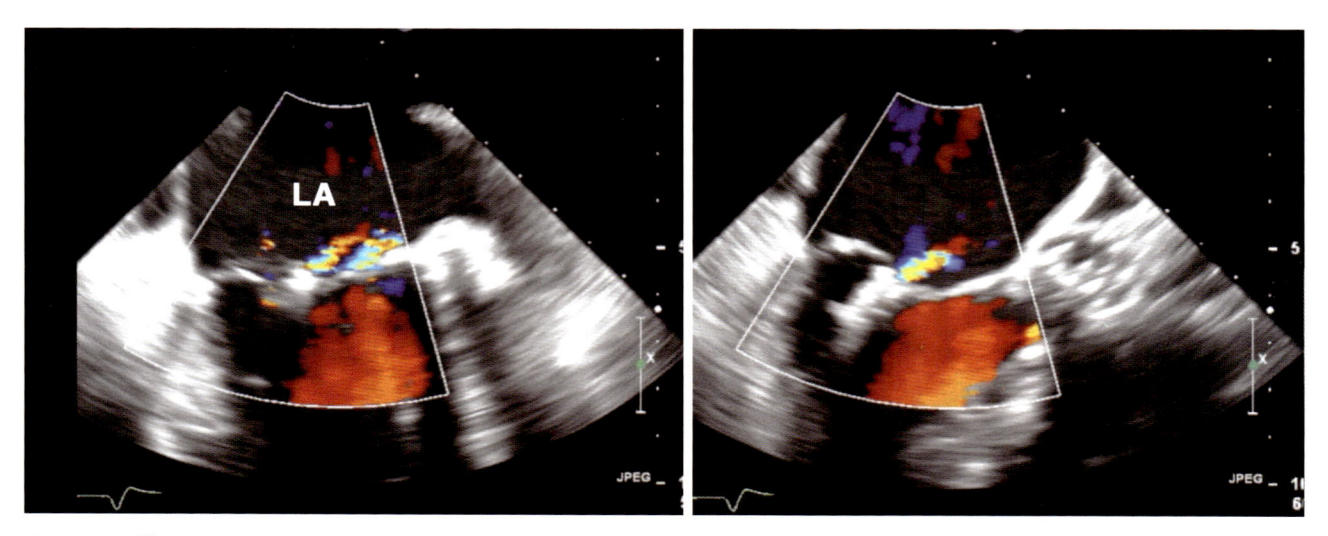

Fig. 13.116 ▶ O Doppler colorido mostra dois pequenos jatos de regurgitação mitral à esquerda e um em projeção médio-esofágica em eixo longo à direita.

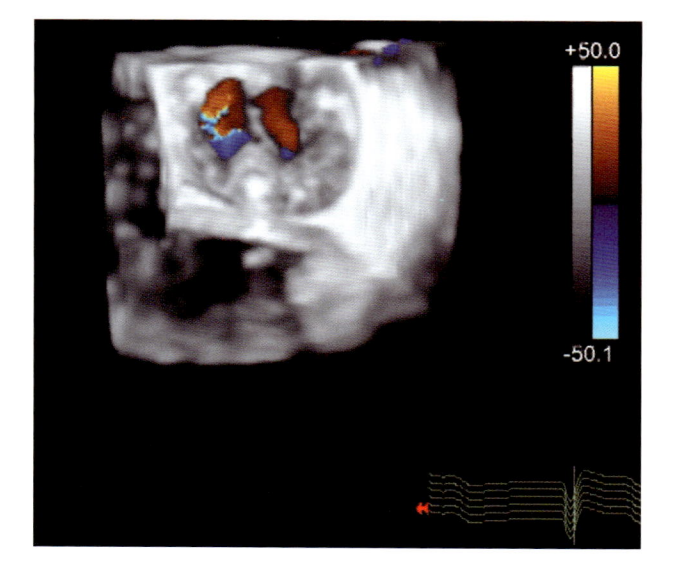

Fig. 13.117 ▶ Doppler colorido de TEE em 3D de projeção *en face* atrial esquerda mostra dois jatos pequenos de regurgitação mitral.

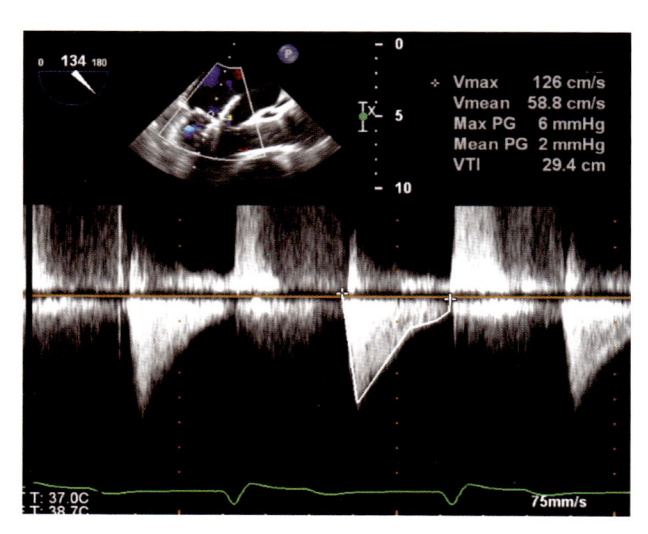

Fig. 13.118 Gradiente de pressão média pela válvula reparada é estimado em 3 mm Hg, o que indica grau mínimo de estenose funcional, com pouca probabilidade de relevância clínica.

Comentários

Em pacientes com regurgitação mitral severa e uma indicação para intervenção, o reparo cirúrgico da válvula é recomendado sempre que possível. Quando a anatomia não é favorável ao reparo da válvula, a substituição cirúrgica da válvula é recomendada em pacientes com risco cirúrgico aceitável. Em pacientes com risco cirúrgico proibitivo e MR intensa sintomática, a intervenção percutânea poderá ser razoável. Embora vários outros dispositivos estejam em desenvolvimento, a experiência clínica mais desenvolvida é o *clip* mitral aprovado, como neste caso. O conceito desta abordagem percutânea é o de que grampeando juntas as cúspides anterior e posterior reduziremos o tamanho do orifício regurgitante, se bem que à custa de leve redução na área anterógrada do orifício. A orientação por TEE é essencial para esse procedimento tanto para identificar o sítio da não coaptação da cúspide, quanto para guiar a colocação de um ou mais dispositivos (*clips*).

Leitura Sugerida

1. González-Gómez A, Fernández-Santos S, Fernández-Golfín C, et al: Mitral valve anatomy: Preprocedural screening and imaging techniques, EuroIntervention 11 supplement W; W32-W36, 2015.

2. Munkholm-Larsen S, Wan B, Tian DH, et al: A systematic review on the safety and efficacy of percutaneous edge-to-edge mitral valve repair with the MitraClip system for high surgical risk candidates, Heart 100(6):473–478, 2014.

14
Dispositivos Percutâneos de Fechamento

Septo Atrial
Caso 14-1   Anatomia e Investigação por Imagens do Septo Atrial
Caso 14-2   Fechamento por Dispositivo do PFO para Episódios Neurológicos Transitórios Recorrentes
Caso 14-3   Embolização de Dispositivo de Fechamento de ASD
Caso 14-4   Dispositivo de Fechamento de Defeito Septal Atrial com Prolapso

Septo Ventricular
Caso 14-5   Anatomia e Investigação por Imagens do Septo Ventricular
Caso 14-6   Fechamento de VSD Secundário a Infarto do Miocárdio

Regurgitação Paravalvar Protética
Caso 14-7   Fechamento Percutâneo por Cateter de Vazamento de Paraprotéticos da Válvula Mitral
Caso 14-8   Deslocamento de Dispositivo Paraprotético de Oclusão
Caso 14-9   Regurgitação Posterior ao Anel de Anuloplastia Mitral

Pseudoaneurisma Ventricular Esquerdo
Caso 14-10   Fechamento Percutâneo de Pseudoaneurisma Ventricular Esquerdo

Apêndice Atrial Esquerdo
Caso 14-11   Dispositivo de Oclusão de Apêndice Atrial Esquerdo

Septo Atrial

CASO 14-1
Anatomia e Investigação por Imagens do Septo Atrial

Consultar Caso 7-1 no Capítulo 7: Doença Cardíaca Congênita do Adulto.

CASO 14-2
Fechamento por Dispositivo do PFO para Episódios Neurológicos Transitórios Recorrentes

Há cerca de três anos, esta senhora de 44 anos sofreu um episódio transitório de disartria com uma investigação de CT revelando evidência de pequeno infarto cerebral naquela ocasião. Cerca de seis meses atrás, ela sofreu vários episódios rápidos de parestesias na extremidade inferior direita, o mais longo deles durante vários minutos e associado à fraqueza significativa na perna direita. Ela recusou a anticoagulação com varfarina e foi tratada com terapia antiplaquetária. A ecocardiografia transesofágica demonstrou forame oval patente e após consentimento, ela foi encaminhada para o fechamento percutâneo por cateter.

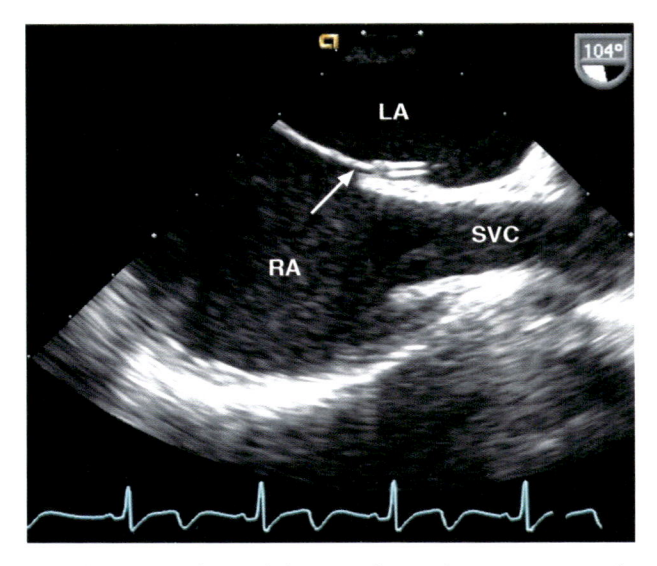

Fig. 14.1 Após inserção de uma bainha na veia femoral direita e de um fio-guia no átrio direito, um cateter diagnóstico 6-French de várias finalidades foi inserido no átrio direito, e o fio-guia removido. Como visualizado nesta projeção bicaval médio-esofágica, o cateter foi usado para sondar lentamente o forame oval patente (*seta*).

CASO 14-2 Fechamento por Dispositivo do PFO para Episódios Neurológicos Transitórios Recorrentes

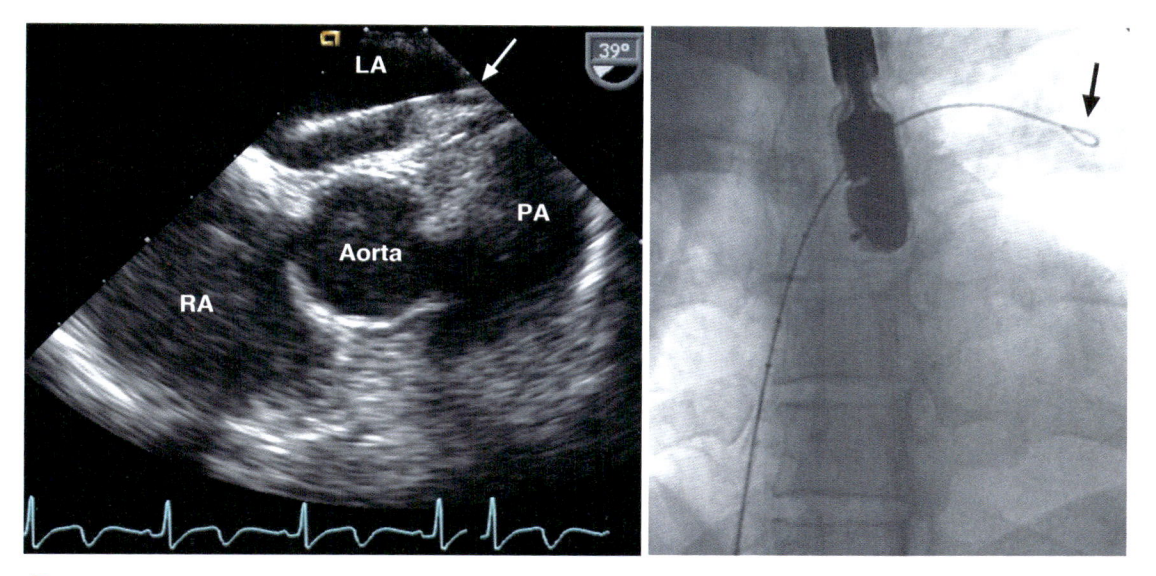

Fig. 14.2 ▶ Fio com ponta J reinserido no cateter e avançado na veia pulmonar esquerda, como visualizado na TEE (*à esquerda*) e na fluoroscopia (*à direita, setas*).

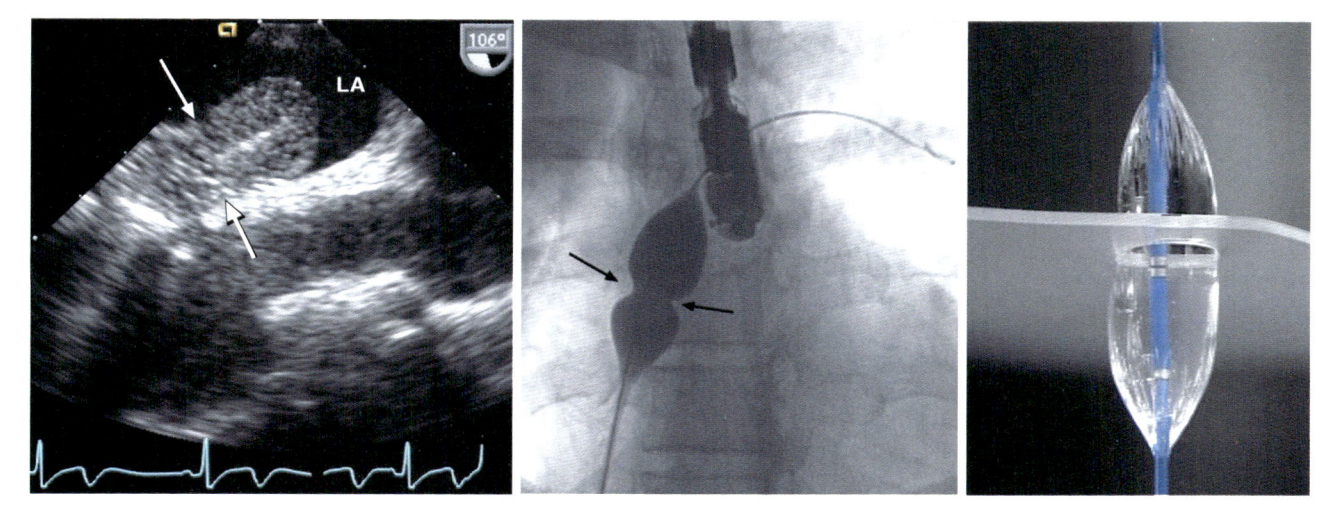

Fig. 14.3 ▶ Usando eco transesofágico (*à esquerda*) e orientação fluoroscópica (*centro*), um balão de tamanho NMT com 20 mm de diâmetro (NMT Medical Inc., Boston, Massachusetts) foi inserido sobre o fio e avançado pelo septo atrial. Pela medida da cintura no balão (*setas*), o forame oval patente foi medido entre 10 e 11 mm. Com base nessa medida, um dispositivo CardioSeal de 28 mm (NMT Medical Inc., Boston, Massachusetts) foi selecionado. A medição está exibida graficamente à direita.

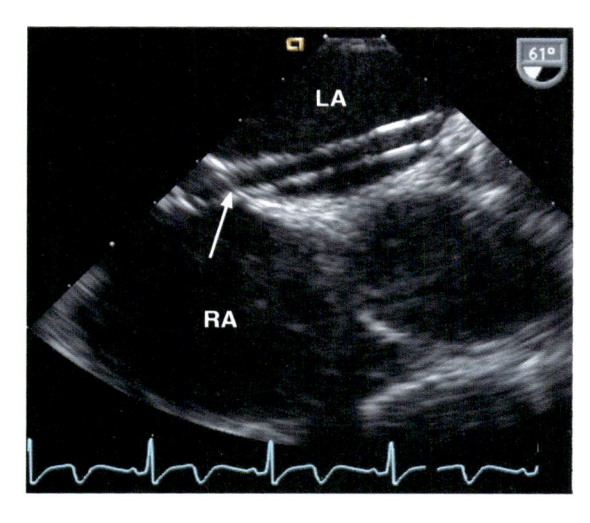

Fig. 14.4 ▶ Cateter 14-French transeptal e dilatador avançados para o átrio esquerdo (*seta*). O dilatador e o fio foram removidos, e o cateter foi cuidadosamente aspirado e enxaguado para garantir a ausência de ar no sistema.

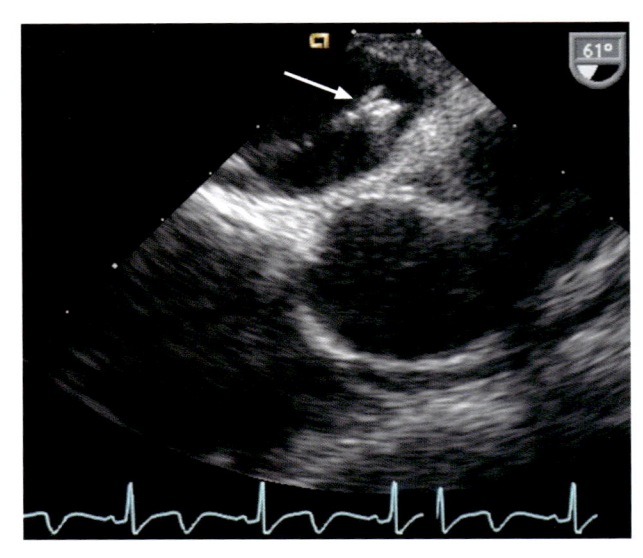

Fig. 14.5 ◉ Dispositivo CardioSeal carregado no cateter de entrega e avançado para o átrio esquerdo (*seta*).

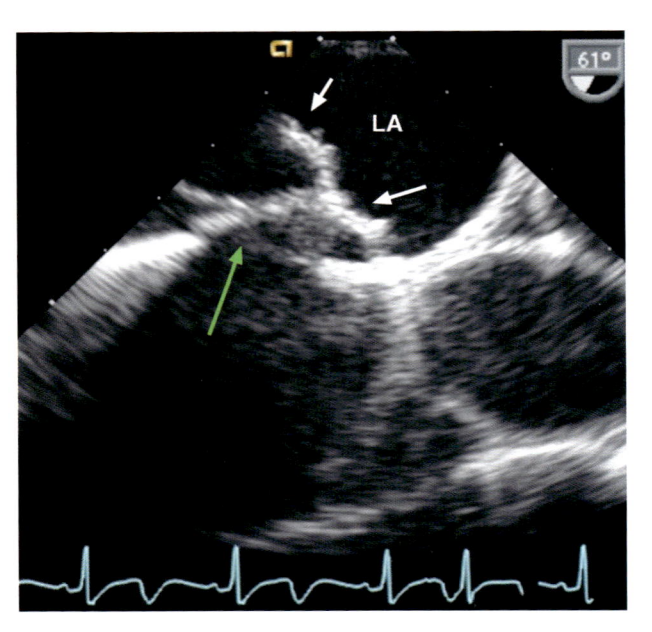

Fig. 14.6 ◉ A bainha transeptal foi puxada para trás para permitir a abertura dos braços atriais esquerdos (*setas brancas*). Isto foi então puxado para trás pelo septo atrial (*seta verde*) e observado bem posicionado por fluoroscopia e por eco transesofágico.

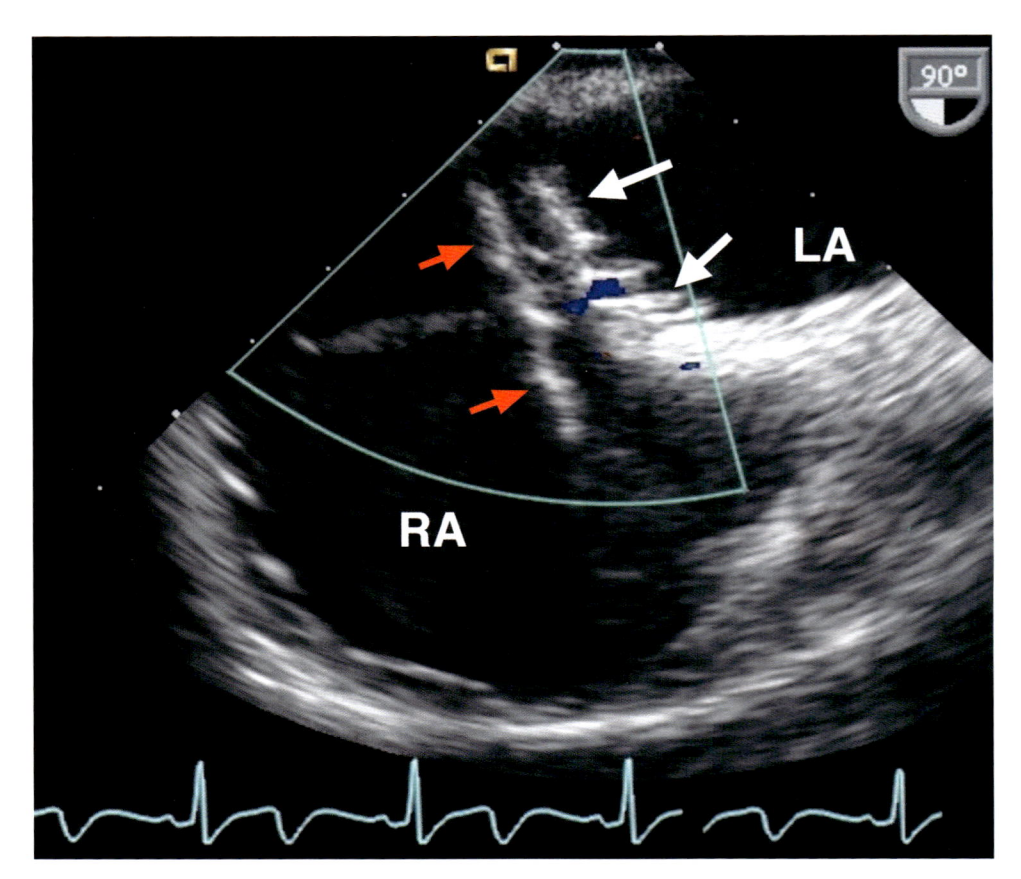

Fig. 14.7 ◉ O cateter transeptal foi então puxado para trás um pouco mais até que os braços atriais direitos (*setas vermelhas*) fossem liberados, e o dispositivo pudesse ser visualizado em boa posição pelo forame oval patente (*as setas brancas indicam os braços atriais esquerdos*).

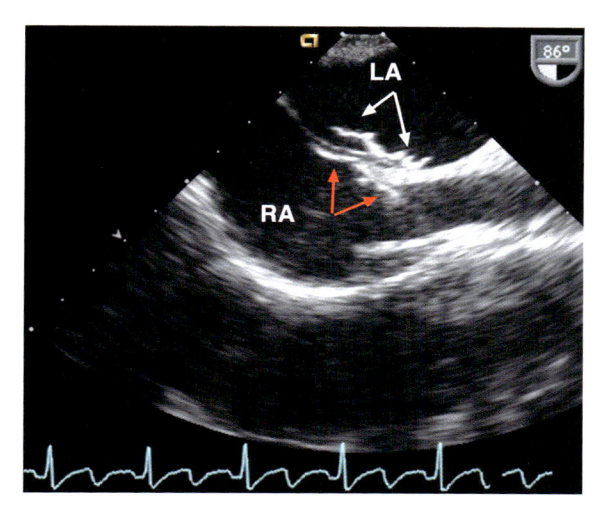

CASO 14-2 Fechamento por Dispositivo do PFO para Episódios Neurológicos Transitórios Recorrentes 497

Fig. 14.8 O dispositivo foi então liberado do sistema de entrega, e o eco transesofágico foi realizado revelando fechamento adequado. As setas duplas indicam os braços em cada átrio.

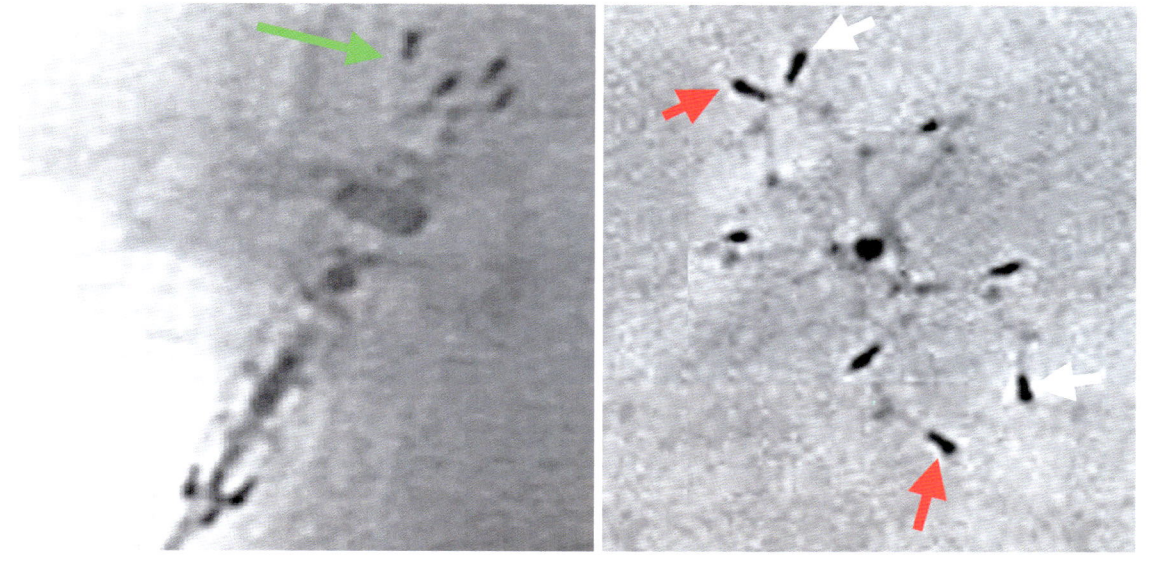

Fig. 14.9 Fluoroscopia de distribuição de dispositivo. Na imagem esquerda, o dispositivo avançou para o átrio esquerdo (*seta verde*). À direita, os braços do átrio esquerdo (*setas brancas*) assim como os do átrio direito (*setas vermelhas*) também foram distribuídos.

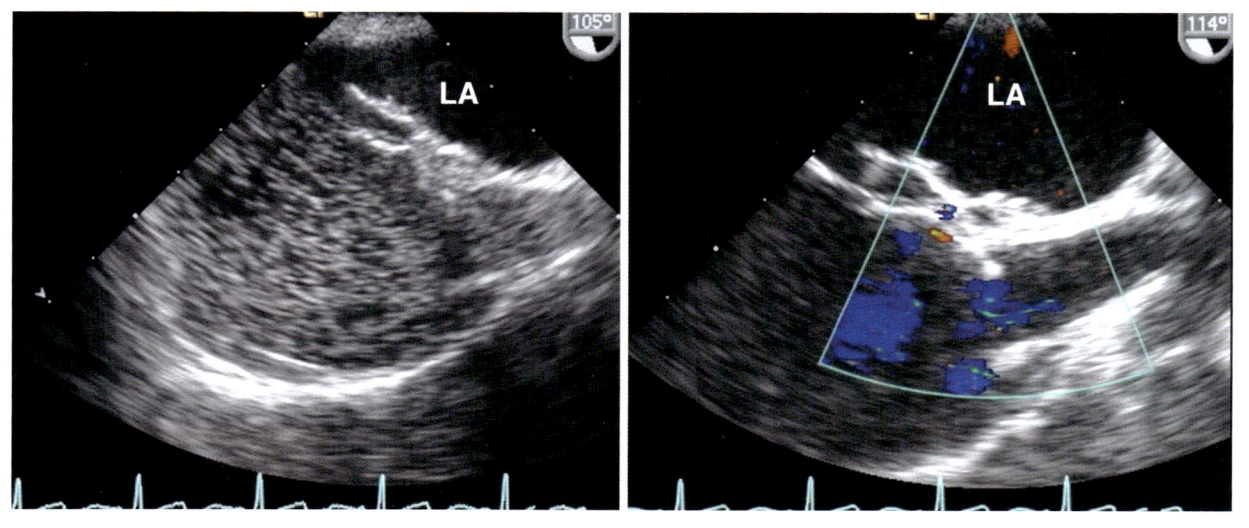

Fig. 14.10 Tanto o contraste com solução salina quanto a investigação com imagens de Doppler colorido confirmaram o fechamento do PFO sem desvio residual em repouso.

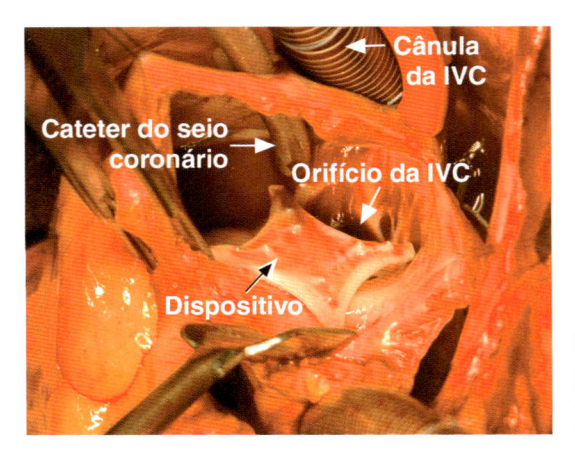

Fig. 14.11 Outro paciente com dispositivo semelhante foi submetido posteriormente à substituição de válvula AV esquerda (mitral). Mediante abertura do átrio direito, o dispositivo é visualizado em boa posição.

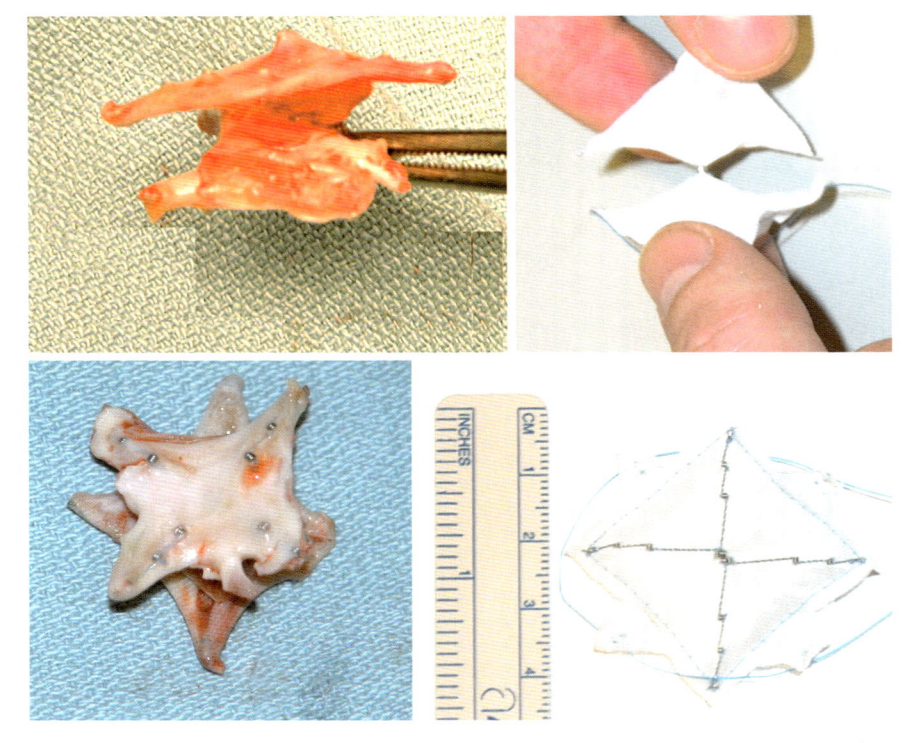

Fig. 14.12 O dispositivo foi removido como parte do procedimento valvular. Nas imagens superiores, ele é visualizado de lado, com um dispositivo não usado para comparação. Nas imagens inferiores, o dispositivo é visualizado de frente.

Comentários

A TEE ou o ecocardiograma intracardíaco (ICE) é essencial para o fechamento percutâneo por cateter de defeitos septais atriais ou de forame oval patente. Como ilustrado por esses casos, as imagens da ecocardiografia permitem a visualização do septo atrial incluindo a identificação do tamanho, localização e forma do defeito do septo atrial. Durante o procedimento, a investigação por imagens permite o direcionamento da posição do cateter e a colocação correta do dispositivo no septo atrial. Após a implantação do dispositivo, o Doppler colorido e a investigação por contraste com solução salina permitem o diagnóstico de qualquer desvio residual de fluxo.

Leitura Sugerida

1. Tobis J, Shenoda M: Percutaneous treatment of patent foramen ovale and atrial septal defects, J Am Coll Cardiol 60:1722–1732, 2012.
2. Saric M, Perk G, Purgess JR, et al: Imaging atrial septal defects by real-time three-dimensional transesophageal echocardiography: Step-by-step approach, J Am Soc Echocardiogr 23:1128–1135, 2010.
3. Faletra FF, Nucifora G, Yen S: Imaging the atrial septum using real-time three-dimensional transesophageal echocardiography: Technical tips, normal anatomy, and its role in transseptal puncture, J Am Soc Echocardiogr 24:593–599, 2011.
4. Silvestry FE, Cohen MS, Armsby LB, et al: Guidelines for the echocardiographic assessment of atrial septal defect and patent foramen ovale, J Am Soc Echocardiogr 28:910–958, 2015.

CASO 14-3
Embolização de Dispositivo de Fechamento de ASD

Este paciente de 40 anos foi diagnosticado recentemente com um grande defeito septal atrial (ASD) que resultou em disfunção e dilatação significativas no ventrículo direito e ele foi encaminhado para fechamento percutâneo por cateter do defeito.

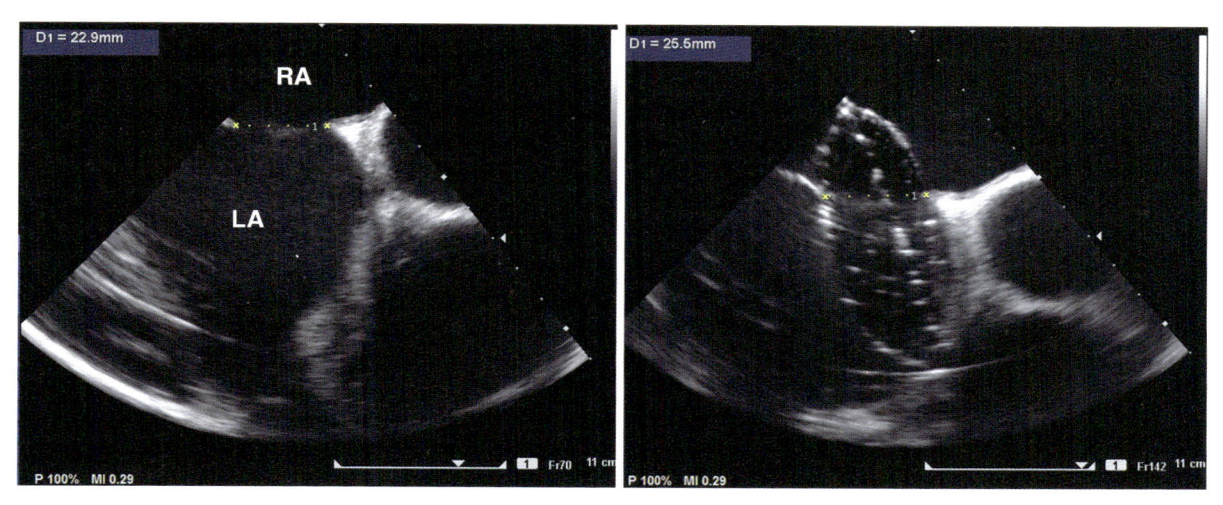

Fig. 14.13 Usando a ecocardiografia intracardíaca, um dos diâmetros do ASD é medido em 23 mm (*à esquerda*). Um balão Amplatzer de 34 mm mostrou que um diâmetro de inflação de 27-28 mm, medido tanto por ecocardiografia intracardíaca e fluoroscopia, resultou em fechamento completo do defeito atrial sem fluxo evidente, o que levou à decisão de usar um dispositivo de oclusão septal Amplatzer de 30 mm.

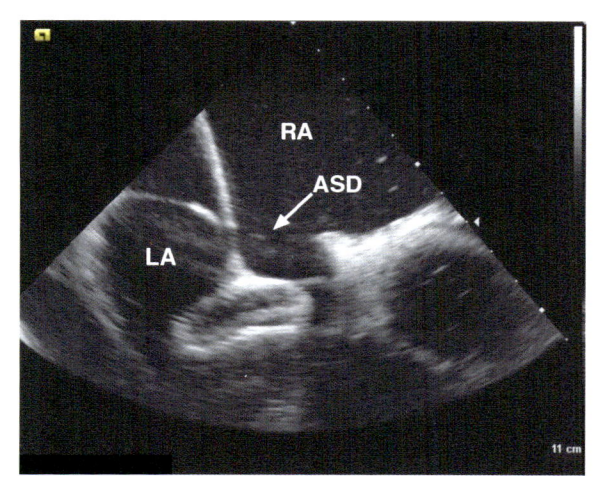

Fig. 14.14 O oclusor é passado desde a veia femoral até o átrio direito e pelo defeito.

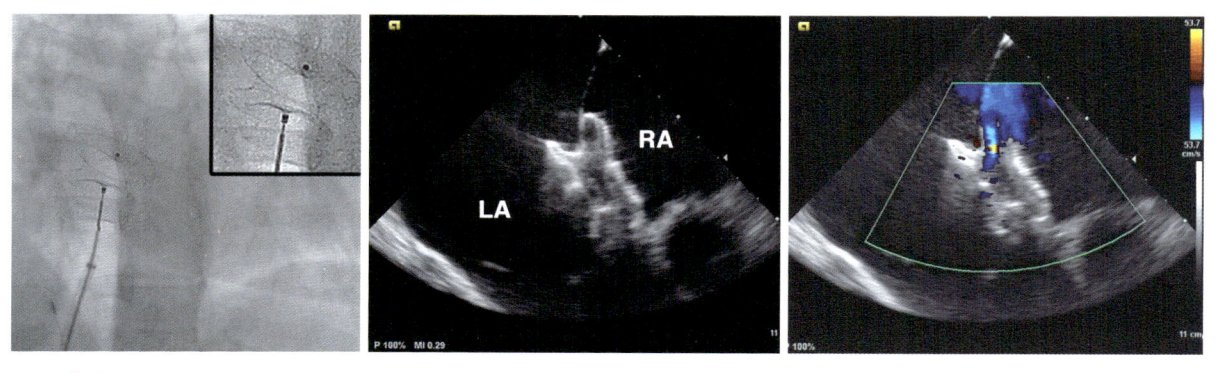

Fig. 14.15 À esquerda, o dispositivo é visualizado totalmente instalado. No centro, ele é visualizado colocado no local e à direita, o Doppler colorido confirma o fechamento adequado do defeito.

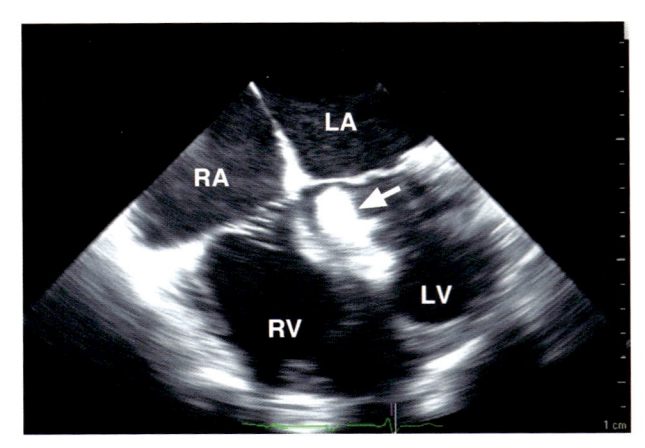

Fig. 14.16 ▶ Após o procedimento, o paciente foi internado para monitoramento durante a noite e tratamento continuado da insuficiência cardíaca congestiva crônica e hipertensão pulmonar. Nas primeiras horas da manhã seguinte, ele começou a se queixar de náusea e cefaleia e observou-se a presença de batimentos ventriculares prematuros frequentes. Um estudo de TEE à beira do leito mostrou que o oclusor septal havia embolizado para dentro do trato de saída ventricular esquerdo e balançava livremente dentro desse ventrículo sem obstruir o fluxo sanguíneo pelo coração esquerdo. O movimento caótico do dispositivo pode ser apreciado em tempo real.

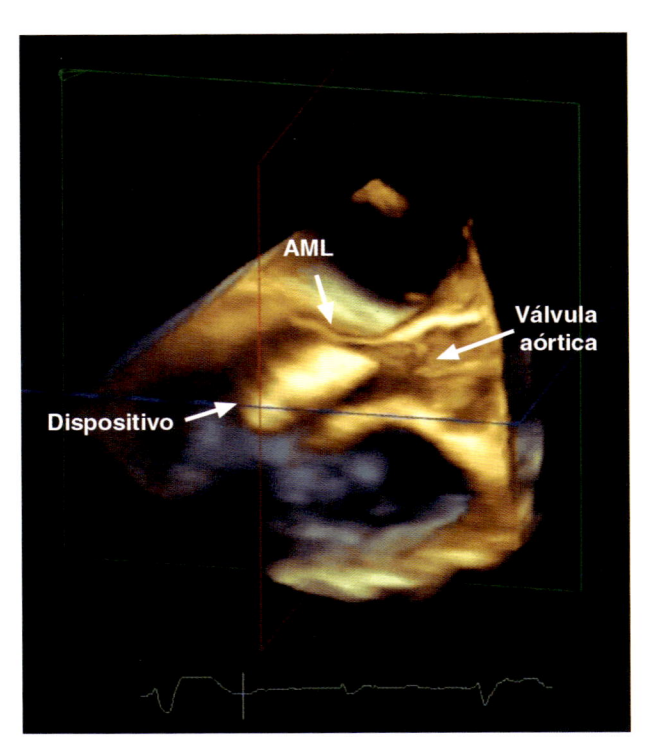

Fig. 14-17 ▶ Em imagem de TEE em 3D em projeção comparável à médio-esofágica em eixo longo, observa-se a relação do dispositivo com a válvula aórtica.

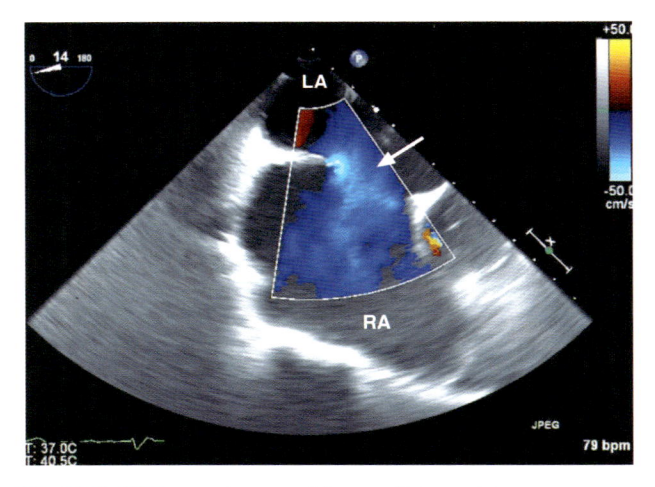

Fig. 14.18 ▶ Em projeção médio-esofágica a 14 graus, o Doppler colorido mostra novamente fluxo da esquerda para a direita ao nível do septo atrial (*seta*).

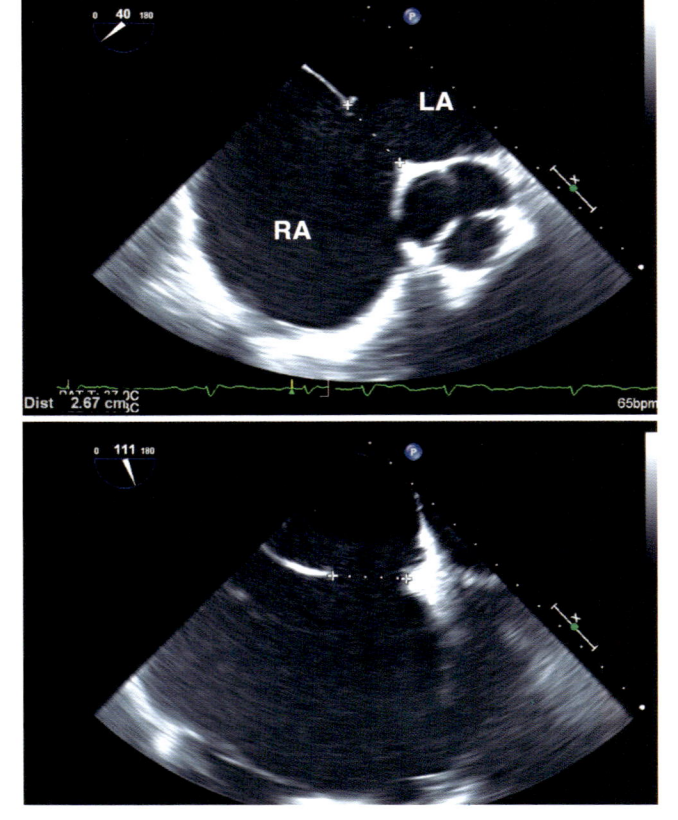

Fig. 14.19 Investigação por imagens biplanares de um defeito mostra diâmetros de 27 e 25 mm.

CASO 14-3 Embolização de Dispositivo de Fechamento de ASD   501

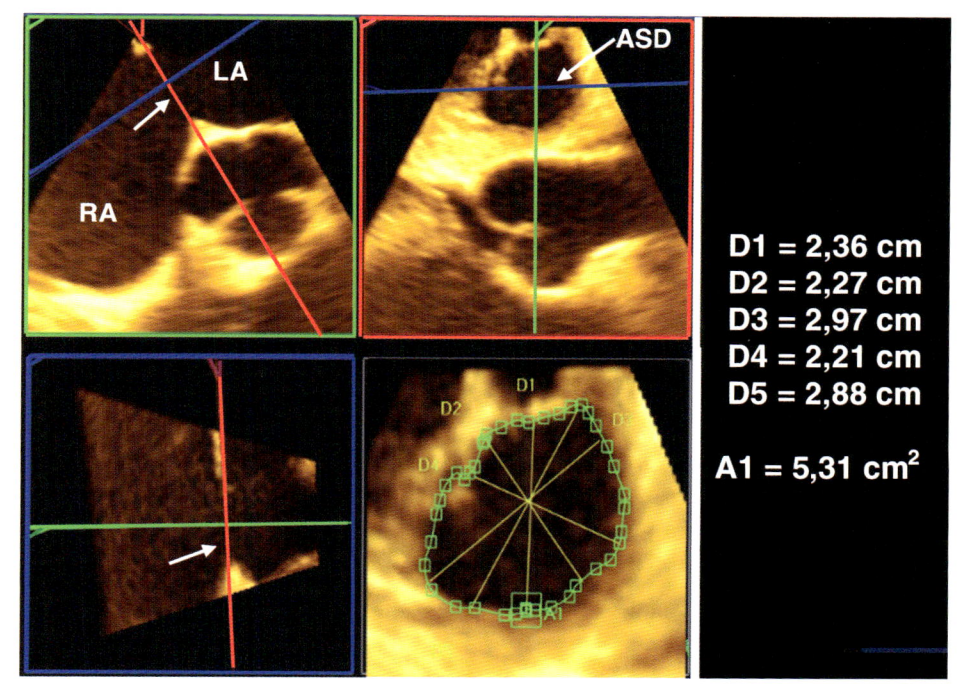

Fig. 14.20 Usando reconstrução multiplanar, pode-se apreciar o defeito em grande formato oval.

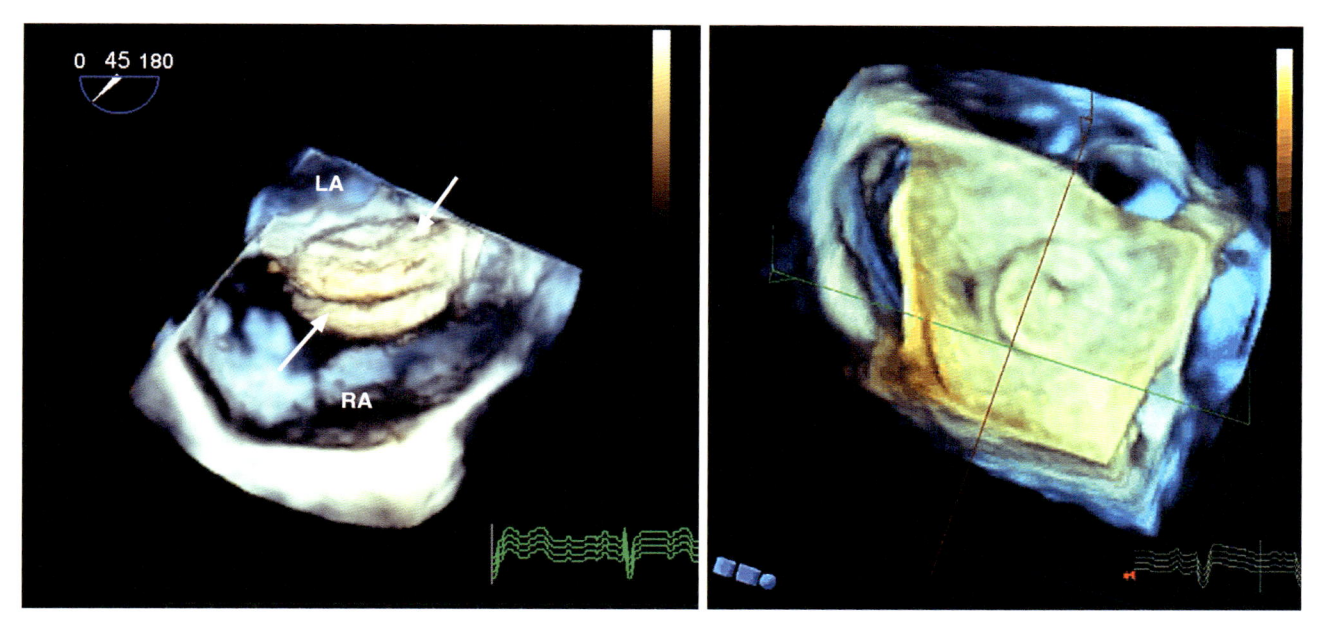

Fig. 14.21 O paciente foi levado de volta urgentemente ao laboratório de cateterização. Um cateter de agarramento brônquico foi usado para recapturar a malha de fios do oclusor, e esta pode ser facilmente trazida e extraída da bainha 24-French. Usando-se técnica similar, um oclusor septal Amplatzer de 38 mm foi inserido com bons resultados. À esquerda, a imagem médio-esofágica recortada em 3D mostra as porções atriais esquerda e direita do dispositivo. À direita, visualiza-se projeção *en face* do dispositivo da perspectiva atrial direita.

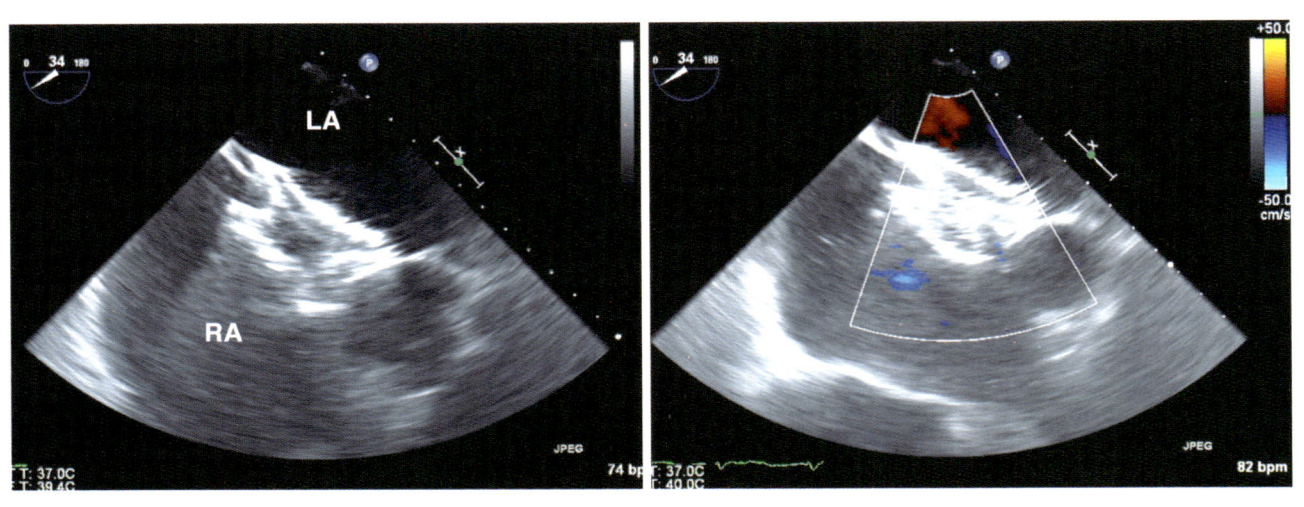

Fig. 14.22 ▶ Em projeção médio-esofágica a 34 graus, a investigação por imagens em 2D e com Doppler colorido mostra dispositivo em boa posição sem desvio residual.

CASO 14-4
Dispositivo de Fechamento de Defeito Septal Atrial com Prolapso

Este paciente de 59 anos já sofrera dois episódios neurológicos. Há cinco anos, ele sofreu um minuto de afasia e foi tratado com aspirina. Depois, três meses antes da internação, ele sofreu fraqueza na perna esquerda por aproximadamente três minutos. A ecocardiografia mostrou um defeito septal atrial com átrio e ventrículo direitos dilatados e função ventricular direita levemente reduzida, com pressões pulmonares levemente elevadas de 30 mm Hg.

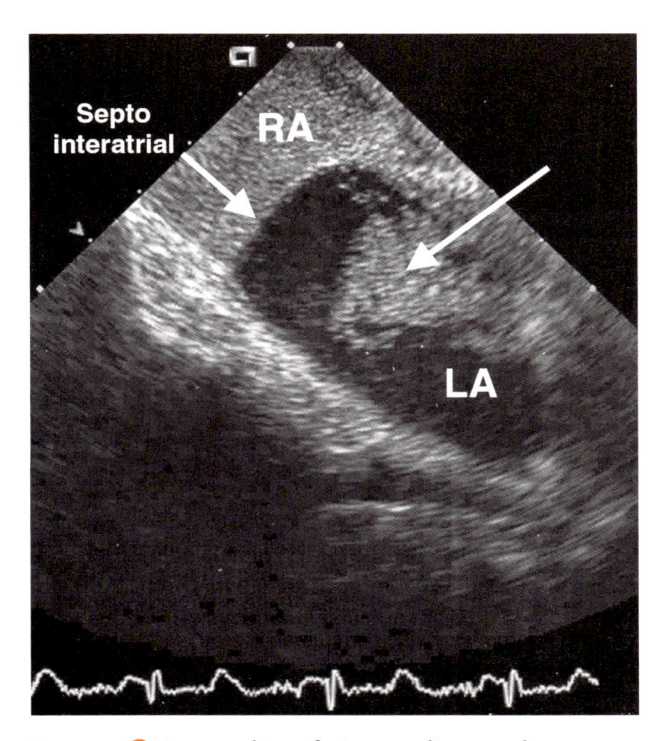

Fig. 14.23 ▶ A ecocardiografia intracardíaca revela contraste com solução salina aparecendo no átrio esquerdo (LA) (setas) dentro de um ou dois batimentos de aparecimento no átrio direito. Em tempo real, observa-se um aneurisma no septo atrial.

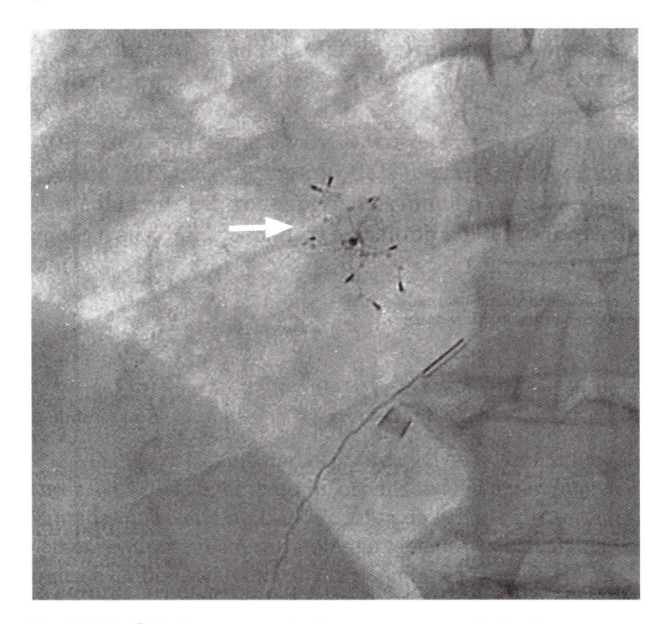

Fig. 14.24 ▶ A fluoroscopia demonstra a posição do dispositivo; em tempo real, o movimento excessivo do dispositivo pode ser observado.

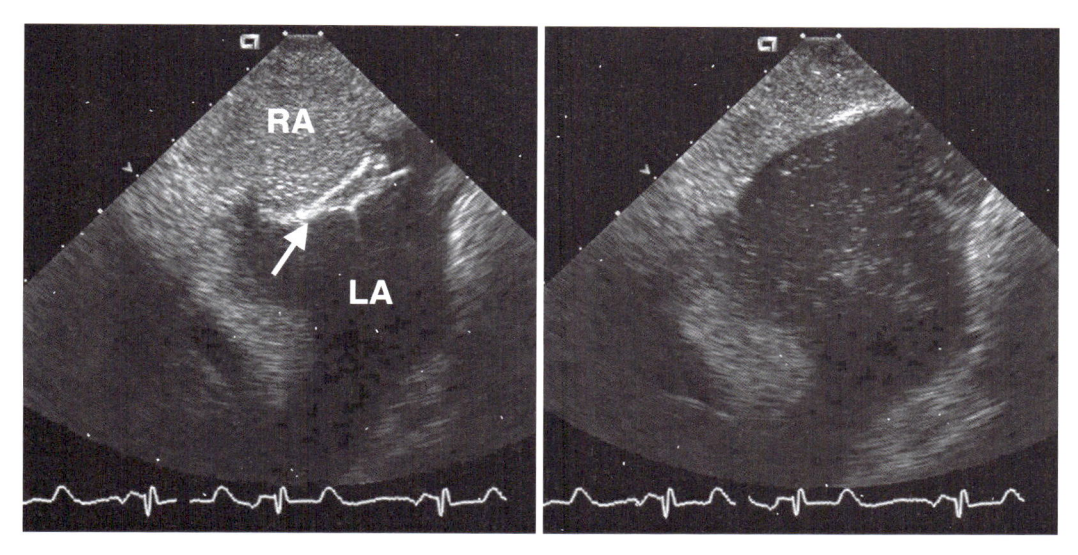

Fig. 14.25 ▶ Após a colocação do dispositivo (CardioSEAL, Boston, Massachusetts), o volume de contraste com solução salina observado no átrio esquerdo foi significativamente reduzido. Entretanto, mediante Valsalva, o membro superior do dispositivo de oclusão entrou em prolapso no PFO (*seta*) com passagem associada de contraste de eco do átrio direito para o esquerdo.

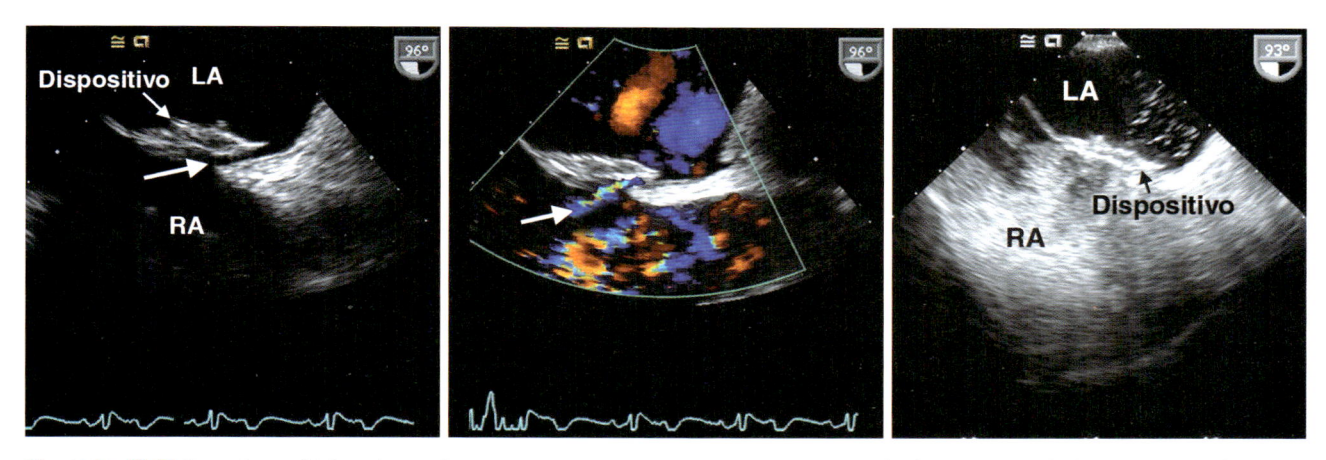

Fig. 14.26 ▶▶ O paciente foi levado ao Centro Cirúrgico para a remoção cirúrgica do dispositivo e fechamento completo do ASD e do aneurisma septal. A TEE intraoperatória revelou o dispositivo no septo atrial, com defeito persistente ao redor do dispositivo que apareceu aberto e foi confirmado por Doppler de fluxo colorido (*seta, imagens esquerda e central*) e com contraste injetado com solução salina (*imagem direita*).

Comentários

Após o fechamento percutâneo por cateter do defeito septal atrial, as complicações ocorrem em menos de 5% dos casos. A complicação mais comum é um desvio residual leve, detectável pela investigação por imagens por Doppler colorido ou por contraste com solução salina. A embolização do dispositivo é rara, mas tem mais probabilidade de ocorrer com defeitos muito grandes (diâmetro superior a 32 mm), ou com borda de tecido insuficiente ao redor do defeito para a ancoragem adequada do dispositivo de fechamento percutâneo por cateter. Por isso, os principais objetivos da investigação por imagens são a medição precisa do tamanho do defeito para escolher o tamanho correto do dispositivo de fechamento, junto com a avaliação da borda de tecido ao redor desse defeito. Essa borda pode não ser bem apreciada em imagens 3D *en face*. Em vez disso, um volume completo em 3D deverá ser adquirido com avaliação cuidadosa da borda de tecido em projeções tomográficas derivadas do volume total em 3D.

Leitura Sugerida

1. Pineda AM, Mihos CG, Singla S, et al: Percutaneous closure of intracardiac defects in adults: State of the art, J Invasive Cardiol 27(12):561-572, 2015.
2. Seo JS, Kim YH, Park DW, et al: Effect of atrial septal defect shape evaluated using three-dimensional transesophageal echocardiography on size measurements for percutaneous closure, J Am Soc Echocardiogr 25:1031-1034, 2012.
3. Lee WC, Fang CY, Huang CF, et al: Predictors of atrial septal defect occluder dislodgement, Int Heart J 56(4):428-431, 2015.

Septo Ventricular

CASO 14-5
Anatomia e Investigação por Imagens do Septo Ventricular

Consultar Caso 7-9 no Capítulo 7: Doença Cardíaca Congênita do Adulto.

CASO 14-6
Fechamento de VSD Secundário a Infarto do Miocárdio

O paciente é um senhor de 64 anos que sofreu um infarto de grande porte das paredes apical e inferior do miocárdio complicado por um defeito septal ventricular pós-infarto do miocárdico. Seguiu-se o choque cardiogênico que exigiu reanimação com ventilação mecânica, suporte inotrópico e a colocação de um dispositivo de suporte cardíaco percutâneo Impella por meio de acesso arterial femoral esquerdo. Por causa de seu estado instável e risco proibitivo de reparo operatório aberto, ele consentiu com o fechamento percutâneo por cateter do defeito.

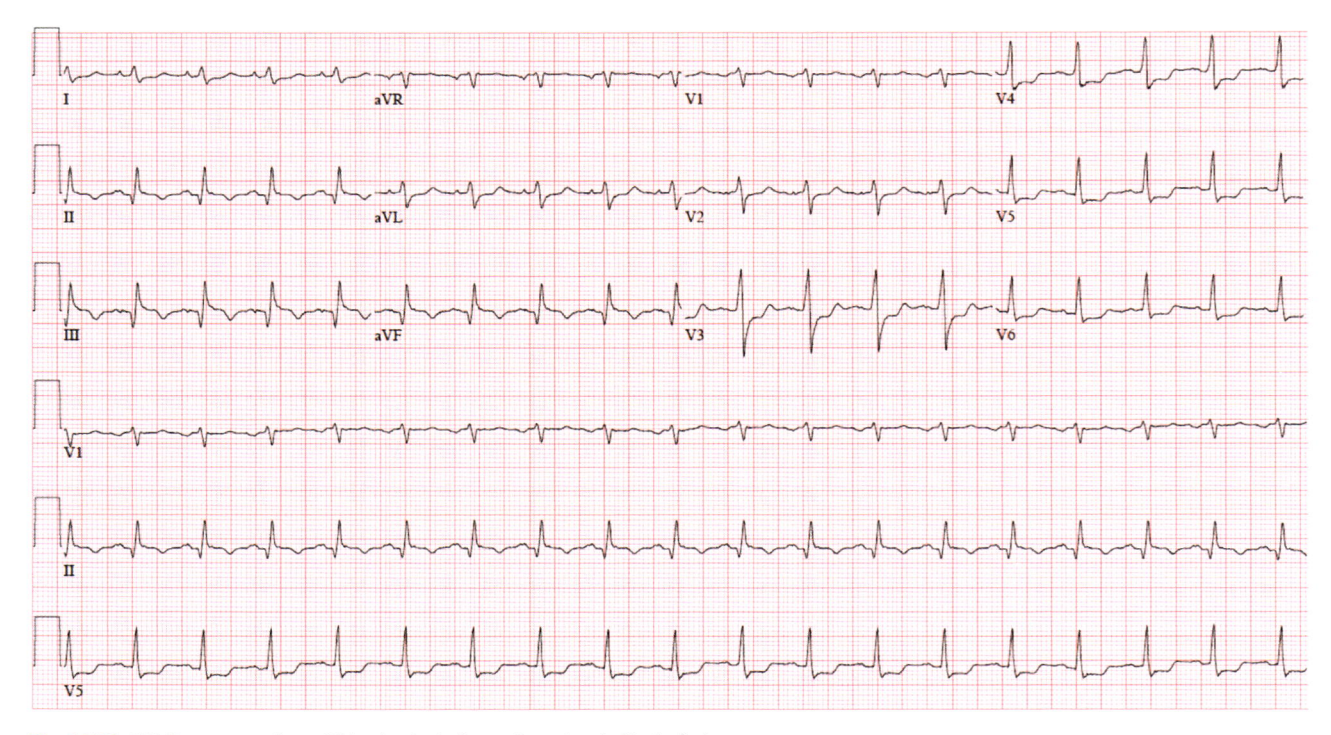

Fig. 14.27 ECG mostrando evidência de infarto do miocárdio inferior.

CASO 14-6 Fechamento de VSD Secundário a Infarto do Miocárdio 505

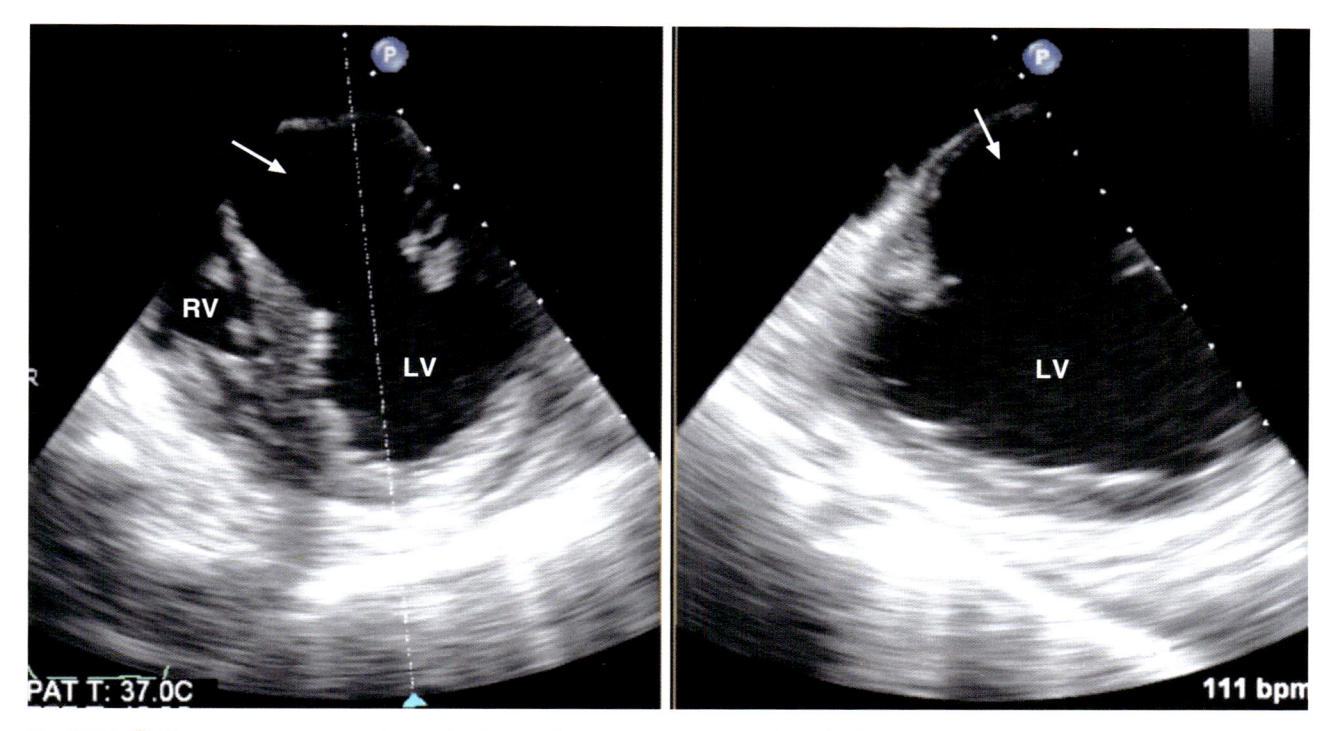

Fig. 14.28 ● Nesta projeção transgástrica biplanar, observa-se a porção infartada do ventrículo esquerdo (*setas*).

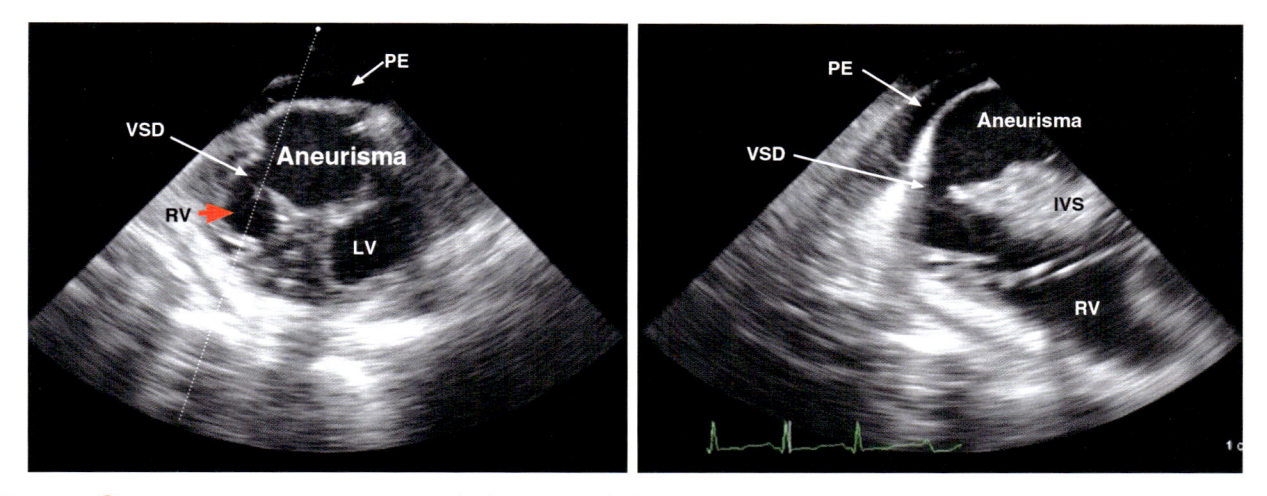

Fig. 14.29 ● Em outra projeção transgástrica biplanar a sonda foi levemente retrofletida e voltada para a direita do paciente. O VSD entre os ventrículos esquerdo e direito é visualizado, pois é efusão pericárdica posterior.

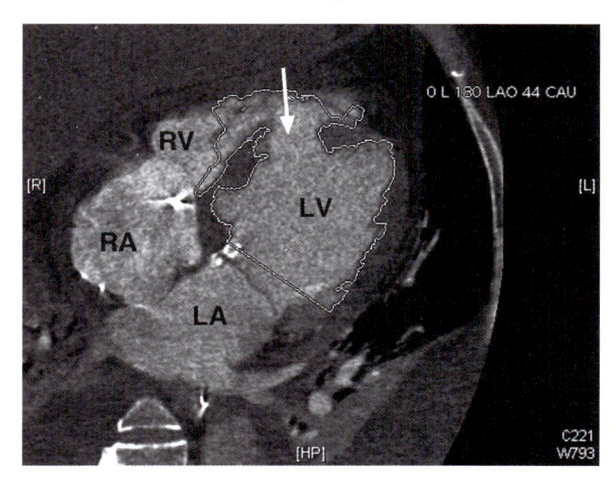

Fig. 14.30 ● A investigação por imagens em CT ajuda na definição do tamanho e localização do defeito septal ventricular.

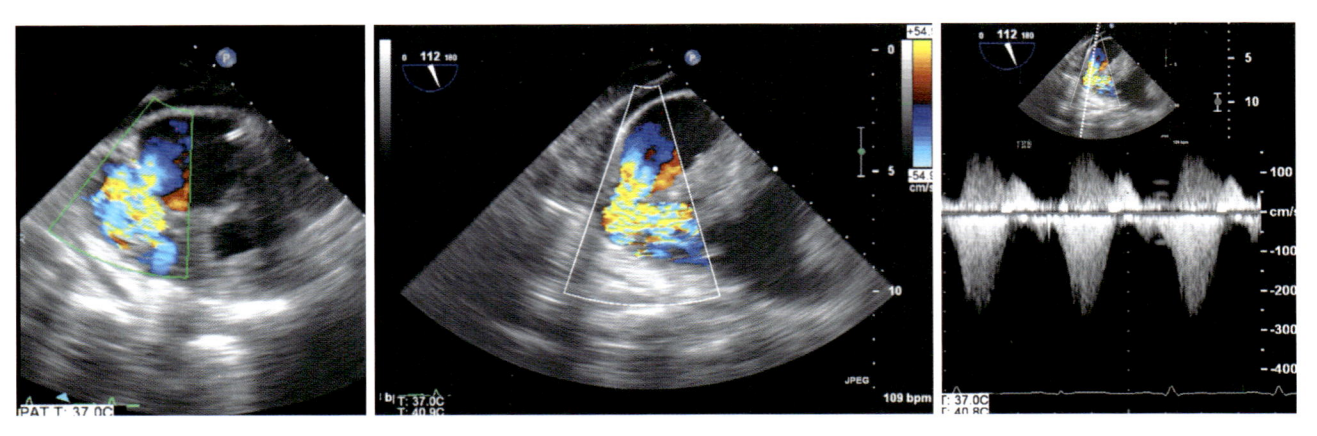

Fig. 14.31 ● Doppler colorido mostrando fluxo pelo VSD. Doppler de onda contínua (CW) mostrando predominantemente jato sistólico com velocidade próxima a 3 m/s.

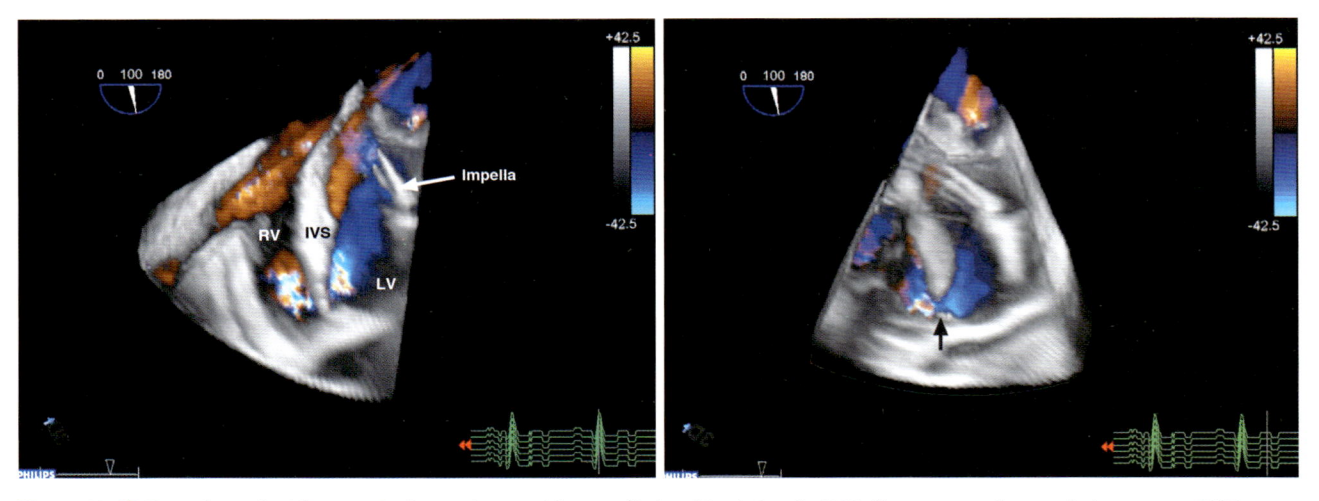

Fig. 14.32 ● Doppler colorido em 3D da posição médio-esofágica. No ápice de IVS, fluxo em ambos os lados sugere VSD (*à esquerda*). Cortando na orientação anteroposterior, observa-se fluxo através de IVS (*seta, direita*).

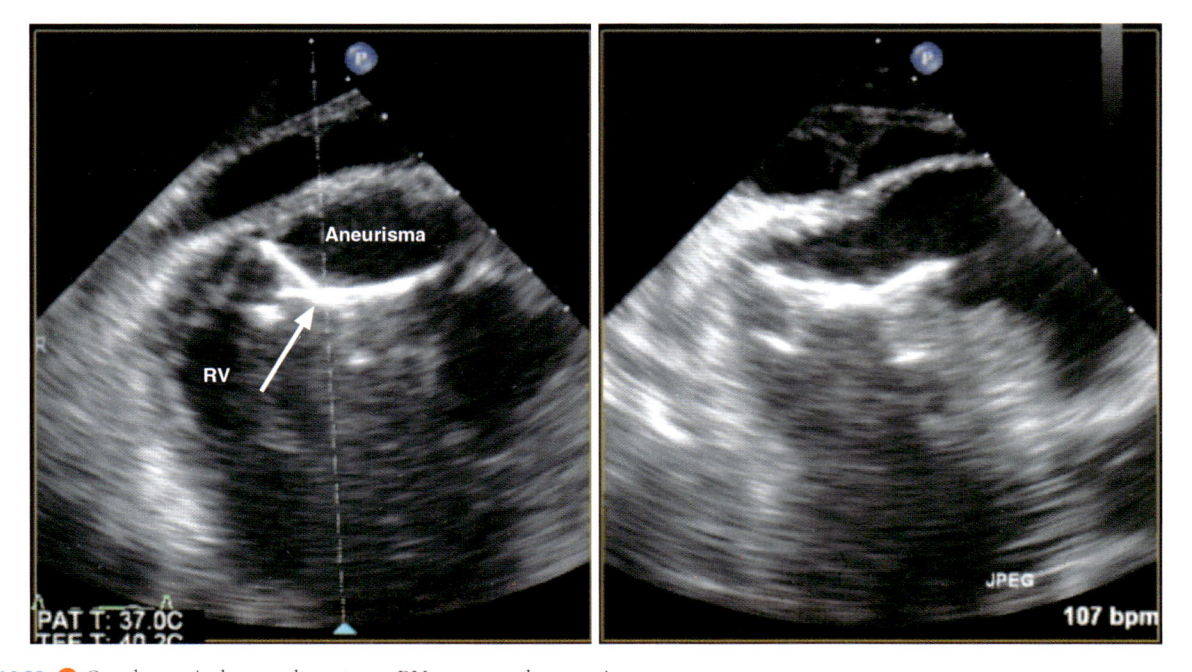

Fig. 14.33 ● O oclusor é observado entre o RV e o pseudoaneurisma.

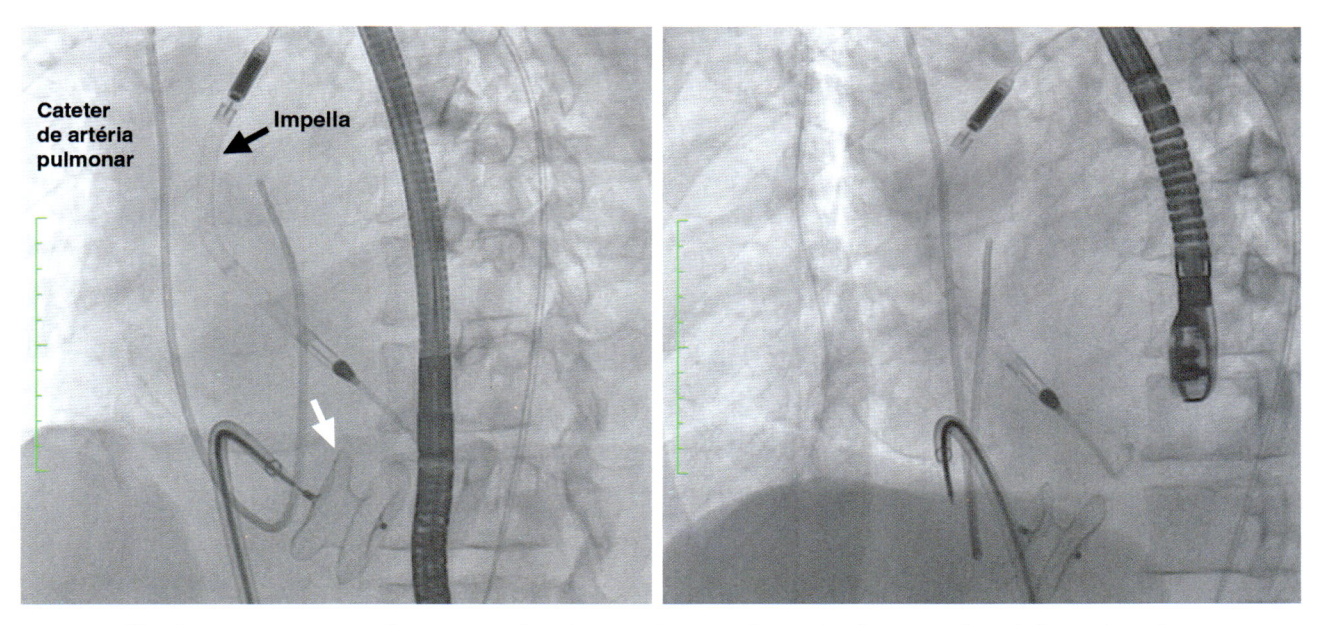

Fig. 14.34 ⬤ A fluoroscopia mostra dispositivo colocado antes (*à esquerda, seta*) e depois (*à direita*) de implantado.

Comentários

A ruptura septal ventricular complica somente 0,2 a 0,5% dos infartos miocárdicos, mas a mortalidade em 30 dias é de aproximadamente 50%. Os fatores de risco para ruptura septal ventricular após infarto do miocárdio incluem idade avançada, primeiro infarto, sexo feminino, doença renal crônica e hipertensão. Os VSDs pós-infarto do miocárdio possuem, com frequência, uma forma complexa ou via serpiginosa através do septo, como ilustrado por este caso. A sobrevida sem o fechamento cirúrgico é muito baixa, mas o risco da cirurgia é alto, especialmente logo após o infarto do miocárdio. Uma série pequena recente sugere que o fechamento percutâneo por cateter de defeitos septais ventriculares pós-infarto do miocárdio pode ser apropriado em pacientes selecionados com altos índices de sucesso no procedimento. A orientação por TEE é recomendada para fechamento por percutâneo por cateter para assegurar a colocação correta do dispositivo e avaliar qualquer vazamento residual, migração de dispositivo ou interferência do dispositivo ou do cateter com a função da válvula.

Leitura Sugerida

1. Baldasare M, Polyakov M, Laub G, et al: Percutaneous repair of post-myocardial infarction ventricular septal defect: Current approaches and future perspectives, Tex Heart Inst J 41(6):613–619, 2014.
2. Capasso F, Caruso A, Valva G, et al: Device closure of 'complex' postinfarction ventricular septal defect, J Cardiovasc Med (Hagerstown) (16 Suppl 1):S15–S17, 2015.
3. Calvert P, Cockburn J, Wynne D, et al: Percutaneous closure of postinfarction ventricular septal defect: In-hospital outcomes and long-term follow-up of UK experience, Circulation 129:2395–2402, 2014.

Regurgitação Paravalvar protética

CASO 14-7
Fechamento Percutâneo por Cateter de Vazamento de Paraprotéticos da Válvula Mitral

Este senhor de 78 anos foi submetido à substituição de válvula AV esquerda (mitral) há 22 anos, antes da admissão atual, por uma prótese mecânica bicúspide. Posteriormente, ele desenvolveu fibrilação atrial crônica com prováveis AVEs embólicos. No último mês, ele apresentou uma insuficiência cardíaca congestiva descompensada e relativamente aguda, associada a um quadro de anemia hemolítica e vazamento mitral paravalvular confirmado por estudo ecocardiográfico transesofágico. Após extensas discussões com o paciente e sua família, o fechamento percutâneo por cateter de seu vazamento paravalvular foi recomendado como a estratégia inicial de tratamento.

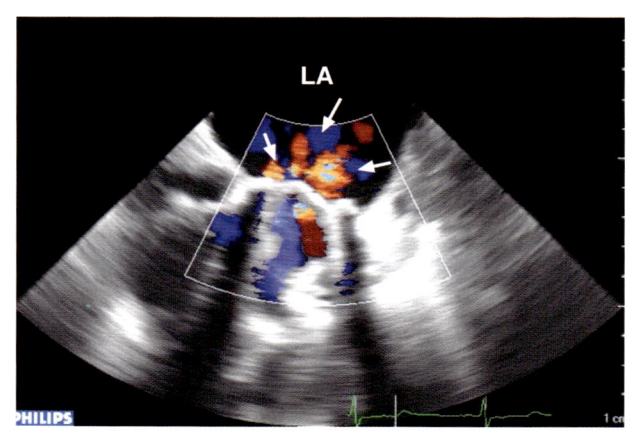

Fig. 14.35 ● Projeção pré-operatória médio-esofágica de quatro câmaras mostrando jatos "de limpeza" (*setas*), mas falta de evidência de vazamento paravalvular.

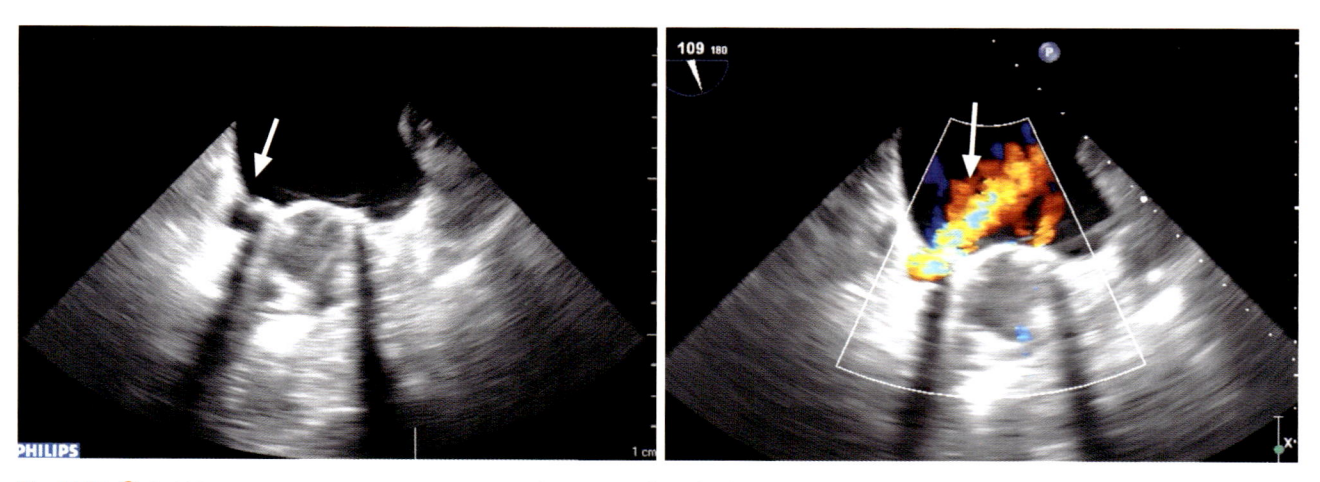

Fig. 14.36 ● A 105 graus, a imagem em 2D sugere deiscência da válvula protética (*seta*), com grande jato de regurgitação paravalvular (*seta*). Suspeitou-se de que a deiscência fosse posteromedial.

CASO 14-7 Fechamento Percutâneo por Cateter de Vazamento de Paraprotéticos da Válvula Mitral 509

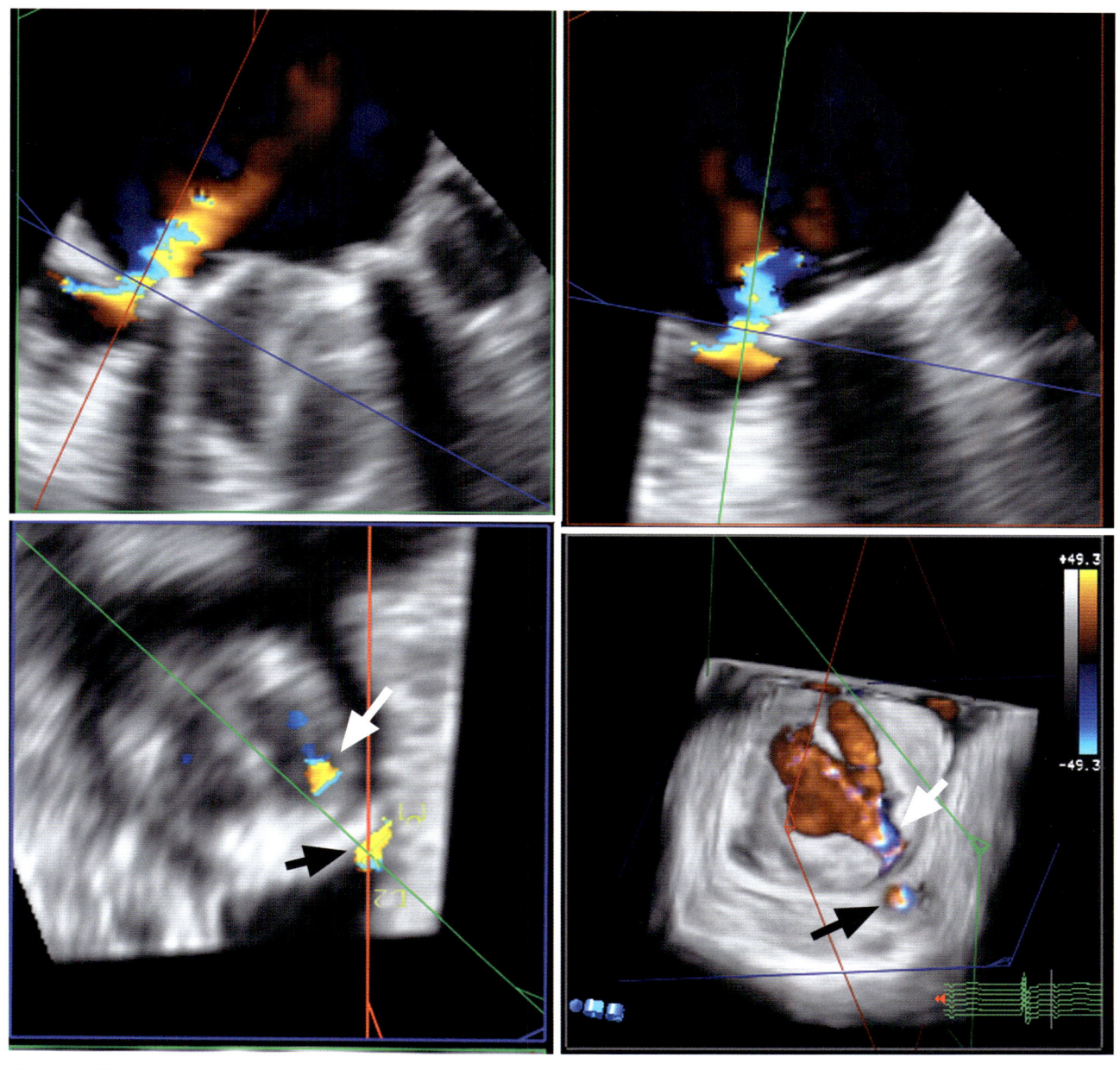

Fig. 14.37 ▶ Foi realizada a reconstrução de multiplanos. O resultado no quadrante inferior esquerdo mostra jato intravalvular (*seta branca*) e jato paravalvular (*seta escura*). No quadrante inferior direito são observados jatos semelhantes.

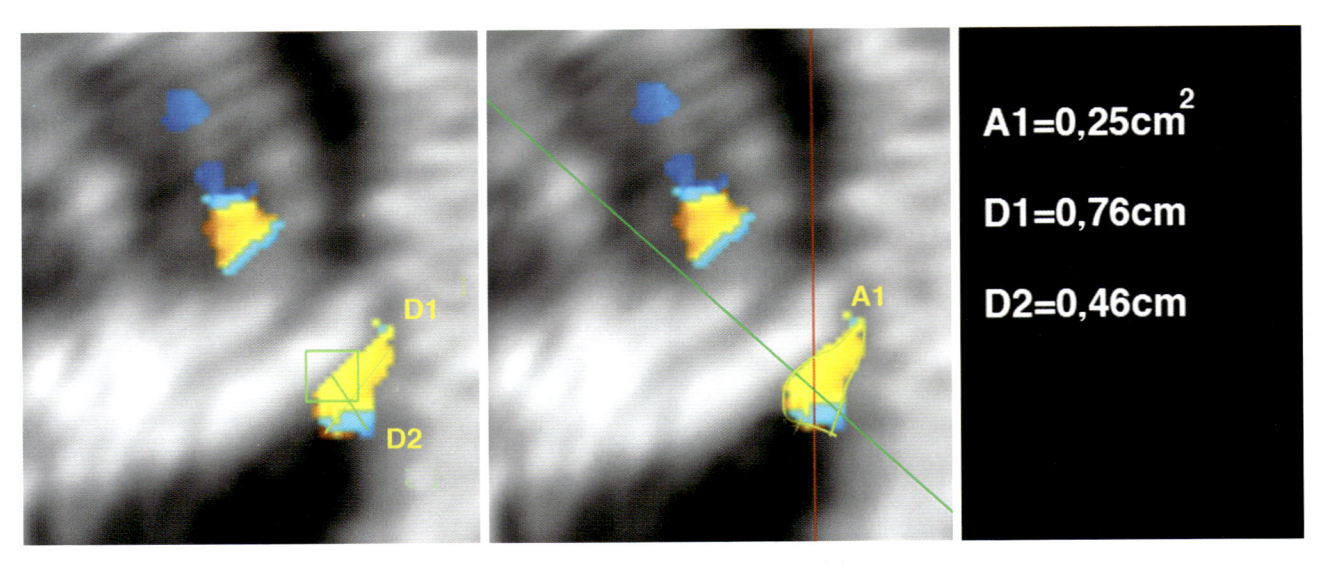

Fig. 14.38 São demonstrados: a área de corte cruzado do jato assim como seus diâmetros.

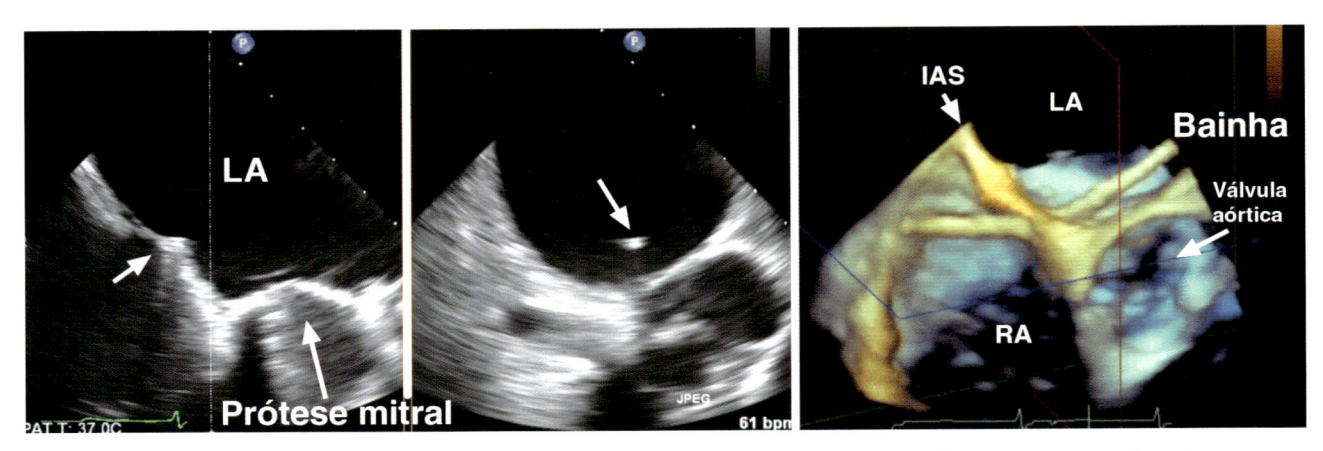

$A1 = 0,25 cm^2$

$D1 = 0,76 cm$

$D2 = 0,46 cm$

Fig. 14.39 Nas imagens esquerda e central podemos visualizar a cobertura do septo atrial e a passagem do fio-guia para dentro do átrio esquerdo (*setas*); à direita, a bainha foi avançada sobre o fio transeptal e para o átrio esquerdo. O fio-guia também foi implantado pela artéria femoral para o ventrículo esquerdo. O dispositivo foi passado pela bainha transeptal, o que permitiu esmagamento do fio-guia transarterial e a exteriorização desse fio através da bainha venosa femoral transeptal.

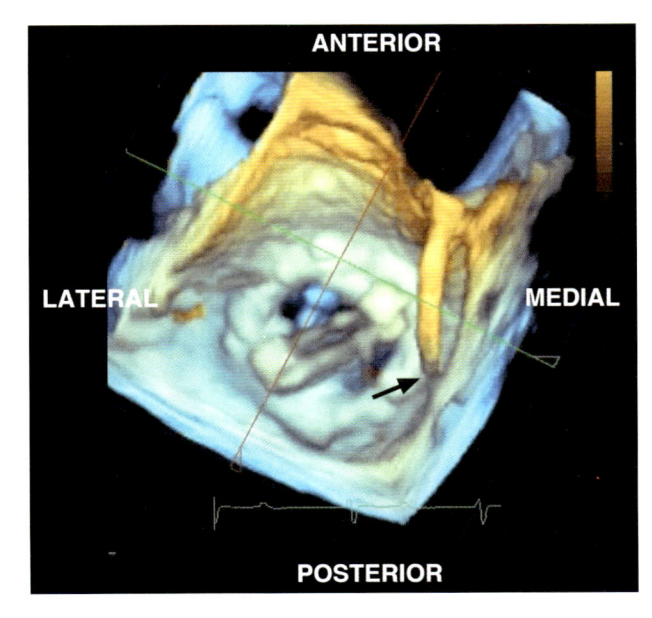

Fig. 14.40 Observa-se a passagem da bainha do átrio esquerdo para o defeito paravalvular (*seta*).

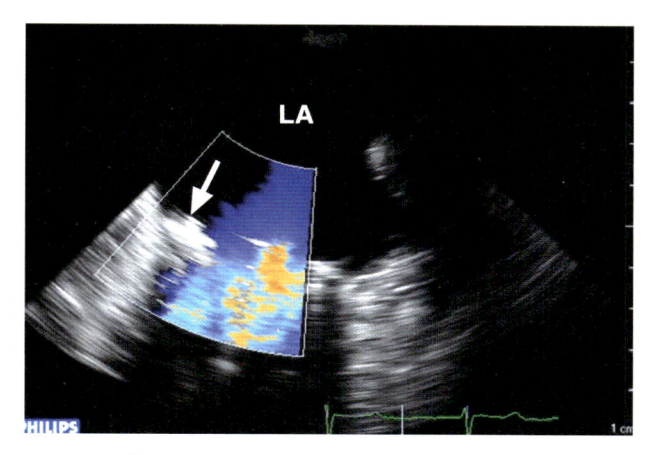

Fig. 14.41 ▸ Na projeção médio-esofágica de duas câmaras, o oclusor de 10 mm foi deslocado, e o Doppler colorido não mostra fluxo para o átrio esquerdo.

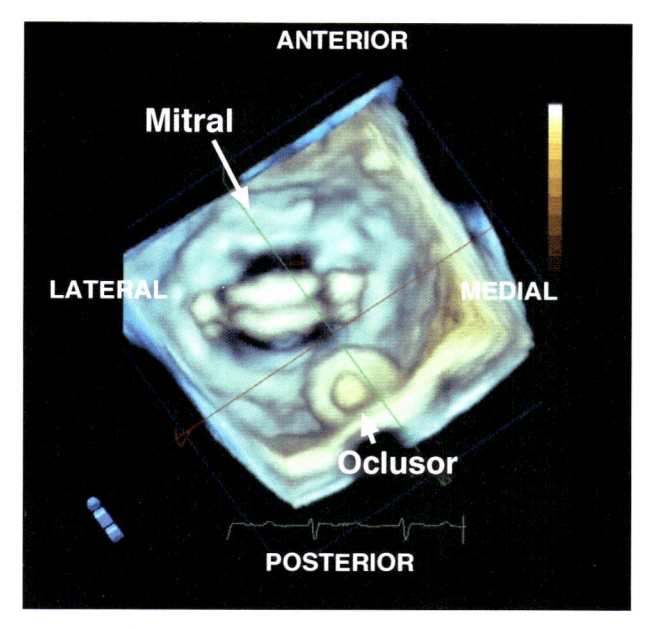

Fig. 14.42 ▸ Na imagem em 3D da perspectiva atrial esquerda, o oclusor é visualizado em boa posição.

CASO 14-8
Deslocamento de Dispositivo Paraprotético de Oclusão

A paciente, uma senhora de 51 anos, há cerca de 20 anos, submeteu-se a um procedimento de substituição de válvulas aórtica e AV esquerda (mitral) por válvulas mecânicas bicúspides. Ela se apresentou com insuficiências cardíacas esquerda e direita severas, hemólise e hipertensão pulmonar também grave e na ecocardiografia descobriu-se um quadro de grande vazamento paravalvular da prótese mitral (PVL).

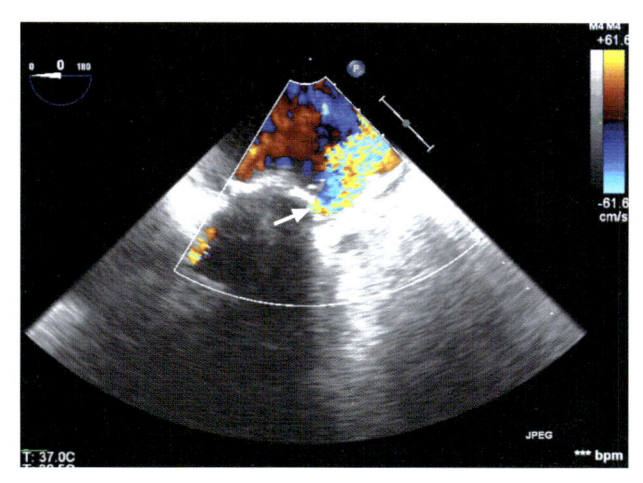

Fig. 14.43 ▸ Projeção médio-esofágica de quatro câmaras com Doppler colorido demonstrando grande vazamento paravalvular posterior (*seta*).

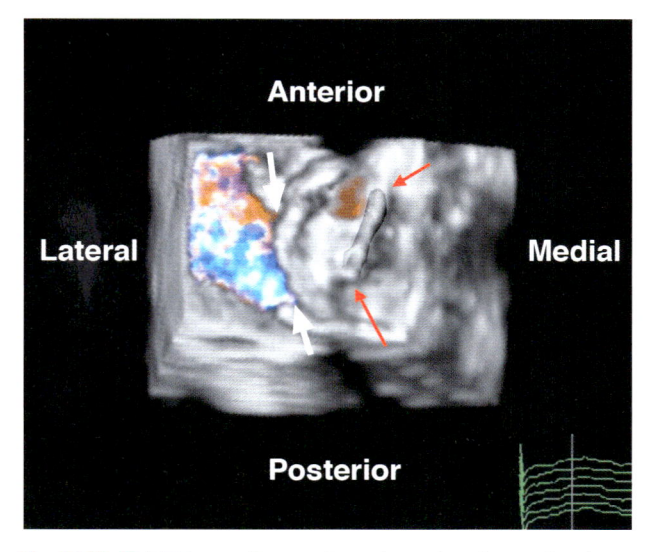

Fig. 14.44 ▸ TEE em 3D com Doppler colorido revelando amplo jato posterolateral de MR paravalvular (*setas brancas*). As setas vermelhas indicam as articulações da válvula mecânica bicúspide.

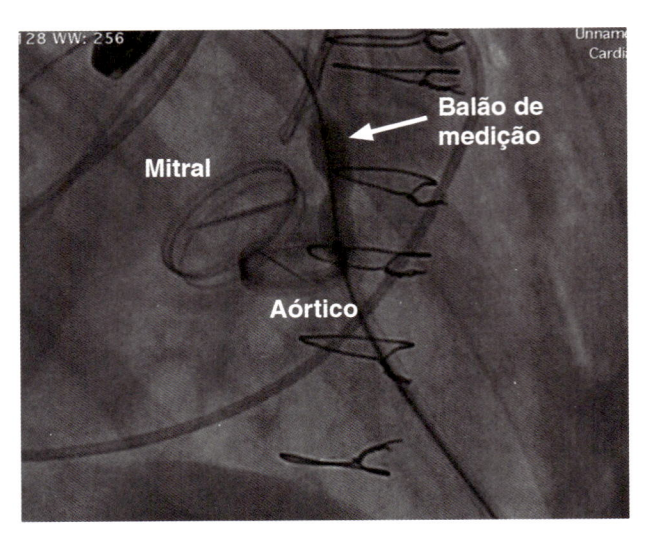

Fig. 14.45 ▶ O defeito foi abordado pela via transventricular esquerda apical. Defeito foi dimensionado por balão passado pela artéria femoral, através da prótese aórtica e por via retrógrada pelo vazamento paravalvular.

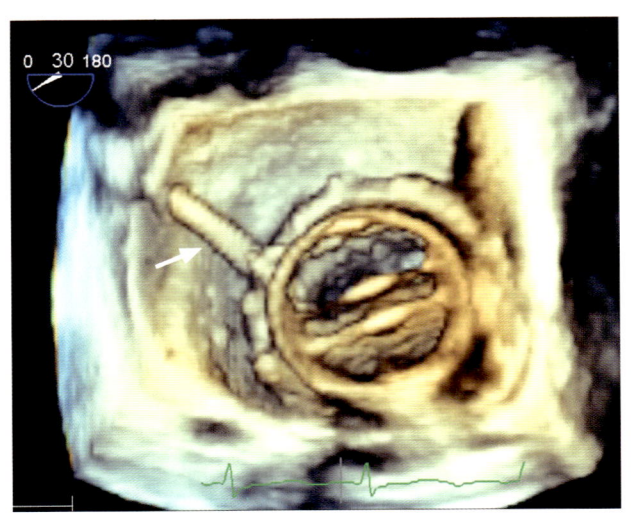

Fig. 14.46 ▶ Usando TEE e orientação fluoroscópica, várias trocas facilitadas por fios-guia foram executadas, e por fim uma bainha foi passada pelo defeito (*seta*) como visualizado nesta TEE em 3D da perspectiva atrial esquerda.

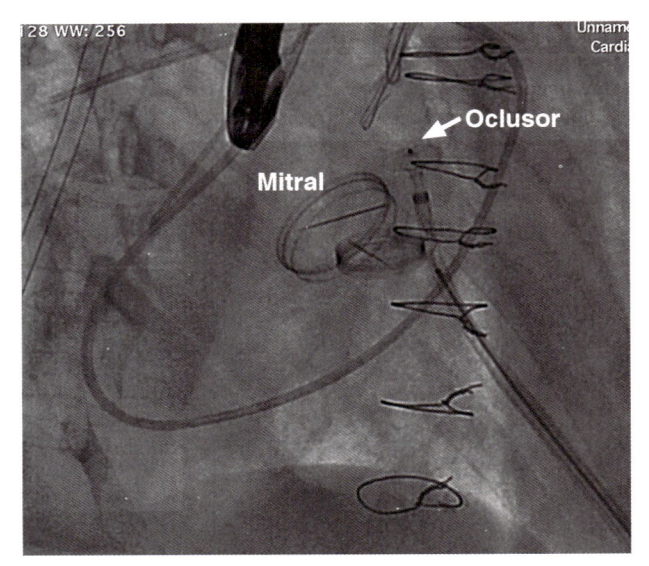

Fig. 14.47 ▶ A fluoroscopia demonstra a implantação do primeiro oclusor.

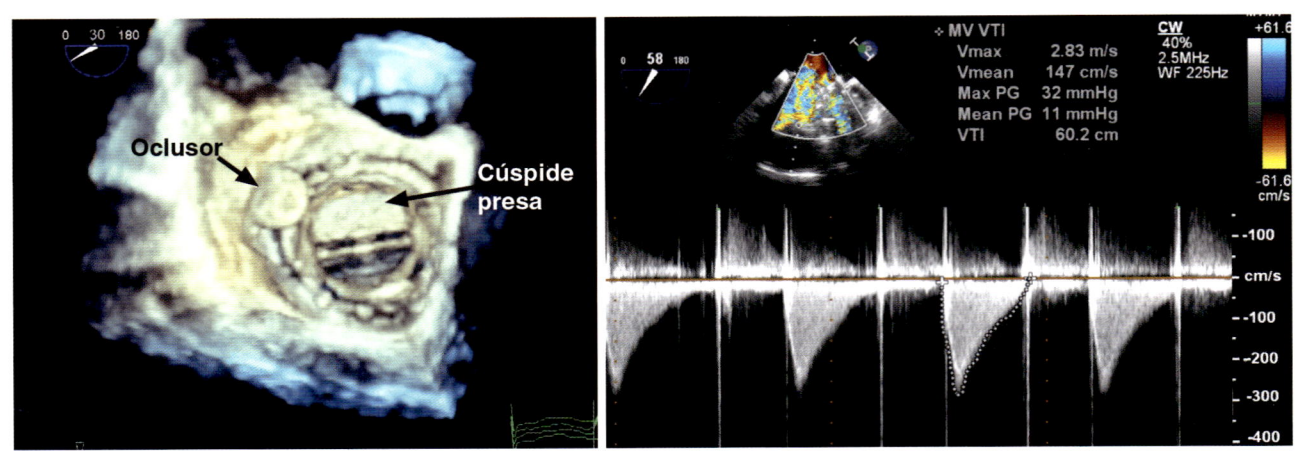

Fig. 14.48 ▶ Infelizmente, o lado ventricular do oclusor interferiu com o movimento da cúspide da prótese mitral anterior, resultando em gradiente médio de 11 mm Hg.

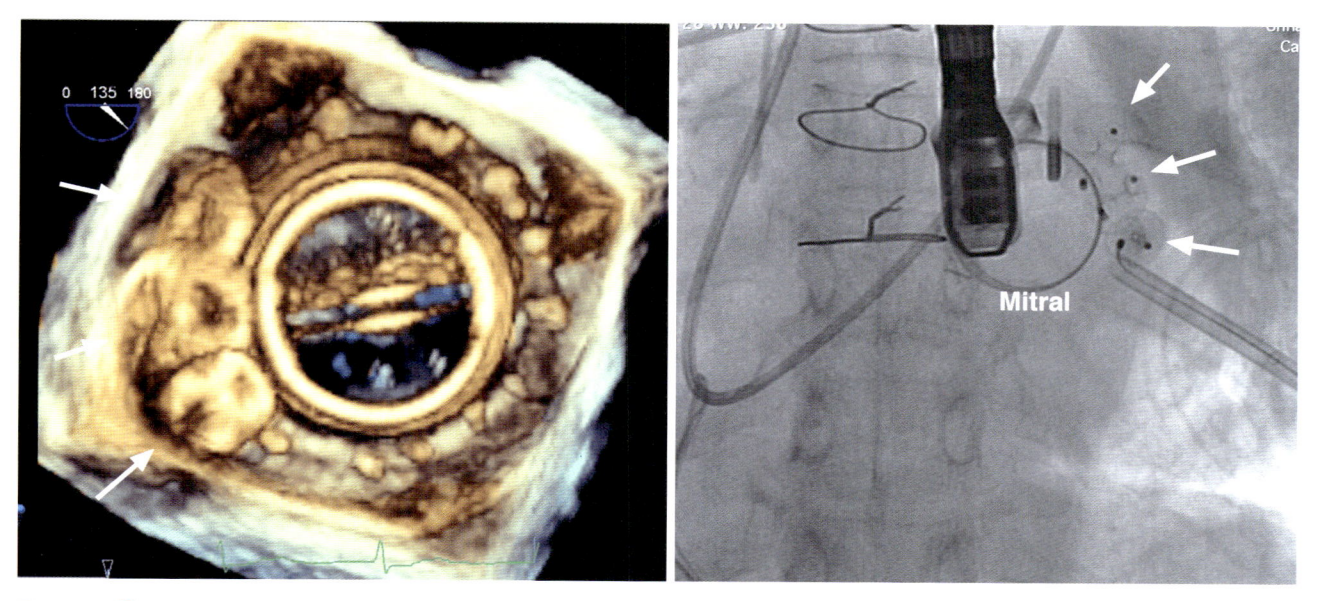

Fig. 14.49 ❯ O oclusor foi removido e substituído. Foram instalados três oclusores, como observado na fluoroscopia e na TEE em 3D na perspectiva atrial esquerda (*setas brancas*).

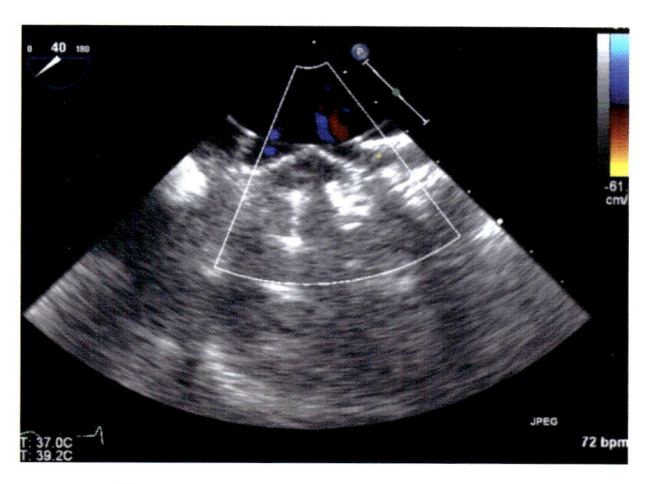

Fig. 14.50 ❯ Não se observa regurgitação na TEE médio-esofágica em 2D com Doppler colorido.

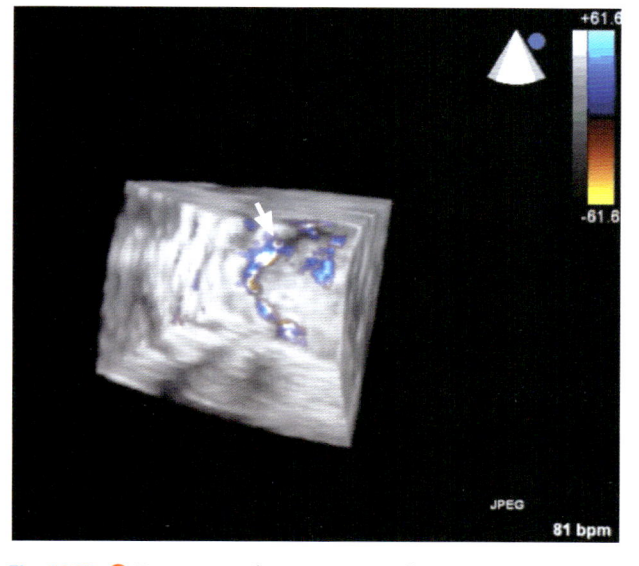

Fig. 14.51 ❯ Da mesma forma, não se observa regurgitação na TEE em 3D com Doppler colorido da perspectiva atrial esquerda.

No dia seguinte à cirurgia, a paciente se mostrou hemodinamicamente instável, e a TEE realizada mostrou que um dos dispositivos de fechamento tinha se deslocado e que estava flutuando livre no átrio esquerdo. Os dois dispositivos remanescentes previamente implantados permaneciam em suas posições originais pela PVL. Hoje ela se apresenta para recuperação percutânea do dispositivo embolizado e para outra tentativa de fechamento percutâneo de PVL usando a abordagem transeptal.

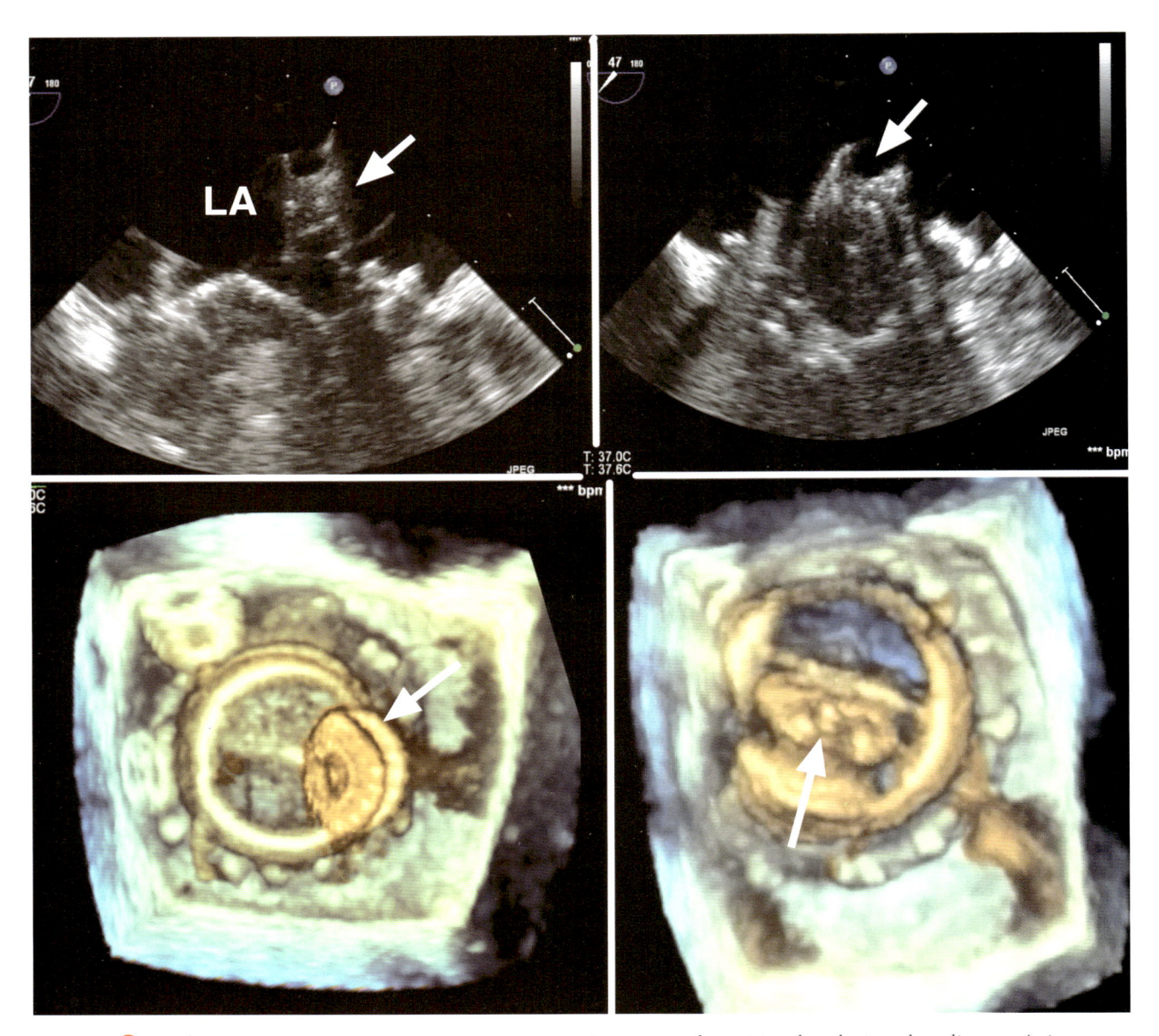

Fig. 14.52 ▶ Nas duas imagens superiores, a representação em 2D mostra o dispositivo de oclusão solto e livre no átrio esquerdo (*sístole, à esquerda*) e a prótese mitral se encaixando durante a diástole (*à direita*). Nas duas imagens inferiores, observam-se as imagens de TEE em 3D correspondentes. As setas brancas indicam o oclusor livre.

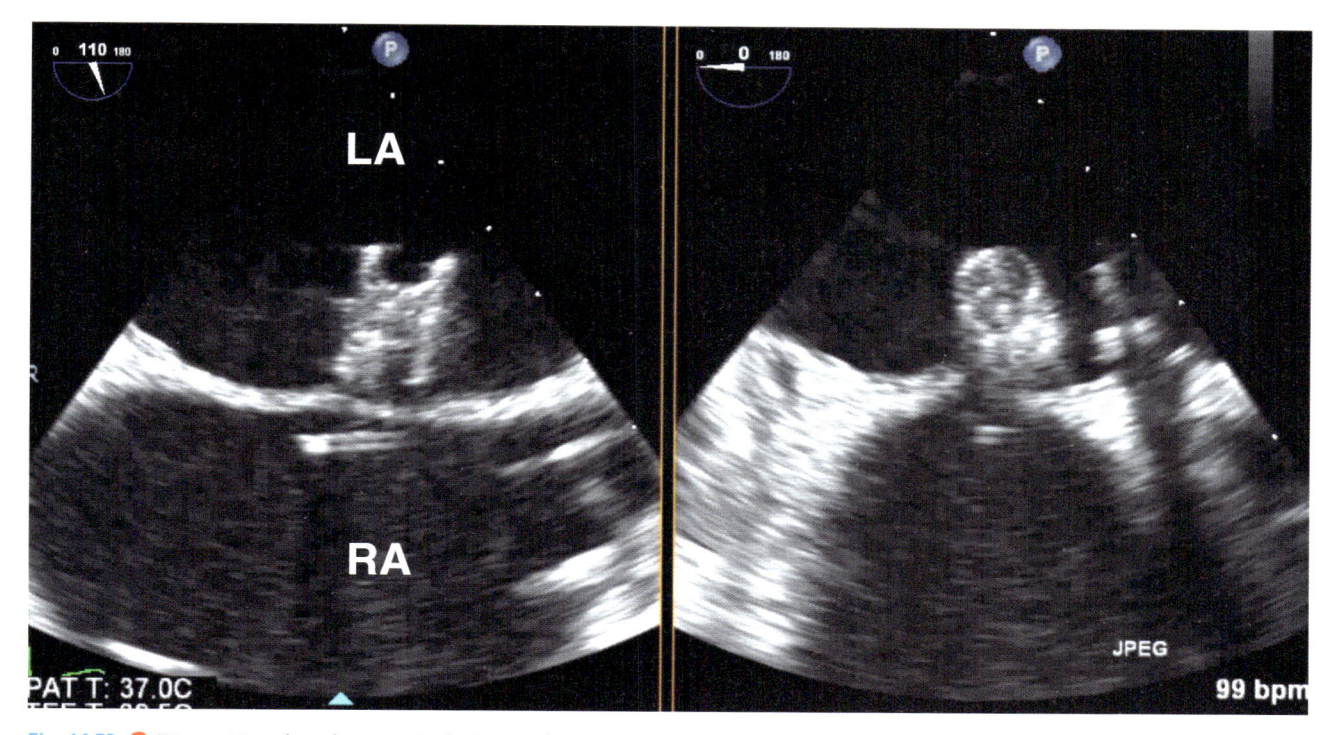

CASO 14-8 Deslocamento de Dispositivo Paraprotético de Oclusão 515

Fig. 14.53 ▶ Dispositivo de oclusão móvel observado em projeção biplanar do septo atrial.

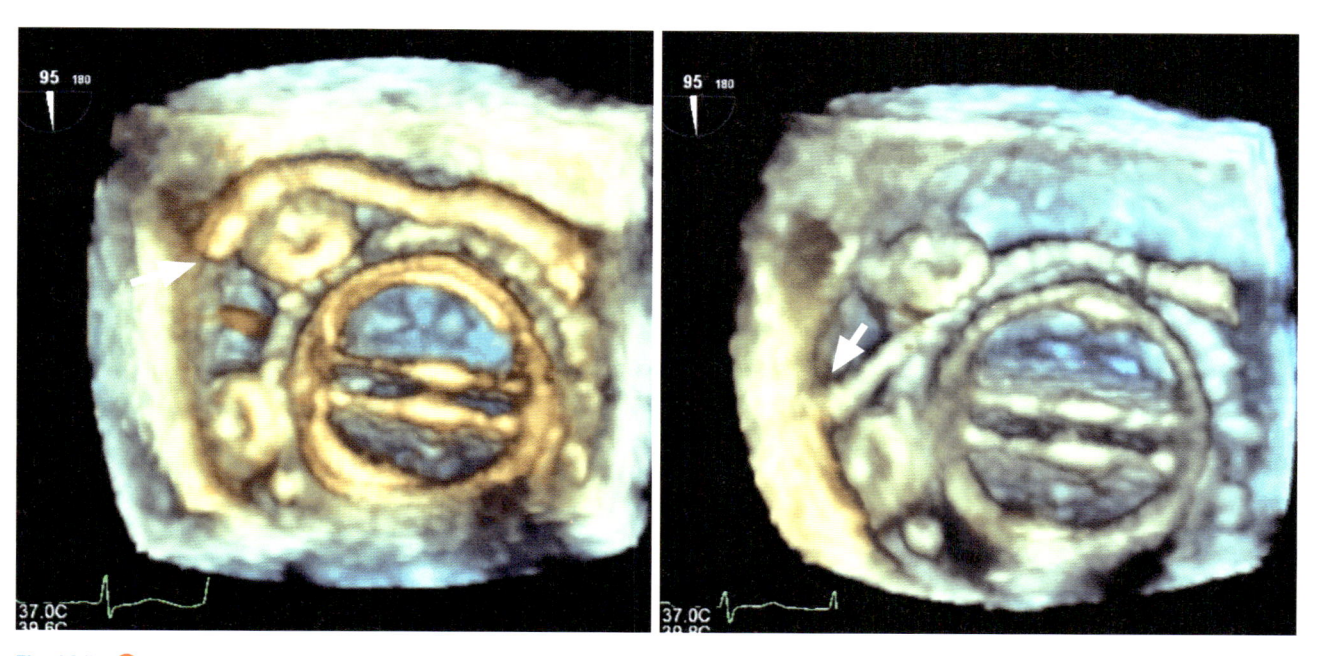

Fig. 14.54 ▶ Nas projeções de TEE em 3D da perspectiva atrial esquerda, uma bainha que foi passada no átrio esquerdo em orientação transeptal (*seta*) está se movendo em direção ao defeito remanescente (*à esquerda*) e se encaixando nele (*à direita*).

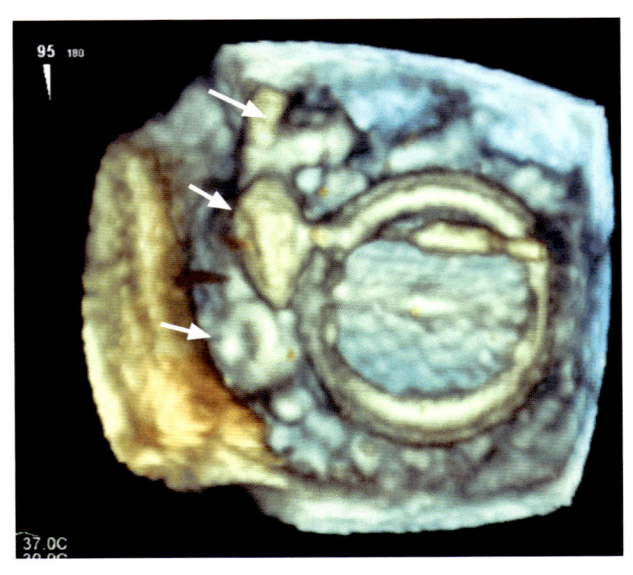

Fig. 14.55 ▶ Novamente a presença de três dispositivos de oclusão.

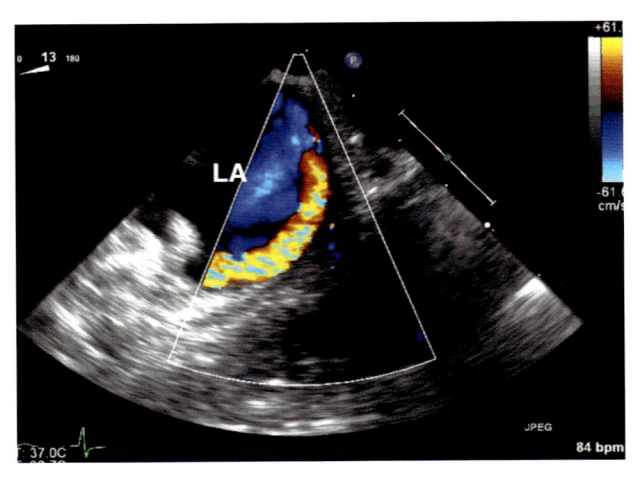

Fig. 14.56 ▶ Observa-se grande jato residual de MR paravalvular com direcionamento lateral.

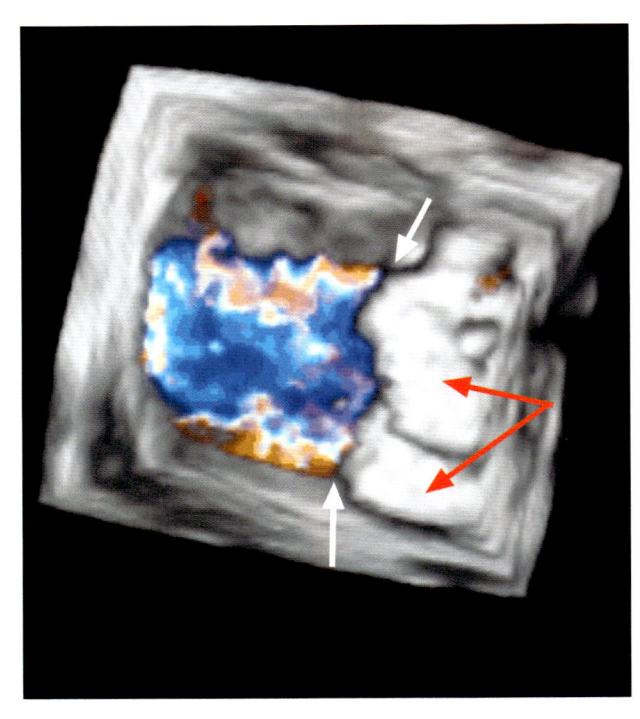

Fig. 14.57 ▶ As setas vermelhas indicam dois oclusores. As setas brancas descrevem jato de base ampla de MR paravalvular.

CASO 14-9
Regurgitação Posterior ao Anel de Anuloplastia Mitral

Dois casos semelhantes são apresentados com aplicação de terapias diferentes. Um senhor de 75 anos foi submetido a reparo da válvula AV esquerda (mitral) 12 anos antes da internação atual e há nove anos sofreu nova cirurgia para esse mesmo reparo. TTEs recentes mostraram redução progressiva da função ventricular esquerda e regurgitação mitral significativa.

CASO 14-9 Regurgitação Posterior ao Anel de Anuloplastia Mitral 517

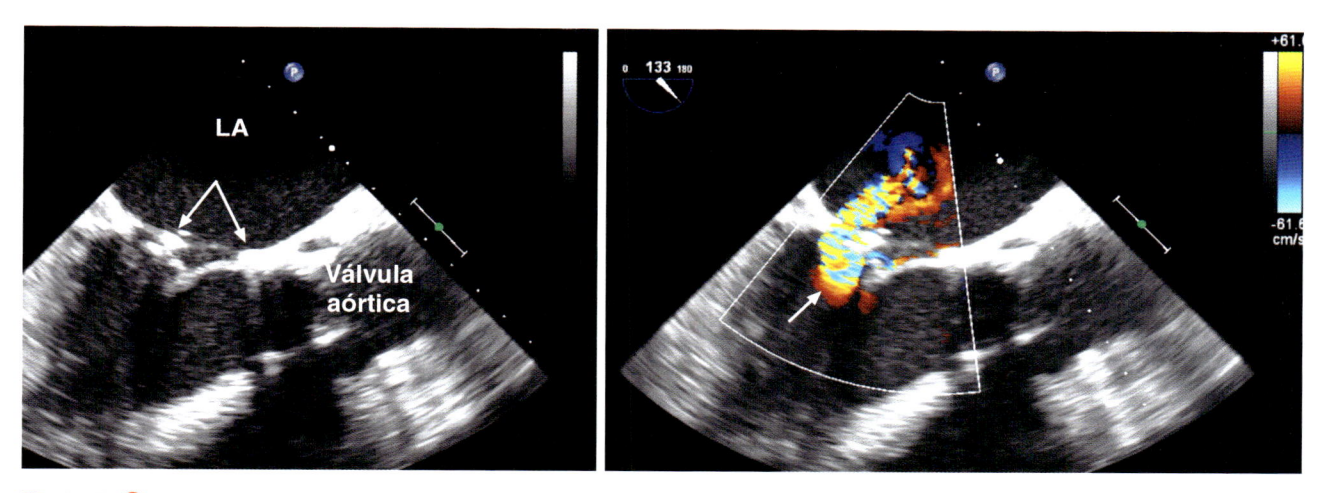

Fig. 14.58 ● Investigação por imagens médio-esofágicas no eixo longo mostrou jato de regurgitação mitral (*seta*) posterior ao anel de anuloplastia (*setas duplas*). Não se observa regurgitação na válvula nativa.

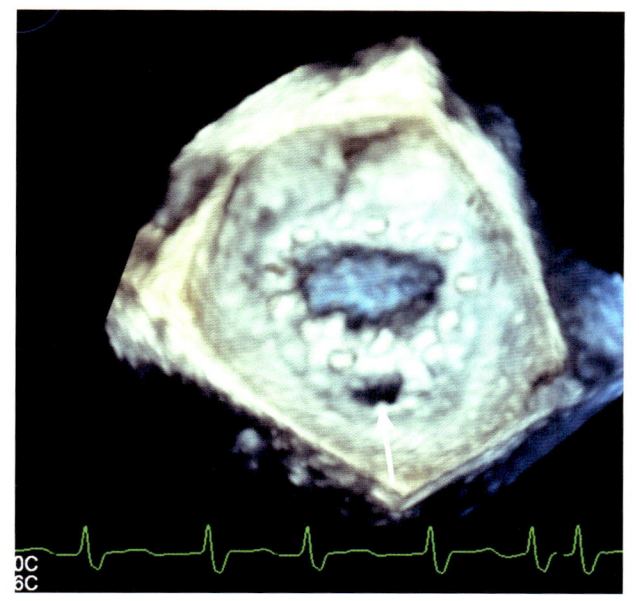

Fig. 14.59 TEE em 3D da perspectiva atrial esquerda mostra o anel de anuloplastia e o defeito posterior a ele que corresponde à área de deiscência.

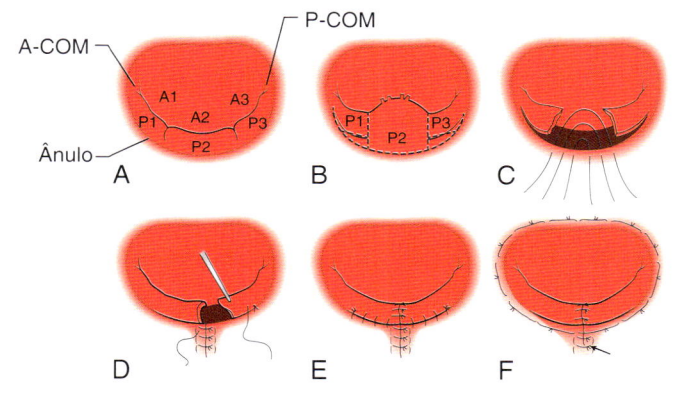

Fig. 14.60 A imagem descreve o procedimento original do paciente, ressecção quadrangular posterior da cúspide, e plástica deslizante. (**A**) Válvula AV esquerda (mitral) normal. (**B**) Os limites de ressecção são identificados, a ressecção quadrangular é realizada, e P1 e P3 também são destacados para encurtar sua altura. (**C**) As suturas são colocadas em ordem para dobrar o ânulo posterior verticalmente. (**D**) Os segmentos da cúspide são reanexados ao ânulo. (**E**) As bordas da cúspide são reaproximadas antes da remodelação da anuloplastia. (**F**) A anuloplastia é instalada. A seta em (**F**) é o sítio em que a ruptura da sutura levou ao defeito posterior ao anel da anuloplastia. (Modificada de Carpentier A, Adams DH, Filsoufi F: Carpentier's Reconstructive Valve Surgery, Philadelphia: W.B. Saunders, 2010.)

No Centro Cirúrgico, a válvula e o anel foram ressecados, e uma prótese mecânica bicúspide foi implantada.

Onze anos antes dessa internação, a segunda paciente, uma senhora de 65 anos, se submeteu a um reparo de válvula AV esquerda (mitral) com ressecção quadrangular e um anel de anuloplastia nº30, sem regurgitação mitral observada pós-operação. Hoje ela se apresenta com falta de ar crescente, edema mais periférico e ecocardiograma mostrando piora da regurgitação mitral.

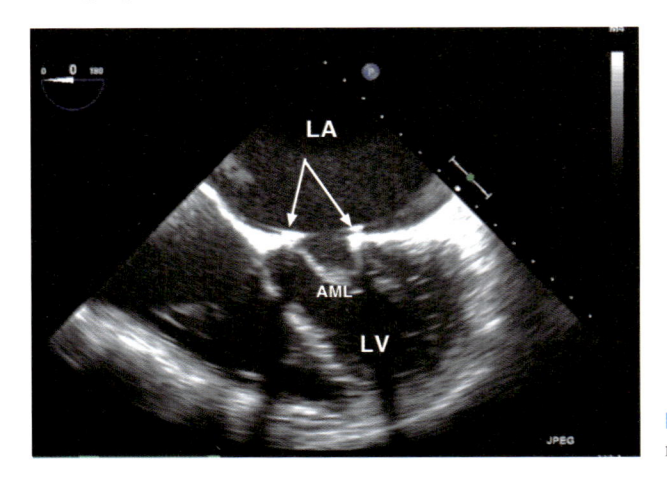

Fig. 14.61 ▸ Projeção médio-esofágica de quatro câmaras mostra anel de anuloplastia (*setas brancas*).

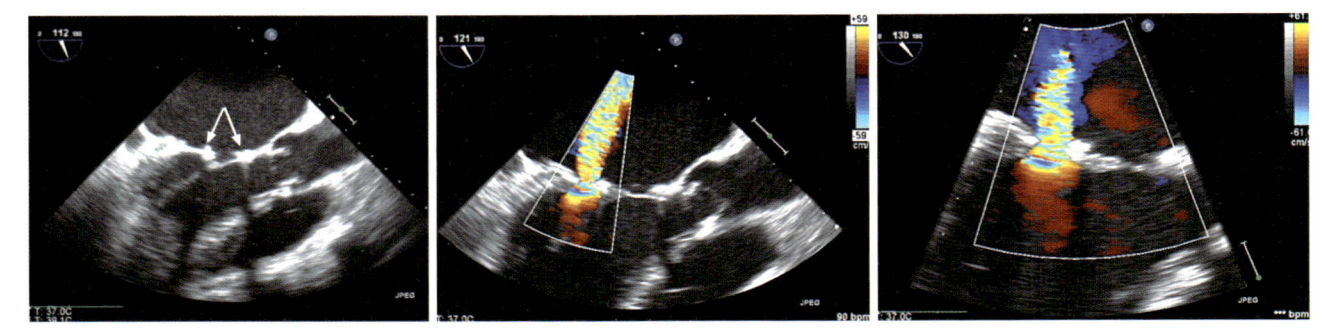

Fig. 14.62 ▸ No painel esquerdo, na projeção médio-esofágica em eixo longo, o anel de anuloplastia é novamente identificado por setas brancas. Na imagem correspondente por Doppler colorido, o jato da regurgitação é visualizado posterior ao anel da anuloplastia. No modo *zoom*, o mesmo jato é visualizado e não se vê regurgitação atravessando as cúspides da válvula.

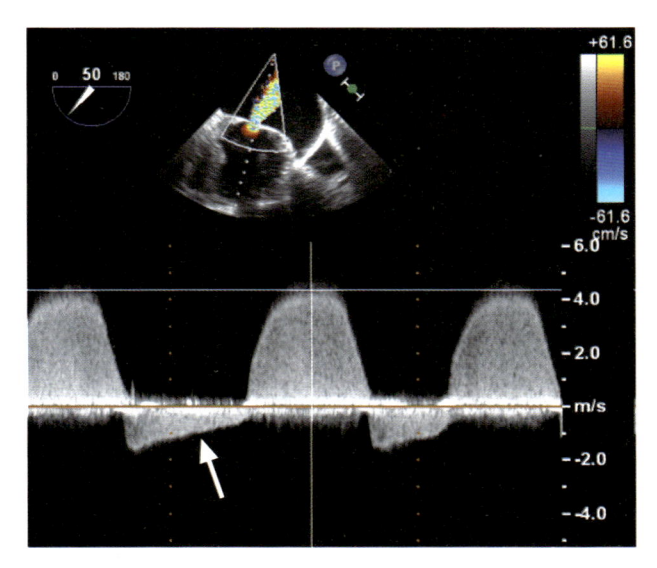

Fig. 14.63 Doppler de onda contínua mostrando jato regurgitante, assim como sinal anterógrado durante a diástole (*seta*).

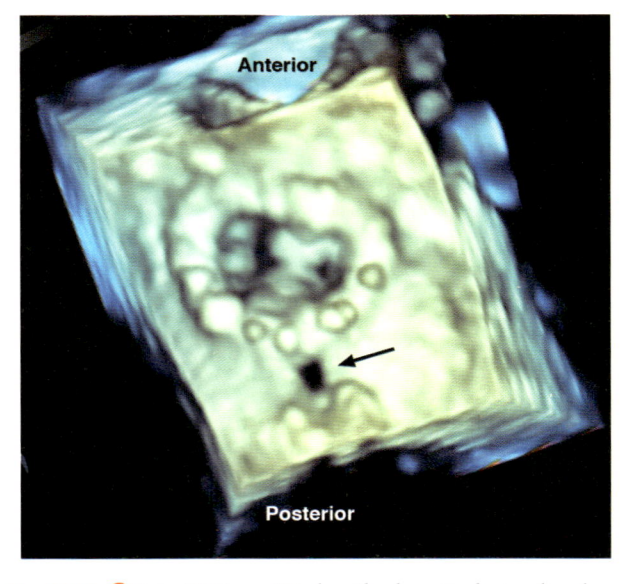

Fig. 14.64 ▸ Esta TEE em 3D da válvula mitral visualizada da perspectiva atrial esquerda mostra um defeito (*seta*) posterior ao anel da anuloplastia.

Embora o diagnóstico fosse inicialmente considerado como uma doença intrínseca da cúspide, a TEE intraoperatória demonstrou etiologia similar àquela na primeira vinheta. A cirurgia foi abortada e após discussões a paciente optou pela oclusão do defeito por cateter, o que foi feito um mês depois.

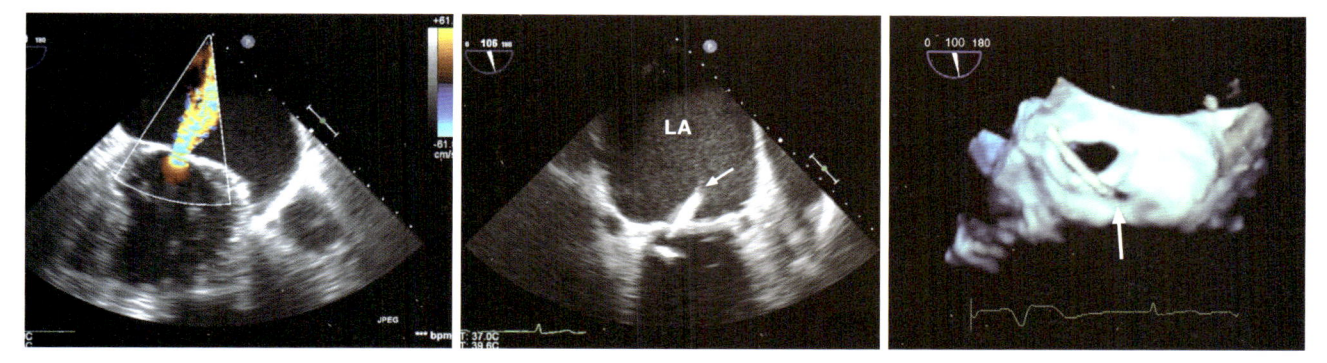

Fig. 14.65 À esquerda, investigação por Doppler colorido é usada para identificar o defeito. Na imagem central, pode-se observar o fio atravessando o defeito; à direita a imagem em 3D da perspectiva atrial esquerda.

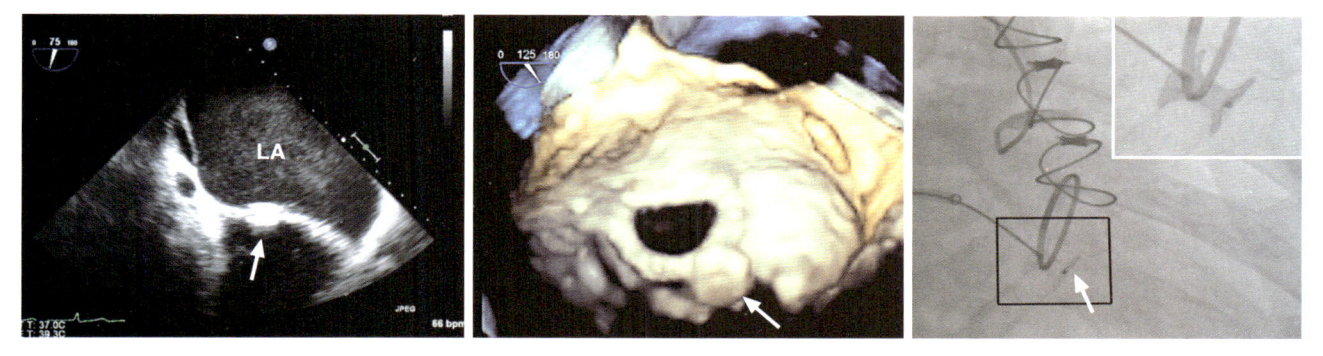

Fig. 14.66 Com investigação por imagens em 2D e 3D o dispositivo de oclusão (*seta*) é visualizado atravessando o defeito. À direita, a oclusão é visualizada por fluoroscopia e adjacente ao anel de anuloplastia.

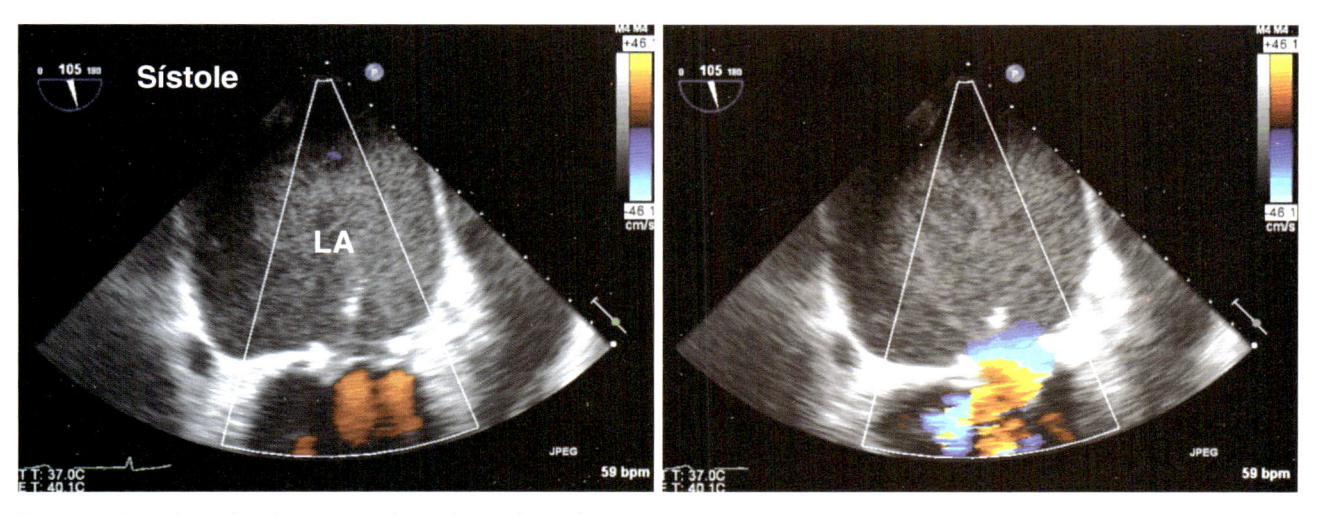

Fig. 14.67 Doppler colorido mostrando ausência de qualquer regurgitação.

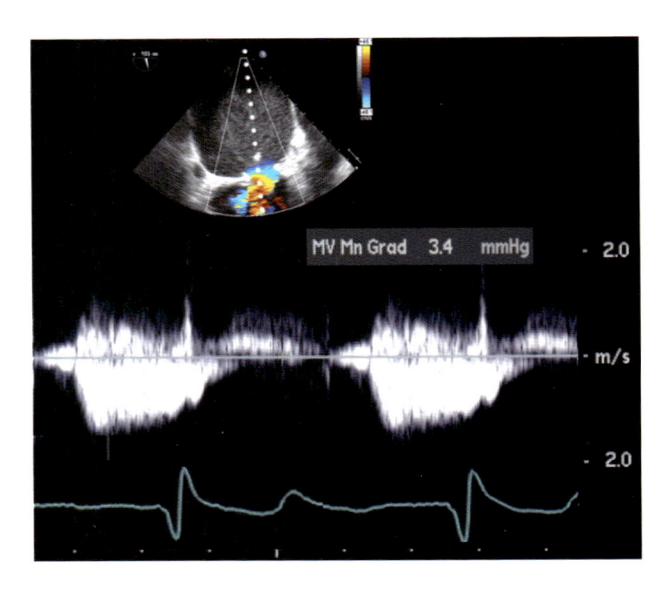

Fig. 14.68 O gradiente de entrada de fluxo mitral foi de 3,4 mm Hg, indicando ausência de estenose mitral.

A hemodinâmica é apresentada no Quadro 1:

	Pressão Média RA (mm Hg)	Ondas v RA (mm Hg)	Pressão Média LA (mm Hg)	Ondas v LA (mm Hg)
Linha Base	16	20	29	38
Pós-intervenção	11	12	14	16

Comentários

A nova manifestação de regurgitação paraprotética levanta a preocupação de endocardite de modo que a avaliação clínica e as hemoculturas são apropriadas nessas pacientes. Entretanto, a maioria dos casos de regurgitação paravalvular crônica parece ser causada pela deiscência relacionada com o desgaste crônico, particularmente em pacientes com fibrose anular ou calcificação. Muitos pacientes com regurgitação paravalvular leve podem ser tratados clinicamente com fechamento indicado para insuficiência cardíaca intratável, dilatação ventricular esquerda progressiva ou anemia hemolítica significativa. O fechamento cirúrgico pode ser considerado, mas existe interesse crescente no fechamento percutâneo por cateter usando dispositivos de oclusão, como nesses quatro casos. Os índices de sucesso do procedimento são de 80 a 85% nos centros especializados. As complicações ocorrem em menos de 5% dos casos, incluindo as lesões vasculares, hemorragia, bloqueio cardíaco, perfuração cardíaca e embolização do dispositivo.

Leitura Sugerida

1. Franco E, Almería C, de Agustín JA, et al: Three-dimensional color Doppler transesophageal echocardiography for mitral paravalvular leak quantification and evaluation of percutaneous closure success, J Am Soc Echocardiogr 27(11):1153–1163, 2014.
2. Reed GW, Tuzcu EM, Kapadia SR, et al: Catheter-based closure of paravalvular leak, Exp Rev Cardiovasc Ther 12:681, 2014.
3. Bartel T, Müller S: Intraprocedural guidance: Which imaging technique ranks highest and which one is complementary for closing paravalvular leaks? Cardiovasc Diagn Ther 4(4):277–278, 2014.

Pseudoaneurisma Ventricular Esquerdo

CASO 14-10
Fechamento Percutâneo de Pseudoaneurisma Ventricular Esquerdo

O paciente é um senhor de 73 anos que há 25 anos submeteu-se a um enxerto de derivação de três vasos. Um mês antes da atual internação, quando ele se apresentou com dores nos dois braços e no tórax com esforço, a angiografia coronariana mostrou uma veia safena para enxerto marginal obtuso ocluída e oclusão completa da artéria circunflexa nativa. A ecocardiografia mostrou acinesia posterolateral grave com pseudoaneurisma; a questão anatômica para tratar essa lesão, tanto para a intervenção aberta quanto para a percutânea, é a proximidade aos músculos papilares. Dado esse alto risco cirúrgico, foi oferecida ao paciente a abordagem intervencionista.

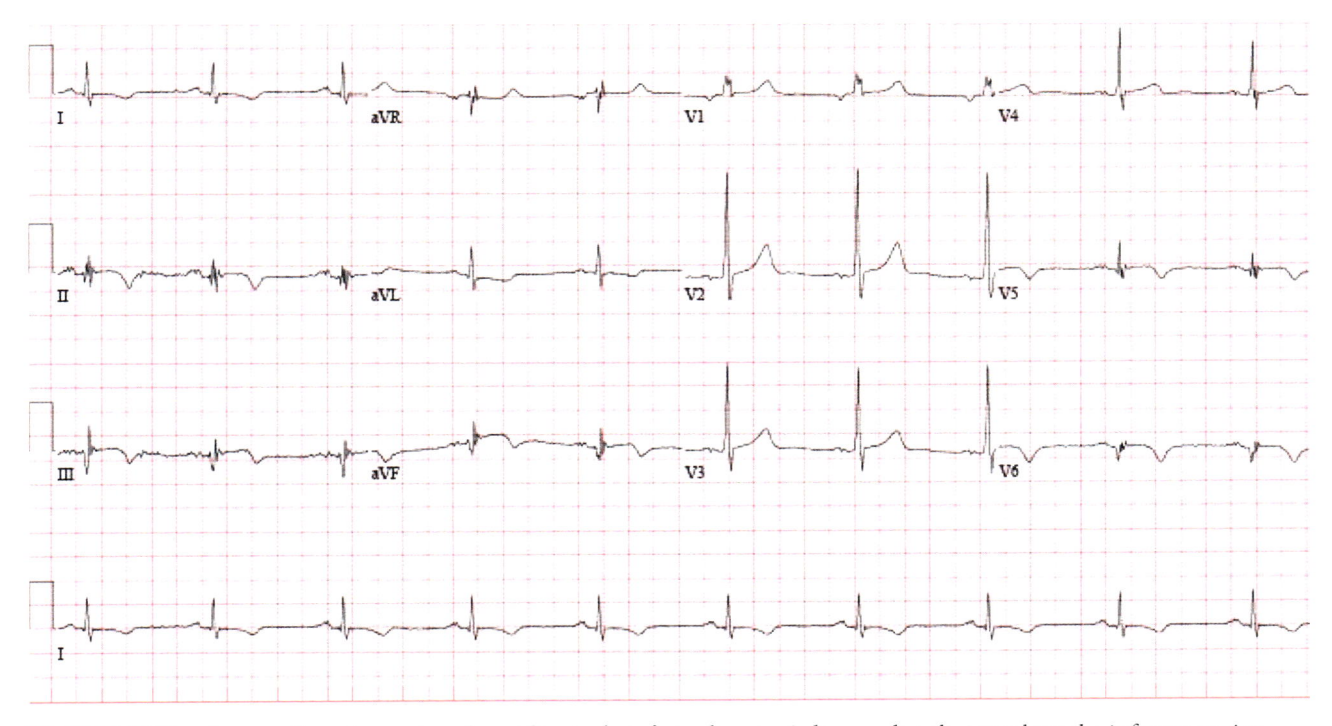

Fig. 14.69 ECG pré-procedimento mostrando evidência de infarto do miocárdio nas distribuições lateral e inferoposterior.

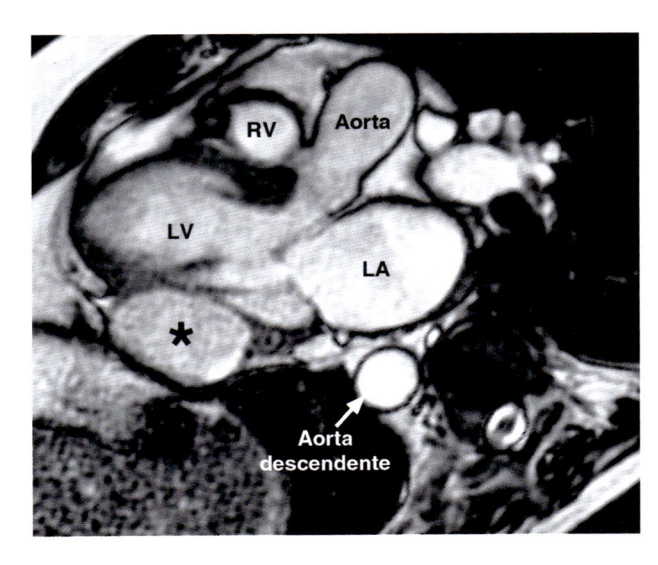

Fig. 14.70 A MRI foi girada para assumir a mesma relação que o ecocardiograma transtorácico na projeção paraesternal em eixo longo. O pseudoaneurisma (*asterisco*) se origina da parede medioposterior do LV. Em tempo real, pode-se apreciar o fluxo para o pseudoaneurisma durante a sístole.

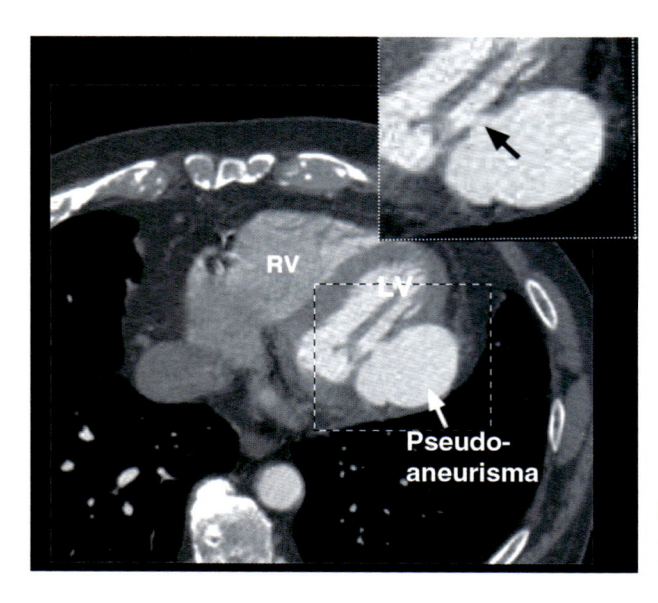

Fig. 14.71 A CT mostra a origem do pseudoaneurisma; a seta preta no destaque mostra abertura no pseudoaneurisma a partir do LV.

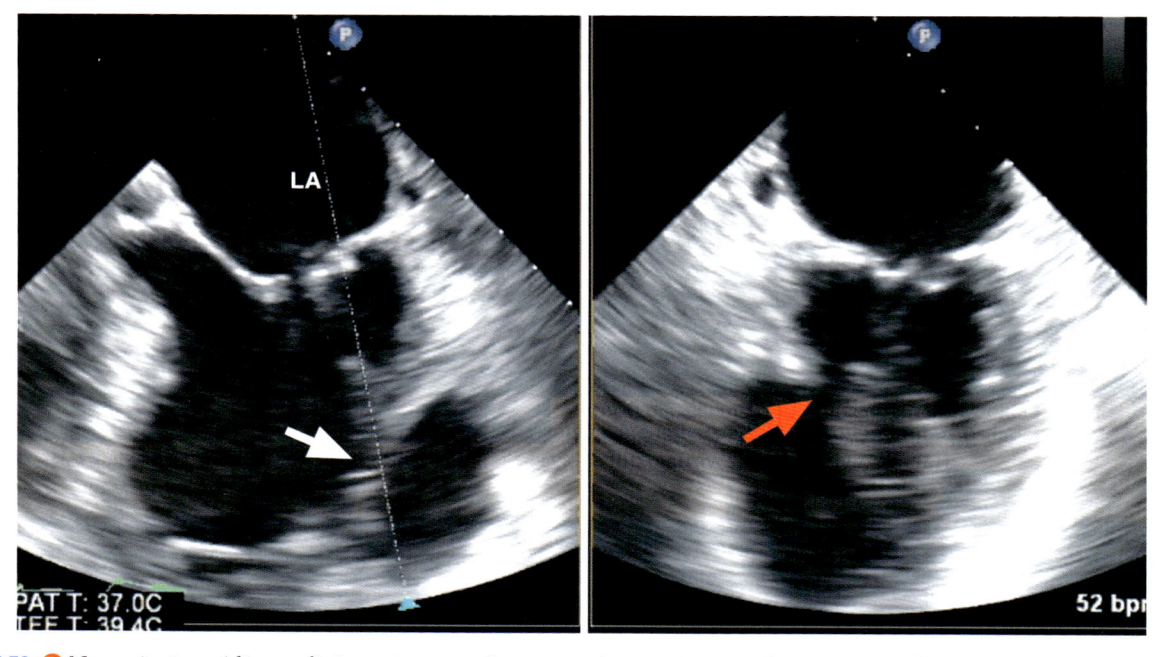

Fig. 14.72 ▶ Na projeção médio-esofágica, a imagem de quatro câmaras à esquerda mostra o defeito na parede lateral (*seta branca*). A projeção ortogonal à direita mostra a proximidade do pseudoaneurisma à parede inferior (*seta vermelha*).

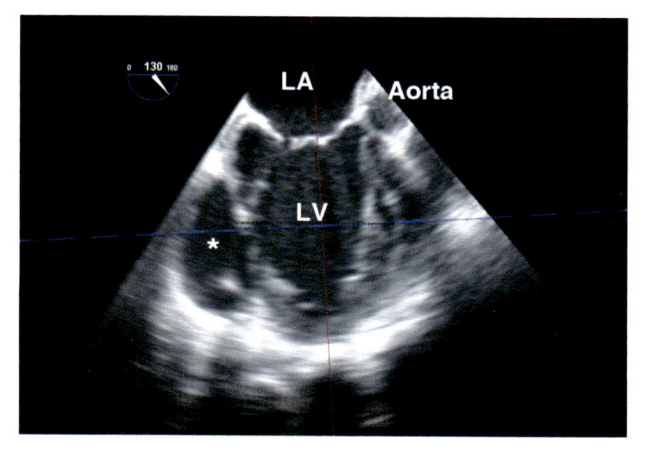

Fig. 14.73 ▶ Nesta projeção médio-esofágica em eixo longo, o pseudoaneurisma (*asterisco*) pode ser visualizado adjacente à parede posterior do LV.

CASO 14-10 Fechamento Percutâneo de Pseudoaneurisma Ventricular Esquerdo

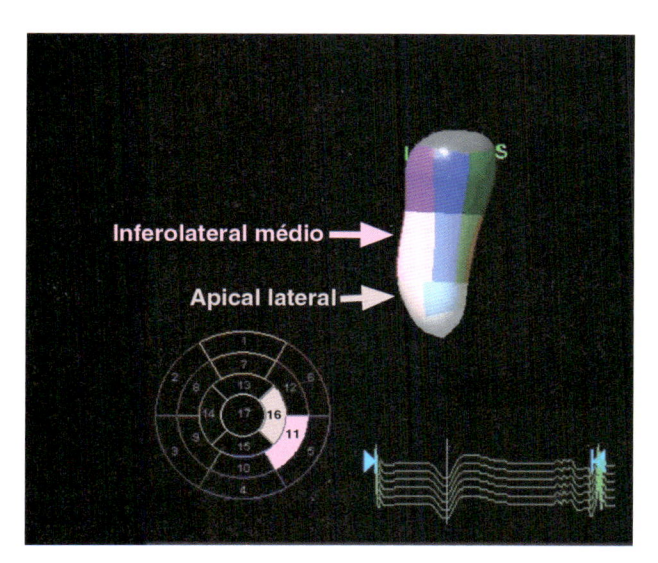

Fig. 14.74 ▶ Análise de movimento do segmento 17. Em tempo real, ele mostra movimento paradoxal durante sístole dos segmentos subtendendo o pseudoaneurisma.

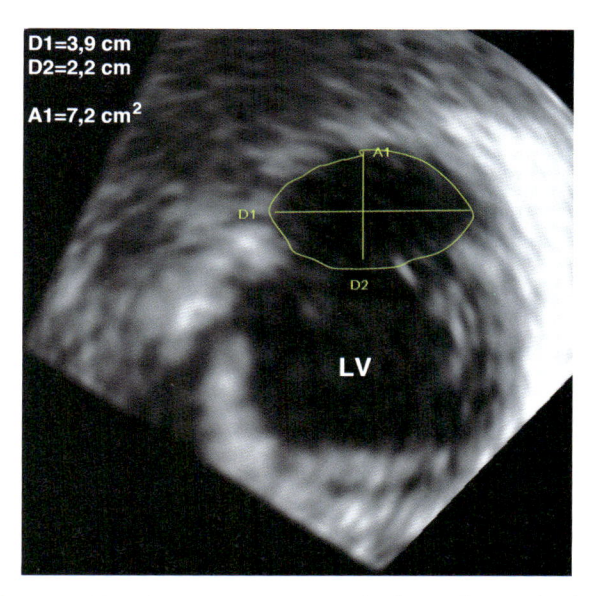

Fig. 14.75 Usando a reconstrução multiplanar, foram obtidas as medidas dos eixos maior e menor do aneurisma e da área.

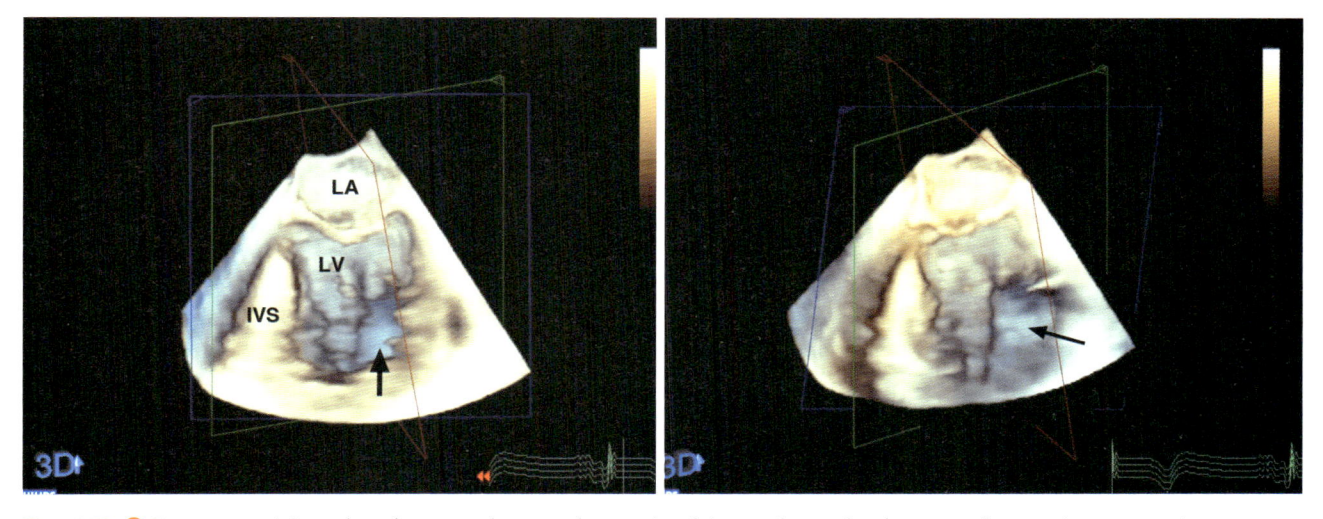

Fig. 14.76 ▶ De uma aquisição de volume total, a parede anterior foi cortada revelando o pseudoaneurisma posteriormente (*à esquerda, seta*). À medida que a parede anterior é mais cortada, uma extensão maior do pseudoaneurisma é observada (*à direita, seta*).

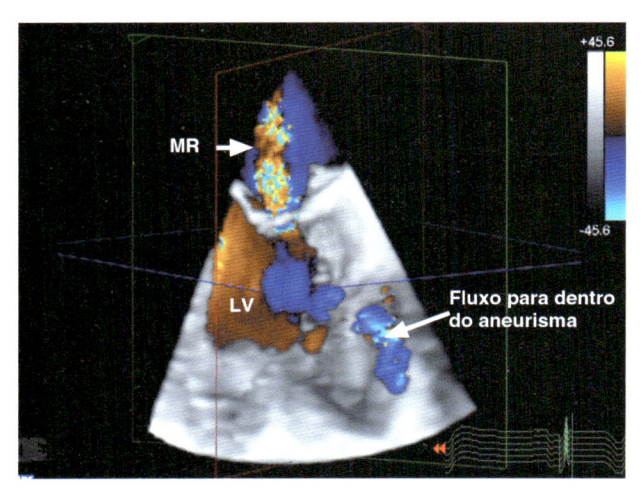

Fig. 14.77 ▶ Doppler colorido em 3D durante sístole mostra jato de MR assim como fluxo para o pseudoaneurisma.

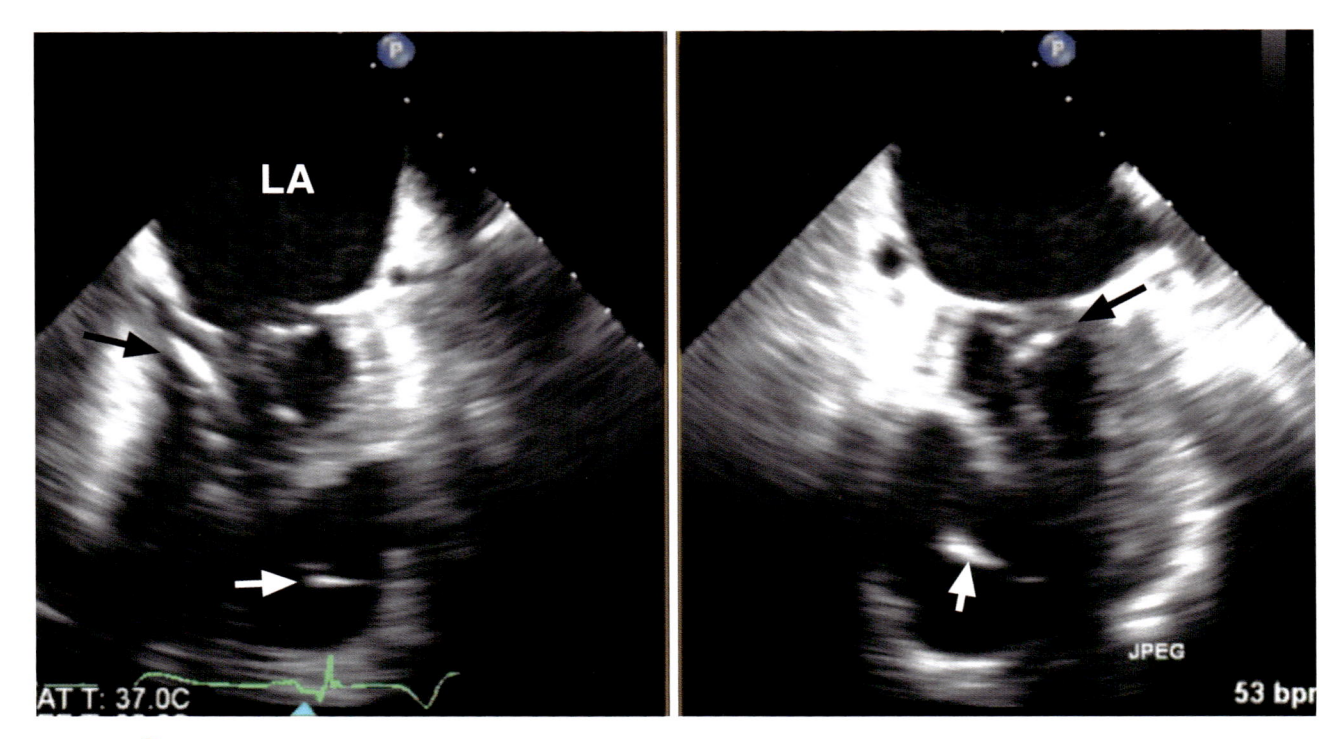

Fig. 14.78 ⊙ Nesta imagem médio-esofágica de quatro câmaras (*à esquerda*) o fio-guia é visualizado passando pelo LVOT (*seta preta*) e penetrando no pseudoaneurisma (*seta branca*). A projeção ortogonal à direita mostra achados semelhantes.

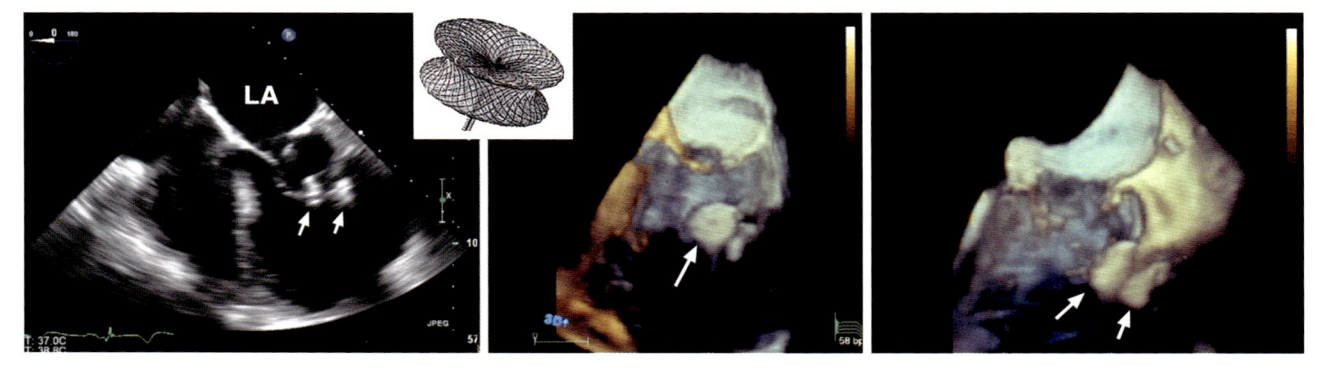

Fig. 14.79 ⊙ O fio foi trocado pela bainha pela qual um dispositivo Amplatzer foi introduzido (*setas brancas*) fechando com sucesso a entrada para o pseudoaneurisma. Isto é visualizado em 2D (*à esquerda*), 3D *en face (centro)* e 3D de lado (*à direita*). A inserção é uma interpretação artística do dispositivo.

Comentários

Um pseudoaneurisma ventricular esquerdo é uma ruptura do miocárdio que foi contida por pericárdio aderente. Os aspectos ecocardiográficos incluem colo estreito e transição abrupta de miocárdio normal para cavidade de pseudoaneurisma de paredes finas, que podem ser revestidas por trombos. Os resultados a longo prazo são ruins sem intervenção cirúrgica, porque o pseudoaneurisma pode-se romper a qualquer momento resultando em tamponamento cardíaco e óbito. A cirurgia é o tratamento recomendado, mas tem havido interesse recente na possibilidade de fechamento percutâneo por cateter em pacientes de alto risco selecionados em bases humanitárias, embora nos EUA esse dispositivo não seja aprovado para essa finalidade.

Leitura Sugerida

1. Narayan RL, Vaishnava P, Goldman ME, et al: Percutaneous closure of left ventricular pseudoaneurysm, Ann Thorac Surg 94(5):e123–e125, 2012.
2. Moriarty J, Harris TJ, Vorobiof G, et al: Direct percutaneous repair of left ventricular pseudoaneurysm via transthoracic deployment of a ventricular septal defect closure device, Tex Heart Inst J 42(4):362–366, 2015.
3. Moreno R, Gordillo E, Zamorano J, et al: Long term outcome of patients with postinfarction left ventricular pseudoaneurysm, Heart 89(10):1144–1146, 2003.

Apêndice Atrial Esquerdo

CASO 14-11
Dispositivo de Oclusão de Apêndice Atrial Esquerdo

Este paciente de 76 anos com fibrilação atrial crônica foi encaminhado para implante de um dispositivo de oclusão de apêndice atrial esquerdo Watchman®. A anticoagulação padrão apresentou alto risco de complicações nesse paciente por causa de história de sangramento gastrointestinal significativo recorrente.

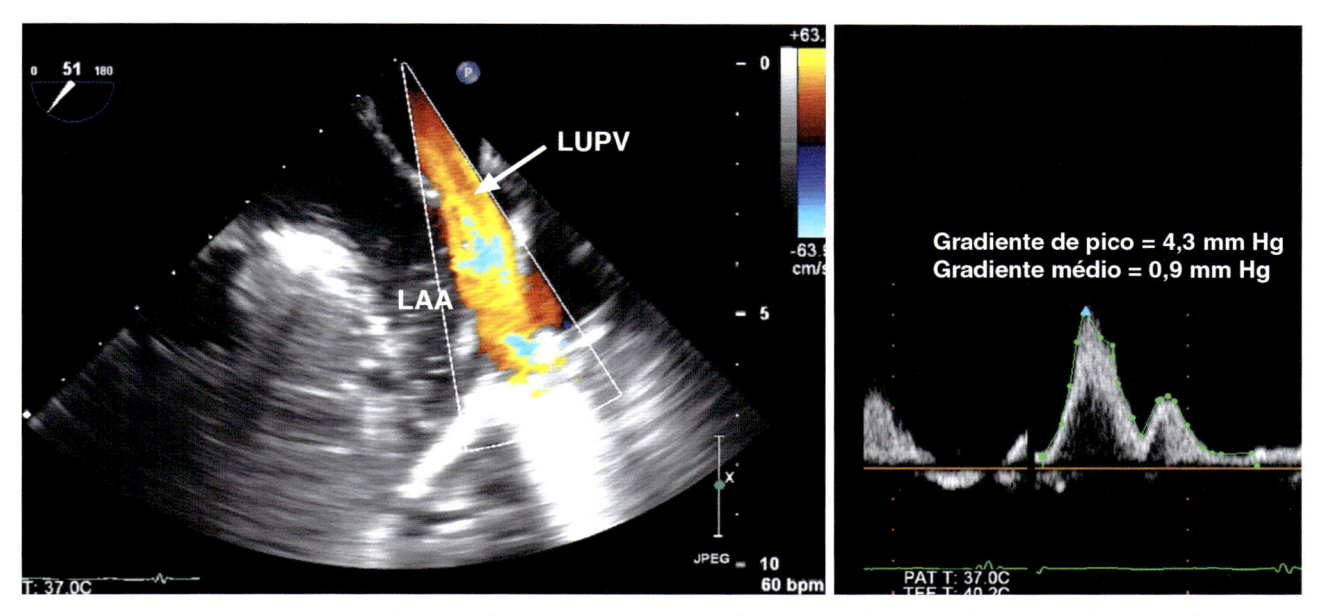

Fig. 14.80 Investigação por imagens da veia pulmonar superior esquerda com Doppler colorido e espectral mostrando ausência de estenose.

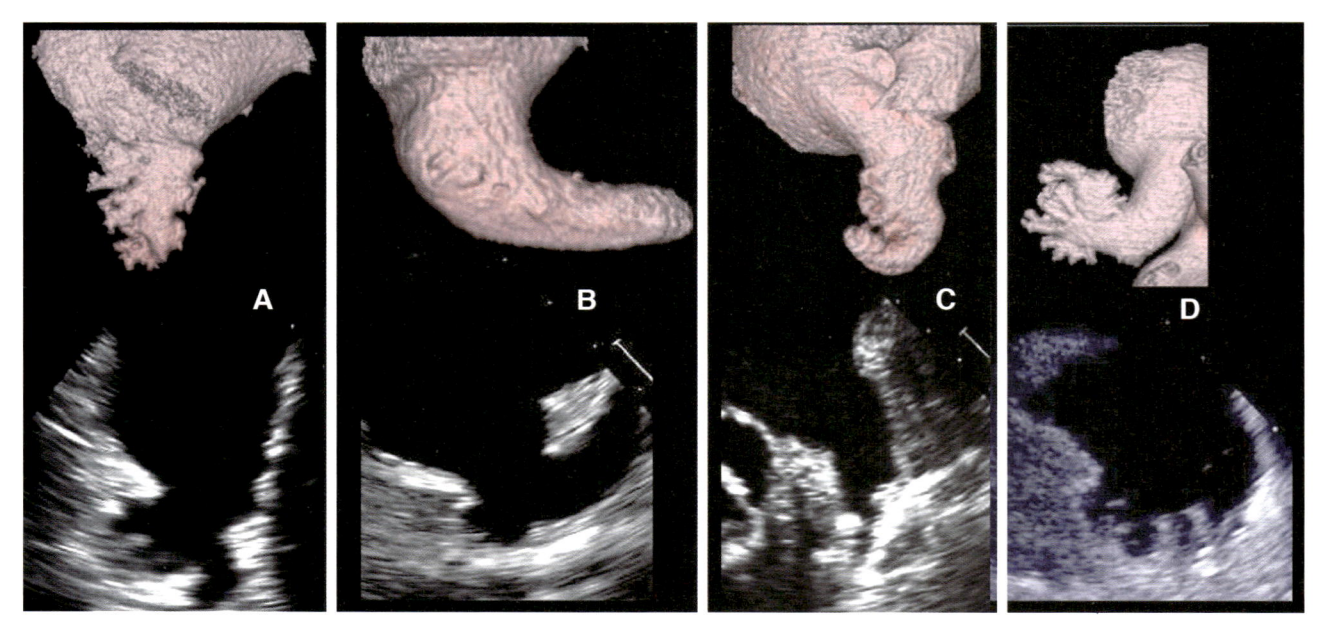

Fig. 14.81 Varreduras de CT e imagens de TEE em 2D da morfologia de LAA de vários pacientes diferentes demonstrando faixas da anatomia do apêndice atrial. (**A**) Morfologia do LAA em "cactus" apresentando lobo central dominante com lobos secundários se estendendo do lobo central em ambas as direções superior e inferior. CT = tomografia computadorizada. (**B**) Morfologia de LAA em "asa de frango" apresenta inclinação óbvia na parte proximal ou média do lobo dominante, ou dobra de volta da anatomia de LAA sobre si mesmo a certa distância do óstio de LAA percebido. Este tipo de LAA pode ter lobos secundários ou galhos. (**C**) Morfologia de LAA em "biruta" apresenta um lobo dominante de extensão suficiente como estrutura primária. Variações deste tipo de LAA surgem com o local e o número de lobos secundários ou mesmo terciários surgindo do lobo dominante. (**D**) Morfologia do LAA em "couve-flor" apresentando extensão geral limitada com características internas mais complexas. Variações deste tipo de LAA possuem formato mais irregular do óstio de LAA (oval vs. redondo) e número variável de lobos com falta de lobo dominante. LAA = apêndice atrial esquerdo. (Imagens de CT cortesia de Di Base L, Santangeli P, Anselmino M, et al: Does the left atrial appendage morphology correlate with risk of stroke in patients with atrial fibrillation? Results from a multicenter study, J Am Coll Cardiol 60:531-538, 2012. Imagens de TEE em 2D cortesia de Beigel R, Wunderlich NC, Ho SY, et al: The left atrial appendage: Anatomy, function and noninvasive evaluation, J Am Coll Cardiol Imaging 7:1251-2165, 2014. Com autorização.)

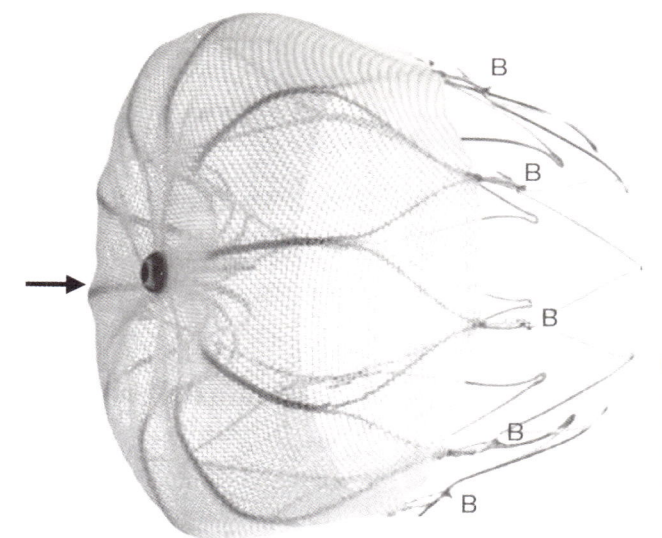

Fig. 14.82 Dispositivo de oclusão Watchman®. Os filamentos (*B*) ou borda externa dos fios ajudam a fixar esse dispositivo à musculatura do apêndice atrial esquerdo. A seta mostra qual lado fica de frente para o átrio esquerdo quando o dispositivo é deslocado. (De Block PC: Percutaneous left atrial appendage closure in a patient with atrial fibrillation, Nature Clin Pract Cardiovasc Med 3:456-459, 2006. Com autorização.)

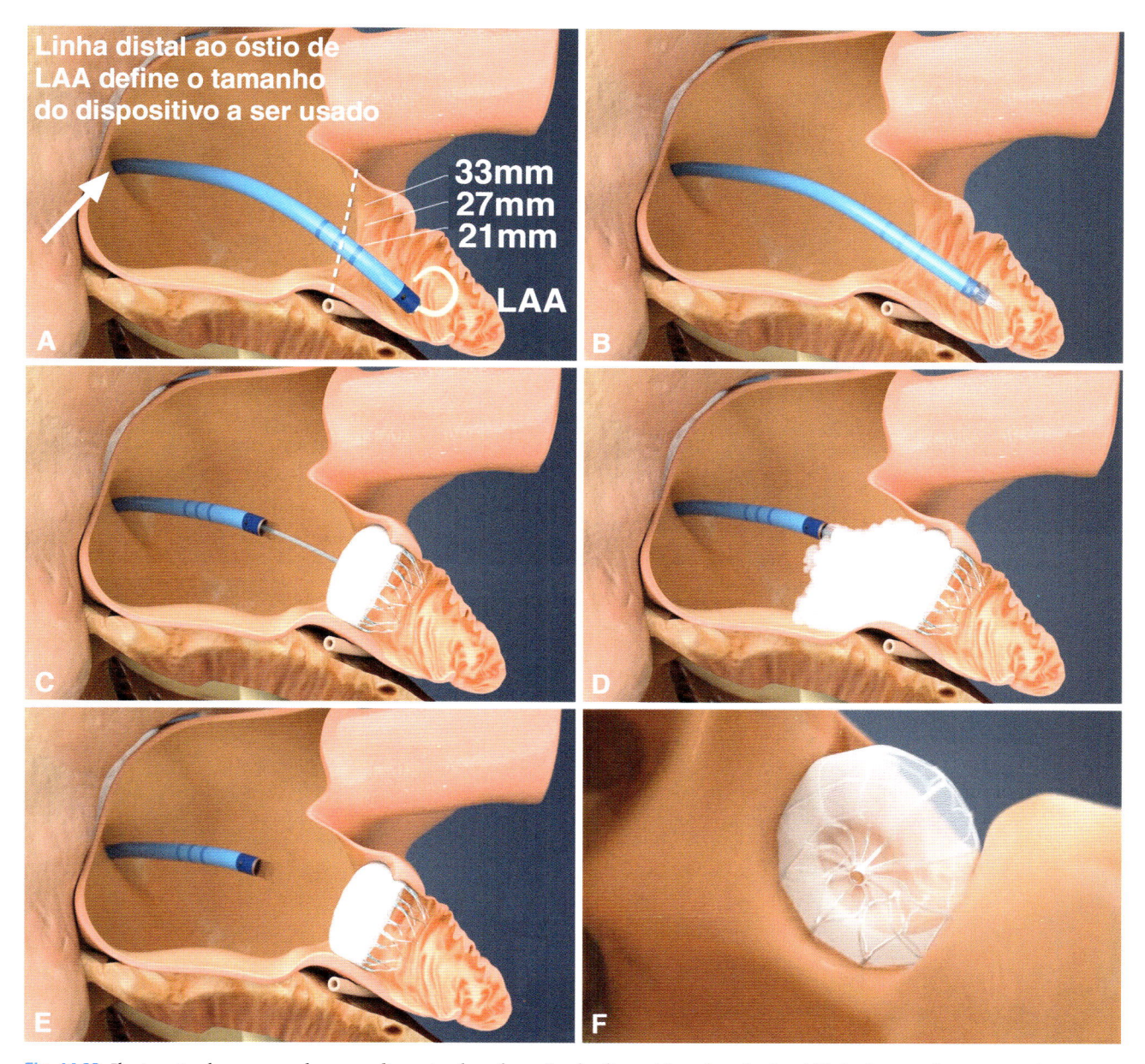

Fig. 14.83 Ilustração dos passos do procedimento de colocação do dispositivo de oclusão. (**A**) Após punção transeptal, o apêndice atrial esquerdo é medido para selecionar o oclusor apropriado, com base nas recomendações do fabricante. (**B, C**) O dispositivo é avançado no apêndice e instalado. (**D**) A injeção do corante, mediante orientação fluoroscópica, é usada para demonstrar ausência de corante no corpo do apêndice. (**E**) O cateter de entrega é separado do oclusor. (**F**) A posição final do oclusor, como visualizada *en face*. (De Boston Scientific, Marlborough, Massachusetts.)

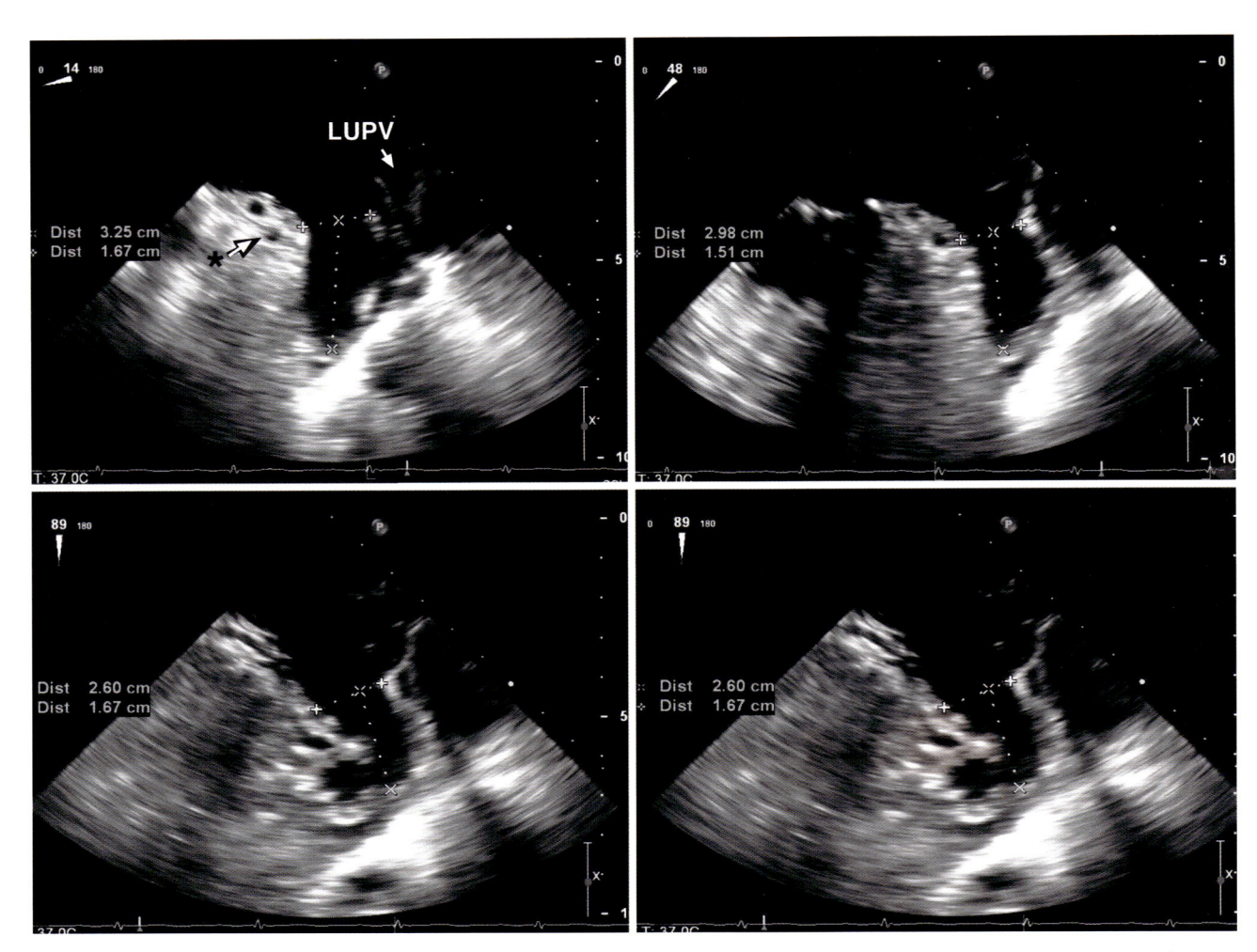

Fig. 14.84 Em nosso paciente, o LAA foi investigado por imagens a aproximadamente 0°, 45°, 90° e 130° por TEE. A largura de LAA foi medida em um plano da artéria coronária esquerda (*seta*) até 1-2 cm da ponta do limbo da veia pulmonar superior esquerda (LUPV).

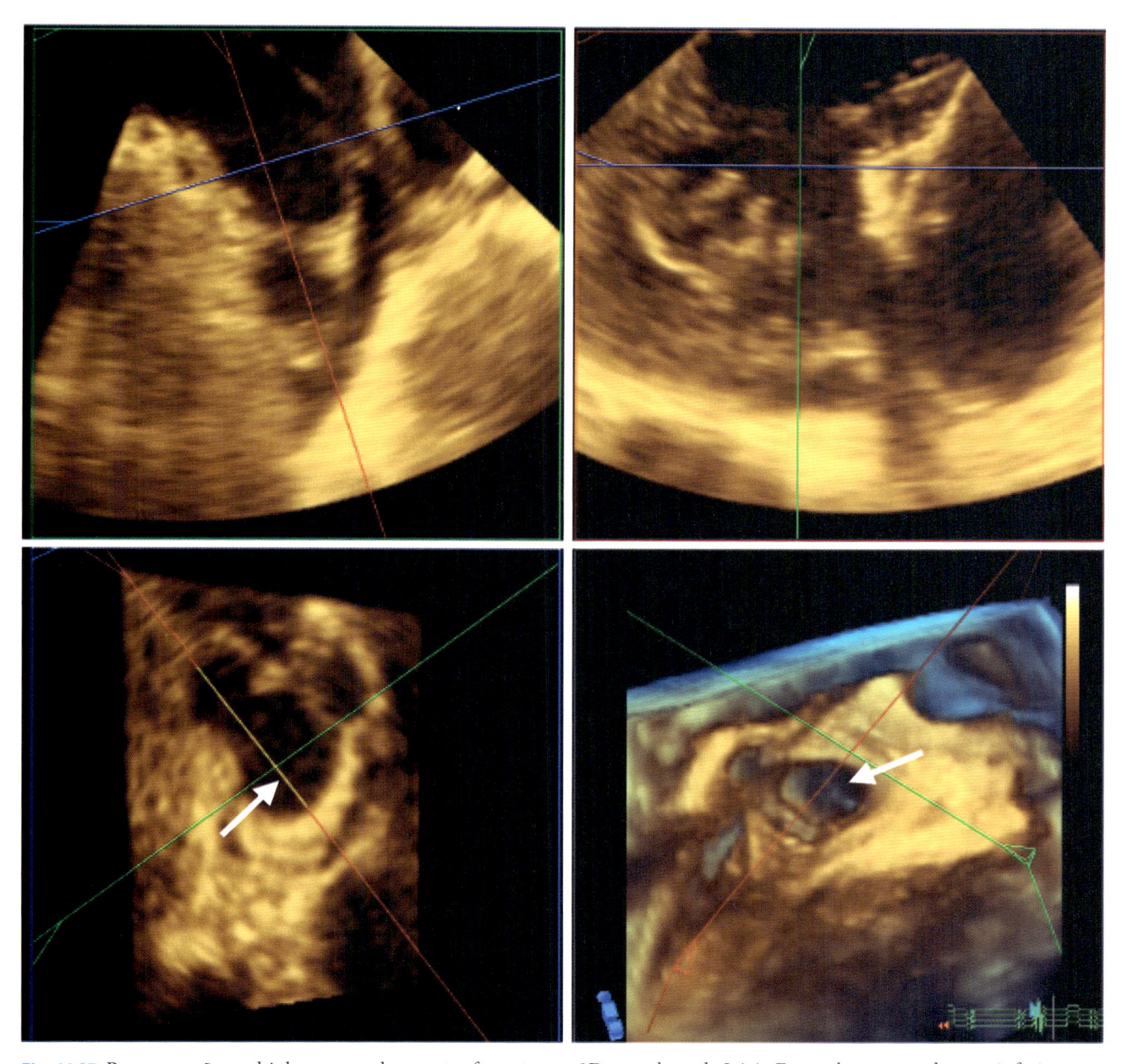

Fig. 14.85 Reconstrução multiplanar, que demonstra formato em 3D complexo de LAA. Em ambos os quadrantes inferiores observa-se o orifício do apêndice (*setas*).

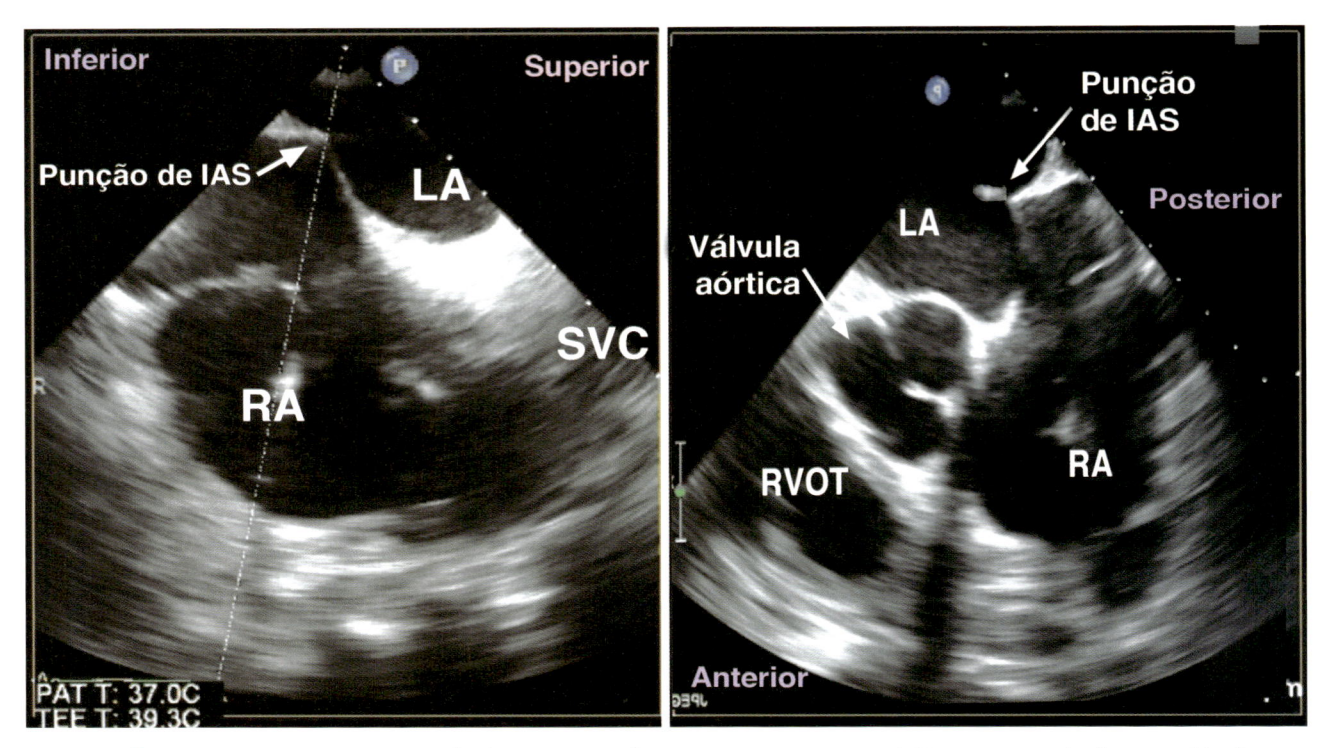

Fig. 14.86 ● Em preparação para entrega do dispositivo, realiza-se a punção transeptal. Nesta imagem biplanar, o sítio da punção é escolhido inferior (*à esquerda*) e posterior (*à direita*), evitando assim a penetração na aorta e permitindo a trajetória apropriada do dispositivo em direção ao LAA.

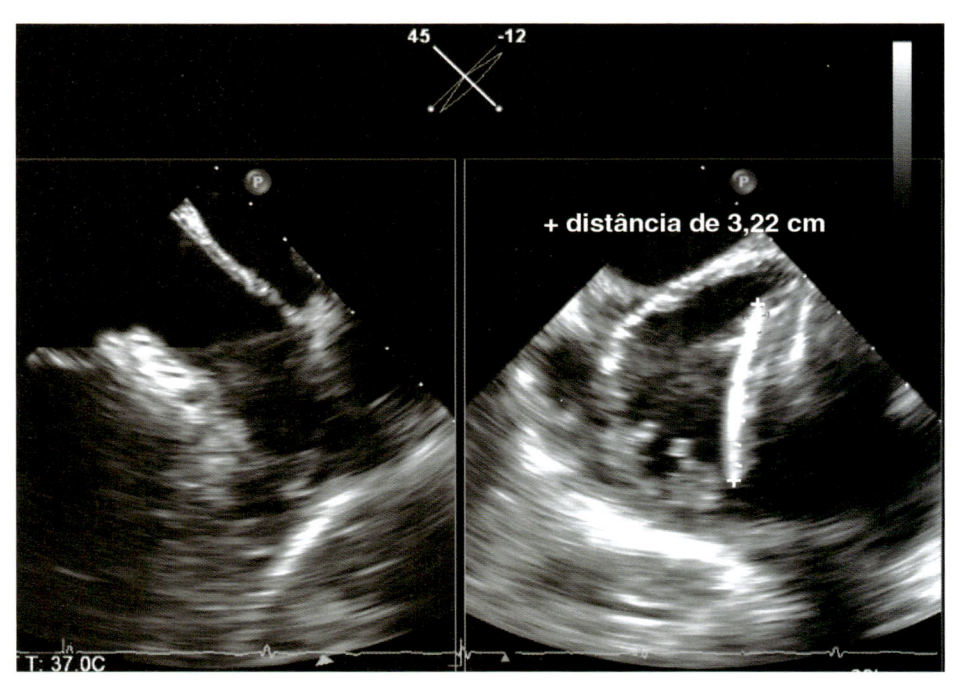

Fig. 14.87 A bainha avançou para o LAA como visto na investigação por imagens biplanares; a medição desde o orifício do LAA até sua margem distal permite a seleção do dispositivo do tamanho correto.

CASO 14-11 Dispositivo de Oclusão de Apêndice Atrial Esquerdo 531

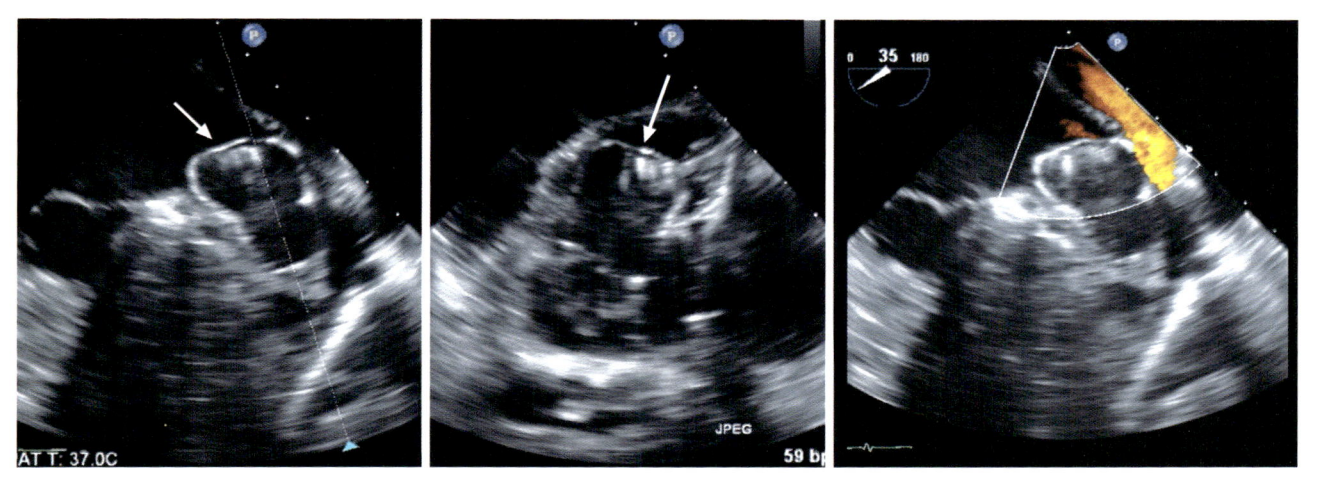

Fig. 14.88 ▶ Após a troca, o dispositivo de entrega avançou para o LAA e o dispositivo implantado (*setas, imagem esquerda e central*). À direita, observa-se o fluxo em LUPV, mas nenhum fluxo é visualizado após o dispositivo.

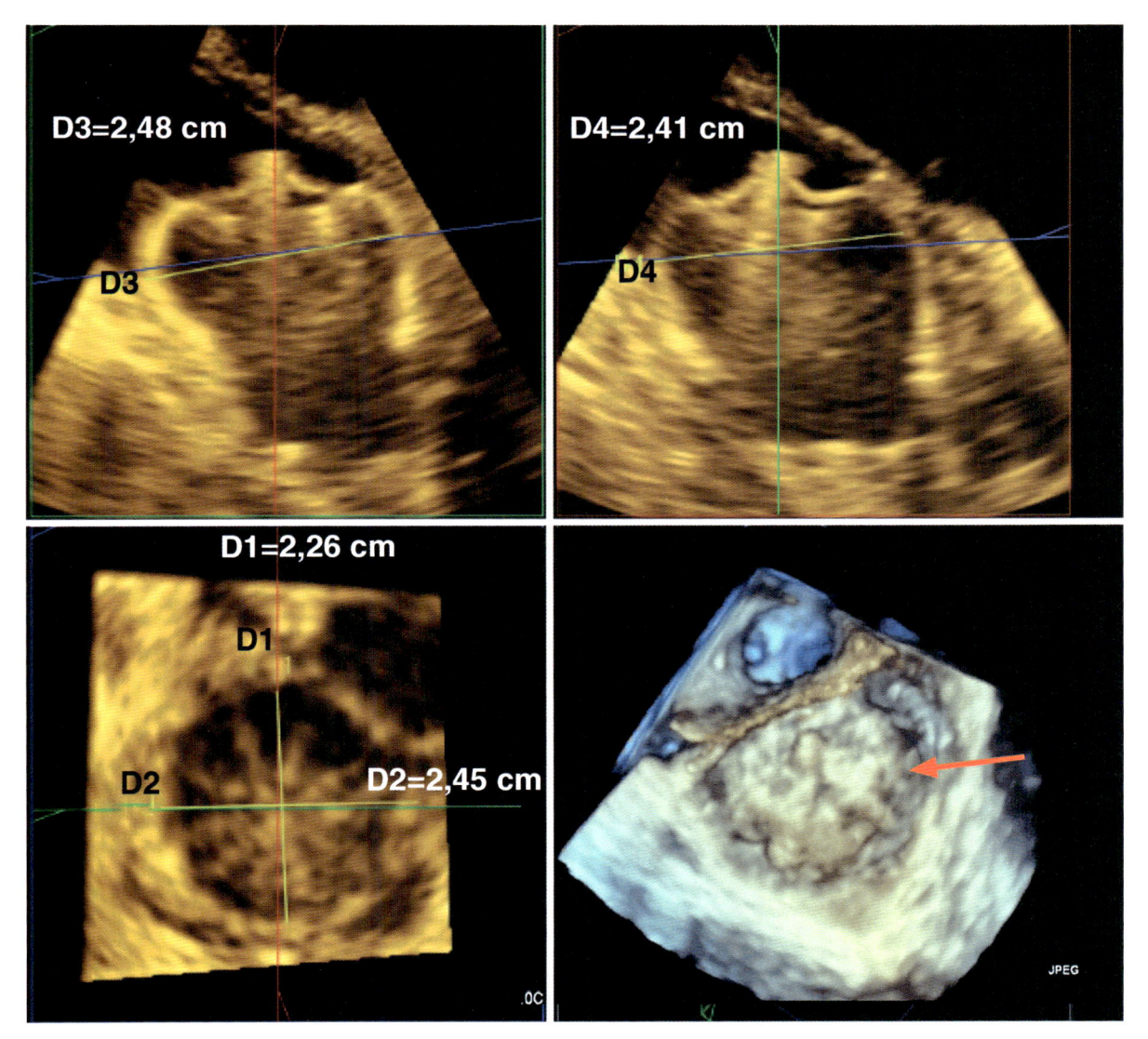

Fig. 14.89 Nesta reconstrução multiplanar após implante, o dispositivo está bem assentado e completamente colocado. As medições são feitas no orifício do LAA. Embaixo, à direita, a imagem em 3D mostra o dispositivo (*seta vermelha*) projetando-se levemente após o orifício.

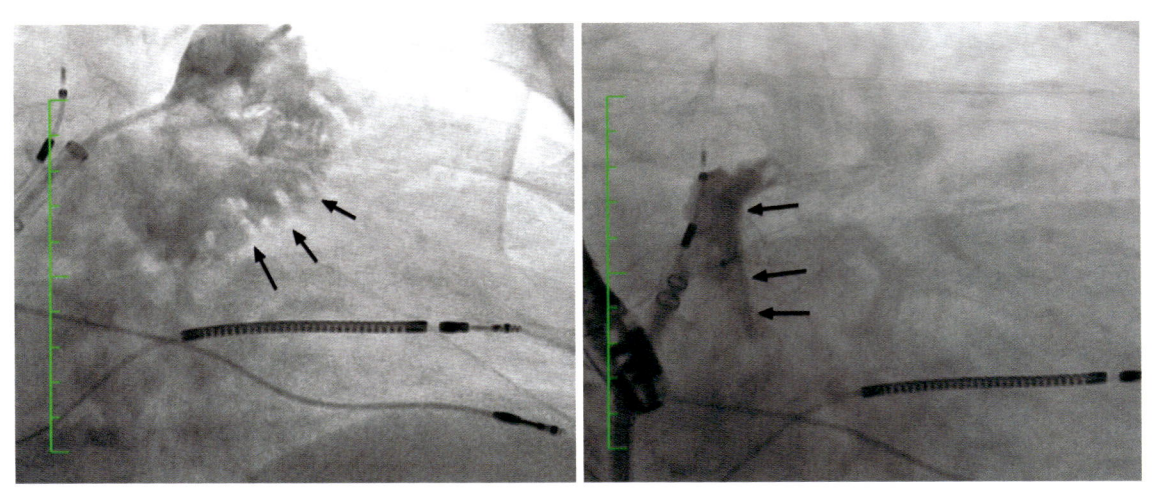

Fig. 14.90 Usando a fluoroscopia, o apêndice é investigado por imagens antes da colocação (*à esquerda*). As setas pretas indicam os músculos pectíneos. À direita, a injeção de contraste no átrio esquerdo após a colocação falha em opacificar o LAA. As setas indicam a interface entre o contraste atrial esquerdo e a extremidade proximal do dispositivo.

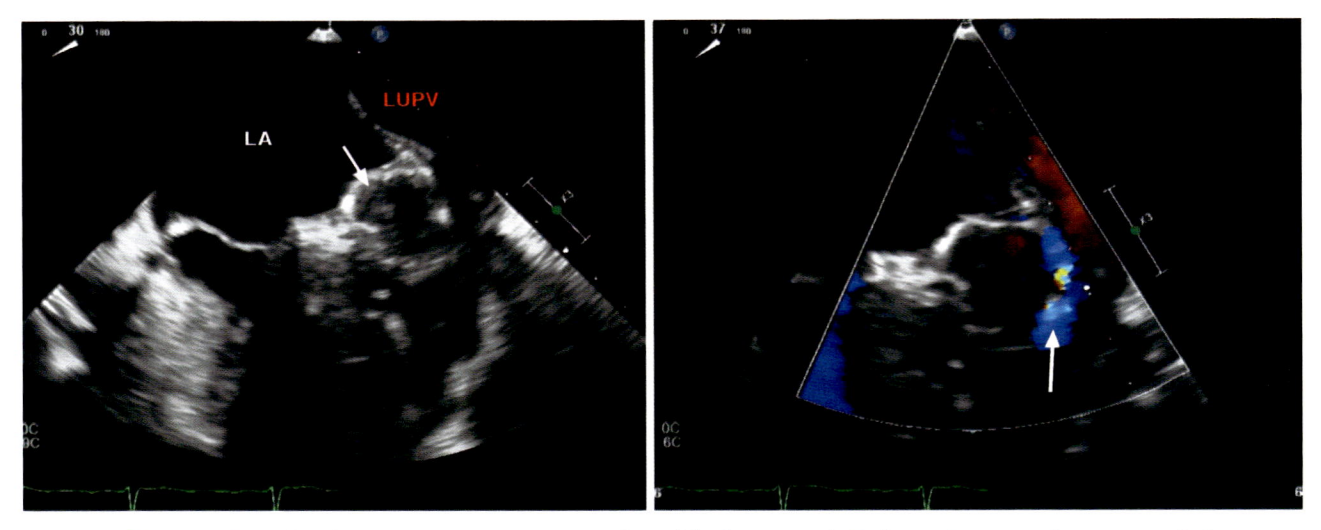

Fig. 14.91 ▶ A TEE foi realizada cinco semanas após o implante [do dispositivo]. Embora ele apareça bem acomodado (*à direita, seta*), uma pequena quantidade de fluxo ao Doppler colorido é visível dentro do apêndice.

Comentários

A orientação por TEE é essencial durante a oclusão percutânea por cateter do apêndice atrial esquerdo, como ilustrado por este caso. A investigação de base se concentra na identificação de contraindicações potenciais à colocação de um dispositivo no apêndice atrial esquerdo (LAA). Essas contraindicações incluem trombo no LAA e questões anatômicas como um apêndice com múltiplos orifícios. Além disso, quaisquer contraindicações à TEE ou preocupações com a angiografia impediriam o procedimento. Durante o procedimento, a TEE é usada para assegurar a colocação correta do dispositivo e avaliar qualquer vazamento residual. No acompanhamento, a investigação por TEE é usada para identificar e medir quaisquer vazamentos residuais ao redor do dispositivo que possam afetar decisões sobre a terapia de anticoagulação e o tratamento a longo prazo.

Leitura Sugerida

1. Beigel R, Wunderlich NC, Ho SY, et al: The left atrial appendage: Anatomy, function, and noninvasive evaluation, J Am Coll Cardiol Imaging 7:1251–1265, 2014.
2. Lockwood SM, Alison JF, Obeyesekere MN, et al: Imaging the left atrial appendage prior to, during, and after occlusion, J Am Coll Cardiol Imaging 4:303–306, 2011.
3. Sommer M, Roehrich A, Boen F: Value of 3D TEE for LAA morphology, J Am Coll Cardiol Imaging 8:1107–1110, 2015.
4. Wunderlich NC, Beigel R, Swaans MJ, Ho SY, et al: Percutaneous interventions for left atrial appendage exclusion: options, assessment, and imaging using 2D and 3D echocardiography, JACC: Cardiovascular Imaging 8:472–488, 2015.

Índice Remissivo

A

A1 (Região Lateral do Folheto Anterior), 39
A2 (Região Central do Folheto Anterior), 37
A3 (Recorte Medial do Folheto Anterior)
    prolapso do, 51
AAo (Aorta Ascendente), 152, 243
    aneurisma da, 116, 173
    dilatação da, 113
    enxerto venoso na, 16
    úlcera penetrante da, 368
Ablação
    para taquicardia ventricular, 424
        procedimentos de, 424
    por radiofrequência, 219, 250
        da fibrilação atrial, 219
        do istmo cavo-tricúspide, 250
Abscesso
    anular, 140
        aórtico, 140
    de raiz aórtica, 147
    paravalvar, 131, 142, 144, 194
    subanular, 148
Acinesia
    da parede, 11, 15
        anterior, 11
        anterolateral, 15
        inferior, 11
        inferolateral, 15
    inferior, 110
A-COM (Comissura Anterior), 38
Aderência(s)
    fibrosas, 230
Adulto(s)
    cardiopatia congênita em, 200, 201, 241-298
        anormalidades dos grandes vasos, 276
            coarctação da Ao, 276
            estenose da RPA, 282
            PLSVC, 278
        ASD, 242
            anatomia, 242
            aquisição de imagens, 242
            ASA, 247
            PFO, 246
            tipo CS, 262
            tipo *Primum*, 251, 255
                com reparo de defeito do canal AV, 255
            tipo *Secundum*, 249
            tipo seio venoso, 258
        cianótica complexa, 201
        complexa, 286
            atresia tricúspide com fisiologia de Fontan, 291
            inversão ventricular, 288
            membrana subaórtica, 286
            PR grave, 295
                após valvotomia remota, 295
            transposição corrigida das grandes artérias, 288
        VSD, 266
            anatomia, 266
            imagem do, 266
            membranoso, 268
            muscular, 272
            supracristal, 274
Amiodarona, 17
AML (Folheto Anterior da Valva Mitral), 38, 68, 204, 222, 225, 306
    com falha de sinal, 48
    comissuras do, 73
    cordas do, 65, 118
    doença do, 51
    em cúpula, 62
    espessamento do, 65
    excisado, 71
    fenda no, 253, 256
    movimento sistólico do, 202
        após substituição da valva mitral, 202
        mecânica, 202
    perfurado, 130
        endocardite de, 130
    prolapso do, 51, 65
        do A3, 51
    SAM do, 47
    TEE do, 37
    zona lisa do, 73
        e rugosa, 73
Anel
    anular, 68
    de anuloplastia, 44-46, 48, 54, 196, 516
        mitral, 516
            regurgitação posterior ao, 516
        íntegro, 48
    de sutura, 151, 186
        da valva, 186
Anemia
    hemolítica, 195, 196
Aneurisma
    verdadeiro, 13
    de LV, 34
        verdadeiro, 34
    aórtico, 116
        valva bicúspide com, 116
    da AAo, 116, 173
    micótico, 123
        da artéria coronária, 123
    móvel, 269
        tipo palmilha, 269
    septal, 271
        ventricular, 271
    apical, 19, 30
        após MI anterior, 30
Angiografia
    atrial, 248
    coronária, 13, 67, 70, 321, 348
    pulmonar, 283
    ventricular, 19, 20
        esquerda, 19, 20
Angioplastia
    percutânea, 70
Angiossarcoma, 405, 408
Anomalia
    de Ebstein, 143, 200, 222
        e PFO, 224
Anormalidade(s)
    dos grandes vasos, 276
        coarctação da Ao, 276
        estenose da RPA, 282
        PLSVC, 278
Anticoagulação
    com varfarina, 181
Ânulo
    aórtico, 151, 255, 340
    calcificado, 196
    dilatado, 67
    fibrótico, 196
    inflamação do, 173
    mitral, 39, 68, 77, 204, 255, 291
    pulmonar, 238
    tricúspide, 144, 167
Anuloplastia, 78
    anel de, 44-46, 48, 54, 196, 516
        íntegro, 48
        mitral, 516
            regurgitação posterior ao, 516
    tricúspide, 219
        para regurgitação tricúspide secundária, 219
Ao (Aorta)
    abdominal, 122
        fluxo diastólico da, 123
            reversão do, 123
    coarctação da, 276, 278
    dissecção da, 332
        ascendente, 332
        complicações da, 344
            com AR intensa, 344
            comprometimento da RCA, 351
            efusão, 348
            envolvimento da RCA e da AV, 353
            tamponamento pericárdico, 348
        do arco aórtico, 332
        esquema de classificação, 332
            de DeBakey, 332
            de Penn, 332
            de Stanford, 332
        válvula bicúspide e, 337
    enxerto autólogo da, 239
    outras patologias da, 365
        e procedimentos, 365
            ateroma aórtico, 365
            AVR com reimplante de artéria coronária, 369
            procedimento de David, 369
            úlcera penetrante da AAo, 368
    torácica, 109, 277
        rompimento da, 109
Aortografia
    com meio de contraste, 115
Aortotomia, 94, 175, 218, 270, 275
    ascendente, 329
Ápice
    do LV, 28
AR (Regurgitação Aórtica), 84, 86, 85, 89, 98, 148, 324
    aguda, 100, 107
        traumática, 107

central, 112
crescente, 104
crônica, 100, 118, 124
grave, 100, 102, 110, 122, 170, 196
intensa, 344
    dissecção aórtica com, 344
jato de, 105, 113, 128, 172
mecanismos de, 347
paravalvar, 129, 192
quantificação da gravidade, 120
rastro de, 174
reumática, 104
Arcos
  aórtico, 332, 344
    dilatado, 344
    dissecção do, 332
    proeminência do, 344
  costais, 228
    fraturas dos, 228
ARDS (Síndrome da Dificuldade Respiratória do Adulto), 183
Área
  de hipocinesia basal, 11
  da parede inferior, 11
Arritmia(s)
  atriais, 291
Artéria
  carótidas esquerda, 278
  circunflexa, 15, 16
    arteriotomia da, 16
    óstio da, 16
    trombo na, 15
      no cateterismo cardíaco, 15
  intercostal, 277
  subclávia esquerda, 278
Artéria(s) Coronária(s)
  aneurisma micótico da, 123
  circunflexa, 67
  compressão da, 355
    pelo hematoma aórtico, 355
  embolização das, 146
  reimplante de, 369
    AVR com, 369
  visualização das, 2
    normais, 2
    RCA, 6, 8
      ar na, 8
      dissecção da, 6
Arteriotomia
  da artéria circunflexa, 16
AS (Estenose Aórtica), 92, 116, 287
  assintomática, 97
  avaliação da, 91, 93, 94, 97
    intraoperatória, 97
      algoritmo para, 97
    por Doppler, 94
    por TEE, 94
    por TTE, 91
  da valva bioprotética, 172
  grave, 67, 89
    calcificada, 89
  moderada, 95
    na cirurgia de revascularização, 95
      miocárdica, 95
  reumática, 98
  severa, 365
    AVR por, 365
ASA (Aneurisma de Septo Atrial), 247

ASD (Defeitos Septais Atriais)
  anatomia, 242
  aquisição de imagens, 242
  ASA, 247
  dispositivo de fechamento de, 499, 502
    com prolapso, 502
    embolização de, 499
  PFO, 246
  tipo CS, 262
  tipo *Primum*, 251, 255
    com reparo de defeito do canal AV, 255
  tipo *Secundum*, 249, 262
  tipo seio venoso, 258
Assistência Circulatória
  mecânica, 415-442
    dispositivo(s), 420, 424, 436
      de assistência ventricular direita, 436
      externos de bomba centrífuga, 420
      percutâneos de assistência de fluxo axial, 424
    ECMO, 426
    IABP, 417
    LVAD, 430
    TAH, 438
Ateroma(s)
  aórtico(s), 365
    identificação dos, 367
Atresia
  tricúspide, 291, 294
    com fisiologia de Fontan, 291
AV (Valva Aórtica), 94
  anatomia da, 82
  bicúspide, 84, 93, 94-96, 113, 114, 116, 118, 278
    com aneurisma aórtico, 116
    com calcificação, 95
    folheto da, 84
    regurgitação, 113
      e estenose combinadas, 113
  bioprotética, 94
  calcificada, 91
  com escaneamento epiaórtico, 93
  doença da, 81-120
  endocardite de, 122, 172
  envolvimento da, 353
  espessamento da, 107
  expansível por balão, 444, 449
    bioprótese da, 444, 449
      substituição transapical por, 449
  fibroelastoma de, 56, 397
  inspeção direta da, 94
  lesão traumática da, 112
  massa na, 58
  MRI da, 87
  perfurada, 110
    com regurgitação, 110
  prolapso dos folhetos, 107
  protética, 283
  quadricúspide, 86
  MR da, 90
  TEE da, 82, 88
    para avaliação, 88
  tricúspide, 82, 98, 105
    normal, 82
  unicúspide, 85, 115
    exposição da, 86
    funcional, 115
  vegetações em, 122

AVA (Área da Valva Aórtica), 91, 94
AVB (Feixe Atrioventricular), 450
AVE, 212
  criptogênico, 247
AVN (Nodo Atrioventricular), 207
AVR (Substituição de Valva Aórtica), 67, 85, 86, 89, 97, 196, 390
  com reimplante de artéria coronária, 369
  procedimento de David, 369
  por AS, 365
  pseudoaneurisma aórtico após, 324, 326
    com extensão anterior, 324
    com extensão posterior, 326
AVS (Septo Atrioventricular), 242

B

Bernoulli
  equação de, 92
Bioprótese
  aórtica, 151
  AV, 444, 450
    autoexpansível, 451
    expansível por balão, 444, 449
      substituição transapical por, 449
  mitral, 155
    com sustentação, 155
  terapia "valve-in-valve" para, 466, 473, 478
    aórtica, 478
    mitral, 473
      estenose, 473
    MR, 466
  tricúspide, 143, 157, 190
    hastes da, 157
  Trifecta, 126
  valvar, 458
    percutânea, 458
    prolapso de, 458
BMC (Comissurotomia Mitral por Balão), 482
Bomba Centrífuga
  dispositivos externos de, 420
Borda(s)
  endocárdica(s), 14
    septal, 14
      anterior, 14
      apical, 14
      inferior, 14
      lateral, 14
    livre, 175
      da valva com deiscência, 175
Bronquite
  aguda, 72

C

Câncer
  de mama, 414
  de pulmão, 414
Caquexia
  cardíaca, 239
Carcinoma
  de células renais, 409
    com embolização de tumor para PA, 410
    com extensão para o RA, 409
Cardiomegalia
  e edema pulmonar, 67, 100
    com vascularidade pulmonar aumentada, 67
  global, 212

Cardiomiopatia
  dilatada, 76, 80
    MR secundária à, 76
  familiar, 430
    não isquêmica, 430
  hipertrófica, 299-310
    miomectomia, 301, 304, 307
      para obstrução dinâmica do LVOT, 301, 304
      VSD após, 307
    transplante para, 300
  hipertrófica, 300, 303
    transplante para, 300
Cardiopatia
  congênita em adultos, 200, 201, 241-298
    anormalidades dos grandes vasos, 276
      coarctação da Ao, 276
      estenose da RPA, 282
      PLSVC, 278
    ASD, 242
      anatomia, 242
      aquisição de imagens, 242
      ASA, 247
      PFO, 246
      tipo CS, 262
      tipo *Primum*, 251, 255
        com reparo de defeito do canal AV, 255
      tipo *Secundum*, 249
      tipo seio venoso, 258
    cianótica complexa, 201
    complexa, 286
      atresia tricúspide com fisiologia de Fontan, 291
      inversão ventricular, 288
      membrana subaórtica, 286
      PR grave, 295
        após valvotomia remota, 295
      transposição corrigida das grandes artérias, 288
    VSD, 266
      anatomia, 266
      imagem do, 266
      membranoso, 268
      muscular, 272
      supracristal, 274
  reumática, 212
    regurgitação tricúspide, 216
      com AV bioprotética, 216
    tricúspide e reumática mista, 212
      associada a estenose mitral, 212
  valvar, 103, 212
Cardioplegia
  retrógrada, 282
Cateter
  da válvula AV esquerda, 482
    mitral, 482
      BMC, 482
      clip da válvula mitral, 486
  de PA, 70, 79, 108, 250
    no RA, 108, 250
  fechamento percutâneo por, 508
    de vazamento de paraprotéticos, 508
      da valva mitral, 508
  procedimentos cardíacos com, 230
  venoso central, 211
    na SVC, 211

Cateterismo
  cardíaco, 15, 116, 216
    trombo no, 15
      na artéria circunflexa, 15
    de coração direito, 258
CE (Carpentier-Edwards)
  valva pericárdica, 115
  prótese pericárdica, 172
Célula(s)
  renais, 409
    carcinoma de, 409
      com embolização de tumor para PA, 410
      com extensão para o RA, 409
Chiari
  rede de, 243, 387
Choque
  cardiogênico, 75, 184
Cicatriz
  miocárdica, 30
Cirurgia
  de revascularização miocárdica, 13, 13, 67, 70, 95
    AS moderada na, 95
  de valva mitral, 42, 49, 51, 56
  valvar, 130
    para endocardite, 130
Clip
  percutâneo, 486
    da válvula mitral, 486
Coaptação
  sistólica, 79, 80
  mitral, 79, 80
Coarctação
  da Ao, 276, 278
Colangite
  ascendente, 127
Comissurotomia
  mitral, 219
    reparo por, 61
Congestão
  pulmonar central, 212
Constrição
  pericárdica, 317
Coração
  direito, 258
    cateterismo do, 258
  explantado, 18
  endocárdio do, 18
Corda(s)
  espessadas, 43, 65
    do AML, 65
  subvalvares, 43
  rompidas, 45
    no P2, 45
    do PML, 45
  valvares, 59
    anatomia, 59
CPB (Circulação Extracorpórea), 230, 257
CS (Seio Coronário), 207, 255, 283
  ASD tipo, 262
  marsupialização do, 264
  óstio do, 264
  válvula de, 387
CTA (Angiotomografia Computadorizada)
  da aorta, 332
CVP (Pressão Venosa Central), 136, 404
CW (Doppler de Onda Contínua), 22, 41, 79, 94

D

Dacron
  retalho de, 30
David
  procedimento de, 369
DeBakey
  classificação de, 332
    da dissecção de Ao, 332
Débito Cardíaco
  anterógrado, 230
Dedo(s)
  formigamento dos, 51
Defeito(s)
  do septo ventricular, 19, 21
    pós-MI, 19, 21
  septal(is), 20, 22
  ventriculares, 22
Degeneração
  da AV, 170
    bioprotética, 170
Deiscência
  ascendente, 330
    de enxerto aórtico, 330
      pseudoaneurisma aórtico após, 330
  paravalvar, 195
    área de, 195
  valvar, 174
Desfibrilador
  implantável, 17
Deslocamento
  de dispositivo paraprotético, 511
    de oclusão, 511
Desmame
  ventilatório, 96, 188
Diabetes, 344
Dilatação
  aneurismática, 117
    na AAo, 117
  da parede anterior, 19
    do LV, 19
  do RV, 124
  ventricular, 110
    esquerda, 110
Discinesia
  infarto do miocárdio com, 13
  da parede inferior, 13
Disco Basculante
  prótese valvar de, 173
    aórtica, 173
Disfunção
  das valvas, 170, 172, 192, 201
    bioprotéticas, 170, 172
      AS, 172
      degeneração da AV, 170
      endocardite de valva mitral, 183
        com regurgitação paravalvar, 183
      estenose de valva mitral, 176, 186
        com perfuração de folheto, 186
      prótese AV de disco basculante, 173
      regurgitação de TV, 189
      regurgitação de valva mitral, 182
      trombose de valva mitral, 178
    protéticas mecânicas, 192
      AR paravalvar, 192
      movimento comprometido
        do oclusor, 196, 200
        posição mitral, 196
        posição tricúspide, 200

movimento sistólico do folheto
anterior, 202
após substituição da valva mitral
mecânica, 202
MR paravalvar, 195
tricúspide, 201
miocárdica primária, 124
sistólica, 200, 238
do LV, 200
valvar, 59, 110, 171, 199
mecânica, 199
Dispneia
ao esforço, 86, 89, 93, 113, 228
crescente, 216
Dispositivo(s)
de assistência ventricular direita, 436
externos, 420
de bomba centrífuga, 420
percutâneos, 420, 424, 426, 493-532
de assistência, 420, 424
de fluxo axial, 424
TandemHeart®, 420
de fechamento, 493-532
oclusão de LAA, 525
pseudoaneurisma ventricular
esquerdo, 521
regurgitação paravalvar protética, 508
septo atrial, 494
septo ventricular, 504
Dissecção
aórtica, 17, 330
aguda, 17
da Ao, 332
ascendente, 332
complicações da, 344
com AR intensa, 344
comprometimento da RCA, 351
efusão, 348
envolvimento da RCA e da AV, 353
tamponamento pericárdico, 348
do arco aórtico, 332
esquema de classificação, 332
de DeBakey, 332
de Penn, 332
de Stanford, 332
válvula bicúspide e, 337
da RCA, 6
Distúrbio(s)
cardíacos, 109
e trauma fechado, 109
do tórax, 109
Doença Arterial
coronariana, 1-34, 67, 95
infarto do miocárdio, 10
anterior, 10
complicações do, 19
cirurgia de reconstrução do LV, 27
pseudoaneurisma após, 31
VSD após, 19, 22
de parede inferior, 13
com discinesia, 13
de parede lateral, 15
seguido por transplante cardíaco, 17
movimento regional, 2
das paredes, 2
MR secundária à, 67

visualização das artérias coronárias, 2
ar na RPA, 8
dissecção de RPA, 6
normais, 2
Doença Valvar
calcificada, 99
direita, 205-240
anomalia de Ebstein, 222
e PFO, 224
anuloplastia tricúspide, 219
para regurgitação tricúspide
secundária, 219
carcinoide, 233
cardiopatia reumática, 212
regurgitação tricúspide, 216
com AV bioprotética, 216
movimentação exagerada, 228
PV, 206, 236
homoenxerto após o procedimento de
Ross, 239
estenose/regurgitação, 239
melhores cortes para avaliar a, 206
normal, 207
PR grave, 236
tricúspide e reumática mista, 212
associada a estenose mitral, 212
TV, 206, 207
melhores cortes para avaliar a, 206
normal, 207
prolapso da, 228, 231
regurgitação traumática, 228
mixomatosa, 103, 126, 231
reumática, 59-66, 98
aórtica, 99
característica, 66, 99
Doença(s)
coronária, 12
avaliação e, 12
da AV, 81-120
anatomia da, 82
bicúspide, 84
quadricúspide, 86
tricúspide, 82
unicúspide, 85
AR, 100
aguda, 100, 107
traumática, 107
AV perfurada com, 110
crônica, 100, 118
reumática, 104
AS, 89
calcificada grave, 89
com escaneamento epiáortico, 93
moderada, 95
na cirurgia de revascularização
miocárdica, 95
reumática, 98
bicúspide, 113
com aneurisma aórtico, 116
regurgitação e estenose combinadas, 113
da raiz aórtica, 103
da valva mitral, 35-80, 182, 196
mixomatosa, 42, 196
e fibroelastoma de AV, 56
prolapso, 42, 49, 51, 54, 56
do AML, 51
do duplo folheto, 54
do PML, 42, 49
reparo, 196

MR secundária, 67, 76
à cardiomiopatia dilatada, 76
MR associada, 76
à doença arterial coronariana, 67
MR isquêmica, 67
ruptura do músculo papilar, 70, 72
normal, 36
anatomia da, 36
reumática, 60, 182
estenose mitral, 60, 62
MR, 62
do AML, 51
dos grandes vasos, 323-384
aneurismas dos seios de Valsalva, 355
da RCA, 355
com obstrução RVOT, 355
com ruptura para RVOT, 359
complicações da dissecção aórtica, 344
com AR intensa, 344
comprometimento da RCA, 351
efusão, 348
envolvimento da RCA e da AV, 353
tamponamento pericárdico, 348
dissecção da Ao, 332
ascendente, 332
do arco aórtico, 332
válvula bicúspide e, 337
outras patologias da Ao
e procedimentos, 365
ateroma aórtico, 365
AVR com reimplante de artéria
coronária, 369
procedimento de David, 369
úlcera penetrante da AAo, 368
patologia da PA, 375
incompatibilidade doador-receptor, 379
após transplante cardíaco
ortotópico, 379
tromboendarterectomia pulmonar, 375
pseudoaneurismas aórtico, 324
após AVR com extensão anterior, 324
após AVR com extensão posterior, 326
após deiscência ascendente de enxerto
aórtico, 330
pericárdica, 311-322
constrição pericárdica, 317
PE, 312
tamponamento pericárdico, 321
na intervenção coronariana
percutânea, 321
reumática, 98, 105
Dressler
síndrome de, 31

E

Ebstein
anomalia de, 143, 200, 222
e PFO, 224
ECG (Eletrocardiograma), 9, 10
após pericardiocentese, 31
de 12 derivações, 13
ECMO (Oxigenação Extracorpórea por
Membrana), 178, 394, 416, 426
venoarterial, 429
venovenosa, 427
posicionamento da cânula, 427
Edema
das extremidades inferiores, 228

de membros inferiores, 216
pulmonar, 19, 67, 72, 75, 100, 127
   cardiomegalia e, 67, 100
      com vascularidade pulmonar aumentada, 67
EF (Fração de Ejeção), 70
  biplanar, 124
  preservada, 52
  ventricular, 17
    esquerda, 17
Efusão(ões)
  e tamponamento pericárdico, 348
  pleurais, 228, 414
    direita, 414
    esquerda, 414
Ejeção
  ventricular, 67
    esquerda, 67
Embolia
  pulmonar, 176, 378
  séptica, 134, 135
  sistêmica, 181
Embolização
  das artérias coronárias, 146
  de dispositivo de fechamento, 499
    de ASD, 499
  de tumor, 410
    para PA, 410
      carcinoma de células renais com, 410
Endarterectomia
  de PA, 378
Endocárdio
  do coração explantado, 18
Endocardite, 42, 59, 121-148
  bacteriana, 176, 185
  da prótese valvar, 324
  de valva mitral, 183
    com regurgitação paravalvar, 183
  de valva nativa, 122
    complicações da, 140
      abscesso anular aórtico, 140
    de AML perfurado, 130
    de AV, 122
    de PML perfurado, 132
    tricúspide, 135
    vegetações valvares, 127, 134
      aórticas, 127
      em valva pulmonar, 134
      mitrais, 127
  de valva protética, 143, 185
    da bioprótese tricúspide, 143
    mecânica, 145, 147
      AV, 147
      mitral, 145
    precoce, 185
  diagnóstico clínico, 126
    critérios de Duke, 126
  fúngicas, 185
  por droga intravenosa, 135
  tratamento de, 133
  trombótica, 126
    não bacteriana, 126
Enxerto
  aórtico, 115, 330
    de poliéster trançado, 115

deiscência ascendente de, 330
  pseudoaneurisma aórtico após, 330
venoso, 16
  na AAo, 16
Epicárdio
  parede do, 33
  remoção do, 33
Equação
  de Bernoulli, 92
ERO (Orifício Regurgitante Efetivo), 119
Esclerose
  múltipla, 93
Estenose
  anastomótica, 379
  bioprotética, 176
  da RPA, 282
  de bioprótese, 473, 478
    terapia "valve-in-valve" para, 473, 478
      aórtica, 478
      mitral, 473
  mitral, 60, 62, 66, 98, 176, 186, 212, 218, 219
    com perfuração de folheto, 186
    jato de, 66
    reumática, 60, 62, 218
  protética, 172, 173
  pulmonar, 298
  tricúspide, 213, 233
  valvar, 146
    funcional, 146
Esternotomia, 250
  fios de, 79
  hemorragia após, 108
    na camada subadventícia da Ao, 108
Estudo
  dopplerfluxométrico, 89
  nuclear, 16
    de viabilidade, 16
ETT (Tubo Endotraqueal), 70
Eustáquio
  valva de, 243
  válvula de, 387
Excrescência
  de Lambl, 126, 390

F

Fallot
  tetralogia de, 86, 282, 285, 298
Febre Reumática, 212
  aguda, 99
Fechamento
  dispositivos percutâneos de, 493-532
    LAA, 525
      oclusão de, 525
    pseudoaneurisma ventricular esquerdo, 521
    regurgitação paravalvar protética, 508
      deslocamento de paraprotético de oclusão, 511
      por cateter de vazamento de paraprotéticos da válvula mitral, 508
      posterior ao anel de anuloplastia mitral, 516
    septo atrial, 494
      anatomia do, 494
      de ASD com prolapso, 502
      do PFO para episódios neurológicos transitórios recorrentes, 494
      embolização de ASD, 499
      investigação por imagens do, 494

septo ventricular, 504
  anatomia do, 504
  de VSD secundário a MI, 504
  investigação por Imagens do, 504
Fenestração(ões)
  valvares, 103
  congênitas, 103
Fibrilação
  atrial, 60, 62, 98, 145, 157, 177, 219, 258, 262
    ablação por radiofrequência da, 219
    complicada, 62
    paroxística, 262
    procedimento de Maze para, 62
Fibroelastoma
  de AV, 397
  de valva aórtica, 56
  papilar, 56, 126, 396
Fibrose
  irregular, 18
    na parede anterior, 18
      do miocárdio, 18
Fístula
  paravalvar, 147, 176, 188
Fluxo
  de regurgitação, 61
    velocidade do, 61
  holodiastólico, 120
    reversão do, 120
  holossistólico, 76
    inversão na LUPV do, 74
  sanguíneo pulmonar, 201
    inadequado, 201
  sistólico turbulento, 20
    no ápice ventricular, 20
      direito, 20
  venoso, 46
    pulmonar, 46
Fluxometria em Cor(es), 61, 145
  através do PFO, 226
  de AR, 104, 111
  jato regurgitante mitral na, 51
  MR na, 45, 184
  na SVC, 258
  no septo atrial, 258
  no VSD, 270
  regurgitação na, 223, 225, 236
    pulmonar, 236
    tricúspide, 223, 225
FO (Forame Oval), 242
Fontan
  fisiologia de, 291
    atresia tricúspide com, 291
Formigamento
  dos dedos, 51
Fração
  de regurgitação, 69
Fratura(s)
  do esterno, 228
  dos arcos costais, 228
Função
  da valva bioprotética, 183
    monitorização na gravidez, 183
  sistólica, 19, 141, 204
    biventricular, 141
    ventricular esquerda, 19, 204
      gravemente reduzida, 19
Fusão
  comissural, 60, 62, 66, 99
    dos folhetos mitrais, 66

G

Glenn
  shunt de, 200
Grande(s) Vaso(s)
  anormalidades dos, 276
    coarctação da Ao, 276
    estenose da RPA, 282
    PLSVC, 278
  doenças dos, 323-384
    aneurismas dos seios de Valsalva, 355
      da RCA, 355
        com obstrução RVOT, 355
        com ruptura para RVOT, 359
    complicações da dissecção aórtica, 344
      com AR intensa, 344
      comprometimento da RCA, 351
      efusão, 348
      envolvimento da RCA e da AV, 353
      tamponamento pericárdico, 348
    dissecção da Ao, 332
      ascendente, 332
      do arco aórtico, 332
      válvula bicúspide e, 337
    outras patologias da Ao
      e procedimentos, 365
      ateroma aórtico, 365
      AVR com reimplante de artéria coronária, 369
      procedimento de David, 369
      úlcera penetrante da AAo, 368
    patologia da PA, 375
      incompatibilidade doador-receptor, 379
        após transplante cardíaco ortotópico, 379
      tromboendarterectomia pulmonar, 375
    pseudoaneurismas aórtico, 324
      após AVR com extensão anterior, 324
      após AVR com extensão posterior, 326
      após deiscência ascendente de enxerto aórtico, 330
    transposição corrigida dos, 288
      congenitamente, 288

H

Hematoma
  aórtico, 355
    compressão da artéria coronária pelo, 355
  intramural, 368
  periaórtico, 368
Hemorragia
  na camada subadventícia da Ao, 108
  após esternotomia, 108
Hipercolesterolemia, 70
Hipertensão, 70, 332, 344
  avaliação de, 278
  pulmonar, 145, 176, 218, 246
Hipertrofia
  lipomatosa, 388
    do IAS, 388
  septal basal, 308
Hipocinesia
  basal, 11
    da parede inferior, 11
      área de, 11
    global, 76
      moderada, 76
        LV com, 76

Homoenxerto
  pulmonar, 239
  valva no, 175

I

IABP (Balão de Contrapulsação Intra-Aórtico), 70, 417
IAS (Septo Interatrial), 39, 44, 226, 484
  hipertrofia lipomatosa do, 388
ICE (Ecocardiograma Intracardíaco), 498
IDU (Usuário de Drogas Injetáveis)
  endocardite em, 139
ILB (Feixes Límbicos Inferiores), 242
Implante
  da MitraClip, 487
    passos do procedimento no, 487
  de valva, 106
    sem sustentação, 106
Incompatibilidade
  doador-receptor de PA, 379
    após transplante cardíaco ortotópico, 379
Influxo Atrial
  diastólico, 46
  sistólico, 46
Inserção(ões)
  comissurais, 82
  na STJ, 82
Insuficiência
  cardíaca, 49, 56, 75, 76, 104, 110, 122, 132, 145, 147, 170, 182, 200, 212, 219, 230, 233, 236, 239, 294, 365
    congestiva, 104, 132, 170, 212, 239, 365
    direita, 294
      progressiva, 294
    por AR grave, 122
    por cardiomiopatia dilatada, 76
  estrutural, 183
    de bioprótese mitral, 183
  renal aguda, 183
  respiratória, 176
    após parto, 176
  valvar, 171
    mecanismos, 171
Intervenção Coronariana
  percutânea, 321
    tamponamento pericárdico na, 321
Inversão
  ventricular, 288
Isquemia
  do miocárdio, 353
  na parede inferior, 321
Istmo
  cavo-tricúspide, 250
    ablação do, 250
      por radiofrequência, 250
IVC (Veia Cava Inferior), 207, 288, 409
  fluxo da, 243
  válvula da, 387
IVS (Septo Interventricular), 305
  acinético, 17
  defeito no, 274
  delgado, 17

J

Jato
  aórtico, 92, 94
    velocidade do, 92, 94

  de AR, 105, 128, 172
  de estenose mitral, 66
  de MR, 49, 50, 54, 129, 196
    com vena contracta, 50
  de regurgitação tricúspide, 170
  paravalvar, 162
  regurgitante, 42, 43, 51, 76, 188
    mitral, 42, 43, 51, 76
      periférico, 42, 43, 76
    perivalvar, 188
      anterolateral, 188
Junção
  da LCC, 129
    e da RCC, 129
  gastroesofágica, 141, 211, 253

L

LA (Átrio Esquerdo), 55, 68, 82, 184, 242, 246, 258
  aumentado, 50
  cúpula do, 44, 61
    massa na, 61
  dilatado, 76
  massa circular no, 50
  TEE 3D na perspectiva do, 63, 65
  trombo no, 60, 66
    laminado, 60
LAA (Apêndice Atrial Esquerdo), 36, 279, 312
  investigação por imagens do, 393
  oclusão de, 525
  trombo no, 66, 177, 386, 392
Laceração
  e ruptura, 109
    da NCC, 109
    da RCC, 109
  esplênica, 228
LAD (Artéria Coronária Descendente Anterior Esquerda), 2
  calcificação da, 17, 18
  doença difusa na, 70, 72
  estenose da, 67
  oclusão proximal da, 10
  trombo crônico na, 18
Lambl
  excrescência de, 126, 390
LCA (Artéria Coronária Esquerda), 2, 84
LCC (Cúspide Coronariana Esquerda), 82, 84, 94, 99, 103, 110, 128, 192, 275, 278, 287, 345
  AR, 170
  fusão com RCC, 339
  vegetações na, 123
Leiomiossarcoma
  de PA, 403
Lesão
  hemodinâmica primária, 190
  iatrogênica, 230
    de cordas, 230
    de folhetos, 230
  traumática da AV, 112
Limite
  de Nyquist, 62, 77, 178
  reduzido, 62
LMCA (Tronco da Artéria Coronária Esquerda), 152, 154, 345
  orifício do, 123
  origem do, 17
    na raiz aórtica, 17

LUPV (Veia Pulmonar Superior
   Esquerda), 256, 528
   inversão na, 74, 76
      do fluxo holossistólico, 76
      sistólica, 74
   PW na, 52
LV (Ventrículo Esquerdo), 28, 242
   acinético, 20
   ápice do, 28, 36
   aumento, 86, 104
      dos volumes, 86
      grave, 104
   com hipocinesia global, 76
      moderada, 76
   dilatação do, 19, 51, 76, 103, 106, 113, 124
      da parede anterior, 19
   disfunção sistólica do, 200
   parede livre do, 34
      ruptura da, 34
   pseudoaneurisma do, 34
      verdadeiro, 34
   sobrecarga volêmica do, 112
   tamanho do, 224
LVAD (Dispositivo de Assistência Ventricular
   Esquerda), 430, 436
   implantado, 432
LVOT (Trato de Saída do Ventrículo
   Esquerdo), 92, 94, 192, 256, 269, 305, 338
   avaliação, 83
   obstrução do, 202, 301, 304
      dinâmica, 301, 304
         miomectomia para, 301, 304
      protrusão, 156
         das hastes mitrais, 156
   TEE 3D na perspectiva, 63, 65

M

Manobra
   de Valsalva, 245
Marca-Passo
   epicárdico, 167
   permanente, 230
   por bloqueio cardíaco, 143
Marfan
   síndrome de, 103, 106, 118, 336, 369
Massa(s), 385-414
   aórtica, 56
      ressecada, 56
   circular, 50
      no LA, 50
   efusões pleurais, 414
      direita, 414
      esquerda, 414
   na TV, 135
   trombo, 392
      do LAA, 392
      ventricular esquerdo, 394
   tumores cardíacos primários, 396, 409
      angiossarcoma, 405
      fibroelastoma de AV, 397
      leiomiossarcoma de PA, 403
      massa de PV, 396
      mixoma, 398, 400
         atrial, 398
         obstrução de enchimento LV por, 400
   tumores secundários, 409
      carcinoma de células renais, 409
         com embolização de tumor para PA, 410

com extensão para o RA, 409
         melanoma ventricular direito, 412
      variantes normais, 386
         apêndice atrial esquerdo, 386
         excrescência de Lambl, 390
         hipertrofia lipomatosa do IAS, 388
         medula espinal, 390
         válvula da IVC, 387
            Eustáquio, 387
Medtronic Core Valve, 451
Medula
   espinal, 390
Melanoma
   da pálpebra, 412
   metastático, 414
   ventricular direito, 412
Membrana
   subaórtica, 286
Metástase(s)
   cardíacas, 414
   hepáticas, 233
MI (Infarto do Miocárdio)
   agudo, 19, 27, 75, 145
   anterior, 10, 19
      do LV, 19
         dilatação, 19
   complicações do, 19
      cirurgia de reconstrução, 27
         do LV, 27
      pseudoaneurisma após, 31
      VSD após, 19, 22
         anterior, 19
         posterior, 22
   de parede, 12, 13, 15
      anterior, 12
         inspeção cirúrgica do, 12
      inferior, 13
         com discinesia, 13
      lateral, 15
      posterior, 15
   inferior, 110
   ruptura septal após, 273
      ventricular, 273
   transplante cardíaco após, 17
Miocárdio
   acinético, 11
   contusão do, 109
   gordura no, 135
   isquemia do, 353
   parede anterior do, 18
      com fibrose irregular, 18
Miomectomia
   para obstrução dinâmica, 301, 304
      do LVOT, 301, 304
   VSD após, 307
Mixoma
   atrial, 398, 402
   obstrução por, 400
      de enchimento LV, 400
Movimentação
   exagerada, 228
Movimento
   comprometido do oclusor, 196, 200
      posição mitral, 196
      posição tricúspide, 200
   regional, 2
      da parede, 2

sistólico, 202
      do AML, 202
         após substituição da valva mitral
            mecânica, 202
MPR (Reconstrução Multiplanar)
   AR na, 170
   da AV, 90
   da valva mitral, 73
   de base, 243
   do defeito na parede inferior, 33
MR (Regurgitação Mitral), 182, 186, 257, 264,
   301, 305, 363
   ausência de, 45
   avaliação, 59
   causas, 59
   de bioprótese, 466
      terapia "valve-in-valve" para, 466
   funcional, 101
   grave, 42, 46, 49, 51, 54, 56, 67, 182, 184
      sintomática, 54
   gravidade da, 68
   isquêmica, 67, 70
      causas, 70
   jato de, 49, 50, 54, 129, 196, 255
      com vena contracta, 50
   moderada, 63
   paravalvar, 195
   reumática, 62, 218
   secundária, 67, 76
      a cardiomiopatia dilatada, 76
      a doença arterial coronariana, 67
   significativa, 43
   velocidade do fluxo de, 61
MRI (Imagem de Ressonância Magnética)
   cardíaca, 191
   da AV, 87
Músculo
   papilar, 70, 72, 204, 228
      anterolateral, 73
      cabeça do, 71
         excisada, 71
      necrótico, 72
      posteromedial, 73
      rompido, 228
      ruptura do, 70, 72
MVA (Área da Valva Mitral), 61
   cálculo da, 64
   medição da, 66, 180

N

NCC (Cúspide Não Coronariana), 82, 84, 99,
   110, 128, 287, 346
   AR, 170
   ruptura da, 109
   vegetações na, 123
Nódulo(s)
   pulmonares, 405
Nyquist
   limite de, 62, 77, 178

O

Obesidade, 344
Obstrução
   RVOT, 355
      SVA com, 355
      da RCA, 355

Oclusão
  da LAD, 10
  de LAA, 525
  dispositivo de, 526
    Watchman®, 526
Oclusor
  movimento comprometido do, 196, 200
    posição mitral, 196
    posição tricúspide, 200
Opressão Torácica
  retroesternal, 145
Orifício
  coronário, 355
    direito, 355
  estenótico, 62
  mitral, 64
    planimetria do, 64
  regurgitante, 190
Ortopneia, 228
Óstio
  coronário, 352
  da artéria circunflexa, 16

P

P1 (Região Lateral do Folheto Posterior), 39
P2 (Recorte Central de Folheto Posterior), 37
  calcificação do, 61
  movimentação exagerada do, 42
    prolapso com, 42
  ressecção de, 54, 55
    quadrangular, 54
P3 (Recorte Medial de Folheto Posterior)
  prolapso do, 49
PA (Artéria Pulmonar), 207
  anastomose da, 379
  bifurcação da, 284
  cateter de, 70, 79, 108, 250
    no RA, 108, 250
  embolização de tumor para, 410
    carcinoma com, 410
      de células renais, 410
  endarterectomia de, 378
  leiomiossarcoma de, 403
  obstrução da, 384
  patologia da, 375
    incompatibilidade doador-receptor, 379
      após transplante cardíaco
        ortotópico, 379
    tromboendarterectomia pulmonar, 375
  tronco da, 159, 238, 295
Paramount
  valva de pericárdio bovino, 151
Parede(s)
  acinesia nas, 15
    anterolateral, 15
    inferolateral, 15
  anterior, 11, 12, 17, 18
    acinesia da, 11
    acinética, 17
    adelgaçada, 17
    do miocárdio, 18
      fibrose irregular na, 18
    infarto da, 12
      inspeção cirúrgica do, 12
  do epicárdio, 33
    remoção, 33
  inferior, 11, 13, 17, 31, 33
    acinesia da, 11
    acinética, 17
    adelgaçada, 17
    área de hipocinesia basal da, 11
    defeito na, 33
      MPR do, 33
    MI de, 13
      com discinesia, 13
    pseudoaneurisma da, 31
  inferobasal, 14
  lateral, 15, 16
    acinética, 16
    MI de, 15
  livre, 34
    do LV, 34
      ruptura da, 34
  movimento regional da, 2
PCI (Intervenção Coronariana Percutânea), 15, 424
P-COM (Comissura Posterior), 38
PE (Efusão Pericárdica), 131, 141, 312, 321, 405
  adjacente ao RA, 108
  circunferencial, 31
  por dissecção da aorta, 350
Penn
  classificação de, 332
    da dissecção de Ao, 332
Perfuração
  da RCC, 111
  de folheto, 186, 188
    valva mitral bioprotética com, 186
      estenose da, 186
Perfusão
  miocárdica, 321
    varredura de, 321
Pericardiocentese, 31
Pericardite
  constritiva, 318, 320
  purulenta, 142
PFO (Forame Oval Patente), 243, 246, 433
  anomalia de Ebstein e, 224
  estiramento do, 227
  no septo atrial, 226
  shunt através do, 244
PG (Gradiente Máximo de Pressão), 303
PISA (Área de Superfície de Isovelocidade Proximal), 41, 77, 119, 130, 164
Planimetria
  do orifício, 64, 66
  mitral, 64
Plano
  de Sondergaard, 44
PLSVC (Veia Cava Superior Esquerda Persistente), 278
PML (Folheto Posterior da Valva Mitral), 38, 68, 306
  com cordas rompidas no, 44, 45
    do P3, 49
  doença do, 42
  P2 do, 45
    cordas rompidas, 45
  perfurado, 132
    endocardite com, 132
  prolapso do, 42, 49
    com movimentação exagerada, 42
      do P2, 42
  reaproximado, 44
  reparo de, 46
  ressecção do, 56
    extensa, 56
  superfície atrial do, 132
    massa na, 132
  tamanho do, 48
    reduzido, 48
  TEE do, 37
PMNs (Leucócitos Polimorfonucleares), 185
Pneumotórax
  bilateral, 228
PR (Regurgitação Pulmonar), 86, 134, 159, 235, 238, 289, 381
  grave, 236, 295
    após valvotomia remota, 295
Precórdio
  hiperdinâmico, 288
Procedimento(s)
  cardíacos, 230
    com cateter, 230
  de ablação, 424
    para taquicardia ventricular, 424
  de David, 369
  de Maze, 62
    para fibrilação atrial, 62
  dor, 27, 30
Prolapso
  ASD com, 502
    dispositivo de fechamento de, 502
  da RCC, 101
  da valva mitral, 54, 56, 103
    de folheto duplo, 54
  da válvula, 465
    de bioprótese valvar, 458
      percutânea, 458
  do AML, 51
    do P3, 51
  do PML, 42, 49
    com movimentação exagerada, 42
      do P2, 42
    do P3, 49
  do tecido valvar, 196
  no RA, 136
Prótese
  de tecido pericárdico, 201
  mecânica, 65
    de duplo folheto, 65
  pericárdica, 172
    CE, 172
  tricúspide, 190
  valvar, 96, 97, 126, 143, 147, 169, 173, 184, 213, 324
    aórtica, 147, 173
      de disco basculante, 173
    complicações da, 97
    de tecido, 96
    endocardite da, 324
    mitral, 184
    tricúspide, 143, 215
      biológica, 215
      de tecido, 143
    trombose de, 126
Pseudoaneurisma(s), 33
  aórtico, 324
    após AVR, 324, 326
      com extensão anterior, 324
      com extensão posterior, 326

após deiscência ascendente, 330
  de enxerto aórtico, 330
da parede inferior, 31
do LV, 34
e raiz da aorta, 331
inferobasal, 32
pós-MI, 31
sacular, 34
ventricular esquerdo, 521
  fechamento percutâneo de, 521
PV (Valva Pulmonar), 211, 232, 289
homoenxerto após o procedimento de Ross, 239
  estenose/regurgitação, 239
massa de, 396
melhores cortes para avaliar a, 206
normal, 207
PR grave, 236
protética, 168
substituição da, 86, 236
VSD e, 274
PW (Doppler de Onda Pulsada), 94
avaliação do fluxo por, 46
  na veia pulmonar superior, 46
na LUPV, 52
na RUPV, 52

Q

Qp (Fluxo Pulmonar), 251
Qs (Fluxo Sistêmico), 251

R

RA (Átrio Direito), 39, 44, 82, 242, 246, 289
aumento do, 224
carcinoma com extensão para, 409
  de células renais, 409
cateter no, 108, 184
  de PA, 108
dilatado, 228, 233
PE adjacente ao, 108
prolapso no, 136
Radiofrequência
ablação por, 219, 250
  da fibrilação atrial, 219
  do istmo cavo-tricúspide, 250
Raiz Aórtica, 36, 106
dilatação da, 85
doença da, 103
normal, 110
origem na, 17
  do LMCA, 17
substituição da, 85, 274
RCA (Artéria Coronária Direita), 2, 84
ar na, 8
comprometimento da, 351
dissecção da, 6
envolvimento da, 353
obstruída, 70
orifício da, 110, 326
origem da, 290
stent na, 31
SVA da, 355
  com obstrução RVOT, 355
  com ruptura para RVOT, 359
TEE intraoperatória da, 6

RCC (Cúspide Coronariana Direita), 82, 84, 94, 99, 110, 128, 274, 278, 287
calcificada, 170
destruição parcial da, 105
fusão com LCC, 339
perfuração da, 111
prolapso da, 101, 104
reparo da, 112
ruptura da, 109
Rede
de Chiari, 243, 387
Regurgitação(ões)
fração de, 69
paraprotética, 520
paravalvar, 148, 175, 183, 455, 508
  após implantação de TAVR, 455
  protética, 508
    fechamento por cateter, 508
  valva mitral bioprotética com, 183
    endocardite de, 183
  posterior, 516
    ao anel de anuloplastia mitral, 516
  protética, 163, 168
  tricúspide, 135, 136, 170, 189, 200, 213, 218, 219, 227, 233
    bioprotética, 189
    jato de, 170
Reiter
síndrome de, 324
Reparo
com retalho duplo, 260
de valva, 44, 67, 196, 221
  mitral, 44, 67, 196
    para doença mixomatosa, 196
  tricúspide, 221
do VSD, 274
por comissurotomia, 61
valvar, 54, 59
Ressecção
de PML, 56
  extensa, 56
quadrangular, 54
de P2, 54
Retalho
de Dacron, 30
Revascularização
miocárdica, 13, 67, 70, 246
  cirurgia de, 13, 67, 70
Reversão
holossistólica, 46
do fluxo, 46
ROA (Área do Orifício Regurgitante), 41, 68, 77, 191
Rompimento
da Ao torácica, 109
RPA (Artéria Pulmonar Direita), 351, 376, 404
estenose da, 282
RSV (Volume Sistólico Regurgitante), 69
Ruptura
anular, 460
  após implantação da válvula, 460
da parede livre, 34
  do LV, 34
das cordas, 230
do miocárdio, 524
do músculo papilar, 70, 72, 230
laceração e, 109
  da NCC, 109
  da RCC, 109

septal, 273, 507
  ventricular, 273, 507
    após MI, 273
RUPV (Veia Pulmonar Superior Direita)
inversão sistólica na, 74
PW na, 52
RV (Ventrículo Direito), 82, 242
aumento, 86, 224
  dos volumes, 86
dilatação do, 124, 228, 233
massa em, 412
sobrecarga volêmica do, 233
RVOT (Trato de Saída do Ventrículo Direito), 82, 236, 274
SVA da RCA, 355, 359
  com obstrução, 355
  com ruptura para, 359
RVSP (Pressão Sistólica no Ventrículo Direito), 136, 220, 404

S

S, A, P (Folhetos Septal, Anterior e Posterior da Valva Tricúspide), 207
SAM (Movimento Sistólico Anterior), 302
do AML, 47, 56, 59
Segmento
inferobasal, 14
  discinético, 14
Seio(s)
de Valsalva, 106, 117, 274
venoso, 258
  ASD tipo, 258
Septo
apical, 21
  aneurisma do, 21
atrial, 226, 242, 494
  anatomia do, 494
  fechamento por dispositivo do PFO, 494
    para episódios neurológicos, 494
  investigação por imagens do, 494
  PFO no, 226
inferobasal, 14
  anormal, 14
interventricular, 233
  movimento paradoxal do, 233
ventricular, 19, 21, 504
  anatomia do, 504
  defeito pós-MI do, 19, 21
  investigação por imagens do, 504
Shunt
através do PFO, 244
de Glenn, 200
intracardíaco, 246
Silhueta
cardíaca, 19
  aumento da, 19
Síncope, 195
Síndrome
carcinoide, 2033
coronariana, 72
  aguda, 72
de Dressler, 31
de Marfan, 103, 106, 118, 336, 369
de Reiter, 324
de Wolff-Parkinson-White, 224
Sistema
MitraClip, 486

SLB (Feixes Límbicos Superiores), 242
Sonda
  epiaórtica, 93
Sondergaard
  plano de, 44
Sopro
  cardíaco, 278
  diastólico, 110, 170, 192, 344
  holossistólico, 42, 288
  sistólico, 95, 98, 130, 135, 271, 272
SP (Septo *Primum*), 242, 388
SS (Septo *Secundum*), 242, 388
Stanford
  classificação de, 332
    da dissecção de Ao, 332
STEMI (Infarto do Miocárdio com Elevação do Segmento ST), 31
Stent
  na estenose, 285
  na RCA, 31
STJ (Junção Sinotubular), 93, 106, 109, 114, 117, 372
  inserções comissurais na, 82
STL (Folheto Septal da Valva Tricúspide), 222
SV (Volume Sistólico), 92
SVA (Aneurisma do Seio de Valsalva), 364
  da RCA, 355
    com obstrução RVOT, 355
    com ruptura para RVOT, 359
SVC (Veia Cava Superior), 207, 258, 260, 288, 376, 388, 409
  cateter venoso central na, 211
  solução salina na, 256

T

Tabagismo, 70
TAH (Coração Totalmente Artificial), 416, 438
  SynCardia., 439
Tamponamento
  pericárdico, 312, 321, 348
    efusão e, 348
    na intervenção coronariana percutânea, 321
Taquicardia
  ventricular, 17, 54, 424
    ablação para, 424
    recorrente, 17
TAVR (Implante Percutâneo da Valva Aórtica), 153
  bioprótese autoexpansível, 451
  bioprótese expansível por balão, 444, 449
    substituição transapical por, 449
  prolapso de bioprótese, 458
  regurgitação paravalvar após implantação de, 455
  ruptura anular após, 460
  "valve-in-valve", 466, 473, 478
    para AS de bioprótese, 478
    para estenose de bioprótese mitral, 473
    para MR de bioprótese, 466
Tebésio
  válvula de, 387
TEE (Ecocardiografia Transesofágica), 2, 11
  de quatro câmaras, 17
  do AML, 37
  do PML, 37
  intraoperatória, 6, 82, 89, 113, 116
    da AV, 82, 89, 113, 116
    tricúspide, 89
    da RCA, 6
  D, 51, 55, 63, 101
    da AV, 101
    da valva mitral, 51, 55
Terapia(s) Percutânea(s)
  das válvulas cardíacas, 443-492
    implante de AV, 444
      bioprótese autoexpansível, 451
      bioprótese expansível por balão, 444, 449
        substituição transapical por, 449
      prolapso de bioprótese, 458
      regurgitação paravalvar após implantação de TAVR, 455
      ruptura anular após, 460
      "valve-in-valve", 466, 473, 478
        para AS de bioprótese, 478
        para estenose de bioprótese mitral, 473
        para MR de bioprótese, 466
    por cateter da válvula AV esquerda, 482
      BMC, 482
      clip da válvula mitral, 486
      mitral, 482
Tetralogia
  de Fallot, 86, 282, 285, 298
Toracotomia
  direita, 189
Tórax
  trauma fechado no, 109
    distúrbios cardíacos e, 109
Transplante
  cardíaco, 17, 379
    após MI, 17
    ortotópico, 379
      incompatibilidade doador-receptor de PA após, 379
    para cardiomiopatia hipertrófica, 300
Transposição
  corrigida, 288
    das grandes artérias, 288
      inversão ventricular, 288
Trauma
  fechado, 109, 230
    distúrbios cardíacos e, 109
    na parede torácica, 230
    no tórax, 109
Trombo(s)
  crônico, 18
    na LAD, 18
  do LAA, 66, 392
  laminado, 60
  no LA, 60
  múltiplos, 181
  na artéria circunflexa, 15
    no cateterismo cardíaco, 15
  no corpo do LA, 66
  ventricular esquerdo, 394
Tromboendarterectomia
  pulmonar, 375
Trombose
  de prótese valvar, 126
  de valva mitral, 178
    bioprotética, 178
  valvar, 171, 181
    esquerda, 181

TTE (Ecocardiografia Transtorácica), 31, 41, 42, 54
  ambulatorial, 16
  na avaliação da AS, 91
Tumor(es)
  carcinoide, 233, 236
    metastático, 236
      no fígado, 236
      ressecção de cólon por, 233
  cardíacos primários, 396, 409
    angiossarcoma, 405
    fibroelastoma de AV, 397
    leiomiossarcoma de PA, 403
    massa de PV, 396
    mixoma, 398, 400
      atrial, 398
      obstrução de enchimento LV por, 400
  não cardíacos, 414
  secundários, 409
    carcinoma de células renais, 409
      com embolização de tumor para PA, 410
      com extensão para o RA, 409
    melanoma ventricular direito, 412
TV (Valva Tricúspide), 410
  envolvimento mixomatoso da, 231
  massa na, 135
  substituição da, 138
    por bioprótese, 138

U

Úlcera
  penetrante, 368
    da AAo, 368

V

Valsalva
  manobra de, 245
  seios de, 106, 117, 274
Valva(s)
  cardíacas, 36
    visão anatômica das, 36
  de Eustáquio, 243
  de pericárdio bovino, 151
    Paramount, 151
  endocardite de, 122, 140, 143
    mecânica, 143
    nativa, 122, 135, 140, 143
      complicações da, 140
    tricúspide, 135
  mitral, 35-80, 84, 103, 130, 182, 219
    cirurgia de, 42, 49, 51, 56
    doença da, 35-80, 182
      reumática, 60, 182
    endocardite de, 130
      com AML perfurado, 130
    exame sistemático da, 39
    imagem da, 42
      intraoperatória, 42
    medidas anulares, 38
    mixomatosa, 42, 59
    normal, 36
      anatomia da, 36, 39-41
      in vivo, 39
    prolapso da, 51, 54, 56, 59, 103
      de folheto duplo, 54

reconstrução da, 55, 73
    multiplanar, 73
reparo de, 44, 67, 84
substituição da, 61, 219
TEE 3D da, 51, 55, 74
visão cirúrgica da, 36
visualização intraoperatória da, 45
no homoenxerto, 175
pericárdica, 115
    CE, 115
protéticas cirúrgicas, 149-204
    bioprotéticas, 170
        AS, 172
        degeneração da AV, 170
        disfunção, 170
        endocardite de valva mitral, 183
            com regurgitação paravalvar, 183
        estenose de valva mitral, 176, 186
            com perfuração de folheto, 186
        prótese AV de disco basculante, 173
        regurgitação de TV, 189
        regurgitação de valva mitral, 182
        trombose de valva mitral, 178
    mecânicas, 192
        AR paravalvar, 192
        disfunção, 192
        movimento comprometido do oclusor, 196, 200
            posição mitral, 196
            posição tricúspide, 200
        movimento sistólico do folheto anterior, 202
            após substituição da valva mitral mecânica, 202
        MR paravalvar, 195
    normais, 150
        AV, 150, 164
            bioprotética, 150
            mecânica de duplo folheto, 164
        bioprotéticas, 157
            pulmonar, 157
            tricúspide, 157
        mitral bioprotética, 155

    mitral mecânica, 160
        de duplo folheto, 160
    pulmonar, 167
    tricúspide de duplo folheto, 167
sem sustentação, 106
    implante de, 106
tricúspide, 206, 207
    melhores cortes para avaliar a, 206
    normal, 207
    prolapso da, 228, 231
        regurgitação traumática, 228
Valvotomia
    percutânea, 60
    por balão, 60
    pulmonar, 295
        remota, 295
        PR grave após, 295
Válvula
    bicúspide, 337
        e dissecção da aorta, 337
    da IVC, 387
    de Eustáquio, 387
    de Tebésio, 387
Válvula(s) Cardíaca(s)
    Edwards SAPIEN, 446
    terapias percutâneas das, 443-492
        implante de AV, 444
            bioprótese autoexpansível, 451
            bioprótese expansível por balão, 444, 449
                substituição transapical por, 449
            prolapso de bioprótese, 458
            regurgitação paravalvar após implantação de TAVR, 455
            ruptura anular após, 460
            "valve-in-valve", 466, 473, 478
                para AS de bioprótese, 478
                para estenose de bioprótese mitral, 473
                para MR de bioprótese, 466
        por cateter da válvula AV esquerda, 482
            BMC, 482
            clip da válvula mitral, 486
            mitral, 482

Varfarina, 212
    anticoagulação com, 181
Vascularidade
    pulmonar aumentada, 67
        cardiomegalia com, 67
        e edema pulmonar, 67
Vazamento
    de paraprotéticos, 508
        da válvula mitral, 508
            fechamento percutâneo por caterer de, 508
Vegetação(ões)
    bacteriana, 185
    descrição, 130
    em valva pulmonar, 134
    valvares, 127
        aórticas, 127
        mitrais, 127
    valvular, 59
Vena contracta, 76, 192, 211, 217, 222, 228
    jato de MR com, 50
    medida da, 170
Venografia
    com injeção de contraste, 279
Ventriculografia
    esquerda, 11
Vertigem, 195
Viabilidade
    estudo nuclear de, 16
VSD (Defeito Septal Ventricular), 303
    anatomia, 266
    apical, 19, 254
    após miomectomia, 307
    imagem do, 266
    membranoso, 268, 271, 275
    muscular, 272
    secundário a MI, 504
        fechamento de, 504
    supracristal, 274
VTI (Integral Velocidade-Tempo), 68

W

Wolff-Parkinson-White
    síndrome de, 224